E. Wetzels A. Colombi P. Dittrich
H. J. Gurland M. Kessel H. Klinkmann

Hämodialyse, Peritonealdialyse, Membranplasmapherese

und verwandte Verfahren

Unter Mitarbeit von
P. Ahrenholz H. v. Baeyer F. C. A. Banthien H. Becker L. A. Castro J. Dabels
D. Falkenhagen G. Gahl G. Hillebrand M. Holtz D. Kampf F. Kokot
G. Korten G. Konwalinka B. Osten Th. Roy W. Samtleben R. Schmicker
R. Schurig G. Seyffart

Mit einem Beitrag von J. P. Wauters
und einem Geleitwort von W. J. Kolff

Dritte, völlig neubearbeitete Auflage
Mit 154 Abbildungen und 74 Tabellen

Springer-Verlag Berlin Heidelberg New York Tokyo

Professor Dr. med. Egon Wetzels
Chefarzt der Medizinischen Abteilung I
Städtisches Krankenhaus Rosenheim
Lehrkrankenhaus der
Ludwig-Maximilians-Universität
München
Pettenkoferstraße 10
D-8200 Rosenheim

Priv.-Doz. Dr. med. Aldo Colombi
Leitender Arzt der Nierenstation
Medizinische Klinik
Kantonsspital Luzern
CH-6004 Luzern

Professor Dr. med. Peter Dittrich
Leiter der Abteilung für
Klinische Nephrologie
Universitätsklinik für Innere Medizin
A-6020 Innsbruck

Professor Dr. med. Hans Jürgen
Gurland
Leiter der nephrologischen Abteilung
Medizinische Klinik I der
Ludwig-Maximilians-Universität
Klinikum Großhadern
Marchioninistraße 15
D-8000 München 70

Professor Dr. med. Michael Kessel
Leiter der Abteilung für Innere Medizin
mit Schwerpunkt Nephrologie
Klinikum Charlottenburg der
Freien Universität Berlin
Spandauer Damm 130
D-1000 Berlin 19

Professor Dr. sc. med. Dr. h. c. Horst
Klinkmann
Direktor der Klinik für Innere Medizin
der Wilhelm-Pieck-Universität
Ernst-Heydemann-Straße 6
DDR-2500 Rostock 1

1. Auflage 1969 und 2. Auflage 1970 unter dem Titel „Hämodialyse und Peritonealdialyse"

ISBN-13:978-3-642-70909-8 e-ISBN-13:978-3-642-70908-1
DOI: 10.1007/978-3-642-70908-1

CIP-Kurztitelaufnahme der Deutschen Bibliothek
Hämodialyse, Peritonealdialyse, Membranplasmapherese und verwandte Verfahren / E. Wetzels ... Unter Mitarb. von P. Ahrenholz ... Mit e. Beitrag von J. P. Wauters. - 3., völlig neubearb. Aufl. / mit e. Geleitw. von W. J. Kolff. - Berlin ; Heidelberg ; New York ; Tokyo : Springer, 1986.
Bis 2. Aufl. u. d. T.: Hämodialyse und Peritonealdialyse
ISBN-13:978-3-642-70909-8

NE: Wetzels, Egon [Mitverf.]

2119/3145-543210

Geleitwort zur ersten Auflage

Twenty-five years ago on March 17, 1943, in the small, but beautiful medieval town of Kampen in the Netherlands, a young woman with contracted kidneys and chronic uremia was treated with an artificial kidney. Yet, it was believed for many years that the artificial kidney had nothing to offer in terminal chronic renal disease. Partly this was true before the permanent cannulation of blood vessels was practical. But, Scribner introduced his A.V. shunt cannulas more than eight years ago and presently only one and one-half percent of the patients, doomed to die in chronic renal failure, receive the benefit of either dialysis or kidney transplantation. I will not discuss the excuses, selection committees, and other avenues of escape that have been created to condone and give an appearance of legality to this situation, but I will define three words that are often confused.

Triage. Under conditions of sudden emergency such as an explosion, a massive railroad accident, an earthquake, or war, a few physicians quickly review the victims and try to determine how the best use can be made of medical facilities and personnel to save the largest number.

Evaluation. The physician or physicians collect meaningful data concerning the patient. They resort to expert help wherever possible, including reports from social workers, laboratory data, medical specialists, and perhaps psychiatrists. On the basis of these data and supported by their own experience and judgement, they decide which treatment will most likely restore the patient to an enjoyable existance. If they believe that it will not be enjoyable for the patient, they should not neccessarily prolong his life, certainly not if this means prolonging his suffering.

Selection. Here the data obtained by evaluation of more than one patient are compared and a decision is made who out of a certain number shall live and who shall die. Non-medical considerations such as social standing, number of children, etc., are sometimes brought to bear on the decision.

Triage may be a necessity, but only in an emergency. Evaluation of what is best for the patient is the physician's duty. Selection violates the oath of Hippocrates as I understand it. "I swear by Apollo, the Physician, and Aesculapius, ... I will use the regimen which according to my ability and judgement, shall be for the welfare of the sick, and I will refrain from that which shall be baneful and injurious."

Presently in 1968 the Dutch lead the world in number of artificial kidneys per one million population; they sustain 104 patients in chronic renal failure. Their strong compulsory health insurance system is probably an essential factor, but this is only a beginning.

Two high level committees, the Gottschalk Committee[1] and the Burton Committee[2] have produced remarkably candid reports in the United States. If all the

40,000 patients that need dialysis or kidney transplantation were treated, the cost in the United States would be $ 600,000,000 per year. But, as I said before, only one and one-half percent is being treated. "The rest are simply left to die," according to the late Congressman Fogerty, the man who together with Senator Lister Hill, has probably done more for the advancement of medical care in the United States than anybody else.

I doubt that a solution to this cruel problem will be found unless the following steps will be taken:

1. Development of less expensive artificial kidneys which can be used for home dialysis.
2. Proper legislation to assure our citizens the right of medical treatment when this treatment is beyond their personal means.
3. Realization that such treatment should be delegated to special technicians and cannot possibly be done by physicians.
4. Dialysis Centers and home dialysis training centers should be established throughout the country.
5. Education of the public to make cadaver kidneys readily available. We recommend that everybody shall wear a card in his wallet which reads as follows, "In the hope saving the lives of others, I do hereby authorize and direct that upon my death my kidneys be removed for transplantation to other persons." This card should be co-signed by the spouse and by another witness.
6. Laws that will grant people the right to donate their organs should be introduced, as we did in the State of Ohio. There is much confusion about the question of validity as to whether or not one has the right to d donate one's organs after one's death. Suffice it to say that according to Mardon Dixon, who just investigated this, the courts in Great Britain and the United States have never overruled the desire of the deceased regarding his mortal remains unless he willed his body to his mistress.
7. Development of better ways to temporarily store cadaver kidneys.
8. Nationwide system or perhaps international systems of typing of kidneys and recipients and distribution of organs so that better matched kidneys can be transplanted. Remember, that in the United States the number of deadly automobile accidents was 57,000 during the year 1966. This compares with the 40,000 terminal uremic patients per year who should be considered for kidney transplantion.

This book appears at a time that a new era in the treatment of patients with terminal renal disease is broken open. It is an exciting time and this is an exciting book.

W.J. Kolff, M.D., Ph.D.
Professor of Surgery
Chairman, Division of Artificial Organs
Director, Institute for Biomedical Engineering
University of Utah
Salt Lake City, Utah 84112, U.S.A.

[1] "Report of the Committee on Chronic Renal Disease," Carl W. Gottschalk, Chairman, Report sent to the Director of the Bureau of the Budget, United States of America, September, 1967

[2] "Kidney Disease Program Analysis," A Report to the Surgeon General, Benjamin T. Burton, Chairman, United States of America, 1967

Vorwort zur dritten Auflage

Hämodialyse und Peritonealdialyse haben seit dem Erscheinen der 1. Auflage dieses Buches, die sich ausschließlich diesen beiden Verfahren widmete, eine ungeahnte Verbreitung gefunden. Wer hätte 1969 vorhergesehen, daß 16 Jahre später mehr als 250000 Menschen mit terminaler Niereninsuffizienz in aller Welt diesen Methoden ihr Weiterleben verdanken würden, viele seit über 10, einzelne seit über 20 Jahren, und daß gleichzeitig die Nierentransplantation als komplementäre Routinebehandlung zur Verfügung stehen würde.

Inzwischen haben sich verfahrenstechnische Weiterentwicklungen ergeben, wie die Hämofiltration, die für zahlreiche Patienten die Behandlung optimierten. Aber auch die klassischen Methoden der Hämodialyse und der Peritonealdialyse wurden in vielen Details verbessert. Die Dialysatoren wurden handlicher, kleinvolumiger, die Membranen bioverträglicher. Die Sicherheit der Kontrollgeräte wurde erhöht, die Ultrafiltration exakt steuerbar. Bicarbonat anstelle von Acetat in der Spüllösung erleichterte vielen Patienten die Hämodialyseprozedur. Die Peritonealdialyse wurde verfeinert und auf die Dauerbehandlung der terminalen Niereninsuffizienz zugeschnitten. So gestattet die CAPD dem Patienten, sich kontinuierlich, ungebunden und in eigener Regie zu dialysieren.

Mit der Membranplasmafiltration ergab sich ein neues Behandlungsprinzip für eine Reihe von Erkrankungen, vorwiegend aus dem immunologischen Formenkreis. Die Entfernung von Immunkomplexen und Antikörpern aus dem strömenden Blut, erst recht bei gleichzeitiger medikamentöser Bremsung ihrer Produktion, bietet die Chance kausaler Therapie für manche bis dahin nur symptomatisch behandelbare Erkrankungen auch außerhalb der Nephrologie.

Seit dem Erscheinen der 1. Auflage dieses Buches wurden auch wichtige neue Erkenntnisse um die Folge- und Sekundärerscheinungen der Niereninsuffizienz gewonnen. Die nephrogene Anämie, Osteopathie, Polyneuropathie, die Stoffwechsel- und endokrinen Störungen, die Beeinträchtigung des Herz-Kreislauf-Systems der Dialysepatienten konfrontieren den Nephrologen mit Bereichen der Inneren Medizin, die weit über das eigentliche Teilgebiet hinausgehen. Mit diesen Folgen der terminalen Niereninsuffizienz umzugehen, hat der nephrologisch orientierte Internist inzwischen gelernt; von ihrer Beherrschung kann leider noch keine Rede sein. Nach wie vor ist auch die beste künstliche Niere nur ein kümmerlicher Ersatz ihres natürlichen Vorbilds. Insbesondere dessen endokrine und metabolische Funktionen vermag kein Gerät oder Verfahren auch nur ansatzweise zu übernehmen. Diese vielfältige und über die Niere hinausreichende Problematik bei Patienten mit terminaler Niereninsuffizienz hat auch dazu geführt, daß heute die Dialyse und die von ihr abgeleiteten Verfahren nahezu ausschließlich in der Hand von Internisten liegen und Urologen, von denen an manchen Stellen die Initiative zur Dialysetherapie ausgegangen war, sich kaum mehr damit beschäftigen.

Immer wieder stand eine Neuauflage dieses Buches zur Diskussion. Immer wieder erschienen uns die Entwicklungen noch zu sehr im Fluß, um sie zusammenfassend und wertend in einem Buch darstellen zu können, das - wie bei der 1. Auflage - den mit den Methoden noch nicht Vertrauten orientieren, dem darin bereits Bewanderten als Nachschlagewerk dienen soll. Erst jetzt finden wir eine Übersicht über Dialyse- und verwandte Verfahren sinnvoll, ohne daß sie in Kürze überholt ist.

Wie bei den beiden ersten Auflagen tragen die „Kernautoren" (Colombi, Dittrich, Gurland, Kessel, Klinkmann, Wetzels) gemeinsam die Verantwortung für alle Kapitel dieses Buches. Der Umfang des Stoffes ließ es jedoch sinnvoll erscheinen, bei einer Reihe von Abschnitten Mitarbeiter zu beteiligen, die sich mit Spezialproblemen oder -gebieten wissenschaftlich und klinisch besonders intensiv befaßt haben. Auch diese Kapitel wurden im Umlaufverfahren durch die Kernautoren bearbeitet und stellen deren gemeinsame Äußerung dar. Lediglich der Beitrag von J. P. Wauters über psychologische Probleme bei Dialysepatienten wurde unverändert von den übrigen Verfassern übernommen, die sich auf diesem Gebiet weniger kompetent fühlen.

Den Mitautoren bin ich für die stets harmonische Zusammenarbeit über Grenzen hinweg, für zahlreiche kritische Diskussionen beim Finden einer gemeinsamen Linie, für gegenseitigen Rat und Beistand, Austausch von Bild- und Literaturmaterial zu außerordentlichem Dank verpflichtet. Meiner Sekretärin, Frau E. Vasold, danke ich für die große Unterstützung bei der Erstellung des Manuskriptes, Herrn Dr. Ch. Heyner, Rosenheim, für die sorgfältige Anfertigung des Sachverzeichnisses und Herrn Dr. W. Samtleben, München, für die intensive Hilfe bei der Korrektur.

Dem Verlag sei besonders gedankt, daß er dieses Buch wieder in einer vorzüglichen Ausstattung herausbringt und wie bei der 1. Auflage Änderungswünsche noch während der Herstellung des Buches berücksichtigt hat.

Rosenheim, im März 1986 E. Wetzels

Aus dem Vorwort zur ersten Auflage

Hämodialyse und Peritonealdialyse haben heute in der Behandlung des akuten Nierenversagens, der chronischen Niereninsuffizienz und schwerer exogener Intoxikationen ihren festen Platz und sind zu therapeutischen Routineverfahren geworden. Ihre Anwendung ist nicht mehr ausschließlich an spezielle „Nierenzentren" gebunden, auch wenn solche aus organisatorischen und ökonomischen Gründen an manchen Stellen wünschenswert erscheinen.

Probleme der Dialysebehandlung sind nicht nur für denjenigen von Interesse, der sich unmittelbar damit beschäftigt, sondern sie sollten auch all denen bekannt sein, aus deren Krankengut die zur Dialyse geeigneten Patienten stammen. Das betrifft die meisten Disziplinen der klinischen Medizin, aber auch den praktischen Arzt, auf den durch die Entwicklung der Heimdialyse neue Aufgaben in der Betreuung chronisch Nierenkranker zukommen.

Diese Situation - zusammen mit der Tatsache, daß die Literatur über die Hämodialyse und die Peritonealdialyse im Laufe der Zeit auf eine kaum mehr überschaubare Zahl von Einzelarbeiten und Übersichten angeschwollen ist - war für die Verfasser der Grund, das vorliegende Buch zu schreiben. Es soll einerseits den mit den Verfahren noch nicht Vertrauten orientieren, ihm Anleitung und Hilfe sein; freilich kann es nie die unmittelbare Wissensübertragung durch praktische Einarbeitung an einer gut funktionierenden Dialyseabteilung ersetzen. Andererseits soll es dem in der Methode bereits Bewanderten als Nachschlagewerk dienen und ihn auf spezielle Einzelarbeiten verweisen. Diese zweifache Zielsetzung erfordert einige Kompromisse. So wurden Literaturverweise je nach dem Inhalt und Charakter der verschiedenen Kapitel in unterschiedlicher Dichte eingefügt. In die Abschnitte, welche die praktisch-klinische Anwendung der Dialyseverfahren, ihre Indikation und ihre Ergebnisse abhandeln, flossen in stärkerem Maße die persönlichen Erfahrungen der Autoren ein, die zusammen derzeit über 10000 Dialysebehandlungen überblicken.

Es wurde davon abgesehen, die Verantwortung für die einzelnen Kapitel des Buches auf jeweils einen Verfasser zu beschränken. Schon bald nach der Inangriffnahme des Projektes zeigte sich in der Sache eine so weitgehende Übereinstimmung der Autoren, daß sich das Buch in seiner Gesamtheit als ihre gemeinsame Äußerung anlegen ließ. Nur noch stilistische Varianten mögen auf die Federführung des einen oder anderen Verfassers bei den einzelnen Teilen des Buches hinweisen. .....

Düsseldorf, im November 1968 Der Herausgeber

Inhaltsverzeichnis

A Historischer Überblick

B Grundlagen der Hämodialyse und verwandter Verfahren

C Therapeutischer Einsatz von Dialyse und verwandten Verfahren

Mitarbeiterverzeichnis

Ahrenholz, P., Dr. rer. nat.
Leiter der Spezialabteilung Dialysetechnik
Klinik für Innere Medizin der Wilhelm-Pieck-Universität
DDR-2500 Rostock 1

Baeyer, H. v., Prof. Dr. med.
Klinikum Charlottenburg
der Freien Universität
D-1000 Berlin 19

Banthien, F. C. A., Dr. med.
Medizinische Klinik I der Ludwig-Maximilians-Universität
Klinikum Großhadern
D-8000 München 70

Becker, H., Dr. med.
Abteilung für Innere Medizin mit Schwerpunkt Nephrologie
Klinikum Charlottenburg
der Freien Universität
D-1000 Berlin 19

Castro, L. A., Dr. med.
Medizinische Klinik I der Ludwig-Maximilians-Universität
Klinikum Großhadern
D-8000 München 70

Dabels, J., Doz. Dr. sc. med.
Leiter der Abteilung Endokrinologie
und Stoffwechselkrankheiten
Klinik für Innere Medizin der Wilhelm-Pieck-Universität
DDR-2500 Rostock 1

Falkenhagen, D., Dr. sc. med. Dipl. Phys.
Oberarzt der Klinik für Innere Medizin der
Wilhelm-Pieck-Universität
DDR-2500 Rostock 1

Gahl, G., Prof. Dr. med.
Abteilung für Innere Medizin mit Schwerpunkt Nephrologie
Klinikum Charlottenburg
der Freien Universität
D-1000 Berlin 19

Hillebrand, G., Dr. med.
Medizinische Klinik I der Ludwig-Maximilians-Universität
Klinikum Großhadern
D-8000 München 70

Holtz, M., Dr. sc. nat.
Leiter der Forschungslaboratorien
Klinik für Innere Medizin der Wilhelm-Pieck-Universität
DDR-2500 Rostock 1

Kampf, D., Priv.-Doz. Dr. med.
Abteilung für Innere Medizin mit Schwerpunkt Nephrologie
Klinikum Charlottenburg
der Freien Universität
D-1000 Berlin 19

Kokot, F., Prof. Dr. med. habil.
Silesian School of Medicine
Institute of Internal Medicine
Department of Nephrology
PL-40-027 Katowice

Korten, G., Dr. med.
Klinik für Innere Medizin der Wilhelm-Pieck-Universität
DDR-2500 Rostock 1

Konwalinka, G., Univ. Dozent Dr. med.
Oberarzt der Universitätsklinik
für Innere Medizin
A-6020 Innsbruck

Osten, B., Doz. Dr. sc. med.
Oberarzt der Klinik für Innere Medizin der
Wilhelm-Pieck-Universität
DDR-2500 Rostock 1

Roy, Th., Dr. rer. nat.
Klinik für Innere Medizin der
Wilhelm-Pieck-Universität
DDR-2500 Rostock 1

Samtleben, W., Dr. med.
Medizinische Klinik I der Ludwig-Maximilians-Universität
Klinikum Großhadern
D-8000 München 70

Schmicker, R., Prof. Dr. sc. med.
Stellvertretender Leiter der Abteilung für Nephrologie
Klinik für Innere Medizin der Wilhelm-Pieck-Universität
DDR-2500 Rostock 1

Schurig, R., Dr. med.
ehemals Abteilung für Innere Medizin mit Schwerpunkt Nephrologie
Klinikum Charlottenburg der Freien Universität
D-1000 Berlin 19

Seyffart, G., Dr. med.
Dialysezentrum
D-6380 Bad Homburg

Wauters, J. P., Priv.-Doz. Dr. med.
Division de Néphrologie et Hypertension
Département de médecine interne
Centre Hospitalier Universitaire Vaudois
CH-1011 Lausanne

A Historischer Überblick

I Hämodialyse

1913 wurde von Abel, Rowntree und Turner [4, 6] der Grundstein zur Hämodialyse gelegt. Es ist vielleicht von historischem Interesse, daß es auch Rowntree [1886] war, der 1923 mit seinen Mitarbeitern erstmalig ein intravenöses Ausscheidungsurogramm mit Natriumjodid an der Mayo-Klinik durchführte. Abel et al. [6] gelang es mit Hilfe von selbstgegossenen Kollodiumröhren, die zu einem Dialysesystem kombiniert wurden und sich in einem Glaszylinder mit 0,6%iger Kochsalzlösung befanden, körpereigene und körperfremde Substanzen (Retentionsprodukte, Salizylsäure) aus dem mit Hirudin ungerinnbar gemachten Blut zu entfernen. Daß sich das Kollodium für diese Art von Untersuchungen eignet, war schon aus den Versuchen von Fick (1855), Schumacker (1860) und Richardson (1889) bekannt [zit. nach 686 u. 1671]. Die Zahl der Kollodiumröhren und damit auch die Größe der Dialysefläche konnten je nach Bedarf variiert werden. Ein System mit z. B. 32 Röhren hatte eine Oberfläche von 3,2 m^2 und ein Füllvolumen von 500-800 ml. Das größte von den Autoren verwendete System war aus 192 Röhren zusammengesetzt und mußte vor Gebrauch mit 2,5-3 l Flüssigkeit aufgefüllt werden (Abb. 1). Der Apparat wurde an eine Arterie angeschlossen, und das Blut konnte auf Grund des arteriellen Drucks ohne Zuhilfenahme einer Blutpumpe in eine Vene zurückfließen. Dazu die einleitenden Worte aus der Arbeit von Abel et al. [6] „On the removal of diffusible substances from the circulating blood of living animals by dialysis“, in der sie auch den Begriff künstliche Niere prägten:

„There are numerous toxic states in which the eliminating organs, more especially the kidneys, are incapable of removing from the body at an adequate rate, either the autochthonous or the foreign substances whose presence in excessive amount is detrimental to life processes. In the hope of providing a substitute in such emergencies, which might tide over a dangerous crisis, as well as for the important information which it might be excepted to provide concerning the substances already referred to as normally present in the blood, and also for the light that might thus be thrown on intermediary stages of metabolism, we have devised a method by which the blood of a living animal may be submitted to dialysis outside the body, and again returned to the natural circulation without exposure to air, infection by micro-organism, or any alteration which would necessarily be prejudicial to life. The process may be appropriately referred to as vividiffusion. The apparatus constitutes what has been called an artificial kidney in the sense that it allows the escape of the diffusible constituents of the blood, but it differs from the natural organ in that it makes no distinction between these constituents, the rate of their elimination being presumably proportional to the coefficients of diffusion. It will be shown,

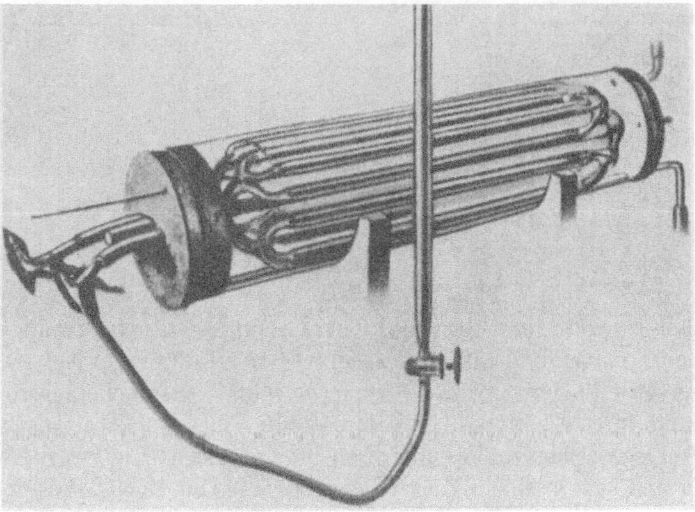

Abb. 1. Das erste Modell einer künstlichen Niere von Abel et al. [6]

however, that any given constituent of the blood, as urea, sugar or sodium chloride can be retained in the body by a simple expedient when so desired."

Diese Versuche, die an Hunden durchgeführt wurden, fanden vorerst keinen Eingang in die Humanmedizin. Das ist wohl darauf zurückzuführen, daß die Untersuchungen von Pharmakologen vorgenommen wurden, die Kollodiumröhren zu fragil und letztlich das aus Blutegelköpfen hergestellte Hirudin zu toxisch waren. Von Hess u. McGuigan [1134] benutzten 1914 die Abel-Apparatur zu Untersuchungen des Zuckerstoffwechsels und konnten u. a. beobachten, daß die Effektivität der Dialyse durch Bewegung der Spülflüssigkeit zunahm („continuous mixture of the dialysate shortened enormously the time necessary for sugar equilibrium"). MacCallum u. Lambert [1601] füllten 1914 erstmalig das Dialysesystem vor Versuchsbeginn mit Fremdblut. Wegen der leichten Verletzlichkeit der Kollodiumröhren wurden von Love 1920 [1574] die Därme von Kleintieren und von van der Heyde u. Morse 1921 [1138] Fischblasen als Dialysiermembranen verwendet. Necheles [1783] gebrauchte 1923 bei der von ihm entwickelten Dialyseapparatur als Membran Goldschlägerhaut (Peritoneum von Ochsenblinddarm), die zwischen zwei Drahtgitter gepreßt wurde, um eine Selbstregulierung zu erreichen, indem bei hohem Blutdruck viel Blut einströmte, das bei sinkendem Druck durch die elastischen Gitter in das Versuchstier zurückgepreßt wurde. Bei dieser Versuchsanordnung waren 10 Dialysemembranen hintereinandergeschaltet. Die Oberfläche betrug 4 m^2. Bei einer Dialyse, die an einem urämischen Hund durchgeführt wurde, konnten in 4 h und 38 min insgesamt 5,4 g Rest-N und 11,5 g Harnstoff ausgewaschen werden. Unabhängig und ohne Kenntnis der Arbeiten von Abel et al. [4, 6] begann Haas [1023] 1915 und 1916 mit seinen ersten Dialyseversuchen, zu denen er durch die zahlreichen Fälle schwerverlaufender Feldnephritiden angeregt wurde. Zuerst verwendete Haas Schilfschläuche als Dialysiermembran, später Kalbsperitoneum und Papier. Alle diese Membranen konnten jedoch nicht befriedigen, so daß auch bei diesen

Versuchen wieder Kollodiumröhren herangezogen wurden, nachdem Haas von den Publikationen von Abel et al. [6] Kenntnis erhalten hatte. Eine klinische Verwendbarkeit konnte nicht erreicht werden, da die Toxizität des Hirudins immer noch zu groß war. 1925 führte Haas [1023] mit einem von Marshall und Kestner verbesserten Hirudinpräparat erstmalig eine extrakorporale Hämodialyse am Menschen durch. Die Dialysezeit betrug 15 min. Dabei wurde Indican aus 150 ml Blut völlig entfernt. Drei weitere Dialysen nahm Haas 1926 und 1928 vor [1024, 1025]. Er kam auf Grund seiner Dialyseerfahrung zu folgendem Schluß: „Wie beim Stauungsmagen mit seinen Rückständen, so bedeutet es auch beim Urämiker mit seinen Retentionsprodukten im Blut und in den Geweben eine Besserung seines Zustandes und eine subjektive Erleichterung, wenn er wenigstens vorübergehend von denselben entlastet wird. Bei unseren behandelten Patienten war ein solcher Entgiftungsvorgang sowohl subjektiv wie objektiv wahrzunehmen. Es sind zwar bisher erst drei Waschungen größeren Stils gewesen - und ich weiß, eine Schwalbe macht noch keinen Sommer -, aber trotz der geringen Zahl von Beobachtungen habe ich bereits den bestimmten Eindruck gewonnen, daß es der Mühe wert ist, auf dem begangenen Wege fortzufahren“ [1025]. Haas war auch der erste, der eine Blutpumpe zwischen Arterie und Dialysator (durchschnittlich 1,5 m^2 Oberfläche) einschaltete. 1926 führten Lim u. Necheles [1537] erstmalig tierexperimentelle Dialysen mit Hilfe des von Howell u. Holt [1888] entwickelten Heparins durch. Bei seinen beiden letzten Dialysen am Menschen hatte Haas ebenfalls schon Heparin benutzt.

Da das Heparin eine der Grundvoraussetzungen für die Durchführung einer Hämodialyse ist, soll die Entwicklung dieser Substanz kurz gestreift werden. Einer von Howells Mitarbeitern, McLean, erhielt 1916 den Auftrag, das Phosphatid Cephalin zu reinigen. Howell hatte nämlich schon früher gefunden, daß dieses Lipoid eine ausgeprägte thromboplastische Wirkung aufwies. Es schien, als ob diese Substanz der Aktivator (Thrombokinase) wäre, der die Blutgerinnung induziert. McLean präparierte noch zwei weitere Phosphatide aus Herz und Leber, die im Gegensatz zu Cephalin eine antikoagulierende Wirkung hatten. Das aus dem Herzen gewonnene Phosphatid Cuorin hemmte, dem arteriellen Blut zugesetzt, die Gerinnung deutlich. Auch das Heparophosphatid zeigte die gleiche Wirkung. Howell als anerkannter Gerinnungsfachmann schenkte den Untersuchungen McLeans große Beachtung. Im Rahmen einer Harvey-Lecture am 7. April 1917 gab Howell einen ersten Bericht über die diesbezüglichen Arbeiten. Er konnte zeigen, daß 1 mg dieser Substanzen die Gerinnung von 1-2 ml Blut bei einer Temperatur von 0 °C für 24 h hemmte. Die Verabreichung an Versuchstiere rief keine Nebenerscheinungen hervor. Howell fand, daß die Hemmung der Blutgerinnung in der ersten Phase stattfand, so daß Prothrombin nicht aktiviert werden konnte. Er glaubte, daß dieses natürliche Antithrombin im Organismus generell verteilt wäre. Die letzten Sätze seiner Ausführungen sind noch heute von Interesse:

„In conclusion attention may be called briefly to the fact that we have now some knowledge concerning two substances, both belonging to the group of phosphatides which influence the clotting of blood in opposite ways, one cephalin, causing an acceleration, the other, antithrombin, a retardation. Neither of these substances apparently provokes an injurious reaction in the living animal, and we may hope therefore that they will find a suitable application in experimental work and possibly in the therapeutic treatment of disorders of coagulation.“ 1918 beschrieben Howell u. Holt ausführlich die Charakteristika dieser gerinnungshemmenden Substanz und nannten sie, da sie vorwiegend in der Leber vorkommt, Heparin [1188].

Zusammen mit dem Heparin und dem von Thalhimer 1937 [2473] als Dialysemembran inaugurierten Cellophan waren die wichtigsten Voraussetzungen für die Entwicklung aller später folgenden, klinisch einsatzfähigen Hämodialysatoren geschaffen.

Die erste für den klinischen Gebrauch geeignete Dialyseapparatur stellte Kolff mit Berk [1386] in Kampen (Holland) her. Den Gedanken, durch Entfernung harnpflichtiger Substanzen den Zustand urämischer Patienten zu bessern, hatte Kolff [1388] schon Jahre vorher. Seine eigenen Worte lauten: „Als jüngster Volontärassistent an der Medizinischen Abteilung der Universität Groningen (Holland) hatte ich vier Betten zu betreuen, d. h. vielmehr die Patienten, die sich in ihnen befanden. Einer meiner ersten Patienten war ein junger Mann, der an einer chronischen Nephritis litt und langsam an der renalen Insuffizienz zugrunde ging. Er war hypertensiv, hatte Kopfschmerzen, wurde langsam blind und mußte täglich erbrechen. Seine alte Mutter war die Frau eines armen Bauern, ihr Rücken war gekrümmt von harter Arbeit, sie hatte ihr traditionelles schwarzes Sonntagskleid an, dazu eine sehr schöne weiße Spitzenhaube. Ich hatte ihr mitzuteilen, daß ihr einziger Sohn sterben müsse, und ich fühlte mich dabei sehr hilflos. Allmählich wuchs in mir diese Idee, daß man bei Entfernung von nur 20 g Harnstoff oder anderer Retentionsprodukte pro Tag die Nausea bessern und, wenn man das täglich machen würde, das Leben erträglich gestalten könnte. Das war 1938, und bald darauf traf ich Dr. R. Brinkman, Professor der Biochemie, der mir die Wunder des Cellophans zeigte."

Nach vielen durch den Krieg bedingten Schwierigkeiten wurde Kolff 1941 erster Internist am Krankenhaus von Kampen. Auf Grund dieser Stellung, die mit einer Privatpraxis verbunden war, waren die finanziellen Voraussetzungen für die Entwicklung einer „künstlichen Niere" gegeben. Kolff wandte sich nun an T. J. Berk, den Direktor der Kampener Emaillefabrik, der sehr entgegenkommend war und seinen Ingenieurstab für die Konstruktion zur Verfügung stellte. Beim ersten Modell handelte es sich um eine rotierende Trommelniere („rotating drum"), von der insgesamt 8 Stück hergestellt wurden (Abb. 2). Anfänglich bestanden Schwierigkeiten mit den Kupplungen zwischen dem rotierenden Cellophanschlauch einerseits und den fixierten Leitungen für den Zu- und Abfluß des Blutes andererseits. Kolff löste das Problem, nachdem er den lokalen Fordhändler aufgesucht und das von Henry Ford entwickelte Prinzip der Abdichtung von Wasserpumpen an Automobilen übernommen hatte. Am 17. März 1943 konnte erstmals eine Hämodialyse mit der Trommelniere an einer 29 Jahre alten urämischen Patientin durchgeführt werden.

In der Folgezeit wurde nach anfänglichen fraktionierten Dialysen die künstliche Niere kontinuierlich beschickt und die Dialysedauer schließlich auf 6 h ausgedehnt; dabei war es möglich, bis zu 40 g Harnstoff auszuwaschen. Von den 8 Nieren, die in Kampen hergestellt worden waren, wurden 4 an verschiedenen Stellen der Stadt untergebracht, um sie vor Bombardierungen zu schützen. Drei dieser Nieren wurden nach dem Kriege abgegeben, und zwar an die British Postgraduate School am Hammersmith Hospital in London, eine an das Mount Sinai Hospital in New York und eine an das Royal Victoria Hospital in Montreal. Publikationen aus jedem dieser Zentren von Bywaters, de Leeuw, Fishman und ihren Mitarbeitern be-

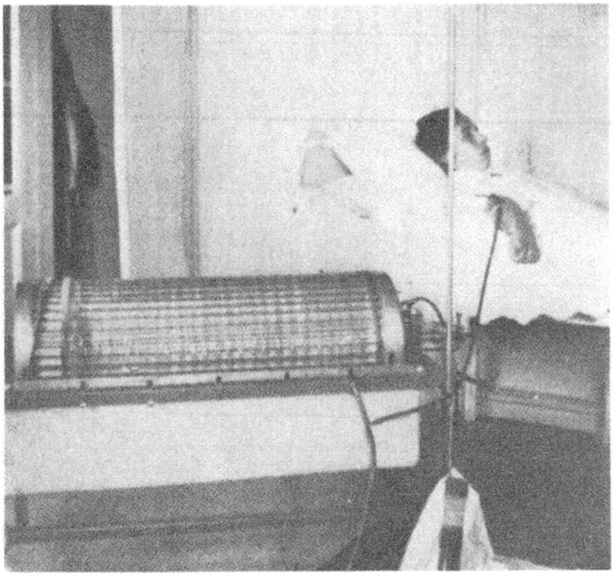

Abb. 2. Erste klinisch anwendbare künstliche Niere nach Kolff u. Berk (1943) [1985]

wiesen, daß die Maschine nicht nur in holländischen Händen funktionierte [1388]. Als Kolff 1947 nach Boston kam, hatte er inzwischen alle Apparate abgegeben und konnte nurmehr Baupläne an Dr. C. Walter übergeben, der auf Grund dieser Unterlagen die Peter-Bent-Brigham-Version konstruierte, die dann über lange Zeit die verbreitetste künstliche Niere war. Bei seinem Eintreffen in Cleveland 1950 fand Kolff schon die Allis-Chalmers-Version seiner „rotating kidney" vor, die aus nichtrostendem Stahl hergestellt war und 6000 Dollar kostete, im Gegensatz zu den Holztrommelmaschinen in Holland, die nur einen Wert von 200 Dollar hatten, jedoch die gleiche Effektivität aufwiesen.

Unabhängig von Kolff konstruierte Alwall 1946 in Schweden einen Dialysator, der nicht nur zur Dialyse, sondern auch zur Ultrafiltration verwendet werden konnte. Der Vorteil dieses Geräts war, daß das Blutvolumen im System konstant blieb, unabhängig vom Druck innerhalb und außerhalb des Cellophanschlauchs. Die erste Publikation über Tierversuche und die Behandlung an 3 Patienten erschien 1947 [48]. Ähnliche Apparaturen, die ebenfalls für die Ultrafiltration geeignet waren, wurden von Murray in Kanada und Moeller in Deutschland (Abb. 3) entwickelt.

In Deutschland wurde die erste klinisch effektive Hämodialyse am Menschen von C. Moeller am 8. März 1950 im Marien-Krankenhaus in Hamburg durchgeführt; die erste Veröffentlichung fand anläßlich eines Vortrags am 29. April 1950 („Die künstliche Niere" - Ärzteabend am Kreiskrankenhaus Stormarn in Lütjensee) statt. Der erste gedruckte Hinweis auf das Gerät von Moeller und seine Dialysiertätigkeit erschien in der *Therapiewoche* 8/9, Heft März (1952), von Jacobi unter dem Titel „Therapie der Urämie" [1228]. Die Hämodialyse konnte sich aber in Deutschland nur langsam durchsetzen und wurde skeptisch beurteilt. In einer Diskussionsbemerkung im Anschluß an einen Vortrag von Moeller im Rahmen des

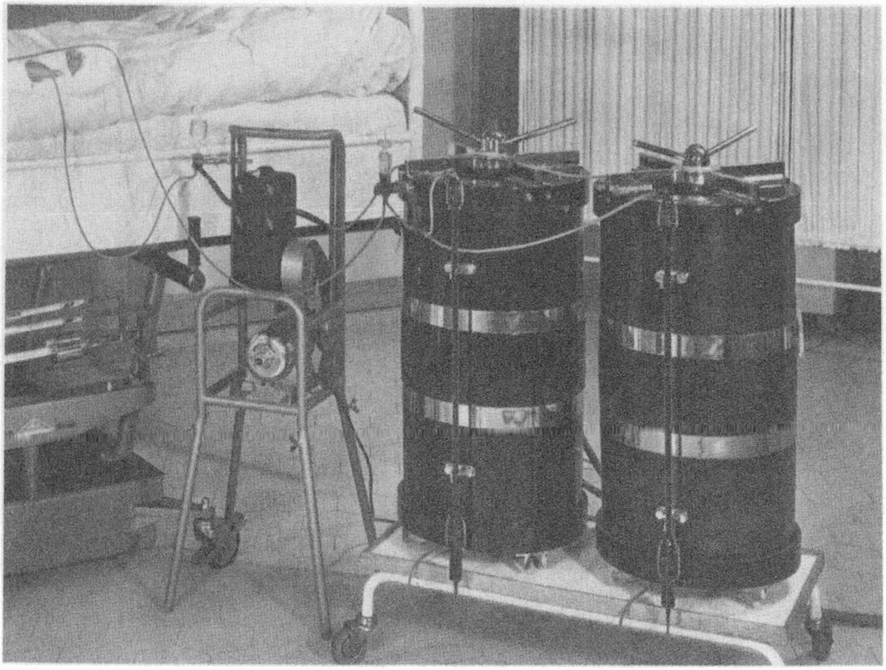

Abb. 3. Erste in Deutschland entwickelte künstliche Niere. (Nach Moeller 1950)

Deutschen Internistenkongresses 1954 wurde folgendes gesagt: „... So interessant die Dialyse im Tierversuch für manche experimentelle Fragestellung ist, so scheint mir ihre Anwendung am Krankenbett, besonders im Hinblick auf die großen Gefahren, auf die auch Herr Moeller in seinem Vortrag hingewiesen hat, kaum angebracht..." [2681].

In der Schweiz wurde die erste Hämodialyse 1955 von Hoigné [1162] an der Medizinischen Universitätsklinik Zürich und in Österreich im Frühjahr 1953 von Übelhör et al. [2535] in Wien durchgeführt.

1954 entwickelte der Österreicher B. Watschinger zusammen mit Kolff [1391] in Cleveland, aufbauend auf den Gedanken von Inouye u. Engelberg [1213], eine neuartige Spulenniere, die „twin coil". Das Prinzip besteht darin, daß Cellophanschläuche in 2 Etagen um einen Kunststoff- oder Metallkern gewickelt und dabei in ein Fiberglasnetz eingebettet werden. Kolff und Watschinger nahmen bei ihren ersten Versuchen als Wicklungskern Konservenbüchsen (Abb. 4). Kolff schätzte die Zahl der Dialysestationen, die Spulennieren verwendeten, im Jahre 1969 auf mehr als 1000 [1389].

Skeggs u. Leonards [2344] schufen 1948 abweichend von den erwähnten Apparaten einen Dialysator, bei dem Cellophan nicht in Form von Schläuchen, sondern von Folien benutzt wurde, die zwischen rechteckig gerillte Gummiplatten eingelegt wurden. In den Rillen bewegte sich die Spüllösung im Gegenstrom zum Blut. Ein ähnlicher Plattendialysator wurde 1960 von Kiil [1326] angegeben und hat – mit mehr oder minder geringen Modifikationen – neben der Spulenniere die weiteste Verbreitung gefunden.

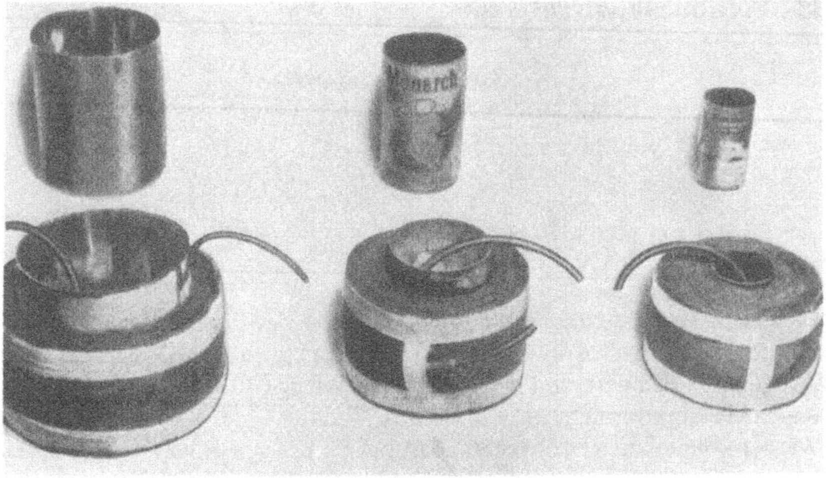

Abb. 4. Die ersten gebrauchsfähigen Spulennieren. (Watschinger [2606 a])

R. D. Stewart entwickelte aufbauend auf der Kapillartechnologie von I. H. Mahon einen Kapillardialysator. Die erste Publikation erfolgte 1960 [2402 a]. In den nächsten 7 Jahren wurde diese Entwicklung so weit vorangetrieben, daß man 1967 die ersten klinischen Studien mit einem Dialysator, der 11 000 Kapillaren bei einer Oberfläche von 1 m^2 beinhaltete, durchführen konnte.

In diesem Rahmen soll auch das Redy-System (Recirculating Dialysis System) erwähnt werden. Mitte der 60er Jahre begann die Raumfahrtindustrie in Südkalifornien ihre Forschungsergebnisse zur Lösung medizinischer Probleme, wie z. B. Dialysatregeneration, zur Verfügung zu stellen. Diese Erkenntnisse stammten aus Versuchen, die zur Trinkwasseraufbereitung und zur Konstruktion geeigneter Toilettenanlagen für Raumfahrer durchgeführt wurden und die zur Entwicklung der bekannten Regenerationspatrone führten. Die Ideenverwirklichung eines „low volume recirculating dialysate system" und die erste Versuchsanlage, die 1968 in Los Angeles gebaut wurde, stammen von A. Gordon et al. [935]. Zur technischen Serienreife wurde das Gerät von der Industrie entwickelt und ab 1972 in den USA, ab 1973 in Europa vertrieben.

Außer den bisher aufgeführten Geräten wurden noch ca. 100 Typen für unterschiedlichen Einsatz entwickelt, die ebenfalls klinische Verwendbarkeit erlangten, auch wenn sie sich nicht in größerem Umfang durchsetzen konnten. Bei den meisten von ihnen fand Cellophan als Membran Verwendung.

Bis 1960 beschränkte sich die Anwendung der Hämodialyse fast ausschließlich auf das akute Nierenversagen oder die akute Exazerbation eines chronischen Nierenleidens. Scribner et al. [2264] gaben zu dieser Zeit der Entwicklung der Hämodialyse einen neuen Impuls, indem es ihnen gelang, den arteriovenösen Kunststoffshunt zu entwickeln und damit einen steten Zugang zum Gefäßsystem des Patienten zu schaffen. Wiederholte Dialysen wurden nun ohne jeweils erneute Gefäßfreilegung möglich. Die beste Lösung für den Anschluß an das Dialysegerät fanden jedoch Cimino u. Brescia 1962 [472] mit Hilfe der arteriovenösen Fistel, die bei guter Funktion ohne zeitliches Limit verwendbar ist.

II Peritonealdialyse

Die ersten Versuche, die sich mit der Funktion des Peritoneums befassen, führte Wegner 1877 durch [2618]. Kaninchen wurde physiologische Kochsalzlösung in die Bauchhöhle instilliert, und zwar betrug die Menge 10% des Körpergewichts. Die Bauchfellresorption schwankte zwischen 3,3 und 8% des Körpergewichts nach 1 h. Wegner konnte auch beobachten, daß bei Einbringen einer auf 4 °C abgekühlten Lösung die Körpertemperatur des Tieres nach 80 min 24,3 °C erreichte. War die Temperatur der Spülflüssigkeit 16 °C, trat der gleiche Effekt erst nach 24 h auf. Wenn eine hochkonzentrierte Zuckerlösung oder Glyzerin intraperitoneal verabreicht wurde, nahm die Flüssigkeitsmenge im Bauchraum zu. Starling u. Tubby (1894) [2389] konnten ebenfalls dieses Phänomen beobachten, fanden aber weiterhin, daß bei Instillation von hypotoner Lösung das Flüssigkeitsvolumen abnimmt, bei Einbringung isotoner Lösungen dasselbe in den ersten Stunden aber gleichbleibt. Orlow [1833] führte 1895 diese kinetischen Untersuchungen mit 3stündiger Verweildauer fort und bestimmte die Konzentrationsänderungen verschiedener Anionen und Kationen im Blut und in der Spüllösung. Aus den Untersuchungen schloß Orlow, daß die Resorption aus der Peritonealhöhle ein vitaler Vorgang sei. Die Ergebnisse anderer Untersucher [548, 1038, 1992, 2188] waren ähnlich. Starling u. Tubby [2389] waren die ersten, die auf Grund ihrer Versuche zu dem Schluß kamen, daß vorwiegend die Blutgefäße am Resorptionsvorgang des Peritoneums beteiligt sind. Klapp [2343] stellte 1902 fest, daß die Resorptionsfähigkeit des Peritoneums bei Hitzeeinwirkung auf das Abdomen gesteigert wird, bei Kälteeinwirkung jedoch absinkt. Clairmont u. von Haberer (1905) [474] prüften die Abhängigkeit der Bauchfellresorption von der Darmperistaltik. Sie beobachteten beim Kaninchen nach Erregung der Peristaltik durch Physostigmin eine vermehrte Resorption; der Resorptionsprozeß begann früher als bei Normalfällen und verlief schneller. Wurde die Peristaltik durch Opium, Pantopon o. ä. herabgesetzt, sank auch die Resorptionsfähigkeit. Putnam [1992] bestimmte 1922 Harnstoff, Kreatinin und Harnsäure im Blut und in der peritonealen Spüllösung bei Katzen, Hunden und Kaninchen. Bei einer Verweildauer von 1–7 h konnte ein rascher Anstieg von Harnstoff in der Peritonealflüssigkeit festgestellt werden. Rosenack u. Siwon [2111] kamen bei ihren Experimenten 1926 zu ähnlichen Ergebnissen. Sie untersuchten die Wirkung der Peritonealdialyse bei urämischen Hunden. Sie stellten fest, daß eine länger ausgedehnte Durchspülung der Bauchhöhle die Ausscheidung erheblicher Mengen kristalloider Körper, insbesondere harnpflichtiger Substanzen, aus der Blutbahn ermöglicht. Beim doppelseitig nephrektomierten Hund war nach Durchspülung eine starke Abnahme der Rest-N-Konzentration im Blut und, falls eine schwere Urämie bestand, eine deutliche Besserung im Befinden des Tieres mit Rückgang der urämischen Symptome zu beobachten. Ein optimaler Effekt konnte bei Anwendung einer 5%igen Traubenzuckerlösung als Spülflüssigkeit erreicht werden. Diese Ergebnisse standen nach Auffassung von Rosenak u. Siwon [2111] denen der Dialyse des strömenden Blutes durch Dialysierschläuche außerhalb des Tierkörpers nicht nach und schienen sogar günstiger zu sein. Auf Grund dieser Beobachtungen wurde die Peritonealdialyse zur Therapie akut bedrohlicher urämischer Zustände empfohlen. Ähnliche Beobachtungen wie Rosenak u. Siwon machten Bliss et al. [246] sowie von Haam u. Fine [1019].

Ganter [869] nahm 1923 peritoneale Instillationen beim Menschen vor, also noch vor den Tierexperimenten von Rosenak u. Siwon [2111]. Er instillierte einer urämischen Patientin 1,5 l physiologische Kochsalzlösung in die Bauchhöhle. Er hatte den Eindruck, daß der tödliche Ausgang eine Verzögerung erfuhr, obwohl sich die Kranke schon im Finalstadium befand. Ein zweiter Versuch wurde bei einem Patienten mit Coma diabeticum unternommen, dem 3 l Kochsalzlösung in den Bauchraum infundiert wurden. Der Zustand des Patienten besserte sich so, daß er sich wieder mit seinen Angehörigen verständigen konnte. Ganter beließ es bei diesen 2 Versuchen, obwohl er schon 1918 bei einem urämischen Patienten 0,75 l Kochsalzlösung in die Pleurahöhle instilliert hatte und dabei eine Besserung des Zustands über 2 Tage beobachtet haben will. Heusser u. Werder [1137] wandten 1927 als erste bei 3 Patienten Peritonealdialysen an, konnten jedoch keine klinischen Erfolge erzielen, da die Menge der Spülflüssigkeit zu gering war. Sie untersuchten in der Folge die Wirkung der Peritonealdialyse an Hunden und postulierten auf Grund ihrer Erfahrungen an Mensch und Tier folgende Indikationen für dieses Verfahren:

1. hartnäckige reflektorische Anurie; 2. ausgedehnte Verbrennungen, bei denen entweder eine Vergiftung durch resorbierte Substanzen oder nach Pfeiffer [1936] eine „Überproduktionsurämie“ zum tödlichen Ausgang zu führen droht; 3. die mit urämischen Symptomen einhergehenden Fettembolien der Nieren nach ausgedehnten Verletzungen, besonders Frakturen; 4. Toxikosen, Vergiftungen usw.

Balazs u. Rosenak [134] behandelten 1934 erstmals 2 Sublimatvergiftete mit kontinuierlicher Peritonealdialyse. Dazu wurde in der oberen abdominellen Medianlinie und in der Ileozökalgegend eine Knopflochlaparotomie vorgenommen. In die Öffnungen wurden mehrfach perforierte Kanülen aus Glas oder feinem Metall eingeführt, und zwar so, daß das Ende einer Kanüle in der Douglas-Höhle zu liegen kam. Es gelang bei 1 Patienten, der mit 12 l 4,2%iger Dextroselösung über eine halbe Stunde behandelt wurde, die Rest-N-Konzentration im Blut um 24 mg/dl zu senken, während sie bei dem anderen, der über 1,5 h mit 0,8%iger Kochsalzlösung durchspült wurde, nur um 9,6 mg/dl abfiel. Balazs u. Rosenak [134] schlossen daraus, daß Traubenzuckerlösung der Kochsalzlösung vorzuziehen sei. Sie empfahlen aber, auch bei Anwendung reiner Traubenzuckerlösung, den evtl. Kochsalzverlust zu ersetzen. Rhoads [2073] führte 1938 erstmalig intermittierende Peritonealdialysen bei 2 Patienten mit chronischer Nephritis durch. Wear et al. [2611] dialysierten im gleichen Jahr im kontinuierlichen Verfahren über 2-8 h 5 Patienten. Sie benutzten Locke-Ringer- oder Hartmann-Lösung.

Nachdem es bis 1946 um diese therapeutische Methode wieder still geworden war, erlebte die Peritonealdialyse eine Renaissance [33, 251, 272, 800, 983, 1622, 1737, 2094 u. a.]. Dies ist insbesondere der Einführung des Einwegverfahrens mit intermittierendem Spüllösungszu- und -abfluß durch den gleichen Katheter im Jahre 1951 durch Grollman et al. [979] und einer Verbesserung dieser Technik durch Maxwell et al. [1667] 1959 zu verdanken.

Eine weitere Vervollkommnung des Einwegverfahrens wurde Mitte der 60er Jahre durch den Stilettkatheter nach Weston u. Roberts [2641] erreicht, der es erlaubte, eine chronische Peritonealdialyse durchzuführen. Es blieb aber Tenckhoff [2463] mit dem Silastik-Verweilkatheter vorbehalten, dieser Behandlungsmethode beim chronischen Nierenversagen Verbreitung zu verschaffen.

1965 wurde über das erste Peritonealdialysegerät berichtet [549]. Die folgende Entwicklung diente einerseits einer Verminderung des Infektionsrisikos, andererseits einer Rationalisierung in personeller und materieller Hinsicht. In Analogie zu den Mischgeräten für die Hämodialyse wurden auch für die Peritonealdialyse Geräte entwickelt, die aus deionisiertem Wasser und Dialysekonzentrat eine sterile Spüllösung mischen und das Mischverhältnis mittels Leitfähigkeitsmesser laufend kontrollieren [2464].

Die eigentliche Heimperitonealdialyse wurde erst mit dem Tenckhoff-Katheter Ende der 60er Jahre durchführbar [2465]. In der Folge bewährte sich in der Heimdialyse das von Tenckhoff entwickelte Dialysegerät [2464] und das der Firma Drake Willok. Diese Geräte erlauben Nachtdialysen, die bei einer Dialysedauer von 40 h/Woche eine Voraussetzung für eine akzeptable Rehabilitation des Patienten darstellen.

1975 wurde von Popovich u. Moncrief der Grundstein zur sog. „continous ambulatory peritoneal dialysis (CAPD)“ gelegt. Die Erstellung dieses Konzepts erforderte nach Moncrief [1734] eine Diskussionsdauer von 20 min. Es ging dabei um einen Patienten, bei dem eine Shuntanlage nicht mehr möglich war und der aus familiären Gründen Austin/Texas nicht verlassen konnte. „We were sitting in a weekly research meeting that Dr. Popovich and I had been having together discussing the problem of this individual. The idea was that of using the smallest volume of water possible to get the poisoning treatment job done, a possibility that lent itself to the concept of CAPD“ [1734]. In der Folge wurde K. Nolph von der University of Missouri in das Team inkorporiert; jedoch kam der Durchbruch zur heutigen Form der CAPD erst von der Arbeitsgruppe um Oreopoulos in Toronto [1879]. Dort war es im Gegensatz zu den USA möglich, faltbare Beutel für die Spüllösung herzustellen. Von dieser Arbeitsgruppe wurden auch die Voraussetzungen geschaffen, den Dialysatwechsel mit verbesserten Konnektoren verhältnismäßig gefahrlos durchzuführen.

III Hämofiltration

Das Prinzip der Hämofiltration (Plasmawasserfiltration) wurde erstmalig von Bechhold 1907 [173] beschrieben. Er führte seine In-vitro-Studien mit Kollodiummembranen durch. Dazu ist sicherlich die Definition von Bechhold [173] von historischem Interesse:

„Zunächst muß betont werden, daß Filtration und Dialyse nicht dasselbe sind, da sie sich auch im Effekt unterscheiden. Es wäre jedoch vollkommen irrtümlich, wenn man den Wert der Filtrationsmethode an der Dialysiermethode bemessen oder mit ihr vergleichen wollte. Sie leistet ja vielleicht etwas anderes, etwas Neues.

Den Hauptnutzen dürfte meines Erachtens die biologische und medizinische Chemie ziehen. Gerade in neuester Zeit beschäftigt man sich viel mit den nichtdialysablen Stoffen des Harns; ihre Gewinnung und Trennung scheint mir auf dem angedeuteten Weg besonders empfehlenswert. Auch die viel diskutierte Filterwirkung der Nieren mag einer leichteren experimentellen Nachprüfung zugänglich sein".

1924 berichtete Brull [346] über ähnliche Untersuchungen im Rahmen von Tierversuchen. Von Malinow u. Korzon [1621] wurde die erste auf dem Prinzip der Filtration basierende künstliche Niere entwickelt. Sie konnten jedoch mit den von ihnen verwendeten Cellophanmembranen nur 1,2 l Plasmawasser/h gewinnen. Diese Menge war für eine Behandlung am Menschen unzureichend.

1959 berichteten Reid u. Breton [2049] über ein Verfahren der Meerwasserentsalzung durch Zelluloseazetat-Membranen mit bis dahin nicht erreichten hohen Filtrationsraten durch Druckfiltration. Loeb u. Sourirajan gelang 1962 durch die Entwicklung asymmetrisch strukturierter Membranen der entscheidende Schritt zur klinisch anwendbaren Hämofiltration [1568].

Henderson et al. [1106] teilten 1967 als erste ihre im Experiment gewonnenen Daten der Detoxikation durch Plasmawasserfiltration an asymmetrischen Membranen mit. Die Autoren nannten diesen Vorgang „Diafiltration".

Shinaberger et al. folgten 1969 mit einem Bericht über ihre klinischen Untersuchungen bei 1 Patienten [2308]. Mitteilungen von Henderson über Untersuchungen an Mensch und Tier mit Hilfe der Amicon-XM-50-Polysulfon-Kapillare erschienen 1970 [1997]. Im deutschen Sprachraum war es die Arbeitsgruppe um Quellhorst, die sich mit der Hämofiltration befaßte, und sein Mitarbeiter Rieger [2083 b] berichtete auf dem EDTA-Kongreß 1974 über experimentell gewonnene Daten mit einem speziell für die Ultrafiltration geeigneten Apparat. Patienten mit terminaler Niereninsuffizienz wurden von dieser Arbeitsgruppe erstmalig im Januar 1975 behandelt. Als Membranen wurden Rhone-Poulenc-RP-6-Dialysatoren und Zelluloseazetat-Membranen (Sartorius, Göttingen) verwendet. Quellhorst kommt das Verdienst zu, durch die Entwicklung des Postdilutionsverfahrens (s. S. 122) die Hämofiltration zur Routinereife gebracht zu haben.

1976 begannen auch Streicher et al. [2422], in Zusammenarbeit mit dem Forschungsinstitut Berghof/Tübingen, mit der Herstellung und Erprobung asymmetrischer Kapillarmembranfilter für die Hämofiltration. Es handelte sich dabei um Membranen aus aromatischem Polyamid, der Amicon-Polysulfon-Kapillare und der aus Polyacrylonitrilflachmembranen gefertigten RP-6-Hämofiltrationsplatte. Auch Streicher et al. bedienten sich im Rahmen ihrer klinischen Erprobungen des Postdilutionsverfahrens.

V Plasmapherese

Die Historie der Plasmapherese geht, wenn man die Gedanken R. Boyles auf unsere heutigen Kenntnisse überträgt, bis in das Jahr 1666 zurück. Damals schrieb Boyle „whether a dog that is sick of some disease chiefly imputable to the mass of blood, may by cured by exchanging it for that of a sound dog“ [303]. Die ersten Plasmapheresen, im Sinne des Wortes, wurden von E. Hedon 1902 an Tieren durchgeführt, denen Blut entnommen und die gewaschenen Erythrozyten in einem „artificial serum“ wieder refundiert wurden [1079]. Die ersten therapeutischen Versuche am Menschen führte C. Fleig 1909 durch [784]. Weitere Plasmaphereseexperimente folgten 1914 durch Abel et al., die auch die erste künstliche Niere entwickelten [5]. Co Tui et al. legten 1944 den Grundstein für die Plasmaspende [528]. Sie fanden bei ihren Untersuchungen, daß Plasmaspenden bis zu 4mal in 1 Woche oder 1mal wöchentlich über 12 Wochen keinen Einfluß auf die Zusammensetzung des Blutes hatten. Adams et al. führten 1952 eine erfolgreiche Plasmapheresebehandlung bei 1 Patienten mit multiplem Myelom über 35 Tage durch [20]. Dabei wurden 16 l Plasma entfernt. Judson et al. entwickelten 1968 die erste geschlossene Zellzentrifuge [1264]. Glöckner u. Sieberth beschrieben 1978 erstmals die Plasmafiltration mit Hilfe von Membranen [908]. Terman et al. konnten 1979 als erste mit der extrakorporalen Immunabsorption bei einer 29jährigen Patientin mit Lupusnephritis einen klinischen Erfolg erzielen [2467]. Die Erstbeschreibung der Doppelfiltrationsplasmapherese (Kaskadenfiltration) erfolgte durch Agishi et al. 1980 [27]. Im gleichen Jahr berichteten Malchesky et al. über die Kryofiltration [1618].

IV Hämoperfusion

Die ersten Tierexperimente wurden von Muirhead u. Reid 1948 durchgeführt [1762]. Die Autoren verwendeten Ionenaustauschersäulen, die aus neun Teilen Amberlite (Kationenaustauscher) und einem Teil Deacidite (Anionenaustauscher) zusammengesetzt waren. Es gelang damit, Urämietoxine aus dem Blut der Versuchstiere zu entfernen. Schreiner berichtete 1958 [2225] erstmals über die Behandlung eines Patienten mit Barbituratvergiftung mit Hilfe einer „lactate-loaded anion-exchange resin column". Es wurden zwei Säulen jeweils für 15 min an den Patienten angeschlossen. Der Abfall des Barbituratspiegels betrug 1 mg/dl.

Rosenbaum et al. [2115] konnten 1964 den Nachweis erbringen, daß es gelingt, bei parathyreoidektomierten Tieren das Serumkalzium mit Hilfe einer Dowex-Ionenaustauschersäule innerhalb 30 min um 20–30% zu senken.

Diese Versuche mit Ionenaustauschharzen wurden in den folgenden Jahren nicht mehr fortgeführt, da die Nebenwirkungen erheblich waren. Es kam zu pyrogenen Reaktionen, Elektrolytstörungen und Hämolyse.

Der Weg zur heutigen Form der Hämoperfusion wurde von Yatzidis 1964 [2693] bereitet. Er benützte einen Glaszylinder von 20 cm Länge und 6 cm Durchmesser, gefüllt mit 200 g Aktivkohle, über die das zu reinigende Blut geleitet wurde. Yatzidis nannte diese bisher nicht bekannte Form der Entgiftungsbehandlung „Hämoperfusion". Schon die ersten Untersuchungen zeigten, daß endogene und exogene Substanzen, wie Kreatinin, Harnsäure und Schlafmittel, effektiv aus dem Blut eliminiert werden konnten. Eine breitere Anwendung wurde jedoch durch ausgeprägte Nebenwirkungen verhindert. Es kam zur Zerstörung korpuskulärer Blutelemente mit Hämolyse und bedrohlichem Abfall der Thrombo- und Leukozyten, Proteinverlust, Embolien durch fortgeschwemmte Kohlepartikel, pyrogenen Reaktionen sowie schweren Gerinnungsstörungen und Thrombosierung der Kohlekartuschen. Die schlechte Biokompatibilität wurde als Folge der bei vielen Aktivkohlesorten vorhandenen rauhen Oberfläche interpretiert.

In den folgenden 10 Jahren wurde versucht, diese Nachteile durch Beschichtung zu beseitigen. Besonders intensiv wurde dieses Problem von der Arbeitsgruppe um Chang [436] behandelt. Nach Testung einer großen Zahl von Membranmaterialien für die Mikroverkapselung von Kohle, darunter Nylon, Zelluloseazetat, Zellulosenitrat (Kollodium) und heparinkomplexierten Polymeren, fand Chang ein wirkungsvolles Membransystem durch eine kombinierte Albumin- und Kollodiumbeschichtung. Weitere Beschichtungsversuche wurden von Andrade 1971 [63] mit Acrylpolymeren durchgeführt. Von englischen Untersuchern wurde die Verwendung von Acrylsäure-Gelen konsequent weiterentwickelt. Nach In-vitro-Untersuchungen und ersten Tierversuchen [1689, 2649, 2660] wurde die Haemocol-Patrone, die 300 g acrylhydrogel-beschichtete Aktivkohle auf der Basis von Kokosschalen enthielt, als erstes für die klinische Anwendung geeignetes Hämoperfusionsmodul vorgestellt.

gen der Lebensqualität der Patienten sind durchaus zu erwarten und wünschenswert. In dieser Richtung werden Forschung und technischer Fortschritt ihre Ziele zu setzen haben.

Welche Entwicklung deutet sich an?

Ein erster Schritt wird die Miniaturisierung extrakorporaler Detoxikationssysteme sein. Japanische Wissenschaftler haben eine künstliche Kleinstniere geschaffen, die wie ein Jackett getragen wird, nur 4,7 kg wiegt, auf der Vorderseite eine Batterie, den Dialysator und Kontrollinstrumente und auf der Rückseite einen Tank mit Spüllösung enthält.

Der nächste Schritt wäre die noch kleinere und in den Körper implantierbare künstliche Niere, sei es auf der Basis der Hämodialyse oder der Hämofiltration [2685]. Bestrebungen gehen dahin, die Funktion des implantierten künstlichen Systems auf den Ersatz der glomerulären Filtration zu beschränken und dem Darm des Patienten Tubulusfunktionen zu übertragen. Experimente in Richtung einer solchen Hybridniere stammen vor allem aus Japan [1891, 1892, 2605]. Die Arbeitshypothese wurde dabei folgendermaßen formuliert: Einleitung des Hämofiltrats einer Kapillarniere in den Darm und Ausnutzung dessen renotubulärer Analogfunktion zur Reabsorption der lebensnotwendigen Substanzen und zur Ausscheidung toxischer Stoffe mit dem Stuhl. Dabei kann die Aufgabe des Darms durch orale Zufuhr von Sorbenzien möglicherweise unterstützt werden.

Nicht zu vergessen ist, daß alle bisherigen und auch die geplanten Systeme künstlicher Nieren nur die Ausscheidungs- bzw. Regulationsfunktion des Organs für Wasser, harnpflichtige Substanzen, Elektrolyte und den Säure-Basen-Haushalt imitieren. Die Niereninsuffizienz ist aber auch durch den Ausfall der Nieren als endokrines Organ und für den Vitaminstoffwechsel gekennzeichnet. Die dadurch resultierenden Störungen, insbesondere nephrogene Anämie und Osteopathie, sind durch künstliche Organe nicht zu beheben. Während der Ausfall der Nieren in der Biotransformation von Vitamin D durch Substitution entsprechender Cholecalciferole schon derzeit kompensiert werden kann, stehen Identifikation, Synthese und Entwicklung einer applizierbaren Form des renalen erythropoetischen Faktors noch aus.

Stets wird die künstliche Niere ein unvollkommener Ersatz ihres natürlichen Vorbilds bleiben.

VI Ausblick

Die Tat Kolffs - Entwicklung einer klinisch anwendbaren künstlichen Niere und ihr erster Einsatz - hatte zunächst keinen Einfluß auf die Lebenserwartung von Patienten mit chronischer Niereninsuffizienz. Eine unbedeutende Verbesserung stellte sich am Anfang der 50iger Jahre ein, und erst ab 1960 kam es zu einem Durchbruch, der zu einem steilen Anstieg der Überlebensrate chronisch urämischer Patienten führte. Heute hat ein junger niereninsuffizienter Patient ohne zusätzliche Komplikationen eine Überlebenschance für 10 und mehr Jahre von etwa 90%. Aber die Kurve der ständig gestiegenen Lebenserwartung für chronisch Niereninsuffiziente ist seit Anfang der 70iger Jahre deutlich abgeflacht (Abb. 5). Friedman [822] meinte 1978, daß auf diesem Gebiet nur ein „minimal advance if any" zu erhoffen sei.

Natürlich können angesichts der bisher schon erzielten Ergebnisse Fortschritte hinsichtlich der Lebensverlängerung nur noch geringfügig sein; aber Verbesserun-

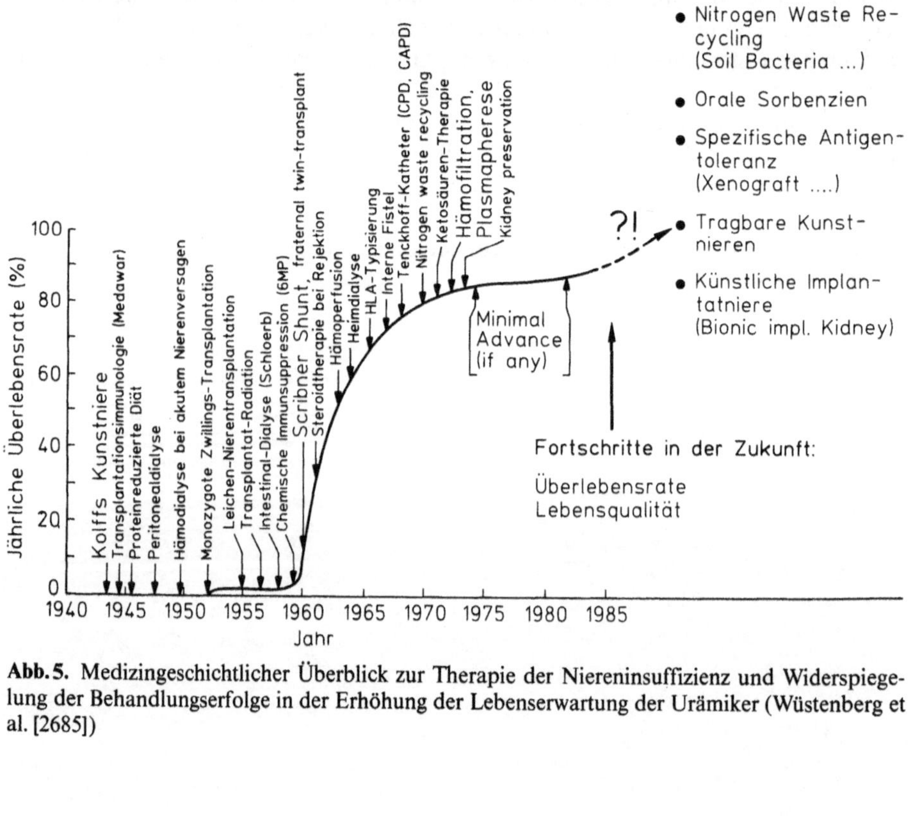

Abb. 5. Medizingeschichtlicher Überblick zur Therapie der Niereninsuffizienz und Widerspiegelung der Behandlungserfolge in der Erhöhung der Lebenserwartung der Urämiker (Wüstenberg et al. [2685])

B Grundlagen der Hämodialyse und verwandter Verfahren

I Physikalisch-chemische Grundlagen

1 Einführung

Zur Behandlung der Niereninsuffizienz, von exogenen und endogenen Intoxikationen, Autoaggressionserkrankungen sowie von Stoffwechselerkrankungen sind in diesem Jahrhundert eine Vielzahl von Entgiftungsverfahren entwickelt und eingeführt worden, die überwiegend auf dem von Graham 1861 [958] in die physikalische Chemie eingeführten Verfahren zur Stofftrennung durch Membranen beruhen.

Es sind dies die Hämodialyse, die Hämofiltration, die Membranplasmapherese sowie die Kombinationsverfahren High-flux-Dialyse und Hämodiafiltration. Eine Weiterentwicklung der Plasmapherese stellt die Plasmafraktionierung dar (s. S. 70).

Diffusionsvorgänge bei der Hämodialyse zwischen zwei Lösungsmedien, die durch eine semipermeable Membran voneinander getrennt sind, werden von der physikalischen Beschaffenheit der Dialysemembran bestimmt. Gleiches gilt für Filtrationsverfahren wie die Hämofiltration und die Membranplasmapherese, die an speziell entwickelte Ultrafiltrationsmembranen gebunden sind. Die Entwicklung dieser Membranen ist noch nicht abgeschlossen, da Interesse an selektiv wirkenden Membranen mit verbessertem Verhalten gegenüber Blut besteht.

Die einzelnen Verfahren basieren auf unterschiedlichen Wirkprinzipien, so daß ihre theoretischen Grundlagen gesondert erklärt werden sollen.

2 Stofftransport durch Membranen

2.1 Grundlagen der Dialyse

Bei der Dialyse erfolgt der Stoffaustausch durch Diffusion über eine semipermeable Membran hinweg. Diese ist für Kolloide undurchlässig, für kleinmolekulare Substanzen jedoch passierbar; der Stoffaustausch geschieht in beiden Richtungen entsprechend dem Konzentrationsgefälle. Dabei findet ein Konzentrationsausgleich von Orten hoher Konzentration zur niederen Konzentration auf der Grundlage der bereits 1827 entdeckten Brown-Molekularbewegung statt. Diese Wanderung wird auch als Molekulardiffusion bezeichnet. Die Wanderungsgeschwindigkeit ist von der Konzentrationsdifferenz, der Temperatur sowie der Strömung im Dialysator (Stoffaustauscher) abhängig. Im Gegensatz zum Stoffaustausch durch biologische Membranen handelt es sich hier um passiven Transport [617, 619].

Abbildung 6 zeigt die einfachste Dialysieranordnung. Ihr wichtigster Bestandteil ist die selektiv permeable Membran. In unserem Fall wird angenommen, sie sei durchlässig für Harnstoff und Wasser, undurchlässig für alle anderen Substanzen.

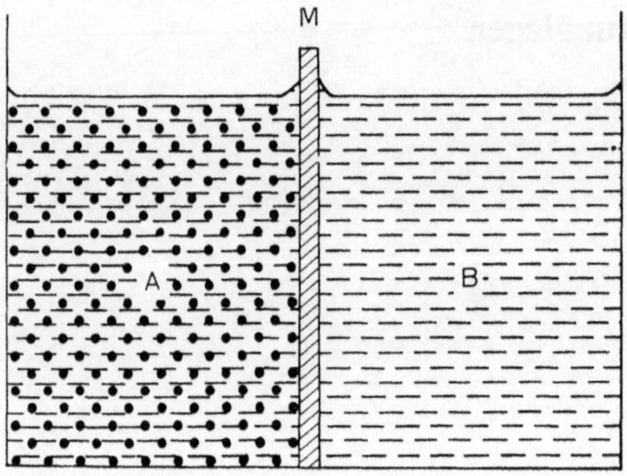

Abb. 6. Einfachste Dialysieranordnung. *M* selektiv permeable Membran. Linkes Kompartiment *(A)* enthält Wasser mit gelöstem Harnstoff und anderen Substanzen. Rechtes Kompartiment *(B)* enthält Wasser mit gelösten Substanzen, aber keinen Harnstoff

Durch die Membran wird die Anordnung in zwei Räume oder Kompartimente unterteilt. Weiter nimmt man an, der Raum links enthalte die zu dialysierende Lösung, beispielsweise Wasser, in dem Harnstoff und andere Substanzen, der Raum rechts die Dialysierlösung, d. h. Wasser, in dem allenfalls andere Substanzen, aber nicht Harnstoff gelöst sind. In der beschriebenen Anordnung tritt nun der Harnstoff aus dem linken in den rechten Raum über; die zu dialysierende Lösung im linken Kompartiment wird - zumindest teilweise - vom Harnstoff befreit.

Dieser Stofftransport läßt sich thermodynamisch mit dem Gesetz nach Fick beschreiben. Die transportierte Stoffmenge ist in der Zeiteinheit abhängig vom Konzentrationsgradienten sowie der aktiven Membranoberfläche des Systems (Dialysator, Stoffaustauscher)

$$dS = -K \cdot A \cdot \frac{dc}{dx} \cdot dt \qquad \text{(Gl. 1)}$$

dS = transportierte Stoffmenge
K = Massentransportkoeffizient
A = Membranoberfläche
$\frac{dc}{dx}$ = Konzentrationsgradient
dt = Zeiteinheit.

Nach Einsatz der Konzentration vor und hinter dem Stoffaustauscher sowie nach Integration der Gleichung läßt sich der Massentransportkoeffizient errechnen [1759, 2391]:

$$K = \frac{V}{A \cdot t} \cdot \ln \frac{C_1}{C_2} \qquad \text{(Gl. 2)}$$

t = Zeit
C_1 = Konzentration der Substanz vor Beginn des Versuchs
C_2 = Konzentration der Substanz nach Ende des Versuchs
V = Volumen der Versuchslösung.

Er besitzt die Dimension einer Geschwindigkeit (cm/min) und hat große Bedeutung für die Neuentwicklung von Membranen [1348, 1349, 1350] für Dialysatoren. Befinden sich zusätzlich Ionen und Eiweiße in der zu dialysierenden Lösung, kann der Stofftransport aufgrund der elektrischen Ladung im negativen oder positiven Sinne beeinflußt werden [827, 1909]. Zusätzlich kann der dialytische Stofftransport durch osmotische Gradienten, Adsorption und Konzentrationspolarisationen [475] an der Membranoberfläche behindert werden, indem sich Grenzschichten unterschiedlicher Substratkonzentration auf der Oberfläche der Membran ausbilden [666]. In diesen Grenzschichten ist die Konzentration der gelösten Substanzen, die die Membran weniger gut oder nicht passieren können, größer als im übrigen Blut [653]. Ursache ist die Ultrafiltration, die neben der Elimination harnpflichtiger Substanzen aus dem Blut bei der Dialysebehandlung erfolgt.

Die Ultrafiltrationsrate ist abhängig von der transmembranen Druckdifferenz zwischen Blut- und Dialysatkompartiment.

Bei den meisten Dialysatoren kommt es beim Einsatz am Patienten zu einer Zwangsultrafiltration als Folge eines positiven Drucks im Blutkompartiment, der vom Strömungswiderstand des Dialysators, der Viskosität des Bluts und dem arteriellen oder venösen Blutdruck des behandelten Patienten bestimmt wird. Bei der Dialysebehandlung dürfen osmotische Vorgänge nicht unerwähnt bleiben, die infolge der selektiv wirkenden Membranen der Ultrafiltration entgegenwirken und durch den eiweißbedingten onkotischen Sog Flüssigkeit im Blutkompartiment zurückhalten. Die obere Durchlässigkeitsgrenze für Dialysemembranen, die zu den Membranen mit engen Poren gehören, liegt bei Substanzen mit 10000 Dalton Molmasse.

2.2 *Grundlagen des konvektiven Stofftransports*

Der konvektive Stofftransport wird seit mehreren Jahrzehnten wissenschaftlich bearbeitet. In jüngster Zeit hat er zur Stofftrennung in Chemie und Technik große Bedeutung erlangt. So wird heute durch Membranfiltration Meerwasser entsalzt (Umkehrosmose); makromolekulare Lösungen in der Chemie und Nahrungsmittelherstellung werden so konzentriert, fraktioniert oder gereinigt; sogar die Reinigung industrieller Abwässer ist auf diesem Wege möglich. Der konvektive Stofftransport gelangt in reiner Form besonders bei der Hämofiltration und der Membranplasmapherese zum Einsatz.

2.2.1 Hämofiltration

Eine Möglichkeit zur Entfernung von Wasser und gelösten Substanzen durch eine semipermeable Membran bietet die Hämofiltration, auch als Plasmawasserfiltration bezeichnet. Es handelt sich um einen konvektiven Stofftransport [1910, 2037]. Dieser Transport erfolgt aufgrund hydrostatischer Druckgradienten zwischen Blut- und Filtratseite einer Membran. In der Medizin wird dieses Verfahren in Anlehnung an die glomeruläre Filtratfunktion der Niere angewandt [1101, 1111]. Es stellt eine Ultrafiltration dar [295, 2180]. Dabei werden in der wäßrigen Phase hochmolekulare von niedermolekularen Verbindungen mittels Membranen, die für nieder-

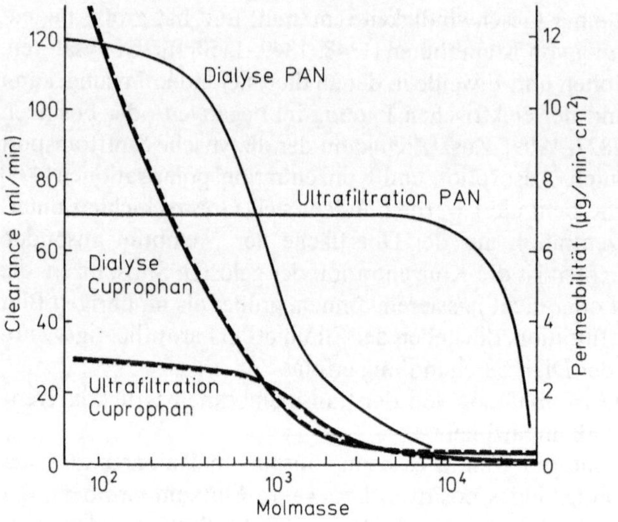

Abb. 7. Trennleistung der Dialysemembran Cuprophan und der Ultrafiltrationsmembran Polyacrylnitril (PAN)

molekulare Substanzen durchlässig sind, abgetrennt. Es unterscheidet sich von der Dialyse, indem kleinmolekulare Substanzen im Gegensatz zu mittelmolekularen Verbindungen schlechter eliminiert werden [200, 1997]. Abb. 7 demonstriert die Leistungsunterschiede zwischen der klassischen Dialysemembran aus Cuprophan und einer Ultrafiltrationsmembran aus Polyacrylnitril (PAN).

Die Triebkraft für die Elimination ist die angelegte Druckdifferenz P, der der onkotische Sog π des Plasmaeiweißes entgegenwirkt.

$$\Delta P = P - \pi_1 \qquad \text{(Gl. 3)}$$

Die Filtratstromdichte Jv wird durch die Filtratmenge V, die in der Zeit t die Membran passiert, ausgedrückt (A = Membranoberfläche).

$$Jv = \frac{V}{A \cdot t} \qquad \text{(Gl. 4)}$$

Die aus dem Blut pro Zeiteinheit eliminierte Stoffmenge $\overline{M}$ setzt sich dann aus dem Filtratstrom und der Konzentration des Stoffes im Filtrat C_{UF} zusammen.

$$\overline{M} = Jv \cdot C_{UF} \qquad \text{(Gl. 5)}$$

Sind die gelösten Teilchen kleiner als der größte Porendurchmesser, besitzt die Membran keine Siebungseigenschaften. Unter diesen Bedingungen ist die Konzentration der Substanz im Plasma (C_{Pl}) gleich der im Filtrat (C_{UF}).

$$C_{UF} = C_{Pl} \qquad \text{(Gl. 6)}$$

Der Quotient aus beiden Konzentrationen $\frac{C_{UF}}{C_{Pl}}$ wird als Siebkoeffizient S bezeichnet.

$$S = \frac{C_{UF}}{C_{Pl}} \qquad \text{(Gl. 7)}$$

Bei S = 1 passiert die Substanz die Membran ohne Behinderung; bei S = 0 ist hingegen eine Membranpassage nicht möglich.

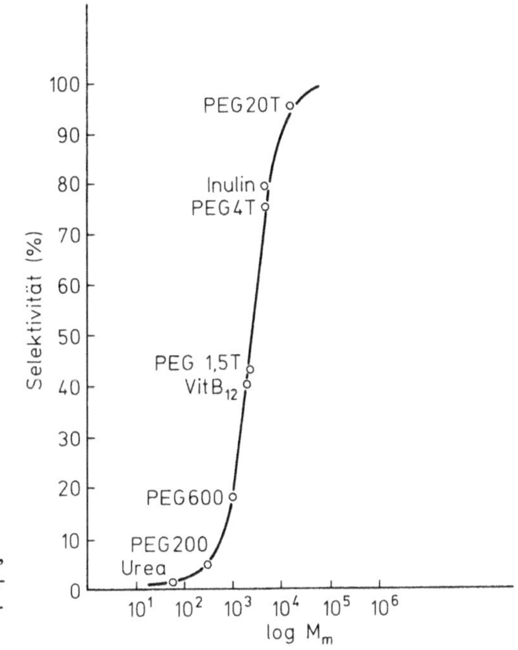

Abb. 8. Selektivitätskurve einer Membran, bestimmt durch Messung der Durchlässigkeit für Polyethylenglykol (PEG) verschiedener Molmasse

Bei Kenntnis des Siebkoeffizienten einer Membran für eine Substanz läßt sich der Gesamtmassentransport pro Zeiteinheit auch aus der Plasmakonzentration C_{Pl} berechnen.

$$\overline{M} = Jv \cdot C_{Pl}(1-S) \qquad \text{(Gl. 8)}$$

$(1-\frac{C_{UF}}{C_{Pl}})$ wird als Reflexionskoeffizient bezeichnet.

Zur Aufstellung von Trennkurven wurde der Begriff Rückhaltevermögen (φ, Selektivität) eingeführt. Ist die Membran für eine Substanz vollständig durchlässig, ist das Rückhaltevermögen null. Kann die Substanz die Membran nicht passieren, ist das Rückhaltevermögen 100% (S = 0).

$$\varphi = \left(1-\frac{C_{UF}}{C_{Pl}}\right) \cdot 100\,[\%] \qquad \text{(Gl. 9)}$$

Zur experimentellen Bestimmung der Selektivität von Membranen eignet sich besonders Polyethylenglykol verschiedener Molmasse (Abb. 8).

Das Rückhaltevermögen einer Membran wird auch von den Eigenschaften der zu filtrierenden Flüssigkeit bestimmt und ist bei Blut größer als bei wäßrigen Lösungen, weil sich eine Sekundärmembran aufgrund einer Konzentrationspolarisation bildet. Auflagerung von Proteinbestandteilen auf der Membranoberfläche vermindert die Filtratstromraten wie die Siebkoeffizienten. Zusätzlich kommt es zur Sedimentation von Blutzellen auf der Membranoberfläche [1174]. Der Wert der mathematischen Darstellung von Membranfiltrationsprozessen erscheint daher begrenzt, da die beschriebenen phänomenologischen Einflüsse meßtechnisch schwer zugänglich sind. Die Konzentrierung des Plasmas ist begleitet von einem Anstieg des kolloidosmotischen Drucks und kommt zum Stillstand, wenn der kolloidosmotische Druck den hydrostatischen Arbeitsdruck erreicht.

2.2.2 Membranplasmapherese

Neben der Zentrifugation zur Isolierung von Plasmafraktionen wurde in den letzten Jahren die Membranplasmapherese vor allem zur Entfernung von Autoantikörpern und zirkulierenden Immunkomplexen entwickelt [908, 2158]. Dieses Verfahren stellt eine Weiterentwicklung der Hämofiltration dar. Es handelt sich um konvektiven Stofftransport. Dazu eingesetzte Membranen besitzen hohe Durchlässigkeit für Substanzen mit Molmassen bis $3 \cdot 10^6$ Dalton. Die Filtratströme bewegen sich bei transmembranen Druckdifferenzen von 30–100 mmHg (4–13,3 kPa) zwischen 40 und 100 ml/min.

Infolge des Einsatzes von Membranen mit Porendurchmessern zwischen 0,2 und 0,6 µm sind ihre Trennkurven zu höheren Durchlässigkeitsgrenzen verschoben.

Während des Filtrationsvorgangs wird der Filtratstrom durch Bildung einer Sekundärmembran auf der Membranoberfläche beeinflußt. Die Filtrationsrate ist abhängig vom Stoffübergangskoeffizienten und dem Konzentrierungsfaktor des Bluts [243, 1834]:

$$J_F = K_s \cdot \ln \frac{C_{B\,max}}{C_B} \qquad \text{(Gl. 10)}$$

J_F = Filtrationsrate
K_s = Stoffübergangskoeffizient
$C_{B\,max}$ = Gelkonzentration
C_B = Aufkonzentrierungsfaktor.

Zusätzlich laufen während des Filtratvorgangs an der Membran Vorgänge wie Proteinadsorption, Konzentrationsüberhöhung sowie Gelbildung ab, welche die Filtrationsrate negativ beeinflussen. Sie basieren auf der Proteinausfällung [2414] und der Ablagerung von Blutzellen, vorwiegend Thrombozyten [1060]. Die Erhöhung des Filtrationsdrucks verbessert den Filtratstrom nicht. Er kann infolge der Zusammenpressung der Protein- und Zellschichten weiter absinken, da bei diesem Vorgang die aktive Trenngrenze aus der eigentlichen Membran in die Sekundärmembran verlegt wird. Gleichzeitig kommt es zur Verschlechterung der Siebkoeffizienten [1831].

Der Filtratstrom kann nur durch Erhöhung des Wandschergefälles (Y_W) verbessert werden. Es läßt sich für Hohlfasermembranen folgendermaßen mathematisch formulieren [747, 1597]:

$$Y_W = \frac{4\,Q_B}{n \cdot \pi \cdot r^3} \qquad \text{(Gl. 11)}$$

Q_B = Blutfluß
n = Anzahl der Hohlmembranen
r = Radius der Hohlmembranen.

Die Bildung dieser Sekundärmembranen wird weiterhin durch Blutentmischung beeinflußt. Dieses Phänomen tritt bei Erhöhung des Blutflusses auf [167, 2237, 2238]. Hier bildet sich in Hohlfasermembranen bei bestimmten Flußraten eine Zone geringer Partikelkonzentration [722, 723]. Bei Vergrößerung der Flußrate kann es auch in der Kernzone der Hohlfasermembran zur Verarmung an Blutzellbestandteilen kommen [2268]. Bei langen Hohlfasermembranen mit hohen Filtratstromdichten sinkt bei Kernentmischung der Filtratstrom schnell ab, da die radial wandernden Blutzellen stärkere Sekundärmembranen bilden.

Bei der Entwicklung von Membranen zur Membranplasmapherese wird daher neben einer Mindestscherkraft eine hohe Wand- sowie eine geringe Kernentmischung gefordert. Für derartige Filtersysteme ist die Reynolds-Zahl R_e [1594] von Bedeutung:

$$R_e = \frac{Q_B}{4\,d \cdot v} \qquad \text{(Gl. 12)}$$

Q_B = Blutfluß durch die einzelne Hohlmembran
d = Innendurchmesser der Hohlmembran
v = kinematische Viskosität des Bluts.

Sie ermöglicht die Einstellung des Strömungstyps, der eine Wandentmischung möglich macht, eine Kernentmischung aber möglichst unterdrückt.

2.3 Künstliche Membranen

Die Leistung aller Stoffaustauscher wird entscheidend von den Eigenschaften der eingesetzten Membran bestimmt. Sie lassen sich bei der Entwicklung von Membranen zwar steuern, deren endgültige Eignung zur Detoxikation von Blut läßt sich aber nur durch das Experiment entscheiden. Prinzipiell muß zwischen Poren- und Lösungsmembranen unterschieden werden.

Porenmembranen besitzen je nach Einsatzzweck unterschiedliche Porengrößen. Der Stofftransport und die Selektivität beruhen auf der Durchwanderungsmöglichkeit der zu entfernenden Substanzen durch die Poren und sind abhängig von Größe, Gestalt sowie von der Molmasse dieser Substanzen. Lösungsmembranen werden auch als Diffusionsmembranen bezeichnet. Sie besitzen keinerlei Poren. Die Geschwindigkeit, mit der einzelne Substanzen die Membran passieren, hängt von der Aktivierungsenergie, die aus der Wechselwirkung zwischen zu übertragenden Teilchen und Membranmaterial resultiert, ab. Sie bieten Möglichkeiten zur Schaffung selektiv wirkender Membranen, die eine Abtrennung einzelner Stoffklassen erlauben, da alle Komponenten praktisch unabhängig voneinander durch molekulare Diffusion transportiert werden.

Membranen können symmetrisch und asymmetrisch aufgebaut sein. Symmetrisch aufgebaute Membranen werden vorwiegend zur Dialyse benutzt, asymmetrische, die ultradünn sein können, vor allem zur Ultrafiltration (Hämofiltration, Membranplasmapherese) verwendet. Die Industrie produziert Stoffaustauscher mit unterschiedlicher Anordnung der Membranen, wie Flächen-, Schlauch- und Hohlfasermembranen.

2.3.1 Dialysemembranen

Trotz technischer Weiterentwicklungen spielt auch heute noch die Zellulosemembran eine dominierende Rolle bei der Herstellung von Dialysatoren. Zellulosemembranen lassen sich nach 3 Methoden herstellen. Sie unterscheiden sich in der Art, wie Zellulose spinnfertig gemacht und danach durch chemische Prozesse in der gewünschten Form mit entsprechenden Eigenschaften koaguliert wird. Dazu gehört das Xanthogenatverfahren, bei dem Zellulose in alkalischem Medium in Schwefelkohlenstoff gelöst wird. Nach einer Verspinnung durch Schlitz-, Rund- oder Hohlkerndüsen erfolgt eine Koagulation in Salzlösungen oder Schwefelsäure. Die so hergestellten Membranen werden als Viskosen bezeichnet [1364]. Beim zweiten Verfahren wird Zellulose in Kupfersulfat und Ammoniumhydroxid gelöst, durch gleichartige Düsen gepreßt und in Schwefelsäure als Fällbad koaguliert. Dies ist das Herstellungsverfahren für die weltweit bekannte Cuprophanmembran [154].

Außerdem läßt sich Zellulose mit Acetanhydrid verestern. Es entsteht Zelluloseazetat, das nach dem Trocken- oder Naßverfahren versponnen werden kann. Danach wird es verseift (Deacetylierung), und man erhält zur Dialysebehandlung geeignete regenerierte Zellulose. Der Porendurchmesser dieser symmetrisch gebauten Membranen wird nach Nosé et al. [1828, 1829] und Sartorius et al. [2171] mit 3–9 nm (30–90 Å) angegeben. Sie gehören zu den Mikroporenmembranen [1829] und lassen nach Streicher [2422] Substanzen bis zu einer Molmasse von 15000 Dalton passieren. Alle drei Herstellungsverfahren stehen gleichberechtigt nebeneinander. Die Membranen können in unterschiedlichen Wandstärken produziert werden. Durchgesetzt hat sich eine Wandstärke von 10–30 μm im trockenen Zustand. Neuerdings lassen sich Flach- oder Hohlfasermembranen mit einer Wandstärke von 5–11 μm in Dialysatoren einsetzen. Alle Zellulosemembranen quellen in Wasser. Die Herstellung entsprechend dünner Wandstärken ist abhängig von der späteren Handhabbarkeit beim Bau der Dialysatoren.

Auch Membranen aus Polyacrylnitril und Polysulfon (s. S. 33) werden zunehmend bei der Hämodialyse verwendet, obgleich sie wegen ihrer hohen Filtratstromdichten besonders geeignet für die Hämofiltration sind.

2.3.2 Hämofiltrationsmembranen

Hämofiltrationsmembranen gehören gleichfalls zu den Porenmembranen. Sie werden auch als High-flux-Membranen bezeichnet, da sie hohe Filtratstromdichten besitzen. Die Ultrafiltrationsleitung soll möglichst über $10\,ml/m^2 \cdot h \cdot mmHg$ ($7{,}50 \cdot 10^{-2}\,ml/m^2 \cdot h \cdot Pa$) liegen. Derartige Leistungen lassen sich aber nur mit ultradünnen Membranen erreichen. Die obere absolute Trenngrenze („cut off") liegt bei Substanzen mit einer Molmasse von <50000 Dalton. Humanalbumin passiert diese Membranen nicht.

Da infolge der hohen transmembranen Druckdifferenzen von diesen Membranen hohe Festigkeiten verlangt werden, hat sich neben symmetrischen High-flux-Membranen auf Zellulosebasis der Einsatz asymmetrischer Membranen bewährt [1769]. Sie unterteilen sich in zwei Schichten, eine Stützschicht und eine Trennschicht. Die grobporöse Stützschicht verleiht der Membran hohe mechanische Festigkeiten. Die Trennschicht kann dadurch extrem dünn gestaltet werden, um einen entsprechend hohen Flüssigkeitstransport zu gewährleisten.

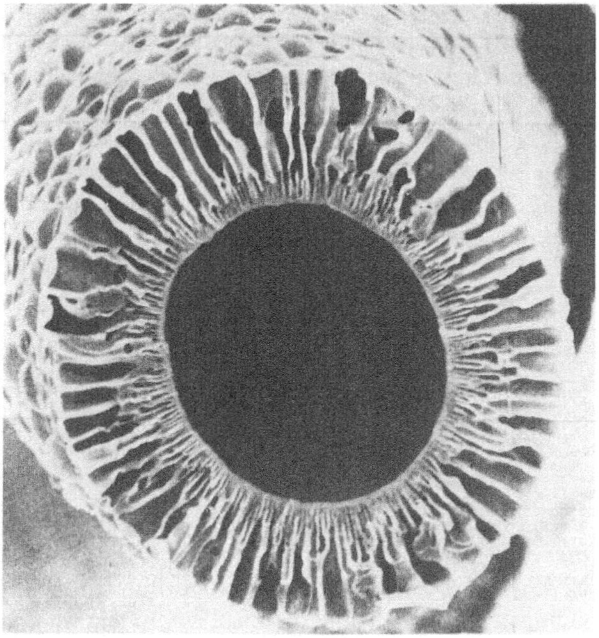

Abb. 9. Asymmetrische Hohlmembran

Asymmetrische Membranen werden in Form von Flach- oder als Hohlfasermembranen (Abb. 9) gefertigt. Die Trennschicht mit Wandstärken zwischen 2 und 10 µm befindet sich auf der Blutseite, um optimale Blutkompatibilität zu erreichen [1108].

Asymmetrische Flachmembranen zur Hämofiltration bestehen vorwiegend aus Zellulosetriazetat [1196], asymmetrische Hohlfasermembranen aus Polysulfon [1108], Polyacrylnitril [1993], Polyamid [2211, 2419] oder Polycarbonat [2409]. Ihre Innendurchmesser liegen zwischen 200 und 300 µm, ihre Wandstärken bei ca. 50 µm. Die Filtration erfolgt bei Hohlmembranen von innen nach außen. Dadurch kann trotz geringer Strömungsgeschwindigkeiten im laminaren Bereich die Konzentrationspolarisation auf vertretbaren Werten gehalten werden [2215]. Die Eliminationsleistung für Substanzen im Molmassenbereich von 500-20000 Dalton liegt wesentlich höher als bei Dialysemembranen.

2.3.3 Membranen zur Plasmapherese

Die zur Plasmafiltration (Plasmapherese) eingesetzten Membranen gehören zur Gruppe der Porenmembranen. Neben hydrophilen Membranen, wie z. B. aus Zelluloseazetat, wurden auch hydrophobe Membranen aus Polymethylmethacrylat, Polyäthylen, Polypropylen, Polyvinylchlorid, Polyvinylalkohol und Polycarbonat auf ihre Verwendungsmöglichkeiten geprüft. Da Formbestandteile des Bluts diese Filter nicht passieren dürfen, betragen die Porengrößen 0,2-1,0 µm. Als optimal in bezug auf einen hohen Filtratstrom bei niedrigem Filtratdruck - unter Vermeidung einer Hämolyse - haben sich Porendurchmesser zwischen 0,2 µm und 0,5 µm erwiesen [1829]. Derzeit werden Membranfilter vorwiegend aus Zellulosediazetat (Asahi) sowie aus Polypropylen (Enka AG) in Form von Hohlmembranen hergestellt.

Die Innendurchmesser bewegen sich zwischen 330 und 370 μm bei Wandstärken zwischen 75 μm und 160 μm.

Die obere Durchlässigkeitsgrenze dieser Membranen liegt bei Substanzen mit einer Molmasse über $2{,}5-3 \cdot 10^6$ Dalton. Durch Veränderung des Spinnprozesses kann diese Durchlässigkeitsgrenze („cut off") herabgesetzt werden. Membranen, die eine Trennung und Elimination von Eiweißen unterschiedlicher Molmasse ermöglichen, werden in Kaskadenfiltern eingesetzt (s. S. 53).

2.3.4 Entwicklungstendenzen bei künstlichen Membranen

Die Leistung von Stoffaustauschern zur Blutdetoxikation wird vorwiegend von Strömung und Membraneigenschaften bestimmt. Man ist bestrebt, Durchlässigkeit, Selektivität und Blutverträglichkeit (Biokompatibilität) der Membranen zu verbessern. Permeabilitätseigenschaften neuer Membranen werden in Testzellen [108, 1592], wie der Rotationsdialysezelle [1468], der Dialysezelle für ultradünne Membranen [539], der Muir-Zelle [1760], der Klinkmann-Zelle [zit. nach 1173], der Katachalsky-Zelle [830] sowie der Leonard-Bluemle-Zelle [1294] nach bestimmten Programmen geprüft, die international empfohlen werden [1350].

Die Neuentwicklungen können aus biologischen Materialien wie Kollagen, Polyaminosäuren oder aus vollsynthetischen Polymeren bestehen. Die Kombination unterschiedlicher Detoxikationsverfahren, wie Dialyse und Adsorption durch Inkorporation von Adsorbenzien in die Membran, bietet möglicherweise neue Behandlungsmöglichkeiten in der Medizin [421].

Kollagenmembranen

Kollagen läßt sich leicht aus Kalbshaut isolieren, reinigen und nach Ausfällung durch UV-Bestrahlung oder Erhitzung auf 110 °C vernetzen [1806]. Auch Vernetzungen mit Albumin zu einem synthetischen Co-Polypeptid sind möglich. So gewonnene Membranen besitzen neben guter biologischer Verträglichkeit ausgezeichnete mechanische Festigkeit und zeigen gegenüber dem Cuprophan verbesserte Durchlässigkeit für Substanzen mit Molmassen über 500 Dalton [2129, 2396].

Synthetische Peptidmembranen aus Aminosäuren

Sie basieren auf der Polymerisation von Methyl-D-Glutamat oder Methyl-L-Glutamat [1352, 1353] über ihre N-Carboxyanhydride (Abb. 10). Diese Membranen sind gut biokompatibel. Bei großer mechanischer Festigkeit ist ihre Durchlässigkeit für Substanzen höherer Molmassen im Vergleich zum Cuprophan erhöht [1352].

Polyelektrolytmembranen

Sie gehören zu einer neuen Gruppe von Membranen, die durch Reaktion von Polystyrensulfonat mit Polyvinylbenzyltrimethylammoniumhydroxid hergestellt werden (Abb. 11). Sie sind als Dia-Flo-Membranen (Amicon Corp. USA) bekannt [2334]. Neben einer erhöhten Ultrafiltration besitzen sie gegenüber dem Cuprophan verbesserte Dialyseeigenschaften. Bei Verwendung zur Hämofiltration bilden sich aber verstärkt Sekundärmembranen aufgrund der Konzentrationspolarisation [235].

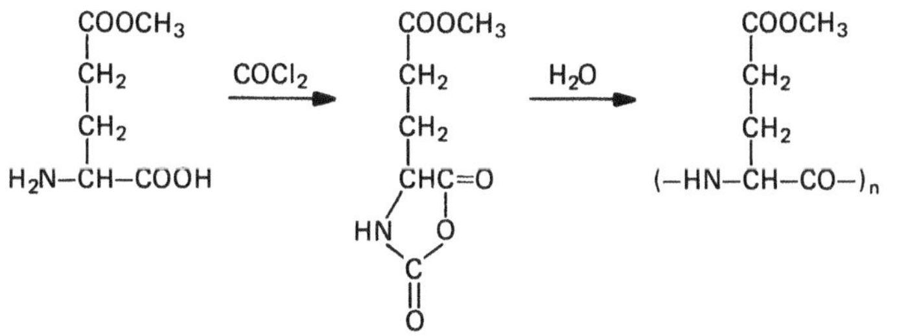

Abb. 10. Synthese und chemische Struktur der Polyaminosäuremembran

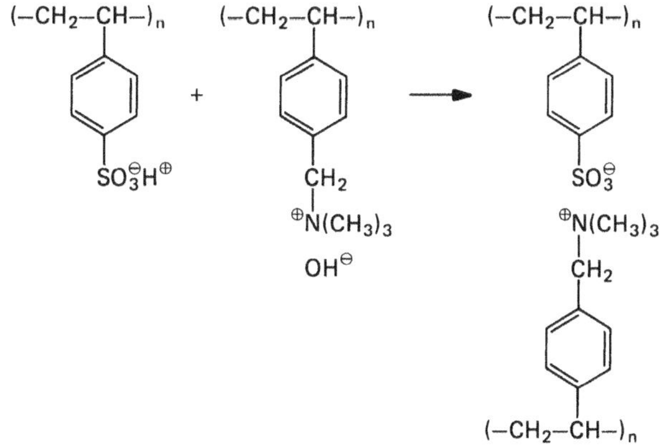

Abb. 11. Synthese und chemische Struktur der Polyelektrolytmembran

Polyvinylalkoholmembranen
Ihre Herstellung erfolgt durch Reaktion von Polyvinylalkohol mit Glutaraldehyd in salzsaurer Lösung oder mit Methylen-bis-4-phenylisocyanat zu einem dreidimensional vernetzten Polymer. Sie scheinen neuerdings Möglichkeiten zur Membranplasmafiltration zu bieten (Kuraray & Co. Ltd., Osaka, Japan). Äthyl-Vinylalkohol-Copolymere werden als Hohlfasermembranen in Kaskadenfiltern eingesetzt.

Copolyätherestermembranen
Sie werden durch Hitzepolymerisation aus Terephthalsäureestern und Alkoholen, vorwiegend Polyethylenglycol, hergestellt [1468, 1591]. Durch Lösen des Polymers in Dichlormethan und anschließende Verdunstung läßt sich die Membran mit entsprechender Wandstärke herstellen (Abb. 12).

Gleiches gilt für Copolyetherurethanmembranen. Sie stellen Co-Polymerisate aus Isocyanaten und Polyoxyethylenglycolen mit verschiedenen Diolen dar [1590], die in N, N-Dimethylformamid löslich sind (Abb. 13). Als Diole kamen Pentandiol-(1,5), Dekandiol-(1,10) und trans-Cyclohexandiol-(1,4) zum Einsatz [1589].

Diese Copolymerisate sind zwar für höhermolekulare Substanzen im Vergleich zum Cuprophan besser durchlässig; ihre hydrolytische Stabilität ist aber geringer

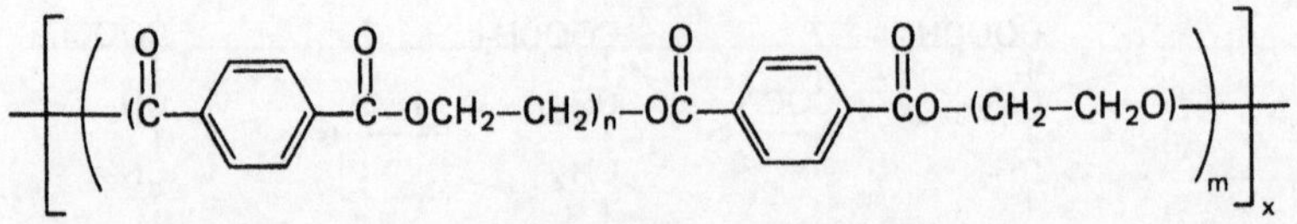

Abb. 12. Chemische Struktur der Copolyetherestermembran

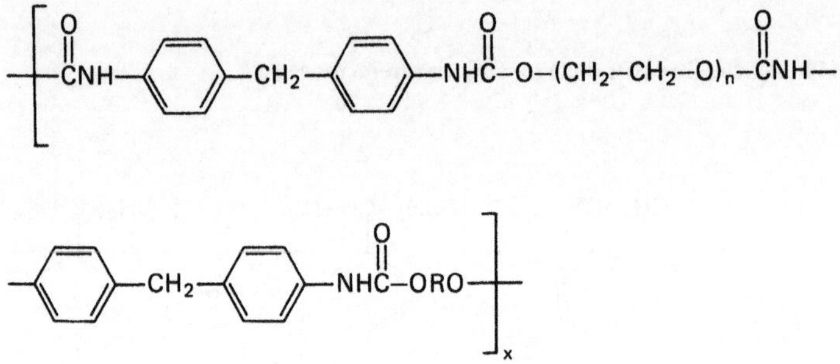

Abb. 13. Chemische Struktur der Copolyetherurethanmembran

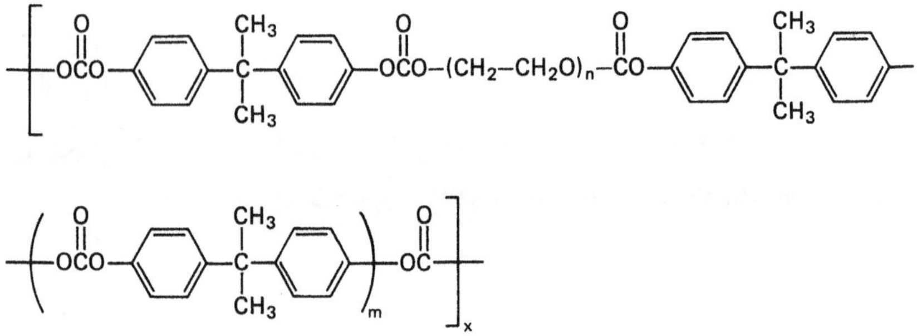

Abb. 14. Chemische Struktur der Copolyetherpolycarbonatmembran

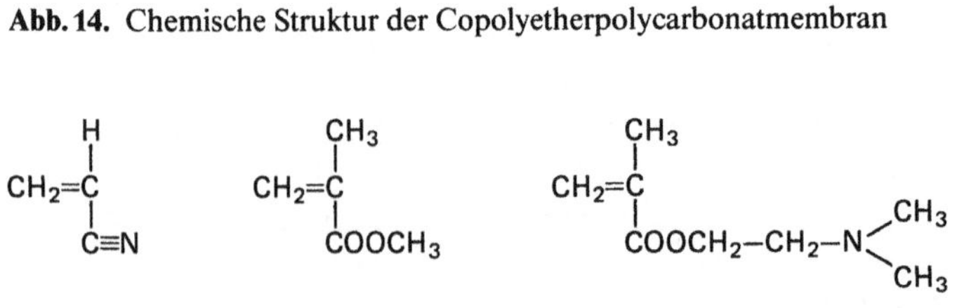

(AN) (MMA) (DMAEMA)

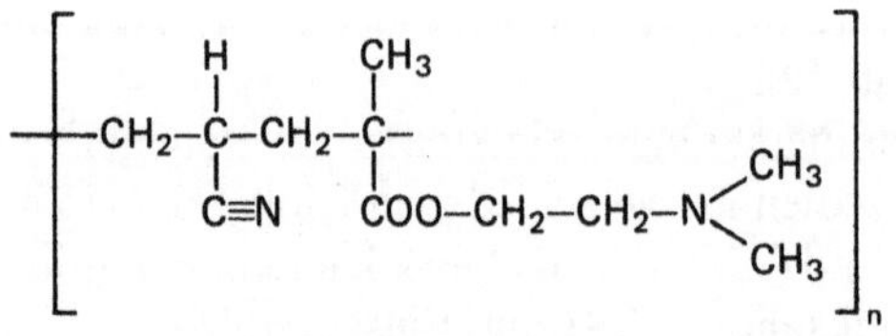

(AN–DMAEMA)

Abb. 15. Acrylsäurederivate

[1589]. Sehr gut ist diese bei Copolyetherpolycarbonatmembranen. Sie entstehen bei der Polymerisation von Bisphenol mit Polyoxyethylenglycol und Phosgen (Abb. 14). Auch diese Polymermembranen besitzen erhöhte Filtratstromdichten und bessere Permeabilität für Substanzen mit Molmassen über 200 Dalton [1589].

Nachdem Polyacrylnitril bereits kommerziell in Hämofiltern eingesetzt wird, erfolgt auch die Entwicklung und Prüfung von Acrylsäurederivaten (Abb. 15). Dazu gehört die Methacrylsäure sowie deren Methyl- und Aminoester wie das Dimethylaminoethylmethacrylat (DMAEMA). Copolymere aus Acrylnitril und DMAEMA zeigten gute Biokompatibilität und eignen sich gleichfalls zur Membranherstellung [1553].

Erste Versuche zum Einsatz von Polymethylmethacrylat in Form von Hohlfasermembranen resultierten durch Copolymerisate von Methylvinylpyridin und Natriummethallylsulfonat in hydrophoben handhabbaren Diafiltrationsmembranen, die stark verbesserte Dialyse- und Ultrafiltrationseigenschaften gegenüber Cuprophan besitzen [1589].

Nylon-Epoxid-Harz-Membranen lassen sich durch Lösen der Komponenten in Gegenwart von Dimethylsulfoxid in organischen Lösungsmitteln wie Methanol/Trichlorethylen darstellen. Nach Verdampfen des Lösungsmittels wird das Dimethylsulfoxid aus der Membran mit Wasser ausgewaschen. Die Leistungsparameter der Membran können durch die Dimethylsulfoxidkonzentration festgelegt werden. Die ermittelten Leistungsparameter liegen 30% und 40% höher als bei Cuprophan [1589].

Nukleopore Membranen

Dazu wird ein Kunststoffilm, der keinerlei Poren zu enthalten braucht, mit geladenen Teilchen bestrahlt. Die Strahlung muß eine große Ionisationsdichte haben, um durchgehende Poren gleicher Abmessungen zu erhalten. Verwendet werden Strahlungen aus α-Teilchen oder Protonen (^{235}U). Das zerstörte Membranmaterial läßt sich mit Alkalien (NaOH) aus der Membran auswaschen. Diese Herstellungsmethode, zu der vorwiegend Polycarbonatfolien eingesetzt werden, führt zu Membranen mit konstanten Porendurchmessern.

Zelluloseabkömmlinge

Bestrebungen, die Zellulosemembran zu modifizieren, zielen auf Ankopplungsmöglichkeiten für Heparin ab. Bisher befaßte man sich mit der Optimierung der Ankopplung an Dimethylaminoethylzellulose (DEAE) enthaltende Cuprophanmembranen [2207].

2.4 Bestimmung der Effektivität von Stoffaustauschern

2.4.1 Einführung

Mit der Entwicklung moderner Detoxikationsverfahren wurde es notwendig, die Leistung der Stoffaustauscher miteinander objektiv zu vergleichen. Seit Einführung der Dialyse sind mehr als 100 verschiedene Dialysatoren [1155, 2330] mit unterschiedlicher Leistung entstanden. Nicht ohne Einfluß auf die Leistung ist die Betriebsart im extrakorporalen Kreislauf. Am Patienten zeigt die Mehrzahl andere Ergebnisse als bei In-vitro-Untersuchungen mit wäßrigen Prüflösungen. Die Ursachen sind multifaktoriell und durch den Stoffaustauscher sowie durch den Patienten bestimmt. Um die Leistung zu erfassen, muß der Massentransport ermittelt werden. Dieser ist abhängig von der aktiven Membranoberfläche, der Zeit sowie den Durchströmungsverhältnissen. Da es sich bei allen zur Detoxikation eingesetzten Stoffaustauschern wie Hämodialysatoren, Hämofiltern und Membranplasmafiltern um Zweikompartimentsysteme, die durch eine Membran voneinander getrennt sind, handelt, muß die Transportbilanz zwischen beiden Kompartimenten gewährleistet sein.

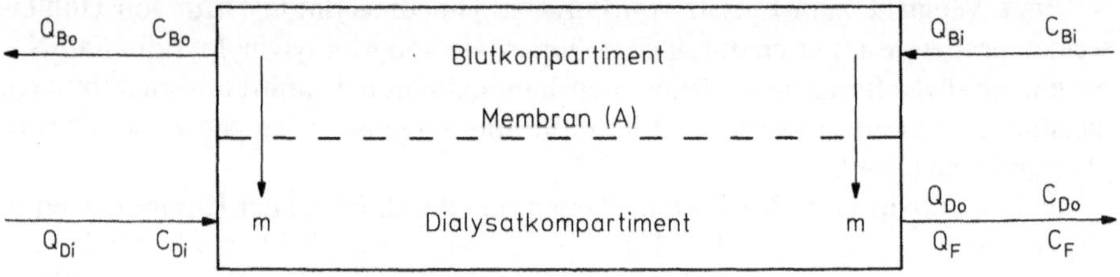

Abb. 16. Schematische Darstellung eines Hämodialysators

2.4.2 Effektivität von Hämodialysatoren

Bei der Dialyse erfolgt der Massentransport aus dem Blutkompartiment durch die Membran in das Dialysatkompartiment nach dem Schema in Abb. 16. Größen sind:

Q_{Bi} Bluteinflußmenge (ml/min)
Q_{Bo} Blutausflußmenge (ml/min)
Q_{Di} Dialysateinflußmenge (ml/min)
Q_{Do} Dialysatausflußmenge (ml/min)
C_{Bi} Konzentration der Substanz im einströmenden Blut (mmol/l)
C_{Bo} Konzentration der Substanz im ausströmenden Blut (mmol/l)
C_{Di} Konzentration der Substanz im einströmenden Dialysat (mmol/l)
C_{Do} Konzentration der Substanz im ausströmenden Dialysat (mmol/l)
A Membranoberfläche (m^2)
m durch die Dialysemembran transportierte Stoffmenge (mmol/min)
Q_{UF} Ultrafiltratflußmenge (ml/min)
C Clearance (ml/min; ml/s)
P_0 Gesamtpermeationskoeffizient (cm/min)
$1/P_0$ Transportwiderstand (min/cm).

Da der Massentransport durch die Membran abhängig vom Durchfluß ist, erhält man für das Blutkompartiment

$$m = Q_{Bi} \cdot C_{Bi} - Q_{Bo} \cdot C_{Bo}$$
$$m = Q_{Do} \cdot C_{Do} - Q_{Di} \cdot C_{Di} \qquad \text{(Gl. 13)}$$

Erfolgt während der Behandlung keine Ultrafiltration ($Q_{UF} = 0$)

$Q_{Bi} = Q_{Bo}$ und $Q_{Do} = Q_{Di}$, so erhält man

$$m = Q_{Bi}(C_{Bi} - C_{Bo}) = Q_{Di}(C_{Do} - C_{Di}) \qquad \text{(Gl. 14)}$$

Nach Einführung des Begriffs der Clearance aus der Nierenphysiologie [2678] erhält man als Klärwert für das Blutkompartiment des Dialysators als medizinisch relevante Leistungsaussage:

$$C = \frac{Q_B\,(C_{Bi} - C_{Bo})}{C_{Bi}}\ [\text{ml/min}] \qquad \text{(Gl. 15)}$$

Wird die Dialysatkonzentration am Einfluß in den Dialysator mitberücksichtigt, erhält man den Begriff Dialysance (D), der ingenieurtechnische Bedeutung besitzt, indem er für in Rezirkulation betriebene Dialysatoren eine Extrapolation der Dialyseleistung auf die Konzentration $C_{Di} = 0$ erlaubt.

$$D = Q_B\,\frac{C_{Bi} - C_{Bo}}{C_{Bi} - C_{Di}}\ [\text{ml/min}] \qquad \text{(Gl. 16)}$$

Für im „single pass" betriebene Hämodialysatoren ist $C_{Di} = 0$, und die Dialysance geht in die Clearance über [941]. Diese Ableitungen setzen voraus, daß während des dialytischen Stofftransports keine Ultrafiltration erfolgt. Werden wie bei vielen Dialysebehandlungen größere Mengen Wasser eliminiert, setzt sich der Stofftransport aus einem dialytischen (M_D) und einem konvektiven (Ultrafiltrations-) Anteil (M_C) zusammen.

$$M = M_D + M_C \qquad \text{(Gl. 17)}$$

Die Ultrafiltrationsleistung Q_{UF} stellt die Differenz aus der Bluteinfluß- und Blutausflußmenge des Dialysators dar.

$$Q_{UF} = Q_{Bi} - Q_{Bo}\ [\text{ml/min}] \qquad \text{(Gl. 18)}$$

Die Clearance wie die Dialysance müssen um den konvektiven Anteil erweitert werden.

$$C = Q_B\,\frac{C_{Bi} - C_{Bo}}{C_{Bi}} + Q_{UF}\,\frac{C_{Bo}}{C_{Bi}}$$

$$\text{(Gl. 19)}$$

$$D = Q_B\,\frac{C_{Bi} - C_{Bo}}{C_{Bi} - C_{Di}} + \frac{Q_{UF} \cdot C_{Bo}}{C_{Bi} - C_{Di}}$$

Eine Möglichkeit, die Dialysance über den Massentransportkoeffizienten zu errechnen, bietet die Ableitung nach Renkin [2064, 2341], die aber die gleichzeitig ablaufende Ultrafiltration nicht berücksichtigt.

Der Gesamtpermeationskoeffizient P_0 hat die Dimension einer Geschwindigkeit (cm/min). Er wird aus 3 verschiedenen Permeabilitäten, nämlich der Permeabilität des Blutfilms (P_B), des Dialysatfilms (P_D) sowie der eigentlichen Membranpermeabilität (P_M) gebildet.

$$P_0 = P_B + P_D + P_M \qquad \text{(Gl. 20)}$$

Der reziproke Wert $\frac{1}{P_0}$ wird als Transportwiderstand bezeichnet.

Er bildet sich aus der Summe der Einzelwiderstände

$$\frac{1}{P_0} = \frac{1}{P_B} + \frac{1}{P_D} + \frac{1}{P_m}\ [\text{min/cm}] \qquad \text{(Gl. 21)}$$

Bei Gegenstrombetrieb in beiden Kompartimenten gilt für den Massentransport [617]

$$m = P_0 \cdot A \cdot C_m \qquad \text{(Gl. 22)}$$

C_m = mittl. Konzentrationsgefälle.

Ist $C_{Di} = 0$ erhält man

$$C = Q_B \cdot \frac{1 - e^{\left[\frac{P_0 A}{Q_B}\left(1 - \frac{Q_B}{Q_D}\right)\right]}}{\frac{Q_B}{Q_D} - e^{\left[\frac{P_0 A}{Q_B}\left(1 - \frac{Q_B}{Q_D}\right)\right]}} \qquad \text{(Gl. 23)}$$

Unter der Bedingung, daß der Dialysatfluß größer ist als der Blutfluß, erhält man für die Clearance

$$C = Q_B \cdot \left[1 - e^{\frac{-P_0 \cdot A}{Q_B}}\right] \qquad \text{(Gl. 24)}$$

Die Ultrafiltrationsleistung wird durch die zwischen beiden Kompartimenten erzeugte transmembrane Druckdifferenz (TMP) bestimmt [1350].

$$TMP = \frac{(P_{Bi} + P_{Bo})}{2} - \frac{(P_{Di} + P_{Do})}{2} \qquad \text{(Gl. 25)}$$

Die Filtration ist direkt proportional der transmembranen Druckdifferenz. Sie vermindert sich aber beim Einsatz von Blut, da Viskosität, Eiweißgehalt und Zellbestandteile die Permeabilität der Membran beeinflussen [1350].

2.4.3 Effektivität von Hämofiltern

Bei der Hämofiltration wird eiweißfreies Ultrafiltrat aus dem Blut durch die Membran des Stoffaustauschers eliminiert. Dies erfolgt nicht nach den Mechanismen des dialytischen, sondern des konvektiven Transports (Abb. 17). Dieses Detoxikationsverfahren ist an Membranen mit hoher hydraulischer Permeabilität gebunden. Aufgrund des konvektiven Stofftransports ist die Clearance vom Siebkoeffizienten abhängig. Der Filtratstrom durch die Membran wird durch den transmembranen Druckgradienten bestimmt. Er wird durch Überdruck im Blutkompartiment oder Unterdruck im Filtratkompartiment erzeugt. Da es sich bei den Hämofiltrationsmembranen um Porenmembranen handelt, bilden sich Sekundärmembranen durch Ablagerungen von Protein und Zellbestandteilen (Abb. 18), die Filtratstrom und Siebeigenschaften beeinflussen [461]. Außerdem können Poren verstopfen, was die Filtratbildung zusätzlich vermindert. Die Leistung eines Hämofilters wird durch seine Clearance ausgedrückt [1994]:

$$C_{HF} = \frac{U_F \cdot C_{UF}}{C_{Pl}} = \frac{U_F \cdot C_{UF}}{\left(\frac{C_{Bo} + C_{Bi}}{2}\right)} \text{ [ml/min]} \qquad \text{(Gl. 26)}$$

C_{HF} = Clearance (ml/min)
U_F = Ultrafiltratmenge (ml/min)
C_{UF} = Konzentration der betreffenden Substanz im Ultrafiltrat (mmol/l)
C_{Pl} = Konzentration der betreffenden Substanz im Blut (mmol/l).

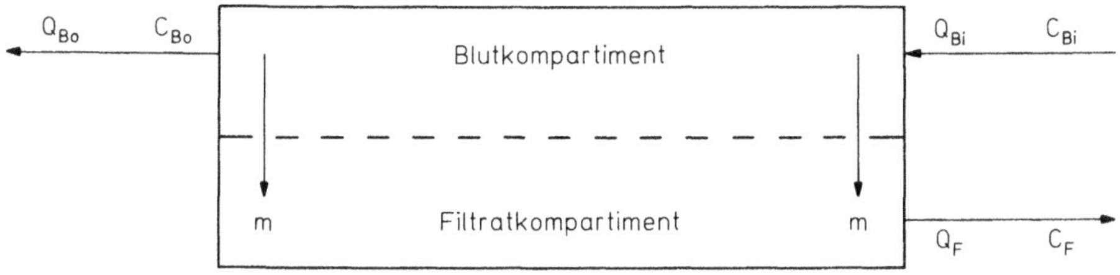

Abb. 17. Schematische Darstellung eines Hämofilters

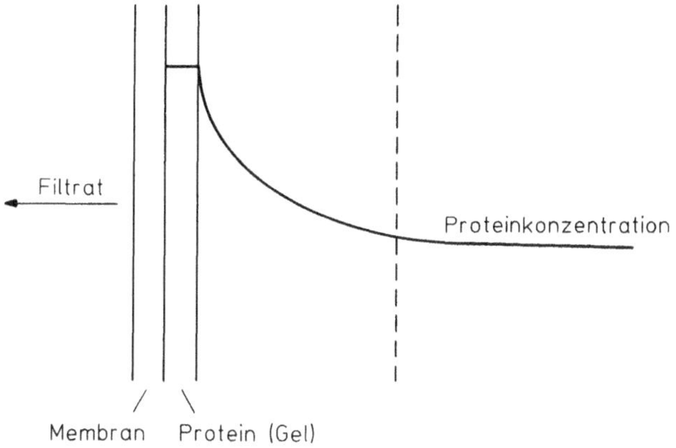

Abb. 18. Proteinkonzentration an der Hämofiltrationsmembran

Bei unbehinderter Passage einer Substanz durch die Membran entspricht die Konzentration im Ultrafiltrat der im Plasma. Der Quotient wird als Siebkoeffizient S bezeichnet [1194].

$$\text{Bei } S = \frac{C_{UF}}{C_{Pl}} = 1 \qquad \text{(Gl. 27)}$$

entspricht die Clearance der Menge des Ultrafiltrats

$$C_{HF} = U_F \text{ (ml/min).} \qquad \text{(Gl. 28)}$$

Gleichen Leistungskriterien unterliegt die arteriovenöse Hämofiltration [2333]. Sie stellt eine einfache Methode dar, Patienten mit Überwässerung oder akutem Nierenversagen zu behandeln [1422]. Bei Stoffaustauschern mit asymmetrischen Polysulfonmembranen, deren obere Durchlässigkeit für Substanzen bei 50000 Dalton [1426] liegt, wird die Leistung in gleicher Weise bestimmt.

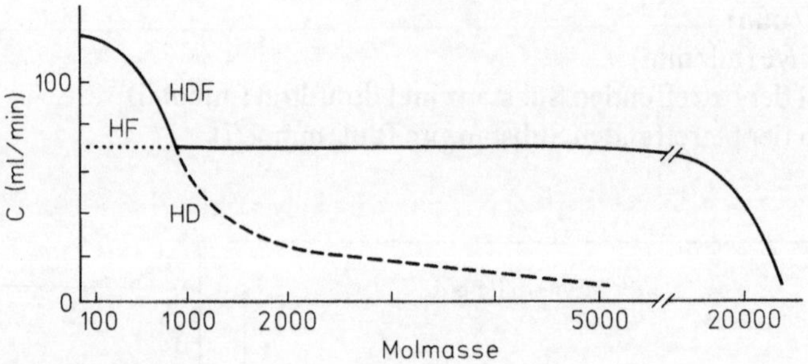

Abb. 19. Trennkurve bei der Hämodiafiltration (*HD* Hämodialyse, *HDF* Hämodiafiltration, *HF* Hämofiltration)

2.4.4 Effektivität der Hämodiafiltration

Die Hämodiafiltration ist eine Kombination zwischen Hämodialyse und Hämofiltration. Beide Vorgänge laufen simultan ab. Dieses Behandlungsverfahren ist theoretisch anderen überlegen, da dialytischer und konvektiver Stofftransport nebeneinander einhergehen.

Der dialytische Transport entfernt Substanzen mit kleiner Molmasse aus dem Blut, während die Elimination größerer Moleküle durch konvektiven Transport verbessert ist. Die Leistung entsprechender Stoffaustauscher setzt sich also aus dialytischem und konvektivem Anteil zusammen (Abb. 19). In die Clearanceformel zur Beurteilung der Effektivität dieses Kombinationsverfahrens gehen folgerichtig beide Anteile ein [618, 963]. Formulierungen, wie sie für die Korrektur der Clearanceformel bei geringer Ultrafiltration von Hämodialysatoren eingesetzt werden

$$C = Q_B \cdot \frac{C_{Bi} - C_{Bo}}{C_{Bi}} + Q_F \cdot \frac{C_{Bo}}{C_{Bi}}, \qquad \text{(Gl. 29)}$$

sind für große Ultrafiltratmengen, die bei diesem Verfahren auftreten und 6–8 l pro Behandlung betragen können, mit großen Fehlern behaftet, da der Begriff $Q_F \cdot \frac{C_{Bo}}{C_{Bi}}$ nicht nur den konvektiven Teil enthält.

Die Konzentration in der Lösung nach dem Hämodiafilter (C_{Bo}) enthält gleichfalls dialytische Anteile. Zur Charakterisierung der Leistungsparameter dieses Behandlungsverfahrens stehen prinzipiell zwei Wege zur Verfügung. Bei Anwendung eines Zweipoolmodells setzt sich die Gesamtclearance C aus dialytischem (M_D) und konvektivem (M_C) Massentransport zusammen [1347].

$$C = \frac{M_D + M_C}{C_{Bi}} \qquad \text{(Gl. 30)}$$

Nach Umformung erhält man

$$M_D = C \cdot C_{Bi} - M_C. \qquad \text{(Gl. 31)}$$

Der konvektive Massentransport setzt sich aus Ultrafiltratmenge, Siebkoeffizient und dem mittleren Konzentrationsgefälle über den Stoffaustauscher zusammen:

$$M_C = Q_F \cdot S \cdot \frac{C_{Bi} + C_{Bo}}{2} \qquad \text{(Gl. 32)}$$

Während sich die diffusive Clearance C′ aus

$$C' = Q_{Bo} \frac{(C_{Bi} - C_{Bo})}{C_{Bi}} \qquad \text{(Gl. 33)}$$

errechnen läßt, erhält man nach Kombination aller Gleichungen

$$C = \frac{C' + Q_F S \left(1 + \frac{Q_F}{2\,Q_{Bo}}\right)}{1 + \frac{Q_F S}{2\,Q_{Bo}}} \qquad \text{(Gl. 34)}$$

Werynski [2637] vereinfachte das Verfahren und führte den Transmissionskoeffizienten T ein. Danach läßt sich die Clearance für die Hämodiafiltration folgendermaßen ableiten

$$C = C' + Q_F \cdot T$$

$$C' = \left[Q_{Bi} \frac{(C_{Bi} - C_{Bo})}{C_{Bi}}\right]_{Q_F = 0}$$

$$T = 1 - \frac{C'}{Q_{Bi}} - \frac{\Delta C_{Bo}}{C_{Bi}} \cdot \left[\left(\frac{Q_{Bi}}{Q_F}\right) - 1\right] \qquad \text{(Gl. 35)}$$

$$\Delta C_{Bo} = [C_{Bo}]_{Q_F = Q_F} - [C_{Bo}]_{Q_F = 0}$$

Für den Fall, daß der Siebkoeffizient S = 1 ist, erhält man

$$T = 1 - \frac{C'}{Q_{Bi}} \qquad \text{(Gl. 36a)}$$

und $C = C' + Q_F \left(1 - \frac{C'}{Q_{Bi}}\right)$ für die Gesamtclearance. (Gl. 36b)

2.4.5 Effektivität der Membranplasmapherese

Da es sich bei diesem Verfahren physikalisch gleichfalls um eine Filtration auf Basis des konvektiven Stofftransports handelt, lassen sich die Leistungsparameter entsprechender Plasmafilter wie bei der Hämofiltration ermitteln [1009]. Aufgrund des hohen „cut off" dieser Membranen, die Substanzen mit Molmassen bis zu $2{,}5-3 \cdot 10^6$ Dalton passieren können, liegen die Siebkoeffizienten bis zu hohen Molmassen entsprechend der Steigung der Trennkurve nahe 1. Die Clearance beträgt dann

$$C = \frac{U_F \cdot C_{UF}}{C_{PL}} \text{ [ml/min]} \qquad \text{(Gl. 37)}$$

Für Substanzen mit einem Siebkoeffizienten S = 1 ist

$$C = U_F \text{ [ml/min]} \qquad \text{(Gl. 38)}$$

Allerdings muß darauf hingewiesen werden, daß bei therapeutischem Einsatz der Membranplasmafiltration Leistungseinbußen bezüglich des Filtratstroms und der

Clearance auftreten können, weil sich durch Zellablagerungen Sekundärmembranen bilden. Je nach den Betriebsbedingungen werden diese Erscheinungen durch Wand- bzw. Kernentmischungen des Bluts auf Grund des Wandschergefälles und der Flußeigenschaften in Hohlfasermembranen hervorgerufen [244, 2418].

Nach den gleichen Prinzipien wird die Effektivität bei der Kaskadenfiltration beurteilt. Da bei diesem Verfahren die Siebkoeffizienten für verschiedene Eiweiße von 1 abweichen, muß zur Bestimmung der Eliminationsleistung für einzelne Eiweiße ihre Konzentration im Plasmakompartiment vor und nach dem Kaskadenfilter sowie im Sekundärfiltrat ermittelt werden. Der Siebkoeffizient beträgt dann

$$S = \frac{C_{UF}}{\left(\frac{C_{Bo} + C_{Bi}}{2}\right)} = \frac{2\,C_{UF}}{C_{Bo} + C_{Bi}} \qquad \text{(Gl. 39)}$$

Für die Clearance erhält man:

$$C = U_F \cdot S = \frac{C_{UF} \cdot U_F}{\left(\frac{C_{Bo} + C_{Bi}}{2}\right)} \text{ [ml/min]} \qquad \text{(Gl. 40)}$$

2.5 Anforderungen an Stoffaustauscher zur Detoxikation

2.5.1 Einführung

Stoffaustauscher zur Blutreinigung sind unterschiedlich konstruiert. Zu ihnen gehören Hämodialysatoren, Hämofilter sowie Membranplasmafilter. Seit Einführung dieser Verfahren stand, vorwiegend für die Dialyse, eine Vielzahl von Geräten zur Verfügung, die durch große Abmessungen, erhebliches Gewicht und dadurch bedingte schlechte Handhabbarkeit charakterisiert waren [624, 1155]. Sie werden heute nicht mehr verwendet. Die Entwicklung von Membranen mit unterschiedlichen Eigenschaften und ihre Anordnung in rheologisch günstigeren Systemen hat zu Austauschern mit verbesserten Eigenschaften geführt. Miniaturisierung im Sinne einer leichteren Handhabbarkeit, verbunden mit hoher Effektivitätssteigerung durch Veränderung der Membran, führte in den letzten Jahren zu Konstruktionen nach unterschiedlichen Prinzipien.

Im Vordergrund steht der Stoffaustauscher zum Einmalgebrauch. Um die Kosten der Behandlung zu senken, werden jedoch in vielen Behandlungszentren Dialysatoren wiederverwendet (s. S. 135).

Die Effektivität der Stoffaustauscher wird durch Membranen mit gesteigerter Durchlässigkeit sowie durch Optimierung der Strömungsverhältnisse verbessert. Aufgrund der hohen Flußraten entstehen keine Toträume, und die Bildung von Konzentrationspolarisationen wird minimiert, so daß die aktive Oberfläche voll zum Stoffaustausch zur Verfügung steht [1666, 2102].

Bei der Miniaturisierung wird vor allem eine Verkleinerung des Blutkompartiments angestrebt, um die Systeme ohne Vorfüllung mit Blut an den Patienten anzuschließen. Obwohl in allen Stoffaustauschern laminare Strömung vorherrscht [1594, 2102], werden die Konzentrationsgradienten an der Membran durch entsprechende Scherkräfte, bedingt durch große Durchflußraten, hoch gehalten, um den Stofftransport optimal zu gestalten. Eine weitestgehend gleichmäßige Verteilung des Bluts im Blutkompartiment des Stoffaustauschers macht die Rückführung des Bluts

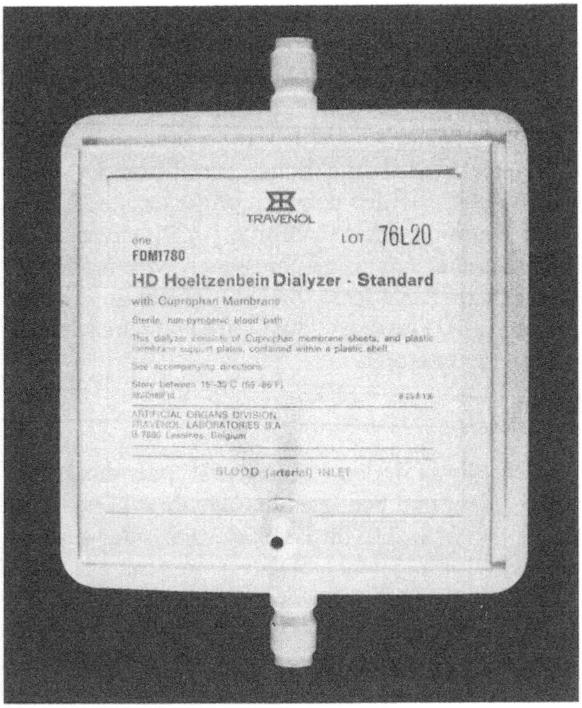

Abb. 23. Beispiel eines Plattendialysators

Tabelle 1. Beispiele gebräuchlicher Plattendialysatoren

Dialysator	Membran	Oberfläche	Hersteller
Bravo BL 500	Cuprophan 16 micr.	1,1 m^2	Bellco
PPD	Cuprophan 13,5 micr.	1,3 m^2	Cobe
PPD	Cuprophan 11,5 micr.	1,6 m^2	Cobe
Vivacell	Cuprophan 10 micr.	1,0 m^2	Drake-Willock
Lundia 10-3N	Cuprophan 10 micr.	0,8 m^2	Gambro
Lundia 10-5N	Cuprophan 10 micr.	1,1 m^2	Gambro
Lundia 10-6N	Cuprophan 10 micr.	1,6 m^2	Gambro
Biospal 1800 S	AN 69 S (high-flux)	0,7 m^2	Hospal
Hemoclear	Cuprophan 11 micr.	1,4 m^2	Medical Incorporated
Nephross Andante Plate	Cuprophan	1,6 m^2	Organon Teknika
103 MTL-Technik	Cellulosehydrat 20 micr.	0,75 m^2	Secon
132 MTL-Technik	Cellulosehydrat	0,75 m^2	Secon
H. D. S 10	Cuprophan 10 micr.	0,92 m^2	Travenol
H. D. 1001	Cuprophan 10 micr.	0,92 m^2	Travenol

zielle Membranauflageflächen erforderlich, die Kreuzriefen oder Pyramidenprofile enthalten. Neben der Plattenrahmenbauweise können die Membranen in der sogenannten Akkordeonbauweise angeordnet sein. Plattendialysatoren sind materialaufwendig und ältere Modelle infolge ihrer großen Gewicht-Oberflächen-Relation schlecht zu handhaben. Bei weißen, aus Acrylnitril-Butadien-Styrol-Mischpolymerisaten bestehenden Gehäusen kann dem Dialysator nicht angesehen werden, ob in ihm noch Luft vorhanden ist, die entfernt werden muß. Neuere Konstruktionen sind jedoch aus durchsichtigem Material. Die Compliance von Plattendialysatoren ist geringer als von Spulendialysatoren. Die Oberfläche der Plattendialysatoren reicht von 0,54 m^2 (zur Verwendung bei Kindern) bis zu 2,5 m^2. Neben normalen Dialysemembranen werden in Plattendialysatoren vor allem Flachmembranen besonderer Qualität mit hoher Ultrafiltration verwendet (High-flux-Dialysatoren). Vorwiegend werden dabei Cuprophan oder AN69, ein Copolymer aus Acrylnitril und Natriummethallylsulfonat [1629], eingesetzt. Diese Dialysatoren lassen sich dialysatseitig nur in geschlossenen Systemen (z.B. RP6 Rhone Poulenc, Frankreich) betreiben oder in solchen, die eine automatische Ultrafiltrationssteuerung zulassen (z.B. Fresenius 2008C, BRD). Tabelle 1 gibt eine Übersicht gebräuchlicher Plattendialysatoren.

2.5.2.3 Hohlfaserdialysatoren

Als Membran finden Hohlfasern Verwendung. Sie sind in einem Gehäuse parallel angeordnet und benötigen infolge ihrer hohen Festigkeit keine Unterstützungsfläche (Abb. 22 u. 24). Im Hohlfaserdialysator sind die Membranen auf kleinstmöglichem Raum angebracht. Dialysatoren mit 1-1,5 m^2 Oberfläche haben im trockenen Zustand Eigengewichte von 500-600 g und sind leicht zu handhaben. Das Blut durchströmt 10000-15000 Hohlfasermembranen, die an der Blutein- und -ausflußseite mit Polyurethan im Gehäuse eingebettet sind.

Der Stofftransport wird durch die Abmessungen der Hohlfasermembran und die Flußeigenschaften des Austauschers im Blut- und Dialysatkompartiment bestimmt [2329]. Die Innendurchmesser der Hohlmembranen betragen 100-300 μm. Sie besitzen nach Einsatzzweck Wandstärken zwischen 7 und 20 μm. Das Hohlfaserbündel wird überwiegend in röhrenförmigen Gehäusen eingesetzt. Wird das Hohlfaserbündel oval eingebettet, werden diese Dialysatoren als Flachbettdialysatoren bezeichnet.

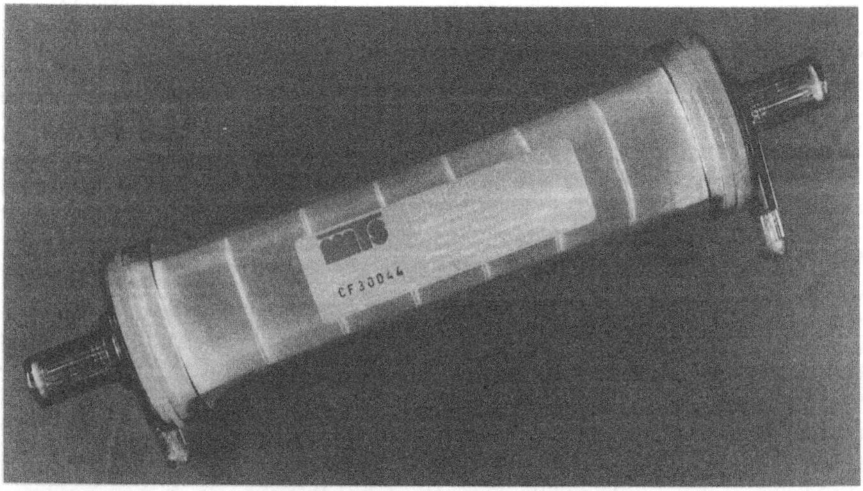

Abb. 24. Beispiel eines Hohlfaserdialysators

Infolge der geringen Innenwiderstände der Hohlfaserdialysatoren läßt sich die Ultrafiltration über die transmembrane Druckdifferenz gut steuern. Die Dialysatoren werden überwiegend mit Ethylenoxid sterilisiert und im trockenen Zustand geliefert. Die Gehäuse bestehen aus durchsichtigen Styrenmischpolymerisaten oder Polycarbonaten, um eine optimale Entlüftung des Blut- und Dialysatkompartiments zu erkennen. Dadurch läßt sich die Leistung voll ausnutzen. Sind Hohlfasermembranen durch Luftblasen abgedeckt, thrombosieren sie infolge der schlechten Durchströmung mit Blut. Nach Entfernen des Bluts am Ende der Behandlung kann infolge des durchsichtigen Gehäuses die Zahl der verschlossenen Hohlfasern und damit die Wiederverwendungsmöglichkeit des Dialysators beurteilt werden.

Im Großteil der handelsüblichen Hohlfaserdialysatoren befinden sich Cuprophanmembranen (Enka AG, BRD) unterschiedlicher Eigenschaften. Die CD Medical Inc. (USA) verwendet unverseiftes und verseiftes Zelluloseazetat [766, 767,

Tabelle 2. Beispiele von Hohlfaserdialysatoren mit normaler Ultrafiltrationsleistung

Dialysator	Membran	Oberfläche m^2	Hersteller
AHFK R-101	Cuprophan	1,0	Asahi
AHFK R-102	Cuprophan	1,4	
AM 10	Cuprophan 15 µm	1,1	Asahi
AM 20	Cuprophan 15 µm	1,6	Asahi
AM 30	Cuprophan 15 µm	2,1	Asahi
HF 130	Cuprophan 16 µm	1,3	Cobe
HF 150	Cuprophan 16 µm	1,5	Cobe
CDAK 0,6 D	Zellulose 30 µm	0,6	CD Medical Inc.
CDAK 1,3 D	Zellulose 30 µm	1,3	CD Medical Inc.
CDAK 1,8 D	Zellulose 30 µm	1,8	CD Medical Inc.
CDAK 2,5 D	Zellulose 30 µm	2,5	CD Medical Inc.
CDAK 1,3 mrc	Zellulose 30 µm	1,3	CD Medical Inc.
CDAK 1,3 sce	Zellulose 30 µm	1,3	CD Medical Inc.
Hemoflo C 0,8	Cuprophan 11 µm	0,8	Fresenius (MTS)
Hemoflo C 1,0	Cuprophan 11 µm	1,0	Fresenius (MTS)
Hemoflo C 1,3	Cuprophan 11 µm	1,3	Fresenius (MTS)
Di SSCAP	Cuprophan 11 µm	1,1	Hospal (USA)
Multicap	Cuprophan 11 µm	1,1	Hospal (Schweiz)
Nephross 16 F 160	Cuprophan 16 µm	1,6	Organon Teknika
Hemophron	Cuprophan 11 µm	1,6	Renal Devices
Clirans TH 10	Cuprophan 16 µm	1,0	Terumo
Clirans TH 13	Cuprophan 16 µm	1,3	Terumo
Clirans TH 15	Cuprophan 16 µm	1,5	Terumo
Clirans TE 0,7	Cuprophan 11 µm	0,7	Terumo
Clirans TE 10	Cuprophan 11 µm	1,0	Terumo
Clirans TE 15	Cuprophan 11 µm	1,5	Terumo
CF 1200	Cuprophan 16 µm	1,3	Travenol
CF 1500	Cuprophan 16 µm	1,5	Travenol

Tabelle 3. Beispiele von Hohlfaserdialysatoren mit erhöhter Ultrafiltrationsleistung (> 2,5 ml/h · mmHg · m² ≙ 18,75 · 10^{-3} ml/h · Pa · m²)

Dialysator	Oberfläche m²	Ultrafiltration ml/h · mmHg	ml/h/mmHg/m² ml/h/Pa/m²	Hersteller
CDAK 3500	0,9	3,0–3,3	3,15 23,6 · 10^{-3}	CD Medical Inc.
CDAK 4000 HF	1,40	4,0–4,3	2,96 22,2 · 10^{-3}	CD Medical Inc.
Hemoflo D1	0,6	2,7⁺	4,5 33,7 · 10^{-3}	Fresenius
Hemoflo D2	1,0	4,9⁺	4,9 36,7 · 10^{-3}	Fresenius
Hemoflo D3	1,6	7,0⁺	4,4 33,0 · 10^{-3}	Fresenius
Hemoflo D6	2,0	14,6⁺	7,3 54,8 · 10^{-3}	Fresenius
Hemoflo C1,0	1,0	3,6⁺	3,6 27,0 · 10^{-3}	Fresenius
Hemoflo C1,3		4,7⁺	3,6 27,0 · 10^{-3}	Fresenius
GLF 1,2	1,2	3,5⁺	2,92 21,9 · 10^{-3}	Gambro
GLF 120H	1,2	4,5–4,7	3,83 28,7 · 10^{-3}	Gambro
Spiraflo SD2	1,0	3,2⁺	3,2 24,0 · 10^{-3}	Sorin
Spiraflo SD1	1,3	4,29⁺	3,30 24,8 · 10^{-3}	Sorin
CF 1500	1,5	4,0	2,66 19,9 · 10^{-3}	Travenol

768, 808]. Den Membraneigenschaften entsprechend unterscheidet man zwischen Hohlfaserdialysatoren des reinen Dialysetyps [746, 1177], des Dialysetyps mit verbesserter Ultrafiltration, der sich zur sequentiellen Ultrafiltration einsetzen läßt [200, 659, 2333], und dem High-flux-Typ für die Hämodiafiltration und die High-flux-Dialyse. Alle Membranen sind symmetrisch aufgebaut.

Eine Zusammenstellung geben die Tabellen 2 und 3.

2.5.3 Stoffaustauscher zur Ultrafiltrationsbehandlung (Hämofilter)

Mit diesen Austauschern können dem Blut Ultrafiltrate unterschiedlicher Zusammensetzung entzogen werden. Zu diesem Verfahren gehören die Hämofiltration, die Hämodiafiltration und die Plasmapherese durch Membranen. Es ahmt die glomeruläre Filtration nach. Die eliminierten Flüssigkeitsraten bewegen sich bei der

Hämofiltration und der Membranplasmapherese zwischen 10 und 50 ml/min. Die Hämodiafiltration ermöglicht unterschiedliche Kombinationen zwischen dialytischem und konvektivem Stofftransport.

Bei der Hämofiltration kommen überwiegend asymmetrische Membranen mit extrem dünner Innenschicht von ca. 2 µm zum Einsatz. Die Ultrafiltrate des Bluts enthalten keine Eiweiße mit einer Molmasse über 50000 Dalton. Hämofilter existieren in Platten- und Hohlfaserbauart (Tabelle 4).

Bei der Membranplasmapherese passieren eiweißhaltige Ultrafiltrate die Membran. Je nach Größe der Poren der Membran sowie den Betriebsbedingungen der Filter läßt sich ihre Durchlässigkeit erhöhen, so daß Verbindungen mit Molmassen von $2-3 \cdot 10^6$ Dalton die Membran passieren können. Bei der Leistungsbeurteilung der verschiedenen nachfolgend beschriebenen Systeme muß ihr unterschiedliches Verhalten bei der Durchströmung mit Blut berücksichtigt werden.

Die Ausbildung von Konzentrationspolarisationen, Sekundärmembranen sowie Zellablagerungen und Porenverstopfungen sind für ihren Einsatz und Langzeitbetrieb von großer Bedeutung. Die Siebkoeffizienten verändern sich im Sinne einer Verringerung des „cut off" der Membran bei längerem Blutdurchfluß durch das Hämofilter. Aus diesem Grunde werden Leistungsparameter nur mit Blut ermittelt. In der Mehrzahl wird ein mittlerer Hämatokritwert von 25% und ein Eiweißgehalt des Bluts von 70 g/l zur Leistungsermittlung zu Grunde gelegt [2213, 2421].

Tabelle 4. Stoffaustauscher zur Hämofiltration

Hämofilter	Hersteller	Membran	Oberfläche	„cut off"	Bemerkungen
SM 40003	Sartorius	Zellulosetriazetat	0,29 m^2	20000	Flachmembran
SM 40004	Sartorius	Zellulosetriazetat	0,6 m^2	20000	Flachmembran
FH 101	Gambro	Polyamid	0,65 m^2	40000	Hohlfaser
FH 202	Gambro	Polyamid	1,2 m^2	40000	Hohlfaser
PAN 15	ASAHI	PAN	1,4 m^2	55000	Hohlfaser
Diafilter 20	Amicon	Polysulfon	0,2 m^2	50000	Hohlfaser
Diafilter 30	Amicon	Polysulfon	0,6 m^2	50000	Hohlfaser
Diafilter 40	Amicon	Polysulfon	1,2 m^2	50000	Hohlfaser

2.5.3.1 Hämofilter mit Flachmembranen

Flachmembranen werden nur in geringem Umfang in Hämofiltern eingesetzt. Sie bestehen aus mehreren übereinander angeordneten Membranschichten, die entweder eine runde (Abb. 25) (Sartorius) oder eine rechteckige Form (Rhone-Poulenc, Secon) haben. Aufgrund ihres geringen Füllvolumens müssen diese Filter bei der hohen Ultrafiltrationsleistung mit einer Mindestblutgeschwindigkeit durchströmt werden, um mechanische Verstopfungen durch Eindickung oder Gerinnung des

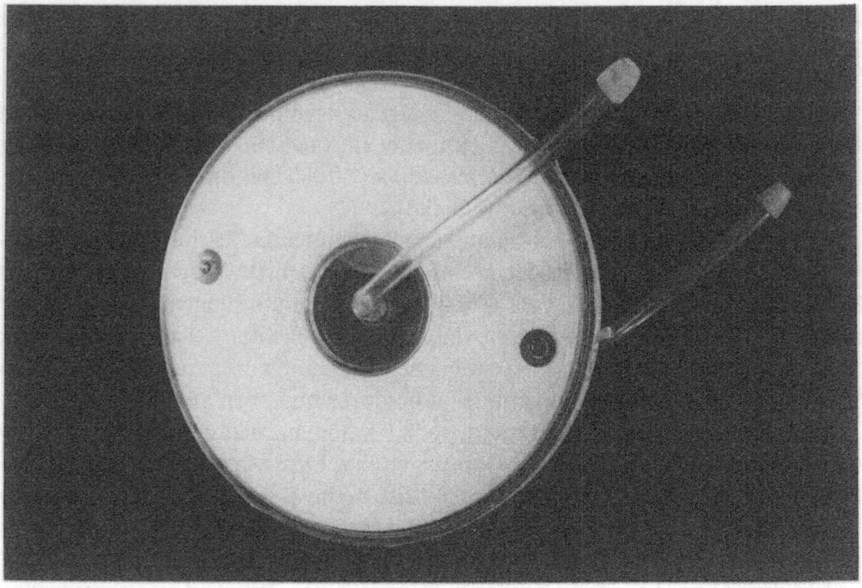

Abb. 25. Beispiel eines Hämofilters in Plattenbauweise

Bluts zu vermeiden. Je nach eingesetzter Membran variiert die Oberfläche der einzelnen Hämofilter, um einen Filtratstrom von 60–120 ml/min zu erhalten. Bei vielen wird der Filtratfluß in Abhängigkeit vom Blutdurchfluß angegeben, weil die sich bildende Sekundärmembran und nicht die Porengröße der Membran letztlich den Filtratfluß durch unterschiedlich auftretende Scherkräfte limitiert. Erhöhungen der transmembranen Druckdifferenzen können daher zum Abfall des Filtratstroms führen.

2.5.3.2 Hämofilter mit Hohlfasermembranen

Diese Austauscher (Abb. 26) enthalten asymmetrische Hohlmembranen aus Polyacrylnitril, Polyamid oder Polysulfonen. Die Membranen sind wie bei Hohlfaserdialysatoren an ihren Enden in Polyurethan eingebettet. Die Gehäuse sind grundsätzlich durchsichtig. Die Membranen lassen sich nur mit ungenügender Effektivität zur Dialyse einsetzen, da das Stützgerüst der Membranen die Dialyseleistung massiv vermindert. Die Filter reagieren empfindlich auf ihre Betriebsbedingungen. Ein hoher Durchfluß muß, damit keine Thrombosierungen auftreten, auch bei Beginn der Behandlung gewährleistet sein. Spezielle Filter können zur spontanen arteriovenösen Hämofiltration verwendet werden. Sie enthalten als Membran vorwiegend Polysulfone und lassen sich bei Einsatz modernen Kathetermaterials zur Gefäßpunktion mehrere Tage betreiben. Aufgrund des geringen Filtrationsdrucks, der dem Blutdruck entspricht, liegt das Filtrat nur zwischen 10 und 12 l/Tag und ist im Vergleich zur maschinellen Hämofiltration gering [1422, 1425]. Die spontane arteriovenöse Hämofiltration wird vorwiegend zur Behandlung von Überwässerungen und beim akuten Nierenversagen angewandt.

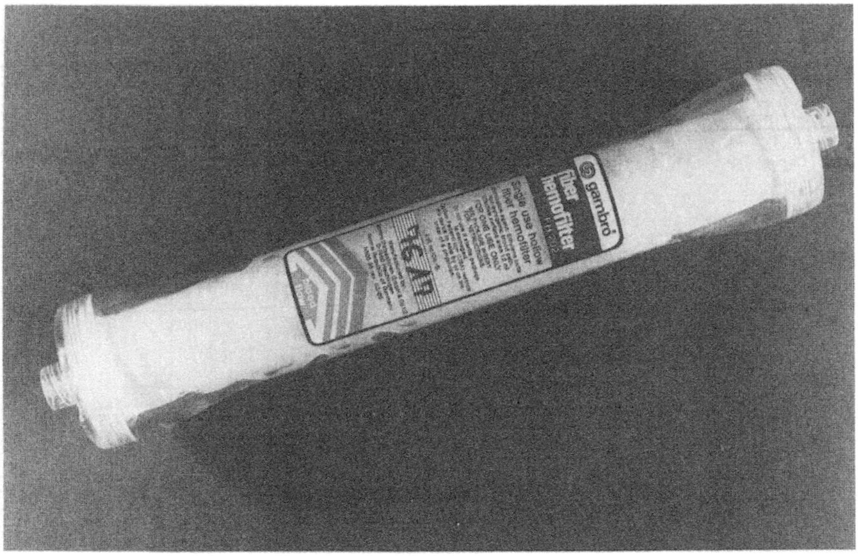

Abb. 26. Beispiel eines Hämofilters mit Polyamidhohlfasermembranen

Tabelle 5. Stoffaustauscher zur Hämodiafiltration oder High-flux-Dialyse

Austauscher	Hersteller	Membran	Cut off	Oberfläche (m^2)	Bemerkungen
RP 6	Rhone Poulenc	PAN	40000	1,0	Platte
H 12-10	Hospal	AM 69™	50000	1,0	Platte
Lundia-plate High-Flux	Gambro	Cuprophan	20000	1,0	Platte
Lundia-major High-Flux	Gambro	Cuprophan	20000	1,36	Platte
Duo-Flux	CD Medical Inc.	Zellulose-azetat	50000	1,8	Hohl-membran
D 6	Fresenius	Cuprophan	50000	2,0	Hohl-membran
PAN 15	Asahi	PAN (asymm.)	55000	1,4	Hohl-membran
F 60	Fresenius	Polysulfon	55000	1,3	Hohl-membran

2.5.4 Stoffaustauscher zur Hämodiafiltration

Mit diesen Stoffaustauschern in Platten- oder Hohlfaserbauweise werden Dialyse und Ultrafiltration simultan durchgeführt (Tabelle 5). Speziell für dieses Verfahren

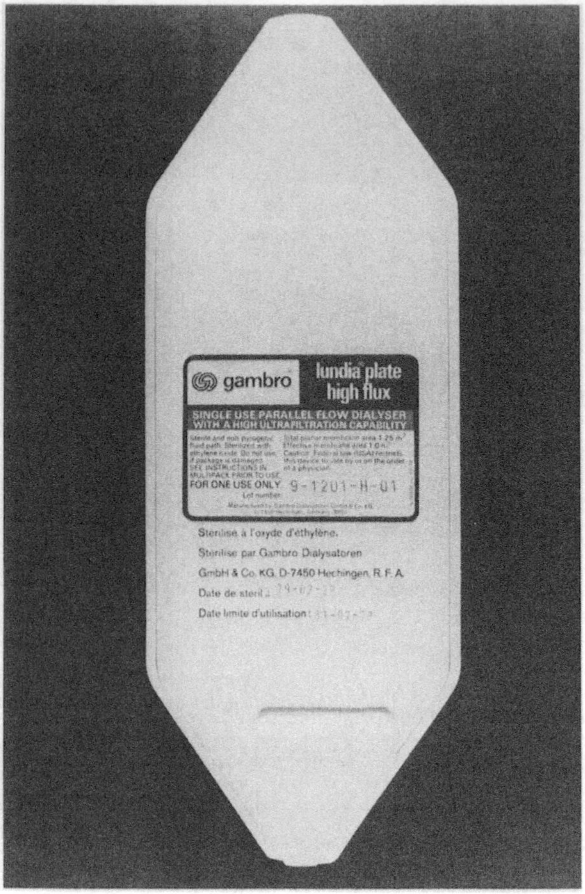

Abb. 27. Beispiel eines High-flux-Dialysators zur Hämodiafiltration

entwickelte Membranen sind vorwiegend symmetrisch aufgebaut und müssen zur Dialyse wie zur Hämofiltration geeignet sein. Die Ultrafiltrationsleistung dieser Austauscher muß über 7 ml/h · mmHg ($5{,}25 \cdot 10^{-2}$ ml/h · Pa) liegen, so daß die Hämodiafiltration auch mit High-flux-Dialysatoren (Abb. 27) möglich ist.

2.5.5 Membranplasmafilter

Membranplasmafilter funktionieren nach dem Prinzip der Hämofiltration. Sie unterscheiden sich aber in ihren Durchlässigkeitseigenschaften von Hämofiltern. Bei der Membranplasmapherese entsteht im Gegensatz zur Hämofiltration ein eiweißhaltiges Filtrat, indem die Mehrzahl der Eiweißbestandteile des Bluts die Membran passiert. Derzeit überwiegen Membranplasmafilter auf Hohlmembranbasis (Abb. 28).

Eiweiße, wie die Immunglobuline sowie das β-Lipoprotein mit einer Molmasse von $2{,}4 \cdot 10^6$ Dalton, passieren diese Membranen (Tabelle 6), deren obere Durchlässigkeitsgrenzen bei Substanzen mit Molmassen zwischen 2 und $3 \cdot 10^6$ Dalton liegen [1565, 2156] (Abb. 29).

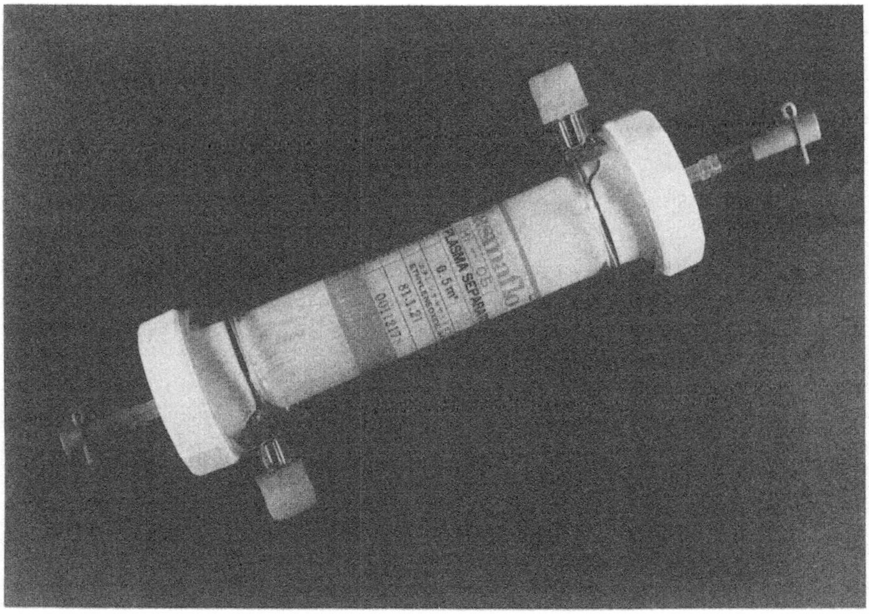

Abb. 28. Beispiel eines Membranplasmafilters aus Zellulosediazetat

Tabelle 6. Membranen zur Plasmapherese

Membranmaterial	Innendurchmesser [μm]	Wandstärke [μm]
Zellulosediazetat	330	75
Polypropylen	320	150
Polyvinylalkohol	330	125
Polykarbonat	270	
Polymethylmethacrylat	370	85
Polyäthylen	270	60
Äthylenvinylalkohol	215	45

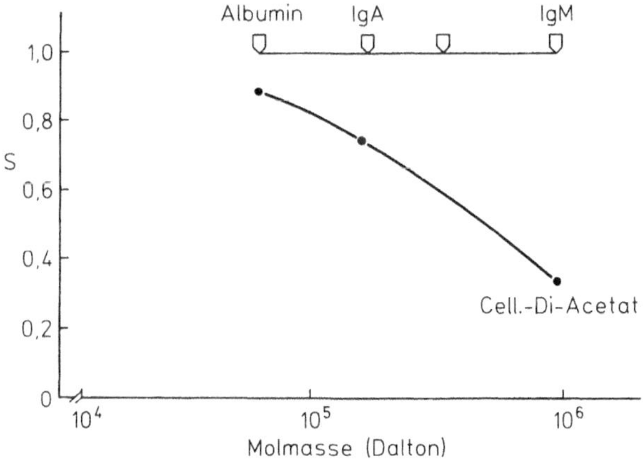

Abb. 29. Siebkoeffizienten *(S)* von Plasmafiltrationsmembranen

Tabelle 7. Stoffaustauscher zur Membranplasmapherese

Filter	Hersteller	Oberfläche [m^2]	Membran	max. Porengröße [μm]	Typ
Plasmaflo AP-05-H	Asahi Inc. Japan	0,5	Zellulosediazetat	0,2	HF
Plasmaflux P2	Fresenius AG BRD	0,5	Polypropylen	0,5	HF
Plasmaflux P2	Fresenius AG BRD	0,25	Polypropylen	0,5	HF
Fiber Plasmafilter PP	AB Gambro Schweden	0,4	Polypropylen	0,5–0,6	HF
Fiber Plasmafilter PC 1000	AB Gambro Schweden	0,27	Polykarbonat		HF
Hemaplex BT 900	Dideco Italien	0,2	Polypropylen	0,5	HF
Extraplex BL 550	Bellco Italien	0,2	Polypropylen	0,5	HF
CPS-10	Travenol Lab. Inc. USA	0,17	Polypropylen	0,55	HF
Plasmax PS-05	Toray Inc. Japan	0,50	Polymethyl-methacrylat		HF
Plasmax PS-02	Toray Inc. Japan	0,15	Polymethyl-methacrylat		HF
TP 50	Teijin Ltd. Japan	0,3	Zellulose-diazetatgel	0,2	HF
Curesis	Organon Technika Belgien	0,12	Polypropylen	0,65	HF
Plasmex PF 20	Sorin Italien	0,2	Polypropylen	0,55	HF
MPS 0250	Mitsubishi Rayon Co. Ltd. Japan	0,5	Polyäthylen	0,2	HF
PVA-Filter Type „SA“	Kuraray Co. Ltd. Japan	0,6	Polyvinylalkohol	0,4	HF
Centry TPE	Cobe USA	0,13	Polyvinylchlorid	0,6	Platte

HF = Hohlfasermembran

Tabelle 8. Sekundärfilter

Typ	Hersteller	Membran
a) Kaskadenfilter		
Cascadeflo AC-1260	Asahi Inc.	Zellulosediazetat
Cascadeflo AC-1760	Asahi Inc.	Zellulosediazetat
Albusave	Dideco S.p.a.	Zelluloseazetat
Evaflux Type „2 A“	Kuraray Co. Ltd.	Äthylenvinylalkohol
Evaflux Type „4 A“	Kuraray Co. Ltd.	Äthylenvinylalkohol
Albumin Separator TA 100	Teijin Ltd.	Zellulosediazetat
Albumin Separator TA 200	Teijin Ltd.	Zellulosediazetat
Plasmax SR 08-L	Toray IND. Inc.	Polymethylmetacrylat
b) Kryofilter		
AP-05-M	Asahi Inc.	Zellulosediazetat
PVA Filter Type „MN“	Kuraray Co. Ltd.	Polyvinylalkohol
PVA Filter Type „SN“	Kuraray Co. Ltd.	Polyvinylalkohol
Plasmax SC-08 L	Toray IND. Inc.	Polymethylmetacrylat

Bisher ist die Entwicklung entsprechender Hohlfasermembranfilter aus verschiedenem Material gelungen (Tabelle 7).

Filter aus Polypropylen und Zellulosediazetat werden mit Ethylenoxid sterilisiert; hingegen werden Polyvinylalkoholfilter dampfsterilisiert und mit Wasser gefüllt ausgeliefert. Die Porengröße der Membranen beträgt 0,2-0,5 μm. Die Filtration wird mit Überdruck durchgeführt, der 50-100 mmHg (6,67-13,3 kPa) nicht übersteigen soll, um Verstopfungen durch Zellablagerungen und eine Hämolyse zu vermeiden. Die Hohlmembranen sind in übliche Dialysator- oder Hämofiltergehäuse mit Polyurethan eingebettet. Handelsübliche Plasmafilter sind in Tabelle 7 zusammengestellt.

Eine spezielle Anwendung der Plasmapherese ist die Plasmafraktionierung mittels der Kaskadenfiltration (s. S. 71). Kaskadenfilter enthalten meist Hohlfasermembranen aus Zelluloseazetat oder Äthylenvinylalkoholpolymeren (Tabelle 8). Ihre Durchlässigkeiten („cut off“) liegen niedriger als bei Plasmafiltern. Eine Weiterentwicklung ist die Kryofiltration (s. S. 71); auch dazu werden verschiedene Filter kommerziell angeboten (Tabelle 8).

2.6 *Medizintechnische Aspekte der Weiterentwicklung von Stoffaustauschern*

Ursache für die Weiterentwicklung von Stoffaustauschern war in der Vergangenheit, trotz widersprüchlicher Meinungen, der Wunsch nach verbesserter Elimination von „Urämietoxinen“.

In den letzten Jahren haben Hohlfaserdialysatoren gegenüber Plattendialysatoren, die in Multi-thin-layer-Technik gefertigt werden, wesentlich höhere Marktanteile erreicht.

Die Zahl der von der Medizintechnik angebotenen Dialysatoren auf Hohlmembranbasis ist so groß, daß eine komplette Zusammenstellung der Leistungsparameter und physikalischen Eigenschaften den Umfang dieses Kapitels weit übersteigen würde, so daß auf die Angaben der Hersteller verwiesen werden muß. Neuerdings werden Hohlfasermembranen aus Polymethylmethacrylat angeboten, deren Hämokompatibilität verbessert sein soll. Die derzeitigen Tendenzen bei der Weiterentwicklung von Dialysesystemen zielen vor allem auf eine verbesserte Effektivität und Biokompatibilität ab.

Besonders hervorzuheben sind

- die Miniaturisierung mit dem Fernziel von implantierbaren Systemen;
- die Verbesserung der Durchlässigkeit für niedermolekulare Substanzen und für Mittelmoleküle;
- die Erhöhung des Anteils durch konvektiven Transport entfernbarer Substanzen durch Vergrößerung der Wasserdurchlässigkeit und Erhöhung des cut-off-Werts neuer Membranen;
- die Verkleinerung des Füllvolumens mit schnellem Austausch des Bluts auf der Membranoberfläche, um die Konzentrationspolarisation zu verringern und entsprechend hohe Konzentrationsgradienten für den dialytischen Stofftransport zu gewährleisten;
- die Verringerung der Innenwiderstände der Stoffaustauscher, um die Ultrafiltration besser zu steuern;
- die Verkleinerung des Restblutvolumens;
- die Verbesserung der Hämokompatibilität durch Membranen, die mit minimaler Heparinisierung betrieben werden können, weniger zur Sekundärmembranbildung neigen und den Leukozytensturz (s. S. 189) vermindern, sowie die Verbesserung der Wiederverwendungsmöglichkeit aus Kostengründen.

Außer an diesen Problemen arbeitet man an Lösungsmembranen und an Membransystemen zum selektiven Stofftransport, evtl. auf Basis der Immobilisation von Enzymen auf Membranen.

Die Hämofiltration hat bisher die daran gebundenen Erwartungen nicht voll erfüllt. Ursache ist wohl, außer der schlechten Elimination kleinmolekularer toxischer Stoffwechselprodukte, die damit verbundene kostenaufwendige Prä- oder Postdilution mit großen Mengen steriler Infusionslösungen.

Als gangbarer Weg der Koppelung von dialytischem und konvektivem Stofftransport scheinen die Hämodiafiltration und die High-flux-Dialyse bessere Behandlungsmöglichkeiten für die Urämie zu bieten. Ähnliches gilt für die Koppelung der Hämodialyse und -filtration mit der Perfusion von Dialysat und Filtrat über Adsorbersysteme.

Die Membranplasmafiltration stellt ein neues Behandlungsverfahren dar, für das die handelsüblichen Stoffaustauscher mit ihren Leistungseigenschaften z. Zt. noch überschaubar sind. Mit der Erweiterung der Indikationen dieses Behandlungsverfahrens wird seine Bedeutung stark ansteigen. Das gleiche gilt für die Kaskadenfiltration, mit der einzelne Eiweißfraktionen aus dem Blut entfernt werden können (s. S. 71).

2.7 *Das Peritoneum als Dialysemembran*

2.7.1 Topographie und Anatomie

Das Peritoneum imponiert makroskopisch als eine glatte, elastische Membran, die sich embryologisch als Wandbelag der primitiven Leibeshöhle, dem Zölom, herleiten läßt. Das Peritoneum ist somit mesodermaler Herkunft. Es bildet die Auskleidung der Bauchhöhle und besitzt beim Erwachsenen eine Oberfläche von etwa 2 m^2; dabei wird eine direkte Äquivalenz zur Körperoberfläche angenommen [150]. Das Peritoneum bekleidet die Innenseite der Bauchwände (Peritonaeum parietale) und umkleidet die Organe des Bauchraums (Peritonaeum viscerale). Beim Mann ist es in sich geschlossen, bei der Frau besteht eine Verbindung mit der Außenwelt durch das Infundibulum tubae.

Aufgrund der dualen morphologischen Zuordnung (parietal und viszeral) des Peritoneums ist seine topographische Struktur vielfältig. Die topographische Anatomie der Bauchhöhle unterscheidet Taschen, Falten und Nebenräume. Inwieweit sich daraus für die Austauschkinetik der Peritonealspüllösung Konsequenzen ergeben, ist offen. Grundsätzlich kann davon ausgegangen werden, daß derartige räumliche Unterteilungen zu Toträumen oder zu inhomogener Durchmischung beitragen.

Das Peritoneum ist außerordentlich gut vaskularisiert. Arteriell wird es über die Eingeweidearterien der Bauchaorta versorgt; der venöse Abfluß erfolgt zum größten Teil über die Pfortader, zum geringeren über die V. cava inferior. Zusätzlich gibt es ein verzweigtes Netz von Lymphgefäßen, die möglicherweise sogar direkt mit dem Cavum peritoneii kommunizieren [2061].

Inwieweit zwischen der Bauchhöhle und dem die Eingeweide nach ventral bedeckenden großen Netz ein direkter funktioneller Zusammenhang besteht, ist unklar. Sicher ist jedoch, daß bei Entzündungen im Bauchraum das große Netz durch eine Art von „Chemotaxis“ mobilisiert werden kann und in der Lage ist, lokale Entzündungsherde abzugrenzen.

Das Peritoneum wird innerviert durch marklose und markhaltige Nerven, die Schmerzempfindungen und vegetative Impulse vermitteln.

Der Blutfluß durch das Splanchnikusgebiet beträgt etwa 1200 ml/min [2579].

2.7.2 Histologie

Das Peritoneum besitzt an seiner Oberfläche einen einschichtigen Verband von sog. Serosadeckzellen. Diese sind flach polygonal, oft aber auch dachziegelartig überlappend angeordnet, mit zahlreichen zytoplasmatischen Fortsätzen. Unter diesen Deckzellen liegt eine Basalmembran, die ihrerseits wiederum von einer bindegewebigen fibrillären Unterschicht gestützt wird [2607]. Das subseröse Bindegewebe des parietalen Peritoneums ist wesentlich dicker (90–130 μm) als das des viszeralen Peritoneums (45–70 μm).

Begreift man das Peritoneum im Hinblick auf seine Funktion bei der Peritonealdialyse als eine Membran, die zwischen der peritonealen Höhle, die die Spülflüssigkeit enthält, und dem Plasma in den Kapillaren eine Trennschicht bildet, so muß man neben den histologischen Komponenten des Peritoneums auch diejenigen der Kapillargefäße berücksichtigen, um zur Gesamtstruktur einer körpereigenen Membran zu kommen. Die Kapillargefäße sind mit Endothelzellen ausgekleidet, die ihrerseits auf einer Basalmembran liegen, die von einem lockeren adventitiellen und interstitiellen Gewebe gestützt wird. Dieses geht unterschiedslos in das interstitielle Stützgewebe der mesothelialen Deckschicht über. Wenn man dieser morphologischen Struktur ein Widerstandsverhalten im Sinne der Membranphysik zuordnen will, so müssen noch die hydrodynamischen Widerstände, nämlich an der adhärierenden Grenzschicht des Kapillarinnenlumens und an der mesothelialen Deckschicht hinzugerechnet werden (R_1-R_7). Dieser Sachverhalt wird in Abb. 30 wiedergegeben.

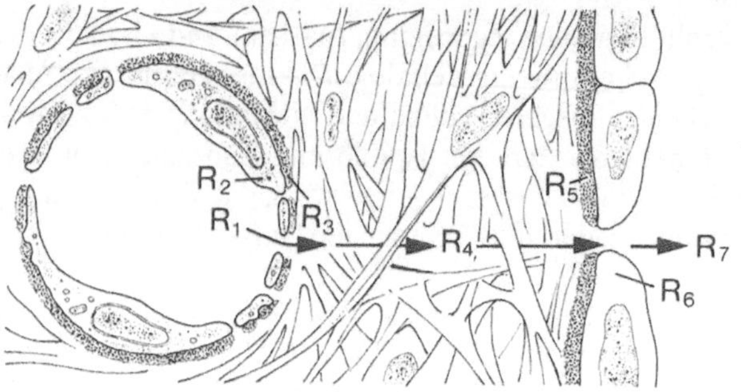

Abb. 30. Widerstände *(R)* beim Stofftransport zwischen Kapillarlumen und Peritonealhöhle. R_1 Blutsäule, R_2 Endothel, R_3 endotheliale Basalmembran, R_4 Interstitium, R_5 mesotheliale Basalmembran, R_6 mesotheliale Zellschicht, R_7 Dialysatfilm in der Peritonealhöhle (Nolph et al. [1815])

2.7.3 Membrankoeffizienten

Eine biologische Membran läßt sich physikalisch als eine strukturell unbekannte homogene Schicht auffassen, die von feinen flüssigkeitsgefüllten Poren durchzogen ist und zwei im physikalisch-chemischen Sinne ideale Lösungen voneinander trennt. In diesem Modell läßt sich nach Kedem u. Katchalski [1299] ein Materialtransport unter Zugrundelegung des Formalismus der Thermodynamik irreversibler Prozesse mit nur drei Koeffizienten, σ, ω und Lp, beschreiben. Diese phänomenologischen Koeffizienten sind aber in der Praxis bei Membranprozessen in biologischen oder technischen Systemen aus methodischen Gründen nicht direkt bestimmbar und darüber hinaus nicht direkt anwendbar, da sie auf idealen, real nicht existierenden Voraussetzungen basieren. Es hat sich daher eingebürgert, konventionelle Koeffizienten zu benutzen, deren Kenntnis die Voraussage von Membraneffekten zuläßt. Diese konventionellen Koeffizienten in bezug auf das Peritoneum sind die hydraulische Leitfähigkeit (Lp), der Massen-Flächentransportkoeffizient [1966] und der Siebkoeffizient.

Für die klinische Praxis ist lediglich die hydraulische Leitfähigkeit von Bedeutung sowie der mit dem Massenflächentransportkoeffizienten dimensionsgleiche Wert der peritonealen Clearance von Plasmasoluta.

2.7.3.1 *Hydraulische Leitfähigkeit*

Die hydraulische Leitfähigkeit läßt sich für eine Membran bestimmen, wenn deren Fläche und die Größe der hydrostatischen Kräfte exakt bekannt sind. Durch Bestimmung der Filtrationsrate kann dann die hydraulische Leitfähigkeit berechnet werden.

Das Peritoneum eines Menschen hat nach dieser Definition eine hydraulische Leitfähigkeit von $3{,}2 \cdot 10^{-4}\,cm^3/s/m^2/kPa$ [1610]. Durch Multiplikation mit der Fläche erhält man den Filtrationskoeffizienten, der in der Dialysetechnik üblicherweise in der Dimension ml/h/mm Hg dargestellt wird.

Bei einer peritonealen Fläche von $2\,m^2$ errechnet sich folgender Wert: 1,73 ml/h/mm Hg. Die Umrechnung der treibenden Kräfte, d.h. der osmotischen und kolloidosmotischen Druckdifferenz, in mechanische Druckeinheiten erfolgt nach dem Van't Hoffschen Gesetz, das die Äquivalenz von hydrostatischer und osmotischer Druckdifferenz beschreibt.

$$\pi = RT\Delta C \quad \text{(Van't Hoff 1887)} \qquad \text{(Gl. 41)}$$

Nach diesem Gesetz hat eine 1,5%ige Glukoselösung einen osmotischen Druck von 905 kPa, das menschliche Plasma einen solchen von 750 kPa. Der kolloidosmotische Druck des Plasmas beträgt ca. 3,3 kPa, ist also bei der Berechnung der treibenden Kräfte für den peritonealen Flüssigkeitstransport zu vernachlässigen.

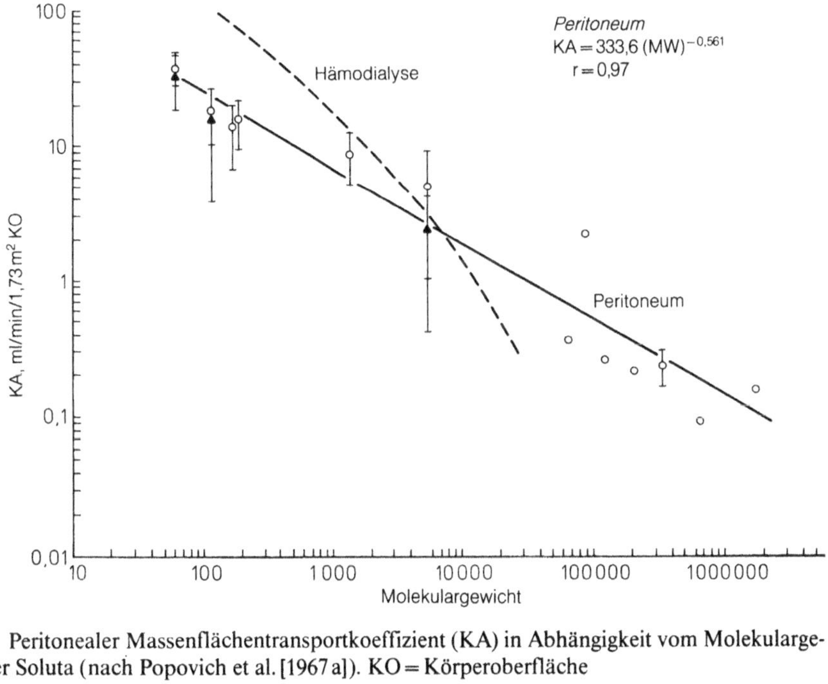

Abb. 31. Peritonealer Massenflächentransportkoeffizient (KA) in Abhängigkeit vom Molekulargewicht der Soluta (nach Popovich et al. [1967a]). KO = Körperoberfläche

2.7.3.2 Permeabilität für Plasmasoluta

Die Membranpermeabilitätskoeffizienten des Peritoneums können nicht direkt bestimmt werden. Der Massenflächentransportkoeffizient nach Popovich u. Moncrief [1966] stellt aber für dieses System ein geeignetes Analogon dar.

In Abb. 31 ist der Massenflächentransportkoeffizient KA als Funktion des Molekulargewichts dargestellt. Zum Vergleich wurde diese Größe auch für eine Cuprophan-PT-150-Membran berechnet. Man kann erkennen, daß der Massenflächentransportkoeffizient des Peritoneums verglichen mit der Cuprophanmembran eine sehr diffus verteilte Größe darstellt. Aus der abgebildeten Kurve wird auch deutlich, daß Eiweiß, insbesondere Albumin, aber auch IgG und die niedermolekularen Gerinnungs- und Komplementfaktoren, eine signifikante peritoneale Permeabilität aufweisen müssen. Diese Voraussage ist durch Messungen bestätigt worden (s. unten).

Der Massenflächentransportkoeffizient stellt die obere Grenze der peritonealen Clearance der entsprechenden Plasmasoluta dar.

2.7.3.3 Siebkoeffizienten

Die Messung des Reflektionskoeffizienten σ in der exakten thermodynamischen Definition ist für das Peritoneum nicht möglich, da die direkten Wandkonzentrationen aus methodischen Gründen und wegen Unsicherheiten aufgrund seiner Struktur nicht meßbar sind. Konventionell wird der Reflektionskoeffizient durch den Siebkoeffizienten S approximiert, der sowohl als technischer Siebkoeffizient direkt meßbar ist, aber auch im thermodynamischen Sinne mit dem Reflektionskoeffizienten über folgende Beziehung verbunden ist:

$$S_{\text{thermod.}} = 1 - \sigma \qquad \text{(Gl. 42)}$$

Die Siebkoeffizienten für einige Plasmasoluta wurden von Henderson [1104] zusammengestellt; die Tabelle 9 gibt darüber Auskunft.

Tabelle 9. Sieb- und Reflektionskoeffizienten der menschlichen Peritonealmembran [1104]

Substanz	MG (Dalton)	MR (A) (hydriert)	S ± 1 SEM	1 − σ (Bereich)
Harnstoff	60	2,7	0,81 ± 0,03	0,82 (0,91-0,73)
Kreatinin	113	–		0,67 (0,83-0,51)
Harnsäure	168	–		0,63 (0,83-0,54)
Chlorid	35	3,86	0,78 ± 0,2	
Kalium	37	3,96	0,36 ± 0,2	
Glucose	180	4,4		0,62 (0,82-0,57)
Natrium	23	5,12	0,54 ± 0,2	
Inulin	5200	12,0	0,83 ± 0,04	0,63 (0,91-0,30)
Albumin	69000	35,5	< 0,02	
Plasmaprotein	340000		0,01	

2.7.3.4 Peritoneale Clearance einiger Plasmasoluta

Für den Nephrologen ist die wichtigste Funktionsgröße des Peritoneums seine Clearance für stickstoffhaltige Substanzen. Folgende Clearancewerte wurden unter Normalbedingungen gemessen:

Harnstoff:	26 ml/min
Kreatinin:	15 ml/min
Inulin:	5 ml/min

Die Bestimmung der Clearance C erfolgt nach der Formel

$$C = \frac{C_{iD} \cdot V_D}{C_{iP}} \qquad \text{(Gl. 43)}$$

Dabei ist ein definiertes Clearanceprotokoll Voraussetzung, denn die Clearance variiert in Abhängigkeit von der Verweilzeit der Spülflüssigkeit im Peritonealraum. Üblicherweise wird bei der CAPD eine 4stündige Verweilzeit zugrundegelegt. Der Dialysatfluß V_D ergibt sich aus der Menge des gewonnenen Peritonealdialysats. Darin wird die Solutakonzentration C_{iD} bestimmt. Die Plasmakonzentration C_{iP} wird zum Zeitpunkt der Dialysatentnahme gemessen.

Der peritoneale Blutfluß, der für die peritoneale Clearance als begrenzender Faktor angesehen werden muß, ist mit Sicherheit nicht identisch mit dem Blutfluß durch das Splanchnikusgebiet. Schätzungen haben ergeben, daß der peritoneale Blutfluß etwa 30-40 ml/min beträgt [1812, 1813].

2.7.4 Pharmakologische Beeinflussung der peritonealen Transporteigenschaften

Eine Vielzahl vorwiegend vasodilatatorisch wirkender Pharmaka steigert den peritonealen Stofftransport. Dies läßt sich anhand der Zunahme von Clearancegrößen unter standardisierten Bedingungen nachweisen [1812, 1813].

Tabelle 10 gibt eine Übersicht über solche Substanzen, die intraperitoneal oder systemisch appliziert wurden.

Nicht nur pharmakologische Wirkstoffe können die Clearance beeinflussen, sondern auch die Komposition des Dialysats, wie dies für d-Glukose in höherer Konzentration (4,25 Gew.-%) nachgewiesen wurde [1818].

Tabelle 10. Substanzen, welche die peritoneale Clearance steigern. In Klammer der Applikationsweg: IP intraperitoneal, IV intravenös, PO per os

Nitroprussid (IP)	Glucagon (IP, IV)
Noradrenalin (IV)	Histamin (IP)
Bradykinin (IP)	Tolazolin (IP)
Diazoxid (IP)	Isoproterenol (IP)
Dipyridamol (PO, IP, IV)	Secretin (IV)
Etacrynsäure (IP)	Prostaglandin (IP)
Furosemid (IP)	Dioctylnatriumsuccinat (IP)

2.7.5 Beeinflussung der peritonealen Clearance durch pathologische Prozesse

Eine Entzündung des Peritoneums kann in der initialen Hyperämiephase die peritoneale Clearance steigern. Dies schlägt sich besonders bei den Siebkoeffizienten für Proteine nieder [260].

Bei anderen Erkrankungen, wie systemische Vaskulitis und diabetische Mikroangiopathie, ist jedoch die peritoneale Clearance aufgrund eines erhöhten Widerstands des Peritoneums vermindert.

3 Stoffbindung an Oberflächen

3.1 Physikochemische Grundlagen der Adsorption

Um die Adsorption zu definieren, ist es erforderlich, die Begriffe Phase bzw. Phasengrenzgebiet zu erläutern. Unter Phase versteht der Physikochemiker die übermolekulare Anordnung einfacher Moleküle, die in einem heterogen zusammengesetzten System von anderen Bereichen dieser Art physikalisch abtrennbar ist [1786]. So besteht z. B. ein System, das eine Flüssigkeit und ihren Dampf enthält, aus einer flüssigen und einer gasförmigen Phase. An der Grenze derartiger Phasen bildet sich ein Übergangsgebiet, das sog. Phasengrenzgebiet. Unter Adsorption wird die Anreicherung eines Stoffes im Phasengrenzgebiet über seine Konzentration innerhalb der Phasen verstanden. Im Gegensatz hierzu spricht man von Absorption, wenn ein Stoff homogen im Inneren eines anderen aufgenommen wird. Der zu adsorbierende Stoff wird als Sorbend, das adsorbierende Medium als Adsorbens (Adsorber) bezeichnet. Die Anreicherung bzw. Adsorption eines Stoffes an einer Oberfläche ist nur dann denkbar, wenn es zu einer Abnahme der freien Oberflächenenergie

$$G_O = \sigma \cdot O, \qquad \text{(Gl. 44)}$$

d. h. zur Freisetzung von Energie kommt. Hierin bedeuten σ die Oberflächenspannung und O die zu betrachtende Oberfläche. Die Abnahme $(-\Delta)$ der freien Oberflächenenergie

$$-\Delta G_O = -\Delta(\sigma \cdot O) = -(\sigma \cdot \Delta O) - (\Delta \sigma \cdot O) \qquad \text{(Gl. 45)}$$

ist bei konstanter Oberfläche $(\Delta O = 0)$ nur möglich, wenn die Oberflächenspannung sinkt. Man gelangt so zu dem Satz, daß jene Stoffe sich an der Oberfläche anreichern, die mit zunehmender Konzentration die Oberflächenspannung herabsetzen (Gibbs-Thomson-Theorem [1786]).

Eine Adsorption erfolgt fast immer, wenn Gase oder Lösungen eine feste Phase berühren, und zwar um so höher, je größer die Oberfläche der festen Phase ist.

3.1.1 Adsorptionstypen

Je nach Art der Kräfte, welche die adsorbierten Teilchen an der Oberfläche halten, können physikalische, chemische und elektrostatische Adsorption unterschieden werden.

Bei der physikalischen Adsorption wirken van der Waalsche Kräfte (Kräfte zwischen Ionen, Dipolen oder Multipolen), die nur eine lockere Bindung zwischen

Sorbend und Adsorbens gestatten. Die physikalische Adsorption zeichnet sich dadurch aus, daß die zu adsorbierenden Moleküle mit steigender Temperatur schwächer gebunden werden.

Chemische Kräfte sind die Ursache für die chemische Adsorption. In diesem Fall ist die Bindung bedeutend fester und in ihrer Art der chemischen Bindung ähnlich. Die chemische Adsorption ist abhängig von der Anzahl sog. aktiver Zentren und charakterisiert durch die Zunahme der Adsorption mit steigender Temperatur.

Die elektrostatische Adsorption tritt an Elektroden oder bei positiv bzw. negativ geladenen Kolloiden auf. An den positiv geladenen Teilchen werden Anionen adsorbiert, an den negativ geladenen Kationen.

Bei der Adsorption stellt sich nach einer gewissen Zeit ein von den jeweiligen Bedingungen abhängiges Gleichgewicht ein, das eine Funktion der adsorbierten Stoffmenge $k = n/m$ (n: adsorbierte Molzahl, m: Masse des Adsorbens), der Temperatur T bzw. der Konzentration c des zu adsorbierenden Stoffes ist und durch die Funktion

$$f(k, c, T) = 0 \qquad \text{(Gl. 46)}$$

beschrieben werden kann. Die angegebene Beziehung drückt aus, daß im Gleichgewichtszustand keine zusätzlichen Moleküle adsorbiert werden können, da die Geschwindigkeiten von Adsorption und Desorption (Verringerung eines Stoffes im Phasengrenzgebiet) identisch sind.

Bei der Untersuchung von Adsorptionsgleichgewichten ist es üblich, eine Veränderliche als konstant zu betrachten. Bei konstanter Temperatur erhält man die sog. Adsorptionsisothermen, die die Abhängigkeit der adsorbierten Stoffmenge k von der Konzentration c zum Ausdruck bringen. Die Adsorptionsisothermen werden daher häufig zur Charakterisierung von Adsorptionsvorgängen benutzt. Sie dokumentieren die empirische Feststellung, daß die adsorbierte Menge in sehr niedrigen Konzentrationsbereichen sehr viel schneller als in höheren anwächst und schließlich einen Grenzwert, die Adsorptionssättigung oder Maximaladsorption, erreicht. Freundlich [nach 318] stellte für die Abhängigkeit von k und c eine empirische Beziehung auf, in der insbesondere der schnelle Anstieg der Adsorption gut charakterisiert wird. Die Freundlich-Adsorptionsisotherme ergibt sich aus der Gleichung

$$\log k = \log \alpha + \frac{1}{n} \log c \qquad \text{(Gl. 47)}$$

oder $k = \alpha\, c^{1/n}$

in der α die Adsorptionskonstante und $1/n$ den Adsorptionsexponenten (Größenordnung etwa 0,5) darstellen [nach 318, 1786]. Trägt man die Versuchsdaten in ein Koordinatensystem mit bilogarithmischem Maß ein, ergibt sich eine Gerade, aus deren Neigung $1/n$ und aus deren Schnittpunkt mit der Ordinatenachse α zu entnehmen ist. Mittels einer derartigen Darstellung kann geprüft werden, ob überhaupt eine Adsorption angenommen werden kann oder ob ein anderer Vorgang in Betracht gezogen werden muß. Durch die Benutzung der Langmuir-Isotherme ist auch der langsame Anstieg der Adsorptionsleistung bei höheren Konzentrationen des Sorbends bzw. die Maximaladsorption darstellbar (Abb. 32). Die Langmuir-Isotherme ergibt sich rein rechnerisch aus dem Gleichgewicht von Adsorption und De-

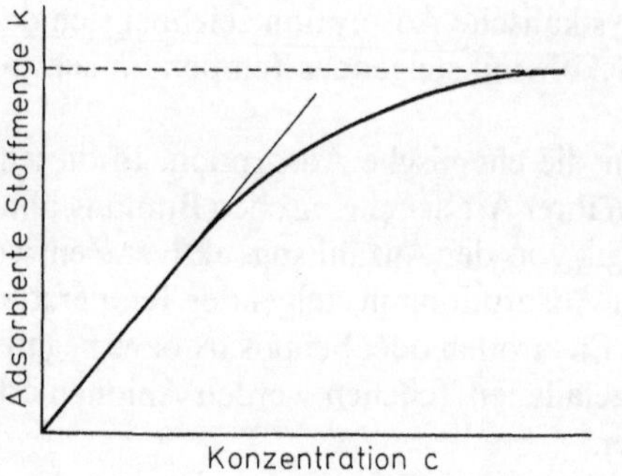

Abb. 32. Adsorption in Abhängigkeit von der Konzentration des Sorbends (Langmuir-Isotherme)

sorption, für das die Geschwindigkeiten des bimolekularen Adsorptions- und Desorptionsvorgangs identisch sind. Für die Langmuir-Isotherme k gilt:

$$k = B \cdot \frac{c}{c + a} \qquad \text{(Gl. 48)}$$

Hierin bedeutet B den Sättigungswert der Adsorption in Mol/cm^2, c die Konzentration eines Stoffes und a das Verhältnis der Geschwindigkeitskonstanten von Ad- und Desorption [nach 318]. Die Langmuir-Isotherme gilt insbesondere für die chemische Adsorption und dient somit ihrer Charakterisierung.

3.1.2 Effektivitätsbeurteilung von Adsorbenzien

Für die Effektivitätsbeurteilung von Adsorbenzien werden grundsätzlich drei verschiedene Versuchsanordnungen herangezogen:

1. Schüttelexperiment (Batch-Versuch)
In diesem Fall wird der Adsorber zusammen mit dem zu adsorbierenden Stoff in ein Gefäß gebracht (Abb. 33), das kontinuierlich bei konstanter Temperatur geschüttelt wird. Zu bestimmten Zeiten erfolgt eine Probenentnahme und die Bestimmung der Konzentration der Testsubstanz. Gemessen wird der Abfall der Anfangskonzentration über der Zeit bis hin zum Zustand der Äquilibrierung für unterschiedliche Stoffkonzentrationen bei gleicher Menge des Adsorbers. Hieraus können mit Hilfe der Zeiten, die für die Adsorption bestimmter Mengen der Testsubstanz erforderlich sind, Angaben zur Effektivität des Adsorbers gemacht werden. Genauere Aussagen gestattet jedoch die Ermittlung der Adsorptionsisothermen nach Freundlich bzw. Langmuir, die eine spezifische Charakterisierung des Adsorptionsvorgangs bzw. des Adsorbers zulassen.

2. Single-pass-Perfusion
Bei der Single-pass-Perfusion wird eine Lösung mit dem zu adsorbierenden Stoff in der Konzentration c_0 aus einem Behälter mittels einer Pumpe über eine Adsorptionssäule geleitet und anschließend die von der Perfusionszeit abhängige Konzentration c_{et} dieses Stoffes im Perfusat untersucht (Abb. 34). Mit dieser Anordnung läßt sich die Clearance von Adsorptionspatronen sehr gut messen. Sie errechnet sich nach der Formel

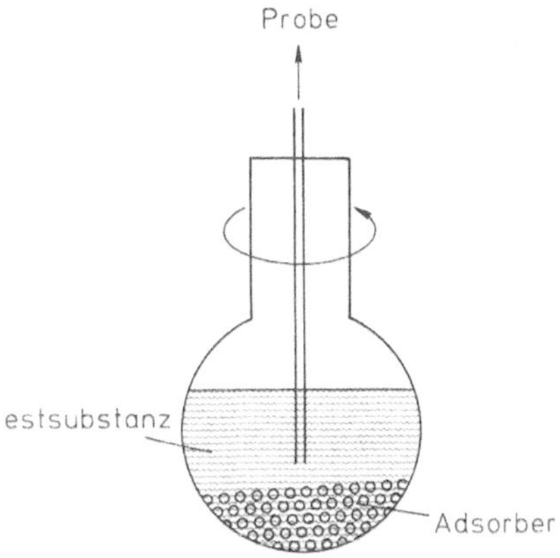

Abb. 33. Schüttelexperiment (Einzelheiten s. Text)

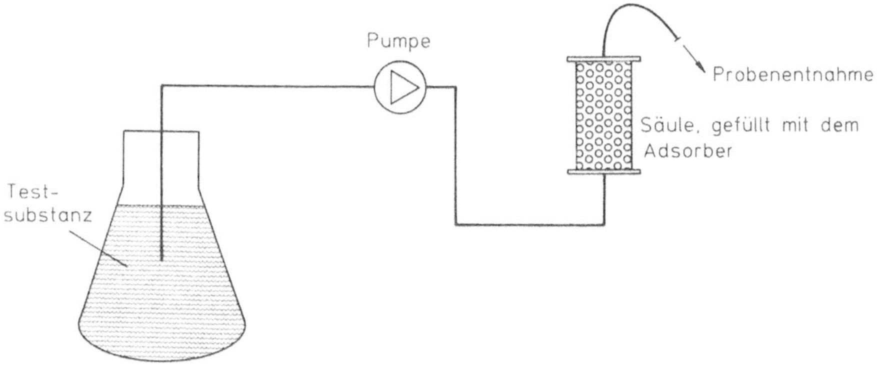

Abb. 34. Single-pass-Perfusion (Einzelheiten s. Text)

$$C = \frac{c_o - c_{et}}{c_o} \cdot Q \text{ (ml/min)}, \qquad \text{(Gl. 49)}$$

in der C die Clearance, Q die Flußrate der Lösung, c_o die Konzentration im Behälter und c_{et} die Konzentration nach der Adsorberpatrone zur Zeit t darstellen [1166]. Der Vorteil der Single-pass-Anordnung ist durch die Tatsache gegeben, daß bei konstanter Ausgangskonzentration des zu adsorbierenden Stoffes die Veränderungen der Clearance in Abhängigkeit von der Adsorptionskapazität der Adsorptionssäule gemessen werden können.

Mit der Single-pass-Anordnung kann auch die sog. Massentransferrate, d. h. die pro Zeiteinheit entfernte Substratmenge N, errechnet werden, die sich aus der Beziehung

$$\frac{dN}{dt} = (c_o - c_{et}) \cdot Q \qquad \text{(Gl. 50)}$$

ergibt [1166].

Zum Verständnis der kinetischen Vorgänge und der hieraus resultierenden limitierenden Faktoren ist es sinnvoll, die Overall-Massentransferrate in 2 Massentransferkomponenten zu unterteilen: eine externe Flüssigkeits-Film-Transferrate und eine interne intrapartikuläre Transferrate. Diese werden durch die Massentransferkoeffizienten β_L und β_S beschrieben [1166], deren Dimension cm/min ist. Die externe Flüssigkeits-Film-Transferrate charakterisiert den Stofftransport aus der perfundierenden Flüssigkeit zur Grenzfilmschicht, die der aktiven Oberfläche des Adsorbens anliegt, und ergibt sich durch Extrapolation der Overall-Massentransferrate zur Zeit $t = 0$ aus der Beziehung

$$\frac{dN}{dt} = A\,\beta_L(\bar{c} - c^+) \qquad \text{(Gl. 51)}$$

Hierin stellen A die aktive Oberfläche des Adsorbers, $\bar{c}$ die durchschnittliche Konzentration der Testsubstanz in der sich bewegenden Flüssigkeit und c^+ die Konzentration der Testsubstanz in dem Flüssigkeitsfilm an der Adsorberschicht dar. Da zur Zeit $t = 0$ die Adsorption von Stoffen am schnellsten erfolgt, darf c^+ zu diesem Zeitpunkt gleich 0 gesetzt werden. Der Transferkoeffizient β_L kann somit aus der genannten Gleichung durch Messung von $\bar{c}_0$ und $\frac{dN}{dt}$ berechnet werden.

Der intrapartikuläre Massentransferkoeffizient β_S wird aus der Gleichung

$$\frac{dN}{dt} = Am_a\beta_S(k^+ - \bar{k}) \qquad \text{(Gl. 52)}$$

ermittelt [1166]. Hierin bedeutet m_a das Verhältnis der Masse des Adsorbers pro Volumeneinheit des Adsorbersystems. Die Größe k^+ ist die Stoffkonzentration in der Film-Partikel-Grenzschicht, bezogen auf die Masse des Adsorbers. k^+ kann aus der Konzentration c^+ des untersuchten Stoffes in der Filmschicht und der entsprechenden Adsorptionsisotherme berechnet werden (s. Gl. 52). $\bar{k}$ ist die durchschnittliche Konzentration der adsorbierten Testsubstanz in dem Adsorber zur Zeit t.

Generell gilt, daß die externe Flüssigkeits-Film-Transferrate abhängig ist von der Flußrate des Testmediums und den Adsorptionsvorgang am Beginn charakterisiert, d.h. zu einer Zeit, in der die Adsorptionskapazität des eingesetzten Adsorbers noch hoch ist. Die intrapartikuläre Massentransferrate ist hingegen unabhängig vom Fluß und charakterisiert den Adsorptionsvorgang bei kleiner werdender Adsorptionskapazität [661, 1166].

3.1.3 Rezirkulationsperfusion

Bei der Rezirkulationsperfusion wird die Lösung mit der Testsubstanz aus einem Reservoir über eine Adsorptionssäule gepumpt und gelangt dann wieder in das Reservoir zurück (Abb. 35). Die Perfusion mittels Rezirkulation ist neben dem Batch-Experiment die am häufigsten benutzte Anordnung zur In-vitro-Charakterisierung von Adsorbenzien. Da letztlich auch Ex-vivo-Experimenten mit einem extrakorporalen Detoxikationssystem, in das ein Adsorber integriert ist, die Rezirkulationsperfusion zu Grunde liegt, gelten die rechnerischen Grundlagen der Rezirkulationsperfusion mit einem Reservoir auch für Ex-vivo-Experimente. Allerdings stellt im Falle des Ex-vivo-Experiments der Organismus des Tiers oder Menschen mit seinen verschiedenen Kompartimenten das Reservoir dar, so daß sich - bezogen auf das Verteilungsvolumen der Substanz - die Verhältnisse komplizieren können.

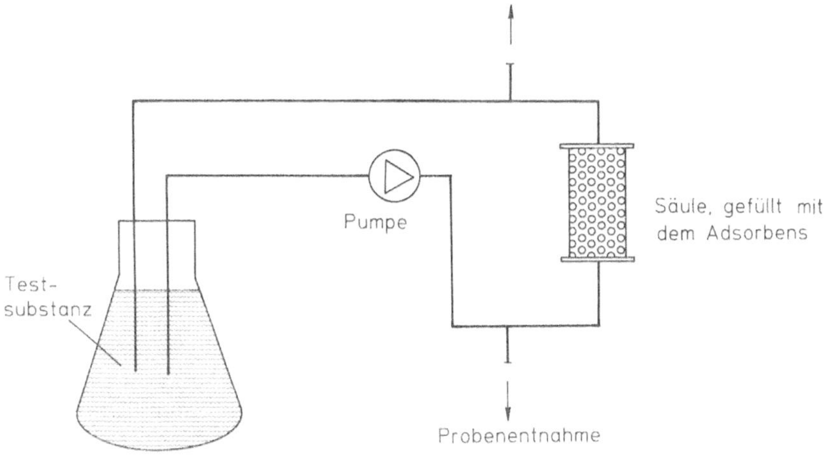

Abb. 35. Rezirkulationsperfusion (Einzelheiten s. Text)

Bestimmt man die Konzentration der Testsubstanz vor (c_v) und nach (c_e) der Adsorptionspatrone, läßt sich die Clearance C für den untersuchten Stoff ermitteln.

$$C = \frac{c_v - c_e}{c_v} \cdot Q \,(\text{ml/min}) \qquad \text{(Gl. 53)}$$

Hiermit läßt sich nur die Clearance zu einer bestimmten Zeit t errechnen. Zur Ermittlung der durchschnittlichen Clearance C_m innerhalb eines bestimmten Zeitintervalls t ist die Beziehung

$$C_m = \frac{V}{\Delta t} \cdot \ln \frac{c_t}{c_0} \qquad \text{(Gl. 54)}$$

nützlich [1619].

Hierin sind c_0 und c_t die Stoffkonzentrationen zu Beginn und zur Zeit t, Δt die Untersuchungszeit, V das Volumen des Reservoirs. Die Gl. 54 ist aber nur dann exakt anwendbar, wenn die Konzentration der Testsubstanz logarithmisch im Reservoir abfällt. Das ist näherungsweise für nahezu alle Adsorptionsversuche gültig (s. auch Gl. 47). Soll der prozentuale Anteil der zur Zeit t vorhandenen Adsorptionskapazität AK ermittelt werden, so gilt hierfür die Beziehung

$$AK\,(t) = 100 - \frac{(c_0 - c_t)\, V \cdot 100}{M_E\,(c_t)} \qquad \text{(Gl. 55)}$$

worin $M_E(c_t)$ diejenige Stoffmenge angibt, die unter der Bedingung eines Äquilibriums bei der Konzentration c_t von dem untersuchten Adsorber aufgenommen wird (Isothermendaten).

Aus den Ergebnissen der Rezirkulationsperfusion lassen sich auch die Massentransferrate bzw. die Transferkoeffizienten unter Einsatz der Gl. 50, 51 und 52 ermitteln. Das gilt ebenfalls für die Darstellung der Adsorptionsisothermen (s. Gl. 47 und 48).

Wendet man bei Ex-vivo-Untersuchungen die Gl. 54 und 55 an, muß anstelle des Reservoirvolumens das Verteilungsvolumen V_d der untersuchten Substanz im Organismus eingesetzt werden, das sich experimentell aus der Beziehung

$$V_d = \frac{\text{Dosis}}{c_d} \qquad \text{(Gl. 56)}$$

bestimmen läßt [884]. V_d ist somit das Volumen, in dem eine gegebene Dosis der Testsubstanz sich in der Konzentration c_d verteilt. Unter experimentellen In-vivo-Bedingungen kann V_d sehr hohe Werte annehmen, die weit über dem Ausmaß physiologischer Körpervolumina liegen (z. B. Eiweißbindung der Testsubstanz). V_d kann auch aus der Gl. 54 ermittelt werden, wenn die Meßgrößen c_t, c_0, c_m bei einem Detoxikationsvorgang bestimmt werden. Die Gl. 54 und 55 gelten aber exakt nur bei einer Einkompartimentverteilung der untersuchten Substanz. Bei einer Verteilung des Stoffes in zwei oder mehreren Kompartimenten muß eine Analyse unter Benutzung von zwei bzw. mehreren Differentialgleichungen vorgenommen werden [748, 1740].

3.2 *Adsorbenzien für extrakorporale Detoxikationssysteme*

In extrakorporalen Detoxikationssystemen können Adsorbenzien für die Hämoperfusion, die Plasmaperfusion (Plasmasorption) und für die Regenerierung sowohl des Dialysats bei der Hämo- und Peritonealdialyse als auch des Hämofiltrats eingesetzt werden. Im folgenden sind die Verfahren kurz definiert:

Hämoperfusion - Entfernung bestimmter Substanzen aus dem Organismus mittels der Perfusion von Blut über ein zur direkten Elimination toxischer Substanzen befähigtes Medium (Abb. 36a).

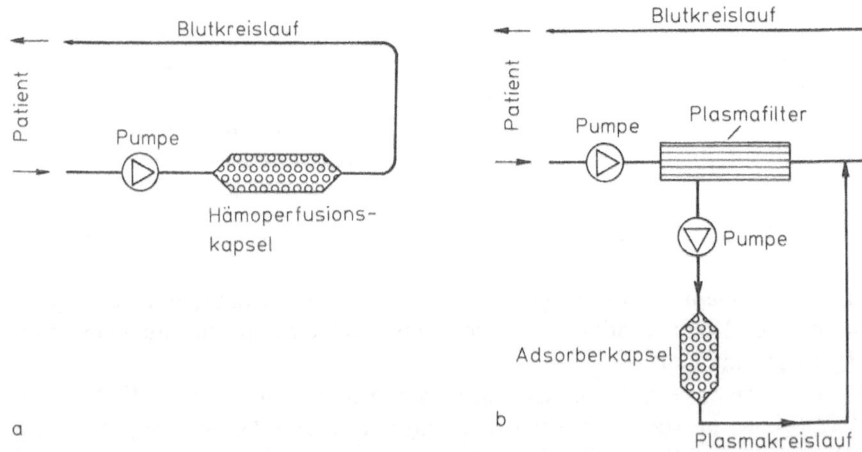

Abb. 36a, b. Schematische Darstellung von Hämoperfusion **(a)** und Plasmaperfusion **(b)**

Plasmaperfusion - Perfusion von Plasma, das mit Hilfe eines Plasmafilters abgetrennt wurde, über ein zur Entfernung toxischer bzw. pathogenetisch relevanter Substanzen geeignetes Medium (Abb. 36b). Eine besondere Form dieser Behandlung ist die Beseitigung von Antikörpern oder Immunkomplexen aus dem Plasma (s. S. 74).

Dialysatregeneration - Regenerierung des Dialysats bei der Hämodialyse bzw. Peritonealdialyse mit Hilfe von Adsorbenzien oder anderen zur Elimination harnpflichtiger Substanzen geeigneter Medien bzw. Verfahren (s. S. 118).

Hämofiltratregenerierung - Entsprechend der Dialysatregenerierung Entfernung metabolisch relevanter Substanzen aus dem Hämofiltrat bei der Hämofiltration.

In allen genannten Verfahren spielen Adsorbenzien die Hauptrolle. Da ihre Anwendung sehr weitläufig ist und von der Behandlung exogener Vergiftungen, des Leberkomas, der Urämie bis zu der von Immunerkrankungen reicht, muß eine Vielzahl von Substanzen durch die Adsorbenzien erfaßt werden [1362]. Im klinischen Einsatz spielen Aktivkohle und Ionenaustauscher die bedeutendste Rolle, da sie in der Lage sind, für die Intoxikation verantwortliche Substanzen zu adsorbieren.

3.2.1 Aktivkohle

Aktivkohle ist ein hochporöses Material, das durch Karbonisierung und Aktivierung von vorzugsweise organischen Substanzen wie Holz, Kohle, Torf, Kokosnußschalen u.a. hergestellt wird [318, 2508, 2593]. Die Aktivierung dient der Vergrößerung der inneren Oberfläche des karbonisierten Substrats und kann entweder durch Reagieren des Halbprodukts mit Dampf bei 900-1000 °C oder chemisch mit Hilfe von Zinkchlorid und/oder Phosphorsäure erfolgen [2508].

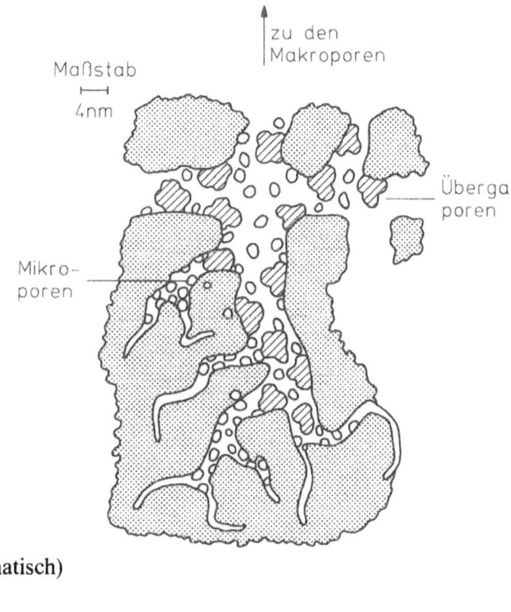

Abb. 37. Poren der Aktivkohle (schematisch)

Die innere Oberfläche einer guten Aktivkohle beträgt etwa 800-1200 m^2/g. Sie kann bis auf 2000 m^2/g gesteigert werden. Allerdings bewirkt dann die größere Porosität eine geringere mechanische Festigkeit. Die Adsorptionseigenschaften einer Aktivkohle hängen vorwiegend von der Größe der inneren Oberfläche (physikalische Adsorption) bzw. von der Anzahl der aktiven Zentren (chemische Adsorption) ab und werden darüber hinaus von der Porenverteilung der Aktivkohle bestimmt [2508]. Es ist üblich, zwischen Makroporen (größer als 50 nm), Übergangsporen (2-50 nm) und Mikroporen (kleiner als 2 nm) zu unterscheiden [2593] (Abb. 37). Je geringer der Anteil an Makro- und Übergangsporen einer Aktivkohle ist, desto höher ist die Geschwindigkeit der Adsorption und um so hochwertiger ist sie für die Hämo- bzw. Plasmaperfusion.

In extrakorporalen Detoxikationssystemen kommt Aktivkohle vorwiegend in drei Formen zum Einsatz:

1. Granulierte Aktivkohle - sie wird durch mechanische Zerkleinerung und Sieben von Aktivkohle hergestellt [761]. Beispiel: Aktivkohle aus Kokosnußschalen der Fa. Sutcliffe und Speakman, Typ 610, England.
2. Gepreßte granulierte Aktivkohle, hergestellt durch Pressen von karbonisiertem pulverisierten Material zu Granula und anschließender Aktivierung mit Dampf [407]. Beispiel: Norit RBX 1 der Fa. Norit (Clydesdale, Schottland).
3. Sphärische Aktivkohle, hergestellt durch Karbonisierung und Aktivierung von Polymerkugeln [55, 1842]. Beispiel: Petroleumkohle der Fa. Mitsubishi, Japan.

3.2.2 Ionenaustauscher

Ein Ionenaustauscher besteht aus einer unlöslichen Matrix, an die diffusible Ionen gebunden sind, die für einen Austausch gegen andere diffusible Ionen aus einem ungebundenen Medium befähigt sind. Je nach Ladung der diffusiblen Ionen an der Matrix werden Ionenaustauscher als Kationen- oder Anionenaustauscher bezeichnet. Für den Ionenaustausch sind vor allem die elektrostatischen Kräfte entscheidend, mit denen die Ionen an die polaren Gruppen des Ionenaustauschers gebunden sind. Deshalb verdrängen höherwertige Ionen in der Regel die Ionen mit niedrigerer Wertigkeit. Gleichzeitig kommt auch das Prinzip des chemischen Gleichgewichts zur Geltung, so daß locker gebundene Ionen in genügend großer Konzentration auch fester gebundene verdrängen können [318]. Für die Hämoperfusion werden vorrangig Ionenaustauscher benutzt, die keine ionogenen Gruppen an die Matrix gebunden haben und daher als neutrale bzw. ungeladene Ionenaustauscher oder einfach als Adsorberharze (Resine) bezeichnet werden. Ihre adsorptiven Eigenschaften hängen von der Größe der inneren Oberfläche bzw. dem durchschnittlichen Durchmesser der Poren der Matrix ab. Diese kann organischer Natur sein, z. B. aus kondensierten Polymeren, Additionspolymeren oder aus anorganischen Materialien bestehen [1616]. Für die extrakorporale Detoxikation werden am häufigsten Adsorberharze benutzt, deren Matrix aus einem Additionspolymer besteht. Es handelt sich um makroretikuläres Styrol-Divinylbenzol bzw. Acrylester-Divinylbenzol. In Tabelle 11 sind die bekanntesten in der Hämo- bzw. Plasmaperfusion bislang eingesetzten Adsorberharze dieses Typs dargestellt.

Die Adsorptionsrate, insbesondere für kleinmolekulare Substanzen wie Kreatinin und Harnsäure, scheint durch eine Karbonisierung von Adsorberharzen des

Tabelle 11. Adsorberharze für die Hämo/Plasmaperfusion

Typ	Oberfläche (m^2/g)	Porengröße (nm)	Material
Amberlite XAD 2	300	9	Copoly (styrendivinylbenzen)
Amberlite XAD 4	750	5	
Wofatit Y 56/70	450	8	
AR 1	640	120	
Amberlite XAD 7	450	8	Copoly (styrendivinylester)
Amberlite XAD 8	140	25	

Amberlite- bzw. Wofatit-Typs erhöht werden zu können [268, 2112]. Speziell ausgewiesene Typen sind der Amberlite XE 336 und Amberlite XE 344.

Neben den erwähnten Adsorberharzen werden auch anionische Ionenaustauscher, wie Dowex 1 × 1, 1 × 2, 1 × 4, Amberlite IRA 904 und IRA-93 [2315] für die Adsorption von Bilirubin (s. auch S. 543) sowie Dowex 50 W × 12 [535] und die Zeolite Ionsiv F-80 und W 85 [2300] für die Adsorption von Ammonium, verwendet. Maini benutzte Kationenaustauscher zur wirksamen Elimination von Paraquat [1617]. Zu erwähnen sind noch die anorganischen Ionenaustauscher Zirconiumphosphat zur Entfernung von Ammonium und Zirconiumoxid zur Adsorption von anorganischem Phosphat [935], da sie im Sorb-System zur Regeneration des Dialysats bzw. Hämofiltrats verwendet werden (s. S. 118).

3.2.3 Selektive Adsorbenzien

Aktivkohle und Adsorberharze verfügen nicht über selektive Adsorptionseigenschaften. Zwar gelingt es, durch Variation der Porengröße bei Adsorberharzen Prävalenzen für bestimmte Stoffgruppen zu schaffen [2508], doch kann man nicht umgehen, daß bei der Hämoperfusion eine Vielzahl physiologischer Substanzen, wie Aminosäuren und Hormone, entfernt werden [159, 995, 1383]. Durch eine spezifische Vorbehandlung, z. B. mit Aminosäuren bis hin zur Absättigung der Aktivkohle oder Adsorberharze, lassen sich Verluste von physiologischen Substanzen vermeiden [996].

Allerdings gibt es eine Reihe von Möglichkeiten, adsorbierende Systeme für die extrakorporale Detoxikation herzustellen, die eine selektive Entfernung bestimmter Stoffe zulassen.

3.2.3.1 Immobilisierung von spezifisch adsorbierenden Materialien

Unter Ausnutzung des Verfahrens der Affinitätschromatographie werden z. B. Antikörper an Agarose oder Zellulosekugeln gekoppelt und dadurch hochselektive Adsorbenzien geschaffen. Rawer beschrieb ein derartiges System zur Entfernung von Digitoxin [2038]. Auf der Basis dieses Prinzips lassen sich auch sog. Immunoadsorbenzien herstellen, die in der Lage sind, bestimmte Antikörper zu entfernen. So können durch Kopplung von gereinigtem Staphylokokkus-Protein A an Sepharose Plasmaperfusionssäulen zur effektiven Entfernung von IgG-Gammaglobulinen [1950] hergestellt werden. Nach diesem Prinzip ist auch die Herstellung von Adsorbenzien zur Elimination des Faktor-VIII-Inhibitors bzw. des Antiacetylcholinrezeptors möglich. Die Beseitigung dieser Substanzen ermöglicht eine Therapie der Hämophilie A bei Vorliegen eines Faktor-VIII-Inhibitors bzw. der Myasthenia gravis [1950].

3.2.3.2 Immobilisierung von Enzymen

Auch wenn mit diesem Verfahren keine Adsorbenzien im eigentlichen Sinne hergestellt werden, soll es wegen der Ähnlichkeit des Einsatzes und der Technologie genannt werden. Die Immobilisierung bestimmter Enzyme auf der Oberfläche von Agarose oder Zellulosekugeln bzw. -membranen gelingt mit Hilfe verschiedener Verfahren, wie z. B. der Bromcyanaktivierung oder der Vernetzung mit Glutaraldehyd. Die immobilisierten Enzyme sollen spezifische Reaktionen aktivieren, die der Beseitigung toxischer Substanzen dienen. Mit diesem Verfahren wird versucht, Enzyme wie Tyrosinase, Cytochrom P450, UDP-Glucoronyltransferase, Sulphotransferase u. a. für die extrakorporale Therapie des Coma hepaticum einzusetzen, um die Leberfunktion wenigstens teilweise zu entlasten [352, 2310]. Das Enzym Urease wird an Oberflächen immobilisiert, um Harnstoff bei der Therapie der Niereninsuffizienz zu entfernen. Allerdings gehört hierzu ein zweites System zur Elimination des sich bildenden Ammoniaks [1351, 1889, 1953, 2366]. Erwähnt sei auch die Möglichkeit, Enzyme bzw. Enzymsysteme nach dem Verfahren von Chang [437, 441] zu inkapsulieren, d. h. kleine Kapseln herzustellen, die in ihrem Aufbau natürlichen Zellen ähnlich sind und daher als „künstliche Zellen" bezeichnet werden.

Gerade bei der Entwicklung und Herstellung selektiver Adsorbenzien eröffnen sich für die Zukunft zahlreiche Einsatzmöglichkeiten, die eine wirkungsvollere und vor allem physiologischere Behandlung von Erkrankungen erwarten lassen, bei denen eine gezielte extrakorporale Detoxikation sinnvoll ist.

4 Plasmafraktionierung

Ziel einer Plasmapherese (s. S. 521) ist - von wenigen Ausnahmen abgesehen - die Elimination eines bestimmten pathognomonischen Proteins, das bei humoral-immunologisch vermittelten Erkrankungen (Autoantikörper-, Immunkomplexerkrankungen), verglichen mit den normalen Immunglobulinen, meist nur in Spuren im Plasma vorliegt. Um dieses Pathogen (Autoantikörper, zirkulierende Immunkomplexe) aus der Zirkulation zu entfernen, werden bei der unselektiven Plasmapherese mit jedem Liter ausgetauschten Plasmas ca. 75 g normaler Plasmaeiweiße (ca. 42 g Albumin, ca. 28 g Globuline, ca. 3 g Fibrinogen) verworfen und durch ca. 40-50 g Humanalbumin (bei bestimmten Indikationen auch Frischplasma) ersetzt. Die Zufuhr großer Mengen von Fremdeiweiß bei der Plasmapheresebehandlung ist jedoch nicht ohne Probleme (s. S. 314) und kann bei bis zu 25% der Behandlungen zu Nebenwirkungen führen. Außer dem Nebenwirkungsrisiko müssen bei der Plasmapherese auch die hohen Kosten der eiweißhaltigen Substitutionslösung berücksichtigt werden.

Es lag deshalb nahe, Eiweißtrennverfahren, wie sie seit Jahren im Labormaßstab eingesetzt werden, auf die Plasmapherese zu übertragen und somit das separierte Plasma aufzuarbeiten, das anschließend dem Patienten zurückinfundiert werden kann. Solche Plasmapheresevefahren werden unter dem Oberbegriff „Plasmafraktionierung“ zusammengefaßt und sind inzwischen technisch so weit gereift, daß ihr klinischer Einsatz bei einigen Erkrankungen bereits möglich ist.

Die Verfahren nutzen verschiedene physikochemische Prinzipien aus, z. B. den konvektiven Transport (Kaskadenfiltration) oder die Absorption, und sollen im folgenden näher beschrieben werden.

4.1 Kaskadenfiltration

Bei der Kaskadenfiltration (s. auch S. 53) wird das separierte Plasma einem weiteren Filtrationsschritt unterzogen, wobei der dazu benutzte Sekundärfilter hochmolekulare Eiweiße zurückhält, während ihn niedermolekulare Proteine ungehindert passieren können. Das Verfahren setzt Membranen voraus, die eine ausreichende Diskriminierung zwischen Albumin, das in jedem Fall zurückgewonnen werden soll, und dem zu entfernenden Pathogen ermöglicht (s. S. 53). Eine klinisch befriedigende Trennung ist zur Zeit zwischen Albumin (MG 66000 Dalton) und Proteinen mit einem Molekulargewicht von mehr als 500000 Dalton (z. B. IgM, β-Lipoprotein, zirkulierende Immunkomplexe) möglich. Eine Trennung zwischen Albumin und IgG (MG 160000 Dalton), wie sie für die Behandlung der meisten Autoimmunerkrankungen notwendig wäre, allein mit Hilfe von Oberflächenfiltern ist aufgrund der geringen Differenzen in der Molekülgröße nicht zu erwarten, könnte aber mit weiterentwickelten oberflächengeladenen Membranen möglich sein.

Neben den Membraneigenschaften bestimmen verfahrenstechnische Besonderheiten die Effizienz der Kaskadenfiltration. Hierzu gehören die Temperaturabhängigkeit des Filtrationsprozesses und die Alternative, ob die Filtration mit oder ohne Abfallfraktion vorgenommen wird.

4.1.1 Temperaturabhängigkeit

Plasmapherese und Kaskadenfiltration werden üblicherweise bei Raumtemperatur durchgeführt, was bei dem extrakorporalen Volumen von ca. 150–300 ml ohne Verwendung temperierter Filter zu einem Wärmeverlust mit Absinken der Bluttemperatur auf unter 35 °C während der extrakorporalen Behandlung führt. Da diese Temperaturunterschiede den Patienten keine Probleme bereiten (gelegentlich wird das Blut auch vor Rückgabe wieder auf 37–38 °C aufgewärmt), wird bisher auf die technisch aufwendige Konstanthaltung der Temperatur während des Plasmaseparations- und Plasmafraktionierungsschritts verzichtet. Publizierte Daten über Siebkoeffizienten oder Massenbilanzierungen bei der Kaskadenfiltration beziehen sich üblicherweise auf Behandlungen bei Raumtemperatur und berücksichtigen die stets auftretenden, aber geringen Temperaturdifferenzen nicht.

Unter der Vorstellung, daß Kryoglobuline, die bei einer Reihe von Immunerkrankungen nachweisbar sind, durch eine Plasmafiltration bei 4 °C aus dem Plasma extrahierbar sind, wurde das Verfahren der kontinuierlichen Kryofiltration entwickelt [1618]. Es basiert auf der Vorstellung, daß Kryoglobuline während der Abkühlung auf Temperaturen unter 10 °C ausfallen oder ein Gel bilden, was zu einer

Vergrößerung des Molekülverbands führt und somit eine Passage durch den Sekundärfilter verhindert. Speziell für die kontinuierliche Kryofiltration entwickelte Filter sind in Tabelle 8 aufgeführt.

Die Selektivität des Kryofiltrationsprozesses hinsichtlich der Kryoglobulinelimination hat sich jedoch nicht in der erwarteten Weise bestätigen lassen. Die Rückgewinnung von Albumin und Globulinen ohne Kryoglobulineigenschaften sollte durch den Kryofiltrationsprozeß nicht beeinflußt werden; sie wird jedoch ebenfalls in der Kälte vermindert und verringert somit die Effizienz des Verfahrens. Eine bessere Diskriminierung zwischen Albumin und Kryoglobulinen ist mit der kontinuierlichen Kryofiltration, verglichen mit der bei Raumtemperatur durchgeführten Kaskadenfiltration, nicht gewährleistet [267].

Neuere Untersuchungen deuten darauf hin, daß die Effektivität der Kaskadenfiltration evtl. bei Temperaturen zwischen 37 und 40 °C bessere Ergebnisse hinsichtlich der Albuminrückgewinnung und der Stabilität des Sekundärfilters erwarten läßt. Systematische Untersuchungen für den Temperaturbereich zwischen 40 °C und Raumtemperatur liegen jedoch noch nicht vor.

4.1.2 Verfahrenstechnische Möglichkeiten

Die Kaskadenfiltration kann prinzipiell in zwei Verfahrensweisen vorgenommen werden: Das Plasma wird in den Sekundärfilter geleitet, der entweder am Auslaß verschlossen ist („deadend operation mode") oder aus dem eine konstante Fraktion (z. B. 10%) des zugeführten Plasmas verworfen wird (s. Abb. 38).

Unter Verwendung ein und desselben Filters können in den beiden Verfahrensweisen sehr unterschiedliche Ergebnisse hinsichtlich der Albuminrückgewinnung und der Pathogenelimination erzielt werden. Dies soll im folgenden anhand eines Beispiels erläutert werden.

Wird ein Sekundärfilter mit einem Füllvolumen von 140 ml und einem Siebkoeffizienten für Albumin von 0,30 im „deadend mode" verwendet, so treten 30% des angebotenen Albumins durch die Membran hindurch. 70% des Albumins werden dabei zurückgehalten, wodurch sich im Filter eine immer höhere Albuminkonzentration aufbaut, die unter der Voraussetzung eines konstanten Albuminsiebkoeffizienten mit zunehmender Zeit zu einer immer höheren Albuminausbeute im Sekundärfiltrat führt. Wenn die Albuminkonzentration des Filtrats die Albuminkonzentration des zugeführten Plasmas erreicht hat, ist die maximal mögliche Wiedergewinnungsrate erreicht. Die Rückgewinnungsrate läßt sich nach folgender Formel berechnen [1595]:

$$R = \frac{\alpha}{\alpha+1}\left[1 - \frac{(1-S)\,(1-e^{S\alpha})}{\alpha \cdot S}\right] \cdot 100 \qquad \text{(Gl. 57)}$$

wobei R die Wiedergewinnungsrate in Prozent, α den Durchsatz (Filtratvolumen: Retentatvolumen) und S den Siebkoeffizienten bedeutet.

Im oben genannten Beispiel beträgt die Albuminrückgewinnungsrate bei einem Durchsatz von 2500 ml ca. 83% (s. Abb. 38). Gleichung 57 läßt sich auch verwenden, um den Prozentsatz des Pathogens zu berechnen, der dem Patienten zurückgeführt wird. Bei einem Siebkoeffizienten von 0,01 für das Pathogen werden mit steigen-

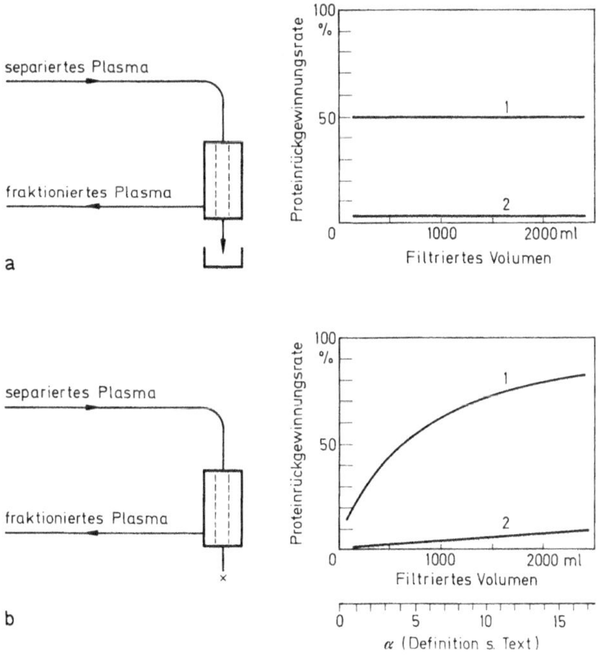

Abb. 38 a, b. Flußdiagramm der Kaskadenfiltration (**a** Filtration mit „Waste"-Fraktion, **b** „Deadend"-Filtration). Rechts dazugehörige graphische Darstellung der Rückgewinnungsraten für Albumin (1) und ein angenommenes Pathogen (2), unter Verwendung eines Sekundärfilters mit 140 ml Füllvolumen, Siebkoeffizient für Albumin 0,30 und für das Pathogen 0,01. Im Beispiel **a** Filtrationsfraktion 0,90

dem Durchsatz immer größere Mengen des Pathogens rückinfundiert - im angeführten Beispiel (Füllvolumen 140 ml) bei einem Durchsatz von 2500 ml ca. 8,9%.

Wird der gleiche Filter so eingesetzt, daß eine konstante Volumenfraktion des in den Filter geleiteten Plasmas verworfen wird (z. B. 10%) und das restliche Volumen (90%) dem Patienten zurückinfundiert wird, so ist die Rückgewinnungsrate weitgehend konstant und unabhängig von der Menge des filtrierten Plasmas. In diesem Falle läßt sich die Rückgewinnungsrate nach folgender Formel berechnen [1595]:

$$R = [1 - (1 - FF)^S] \cdot 100 \qquad \text{(Gl. 58)}$$

Hierin bedeutet FF Filtratfraktion (R und S wie in Gl. 57 definiert).

Im gewählten Beispiel beträgt die Rückgewinnungsrate bei einer Filtrationsfraktion von 0,9 für Albumin (angenommener lokaler Siebkoeffizient 0,30) 49,9% und für das Pathogen (angenommener lokaler Siebkoeffizient 0,01) 2,3%.

Diese verfahrenstechnische Darstellung zeigt, daß selbst mit Filtern, die für Albumin einen nicht als optimal anzusehenden Siebkoeffizienten von 0,3 haben, im Deadend-Verfahren Albuminrückgewinnungsraten von 80% möglich sind. Diesen theoretischen Erörterungen, die durch experimentell ermittelte Daten gestützt sind, stehen jedoch praktische Limitierungen entgegen: Besonders bei den ersten Behandlungen eines Patienten mit hohen Pathogenspiegeln (z. B. IgM-Paraproteinämie) kann im Sekundärfilter beim Deadend-Verfahren nach Filtration von

500–1000 ml Plasma infolge Verstopfens des Filters der Druck ansteigen (z. B. bis 400 mm Hg), was einen Abbruch des Kaskadenfiltrationprozesses mit Regeneration oder Ersatz des Filters durch ein neues Modul erfordert. Dies bedeutet aber hinsichtlich der erzielbaren Rückgewinnungsraten einen Wiederbeginn im Diagramm der Abb. 38 bei 0 ml Filtratvolumen. Wird dagegen eine konstante Filtrationsfraktion vorgegeben, so ist das Volumen, das bis zum Verstopfen des Filters filtriert werden kann, meist größer als im Deadend-Verfahren; dies wird aber meist durch eine geringere Albuminrückgewinnungsrate erkauft.

Moderne Kaskadenfiltrationsgeräte (s. S. 129) lassen sich in beiden Verfahrensweisen betreiben. Gelegentlich ist in den Sekundärkreislauf eine Rezirkulationsschleife integriert, deren Volumen dem Füllvolumen des Kaskadenfilters zugerechnet werden muß und die somit die Effektivität etwas vermindert.

4.2 Adsorptionsverfahren

Bei den Adsorptionsverfahren wird Plasma, das zuvor durch Plasmapherese gewonnen wurde, über eine Adsorptionssäule (Abb. 39) geleitet, wobei eine Proteinklasse oder im Idealfall nur das Pathogen extrahiert wird. Der Vorteil der Adsorptionsverfahren liegt in ihrer Selektivität gegenüber der Kaskadenfiltration und der unselektiven Plasmapherese. Die ersten klinischen Anwendungen von Adsorptionsverfahren wurden 1976 publiziert [1587]. Inzwischen sind mehr als 20 verschiedene Adsorptionssysteme beim Menschen eingesetzt worden [1596].

Nach der Art der Bindung des Pathogens an die Adsorptionssäule kann man 3 Prinzipien unterscheiden:

1. An die Oberfläche sind Antikörper gegen das zu entfernende Plasmaprotein gebunden, die über eine Antigen-Antikörper-Reaktion das Pathogen fixieren. Diese Reaktion ist äußerst spezifisch (Beispiel: LDL-Antikörper binden LDL).
2. Im Falle von Autoantikörpererkrankungen kann das natürliche Substrat des im Organismus vorkommenden Autoantikörpers an die Oberfläche fixiert werden, welches dann selektiv den entsprechenden Antikörper aus dem darübergeleiteten Plasma bindet (Beispiel: ds-DNS binden DNS-Antikörper).
3. Die Oberfläche trägt Substanzen, die über eine biochemische Interaktion in der Lage sind, mit bestimmten Plasmaproteinen Bindungen einzugehen und eine Pathogenextraktion zu ermöglichen (Beispiel: Heparin bindet LDL).

Im Gegensatz zur Kaskadenfiltration sind die Adsorptionssysteme bisher erst sehr wenig hinsichtlich Selektivität, Eliminationskapazität und Biokompatibilität untersucht.

Eine Sonderform der Adsorptionsbehandlung stellt die Plasmaperfusion über Protein-A-Säulen dar. Die Adsorptionskapazität von Protein-A-Säulen für IgG beträgt nur wenige Gramm (1 g Protein A bindet ca. 10 g IgG, Preis für 1 g Protein A ~45 000 DM); damit liegt die Eliminationseffizienz für dieses Immunglobulin deutlich unter der Effektivität eines normalen Plasmaaustausches.

Auch die beobachteten biologischen Effekte unterscheiden sich z. T. deutlich von der klassischen Plasmapherese. So wurde besonders bei Verwendung einiger Protein-A-Säulen bei Malignompatienten über das Auftreten von Rötung und

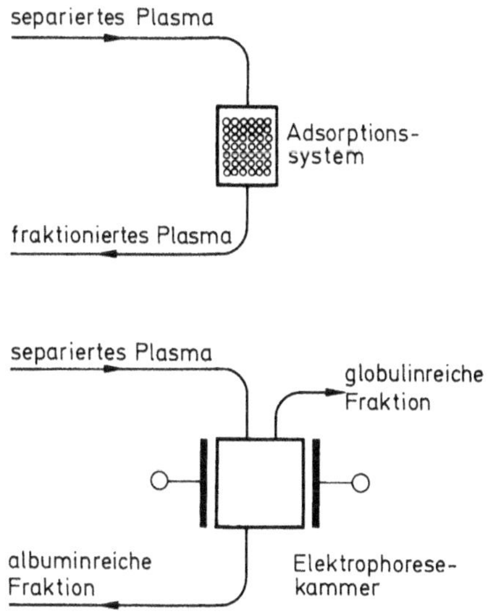

Abb. 39. Schematische Darstellung der Plasmafraktionierung mit Adsorptionsverfahren *(oben)* und Elektroplasmapherese *(unten)*

Schmerzen im Tumorbereich und eine nachfolgende Tumorregression im zeitlichen Zusammenhang mit der Perfusionsbehandlung berichtet. Solche Beobachtungen deuten auf einen Wirkungsmechanismus hin, der sich von der unselektiven Plasmapherese unterscheiden muß (z. B. Einschwemmung von Protein A in den Kreislauf des Patienten? Komplementaktivierung? Interleukinfreisetzung?).

4.3 Elektrophoretische Trennung

Dieses Verfahren nutzt die unterschiedliche elektrische Ladung der Plasmaproteine für eine Fraktionierung im elektrischen Feld aus (Abb. 39). Der Vorteil liegt in der breiten Einsetzbarkeit des Verfahrens, sofern das zu eliminierende Pathogen im Gammaglobulinbereich wandert. Während mit heute verfügbaren Kaskadenfiltrationsmembranen nur das Immunglobulin M entfernt werden kann, können mit der elektrophoretischen Trennung auch IgG und IgA fraktioniert werden.

Das einzige bisher am Patienten eingesetzte und „Elektroplasmapherese" genannte Verfahren [1976] erlaubt eine Trennung in eine albuminreiche Fraktion (enthält ca. 80% des in die Trennkammer eingeleiteten Albumins) und in eine gammaglobulinreiche Fraktion, die verworfen wird und die ca. 70% des in die Trennkammer eingeleiteten Gammaglobulins enthält.

Das Verfahren erscheint noch kompliziert und dürfte durch technische Weiterentwicklung vereinfacht werden.

4.4 Fraktionierung durch kombinierte Anwendung von physikalischen und chemischen Verfahren

Ein Modell für die kombinierte Anwendung verschiedener Trennverfahren wurde zur Elimination von LDL beschrieben [842]. Hierbei wird das separierte Plasma mit einem gleichen Volumen Heparinpuffer (pH 4,85) versetzt, wobei sich ein Heparin-LDL-Komplex bildet, der im sauren Milieu präzipitiert und in einem Filter zurückgehalten wird. Anschließend muß das Plasma durch Bikarbonatdialyse auf einen physiologischen pH-Wert eingestellt und durch Ultrafiltration auf das ursprüngliche Volumen eingeengt werden.

Dieses Verfahren zeigt sehr deutlich, wie durch Ausnutzung physikochemischer Eigenschaften des Pathogens eine relativ hohe Selektivität bei der Fraktionierung erreicht werden kann. Es ist zu erwarten, daß für andere gut definierte Pathogene ähnliche Systeme entwickelt werden.

II Geräte zur extrakorporalen Detoxikation

1 Der extrakorporale Blutkreislauf

Zum wiederholten Anschluß extrakorporaler Detoxikationsgeräte an den Blutkreislauf des Patienten hat sich die arteriovenöse Fistel (s. S. 164) durchgesetzt. Sie bedingt jedoch einen relativ hohen technischen Aufwand für den extrakorporalen Blutkreislauf. Im allgemeinen reicht der Druck des Blutes nicht aus, um einen hinreichenden Blutfluß durch den Dialysator zu realisieren. Dies gilt erst recht für den veno-venösen Anschluß. Die deshalb notwendige Blutpumpe bedeutet nicht nur eine mechanische Belastung des Blutes, sondern bringt die Gefahr des Eindringens von Luft auf der Saugseite der Pumpe bzw. von Blutverlusten durch Undichtigkeiten auf der Druckseite mit sich. Der extrakorporale Kreislauf muß daher hinsichtlich der Mitführung von Luft und der Druckverhältnisse sorgfältig und technisch zuverlässig überwacht werden. Abbildung 40 zeigt die wesentlichen Bestandteile eines extrakorporalen Blutkreislaufs. Üblicherweise wird sein zuführender Schenkel als „arteriell" und der vom Dialysator (bzw. Filter, Adsorber) wegführende als „venös" bezeichnet. Im arteriellen Schlauch vor der Blutpumpe befindet sich eine Überwachungsmöglichkeit für Unterdruck, die im einfachsten Fall aus einem kollabierenden Kunststoffkissen in der Leitung in Kontakt mit einem Mikroschalter oder aus einem Manometer mit Grenzwertüberwachung besteht. Bei ungenügendem Zufluß aus der arteriellen Punktionsstelle nimmt der Unterdruck zu, so daß bei Überschreiten eines vorwählbaren Schwellenwerts ein optischer und akustischer Alarm ausgelöst sowie die Blutpumpe angehalten wird.

Die in Abb. 40 eingezeichnete arterielle Magnetklemme ist nicht in jedem extrakorporalen Blutkreislauf vorhanden. Sie ermöglicht zusammen mit der venösen Klemme und einem Steuergerät die Blutzu- und -ableitung mit einer einzigen Punktionskanüle (Single-needle-Verfahren, s. S. 83).

Handelsübliche Blutschlauchsysteme enthalten im arteriellen Teil die Möglichkeit, Infusionen und Heparin zuzuleiten. Für Infusionslösungen liegt sie zweckmäßigerweise vor dem Pumpensegment, während eine exakt gesteuerte kontinuierliche Heparinisierung eine spezielle Dosierpumpe erforderlich macht, deren Zuleitungsstelle zwischen Dialysator und Blutpumpe liegen sollte. Auf diese Weise wird eine zusätzliche Gefahrenquelle für das Ansaugen von Luft vermieden. Als Heparinpumpen eignen sich Spritzenpumpen (z. B. Perfusor) oder schrittmotorgesteuerte Rollenpumpen mit Förderleistungen bis zu ca. 10 ml/h.

Nicht in jedem Fall vorhanden, aber wünschenswert, ist eine Tropfkammer vor dem Detoxikationselement (Dialysator, Hämofilter, Plasmafilter, Adsorberkapsel), um evtl. mitgeführte Luft abzuscheiden.

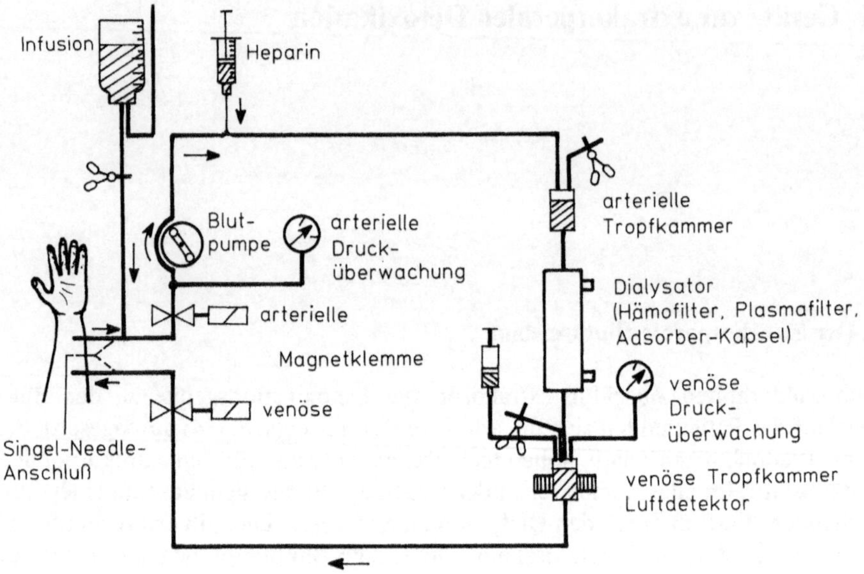

Abb. 40. Der extrakorporale Blutkreislauf für die apparative Detoxikation (schematisch)

Im venösen Schlauch ist eine Tropfkammer für die Luftabscheidung im Interesse der Sicherheit der Patienten unbedingt erforderlich. Das Absinken des Blutspiegels in dieser Kammer, bzw. die Mitführung von Luftbläschen, kann an dieser Stelle mit Hilfe eines Luftdetektors überwacht werden. Manche Hersteller bevorzugen die Adaptation eines Luftdetektors direkt an den venösen Schlauch. An der venösen Tropfkammer befinden sich Verbindungsschläuche für den Anschluß von Spritzen und die Ableitung des venösen Drucks. Für die Überwachung des venösen Drucks eignen sich nur Manometer mit einstellbaren Alarmgrenzen und hoher Anzeigegenauigkeit (±1 kPa, 7,5 mm Hg; Meßbereich 0 bis +40 kPa, 0–300 mm Hg). Enthält der extrakorporale Blutkreislauf eine Adsorberkapsel, so empfiehlt sich die Kontrolle des Drucks vor und hinter der Kapsel, um rechtzeitig die dabei größere Tendenz zur Thrombosierung erkennen zu können.

Um das Blut vor Kontamination und die Manometer vor Blut zu schützen, sollte eine Isolationskammer mit Diaphragma oder einem hydrophoben Filter zwischengeschaltet werden. Derartige Isolatoren für Blutdruckmeßleitungen sind als Einmalartikel erhältlich.

Zwischen der venösen Tropfkammer und der venösen Punktionskanüle befindet sich als wesentliches Sicherheitselement eine Magnetklemme, die sich bei primär lebensbedrohlichem Alarm schließt, wobei natürlich auch die Blutpumpe automatisch angehalten wird (Luft im Blutsystem, Blutleck).

Zu einem optimal monitorisierten extrakorporalen Blutkreislauf gehört eine Meßsonde für den Blutfluß Q_B, da dieser die Clearance des Detoxikationselements, gleichgültig, ob Dialysator, Hämofilter oder Adsorberkapsel, entscheidend mitbestimmt (s. S. 35). Kommerzielle Detoxikationsgeräte enthalten wegen des hohen Kostenaufwands bisher leider keine Meßmöglichkeit für den Blutfluß. Wegen ihrer

Bedeutung für Effektivitätsuntersuchungen extrakorporaler Detoxikationsverfahren werden später Methoden zur Messung des Blutflusses näher beschrieben. Zunächst wird auf die wichtigsten Bestandteile des extrakorporalen Blutkreislaufs - Blutpumpe, Luftdetektor, Single-needle-Einrichtung - eingegangen.

1.1 Blutpumpen

Die Anforderungen an eine Blutpumpe lassen nur wenige technische Lösungsvarianten zu. Eine universell einsetzbare Blutpumpe muß folgende Eigenschaften haben:

- Kontaminationssicherheit und Sterilität des Förderraums
- minimale Traumatisierung der Blutzellen
- von den Druckverhältnissen im extrakorporalen System weitgehend unabhängiger Perfusionsdruck von mindestens 100 kPa (750 mm Hg) auf der Druckseite und −25 kPa (−187,5 mm Hg) auf der Saugseite
- stufenlos einstellbare Förderung bis zu 600 ml/min
- geräuscharmer Lauf.

Diese Forderungen sind nur mit peristaltisch arbeitenden Schlauchpumpen oder mit Membranpumpen näherungsweise zu erfüllen. Membranpumpen verursachen bei sorgfältiger Bauweise nur sehr geringe Hämolyse und werden deshalb mitunter für die Langzeitperfusion bei Herz-Lungen-Maschinen eingesetzt. Für die extrakorporale Detoxikation sind Membranpumpen kaum geeignet, da sie sich nicht kostengünstig bei gleichbleibenden Eigenschaften in ein Einmalgebrauchs-Schlauchsystem integrieren lassen. Peristaltisch arbeitende Schlauchpumpen beruhen auf dem Prinzip der periodischen Auswalkung eines Schlauchsegments, die entweder durch nacheinander betätigte Stößel (Fingerpumpe) oder durch Förderrollen realisiert werden kann. Fingerpumpen haben sich wegen ihrer relativ hohen Hämolyserate und komplizierten Bauweise nach anfänglicher Verwendung in der Dialysetechnik nicht durchgesetzt.

Allgemein in Gebrauch für extrakorporale Blutkreisläufe aller Art sind Rollenpumpen, bei denen ein elastischer Kunststoffschlauch (bevorzugt Silikonkautschuk) periodisch auf einem zylindrischen Gegenlager durch Förderrollen ausgepreßt wird. In Gebrauch sind auch Rollenpumpen ohne Gegenlager, bei denen die Schlauchokklusion durch Spannen des Pumpenschlauchs über die Arbeitsrollen erreicht wird. Bei diesem Typ ist die Schlauchokklusion nicht vollständig, so daß der Förderdruck begrenzt ist.

Die vollokklusive Rollenpumpe wird in unterschiedlichen Bauformen am häufigsten gebraucht. Die meisten Hersteller bevorzugen Zweirollenpumpen als Kompromiß zwischen der Einrollenpumpe (geringe Hämolyse, starke Pulsation) und der Drei- bzw. Vierrollenpumpe (höhere Hämolyse, geringe Pulsation).

Der Okklusion des Pumpenschlauchs ist erhöhte Aufmerksamkeit zu widmen. Unvollständige Okklusion vermindert nicht nur die Förderleistung, sondern kann durch Turbulenzen im Rückstrom Hämolyse verursachen. Wegen der Traumatisierung des Blutes ist auch unnötig starker Anpreßdruck der Rollen schädlich. Übermäßige Okklusion kann auch zu Partikelabrieb und Schlauchrupturen führen. Optimal, aber aufwendig ist die Einstellung der Abstände zwischen Rollen und Widerlager auf den jeweiligen Pumpenschlauch vor jedem Gebrauch. Häufig besitzen Rollenpumpen federnd gelagerte Andruckrollen, wodurch eine mehr oder weniger gute selbsttätige Anpassung an verschiedene Pumpenschläuche erreicht wird.

Als Antrieb für den Blutpumpenrotor werden i. allg. spannungsgeregelte Niederspannungs-Gleichstrommotoren verwendet, da sich hierbei die Förderraten von Null beginnend feinfühlig einstellen lassen. Höheren Ansprüchen an Geräuscharmut und Fördergenauigkeit genügen die teureren Schrittmotoren.

1.2 Luftdetektoren

Von einem idealen Luftdetektor ist zu fordern, daß er auf ein Sinken des Blutspiegels in der venösen Tropfkammer, auf grobe mitgeführte Luftblasen und feines Blut-Luft-Gemisch (Schaum) empfindlich anspricht. Für die Ansprechempfindlichkeit existiert bisher kein allgemein anerkannter internationaler Standard. Das AAMI/ASAIO-Standard-Committee für Hämodialyse der USA fordert eine Empfindlichkeitsschwelle von 0,2 ml Luft/min [2285]. Die Hersteller von Luftdetektoren verwenden betriebsinterne Prüfvorschriften. Nur vereinzelt werden dem Anwender Hinweise für die Prüfung von Luftdetektoren gegeben, wie z. B. von der Cordis Dow Corp. (Ansprechen auf Luftblasen von 2 µl, Injektion einer entsprechenden Luftblase in den venösen Blutschlauch mit Hilfe einer 10-µl-Spritze).

Als Hauptursachen für den Einstrom von Luft in das extrakorporale System kommen in Betracht:
- herausgezogene arterielle Kanüle
- Undichtigkeiten im arteriellen Blutschlauch auf der Saugseite der Blutpumpe
- leerer, nicht abgeklemmter Infusionsbehälter
- Zuförderung von Luft über ein undichtes Heparinisierungssystem
- Diffusion über die Dialysemembran bei schlecht entgaster Spüllösung.

Folgende physikalische Wirkprinzipien sind für den Nachweis von Luft in blutführenden Schlauchsystemen technisch verwertbar:

1.2.1 Lichtabsorption

Die stark unterschiedliche Absorption und Streuung von Licht im Blut und in Luft kann genutzt werden, um eine Lichtschranke beim Sinken des Blutspiegels in der venösen Tropfkammer ansprechen zu lassen. Die Lichtschranke ist quer zur Tropfkammer angeordnet und der Lichtpfad zwischen Lichtquelle (Lämpchen oder Lumineszenzdiode) und Lichtempfänger (Fotozelle, Fotowiderstand, -diode oder -transistor) im fehlerfreien Fall unterbrochen [1678]. Ein derartiger optoelektronischer Luftdetektor kann allerdings nur das Sinken des Blutspiegels, nicht aber Schaumbildung erkennen. Eine Empfindlichkeitssteigerung ist durch Infrarotlicht möglich, eine zuverlässige Funktion damit jedoch nicht zu erreichen [2284]. Optoelektronische Luftdetektoren sind deshalb kaum noch in Gebrauch.

1.2.2 Dielektrizitätskonstante

Die relativen Dielektrizitätskonstanten von Blut und Luft unterscheiden sich um zwei Größenordnungen [187]. Hieraus ergibt sich eine empfindliche Nachweismöglichkeit von Luft in blutführenden Systemen. An gegenüberliegenden Seiten der venösen Tropfkammer werden Kondensatorplatten angeordnet. Die so entstehende Kapazität liegt als frequenzbestimmendes Element in einem Oszillatorkreis. Bei Eindringen einer Luftblase in das Dielektrikum Blut wird der Oszillator verstimmt und so ein elektrisches Signal für die Alarmauslösung gewonnen [219]. Kapazitive Luftdetektoren können empfindlich sowohl gegen Luftblasen und Sinken des Blutspiegels als auch gegen Schaum gestaltet werden. Allerdings ist ihre Zuverlässigkeit begrenzt. Volumenänderungen der venösen Tropfkammer (Druckänderungen) und der Blutviskosität verstimmen den Detektor, so daß Fehlalarme häufig sind und eine Abstimmung vor jeder Verwendung notwendig ist. Der kapazitive Luftdetektor wird zunehmend vom zuverlässigeren Ultraschall-Luftdetektor verdrängt.

1.2.3 Ultraschallreflexion

Die Schallwellenwiderstände von Luft und Flüssigkeiten sind extrem unterschiedlich (1:4000), so daß eine Ultraschallwelle nach Durchlaufen von Blut an der Grenzfläche zu Lufteinschlüssen praktisch 100%ig reflektiert wird. Moderne Ultraschallgeber und -empfänger bestehen aus piezoelektrischen Keramikplättchen, die sich leicht an die venöse Tropfkammer bzw. an den blutführenden Schlauch adaptieren lassen. Natürlich dürfen sich zwischen den Schallköpfen und dem Schlauch keine Luftschichten befinden. Es empfiehlt sich, die Anpassungsflächen leicht einzufetten. Die Reflexion eines Schallstrahls durch grobe Lufteinschlüsse und seine Dämpfung auch durch feinste Bläschen ist elektronisch leicht auszuwerten und macht Ultraschallsysteme zu empfindlichen Luftdetektoren auch für Schaum. Die Schallintensität kann weit unterhalb physiologisch wirksamer Dosen gehalten werden, so daß eine Blutschädigung nicht zu befürchten ist.

1.3 Messung des Blutflusses

Der Blutfluß, auch als Blutstromstärke bezeichnet, hat die Dimension Volumen/Zeiteinheit und wird in der Regel in der Einheit ml/min angegeben. Für die Bestimmung der Clearance extrakorporaler Detoxikationsmethoden ist die Messung des Blutflusses unerläßlich. Folgende Verfahren stehen hierfür zur Verfügung:

1.3.1 Kalibrierung der Blutpumpe

Viele Blutpumpen sind mit einer Anzeige der Motordrehzahl versehen, die zumeist in ml/min Blutfluß für den firmenspezifischen Pumpenschlauch umgeeicht ist. Da aber sowohl der Druck im Schlauch vor und hinter der Blutpumpe als auch Fertigungstoleranzen und Materialermüdung den Blutfluß stark beeinflussen, ist die Zuverlässigkeit der Anzeige gering. Für die Routine kann aber der ungefähre Blutfluß abgeschätzt werden.

1.3.2 „Bubble-flow"-Methode

Bei diesem leicht durchzuführenden und deshalb weitverbreiteten Verfahren wird eine Luftblase in den Blutschlauch injiziert und ihre Wanderungsgeschwindigkeit mit Hilfe einer Stoppuhr bestimmt. Dazu muß das Volumen des für die Messung verwendeten Schlauchstücks möglichst genau bekannt sein. Das ist durch Ausmessen der Schlauchdimensionen oder besser durch Pipettieren leicht möglich. Es werden Schlauchsysteme angeboten, die mit Markierungen der vorgesehenen Meßstrecke versehen sind und die Ermittlung des Blutflusses aus der gestoppten Zeit mit Hilfe einer Tabelle gestatten. Folgende Fehlerquellen sind aber zu beachten:

- Die Meßstrecke muß eine Mindestlänge von 50 cm haben, für höhere Ansprüche an die Meßgenauigkeit sollte eine Strecke von 2 m nicht unterschritten werden.
- Um den Einfluß der Schwerkraft (Auftrieb der Luftblasen) auszuschließen, muß die Meßstrecke waagerecht liegen.

Auch bei größter Sorgfalt sind Meßfehler nicht auszuschalten, die auf Fertigungstoleranzen des Schlauchs, unterschiedliche Blutviskosität und Beeinflussung der Schlauchelastizität durch die Bluttemperatur zurückzuführen sind.

Durch objektive Zeitmessung mit Hilfe optischer Sensoren kann die Genauigkeit der „Bubble-flow"-Methode auch für relativ kurze Meßstrecken (50 cm) auf ca. ±5% gesteigert werden. Derartige Meßgeräte werden als Zubehör für Hämodialysegeräte angeboten (Blood Flowmeter RS-4300, renal systems).

1.3.3 Elektromagnetische Flußmessung

Wird ein elektrischer Leiter quer zu einem homogenen Magnetfeld bewegt, so wird in diesem Leiter eine elektrische Spannung induziert, die der Geschwindigkeit des Leiters direkt proportional ist. Da Blut ein elektrisch leitfähiges Medium ist, kann dieses Prinzip für die Blutflußmessung verwendet werden [187]. Elektromagnetische Blutflußmeßgeräte sind im Handel und aus gut ausgerüsteten Forschungslabors für die extrakorporale Detoxikation nicht wegzudenken (Blood Flow Meter 376, A/S Nycotron). Der relativ hohe Aufwand für die elektronische Verarbeitung der Meßgröße bedingt den hohen Preis elektromagnetischer Flowmeter und der zugehörigen Meßsonden. Da die Meßsonde direkt vom Blut durchströmt werden muß, ist eine Infektionsgefahr bei unzureichender Sterilisierung vorhanden. Vorteilhaft sind jedoch die erreichbare Meßgenauigkeit von ±3%, die Möglichkeit der Integration des pulsatilen Blutflusses über Zeiträume bis zu einigen Minuten und der Registrierung des Blutflusses.

1.3.4 Ultraschall-Flußmessung

Als Meßprinzip wird der Dopplereffekt verwertet, demzufolge ein bewegter Reflektor eine Frequenzverschiebung am Empfangsort eines Schallstrahls verursacht, die der Geschwindigkeit des Reflektors proportional ist. Seine Abmessungen müssen in der Größenordnung der Wellenlänge des verwendeten Schallstrahls liegen. Werden höchste Ultraschallfrequenzen im MHz-Bereich verwendet, so können im Blut mitgeführte Singularitäten, wie feinste, vom Luftdetektor noch tolerierte Luftbläschen, als Reflektoren dienen und so den Dopplereffekt für die Blutflußmessung nutzen.

Auch Ultraschall-Flowmeter sind im Handel, hinsichtlich ihrer Meßgenauigkeit von ca. ± 10% [2285] aber bisher dem elektromagnetischen Blutflußmesser unterlegen. Vorteilhaft ist der indirekte Kontakt der Meßsonde mit dem Blut. Es ist lediglich eine feste Ankopplung von Schallsender und -empfänger an den Blutschlauch bzw. an ein kalibriertes, zum Wegwerfsystem gehörendes Rohr erforderlich.

1.4 Single-needle-Technik

Hauptanliegen des von Kopp im Jahre 1973 angemeldeten Patents zur Einnadeldialyse [1397] ist die Schonung der arteriovenösen Fistel durch Verringerung der Punktionen um 50%. Hierbei werden arterielles und venöses Ende des extrakorporalen Kreislaufs über ein y-Stück zusammengefaßt (Abb. 41). Außer der üblichen venösen Magnetklemme ist eine arterielle Klemme vorhanden. Zunächst öffnet sich die arterielle Klemme, während die venöse geschlossen bleibt. Die Blutpumpe fördert so viel Blut in das Schlauchsystem, einschließlich Dialysator, bis der venöse Druck hinter dem Dialysator einen vorgewählten Wert erreicht. Der Druckmonitor schaltet nun die Magnetklemmen um, so daß die arterielle Klemme geschlossen und die venöse Klemme geöffnet wird. Das im Dialysator und im Schlauchsystem gestaute Blut kann nun durch die Kanüle abfließen, bis ein unterer vorgewählter Druckschwellenwert erreicht ist, der die Umschaltung auf die arterielle Ansaugpha-

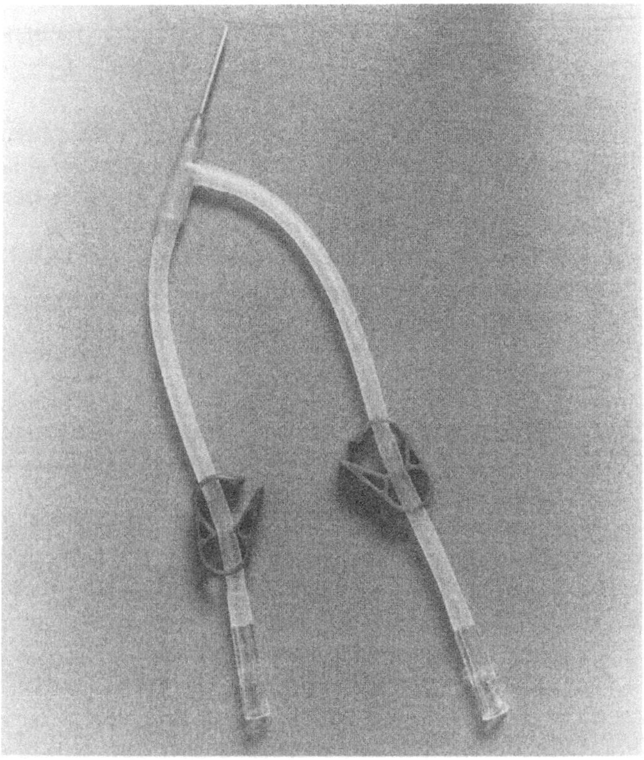

Abb. 41. Einnadel-y-stück zur Hämodialyse

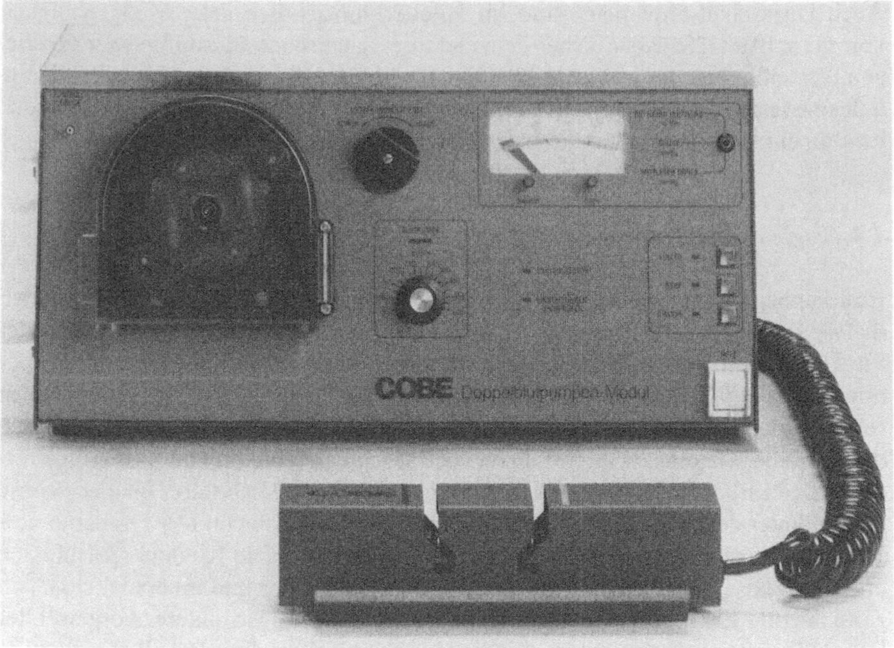

Abb. 42. Zusatzblutpumpe für Single-needle-Dialyse

se bewirkt. Außer dieser Druck/Druck-Steuerung der Schaltzyklen besitzen manche Single-needle-Monitore auch die Möglichkeit der Zeitvorwahl für die Zyklen bzw. eine Druck/Zeit-Steuerung.

Auf die arterielle Klemme kann verzichtet werden, wenn die Blutpumpe, die in Ruhestellung den arteriellen Schlauch abklemmt, ein- und ausgeschaltet wird.

Das Single-needle-Verfahren nach Kopp hat neben dem Vorteil der reduzierten Traumatisierung der Fistel jedoch auch einige Nachteile:

- verminderte Effektivität aufgrund eines vergleichsweise kleineren mittleren Blutflusses und einer unvermeidbaren und schwer zu kontrollierenden Blutrezirkulation
- Zwangsultrafiltration wegen des notwendigerweise hohen venösen Schaltdrucks
- zusätzlicher technischer Aufwand.

Die Zwangsultrafiltration kann allerdings vermindert werden, wenn ein Hämodialysegerät mit Transmembrandrucksteuerung oder besser mit Ultrafiltrationsratenvorwahl zur Verfügung steht.

Eine andere Möglichkeit, die daneben auch eine Verbesserung der Effektivität der Single-needle-Dialyse bewirken kann, ist das Doppelpumpen-Single-needle-Verfahren (Abb. 42). Hierbei wird die venöse Klemme durch eine zweite Blutpumpe ersetzt, so daß eine aktive Abförderung des Blutvolumens erfolgen kann. Arterielle und venöse Blutpumpe schalten wechselseitig, die Umschaltung erfolgt durch Festlegung der Druckschwellenwerte auf dem Druckmonitor. Diese können aufgrund der aktiven Abförderung tieferliegen und so variiert werden, daß der gewünschte transmembrane Druck erreicht wird.

Der Detoxikationseffekt aller Single-needle-Verfahren wird von drei Größen wesentlich beeinflußt, der Compliance des Dialysators, dem Rezirkulations- und dem Hubvolumen. Das Hubvolumen ist die während der arteriellen Einströmphase in das System geförderte Blutmenge. Es ist um so größer, je höher die Dehnbarkeit (Compliance = Volumenänderung/Druckänderung) des Dialysators ist. Eine Rezirkulation schon gereinigten Blutes entsteht durch die nochmalige Förderung des im Totraum vor der Verzweigung des y-Stücks befindlichen Volumens und eines Anteils des Blutvolumens im venösen Rücklaufschlauch zwischen venöser Klemme (oder Pumpe) und y-Stück, der durch die Compliance dieses Schlauchstücks bestimmt wird. Typische Zykluszeiten der arteriellen Einströmphase liegen bei 3-5 s. Bei einem Blutfluß von 200 ml/min beträgt das Hubvolumen 10-17 ml. Die Compliance eines 2 m langen venösen Blutschlauchs liegt in der Größenordnung von 5 ml/15 kPa. Druckspitzen bis zu 15 kPa können vor der arteriellen Blutpumpe während ihrer Laufzeit ohne weiteres entstehen, so daß allein die Compliance des venösen Rücklaufschlauchs ein erhebliches Rezirkulationsvolumen im Vergleich zum Hubvolumen liefern kann.

Für die Optimierung der Single-needle-Dialyse ist daher darauf zu achten, daß

- das Rezirkulationsvolumen klein gehalten wird; d.h. Verwendung von y-Single-needle-Verbindern mit kleinem Totraum und Plazierung der venösen Klemme bzw. Pumpe möglichst nahe an der Punktionsstelle
- das Hubvolumen im Vergleich zum Rezirkulationsvolumen groß ist.

Letzteres kann durch eine hohe Compliance des Dialysators erreicht werden. In dieser Hinsicht sind Plattendialysatoren (Compliance um 4 ml/kPa) wesentlich besser geeignet als Kapillardialysatoren (Compliance um 0,1 ml/kPa) [30]. Stehen nur Dialysatoren mit geringer Compliance zur Verfügung, sollte nach Möglichkeit eine Expansionskammer mit ausreichender Elastizität vor den Dialysator geschaltet werden.

Die Effektivität der Single-needle-Verfahren in Abhängigkeit von der verwendeten Technik (Zweiklemmen- oder Doppelpumpenverfahren) und dem Dialysatortyp im Vergleich zur herkömmlichen Zweinadeldialyse kann der Abb. 43 entnommen werden. Die Effektivität wurde anhand der Senkung des Serumkreatinins beurteilt. Danach kann die Single-needle-Dialyse bei Verwendung des Doppelpumpenverfahrens und eines Plattendialysators nahezu die Effektivität der Zweinadeldialyse erreichen [30]. Bei Verwendung eines Spulendialysators soll es hinsichtlich der Harnstoff- und Kreatininelimination ebenso wirksam wie die Zweinadeldialyse sein [2582].

Eine Rezirkulation aus der AV-Fistel vor der arteriellen Pumpe ist bei schlechter Funktion der Fistel immer möglich und kann durch keine Maßnahmen im extrakorporalen Kreislauf vermieden werden. Die Single-needle-Dialyse sollte daher möglichst nur bei Patienten mit einwandfreier Fistel angewendet werden. In Dialysezentren mit weitgehender Anwendung der Single-needle-Technik, besonders in Belgien und in der Schweiz (1979 50-67% Single-needle-Dialysen [2581]), stehen deshalb als Motivation die Schonung der AV-Fistel und der erhöhte Komfort für den Patienten im Vordergrund. Natürlich kann die Single-needle-Technik bei Fistelproblemen und insbesondere in der Kinderdialyse unumgänglich sein. Das Verfahren eignet sich insbesondere für Hämodialysen bei akuter Niereninsuffizienz

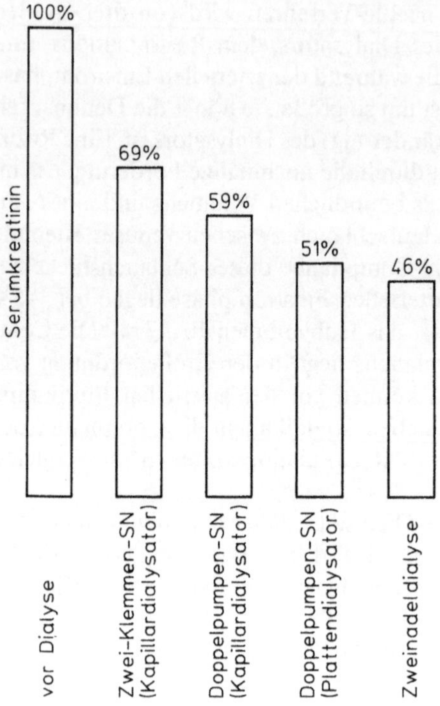

Abb. 43. Effektivitätsvergleich verschiedener Single-needle-Verfahren bei einem Patienten mit gut funktionierender AV-Fistel. (Ahrenholz et al. [30])
SN = Single Needle

unter Verwendung eines großlumigen Venenkatheters (Shaldon-Katheter) zur venovenösen Dialyse (s. S. 354). In gleicher Weise kann bei verspätet eingewiesenen Patienten mit terminaler Niereninsuffizienz bis zur Funktion der arteriovenösen Fistel verfahren werden. Dann ist aber die Effektivität der Dialysebehandlung durch Messen eines leicht zugänglichen Parameters, wie z. B. des Serumkreatinins, zu überprüfen.

Nicht zu vernachlässigen ist die Wahl der Punktionskanüle für die Single-needle-Dialyse. Wegen der hohen momentanen Blutflußgeschwindigkeit und entsprechenden Druckspitzen saugen sich normale Kanülen leicht an der Gefäßwand an und verletzen die Intima. Für die Single-needle-Dialyse werden deshalb Spezialkanülen mit seitlicher Öffnung angeboten, die diesen Nachteil weitgehend ausschalten.

Eine koaxiale, doppellumige Kanüle [976, 2468] ermöglicht es, den technischen Mehraufwand der Single-needle-Verfahren zu vermeiden und seine Nachteile
- diskontinuierlicher Blutfluß
- exzessive Ansaug- und Rücklaufdrücke
- schwer kontrollierbare Rezirkulations- und Pendelvolumina

auszuschalten und trotzdem mit einer einzigen Punktion auszukommen. Die bisherigen experimentellen und klinischen Ergebnisse lassen die Doppellumenkanüle als brauchbare Alternative nicht nur zum Single-needle-Verfahren nach Kopp oder mit Doppelpumpe, sondern auch zur herkömmlichen Zweinadeldialyse erscheinen [733, 2468]. Die Nachteile der koaxialen Doppellumenkanüle

- relativ großer Kanülendurchmesser
- größeres Trauma der Einzelpunktion
- relativ große Zwangsultrafiltration infolge hoher Strömungswiderstände

haben ihre allgemeine Einführung in die klinische Praxis als Routinemethode allerdings bisher verhindert.

2 Geräte für die Hämodialyse

2.1 *Begriffsbestimmung*

Der im weiteren gebrauchte Begriff des Hämodialysegeräts beschreibt eine technische Einrichtung, die alle notwendigen Baugruppen für die Durchführung des Therapieverfahrens „Hämodialyse" enthält. Darunter fallen:

a) Technische Hilfsmittel zur Schaffung und Überwachung eines extrakorporalen Blutkreislaufs (s. S. 77)
b) Baugruppen zur Führung der Spüllösung zum und des Dialysats vom Dialysator und der dabei erforderlichen Monitorisierung
c) Baugruppen zur Zubereitung der Spüllösung, zu ihrer Erwärmung und Entgasung (Individualgeräte).

Die Kombination mehrerer unabhängiger (aber miteinander kommunizierender) Beistellgeräte zu einem Gesamtsystem ist möglich. Dies betrifft speziell die notwendigen technischen Einrichtungen für den extrakorporalen Kreislauf und die Spüllösungszubereitung und -überwachung. Vorwiegend ältere Hämodialysegeräte beruhen teilweise auf diesem Prinzip der Einzelbaugruppen; moderne Geräte enthalten in den meisten Fällen alle für die Hämodialyse notwendigen technischen Einrichtungen in einer Einheit (Abb. 44).

2.2 *Führung der Spüllösung*

Ein wesentliches Charakteristikum eines Hämodialysegeräts ist die Art, wie der Dialysator mit der Spüllösung beschickt wird. Die Abb. 45 liefert einen schematischen Überblick über die möglichen Varianten.

a) Rezirkulationssysteme (offen oder geschlossen)
Eine fest vorgegebene Spüllösungsmenge von 20 l bis etwa 100 l wird durch ein Fördersystem kontinuierlich über den Dialysator rezirkuliert und sättigt sich dabei mit zunehmender Zeit mit dialysablen Substanzen aus dem Patientenblut auf. Rezirkulationssysteme erfordern generell Flußraten der Spüllösung zwischen 1000 und 2000 ml/min. Im Gegensatz zu den offenen Rezirkulationssystemen, die einen Druckausgleich nach außen aufweisen, sind geschlossene Rezirkulationssysteme gegenüber dem Außendruck hermetisch abgedichtet. Offene Rezirkulationssysteme sind eine Voraussetzung für den Betrieb von Spulendialysatoren. Geschlossene Rezirkulationssysteme sind für die exakte Kontrolle der Ultrafiltratmenge von Bedeutung (s. S. 108). Die Anreicherung von dialysablen Substanzen im fest vorgegebenen Spüllösungsvolumen bedingt einen mit der Zeit exponentiell abfallenden Konzen-

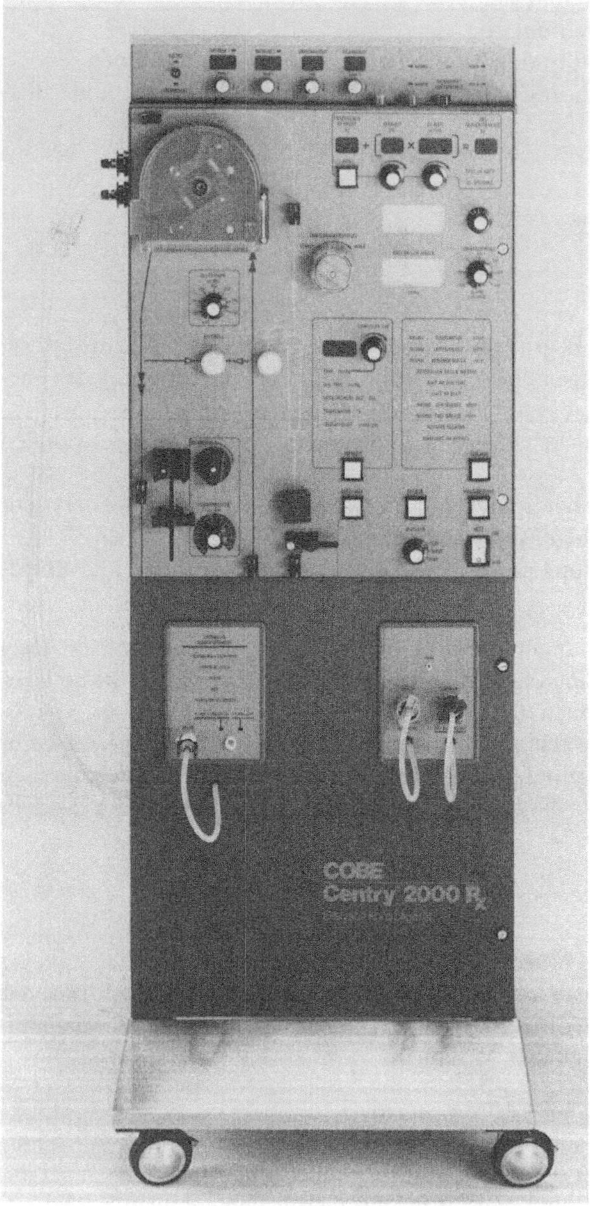

Abb. 44. Modernes Hämodialysegerät mit integrierten Baugruppen, zur Verwendung von azetat- und bikarbonathaltiger Spüllösung geeignet, mit automatischer Ultrafiltrationssteuerung und Variabilität der Natrium- und Bikarbonatkonzentration in der Spüllösung

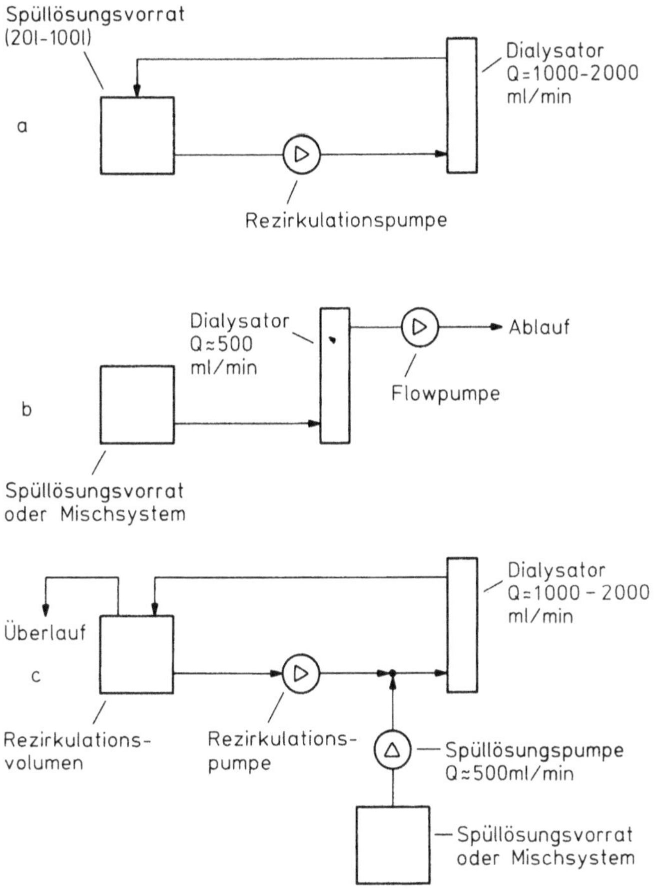

Abb. 45 a–c. Führung der Spüllösung zur Hämodialyse (**a** Rezirkulationssystem, **b** Single-pass-System, **c** Semi-single-pass-System)

trationsgradienten zwischen Blut und Dialysat und damit eine verminderte Dialyseeffektivität. Das Blut enthält jedoch eine Reihe von Substanzen (Vitamine, Enzyme, Aminosäuren usw.), deren Entfernung zwar unerwünscht ist, die jedoch aufgrund ihres Molekulargewichts die Dialysemembran passieren. Die Depletion solcher Stoffe ist aufgrund der zunehmenden Sättigung des verfügbaren Dialysatvolumens bei Rezirkulationssystemen geringer.

Rezirkulationssysteme erfordern einen vergleichsweise geringen technischen Aufwand und lassen sich kostengünstig betreiben. Als ihre wesentlichen Nachteile müssen die zeitlich nachlassende Dialyseeffektivität und die günstigen Wachstumsbedingungen für Mikroorganismen angesehen werden.

b) Single-pass-Systeme

Single-pass-Systeme zeichnen sich durch den einmaligen Gebrauch einer bestimmten Spüllösung aus, die nach dem Passieren des Dialysators verworfen wird. Damit kann jederzeit ein maximaler Konzentrationsgradient zwischen Blut und Dialysat erreicht werden, der jedoch notwendigerweise auch eine verstärkte Depletion essentieller Plasmabestandteile bedingt. Aus Kostengründen ist der Single-pass-Betrieb eines Dialysators nur dann sinnvoll, wenn die erforderlichen Dialysatflüsse zwischen 400 ml/min und 800 ml/min liegen. Der Single-pass-Betrieb vermindert die Gefahr einer mikrobiellen Kontamination der Spüllösung erheblich und bietet entscheidende Vorteile bei der Steuerung der Ultrafiltration. Die Mehrzahl der modernen Dialysegeräte arbeitet im Single-pass-Betrieb.

c) Semi-single-pass-Systeme
Eine Kombination von Rezirkulations- und Single-pass-Systemen in Form des „semi-single-pass" ist möglich. Dabei wird ein Rezirkulationssystem mit einem Dialysatfluß zwischen 1000 ml/min und 2000 ml/min kontinuierlich mit frischer Spüllösung bei geringeren Flußraten beschickt. Ein Überlauf entfernt das überschüssige Dialysat aus dem Rezirkulationskreislauf, der damit als offenes System ausgelegt sein muß. Diese Maßnahme vermindert die Depletion von Vitaminen, Enzymen und anderen lebenswichtigen Stoffen. Vor- und Nachteile von Rezirkulationssystemen bleiben jedoch bestehen.

2.3 Zusammensetzung der Spüllösung und ihre Zubereitung

2.3.1 Qualitätsanforderungen an Reinwasser zu Dialysezwecken – Wasseraufbereitung

Während der Hämodialyse sind das zu reinigende Blut und die Spülflüssigkeit lediglich durch eine semipermeable Membran geringer Dicke voneinander getrennt. Wird der übliche Fluß der Spüllösung von ca. 500 ml/min angenommen, ergibt dies eine Gesamtmenge von ungefähr 20000 l, mit der ein Dialysepatient im Laufe 1 Jahres in unmittelbaren Kontakt kommt. Aus dieser Tatsache leiten sich strenge Anforderungen an das zur Spüllösung verwendete Wasser ab, die teilweise erheblich über den nationalen Anforderungen für Trinkwasser liegen (BRD: Trinkwasserverordnung vom 31.1. 1975 für die Bundesrepublik Deutschland; DDR: TGL 22433). Verbindliche Standards für die Qualität von Reinwasser zur Dialyse existieren derzeit nicht; als Richtlinien können die Empfehlungen des AAMI Kidney Standards Subcommittee [1] gelten. Demnach sollte Reinwasser für die Dialyse mit folgenden Ergänzungen den Vorschriften der U.S. Pharmacopoeia (USP XIX) [2537] für Reinwasser genügen:

a) bei Verwendung von deionisiertem Wasser soll der spezifische Widerstand bei 20 °C größer als 1 Megaohm · cm sein
b) der Schwermetallgehalt darf 0,1 mg/l nicht überschreiten
c) der Arsengehalt muß unter 0,1 mg/l liegen
d) die Keimzahl darf 100/ml nicht überschreiten.

Gemäß USP XIX wird Reinwasser durch Destillation, Ionenaustausch, Umkehrosmose oder andere geeignete Prozesse hergestellt; das Rohwasser hat den geltenden Trinkwasserstandards zu entsprechen. Die nach diesen Verordnungen maximal zulässigen Schadstoffkonzentrationen sind Tabelle 12 zu entnehmen. Substanzen, die

Tabelle 12. Maximale Konzentrationen von Verunreinigungen in gereinigtem Wasser (laut AAMI [1] und USP XIX [2537])

Substanz	Maximale Konzentration (mg/l)
Arsen (As)	0,01
Barium (Ba)	0,10
Blei (Pb)	0,05
Cadmium (Cd)	0,01
Chlorid (Cl^-)	250
Chrom (Cr^{6+})	0,05
Cyanid (CN^-)	0,01
Eisen (Fe^{3+})	0,30
Extrahierbare organische Substanzen (CCE)	0,20
Fluorid (F^-)	0,20
Kupfer (Cu^{2+})	0,10
Magnesium (Mg^{2+})	3,00
Mangan (Mn^{2+})	0,05
Nitrat (NO_3^-)	2,00
Selen (Se^{2+})	0,01
Sulfat (SO_4^{2-})	100
Zink (Zn^{2+})	0,10

in dieser Tabelle nicht aufgeführt sind, sollten im Reinwasser nicht enthalten sein! Die zunehmende Belastung der vorhandenen Wasserreservoire durch industrielle und landwirtschaftliche Einflüsse bedingt für jedes Dialysezentrum die Forderung nach einer den lokalen Gegebenheiten angepaßten Wasseraufbereitung. Hierbei hat sich in den letzten Jahren die Umkehrosmose als das Verfahren der Wahl durchgesetzt. Entsprechende Anlagen werden von mehreren Herstellern in verschiedenen Größen angeboten. Die für den Betrieb von Umkehrosmoseeinheiten notwendige Vorbehandlung des Rohwassers garantiert eine optimale Entfernung potentiell toxischen Guts.

Soweit, insbesondere in der Heimdialyse, noch einfache Wasserenthärter auf Ionenaustauschbasis verwendet werden, sollten sie in Zukunft durch Umkehrosmosegeräte ersetzt werden.

Abbildung 46 zeigt schematisch eine Maximalvariante für die Wasseraufbereitung in einem Dialysezentrum; die Aufgaben der einzelnen Baugruppen sind der Tabelle 13 zu entnehmen.

Die vor der Umkehrosmoseeinheit angeordneten Anlagenteile (Filter, Enthärter, Aktivkohlefilter) bieten aufgrund ihrer großen Oberfläche günstige Wachstumsbedingungen für Mikroorganismen. Intakte Osmosemembranen garantieren jedoch durch ihr Siebungsverhalten eine 100%ige Rückhaltung von Bakterien, Viren und Pyrogenen (etwa ab Molekulargewicht 200 Dalton), so daß die Umkehrosmose als biologische Schranke zwischen der Roh- und der Reinwasserseite des Systems angesehen werden kann. Minimale Stillstandzeiten der Anlage und eine regelmäßige Behandlung der Module mit einer Desinfektionslösung reduzieren die Gefahr einer Verkeimung der Reinwasserseite. Das Nachschalten einer Deionisationsanlage ist vorteilhaft, da die Rückhalteraten von Umkehrosmosemodulen wesentlich vom

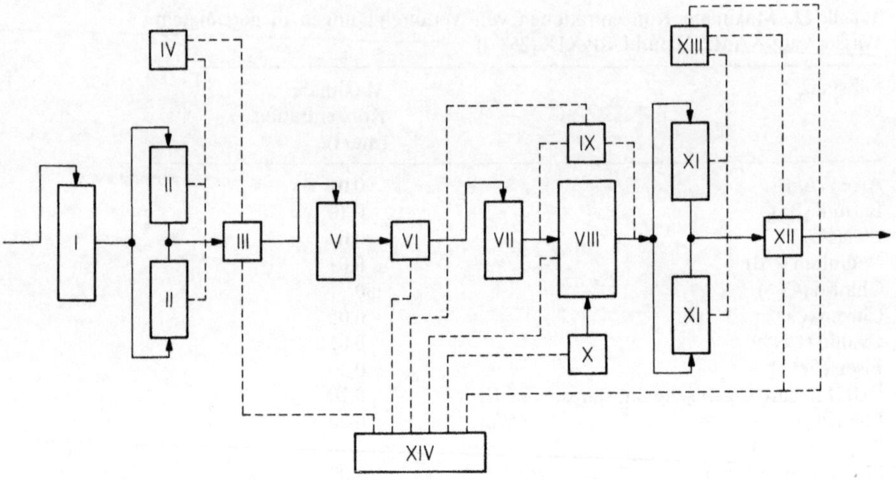

Abb. 46. Wasseraufbereitung für ein Dialysezentrum (schematisch)

I = Mechanischer Filter, Fe- u. Mn-Entfernung
II = Tandementhärter
III = Weichwasserkontrollgerät
IV = Regenerationsautomatik
V = Aktivkohlefilter
VI = Chlorkontrollgerät
VII = Mechanischer Feinfilter (5 µm)
VIII = Umkehrosmose
IX = Zeitfähigkeitskontrollgerät
X = Desinfektionsautomatik
XI = Tandem-Deionisationseinrichtung
XII = Zeitfähigkeitskontrollgerät
XIII = Regenerationsautomatik
XIV = Zentrale Anzeige u. Störungsmeldung

Tabelle 13. Funktionsbeschreibung einer Wasseraufbereitungsanlage gemäß Abb. 46

Baugruppe	Funktion/Wartung
1. Mechanischer Tiefenfilter (I)	Vorfilterung des Rohwassers; bei geeignetem Füllmaterial oxidative Fe- und Mn-Fällung; turnusmäßiges Rückspülen
2. Enthärter (II) mit Weichwasserkontrollgerät (III) und Regenerationsautomatik (IV)	Austausch von Ca^{2+} und Mg^{2+} gegen Na^{+}; durchsatzabhängige Regeneration mit NaCl-Lösung (gesättigt)
3. Aktivkohlefilter (V) mit Chlorkontrollgerät (VI)	Entfernung von Chlor und organischen Substanzen; turnusmäßiges Rückspülen; ggf. Wechsel der Kohlefüllung
4. Mechanischer Feinfilter (VII)	Entfernung von feinsten Schwebstoffen (1–5 µm)
5. Umkehrosmoseeinheit (VIII) mit Leitfähigkeitskontrolle (IX) und Desinfektionsautomatik (X)	Reinigung des aufbereiteten Rohwassers durch Umkehrosmose; Alarmauslösung bei technischen Defekten oder Überschreitung vorzugebender Leitfähigkeitsgrenzwerte; turnusmäßige Desinfektion (Formaldehydlösung 1- bis 3%ig)
6. Deionisationsanlage (XI) mit Leitfähigkeitskontrolle (XII) und Regenerationsautomatik (XIII)	Austausch von Restionen gegen H- und OH-Gruppen; turnusmäßige Regeneration (leitfähigkeitsabhängig) mit HCl (10- bis 20%ig) und NaOH (10- bis 20%ig)
7. Zentrale Anzeige und Störungsmeldung (XIV)	Information über den Betriebszustand der Anlage und aufgetretene Störungen

Anmerkung: Enthärter und Deionisationsanlage sollten doppelt ausgeführt und im Tandembetrieb gefahren werden

Tabelle 14. Prozentuale Rückhalteraten für Zelluloseazetat-Umkehrosmosemodule. (Schleipfer u. Tersteegen [2197])

Substanz	Mol.-Gew. in Dalton	Rückhalterate in Prozent
Natrium (Na^+)	23	94-96
Kalzium (Ca^{2+})	40	96-98
Magnesium (Mg^{2+})	24	96-98
Kalium (K^+)	39	94-96
Chlorid (Cl^-)	35	94-95
Bikarbonat (HCO_3^-)	51	95-96
Sulfat (SO_4^{2-})	96	99
Nitrat (NO_3^-)	62	93-96
Silikat (SiO_2^{2-})	60	95-97
Fluorid (F^-)	19	94-96
Sucrose	342	100
Glukose	198	99,9
Phenol	94	angereichert
Lebensmittelfarben	400-900	100
Harnstoff	60	40-60
Bakterien, Viren	$5 \cdot 10^3 - 1 \cdot 10^5$	100
Pyrogene	$1 \cdot 10^3 - 5 \cdot 10^3$	100
CO_2	44	30-50
O_2	32	angereichert
Cl_2	70	30-70

Molekulargewicht und der Ladung der Wasserverunreinigungen abhängen (Tabelle 14).

Hinsichtlich der Toxizität verschiedener Verunreinigungen liegen folgende Erkenntnisse vor [1347]:

a) Unlösliche Bestandteile
negative Auswirkungen auf die technischen Einrichtungen; klinische Symptomatik nicht bekannt

b) Gelöste organische Substanzen
akute hämolytische Anämie durch Chloramine (bakterizide Zusätze); verminderte NADPH-Synthese

c) Kalzium und Magnesium
Hyperkalzämie, Hypermagnesiämie (Hartwassersyndrom)

d) Nitrat
Methämoglobinbildung; hämolytische Anämie

e) Sulfat
metabolische Azidose durch Sulfatretention bei eingeschränkter Nierenfunktion; klinische Symptome bei SO_4^{2-}-Konzentrationen in der Spüllösung von 200 mg/l und mehr

f) Fluorid
enzymtoxisch; Osteodystrophie

g) Eisen
Eisenakkumulation in der Leber

h) Kupfer
hämolytische Anämie; Leukozytose; metabolische Azidose und gastrointestinale Symptomatik; Pankreatitis und Myoglobinämie (Extremfälle); toxische Hepatitis
i) Zink
toxisch über 0,2 mg/l; hämolytische Anämie; Übelkeit, Erbrechen; Fieber
j) Blei
neurologische Schädigungen
k) Bakterien
Grenzkeimzahl 100/ml; pyrogene und septische Reaktionen ab 1000 Keime/ml möglich (Membranrupturen); auch bei intakten Membranen Reaktionen ab 1000 bis 10000 Keimen/ml durch Endo- und Exotoxine.

Von Elliot et al. [697] wurde auf den Zusammenhang zwischen dialysebedingten Enzephalopathien und erhöhten Aluminiumkonzentrationen in der Spüllösung hingewiesen. Dies ist angesichts des Einsatzes von $Al(OH)_3$ bei der kommunalen Wasseraufbereitung von Bedeutung; die Toxizitätsgrenze liegt nach Elliot et al. [697] erheblich unter 0,4 mg/l Al^{3+} (s. auch S. 227).

Angesichts der möglichen toxischen Einflüsse von verunreinigtem Wasser bei der Hämodialyse kommt der Konzipierung einer geeigneten Wasseraufbereitungsanlage besondere Bedeutung für den routinemäßigen Dialysebetrieb zu. Weiter muß durch den Einsatz von Reinwasser und Reinchemikalien bei der Konzentratzubereitung gewährleistet werden, daß auf diesem Wege nicht unkontrolliert toxische Substanzen in die Spüllösung gelangen.

2.3.2 Dialysekonzentrate und Zusammensetzung der Spüllösung

Hämodialysemembranen sind für die wesentlichsten Elektrolyte der extrazellulären Flüssigkeit (Na^+, Ca^{++}, K^+, Mg^{++}, Cl^-) gut permeabel. Aus diesem Grunde muß der Elektrolytgehalt der Spülflüssigkeit an die entsprechenden Werte angepaßt werden. Über die ebenso wichtige Kontrolle der Zusammensetzung der Spüllösung wird an anderer Stelle berichtet (s. S. 106). Die Spüllösung wird aus aufbereitetem Wasser (s. S. 90) durch Zugabe der entsprechenden Elektrolyte in fester (Festkonzentrate) oder flüssiger Form (Flüssigkonzentrate) hergestellt. Wegen der erforderlichen Reinheitsvorschriften sollten dabei Chemikalien verwendet werden, die der jeweiligen Arzneimittelgesetzgebung genügen. Trockenkonzentrate werden in abgewogenen Mengen bereitgestellt, mit Wasser gemischt und aufgelöst, so daß die erforderlichen Elektrolytkonzentrationen erreicht werden. Ihre Bedeutung erstreckt sich vorwiegend auf Tanksysteme; sie wurden in den vergangenen Jahren nahezu vollständig durch Flüssigkonzentrate verdrängt. Trockenkonzentrate bieten Vorteile bei der Herstellung individueller Spüllösungsrezepturen, verursachen jedoch einen erheblichen Arbeitsaufwand bei der Zubereitung. Flüssigkonzentrate werden durch geeignete Mischeinrichtungen entsprechend einer Mischvorschrift mit Wasser verdünnt. Diese Verdünnung erfolgt in den meisten Fällen im vorgeschriebenen Verhältnis von 1+34 (1 Teil Konzentrat plus 34 Teile Wasser); abweichende Mischverhältnisse (1+20; 1+39) sind bekannt, haben aber nur geringe Bedeutung. Flüssigkonzentrate werden kommerziell in einer breiten Vielfalt angeboten, die alle

Tabelle 15. Zusammensetzung einer für die chronische Hämodialyse häufig verwandten Spüllösung

Ion	Konzentration (mmol/l)
Natrium (Na^+)	138,0
Kalium (K^+)	2,0
Kalzium (Ca^{2+})	1,75
Magnesium (Mg^{2+})	0,5
Chlorid (Cl^-)	103,0
Azetat ($CH_3 \cdot COO^-$)	35,0

denkbaren therapeutischen Anforderungen abdeckt. Der entscheidende Vorteil der Flüssigkonzentrate liegt darin begründet, daß die Bereitung der Spüllösung bei geringem Arbeitsaufwand unmittelbar vor dem Gebrauch erfolgen kann und so die Zeiträume für eine mikrobielle Kontamination gering gehalten werden können. Flüssigkonzentrate werfen hinsichtlich ihrer mikrobiellen Reinheit kaum Probleme auf [845]. Sie wirken aufgrund des hohen Salzgehalts und der hohen osmotischen Aktivität bakterizid, wobei Sporen jedoch überleben können. Eine Sterilfilterung des Konzentrats und möglichst aseptische Bedingungen bei der Herstellung sind anzuraten. Enthält das Konzentrat Glukose, kann ein Bewuchs durch Bakterien und Pilze, speziell Hefen, nicht ausgeschlossen werden. Hierin liegt eines der wesentlichen Argumente gegen den Einsatz glukosehaltiger Spüllösungen. Dabei sind Tank- und Rezirkulationssysteme besonders gefährdet. Die in der routinemäßigen Hämodialyse verwandten Spülflüssigkeiten weisen hinsichtlich ihrer Zusammensetzung Unterschiede auf, die dem Arzt die Möglichkeit einer therapeutischen Beeinflussung verschiedener Patientenparameter bieten. Die Zusammensetzung einer Spüllösung für die chronische Hämodialyse ist der Tabelle 15 zu entnehmen.

Diese Spüllösung enthält als Puffersubstanz Azetat, wie es bei der Mehrzahl der heute weltweit durchgeführten Hämodialysen der Fall ist. Ursprünglich war jedoch Natriumhydrogenkarbonat* ($NaHCO_3$) als Puffersubstanz in Dialysespüllösungen verwendet worden, so bei den ersten Anwendungen der künstlichen Niere durch Kolff. Es war naheliegend, den natürlichen Puffer des Blutplasmas auch für die Spüllösung zu verwenden.

Die technischen Schwierigkeiten dabei waren jedoch beträchtlich. In Gegenwart der ebenfalls physiologisch relevanten Spüllösungsbestandteile Kalzium und Magnesium fällt gemäß der Reaktionsgleichung

$$Ca^{2+} + 2HCO_3^- \rightleftharpoons Ca(HCO_3)_2 \rightleftharpoons CaCO_3 + H_2O + CO_2 \qquad \text{(Gl. 59)}$$

Kalzium- bzw. Magnesiumkarbonat als unlöslicher Niederschlag aus. Die Zugabe von CO_2 verschiebt das Gleichgewicht nach links, so daß die Spüllösungstanks mit Kohlendioxid durchströmt werden mußten. Die Anwesenheit von Ca und Mg in lagerfähigen Bikarbonatkonzentraten verbietet sich von selbst. Der Übergang von der

* Die Bezeichnung „Hydrogenkarbonat" entspricht der modernen chemischen Terminolgie; die ältere Bezeichnung „Bikarbonat" ist in der Medizin eingebürgert und wird deshalb hier noch verwendet

umständlichen Tankmischung der Spüllösung zur automatischen Spüllösungsbereitung im Dialysegerät war erst durch den Verzicht auf den physiologischen Bikarbonatpuffer möglich. Die Einführung von Natriumazetat (CH_3COONa) durch die Seattle-Gruppe [1718] bedeutete deshalb eine Revolutionierung der Hämodialysetherapie. Durch die Bereitstellung eines stabilen, lagerfähigen Salzkonzentrats war die Entwicklung von Hämodialysegeräten mit automatischer Spüllösungsbereitung und damit die rationelle Behandlung einer großen Patientenzahl möglich geworden.

Die Verstoffwechselung des Azetats in der Leber zu Bikarbonat wurde allerdings mit der Entwicklung großflächiger und somit effektiverer Dialysatoren zu einem Problem, das zumindest für einen Teil der Dialysepatienten die Wiedereinführung des Bikarbonats als Puffersubstanz wünschenswert erscheinen ließ. So bemühen sich seit etwa 1980 alle größeren Hersteller von Hämodialysegeräten, die Möglichkeit der „Bikarbonatdialyse" als Option anzubieten.

Grundsätzlich müssen hierzu Bikarbonat und die Erdalkaliionen (Ca, Mg) bis zur eigentlichen Bereitung der Spüllösung und ihrem sofortigen Verbrauch im Single-pass-Verfahren getrennt gehalten werden. Es sind also zwei Konzentrate und zwei Mischsysteme erforderlich. Die Herstellung der Spüllösung erfolgt in zwei Stufen:

Stufe 1: Verdünnung eines Konzentrats mit Reinwasser im Mischsystem 1.
Stufe 2: Zudosierung des zweiten Konzentrats im Mischsystem 2.

Dabei spielt es keine Rolle, ob das Bikarbonatkonzentrat in der 1. oder 2. Stufe zudosiert wird, aber die vom Hersteller vorgegebene Folge muß unbedingt eingehalten werden.

Das Bikarbonatkonzentrat kann eine reine $NaHCO_3$-Lösung oder ein Gemisch mit Natriumchlorid und/oder Natriumazetat sein. Wegen der begrenzten Lagerfähigkeit höherkonzentrierter $NaHCO_3$-Lösungen einerseits und des größeren Volumens geringer konzentrierter Lösungen andererseits ist ein Kompromiß erforderlich. Viele Hersteller bevorzugen deshalb eine 1molare $NaHCO_3$-Lösung (8,4%). Zusätze wie NaCl und CH_3COONa, die ebensogut auch auf das zweite Konzentrat beschränkt bleiben könnten, haben den Sinn, die elektrische Leitfähigkeit in einen für die Überwachung günstigeren Bereich anzuheben (s. unten).

Das zweite Konzentrat enthält alle übrigen Bestandteile für die Spüllösung. Zusätzlich enthält es eine Säurekomponente („saures Konzentrat"), in der Regel Essigsäure. Die Notwendigkeit ergibt sich aus zwei Gründen:

- Der Ersatz des Azetats in der Spüllösung durch Bikarbonat führt zu einem Anstieg des pH-Werts in einen unphysiologisch hohen Bereich um 8,0.
- Die Säurekomponente wird durch Bikarbonat neutralisiert, dabei entsteht Kohlendioxid:

$$NaHCO_3 + CH_3COOH \rightarrow CH_3COONa + H_2CO_3 \qquad \text{(Gl. 60)}$$

$$CO_2 + H_2O \rightleftharpoons H_2CO_3 \rightleftharpoons H^+ + HCO_3^- \qquad \text{(Gl. 61)}$$

Das sich aus dieser Reaktion entwickelnde Kohlendioxid verschiebt das Gleichgewicht in Gl. 59 nach links und verhindert so die Ausfällung von Kalzium- und Magnesiumkarbonat. Zwischen 4-6 mmol/l Bikarbonat gehen hierdurch der Spüllösung verloren, was bei der Festlegung der effektiv wirksamen Konzentration berücksichtigt werden muß.

Gleichzeitig entsteht das Puffersystem $H_2CO_3/CO_2 \leftrightarrow NaHCO_3$. Die Einstellung und Aufrechterhaltung des physiologisch richtigen pH-Werts hängt wesentlich hiervon ab und muß durch den Hersteller garantiert werden (s. unten).

Nachfolgend zwei Beispiele für die Rezepturen verschiedener Hersteller:

1) Nach Verdünnung des sauren Konzentrats mit Reinwasser 1:34 und anschließender Zumischung des Bikarbonatkonzentrats 1:19,13 liefern beide Konzentrate der Fa. Extracorporeal (Typen SW56A u. SW56BC) folgende Anteile in der Spüllösung:

Saures Konzentrat:		Bikarbonatkonzentrat:	
Natrium	80,0 mmol/l	Natrium	59,0 mmol/l
Kalzium	1,75 mmol/l	Chlorid	20,0 mmol/l
Kalium	2,0 mmol/l	Bikarbonat	39,0 mmol/l
Magnesium	0,5 mmol/l	Azetat	4,0 mmol/l
Chlorid	86,5 mmol/l		
Essigsäure	4,0 mmol/l		

Die fertige Spüllösung enthält demnach:

Natrium	138,0 mmol/l
Kalzium	1,75 mmol/l
Kalium	2,0 mmol/l
Magnesium	0,5 mmol/l
Chlorid	106,5 mmol/l
Bikarbonat	35,0 mmol/l
Azetat	8,0 mmol/l

4 mmol/l Bikarbonat wurden von 4 mmol/l Essigsäure neutralisiert und fehlen in der Endzusammensetzung.

2) Die Fa. Fresenius bietet eine 1molare Bikarbonatlösung an, die nach Verdünnung des sauren Konzentrats (1:35) im Verhältnis 1:28,6 zugemischt wird, so daß sich folgende Endzusammensetzung ergibt:

Natrium	138,0 mmol/l
Kalzium	1,75 mmol/l
Kalium	2,0 mmol/l
Magnesium	0,5 mmol/l
Chlorid	109,5 mmol/l
Bikarbonat	31,0 mmol/l
Azetat	4,0 mmol/l

Für die Bikarbonatdosierung können alle gebräuchlichen Mischsysteme eingesetzt werden (s. S. 99). In den meisten Hämodialysegeräten mit Bikarbonatmodul finden sich volumetrisch arbeitende Systeme, wie Kolben-, Membran- und Rollenpumpen.

Das korrekte Mischungsverhältnis wird wie üblich über die elektrische Leitfähigkeit überwacht. Dabei ist zu beachten, daß der Anteil an Natriumbikarbonat nur ca. 20% der Gesamtleitfähigkeit der Spüllösung ausmacht. Wird nur die Leitfähigkeit der fertigen Spüllösung überwacht, so kann bei einer Alarmeinstellung von ±5% die Bikarbonatkonzentration um ±25% vom Sollwert abweichen. Aus diesem Grunde bevorzugen einige Hersteller Bikarbonatkonzentrate mit NaCl bzw. CH_3COONa.

Von besonderer Bedeutung für die Überwachung der Bikarbonatspüllösung und ihrem therapeutischen Effekt sind die Parameter pH und pCO_2. Entsprechend der Wechselbeziehung (Gl. 61) wird die Bikarbonatkonzentration durch pH und pCO_2 bestimmt (Henderson-Hasselbach-Gleichung). Je nach dem Gehalt der Spüllösung an aktuellem Bikarbonat, CO_2, dem pH, aber auch Restazetat, Natrium, Chlorid wird man „gut" oder „schlecht" verträgliche Bikarbonatdialysen erhalten, wobei letztere durchaus schlechter als eine konventionelle Azetatdialyse sein können [765].

Die Frage nach den optimalen Werten für pH, pCO_2 und Bikarbonat wird in der Literatur bisher nicht eindeutig beantwortet. Klinische Studien sprechen für folgende Spüllösungswerte [765, 1718]:

pH: 7,35-7,50
pCO_2: 40-60 mmHg
HCO_3^-: um 40 mmol/l.

Die Hersteller von Bikarbonatkonzentraten benutzen bisher unterschiedliche Rezepturen. Eine Standardisierung erscheint dringend notwendig, zumal ein normal ausgerüstetes Dialysezentrum nicht in der Lage ist, die Bikarbonatkonzentration direkt zu messen. Der sehr enge pH-Bereich ergibt sich aus der Tatsache, daß entsprechend der Henderson-Hasselbach-Beziehung eine lineare pH-Änderung eine exponentielle pCO_2-Änderung zur Folge hat [2236]. Ein zu geringer pH-Wert der Spüllösung bewirkt einen starken pCO_2-Anstieg. Die Gefahr einer CO_2-Intoxikation ist bei entsprechender Disposition des Patienten nicht auszuschließen [2588].

Andererseits besteht das Problem des Entweichens von CO_2 aus dem Bikarbonatkonzentrat bei Lagerung in offenen Behältern, gaspermeablen geschlossenen Behältern oder erhöhter Lagertemperatur. Entsprechend Gl. 62 bildet sich Karbonat, verbunden mit einem pH-Anstieg:

$$2\,NaHCO_3 \rightleftharpoons Na_2CO_3 + H_2O + CO_2 \qquad \text{(Gl. 62)}$$

Die vom Hersteller angegebenen Lagerbedingungen sind ebenso wie die Verfallsdaten aus diesem Grunde streng zu beachten!

Auch bei sorgfältiger Überwachung der Spüllösungszusammensetzung ist eine langsam fortschreitende Ablagerung von wasserunlöslichen Karbonaten in der Hydraulik der Hämodialysegeräte möglich. Insbesondere durch Belagbildung in den Leitfähigkeitsmeßzellen besteht die Gefahr einer fehlerhaften Leitfähigkeitsüberwachung. Eine regelmäßige, mindestens wöchentliche Spülung der Maschine mit einer schwachen Säure (z. B. Zitronensäure) ist deshalb anzuraten.

Trotz unbestreitbarer positiver therapeutischer Effekte der Bikarbonatdialyse wirken sich folgende Probleme limitierend aus:

- erhöhter technischer Aufwand
- höheres Transport- und Lagervolumen für die Dialysekonzentrate
- begrenzte Lagerfähigkeit des Bikarbonatkonzentrats
- schwer zu entfernende Karbonatablagerungen in der Hydraulik der Hämodialysegeräte
- Schwierigkeit der Überwachung des aktuellen Bikarbonatgehalts in der Spüllösung.

Da die herkömmliche Azetatdialyse bei einer großen Patientenzahl mit ausreichender Azetatverstoffwechselung sicherlich ihren Stellenwert behält, sollte aus diesen Gründen die Bikarbonatdialyse einer Patientengruppe mit spezieller Indikation vorbehalten bleiben (s. S. 321).

2.3.3 Tanksysteme

Die Mischung von Reinwasser und Konzentraten (fest oder flüssig) erfolgt hierbei in größeren Mengen und in offenen Tanks, bis die erforderlichen Elektrolytkonzentrationen erreicht sind. Sowohl die Dosierung wie auch die Vermischung der einzelnen Komponenten können durch elektromechanische und hydraulische Baugruppen vereinfacht bzw. teilautomatisiert werden. Die Zubereitung umfaßt i. allg. einen Teil- oder auch den gesamten Tagesbedarf einer Hämodialyseeinheit. Nach einer laborchemischen Kontrolle der Zusammensetzung der Spülflüssigkeit kann diese über Förder- und Verteilungseinrichtungen an die einzelnen Dialyseplätze geführt werden, wo die Temperierung der Spülflüssigkeit erfolgt. Eine Erwärmung des gesamten Tankvorrats ist wegen des beschleunigten Wachstums von Mikroorganismen und des unökonomischen Energieeinsatzes nicht üblich. Tanksysteme weisen eine Reihe schwerwiegender Nachteile auf, die ihre Verbreitung trotz technischer Unkompliziertheit und geringen Kostenaufwands stark eingeschränkt haben:
- beschleunigte mikrobielle Kontamination der Spülflüssigkeit
- keine individuelle Zubereitung möglich
- technische Ausfälle betreffen alle Dialyseplätze gleichzeitig.

2.3.4 Mischsysteme

Im Gegensatz zu Tankanlagen, bei denen eine größere Menge an Spülflüssigkeit in einem Ansatz hergestellt wird, liefern Mischeinrichtungen kontinuierlich oder quasikontinuierlich. Das einzelne Dialysegerät kann über eine Mischeinrichtung verfügen (Individualmischsystem); es können jedoch auch mehrere Dialysegeräte von einer zentralen Mischeinrichtung aus mit Spülflüssigkeit versorgt werden (Zentralmischsystem). In den letzten Jahren läßt sich ein eindeutiger Trend zu Individualgeräten mit eigenen Mischeinrichtungen erkennen. Sie sind für die Heimdialyse unerläßlich, aber auch in Zentrumsdialysen vielfach im Gebrauch, da sonst bei Ausfall einer Zentralanlage das gesamte Zentrum betroffen ist.

2.3.4.1 Zentralmischsysteme

Zentral- und Individualmischsysteme verwenden ausschließlich Flüssigkonzentrate zur Bereitung der Spüllösung. Abbildung 47 zeigt an einem Schema den möglichen Aufbau eines Zentralmischsystems. Ein Mischbehälter enthält die beiden Zuleitungen für Flüssigkonzentrat und Reinwasser. Im vorgeschriebenen Mischverhältnis wird dieser mit Konzentrat und Wasser gefüllt. Die Füllhöhen werden über Sonden einem Steuergerät gemeldet, das die entsprechenden Ventilschaltungen vornimmt. Die Spüllösung gelangt in einen Vorratsbehälter, in dem sie über eine Pumpe und eine Leitfähigkeitsmeßzelle rezirkuliert wird. Bei vom Sollwert abweichender Leitfähigkeit wird ein Bypassventil zum Verwerfen der nicht exakt gemischten Spüllösung geschaltet. Als gebrauchsfähig erkannte Lösung wird über eine Pumpe in ei-

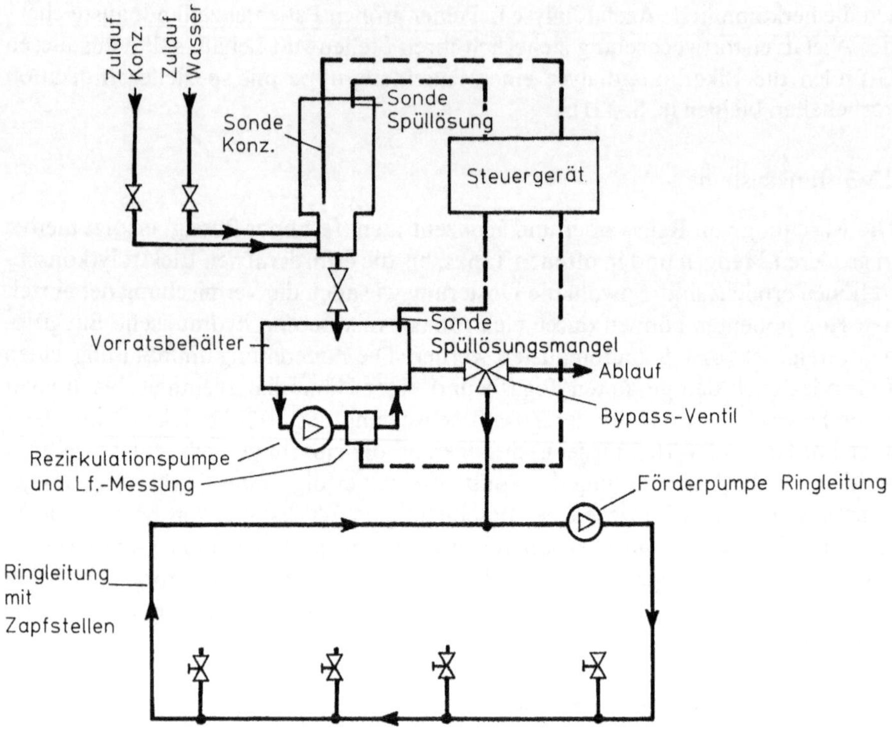

Abb. 47. Zentralmischsystem (schematisch), Lf. = Leitfähigkeit

ne Ringleitung gefördert, aus der sie über eine Anzahl von Zapfstellen entnommen werden kann. Fällt die Spüllösung im Vorratsbehälter unter einen vorgegebenen Pegel, so leitet das Signal einer weiteren Füllstandssonde über das Steuergerät die Neuzubereitung von Spüllösung und deren Weiterleitung zum Vorratsbehälter ein. Je nach Bedarf können mehrere derartige Mischsysteme zu einem größeren Gerät kombiniert werden. Für den Routinebetrieb muß eine solche Anlage über hier nicht aufgeführte Spül- und Desinfektionseinrichtungen verfügen. Die Förderung der Spüllösung geschieht zweckmäßigerweise mittels Kreiselpumpen. Als Füllstandssonden eignen sich elektrische Einrichtungen, da mechanische Geräte (Schwimmer u. dgl.) bei Anwesenheit von Spüllösung zu Salzverkrustungen und verstärkter Korrosion neigen. Für Zentralmischsysteme eignet sich grundsätzlich jedes System, das die mengenkonstante Proportionierung (Proportionalmischung) von zwei Flüssigkeiten übernehmen kann. Die in Abb. 47 dargestellte Anordnung ist lediglich eine von vielen möglichen.

2.3.4.2 Individualmischsysteme

Technisch ist es problemlos möglich, Mischsysteme in Abmessungen zu fertigen, die die Ausstattung eines einzelnen Dialysegeräts erlauben. Derartige Systeme basieren in den meisten Fällen auf der Proportionalmischung, d. h. auf einer mengenmäßig konstanten Dosierung von zwei Flüssigkeiten in einem festgelegten Verhält-

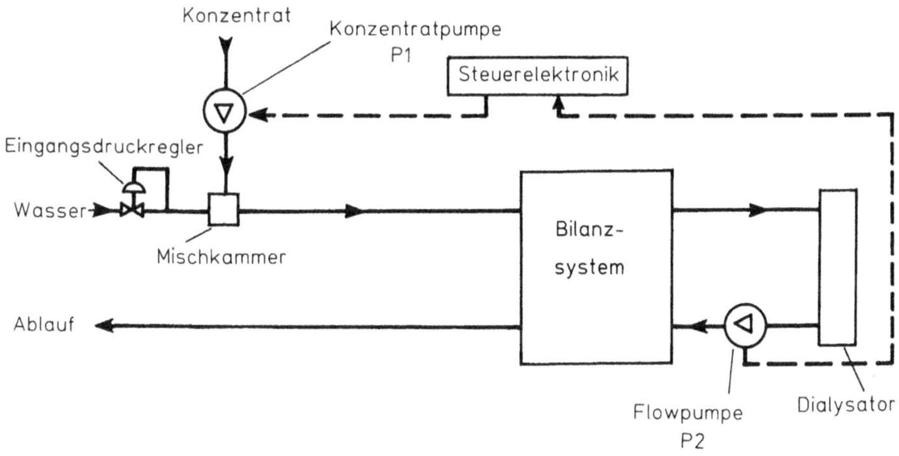

Abb. 48. Proportionalmischsystem (Schäl [2184])

nis. Für die technische Realisierung ist eine Reihe von Varianten bekannt. Eine Vielzahl von Hämodialysegeräten benutzt zur Herstellung der Spüllösung Kolbenpumpen, bei denen zwei Kolbensysteme mit unterschiedlichem Hub die Proportionierung von Wasser und Konzentrat übernehmen. Eine geringfügige Variation des Mischverhältnisses ist über die Änderung der Hublängen möglich. Als Nachteil muß vermerkt werden, daß Kolbensysteme durch den Kontakt mit der Spüllösung - besonders nach längerer Laufzeit - Probleme hinsichtlich der Mechanik und der Abdichtung aufweisen können. Als günstiger erweisen sich hydraulisch angetriebene Membranen zur Förderung von Konzentrat und Wasser.

Eine interessante Variante der Proportionalmischung in Verbindung mit einer Bilanziereinheit zur Ultrafiltrationskontrolle ist von Schäl [2184] bekannt. Die Abb. 48 zeigt den schematischen Aufbau dieses Systems. Hinsichtlich der hier erwähnten Dialysatbilanzierung sei auf S. 110 verwiesen. Das Bilanziersystem enthält zwei volumenstarre Kammern, die wechselseitig mit frischer oder verbrauchter Spüllösung gefüllt werden. Beide haben dabei keinen direkten Kontakt, da die Kammern in der Mitte eine flexible Membran enthalten. Die Flowpumpe P2 wird durch einen Gleichstrommotor getrieben, der im Fall einer gefüllten Kammer einen meßbaren Spannungsanstieg liefert. Eine komplett mit gebrauchtem Dialysat gefüllte Kammer bedeutet bei diesem System jedoch, daß eine dem Kammervolumen entsprechende Menge frischen Dialysats verbraucht worden ist und nachgeliefert werden muß. Der Spannungsanstieg der Flowpumpe wird dabei über eine Regelelektronik zur Ansteuerung der Konzentratpumpe P1 ausgenutzt, bei der es sich um eine im Hub verstellbare Membranpumpe mit federbelasteten Ein- und Auslaßventilen handelt. Bei entsprechender Einstellung des Pumpenhubs kann damit die Neuproportionierung genau eines Kammervolumens im vorgeschriebenen Mischungsverhältnis erreicht werden. Diese Art der Bereitung der Spüllösung zeichnet sich dadurch aus, daß lediglich mittels einer Dosierpumpe die nötige Konzentratmenge gefördert werden muß; sie ist hinsichtlich ihrer Funktion jedoch an das Vorhandensein eines Dialysatbilanzierungssystems gebunden.

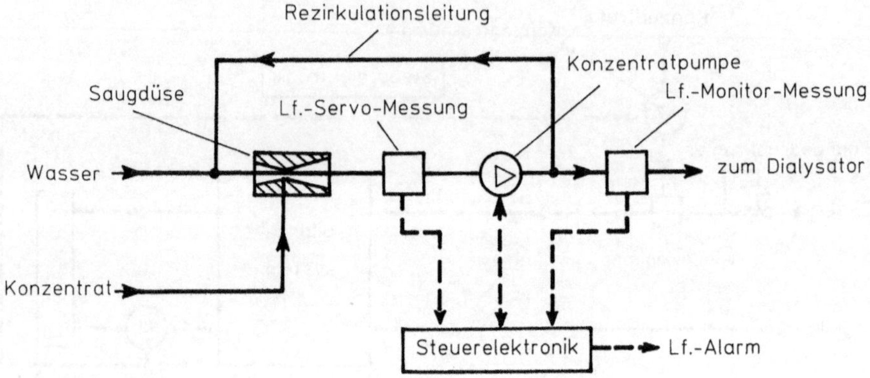

Abb. 49. Leitfähigkeitsgeregeltes Mischsystem (Storey et al. [2412])
Lf = Leitfähigkeit

Eine andere moderne Variante sind leitfähigkeitsgeregelte Mischsysteme. Bezüglich von Einzelheiten bei der Leitfähigkeitsmessung muß auf S. 106 verwiesen werden. Spüllösung ist aufgrund ihres Elektrolytgehalts elektrisch leitend. Ihre Gesamtleitfähigkeit ist ihrem Gehalt an Elektrolyten direkt proportional und kann sehr genau gemessen werden. Die in der Abb. 49 dargestellte Anordnung basiert auf einem patentierten Vorschlag von Storey et al. [2412]. Das zuströmende Wasser wird hierbei durch ein Venturi-System gezogen, das per Unterdruck die Zudosierung von Konzentrat bewirkt. Die zugeführte Konzentratmenge ist der Strömungsgeschwindigkeit innerhalb des Venturi-Systems proportional. Eine Leitfähigkeitsmeßsonde vergleicht die dabei erreichte Gesamtleitfähigkeit mit einem vom System oder dem Anwender vorgegebenen Sollwert. Wird eine zu geringe Leitfähigkeit festgestellt, erhöht die Steuerelektronik die Förderleistung der Konzentratpumpe, die dann eine größere Flüssigkeitsmenge über den Rezirkulationskreis vor das Venturi-System liefert und damit eine vermehrte Konzentratbeimischung bewirkt. Eine Reduzierung der Förderleistung der Pumpe verringert analog die Konzentratzumischung. Das leitfähigkeitsgeregelte Mischsystem verfügt über zwei unabhängige Meßstrekken zur Bestimmung der Gesamtleitfähigkeit. Eine Servosonde dient der exakten Steuerung der Konzentratpumpe; eine Monitorsonde prüft die Leitfähigkeit auf Abweichungen vom Sollwert und löst gegebenenfalls die entsprechenden Alarmfunktionen aus.

Proportionalmischsysteme und leitfähigkeitsgesteuerte Mischsysteme weisen eine Reihe von Vor- und Nachteilen auf:

a) Proportionalmischsysteme
   - maximale Sicherheit gegen Verwechslungen oder grobe Fehler bezüglich des Konzentrats
   - erhöhtes Gewicht und größere Abmessungen durch mechanische Bauteile
   - mechanisch störanfällig
   - träges Reagieren auf gewünschte Änderungen der Zusammensetzung der Spüllösung

b) Leitfähigkeitsgeregelte Mischsysteme
   - bei groben Fehlern in der Konzentratzusammensetzung fehlerhafte Zusammensetzung der Spüllösung ohne Alarm möglich

- geringes Gewicht, geringe Abmessungen, kaum störanfällig
- extrem konstante Zusammensetzung der Spüllösung, schnelles Reagieren auf Sollwertänderungen.

Alle Individualmischsysteme sind einer der beiden obengenannten Gruppen zuzuordnen; für Proportionalmischsysteme existieren wesentlich mehr technische Realisierungen, als hier aufgeführt werden können. Nahezu alle modernen Dialysegeräte sind mit Individualmischsystemen ausgerüstet, die einzelne Geräte unabhängig von einer zentralen Dialysatversorgung machen und individuell abgestimmte Dialysatrezepturen problemlos ermöglichen.

2.3.5 Heizung der Spüllösung und Wärmerückgewinnung

Aus physiologischen Gründen ist eine Erwärmung der Spülflüssigkeit auf die Körpertemperatur von etwa 37 °C notwendig. Hierfür werden gegenwärtig ausschließlich elektrische Widerstandsheizer verschiedener Bauart eingesetzt. Aus sicherheitstechnischen Erwägungen heraus sollte jedoch für die Zukunft vermehrt nach indirekten Heizmethoden gesucht werden. Bei der Verwendung von Rezirkulationssystemen und Semi-single-pass-Systemen muß der rezirkulierende Spüllösungsvorrat vor Beginn der Dialyse auf die erforderliche Temperatur gebracht werden. Hierfür werden erhebliche Heizleistungen benötigt; für die Sicherung der Temperaturkonstanz unter der Dialyse werden feinregelnde Heizer geringerer Dimensionierung verwendet. Moderne Dialysegeräte, die nach dem Single-pass-Prinzip arbeiten, weisen in den meisten Fällen Durchlaufheizer mit einem elektrischen Anschlußwert von etwa 1,5–2 kW auf. Die erforderliche Temperaturkonstanz im gesamten Flußbereich der Spüllösung ist durch entsprechende elektronische Regelsysteme problemlos zu erreichen. Die Temperierung der Spüllösung erfordert den größten Teil des Energieaufwands beim Betrieb eines Dialysegeräts. Für den kostengünstigen Betrieb ist aus diesem Grunde eine Einrichtung zur Wärmerückgewinnung (Wärmeaustauscher) in modernen Geräten generell vorhanden. Dabei dient die Wärme des abfließenden Dialysats, das die Maschine mit etwa 35 °C verläßt, der Vorwärmung des zulaufenden Reinwassers oder der Spüllösung.

2.3.6 Kontrolle der Temperatur der Spüllösung

Die Temperatur der in den Dialysator eintretenden Spüllösung ist zu kontrollieren. Der Dialysator ist in der Lage, die Temperatur des Patientenblutes über die Dialysattemperatur zu verändern. Eine auf diese Weise zustandekommende Absenkung der Kerntemperatur des Patienten wird von diesem als unangenehm empfunden; eine akute Gefährdung besteht nicht. Mit steigender Spüllösungstemperatur muß oberhalb von 37 °C mit einer zunehmenden Hämolyse gerechnet werden; oberhalb von etwa 42 °C kann eine Denaturierung des Bluteiweißes auftreten. Im Dialysegerät wird die Spüllösungstemperatur vor dem Passieren des Bypassventils gemessen. Diese Messung sollte - analog zur Leitfähigkeitsmessung - durch zwei unabhängig voneinander arbeitende Systeme erfolgen. Auf keinen Fall darf das den Heizer steuernde Meßsystem zur Monitorisierung der Temperatur herangezogen werden. Moderne Dialysegeräte verwenden als Meßsonden durchgängig elektrisch arbeitende

Temperaturfühler (Thermistoren), bei denen eine temperaturabhängige Widerstandsänderung als Meßgröße herangezogen wird. Der früher übliche Einsatz von Kontaktthermometern ist kaum noch anzutreffen. Durch das Bedienpersonal müssen Temperatursollwerte zwischen 35 °C und 39 °C vorzugeben sein; das Regelsystem sollte - dialysatflußunabhängig - den Sollwert auf ± 0,5 °C einhalten. Für die Temperaturmonitorisierung verfügen Dialysegeräte über vom Bediener zu setzende obere und untere Grenzwerte, jenseits derer die Schaltung des Bypassventils zur Umgehung des Dialysators zu erfolgen hat. Aus Sicherheitsgründen ist es üblich, den möglichen Temperaturbereich durch zwei fixe (vom Bedienpersonal nicht zu beeinflussende) Alarmgrenzen bei 34 °C und 40 °C abzusichern. Der Heizer selbst verfügt i. allg. über einen Übertemperaturthermistor, der im Fehlerfall (Versagen der Regelung, Stoppen des Spüllösungsflusses) eine Zerstörung des Heizers verhindert.

2.3.7 Entgasung der Spüllösung

Flüssigkeiten enthalten unter Normalbedingungen nicht unbeträchtliche Mengen an gelösten Gasen. So lassen sich beispielsweise in 20 °C warmem Wasser bei Normaldruck etwa 19 cm^3/l Luft lösen. Der entsprechende physikalische Zusammenhang wird durch das Henry-Gesetz beschrieben [2628]. Die Löslichkeit von Gasen in Flüssigkeiten ist demnach dem Druck direkt und der Temperatur indirekt proportional. Wird ein mehrkomponentiges Gas, wie z. B. Luft, in einer Flüssigkeit gelöst, so sind für die gelösten Gasmengen die einzelnen Partialdrücke von Bedeutung (Dalton-Gesetz [975]). Für die Hämodialyse ist der Gasgehalt der Spüllösung aus zwei Gründen bedeutsam: Erstens unterliegt sie im Gerät und im Dialysator erheblichen Druckänderungen, so daß Gasblasen freigesetzt werden können. Diese beeinträchtigen die technische Funktion des Geräts und können im Dialysator die Effektivität des Stoffaustausches über die Membran verringern. Zweitens sind Dialysemembranen für gelöste Gase gut permeabel, so daß entsprechend der herrschenden Partialdruckdifferenzen zwischen Blut und Spüllösung mit einem möglichen Gastransfer in beiden Richtungen gerechnet werden muß. Dieses Verhalten wird bei der Konstruktion von Membranoxygenatoren gezielt ausgenutzt [2457, 2538, 2539]. Somit ist eine Kontrolle und eine Beeinflussung des Gasgehalts der Spüllösung in Dialysegeräten erforderlich. Als geeignete Meßgröße bietet sich der Sauerstoffpartialdruck (pO_2) an. Der pO_2 ist meßtechnisch einfach zugänglich und repräsentiert ca. ⅓ der Gesamtmenge von in Wasser gelöster Luft. Je nach dem Gasgehalt der Spüllösung muß mit folgenden Effekten bei der Dialyse gerechnet werden:

a) Hoher Gasgehalt:
   Beeinträchtigung der Gerätefunktion; Verringerung der Dialyseeffektivität (Größenordnung 10-20% [1067, 2126]); Mikroschaumbildung im Blut durch übermäßige Gasaufsättigung an Stellen im Schlauchsystem mit erhöhter Turbulenz (Tropfkammern); bei Akkumulation von Gasblasen akute Gefahr von Luftembolien.
b) Geringer Gasgehalt:
   Vermehrte Ausscheidung von im Blut gelösten Gasen (O_2, CO_2); Hypoxämie des venösen Blutes im extrakorporalen System.

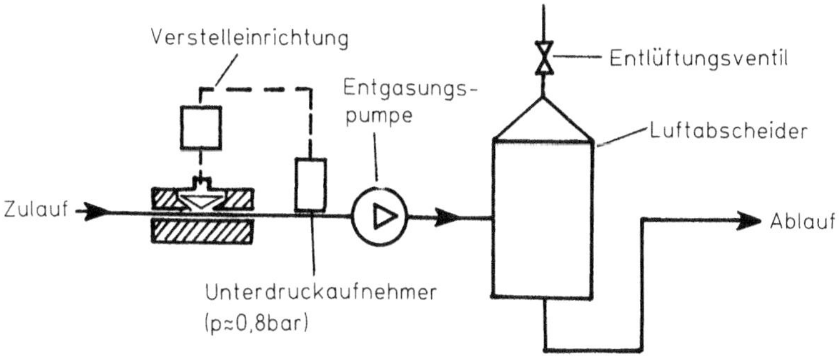

Abb. 50. Unterdruck-Entgasungssystem (schematisch)

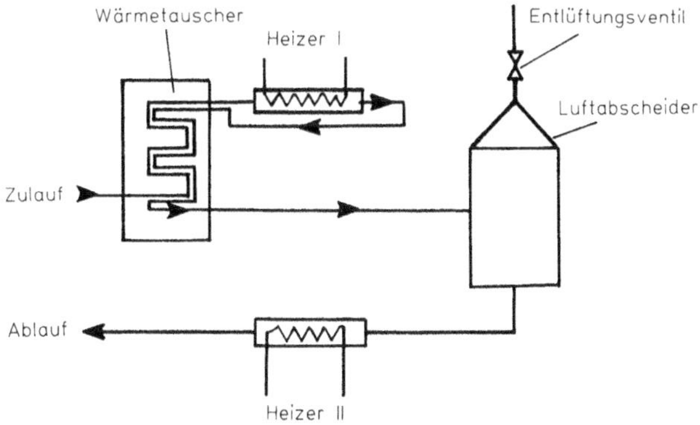

Abb. 51. Thermisches Entgasungssystem (schematisch)

Bei Einsatz eines Dialysesystems mit extrem guter Entgasung (pO_2 im Dialysat 40-50 mmHg) konnte unter Verwendung eines Dialysators C-DAK 1,8 eine Verringerung des venösen pO_2 (nach dem Passieren des Dialysators) um etwa 10 mmHg beobachtet werden. Simultan dazu erfolgt eine pO_2-Anhebung in der Spüllösung beim Passieren des Dialysators [2126]. Von seiten der Technik muß ihre möglichst vollständige Entgasung gefordert werden, die im Zusammenhang mit der exakten Kontrolle der Ultrafiltration von besonderer Bedeutung ist. Andererseits ist nicht zu verkennen, daß eine extreme Entgasung negative Einflüsse auf das Blut im extrakorporalen System hat. Als möglicher Kompromiß bietet sich eine Einstellung des pO_2 der Spüllösung auf die entsprechenden Blutwerte (80-100 mmHg) an. Möglichkeiten zur Entgasung der Spüllösung ergeben sich aus dem Henry-Gesetz. Sie umfassen die Druckverminderung und/oder die Temperaturerhöhung. Beide Systeme werden zur Dialysatentgasung eingesetzt.

Bei der Unterdruckentgasung (Abb. 50) werden im Wasser oder in der Spüllösung gelöste Gase auf der Unterdruckseite einer geeigneten Pumpe (Zahnradpumpe) freigesetzt. Der Erzeugung des dazu notwendigen Drucks (−0,7 bar bis −0,9 bar) dient eine im Leitungssystem des Geräts installierte Engstelle. Ist die Drehzahl der Entgasungspumpe nicht regelbar, muß die Engstelle eine Möglichkeit der druckabhängigen Querschnittsregelung enthalten. Diese Einstellung kann elektrisch oder mechanisch erfolgen. Die freigesetzten Gasblasen werden in einem Luftabscheider auf der Druckseite der Entgasungspumpe gesammelt. Über eine Füllstandskontrolle wird gegebenenfalls ein Entlüftungsventil betätigt (elektrisch oder mechanisch).

Im Falle der thermischen Entgasung (Abb. 51) wird das zulaufende Wasser oder die Spüllösung kurzzeitig auf 80–90 °C erwärmt, wobei die Entgasung erfolgt. Die hochtemperierte Flüssigkeit wird beim Durchlaufen eines Wärmeaustauschers wieder abgekühlt und wärmt gleichzeitig neu zulaufende Flüssigkeit vor. Die Gasblasen werden analog zur Unterdruckentgasung abgeschieden. Ein zweiter Heizer übernimmt die Erwärmung auf die Betriebstemperatur des Geräts. Eine Kombination beider Verfahren ist möglich. Bei entsprechender Auslegung des einzelnen Systems ist sie jedoch in den meisten Fällen überflüssig. Eine weniger effektive Form der Entgasung arbeitet mit einer Oberflächenvergrößerung über einem Füllkörperbett. Die dabei notwendigerweise entstehenden Toträume vergrößern aber die Gefahr der Geräteverkeimung.

2.3.8 Kontrolle der Zusammensetzung der Spüllösung

Die Überwachung der Zusammensetzung der Spülflüssigkeit bei der Hämodialyse ist außerordentlich wichtig. Fehlerhafte Zusammensetzungen können, wenn sie unerkannt bleiben, die Ursache für schwerste Komplikationen sein (s. S. 296). Paradoxerweise existiert gegenwärtig in der Dialysetechnik kein Verfahren zur Messung der einzelnen Elektrolyte in der Spüllösung. Ionensensitive Sonden gehören zwar seit längerem zur normalen Laborausstattung, ihr Einsatz in Dialysegeräten ist jedoch noch problematisch. Als erster Schritt auf diesem Gebiet sind bestenfalls Na^+-sensitive Meßelektroden zu erwarten. Daher beschränkt sich die Überwachung der Zusammensetzung der Spüllösung gegenwärtig auf die kontinuierliche Messung der elektrischen Gesamtleitfähigkeit. Entsprechend ihrer Zusammensetzung liefert der Na^+-Anteil der Spüllösung den größten Beitrag zur Leitfähigkeit. In geringeren Konzentrationen vorliegende Elektrolyte (K^+; Ca^{2+}; Mg^{2+}), deren Abweichungen wesentlich gefährlicher für den Verlauf der Dialyse sind, werden von dieser summarischen Messung nicht ausreichend empfindlich erfaßt. Es existieren verschiedentlich Tabellen, in denen die Gesamtleitfähigkeit einer Spüllösung auf der Grundlage der bekannten molaren Elektrolytkonzentrationen gemäß Verdünnungsvorschrift als Sollwert angegeben wird. Diese Tabellen sind mit allergrößter Vorsicht zu betrachten, da der Formalismus bei ihrer Berechnung wesentliche physikalische Gesichtspunkte außer acht läßt. Eine Berechnung der Gesamtleitfähigkeit einer Elektrolytlösung über die Summation der einzelnen molaren Leitfähigkeiten ist nur für den Fall schwacher Elektrolyte und unendlich großer Verdünnung statthaft. Die Spülflüssigkeit für die Hämodialyse erfüllt keine dieser Voraussetzungen. Die Physik bietet gegenwärtig keine Theorie für die Berechnung elektrischer Leitfähigkeiten in konzentrierten Lösungen starker Elektrolyte. Allgemeinen Vertrauens- und Rechtsgrundsätzen entsprechend geht man daher von einer exakten Zusammensetzung kommerziell hergestellter Spüllösungskonzentrate und regelrechter Funktion von Mischsystemen aus und beschränkt sich im täglichen Betrieb auf die Kontrolle der Leitfähigkeit als globalem Parameter. Beim geringsten Zweifel hat jedoch die exakte Bestimmung der Einzelelektrolyte in der Spüllösung, z. B. durch Flammenphotometrie, zu erfolgen.

Elektrische Transportphänomene in Flüssigkeiten sind stark temperaturabhängig, so daß die Messung der elektrischen Leitfähigkeit temperaturkompensiert vorzunehmen ist. Zur Vermeidung von Polarisationsvorgängen muß die Messung mit schwachen Wechselspannungen durchgeführt werden. Leitfähigkeitsmeßzellen in Dialysegeräten sind empfindliche Baugruppen, die einer besonderen Kontrolle bedürfen. Änderungen der Elektrodenfläche, Verschmutzungen und Gasbläschen auf den Elektroden können zu erheblichen Fehlmessungen führen. Jedes Dialysegerät sollte hinsichtlich seiner Leitfähigkeitsmessung einer turnusmäßigen Kalibrierung unterzogen werden. Aus Sicherheitsgründen ist es erforderlich, die Leitfähigkeit durch zwei unabhängige Meßsysteme überwachen zu lassen.

Folgende Gesichtspunkte sind dementsprechend bei der Beurteilung eines Leitfähigkeitsmeßwerts zu beachten [2197]:

- Gemessen wird die Gesamtionenkonzentration; zwei fehlerhafte, aber einander kompensierende Abweichungen können nicht festgestellt werden
- Abweichungen bei Ionen mit geringem Beitrag zur Gesamtleitfähigkeit (K^+, Ca^{2+}, Mg^{2+}) werden auch bei tödlich wirkenden Abweichungen nicht unbedingt zu Alarmmeldungen führen

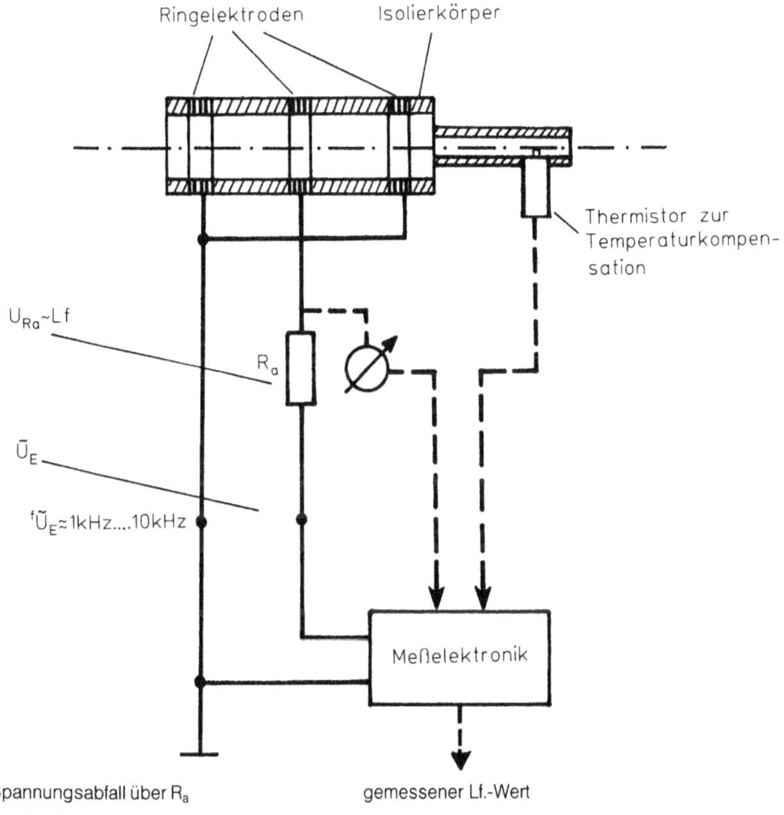

U_{Ra}: Spannungsabfall über R_a

R_a: Arbeitswiderstand

$^f\tilde{U}_E$: Frequenz der Eingangswechselspannung

Lf = Leitfähigkeit

Abb. 52. Leitfähigkeitsmessung (schematisch)

- Die richtige Funktion der Temperaturkompensation bei der Messung muß gewährleistet sein
- pH-Schwankungen und Änderungen der CO_2-Konzentration in der Spüllösung können zu veränderten Leitfähigkeitsmessungen führen
- Substanzen mit geringem oder vernachlässigbarem Dissoziationsgrad werden nicht erfaßt (Formaldehydlösung)
- Leitfähigkeitsmeßzellen sind empfindliche Baugruppen eines Dialysegeräts
- Der absolut gemessene Leitfähigkeitswert einer Spüllösung (sofern er vom Gerät angezeigt wird) ist in den meisten Fällen nur für unterwiesenes Personal informativ; aus diesem Grunde zeigen die meisten Dialysegeräte lediglich die prozentuale Abweichung von einem vorgegebenen Sollwert an; maximal vertretbare Abweichungen sind dabei $\pm 5\%$.

Erkennt das Leitfähigkeitsmeßsystem eines Dialysegeräts eine fehlerhafte Zusammensetzung der Spüllösung, so muß sie für die Dauer dieser Fehlproportionierung am Dialysator vorbeigeleitet werden (Bypassventil). Die Abb. 52 veranschaulicht den schematischen Aufbau eines Leitfähigkeitsmeßsystems für die Dialyse.

2.4 Kontrolle der Ultrafiltration

Die exakte Kontrolle der Ultrafiltration eines Dialysators gehörte lange Zeit zu den wesentlichen Problemen der Dialysetechnik und ist erst seit wenigen Jahren befriedigend gelöst worden. Die dialytische Ultrafiltration ist die Folge eines Druckgradienten über die Membran hinweg (Transmembrandruck, TMP) oder wird durch Osmolaritätsdifferenzen zwischen Blut und Spüllösung bedingt. Je nach den dabei herrschenden Verhältnissen kann ein Flüssigkeitstransfer in beiden Richtungen über die Membran erfolgen. Die Kontrolle der Ultrafiltratmenge ist bei der Dialysebehandlung notwendig. Sowohl unzureichender als auch übermäßiger und zu schneller Flüssigkeitsentzug können klinische Komplikationen bedingen. Platten- und Hohlfaserdialysatoren bieten aufgrund ihres Aufbaus günstigere Bedingungen für die Ultrafiltrationskontrolle als offene Spulensysteme. Beim Platten- und Hohlfaserdialysator wird die Ultrafiltratmenge optimal durch die Vorgabe hydrostatischer Druckverhältnisse (TMP) beeinflußt. Das technische Problem der Ultrafiltrationskontrolle resultiert aus der Tatsache, daß das abfließende Ultrafiltrat als prozentual geringe Beimengung im abfließenden Dialysat anfällt und so einer exakten Messung äußerst schwer zugänglich ist. Für die routinemäßige Steuerung der dialytischen Ultrafiltration bieten sich gegenwärtig die im folgenden beschriebenen Verfahren an.

2.4.1 Unterdruckkontrolle

Bei diesem Verfahren wird am Dialysator auf der Dialysatseite ein Unterdruck eingestellt. Dabei muß berücksichtigt werden, daß in den gesamten Transmembrandruck der Überdruck im venösen Auslauf als additive Größe eingeht. Der Transmembrandruck kann rechnerisch bestimmt werden; einzelne Dialysegeräte übernehmen dies und zeigen den hydrostatischen Transmembrandruck (ohne Berücksichtigung konzentrationsbedingter Druckdifferenzen) an. Aufgrund von Erfahrungswerten und von Dialysatorkenndaten (Ultrafiltrationskoeffizient) ist die Vorgabe eines Unterdrucks möglich, der mit einiger Wahrscheinlichkeit zum gewünschten Flüssigkeitsentzug während der Dialysebehandlung führt. Dabei sind jedoch erhebliche Fehler unvermeidbar. Streuungen hinsichtlich der Dialysatorkenndaten und Druckschwankungen auf der Blutseite der Membran machen diese Unterdruckkontrolle zu einer unbefriedigenden Lösung des Problems.

2.4.2 Transmembrandruckregelung

Eine wesentliche Voraussetzung für eine gleichmäßige Ultrafiltration ist die Konstanz des Transmembrandrucks (TMP), die durch das Personal nur schwer zu realisieren ist. Diese Aufgabe kann jedoch durch das Gerät selbst übernommen werden. Die Abb. 53 veranschaulicht das Prinzip. Eine Regelelektronik erhält den gewünschten Transmembrandruck als Sollwertvorgabe. Der dazugehörige Istwert ergibt sich aus der Verarbeitung der Druckwerte eines Dialysatdruckwandlers und eines venösen Blutdruckwandlers. Aus dem Vergleich von TMP-Ist- und TMP-Sollwert liefert die Regelelektronik ein Steuersignal für eine Pumpe, die gleichzeitig der Dialysatabförderung und der Erzeugung des notwendigen Dialysatunterdrucks dient. Da die mechanische Belastbarkeit von Dialysemembranen begrenzt ist, muß ein maximaler TMP-Wert vorgegeben werden, bei dessen Überschreiten ein Alarm erfolgt und entsprechende Sicherheitsfunktionen ausgelöst werden. Der TMP-Sollwert kann bei den meisten Geräten mit TMP-Regelung außerdem durch einen minimalen TMP-Wert begrenzt werden. Eine derartige Anordnung verhindert eine zu hohe und zu geringe Ultrafiltration und die mechanische Überbeanspruchung des Dialysators. Die sich aufgrund der TMP-Vorgabe einstellende Ultrafiltrationsrate

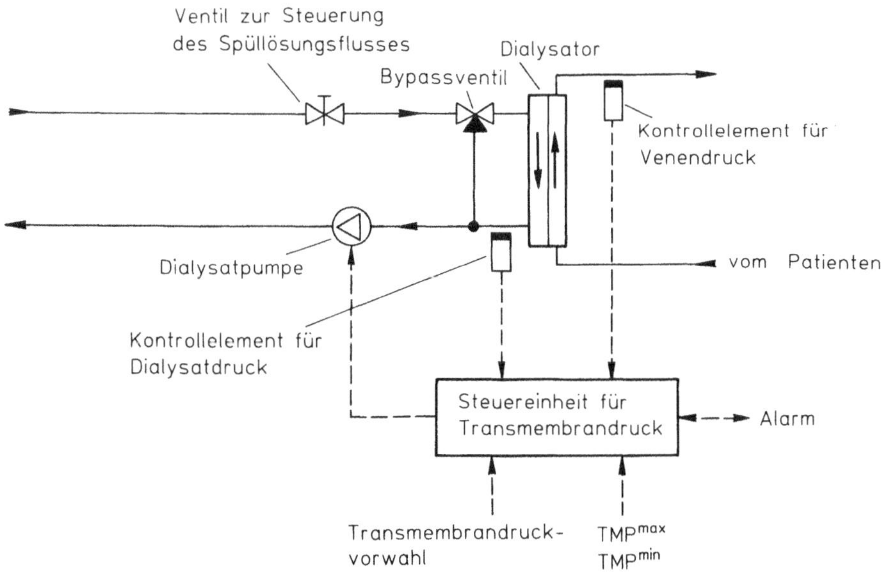

Abb. 53. Transmembrandruck-Kontrollsystem (schematisch)

(Q^{UF}) ist eine Funktion des aktuellen TMP-Werts, der Dialysatoreigenschaften und der Zusammensetzung des Blutes, speziell des Hämatokritwerts.

2.4.3 Flußdifferenzmessung

Eine Reihe von derzeit verfügbaren Dialysegeräten bietet die Möglichkeit einer Ultrafiltrationsmessung durch Bestimmung der Flußdifferenz zwischen der Spüllösung vor und dem Dialysat hinter dem Dialysator. Aufgrund der gemessenen Flußdifferenzen können vom Gerät die Ultrafiltrationsrate (UFR) und die kumulative Ultrafiltratmenge angezeigt werden. Wegen der erheblichen technischen Anforderungen sind derartige Messungen i. allg. ungenau und führen zu entsprechenden Fehlern. Ein prozessorgesteuertes System zur Differenzflußmessung auf der Basis einer elektromagnetischen Flußmessung ermöglicht die Vorwahl einer Ultrafiltrationsrate mittels einer TMP-Regelung (Gambro UFM 10). Hierbei ist die vorgewählte Ultrafiltrationsrate der Sollwert, das Ergebnis der Differenzflußmessung liefert den Istwert, der durch die Regelung des TMP beeinflußt werden kann. Zukünftige Erfahrungen müssen zeigen, ob dieses System eine echte Konkurrenz für die auf S. 111 bis 114 erläuterten volumetrisch arbeitenden Systeme darstellt.

2.4.4 Geschlossene Rezirkulationssysteme

Als erstes volumetrisch arbeitendes System zur Ultrafiltrationskontrolle wurde 1973 durch Granger u. Sausse [961, 962] ein geschlossenes Rezirkulationssystem gemäß Abb. 54 vorgeschlagen. Die Anordnung stellt im Prinzip ein Rezirkulationssystem dar, das hermetisch gegenüber dem Außendruck abgeschlossen ist. Das konstante Dialysatvolumen (V^D) von etwa 50–100 l wird mittels einer Flowpumpe über den Dialysator rezirkuliert. Eine volumetrisch arbeitende zweite Pumpe (d. h. eine pro Arbeitstakt konstant Flüssigkeit fördernde Pumpe) entfernt aus diesem volumenkonstanten Reservoir pro Zeiteinheit eine bestimmte Flüssigkeitsmenge. Der daraus resultierende TMP führt zum Transfer gerade dieser Flüssigkeitsmenge über die Dialysemembran. Durch die geeignete Wahl der Förderleistung der Ultrafiltrationspumpe kann dem Patienten eine definierte Flüssigkeitsmenge pro Zeiteinheit entzogen, d. h. eine Ultrafiltrationsrate vorgegeben werden. Der sich einstellende TMP ist eine sekundäre Größe, die lediglich auf die Überschreitung eines Maximalwerts überwacht werden muß. Der aktuelle TMP-Wert ist eine Funktion der Ultrafiltrationsrate, der aktuellen Dialysatorkenndaten und der Verhältnisse im extrakorporalen Kreislauf.

Geschlossene Rezirkulationssysteme gestatten den Betrieb von Highflux-Dialysatoren, die aus Sicherheitsgründen an konventionellen (offenen) Systemen nicht einsetzbar sind. Trotz der Möglichkeiten einer volumetrischen Ultrafiltrationskontrolle sind geschlossene Rezirkulationssysteme mit den bereits genannten Nachteilen behaftet (s. S. 87). Um diese zu vermindern, wurden geschlossene Rezirkulationssysteme mit intermittierender Zuführung von frischer Spüllösung entwickelt, die sich sogar als Beistellgerät in Verbindung mit konventionellen Dialysegeräten im Single-pass-Betrieb anwenden lassen. Das eigentliche Dialysegerät übernimmt in diesem Fall lediglich die Aufbereitung frischer Spüllösung, die Abführung des gebrauchten Dialysats und dessen Kontrolle auf Blutbeimengungen.

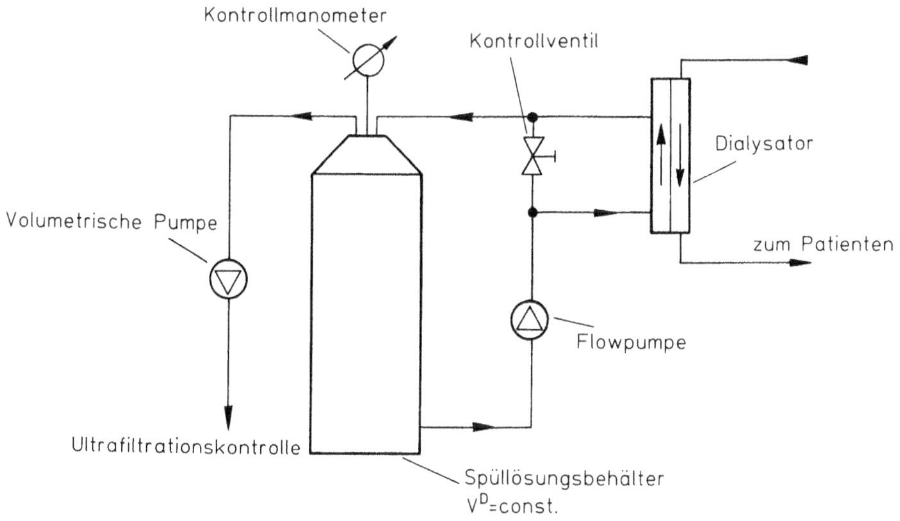

Abb. 54. Volumetrisch arbeitendes Rezirkulationssystem zur Kontrolle der Ultrafiltration (schematisch)

2.4.5 Volumetrische Dialysatbilanzierung

Um die Vorteile der Führung der Spüllösung im Single-pass-Betrieb mit den Möglichkeiten ihres geschlossenen Kreislaufs zu kombinieren, ist die Kontrolle der zum und vom Dialysator fließenden Volumina erforderlich. Diese Forderung wirft hinsichtlich ihrer technischen Realisierung mit der notwendigen Genauigkeit eine ganze Reihe von Problemen auf. Mehrere klinisch eingesetzte Prototypen von Geräten sind aus der Literatur bekannt (u.a. [785, 1888]). Kommerziell stehen seit 1978 Dialysesysteme mit volumetrischer Dialysatbilanzierung zur Verfügung, über die bis zum gegenwärtigen Zeitpunkt umfangreiche klinische Erfahrungen vorliegen. Ihre Funktionsweise soll hier kurz dargestellt werden. Der prinzipielle Aufbau eines Dialysegeräts mit volumetrischer Dialysatbilanzierung ist der Abb. 55 zu entnehmen. Das Kernstück eines solchen Systems ist eine Bilanzbaugruppe, die dafür sorgt, daß die Flußraten der Spüllösung zum Dialysator (Q_1^D) und vom Dialysator (Q_2^D) exakt gleich sind. Der Aufbau dieser Baugruppe wird auf S. 112 u. 113 beschrieben. Wird nun durch eine volumetrisch arbeitende Pumpe (Ultrafiltrationspumpe) eine definierte Flüssigkeitsmenge pro Zeiteinheit aus diesem quasigeschlossenen System entfernt, so muß sie - Gleichheit obengenannter Flüsse vorausgesetzt - analog zum geschlossenen Rezirkulationssystem über die Membran aus dem Blut des Patienten nachgeliefert werden. Auch hier ist der sich einstellende TMP eine Folge der über die Ultrafiltrationspumpe vorgewählten Ultrafiltrationsrate, der Dialysatoreigenschaften und verschiedener Blutparameter. Der TMP ist eine sekundäre Größe, die auf ihren Maximalwert kontrolliert werden muß (Gefahr von Membranrupturen) und die aus Sicherheitsgründen auf einen Minimalwert kontrolliert werden kann. Eine Überwachungselektronik übernimmt die Kontrolle der Ultrafiltrationspumpe, von deren Förderleistung die Ultrafiltrationsrate abhängt. Bei dieser Regelelektronik kann eine bestimmte Ultrafiltrationsrate vorge-

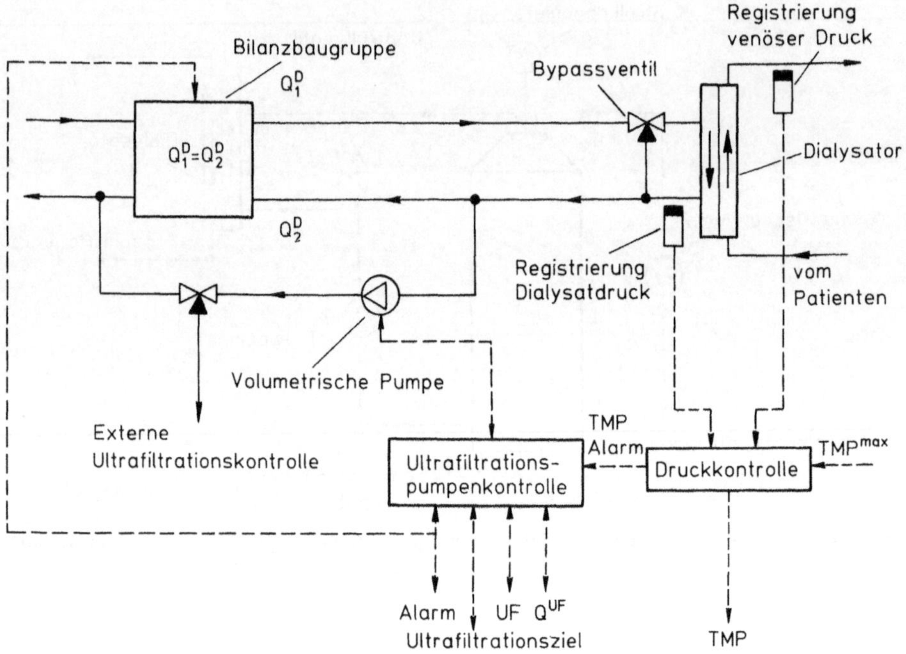

Abb. 55. Volumetrische Dialysatbilanzierung (schematisch)

wählt werden, die kumulative Ultrafiltrationsmenge wird angezeigt. In Zusammenhang mit einem vorwählbaren Ultrafiltrationsziel stoppt die Regelelektronik die Ultrafiltrationspumpe beim Erreichen einer bestimmten kumulativen Ultrafiltratmenge und signalisiert diesen Betriebszustand dem Personal. Eine Reihe von Alarmbedingungen (TMP-Grenzwertüberschreitung, Blutleck, Stoppen des Blutflusses usw.) müssen entsprechende Reaktionen der Ultrafiltrationspumpe und der Bilanzeinrichtung bewirken können, wozu eine Reihe von Alarmein- und -ausgängen dient. Wegen der Bedeutung der Pumpe ist es zweckmäßig, die Regelelektronik über die tatsächliche Fördergeschwindigkeit dieser Pumpe zu informieren, damit ein Vergleich mit der Soll-Fördergeschwindigkeit vorgenommen werden kann. Erhebliche Abweichungen zwischen beiden Werten müssen zu Alarmmeldungen führen.

Die Abb. 56 veranschaulicht den Aufbau einer gegenwärtig kommerziell erhältlichen Bilanziereinrichtung. Sie enthält zur Bilanzierung zwei volumenstarre Kammern, die durch eine flexible Membran in je eine Frischlösungsseite und eine Altlösungs(dialysat)seite getrennt werden. Wird durch die Schaltung der entsprechenden Ventile eine mit Dialysat gefüllte Bilanzkammer mit frischer Spüllösung gefüllt, so fördert die zuströmende Spüllösung eine exakt volumengleiche Menge Dialysat zum Ablauf. Im nächsten Takt wird die gleiche Kammer mit (gebrauchtem) Dialysat gefüllt, das nunmehr eine volumengleiche Menge an frischer Spüllösung zum Dialysator fördert. Mittels dieses Systems kann eine volumetrische Gleichheit der Flüsse zum und vom Dialysator erreicht werden. Es sind zwei im Wechseltakt arbeitende Bilanzkammern notwendig, um einen kontinuierlichen Spüllösungsfluß zu

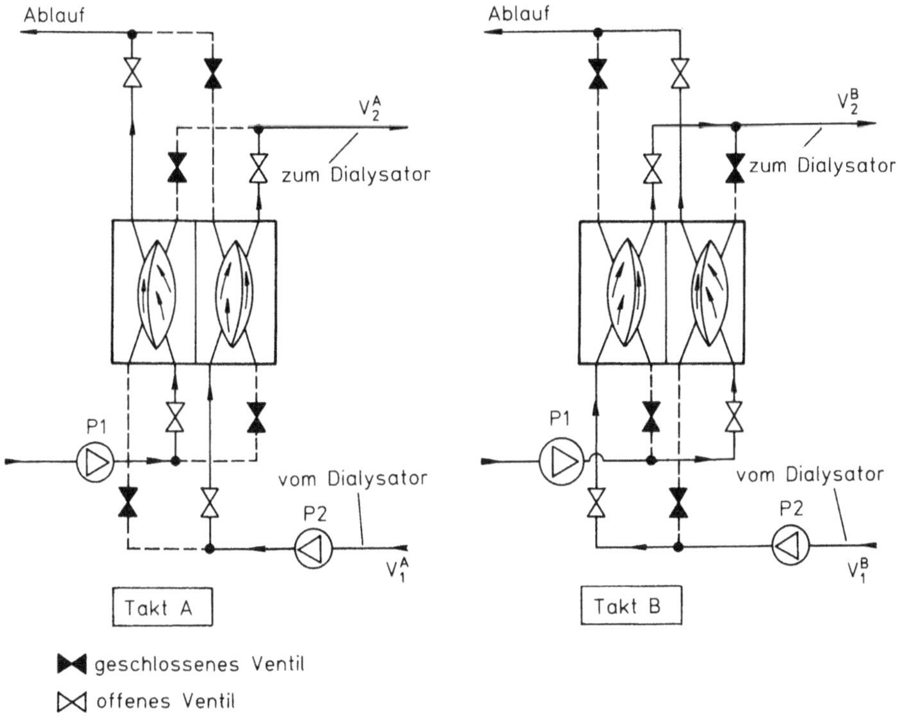

Abb. 56. Aufbau eines Systems zur Dialysatbilanzierung (Einzelheiten s. Text)

gewährleisten. Ist eine in Abb. 56 nicht dargestellte Ultrafiltrationspumpe außer Betrieb, so erfolgt keine Ultrafiltration. Die Ventilgruppen können bei kompletter Füllung beider Kammern durch verschiedene Signale umgeschaltet werden. Die Genauigkeit der Ultrafiltrationskontrolle wird durch drei Faktoren begrenzt:

a) Ultrafiltratpumpe
   Je exakter der Flüssigkeitsentzug pro Arbeitstakt eingestellt und eingehalten werden kann, desto genauer arbeitet das Gesamtsystem. (Als volumetrisch arbeitende Ultrafiltrationspumpen haben sich bisher Membranpumpen mit federbelasteten Ein- und Auslaßventilen sowie ventillose Taumelkolbenpumpen bewährt.)

b) Bilanzkammern und Schaltventile
   Durch entsprechende Konstruktion muß erreicht werden, daß eine Bilanzkammer bei jedem Arbeitstakt vollständig mit Flüssigkeit gefüllt wird, bevor die Ventilumschaltung erfolgt. Des weiteren dürfen bei der Entleerung der Kammer keine Flüssigkeitsreste zurückbleiben. Die unvermeidbaren Flüssigkeitsverluste bei jeder Ventilschaltung müssen so gering wie möglich gehalten werden. Minimale Lecks der Bilanzventile können zu Fehlbilanzierungen führen. Dieses kann sowohl eine übermäßige Ultrafiltration als auch einen Flüssigkeitstransfer zum Patienten zur Folge haben.

c) Entgasung
   Luftansammlungen im Bilanzsystem beeinträchtigen die Genauigkeit der Bilan-

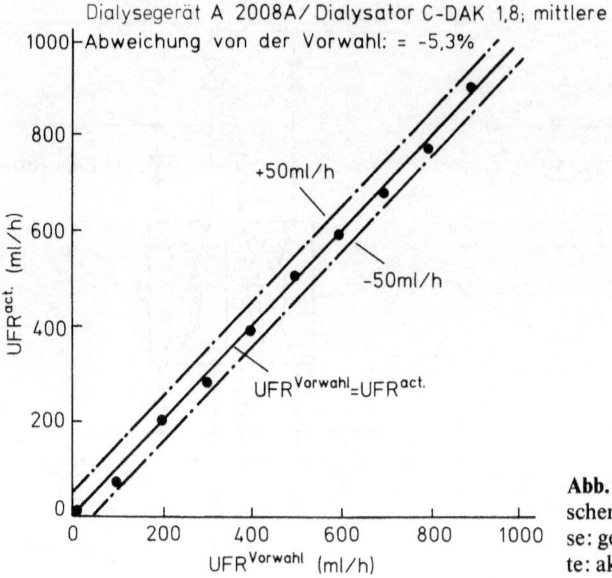

Abb. 57. Genauigkeit der volumetrischen Dialysatbilanzierung (Abszisse: gewählte Ultrafiltration; Ordinate: aktuelle Ultrafiltration)

zierung. Eine ausreichende Vorentgasung der Spüllösung sowie die Möglichkeit der Luftabscheidung in der Leitung vom Dialysator zum Bilanzsystem sind erforderlich. Die Steuerelektronik muß einen Lufteinbruch in den Spüllösungskreislauf erkennen können (Zwangsentgasung bei hohen Unterdrücken, Anschluß des Dialysators usw.) und die eingedrungene Luft durch geeignete Ventilschaltungen entfernen.

Die Abb. 57 zeigt die typische Genauigkeit einer volumetrischen Dialysatbilanzierung im Routinebetrieb. Die Abweichungen von der vorgewählten Ultrafiltrationsrate betragen im Mittel -5%; sie überschreiten in keinem Fall eine vorgegebene Genauigkeitsgrenze von ± 50 ml/h. Das hier dargestellte Bilanzierungsprinzip mittels Membrankammern erscheint derzeit als günstigstes System; Bilanzsysteme auf der Grundlage von Verdrängerkolben werfen erhebliche technische Probleme auf. Die volumetrische Dialysatbilanzierung erhöht zweifelsfrei den technischen Aufwand für ein Dialysegerät, bietet aber wesentliche Vorteile für den Dialysebetrieb. Ihr Einsatz bewirkt eine deutliche Verringerung ultrafiltrationsbedingter Seiteneffekte der Dialyse [2127] und ist eine Voraussetzung für moderne und hocheffektive Therapieverfahren wie die High-flux-Dialyse und die Hämodiafiltration. Die isolierte Ultrafiltration wird durch die Stillegung des Bilanzsystems ermöglicht; die Ultrafiltrationspumpe übernimmt dann die volumetrisch kontrollierte Abförderung von Ultrafiltrat. Die gegenwärtig verfügbaren Dialysegeräte mit volumetrischer Dialysatbilanzierung lassen Ultrafiltrationsraten zwischen 0 und 2000 ml/h zu und dekken damit alle Anforderungen des Routinebetriebs ab. Nach den Erfahrungen mit diesen Systemen ist deren Technik ausgereift und ausreichend zuverlässig für den umfassenden klinischen Einsatz. Für eine Zurückhaltung aufgrund der komplizierteren Technik besteht kein Anlaß.

2.5 Kontrolle des Dialysats auf Blutbeimengungen

Fehler bei der Dialysatorherstellung oder das Nichtbeachten maximal zulässiger Transmembrandrücke können zu Membranrupturen führen, die - wenn sie unbemerkt bleiben - erhebliche Blutverluste unter der Dialyse bewirken würden. Deshalb ist eine Überwachung des abfließenden Dialysats auf Hämoglobinbeimengungen erforderlich. Die sog. Blutleckdetektoren basieren in den meisten Fällen auf optischen Meßverfahren und reagieren auf eine Trübung oder Verfärbung des abfließenden Dialysats. Der Betrieb einer optischen Meßstrecke mit weißem Licht ist möglich, der Detektor reagiert dabei jedoch auch auf Trübungen, die nicht durch Hämoglobin bedingt sind. Meßanordnungen mit infrarotem und farbigem Licht sind ebenfalls bekannt. Eine Differenzmessung mit verschiedenfarbigem Licht kann die Farbselektivität der Nachweiseinrichtung verstärken. Üblicherweise wird die Ansprechschwelle für Blutdetektoren bei etwa 0,05 ml Blut pro Liter Dialysat angesetzt.

2.6 Sicherheitstechnische Kontrolle des Spüllösungskreislaufs

Der Spüllösungskreislauf eines Dialysegeräts enthält eine Reihe von Baugruppen, von deren einwandfreier Funktion die komplikationslose Dialysebehandlung wesentlich abhängt. Nicht erkannte technische Defekte können die Ursache für schwere Dialysezwischenfälle sein. Aus diesen Überlegungen ergeben sich einige generelle Anforderungen in sicherheitstechnischer Hinsicht:

a) Die elektrische Sicherheit des Gesamtgeräts muß auf der Grundlage nationaler Standards und Prüfvorschriften nachgewiesen sein.
b) Die Regelung und die Monitorisierung wichtiger Parameter der Spüllösung muß durch unabhängige Meßsysteme erfolgen (Leitfähigkeitsmessung, Temperaturmessung).
c) Das „Fail-safe"-Prinzip muß bei allen wichtigen Baugruppen angewandt werden, d. h. der Defekt einer Baugruppe muß zu ihrer sicheren Abschaltung führen und andere notwendige Sicherheitsfunktionen auslösen; der fehlerhafte Betriebszustand muß durch Monitore erkannt werden.
d) Die Versorgung des Dialysators mit fehlerhaft zusammengesetzter Spüllösung (Leitfähigkeit, Temperatur) darf unter keinen Umständen möglich sein. Diese Funktion erfüllt ein vom Monitor gesteuertes Bypassventil. Das Bypassventil muß im nichtaktivierten Zustand in der Stellung „Bypass" stehen. Die aktuelle Stellung des Bypassventils muß der Überwachungselektronik durch ein unabhängiges System mitgeteilt werden, um Sicherheit gegen mechanische Blockierungen des Ventils zu haben.

Die sich zunehmend durchsetzende Steuerung von Hämodialysegeräten durch Mikrorechner bietet eine Reihe neuer Möglichkeiten für den sicheren Betrieb derartiger Geräte. Mikrorechner ermöglichen umfangreiche Routineselbstprüfungen für die unterschiedlichsten Bauteile mit den notwendigen Fehlermeldungen. Sogar so komplizierte Einrichtungen wie Bilanzsysteme lassen sich auf ihre sichere Funktion überwachen. Dialysekomplikationen werden häufig durch Fehlbedienungen verursacht. Die Konstruktion eines Dialysegeräts muß so erfolgen, daß diese weitestgehend unmöglich gemacht werden. Dazu gehört beispielsweise, daß eine chemische Desinfektion vom Gerät registriert und gespeichert wird; der Ablauf des Dialyseprogramms darf nicht möglich sein, wenn nicht vorher eine mit einem Zeitlimit versehene Spülphase mit Wasser erfolgt ist.

Jedoch entbindet auch die umfassendste Monitorisierung des Spüllösungskreislaufs den Anwender nicht von unbedingt verantwortungsbewußtem Handeln. Alle Hantierungen an Hämodialysegeräten müssen fachlich qualifiziertem Personal vorbehalten bleiben.

2.7 Reinigung und Desinfektion des Spüllösungskreislaufs

Aus hygienischen und technischen Gründen hat nach jeder Dialyse eine Reinigung und Desinfektion des Geräts zu erfolgen. Normalerweise können Bakterien intakte Dialysatormembranen nicht passieren; bei hohen Keimzahlen im Dialysat stellen Bakterien jedoch eine potentielle Gefährdung des Patienten dar. Weiterhin ist eine Reihe bakterieller Stoffwechselprodukte dialysabel und kann möglicherweise beim Patienten Pyrogenreaktionen hervorrufen.

Die Frage, ob auch Viren, speziell Hepatitiserreger, die Membran durchwandern können, ist bislang nicht eindeutig geklärt. Mit Dialysat in Kontakt stehende Geräteteile können bei Membranrupturen zu Infektionsquellen werden. Zur Verminderung des Infektionsrisikos für Patienten und Personal sowie zur Vermeidung von Kreuzkontaminationen bei der Zentrumsdialyse ist der Desinfektion besondere Aufmerksamkeit zu schenken. Dazu sind folgende Prozeduren möglich:

a) Spülung des Dialysatkreislaufs mit Wasser
Die Spülung mit Wasser dient im wesentlichen der Pflege des Geräts durch die Entfernung von Spülflüssigkeitsresten, die zu Verkrustungen im Spüllösungskreislauf führen können. Das Wasser sollte dabei auf die Betriebstemperatur des Geräts von ca. 37 °C erwärmt werden. Spülphasen mit Wasser sind weiterhin erforderlich, um chemische Desinfektionsmittel aus dem Spüllösungskreislauf zu entfernen.

b) Heißreinigung mit Wasser
Eine Reihe von Dialysegeräten bietet die Möglichkeit einer Heißreinigung mit Wasser bei Temperaturen zwischen 80 und 90 °C. Die hohe Temperatur verstärkt den Reinigungseffekt und wirkt pasteurisierend. Die Zirkulation von heißem Wasser sollte über einen Zeitraum von etwa 30 min erfolgen. Eine Inaktivierung von Hepatitiserregern kann bei einer Heißreinigung nicht erwartet werden.

c) Chemische Desinfektion
Über den Konzentratanschluß des Geräts oder einen speziellen Desinfektionsmittelanschluß kann eine geeignete Chemikalie für eine vorprogrammierbare Zeit durch das Gerät zirkuliert werden. Gebräuchlich ist der Einsatz einer 1- bis 3prozentigen Formaldehydlösung, die nach einer etwa 30minütigen Zirkulation bis zum nächsten Einsatz im Gerät verbleiben kann. Jedoch muß bei Eiweißablagerungen im Gerät bei Verwendung von Formaldehydlösung mit einem sog. Eiweißfehler gerechnet werden, der zu einer verminderten Wirksamkeit führt. Formaldehydlösung hat den Vorteil, daß sie bei Konzentrationen bis 3% die

Baugruppen des Dialysegeräts nicht gefährdet und längere Zeit im Gerät verbleiben kann. Die bei höheren Konzentrationen mögliche Ablagerung von Polymerisationsprodukten (Paraformaldehyd) kann die Ursache für technische Probleme sein.

Arbeiten zur mikrobiologischen Kontamination von Dialyseeinrichtungen (Geräte, Mischsysteme, Tanks usw.) haben ergeben, daß der Einsatz von Peressigsäure bei Konzentrationen von 0,2–0,5% und Einwirkzeiten um 30 min effektiver ist [331, 735, 885, 2386]. Peressigsäure wird jedoch aufgrund ihrer korrosiven Wirkung nicht von allen Herstellern von Dialysegeräten als Desinfiziens zugelassen.

Zur Desinfektion des Spüllösungskreislaufs kann weiterhin eine NaHOCl-Lösung mit mindestens 200 ppm freiem Chlor eingesetzt werden. Nachteilig ist auch hier die korrosive Wirkung auf Gerätebaugruppen. Die Einwirkzeit sollte analog zur Peressigsäure etwa 30 min betragen.

Im Anschluß an jede chemische Desinfektion muß – spätestens vor dem erneuten Einsatz des Geräts – eine ausreichend lange Spülphase mit Wasser stattfinden. Durch geeignete Nachweismittel ist vor Dialysebeginn zu prüfen, ob noch Desinfektionsmittelrückstände im Gerät verblieben sind (s. S. 229). Der generelle Nachteil aller chemischen Desinfektionsverfahren besteht darin, daß konstruktionsbedingte Toträume mit geringer Flüssigkeitszirkulation im Gerät nicht effektiv erfaßt werden und potentielle Quellen für eine beschleunigte Neuverkeimung darstellen.

d) Autoklavierung

Die Autoklavierung des gesamten Spüllösungskreislaufs, einschließlich der Schläuche, muß als effektivste und sicherste Form der Desinfektion bzw. Sterilisation angesehen werden. Die Forderung nach der Autoklavierbarkeit eines Spüllösungskreislaufs stellt extreme technische Anforderungen, die aber vereinzelt bei vorübergehend produzierten Geräten gelöst werden konnten. Das Dialysegerät A2008A der Firma Fresenius sterilisiert den Dialysatkreislauf mit 120 °C warmem Wasser über 20–30 min. Die Spüllösungsschläuche werden dabei miterfaßt. Die stark verringerte Viskosität des Wassers, das unter dem Überdruck von etwa 1,2 bar bis 1,5 bar gehalten werden muß, bedingt einen Sterilisationsflow von 300 ml/min gegenüber 600 ml/min beim Einsatz chemischer Desinfektionsmittel. Im Anschluß an die Autoklavierung kann das Auffüllen des Geräts mit einem chemischen Desinfektionsmittel erfolgen.

2.8 Regenerierung des Dialysats

2.8.1 Einführung

Für eine 4stündige Hämodialyse werden bei einem Spüllösungsfluß von 500 ml/min 120 l Spüllösung benötigt, die durch Proportionierung aus Reinwasser und konzentrierter Elektrolytlösung hergestellt werden muß. Dafür ist ein nicht unbeträchtlicher Teil des Gesamtaufwands der Dialysebehandlung erforderlich. Die für die Wasseraufbereitung und die Proportionierung notwendigen technischen Systeme bewirken letztlich die Unbeweglichkeit herkömmlicher Dialysesysteme. Bei der

Rezirkulationsdialyse entfällt zwar die kontinuierliche Spüllösungsbereitung; die notwendigen großen Rezirkulationsvolumina von 40–70 l führen jedoch auch hier zu voluminösen und unbeweglichen Geräten. Im Interesse der Kosteneinsparung und einer relativen Mobilität des Dialysesystems wurden in der Vergangenheit vielfach Anstrengungen unternommen, das erforderliche Rezirkulationsvolumen von Dialysegeräten unter Verwendung einer Dialysatregenerierung extrem zu verkleinern. Für die Wiederaufbereitung von gebrauchtem Dialysat bieten sich hauptsächlich folgende Verfahren an:
1. Umkehrosmose
2. Adsorbenzien
3. Ionenaustauscher.

Der Einsatz der Umkehrosmose zur Dialysataufbereitung liefert lediglich wiederverwendbares Reinwasser und befreit nicht von der aufwendigen Spüllösungsproportionierung. Auch mit Ionenaustauschern können harnpflichtige Substanzen aus dem Dialysat nicht vollständig entfernt werden, da dabei lediglich ionisierte Substanzen erfaßt werden. Nichtionisierte Substanzen lassen sich durch Aktivkohle größtenteils ohne Probleme entfernen; eine Ausnahme bildet der im Dialysat in erheblichen Konzentrationen vorliegende Harnstoff, für den die Absorberwirkung der Aktivkohle bei etwa 37 °C nicht von praktischer Bedeutung ist. Eine Erhöhung der Adsorberwirkung von Aktivkohle für Harnstoff, entsprechend den Anforderungen der Dialysatregenerierung, ist möglich, wenn das Dialysat vor dem Passieren von Aktivkohle auf etwa 0 °C abgekühlt wird [892]; der dafür erforderliche technische Aufwand läßt das Verfahren wegen der dabei mangelnden Mobilität des Geräts als nicht geeignet erscheinen. Speziell das Problem der Harnstoffelimination ist die Ursache dafür, daß Dialysegeräte mit einer Dialysatregenerierung derzeit noch zu den Ausnahmen gehören. Eine vorläufige Lösung des Problems konnte durch die auf Chang [436] zurückgehende enzymatische Spaltung des Harnstoffs mittels Urease in NH_3 und NH_2COOH erreicht werden. Das derzeit einzige kommerziell erhältliche Dialysesystem mit Dialysatregenerierung stellt das sog. Sorbsystem (vormals Redy-System) der Firma Organon Teknika Corp. (USA) dar, auf das sich die Behandlung der Dialysatregenerierung an dieser Stelle beschränken soll.

2.8.2 Aufbau und Funktion des Sorbsystems

Das Sorbsystem wurde – z. T. unter seinem ursprünglichen Namen – hinsichtlich seiner Funktionsweise und seiner klinischen Eigenschaften in der Literatur vielfach beschrieben [935, 936, 937, 1046, 1625, 2014, 2076]. Der schematische Aufbau des Sorbsystems ist in der Abb. 58 wiedergegeben. Es besteht aus einer normalen Rezirkulationsanordnung für Spulendialysatoren, wobei der externe Anschluß anderer Dialysatortypen gleichfalls möglich ist. Die Ultrafiltrationskontrolle erfolgt mittels einer Graduierung an der Dialysatkammer. Das extrem geringe Rezirkulationsvolumen von etwa 5,5 l erfordert den Einsatz einer aus mehreren Schichten bestehenden Adsorptionspatrone zum Einmalgebrauch. Der Aufbau dieser Patrone ist in der Abb. 59 dargestellt.

Die für die enzymatische Harnstoffspaltung wirksame Schicht besteht aus dem Mehl einer tropischen Bohnenart (Jack Bean Meal), das Urease enthält; für dessen

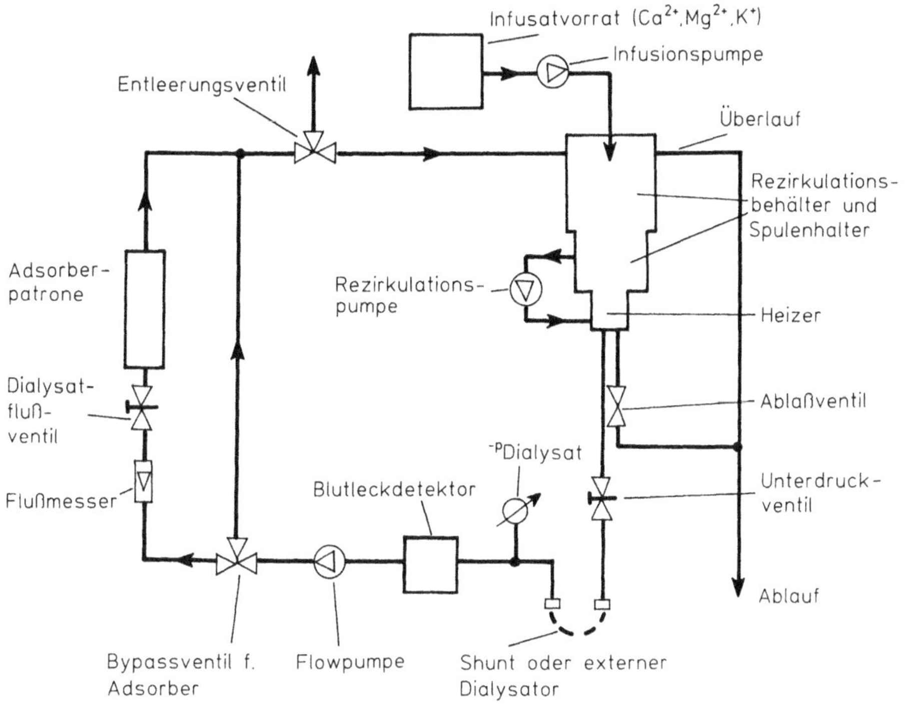

Abb. 58. Schematischer Aufbau des Sorbsystems

gleichmäßige Verteilung sorgt eingebrachtes Aluminiumoxid. Um einer „Vergiftung" des Enzyms durch Schwermetalle u.ä. vorzubeugen, hat das Dialysat zuvor eine Schutzschicht zu passieren, die Schwermetalle und oxidativ wirkende Beimengungen entfernt. Diese Schutzschicht ermöglicht den Einsatz nichtbehandelten Leitungswassers zur Dialysatherstellung. Die Urease bewirkt die Spaltung des Harnstoffs in NH_4^+ und HCO_3^- (in wäßriger Lösung!). In einer nächsten Schicht aus natriumbeladenem Zirkoniumphosphat erfolgt der Austausch von NH_4^+ gegen Na^+ sowie gegen ebenfalls verfügbare H^+-Ionen. Diese Schicht entfernt aus dem Dialysat ebenfalls Ca^{2+}, Mg^{2+} sowie K^+ im Austausch gegen Na^+ und H^+, so daß die Elektrolytzusammensetzung des Dialysats an dieser Stelle erheblich gestört wird. Die Entfernung von PO_4^{3-} und gegebenenfalls F^- erfolgt an einer Schicht aus hydriertem Zirkoniumoxid im Austausch gegen Cl^- bzw. Azetationen. Die Entfernung von Kreatinin, Harnsäure, Aminosäuren und anderen organischen Verbindungen wird durch eine letzte Schicht aus Aktivkohle bewerkstelligt, die - abgesehen von ihrer unzulänglichen Harnstoffelimination - für die Bindung der genannten Substanzen hervorragend geeignet ist. Das die Adsorberpatrone verlassende Dialysat besteht aus Wasser, das mit Na^+, Cl^- (oder Azetat) und HCO_3^- angereichert ist. Die Veränderung der Elektrolytzusammensetzung durch die Zirkoniumphosphatschicht macht die kontinuierliche Zugabe von Ca^{2+}, Mg^{2+} und gegebenenfalls K^+ aus einem Konzentratreservoir über eine Infusionspumpe erforderlich.

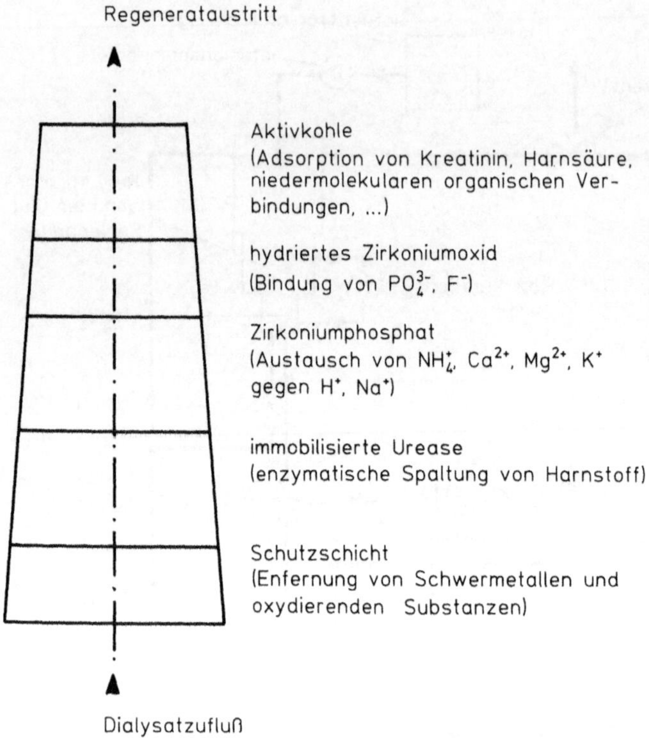

Abb. 59. Schematische Anordnung der Adsorberschichten in der Regenerationspatrone des Sorbsystems

2.8.3 Besonderheiten des Sorbsystems

Der Verlauf der Na^+-Konzentration und des pH-Werts im Dialysatkreislauf des Sorbsystems wird durch die Adsorptions- bzw. Austauscheigenschaften der verschiedenen Schichten in der Adsorberpatrone beeinflußt. Die Abgabe von Na^+ und H^+ durch die Zirkoniumphosphatschicht erfolgt nicht parallel; H^+-Ionen werden zu Anfang gegenüber Na^+ in verstärktem Maße abgegeben. Dies bewirkt einen anfänglichen Sturz des pH-Werts auf etwa 6,0, der dann annähernd linear mit der Dialysezeit wieder auf Werte um 7,0 ansteigt. Beim Sorbsystem weicht gegenüber konventionellen Dialysesystemen die Na^+-Kinetik im Dialysat ab, da die Harnstoffelimination Na^+ freisetzt. Die Entfernung von 40 g Harnstoff führt zu einer Freisetzung von etwa 70–140 mmol/l Na^+; insgesamt kann beim Sorbsystem die Na^+-Konzentration im Dialysat um etwa 35–45 mmol/l im Verlauf einer 6stündigen Dialyse ansteigen [935, 936, 937]. Aus diesem Grunde wird für das Sorbsystem eine anfängliche Na^+-Konzentration im Dialysat von etwa 105–110 mmol/l empfohlen. Die hieraus resultierende Na^+-Kinetik entspricht nicht den modernen Vorstellungen über eine optimale Dialyseführung und kann als Nachteil dieses Systems angesehen werden. Je nach der Adsorptionskapazität der Zirkoniumphosphatschicht kann es bei hohem Harnstoffangebot im Dialysat zum Durchschlagen von NH_4^+ durch die Absorberpatrone kommen, wobei die Gefahr einer akuten Ammoniumintoxikation für den Patienten besteht. Aus diesem Grunde stehen Adsorberpatronen mit unterschiedlichen Kapazitäten für die Harnstoffbindung zur Verfügung, die individuell ausgesucht werden müssen. Weiterhin ist eine regelmäßige Prüfung des Dialysats auf NH_4^+-Beimengungen mittels eines Testbestecks ratsam.

Trotz seiner Probleme hat sich das Sorbsystem nach der Literatur insgesamt bewährt [935, 936, 937, 2014, 2076]; es stellt ein mobiles und ausreichend wirksames Dialysesystem dar, das jedoch nicht in allen Punkten den Leistungs- und Bedienungskomfort moderner Geräte für die Zentrums- oder Heimdialyse erreicht. Wegen der Gefahr des NH_4-Durchbruchs und der relativ geringen Effektivität sollte es nur noch bei Urlaubsreisen und nicht länger als 3-4 Wochen hintereinander bei einem Patienten angewendet werden.

3 Geräte für die Hämofiltration

Aufbau und Monitorisierung des Blutkreislaufs eines Hämofiltrationsgeräts entsprechen denen eines Hämodialysegeräts. Die wesentlichen technischen Probleme der Hämofiltration sind der Entzug einer vorgegebenen Gesamtmenge Filtrats (ca. 20 l) bei einem konstanten Transmembrandruck und die kontinuierliche Substitution mit einer sterilen, vorgewärmten Lösung. Die Substitution ist so zu bilanzieren, daß auch bei variierender Filtrationsrate ein vorgegebener Flüssigkeitsentzug für den Patienten erreicht wird. Dabei ist zu berücksichtigen, daß die Zeit bis zum beabsichtigten Behandlungsziel (Entzug von ca. 20 l Filtrat) nicht genau bekannt ist, denn die Filtrationsleistung der Hämofilter ist wegen der möglichen Bildung von Sekundärmembranen in der Regel zeitlich nicht konstant.

Ein optimal ausgelegtes Hämofiltrationsgerät sollte deshalb ständig die momentan notwendige Flüssigkeitsentzugsrate errechnen und realisieren. Die Substitution des entzogenen Filtrats kann vor dem Hämofilter erfolgen (Prädilution) oder erst nach Abzug des Filtrats (Postdilution).

Die *Prädilution* hat den Vorteil der Verdünnung des Blutes auf niedrige Werte für Hämatokrit und Plasma-Proteinkonzentration, so daß die Gerinnungsaktivierung und die Bildung von Sekundärmembranen im Filter gering bleiben. Mit der Prädilution kann man deshalb die Filtrationsrate und die Clearance für die zu eliminierenden Substanzen steigern. Da sich die Eliminationsrate jedoch aus dem Produkt aus Clearance und Plasmakonzentration ergibt, ist mit der Prädilution aufgrund der niedrigeren Plasmakonzentrationen keine wesentliche Steigerung der Elimination von Substanzen zu erreichen [1414, 2213], es sei denn, es steht ein Hämofilter mit extrem großer Oberfläche zur Verfügung. So kann nach Kramer [1414] die durch Postdilution bei einer Filtration von 100 ml/min erzielte Eliminationsrate von Harnstoff mit der Prädilution nur übertroffen werden, wenn mehr als 200 ml/min vor dem Hämofilter zugesetzt und wieder abfiltriert werden. Die Mehrkosten der Substitutionslösung (bis zu 70 l/Behandlung) und des größeren Hämofilters stehen in einem ungünstigen Verhältnis zur Steigerung der Eliminationsleistung. Daher hat sich dieses in den USA propagierte Verfahren in Europa nicht durchgesetzt. Die sich abzeichnende technische Realisierung von zuverlässigen „On-line"-Zubereitungs- und Zulieferungsanlagen für die Substitutionslösung könnte hier allerdings eine Wandlung schaffen.

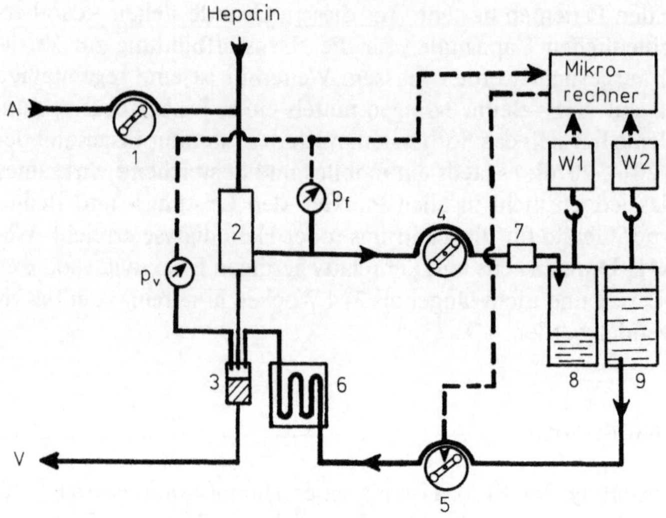

Abb. 60. Gravimetrisches Hämofiltrationssystem mit zwei Waagen und Bilanzierung mittels Mikrorechner (Systeme Sartorius, Gambro). *1* Blutpumpe; *2* Hämofilter; *3* venöse Tropfkammer; *4* Filtratpumpe; *5* Infusatpumpe; *6* Infusatheizung; *7* Blutleckdetektor; *8* Filtratbehälter; *9* Infusatbehälter; *W1, W2* elektronische Waagen

Bei dem bisher bevorzugten *Postdilutionsverfahren* wird das Blut während der Filtration stark eingedickt und die Filtration durch Thrombosierung und Konzentrationspolarisation limitiert. Die Substitutionslösung wird abzüglich der gewünschten Flüssigkeitsentzugsrate in die venöse Tropfkammer gegeben.

Die Filtrat-Infusat-Bilanzierung kann prinzipiell auf zwei Wegen erfolgen:
- gravimetrisch
- volumetrisch.

Die meisten auf dem internationalen Markt angebotenen Hämofiltrationsgeräte bevorzugen die gravimetrische Bilanzierung. Bei dem in Abb. 60 dargestellten System wird mittels einer elektronischen Waage (W 1) die aktuelle Filtrationsrate ermittelt, der vorgewählte Gesamtflüssigkeitsentzug abgefragt und aus beiden Daten im Mikrorechner die notwendige Substitutionsrate für die Postdilution errechnet und durch entsprechende Steuerung der Infusionspumpengeschwindigkeit verwirklicht. Waage W 2 kontrolliert die ermittelte Abnahme des Infusatgewichts. Bilanzierungsfehler, die z. B. durch Verstopfungen im Zuleitungsweg oder Manipulationen am Wägesystem zustande kommen können, werden so erkannt und führen zu einem Dosierfehleralarm. Mit Hilfe des Mikrorechners kann auch aus dem venösen Druck p_v und dem filtratseitigen Unterdruck p_F der Transmembrandruck ermittelt und durch Steuerung der Filtratpumpengeschwindigkeit auf einem vorgewählten Wert konstant gehalten werden.

Abbildung 61 zeigt ein anderes gravimetrisches System, das leicht auch mit konventioneller Elektronik aufgebaut werden kann [1424]. Das Gesamtgewicht Filtrat und Infusat wird zu jedem Zeitpunkt konstant gehalten. Hierzu wird nur eine Wägeeinrichtung benötigt, die Abweichungen von der Konstanz des Gesamtgewichts

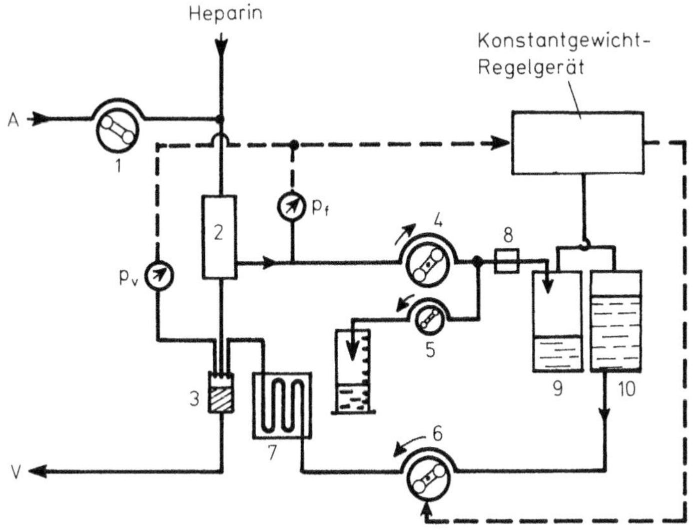

Abb. 61. Gravimetrisches Hämofiltrationssystem mit Konstantgewichtsregelung (System Dialysetechnik Karlsruhe). *1* Blutpumpe; *2* Hämofilter; *3* venöse Tropfkammer; *4* Filtratpumpe; *5* Pumpe für Flüssigkeitsentzug; *6* Infusionspumpe; *7* Infusatheizung; *8* Blutleckdetektor; *9* Filtratbehälter; *10* Infusatbehälter

registriert und über eine Regelelektronik durch entsprechende Änderung der Infusionspumpengeschwindigkeit korrigiert. Soll dem Patienten Flüssigkeit entzogen werden, so muß diese vor der Wägung mit einer zusätzlichen Pumpe abgeleitet werden. Um zu gewährleisten, daß der Flüssigkeitsentzug abhängig von der jeweiligen Filtrationsrate und der voraussichtlichen Behandlungszeit gesteuert wird und Bilanzierungsfehler rechtzeitig erkannt werden, bietet sich auch bei diesem System die Mikrorechnertechnik an.

Als Beispiel für ein volumetrisches Bilanzierungssystem zeigt Abb. 62 eine Realisierungsvariante mit Doppelkammerrollenpumpe [2689]. Sie transportiert über gleichdimensionierte Schlauchsegmente gleichzeitig das Filtrat und die Substitutionslösung. Das nicht mitzubilanzierende Entzugsvolumen wird vor der Doppelkammerpumpe mit einer weiteren Rollenpumpe abgezogen. Wie bei allen volumetrischen Bilanzierungseinrichtungen muß für eine ausreichende Entgasung des Filtrats gesorgt werden. Dies geschieht in einer zwischen Hämofilter und Doppelkammerpumpe geschalteten Tropfkammer. Das Flüssigkeitsniveau in dieser Tropfkammer wird mit einem Niveaudetektor überwacht, der die Geschwindigkeit der Doppelkammerpumpe steuert. Der Transmembrandruck wird bei diesem System blutseitig durch Messung des arteriellen Drucks p_A und Regulierung eines Schlauchquetschventils eingestellt. Ein solches volumetrisches Bilanzierungssystem zeichnet sich durch seinen vergleichsweise geringen technischen Aufwand aus. Die Genauigkeit der Bilanzierung hängt jedoch wesentlich von den Fertigungstoleranzen der Pumpenschläuche und dem Entgasungsgrad des Filtrats ab.

Insgesamt ist der technische Aufwand für ein Hämofiltrationsgerät im Vergleich zum Hämodialysegerät geringer, da die aufwendige Wasseraufbereitung, die Spül-

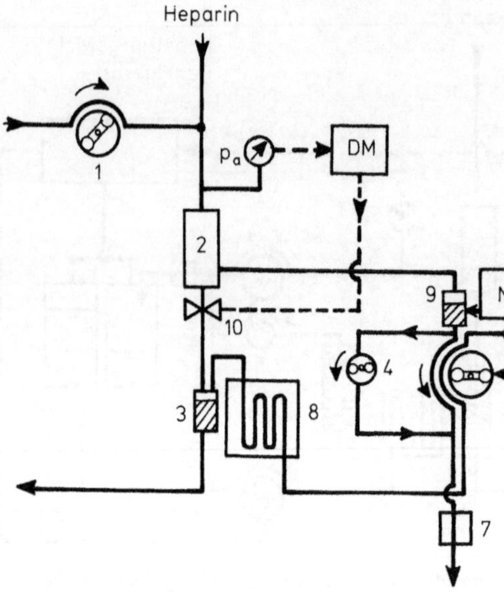

Abb. 62. Volumetrisches Hämofiltrationssystem mit Doppelschlauch-Rollenpumpe (System Nipro). *1* Blutpumpe; *2* Hämofilter; *3* venöse Tropfkammer; *4* Pumpe für Flüssigkeitsentzug; *5* Doppelkammer-Rollenpumpe; *6* Infusatbehälter; *7* Blutleckdetektor; *8* Infusatheizung; *9* Filtrattropfkammer; *10* Druckregelungsklemme; *NÜ* Niveauüberwachung; *DM* Druckmonitor

lösungszubereitung und -überwachung und die Sterilisations- bzw. Desinfektionseinrichtung entfallen. Gelänge es, das Filtrat zu regenerieren, d.h. nach Entzug der toxischen Substanzen und des überschüssigen Plasmawassers eine „One-line"-Reinfusion in den extrakorporalen Kreislauf zu realisieren, ergäbe sich eine beträchtliche Reduzierung an Kosten und Volumen. Bisher besteht jedoch kein Regenerierungssystem, das alle urämischen Toxine einschließlich des Harnstoffs effektiv und mit vertretbarem Aufwand entfernt. Erste Ansätze zur Lösung dieses Problems existieren jedoch [2001], insbesondere die Anwendung der bei der Dialysatregenerierung bewährten Patrone (s. S. 118) für die Filtratregenerierung [2283]. Die Nachteile dieses Sorbsystems begrenzen jedoch seine Anwendung für die Filtratregenerierung: positive Na^+-Bilanz, Notwendigkeit des Zusatzes von Ca^{++}, Mg^{++} und K^+, Instabilitäten des pH-Werts, Gefahr der Akkumulation von Ammoniumionen.

Das Hauptproblem, die Entfernung des Harnstoffs aus dem Filtrat, könnte im Prinzip auch durch elektrochemische Oxidation gelöst werden. Auch hierzu existieren Ansätze [2001], wobei entweder die direkte Oxidation oder die durch Cl_2 unterstützte Oxidation erprobt worden sind. Nachteile der elektrochemischen Oxidation sind ihre relativ schlechte Effektivität und schwierige Überwachung. Dem besseren Wirkungsgrad der Cl_2-unterstützten elektrochemischen Oxidation steht die Gefahr der Intoxikation durch unvollständig oxidierte Reaktionsprodukte gegenüber [2001].

Neben die Hämofiltration mit Pumpen, Überwachungs- und Steuergeräten ist die spontane arteriovenöse Hämofiltration [1421, 1422] getreten; dabei werden Hämofilter unmittelbar zwischen Arterie und Vene des Patienten geschaltet, dessen Blutdruck allein die treibende Kraft für den Blutfluß durch das Filter ist.

4 Technik der Hämodiafiltration

Die hohe diffusive Clearance für niedermolekulare Substanzen bei der Hämodialyse und der effektive konvektive Stofftransport bei der Hämofiltration legen es nahe, beide Verfahren miteinander zu kombinieren. In diesem Sinne wirkte bereits die von Bergström et al. [201] eingeführte sequentielle oder isolierte Ultrafiltration mit Hilfe konventioneller Dialysatoren. Eine simultane Verknüpfung der Eliminationseigenschaften von Hämodialyse und Hämofiltration (Hämodiafiltration) ist jedoch nur möglich mit einem High-flux-Dialysator (s. S. 49) und einem Ultrafiltrationsraten-Steuersystem. Zusätzlich ist eine exakte Bilanzierung von Ultrafiltrat und Substitutionslösung erforderlich. Die Kombination der günstigen Eigenschaften der Hämodialyse und Hämofiltration bedeutet damit auch die Addition des technischen Aufwands beider Verfahren; nicht zuletzt hierdurch ist eine weite Verbreitung der Hämodiafiltration bisher verhindert worden.

Das erste, von Leber et al. [1491] verwendete Hämodiafiltrationssystem arbeitete mit dem High-flux-Dialysator RP-6 (Rhône-Poulenc, Frankreich) bzw. dem Ultra-

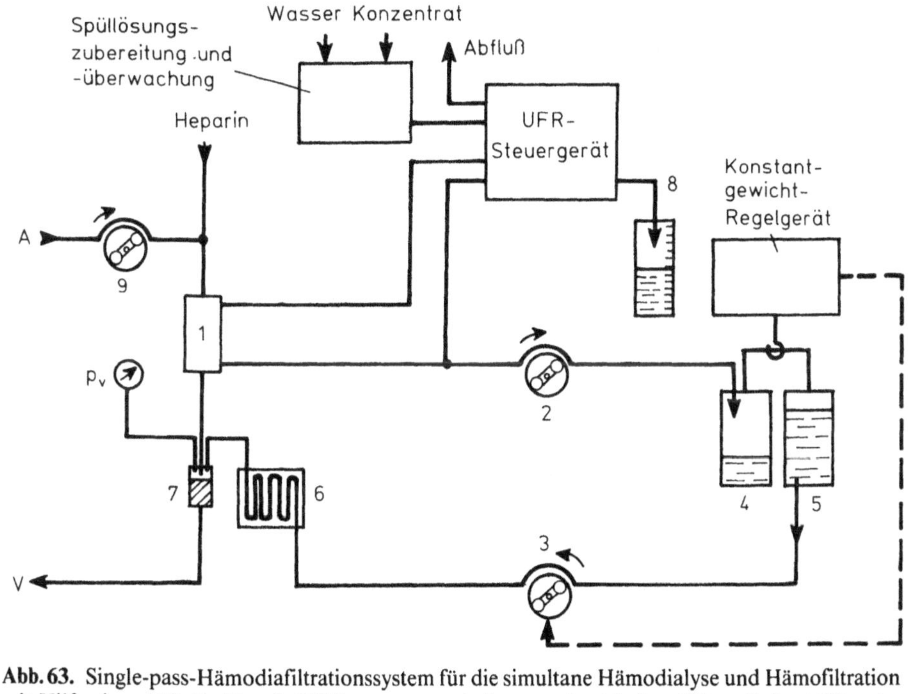

Abb. 63. Single-pass-Hämodiafiltrationssystem für die simultane Hämodialyse und Hämofiltration mit Hilfe eines HD-Geräts mit UF-Steuerung und einer gravimetrischen Filtrat/Infusat-Bilanzierungseinrichtung. *1* High-flux-Dialysator; *2* Filtratpumpe; *3* Infusatpumpe; *4* Filtratbehälter; *5* Infusatbehälter; *6* Infusatheizung; *7* venöse Tropfkammer; *8* Kontrollbehälter für den Flüssigkeitsentzug; *9* Blutpumpe

diffuser (Gambro, Schweden), einer einfachen TMP-Steuervorrichtung lediglich auf der Blutseite mit Hilfe zweier Blutpumpen vor und hinter dem Dialysator und einer manuell gesteuerten Infusion der Substitutionslösung nach Beobachtung der Bettenwaage. Das gleichzeitig von Ota et al. [1888] vorgestellte Hämodiafiltrationssystem besitzt ein volumetrisches Ultrafiltrationssteuergerät (s. S. 111) und ein gravimetrisches Ultrafiltrat/Infusat-Bilanziergerät. Dieses zwar technisch aufwendigere, aber zuverlässige Funktionsprinzip wurde später auch von Leber verwendet [1492] und liegt dem ersten kommerziell verfügbaren Hämodiafiltrationsgerät A 2008 HDF mit automatischem Bilanzierungsgerät ABG (Fresenius, BRD) zugrunde.

Abbildung 63 zeigt das Funktionsschema eines optimal ausgestatteten Single-pass-Geräts zur Hämodiafiltration mit einem Ultrafiltrationssteuerteil und Filtrat/Infusat-Bilanzierungseinrichtung.

5 Geräte für die Membranplasmapherese

Geräte für die Membranplasmapherese (Abb. 64), sofern sie therapeutischen Zwekken und nicht der ausschließlichen Plasmagewinnung dient [1965], haben im wesentlichen dieselben Funktionen auszuführen wie Geräte für die Hämofiltration. Es ist, möglichst unter Regelung des Transmembrandrucks, Filtrat zu gewinnen und gegen eine geeignete Substitutionslösung exakt zu bilanzieren. Grundsätzlich sind deshalb Hämofiltrationsgeräte auch für die Plasmapherese einsetzbar. Folgende Besonderheiten sowie spezielle Anwendungsfälle lassen aber eine Gerätemodifizierung gegenüber der Hämofiltration wünschenswert erscheinen:

Die Abhängigkeit der Filtrationsrate vom Transmembrandruck zeigt bei der Membranplasmapherese eine sehr schnelle Sättigung (s. S. 26). Die Konzentrationspolarisation von Proteinen ebenso wie die Tendenz zur Ablagerung von Blutzellen an den Membranwänden und ihre Schädigung durch Scherkräfte wächst mit dem Transmembrandruck [460, 1831], so daß er auf niedrige Werte unterhalb 50 mm Hg (6,7 kPa) regelbar sein sollte. Hämofiltrationsgeräte mit TMP-Regelung sind normalerweise nicht für diesen Bereich ausgelegt. Da überdies die auszutauschenden Flüssigkeitsmengen bei der Plasmafiltration wesentlich geringer sind als bei der Hämofiltration (2-4 l gegenüber ca. 20 l) und eine Entwässerung des Patienten normalerweise nicht vorgesehen ist, kann das abfiltrierte Plasma mit einfacheren Mitteln als bei der Hämofiltration substituiert werden.

Die manuelle Steuerung der Infusionspumpe nach Sichtkontrolle des aufgefangenen Filtrates oder die Bilanzierung über eine Doppelschlauchpumpe bzw. ein einfaches Konstantgewichts-Regelgerät genügen den Anforderungen. Abbildung 65 zeigt das Schema eines Plasmafiltrationssystems mit TMP-Regelung und gravimetrischer Filtrat/Infusat-Bilanzierung. Ein industriell hergestellter Monitor für den Plasmaaustausch mit Doppelschlauchpumpe und volumetrischer Bilanzierung wird z. B. von der Fa. Kuraray Co. Ltd. (Japan) angeboten (Abb. 66).

Ein spezieller Anwendungsfall ist die Kombination eines Plasmafilters mit einer Adsorberkapsel (Plasmaperfusion, s. S. 67). Das Plasma wird nach der Perfusion über den Adsorber wieder infundiert bzw. vorher zur effektiven Entfernung kleinmolekularer Substanzen noch dialysiert. Hierbei entfällt natürlich der technische Aufwand für die Filtrat/Infusat-Bilanzierung, da das Filtrat nach seiner Reinigung

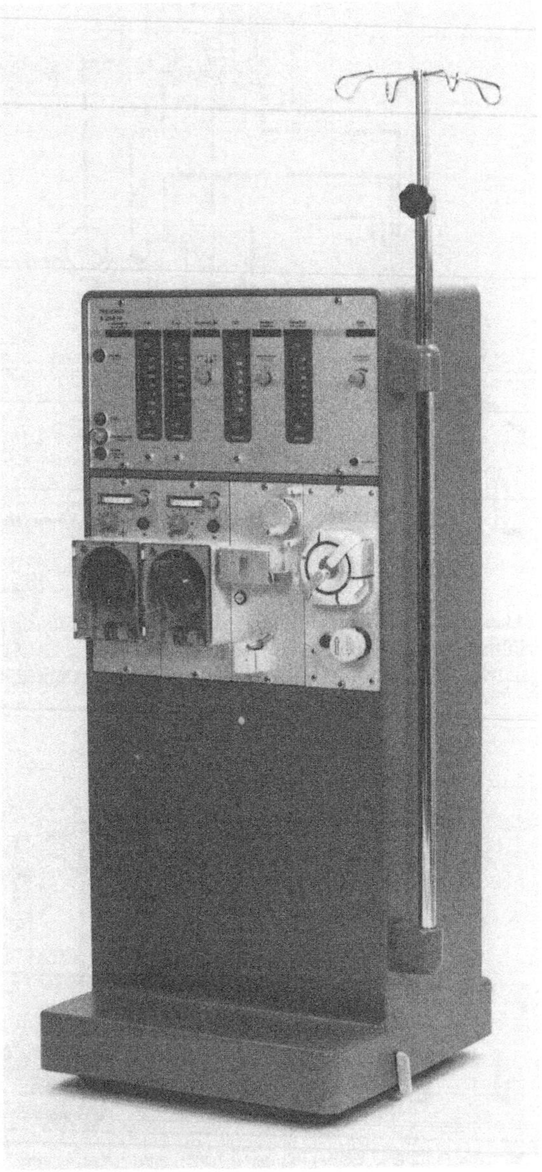

Abb. 64. Modernes Kontrollgerät für die Membranplasmapherese mit Doppelschlauchpumpe zur Bilanzierung (Fa. Fresenius)

wieder zurückgegeben wird. Ein Kompaktgerät für die kombinierte Plasmafiltration, -perfusion und -dialyse wird von der Fa. Asahi (Japan) hergestellt (Asahi Plasma Perfusion System [2166, 2691]). Ein weiterer Sonderfall ist das Sedufark-System (Selective dual filtration artificial kidney) der Fa. A/S Nycotron (Norwegen), bei dem zwei Filter mit unterschiedlichem „cut off point" sowie wahlweise ein Dialysator miteinander kombiniert werden können [1249]. Das Blut passiert zuerst ein Filter mit ca. 10^5 rel. Molmasse „cut off point", das Filtrat wird in einem Behälter ge-

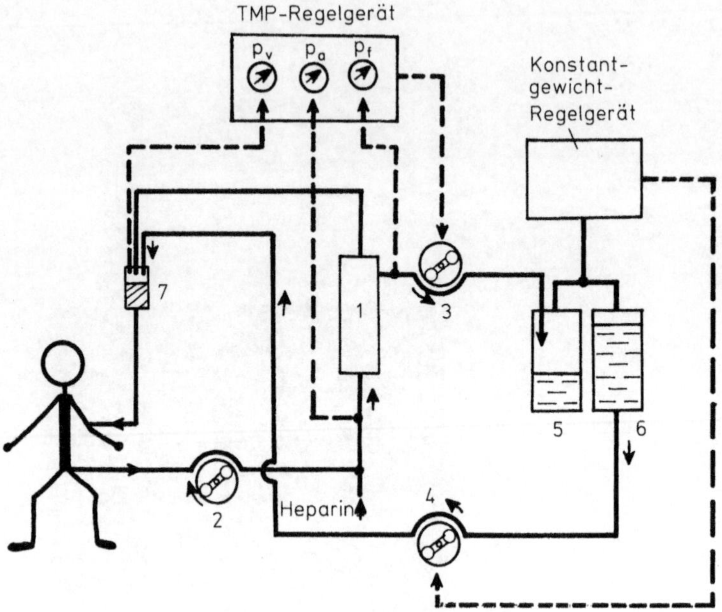

Abb. 65. Gerätesystem für die Plasmapherese mit Transmembrandruckregelung und automatischer Filtrat/Infusat-Bilanzierung nach Schmitt et al. [2205]. *1* Plasmafilter; *2* Blutpumpe; *3* Filtratpumpe; *4* Infusatpumpe; *5* Filtratbehälter; *6* Infusatbehälter; *7* venöse Tropf- und Mischkammer

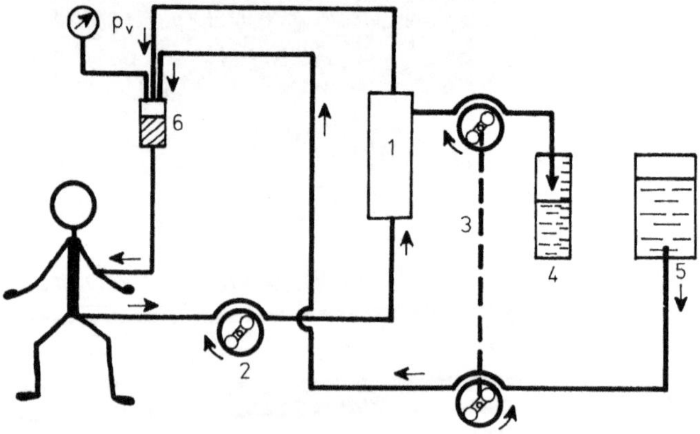

Abb. 66. Schema einer Plasmafiltrationsanordnung mit volumetrischer Filtrat/Infusat-Bilanzierung mittels Doppelschlauchpumpe (Monitor for Plasma Exchange, Fa. Kuraray Co, Ltd., Japan). *1* Plasmafilter; *2* Blutpumpe; *3* Doppelschlauchpumpe; *4* Filtratsammelbehälter; *5* Infusatbehälter; *6* venöse Tropf- und Mischkammer

sammelt und über ein zweites Filter (Hämofilter mit einem „cut off point" von ca. 3×10^4) rezirkuliert. Während hochmolekulare Substanzen im Auffangbehälter zurückbleiben, wird das Filtrat in einer weiteren Stufe dialysiert und dann reinfundiert. Auf diese Weise werden sowohl nieder- als auch hochmolekulare Substanzen eliminiert, während vital wichtige Substanzen mittlerer Molmasse wie Aminosäu-

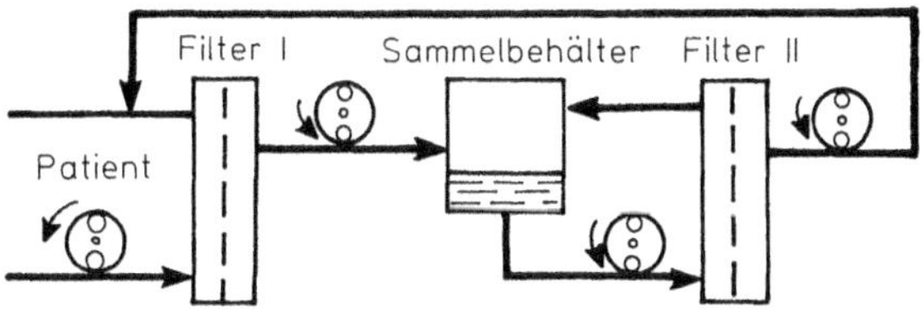

Abb. 67. Prinzip der Kaskadenfiltration

ren, Hormone usw. dem Patienten erhalten bleiben. Daneben erlaubt das Gerät auch die Kombination zweier Plasmafilter mit unterschiedlichem „cut off point" (Kaskadenfiltration, Abb. 67). Das Filtrat des Filters I („cut off" ca. 10^7) wird gesammelt und über Filter II („cut off" ca. 10^5) rezirkuliert. Das Filtrat von Filter II enthält noch einen großen Teil des Albumins, während immunologisch relevante Plasmafaktoren im Auffangbehälter weitgehend zurückbleiben. Dieses Verfahren der Plasmafraktionierung ist wegen der drastisch reduzierbaren Albuminsubstitution ökonomisch sehr interessant und aussichtsreich [2303, 2322]. Tabelle 16 gibt eine Übersicht der derzeitig verfügbaren Geräte zur Plasmafraktionierung.

Tabelle 16. Geräte für die Plasmafraktionierung (Stand 1984)

Gerät	Hersteller	Einsatzgebiet
μ Labo 85	ABG Semca Medical, Frankreich	Kaskadenfiltration
Plasauto 1000	Asahi Medical Co., Ltd., Japan	Kaskadenfiltration
KL - 30	Kawasumi Lab., Inc., Japan	Kaskadenfiltration
KM - 8500	Kuraray Co., Ltd., Japan	Kaskadenfiltration
Cryomax	Parker Hannifin Corp., USA	Kontinuierliche Kryofiltration
TR - 1000	Toray Medical Co., Ltd., Japan	Kaskadenfiltration
ADA - System	medicap, BRD	LDL-Adsorption

6 Hämoperfusionssysteme

Bereits Yatzidis machte bei seiner Erstbeschreibung der Hämoperfusion über Aktivkohle 1963 auf wesentliche Nebenwirkungen dieser Behandlung aufmerksam [2693]. Er stellte fest, daß es zu einem deutlichen Abfall der Thrombozyten bzw. Leukozyten kam. Außerdem zeigten sich Kohlemikroembolien in der Lunge und anderen Organen [2694]. Die beschriebenen Veränderungen verhinderten eine weitere Anwendung von unbehandelter granulierter Aktivkohle für die Hämoperfusion. Aus diesem Grund wurden verschiedene Verfahren entwickelt, die Aktivkohle oder das adsorbierende Medium blutkompatibel zu machen und somit den klinischen Einsatz zu ermöglichen.

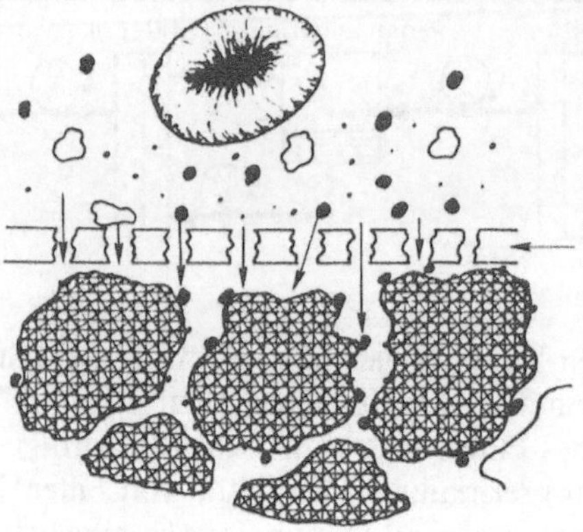

Abb. 68. Beschichteter Adsorber (schematisch)

Tabelle 17. Wichtige Beschichtungsmaterialien für Adsorbenzien

Zellulosenitrat	Chang 1964 [436]
Zellulosenitrat und Albumin	Chang 1969 [437]
	Odaka 1979 [1841]
Zelluloseazetat	Yatzidis 1966 [2695]
	Rosenbaum 1969 [2114]
	Tijssen 1979 [2494]
Acryl-Hydrogel	Fennimore 1977 [760]
Zellulose	Denti 1975 [604]
Methylmethacrylat	Courtney 1976 [534]
Hydroximethylmethacrylat	Andrade 1971 [63]
	Nakabayashi 1979 [1776]
Polyelektrolyte	de Koning 1978 [1394]
Silikon	Özdural 1980 [1845]
Polyethylenglykol	Piskin 1981 [1952]
Albumin	Andrade 1971 [63]
	Hughes 1978 [1199]

6.1 Beschichten von Adsorbergranula

Bei diesem Verfahren werden die Adsorbergranula mit einem Beschichtungsmaterial umhüllt, das die beschriebenen Komplikationen verhindert oder auf ein vertretbares Maß reduziert (Abb. 68). In der Tabelle 17 sind die wichtigsten Beschichtungsmaterialien für Aktivkohle bzw. andere Adsorber angegeben.

Die Technologie der Beschichtung von Adsorbergranula ist unterschiedlich. Am häufigsten werden Sprayverfahren eingesetzt, da hiermit eine relativ dünne Hüllschicht zu erreichen ist und ein zu tiefes Eindringen des Beschichtungsmaterials in die Poren des Adsorbers verhindert wird. Die Schichtstärke liegt bei Benutzung der verschiedenen Verfahren zwischen 0,02 und 5 μm. Diese dünnen Schichten erlauben für kleinere Moleküle einen nahezu ungehinderten Durchtritt zum Adsorber. Liegt jedoch das Molekulargewicht der zu adsorbierenden Substanzen etwa im Bereich des Vitamins B_{12} und darüber, so wird nur bei Schichtstärken unter 0,5–1 μm die Geschwindigkeit der Adsorption nicht wesentlich erniedrigt.

Sphärische Aktivkohlen vom Petroleumtyp (s. S. 68) können wegen ihrer sehr guten Oberflächeneigenschaften sogar unbeschichtet klinisch eingesetzt werden (Tabelle 18). Kommerziell werden in Hämoperfusionskapseln auch unbeschichtete Adsorberharze vom Amberlite- und Wofatit-Typ (s. S. 69) gefüllt; sie rufen aber bei klinischer Anwendung häufig stärkere Thrombozytenstürze hervor [8]. Um sie zu verringern, ist eine Beschichtung mit einer 2prozentigen Humanserumalbuminlösung bei gestörtem Gerinnungspotential zweckmäßig. Die Humanserumalbuminlösung wird dabei für ca. 30 min durch die Kapsel perfundiert (geschlossener Kreislauf). Insbesondere bei der Behandlung des Leberkomas hat sich eine Albuminbeschichtung von Adsorberharzen bewährt [1198]. DeKoning stellte ein Beschichtungsverfahren für Amberlite XAD 4 mit Zelluloseazetat bzw. Polyelektrolyten vor, das für die weitere Anwendung von Hämoadsorbenzien praktische Bedeutung haben könnte [1394].

6.2 *„Fixed-bed"-System*

Bei diesem von Hill entwickelten Verfahren werden kleinste Kohlepartikel auf ein Polykarbonatband mit Chlorosulfonatpolyäthylen fixiert. Das spulenartig aufgewickelte Band wird dann in ein Gehäuse gebracht und kann als Hämoperfusionskapsel klinisch angewendet werden [1143].

6.3 *Sorbentmembranen*

Das Einbringen von Aktivkohle oder anderen Adsorbenzien in eine Membran stellt eine weitere Möglichkeit dar, das Problem hoher Adsorptionsraten in Verbindung mit einer guten Blutverträglichkeit zu lösen. Nachdem Rietema u. van Zutphen 1975 Aktivkohle in Collodion einbrachten [2085], wurde die Entwicklung von Sorbentmembranen durch die Arbeiten von Nosé u. Malchesky [1830] über aktivkohlehaltige Cuprophanmembranen wesentlich stimuliert. Die Sorbentmembranen werden in drei verschiedenen Typen angeboten: Cuprophan-Fiber-S, Cuprophan-Hohlfaser-SD und Cuprophan-tube-SD. Die Cuprophan-Fiber-S-Membranen enthalten das Adsorbens (Aktivkohle, Aluminiumhydroxid) im Hohlraum der Hohlfaser. Bei den SD-Hohlfaser- bzw. Flachmembranen befindet sich der Adsorber an der Außenschicht, hat also bei der Hämoperfusion keinen Kontakt zum Blut. Die Schichtdicke der reinen Cuprophanmembranen beträgt etwa 8 μm und ist damit stärker als die Beschichtung bei den granulierten Adsorbenzien. Als wesentlicher Vorteil ist die Tatsache anzusehen, daß die Sorbentmembranen die Kombination der Hämodialyse und Hämoperfusion in einem System gestatten [1006].

6.4 *Kohlefasern*

Kohlefasern stellen eine Alternative zu Granula dar. Untersuchungen mit Aktivkohle in Faser- oder Tuchform sind von Gayler bzw. Courtney durchgeführt worden. Danach kann die Adsorptionsleistung gegenüber Granula gesteigert werden [932].

6.5 *Agaroseperlen*

Nach einem von Holloway et al. [1170] beschriebenen Verfahren werden die für die Detoxikation vorgesehenen Adsorbenzien mit Agarose zu Kugeln vermischt, die über eine gute Blutverträglichkeit verfügen [645]. Xu et al. gelang es, dieses Verfahren durch Quervernetzung der Agarose so zu verbessern, daß eine Autoklavierung der Agarosekugeln möglich ist [2688]. Auf diese Weise gelingt es, das Verfahren auch klinisch brauchbar zu machen. Allerdings ist bei der Methode zu beachten, daß der Anteil des Adsorbens in der Agarose nur sehr begrenzt ist und über einen Gewichtsanteil von 10 g pro 100 g Adsorberkugeln nicht hinausgeht.

6.6 *Präklinische Prüfung von Adsorbenzien für die extrakorporale Detoxikation*

Vor ihrem klinischen Einsatz in extrakorporalen Kreisläufen sollten Hämoadsorbenzien entsprechend dem Internationalen Biokompatibilitäts-Standard (IBS) auf folgende Parameter untersucht werden:
- Toxizität
- Pyrogenanwesenheit
- Abrieb von Adsorberpartikeln
- Blutkompatibilität
- Einfluß auf blutchemische Parameter.

Für die Untersuchung auf die genannten Eigenschaften steht eine Vielzahl von In-vivo- und In-vitro-Verfahren zur Verfügung. Das gilt insbesondere für die Blutverträglichkeit, für die folgende Testmöglichkeiten im Vordergrund stehen:
- Beeinflussung der Thrombozyten [2141, 2665]
- Freisetzen von Thrombozytenfaktoren [31, 311]
- ADP-induzierte Thrombozytenaggregation [1257]
- Fibrinogenadsorption [728]
- Einfluß auf Gerinnungsfaktoren [2665].

Als nützlich haben sich auch die Bestimmung des sog. „Swank-screen"-Filtrationsdrucks [1197] und Aufnahmen mit dem Rasterelektronenmikroskop [63] erwiesen.

Für den Einsatz von Adsorbenzien für die Plasmaperfusion können die Anforderungen hinsichtlich der Blutverträglichkeit wesentlich herabgesetzt werden, da ein Kontakt mit Blutzellen nicht oder nur in einem geringen Maße stattfindet.

6.7 *Kommerziell erhältliche Hämoperfusionskapseln*

Tabelle 18 gibt eine Übersicht über die wichtigsten kommerziell erhältlichen Hämoperfusionskapseln. Es ist zu erkennen, daß als Adsorbenzien vorrangig die beschichteten Aktivkohlen Norit RBX 1, sphärische Aktivkohlen auf Petroleumbasis sowie das Adsorberharz XAD 4 benutzt werden.

Tabelle 18. Kommerziell erhältliche Hämoperfusionskapseln

Kapseltyp	Hersteller	Adsorbermaterial	Beschichtungsmaterial	Adsorbermenge
Adsorba 300 C	Gambro Ltd.	Aktivkohle Norit RBX 1	Zellulose	300 g
Adsorba 150 C	Gambro Ltd.	Aktivkohle Norit RBX 1	Zellulose	150 g
Haemocol	Smith-Nephew Ltd.	Aktivkohle Sutcliffe 610	Acrylhydrogel	300 g
Haemocol 100	Smith-Nephew Ltd.	Aktivkohle Sutcliffe 610	Acrylhydrogel	100 g
Hemosorba	Asahi Medical Ltd.	Sphärische Petrol.-Aktivkohle	Zellulosenitrat	200 g
Hemocarbo TS 2	Nipro Medical Ltd.	Karbonisiertes Resin	Zellulosenitrat	200 g
DHP-1	Kuraray-Ltd.	Sphärische Petrol.-Aktivkohle	Hydron	160 g
Detoxyl 2	Sorin Biomedica	Sphärische Petrol.-Aktivkohle	-	85 g
Hemopur 260	Organon Teknika	Norit RBX 1	Zelluloseazetat	260 g
Haemoresin	Braun-AG	XAD 4	-	355 und 150 g
XR 004	Extracorporeal Med.Inc.	XAD 4	-	312 g
B-D Hemodetoxifier	Drake Willock	Immobilisierte pulverisierte Aktivkohle	-	85 g

7 Peritonealdialysegeräte

Der im Vergleich zur Hämodialyse geringe apparative Aufwand wurde von jeher als ein wichtiger Vorteil der Peritonealdialyse angesehen. Durch die erhebliche Ausweitung der Peritonealdialyse in Form der CAPD (s. S. 258) ist die maschinelle Peritonealdialysebehandlung z. Zt. zahlenmäßig unbedeutend. Dennoch ist auch bei CAPD-Behandlung u. U. eine passagere maschinelle Peritonealdialyse erforderlich, weswegen im folgenden die wichtigsten Prinzipien der verschiedenen Peritonealdialysegeräte kurz dargestellt werden sollen.

7.1 Umkehrosmosegeräte

Diese Geräte (Physiocontrol, PDS-Drake-Willok) gehen auf Entwicklungen von Tenckhoff et al. zurück [2464]. Das Prinzip ähnelt in vieler Hinsicht dem von Hämodialyse-Proportionierungsgeräten; die Herstellung der Peritonealdialyselösung geschieht kontinuierlich während der Dialyse durch Proportionierung eines Elektrolyt-Glukose-Konzentrats im Verhältnis 1:20 mit sterilem, pyrogenfreiem Wasser, das durch Umkehrosmose aus Leitungswasser gewonnen wird. Die Mischung führt zu einer Einstellung der Glukosekonzentration auf ca. 2,5%. Dialysateinlauf und -auslauf geschehen mittels Rollenpumpen, deren Geschwindigkeit ebenso wie die Verweildauer variiert werden kann. Je nach erforderlicher Ultrafiltration wird über eine zweite Pumpe der Spüllösung zusätzlich Glukose zugeführt.

Selbstverständlich sind an dieses System aufgrund der erforderlichen Sterilität der Spüllösung strenge Sicherheitsanforderungen zu stellen. Dies geschieht sowohl durch Alarmvorrichtungen, die besonders bei Defekt des Umkehrosmosemoduls (aus Zelluloseazetat oder Polyamid) die Dialyse unterbrechen, als auch durch Bakterienfilter oder UV-Bestrahlung der auf Körpertemperatur erwärmten Dialyselösung. Die Geräte werden z.T. automatisch durch Spülung mit 3%igem Formalin nach jeder Dialyse desinfiziert.

Entscheidende Vorteile der Umkehrosmosegeräte sind: Reduzierung des Peritonitisrisikos [273, 611, 1016, 1288] und geringe laufende Behandlungskosten. Dem stehen im wesentlichen als Nachteile hohe Anschaffungskosten, Störanfälligkeit und komplizierte Bedienung entgegen.

7.2 Halbautomatische Geräte

Hierbei handelt es sich um relativ einfache Geräte (Peritocomb-Fresenius, AMP-Cycler-American Medical Products, PDM 10-Gambro), bei denen Spüllösung entweder aus 10-l-Kanistern oder aus 2- bis 4-l-Beuteln in einen an einer Waage hängenden Dosierbeutel gepumpt wird. Aus diesem gelangt die Spüllösung i.allg. per Schwerkraft nach Durchlaufen eines thermostatisch geregelten Wasserbads oder einer Trockenheizung zum Patienten. Unmittelbar nach dem Einlauf oder nach einer vorgewählten Verweilzeit öffnet sich ein Auslaufventil, so daß das Dialysat, wiederum i.allg. per Schwerkraft, aus dem Abdomen drainiert wird. Bei einzelnen Geräten ist auch die Drainagezeit vorwählbar, und ein neuer Zyklus wird erst in Gang gesetzt, wenn mindestens 50% des eingelaufenen Volumens abgeflossen sind. Die dann einlaufende Spüllösungsmenge wird automatisch entsprechend reduziert, so daß die kumulative Bilanz üblicherweise negativ (bedingt durch Ultrafiltration) oder zumindest ausgeglichen ist.

Die Vorteile dieser halbautomatischen Peritonealdialysegeräte bestehen in der relativ einfachen Handhabung, verhältnismäßigen Störunanfälligkeit und einem gegenüber den Umkehrosmosegeräten wesentlich geringeren Anschaffungspreis. Die laufenden Kosten sind jedoch infolge des stündlichen Verbrauchs von ca. 2–4 l Spüllösung bei kontinuierlicher oder intermittierender Peritonealdialyse relativ hoch.

Die verschiedenen Peritonealdialysemaschinen eignen sich sowohl für die intermittierende Peritonealdialyse in der Klinik oder bei der Heimbehandlung als auch für besondere Situationen, wie zur Einleitung der Peritonealdialyse nach Katheterimplantation oder zur verschiedentlich propagierten Spülbehandlung der Peritonitis bei CAPD.

8 Wiederverwendung von Dialysatoren

8.1 Einleitung

Seit den Anfängen der Dialysebehandlung wurden aus verschiedenen Motivationen heraus Dialysatoren wiederverwendet. Stand anfänglich der Mangel an Dialysematerial im Vordergrund [2652], so waren es später in der Ära der Standard-Kiil-Platten Zeitersparnisse [2287]. Mit der Einführung von Wegwerfdialysatoren waren es Fragen der Kostensenkung und des Umweltschutzes, die zur Wiederverwendung von Dialysatoren führten.

Unsicherheiten bei Heimdialysepatienten und beim Pflegepersonal lösten Aufdrucke wie etwa „for one use only" auf Dialysatoren und Packungen aus. Solche Vermerke werden wirtschaftsjuristisch damit begründet, daß ein steril angebotenes Objekt nur so lange diesen Forderungen entspricht, als es sich in seiner Originalverpackung befindet, welche die Keimfreiheit garantiert. Freilich muß diese Hülle vor jedem Gebrauch geöffnet werden, so daß genau genommen nur der nichtverwendete Dialysator garantiert keimfrei ist.

Gemäß EDTA-Statistik nimmt der Wiedergebrauch von Hämodialysatoren zu. Die Zahl der Patienten, die mit wiederverwendeten Dialysatoren behandelt wurden, stieg von 2436 im Jahre 1975 auf 6530 im Jahre 1982 [2668]. Dabei scheint das

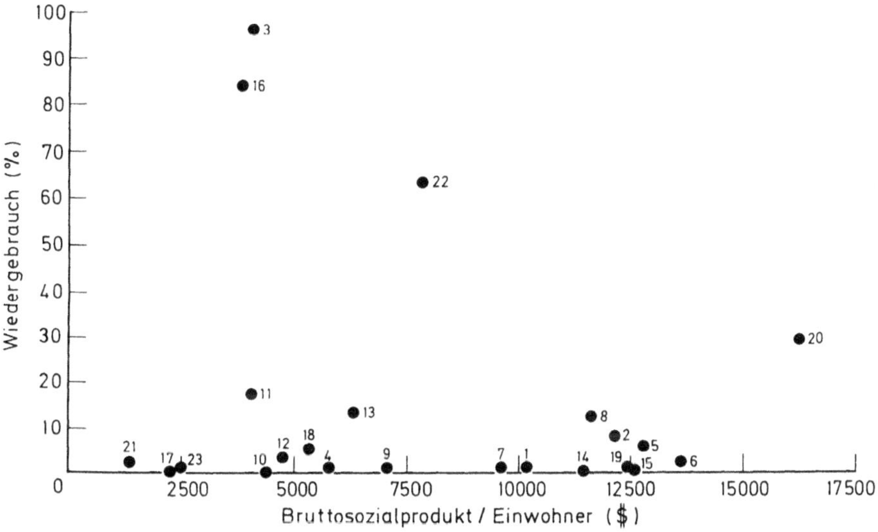

Abb. 69. Wiedergebrauch von Dialysatoren und Bruttosozialprodukt verschiedener europäischer Staaten

1. Österreich
2. Belgien
3. Bulgarien
4. Tschechoslowakei
5. Dänemark
6. Bundesrepublik Deutschland
7. Finnland
8. Frankreich
9. DDR
10. Griechenland
11. Ungarn
12. Irland
13. Italien
14. Niederlande
15. Norwegen
16. Polen
17. Portugal
18. Spanien
19. Schweden
20. Schweiz
21. Türkei
22. England
23. Jugoslawien

Bruttosozialprodukt eines Landes keinen Einfluß auf die Häufigkeit des Wiedergebrauchs zu haben. Abbildung 69 zeigt die Beziehungen zwischen Bruttosozialprodukt und Wiedergebrauch von Dialysatoren in verschiedenen Staaten.

Nach den Erhebungen der EDTA werden Dialysatoren häufiger bei Heim- als bei Krankenhausdialysen wiederverwendet [374]. Bei steigender Zahl von Heimdialysierten zwischen 1975 und 1979 nimmt aber der Prozentsatz jener Patienten, welche die Wiederverwendung praktizieren, von 43 auf 35% ab. Das häufigste Argument gegen den Wiedergebrauch ist erfahrungsgemäß der Hinweis, daß die Heimbehandlung an sich schon eine kostendämpfende Maßnahme sei. Demgegenüber wird in derselben Zeitspanne ein konstanter Anteil von 12% der Zentrumspatienten mit mehrfach verwendeten Dialysatoren behandelt.

Neben finanziellen sprechen auch medizinische Überlegungen für den Wiedergebrauch. Das „first use"- oder „new dialyzer syndrome" (s. S. 290), das mit Fieber, Blutdruckabfall, Thorax- und Rückenschmerzen sowie zentralnervösen Störungen einhergeht [1148] und bei Verwendung von Membranen auf Zellulosebasis und bei Sterilisation mit Ethylenoxid gelegentlich beobachtet wird, läßt sich durch Wiederbenutzung der Dialysatoren in der Regel vermeiden.

8.2 Technik des Wiedergebrauchs

Die Aufbereitung zum mehrfachen Gebrauch von Dialysatoren umfaßt das Herausspülen von Blutresten unter Druck, die Messung des Füllvolumens, Entlüftung, Füllung mit einem Desinfiziens und Lagerung des Dialysators. Entscheidend für die Brauchbarkeit einer Methode zur Aufbereitung von Dialysatoren sind folgende Kriterien:
- einfaches Prozedere
- geringer Zeitaufwand
- leicht zugängliche Materialien
- zuverlässige Wirkung
- kein wesentlicher Funktionsverlust
- bakteriologisch sichere Methode.

Die Spülung gebrauchter Dialysatoren wird z. Zt. manuell oder maschinell durchgeführt. Da die Spülgeräte, beispielsweise das ADR 22 der Firma Texas Medical Devices, sehr teuer und raumfordernd sind, erhält die manuelle Methode in der Heimdialyse den Vorzug. Bei einem Preis von derzeit etwa 100000 DM ist bei 8 Dialysen pro Tag und 3maligem Gebrauch des Dialysators mit einer Amortisation des ADR-Geräts in ca. 2½ Jahren zu rechnen. Besonders geeignet erscheinen Kapillardialysatoren für den Wiedergebrauch, weil die röhrenförmige Anordnung der Dialysemembran eine hohe Stabilität verschafft und bei der geringen Compliance das Füllvolumen sehr einfach bestimmt werden kann.

8.2.1 Manuelles Spülen

Folgende Hilfsmittel werden benötigt: sauberes Leitungswasser mit einem minimalen Druck von 400 mm Hg, 500 ml 4%ige Formalinlösung, Schlauchsystem mit Manometer und Manometerschutz im Nebenschluß, Meßzylinder, Ballonpumpe,

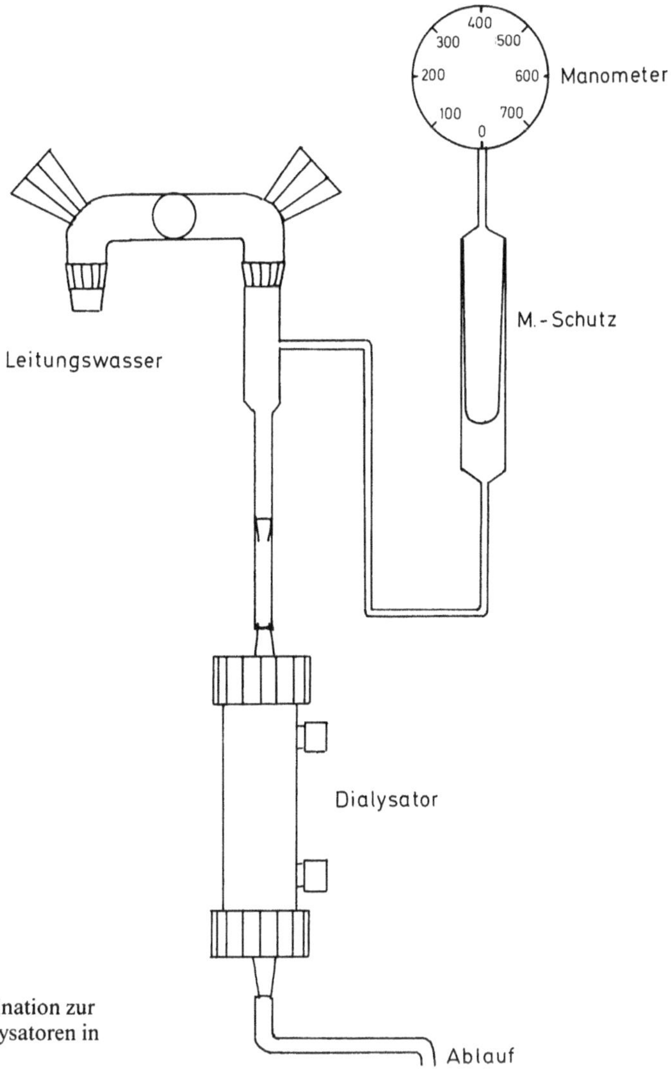

Abb. 70. Einfache Kombination zur Spülung von Kapillardialysatoren in der Heimdialyse

Kühlschrank, Schere, Plastiktüte und Klebestreifen. Das Resultat der Spülung hängt im wesentlichen ab von der Methode der Rückgabe des Blutes am Ende der Dialyse (mit physiologischer Kochsalzlösung), vom Zeitintervall zwischen Rückwaschen und Spülung, von der Entlüftung der Kapillaren nach der Messung des Füllvolumens, von der Heparinisierung und von unbekannten, individuellen Faktoren, wie z. B. dem Hämatokritwert.

Nach der Rückgabe des Blutes mit 200 ml physiologischer Kochsalzlösung wird der Dialysator unverzüglich mit dem Rest dieser Flüssigkeit gespült. Danach werden die arteriellen und venösen PVC-Schläuche ca. 20 cm vom Dialysator entfernt abgeschnitten. Jetzt wird er vom Dialysegerät genommen und in der Spülanlage montiert (Abb. 70). Die Wasserzufuhr wird an den venösen Schlauchstumpf angeschlossen und der Dialysator während 5 min mit 400 mm Hg Druck perfundiert. Anschließend wird das Füllvolumen gemessen, indem das Blutkompartiment mittels Ballonpumpe in einen Meßzylinder entleert wird. Nur Dialysatoren mit einem Füllvolumen von ≥70% des Ausgangswerts sollten wiederverwendet werden.

Ehe nun der Dialysator mit Formalinlösung gefüllt wird, muß er durch kurze Spülung mit Leitungswasser während ca. 30 s entlüftet werden. Danach wird das Blutkompartiment mit 500 ml 4%iger Formalinlösung perfundiert und luftfrei verschlossen. In der Folge wird Formalin auch ins Dialysatkompartiment diffundieren und so zu einer Verdünnung auf 2% führen. Um Verwechslungen auszuschließen, wird der gespülte Dialysator mit dem Namen des Patienten beschriftet und in eine Plastiktüte gesteckt. So verschlossen wird er im Kühlschrank bei 0–7 °C gelagert.

Vor Wiederverwendung muß darauf geachtet werden, daß Blut- und Dialysatkompartiment gleichzeitig mit Kochsalzlösung bzw. Dialyselösung gespült werden, um simultan die Formalinlösung beidseits der Membran zu entfernen.

8.2.2 Maschinelles Spülen

Es finden sich heute Geräte auf dem Markt (ADR 22, Texas Medical Devices), die vollautomatisch Dialysatoren spülen, Desinfektionslösung entsprechend verdünnen, das Füllvolumen messen, einen Ultrafiltrationsindex bestimmen, das Desinfektionsmittel einfüllen und schließlich die individuellen Daten jedes Filters festhalten. Nachteile solcher Geräte liegen hauptsächlich in den hohen Anschaffungskosten. Vorteile sind vorwiegend die Einsparung an Arbeitsaufwand.

8.3 Formalinteste

Vor dem Wiedergebrauch des Dialysators wird der Formalintest (s. S. 229) durchgeführt.

Weit verbreitet ist auch der „Clinitest". Er setzt eine Spülung mit glukosefreier Lösung voraus. Dabei gibt man in ein Reagenzglas mit 1 ml Spülflüssigkeit (NaCl phys.) aus dem Blutkompartiment eine Clinitest-Tablette. Bei Anwesenheit von Formalin in der Konzentration von weniger als 2 μg/ml verfärbt sich die Lösung blau. Formalinhaltige Lösungen ergeben eine Grün- bis Orangeverfärbung.

8.4 Clearancewerte

1975 konnten Farrell et al. [744] zeigen, daß bei Dialysatoren mit geringer Compliance (Hohlfasernieren) das Füllvolumen stets stärker abfällt als Harnstoff- und Kreatininclearance. Diese wichtige Tatsache konnte vielfach bestätigt werden [223, 579, 1416]. Man fand übereinstimmend höhere Clearancewerte für Harnstoff und Kreatinin beim zweiten und dritten Gebrauch des Dialysators als bei erstmaliger Verwendung. Tabelle 19 faßt unsere Daten mit dem CDAK-4000-Dialysator unter Minimalheparinisierung zusammmen. Die Clearancewerte wurden dabei während der ersten Stunde der Dialyse bestimmt, und zwar mit Blutdurchflußwerten von 150–200 ml/min. Nur die Phosphatclearance lag beim dritten Gebrauch deutlich unter den Ausgangswerten (5–12%).

Tabelle 19. Wiedergebrauch der Kapillarniere Cordis Dow CDAK-4000 bei 11 Patienten des chronischen Hämodialyseprogramms

Gebrauch	1.	2.	3.
Anzahl Dialysatoren	20	18	15
^{C}Phosphat (ml/min)	103,0 ± 8,13	104,6 ± 10,60	92,5 ± 12,3
^{C}Harnstoff (ml/min)	155,9 ± 5,56	155,3 ± 9,52	152,9 ± 9,0
^{C}Kreatinin (ml/min)	122,6 ± 8,64	120,5 ± 10,00	113,0 ± 9,3
Füllvolumen (ml)	111,2 ± 7,93	103,5 ± 10,96	99,5 ± 3,74

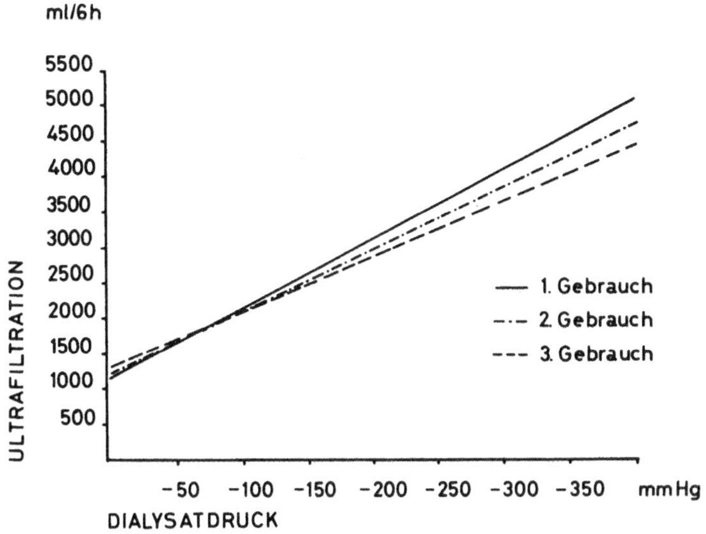

Abb. 71. Regressionsgeraden der Ultrafiltration beim 1., 2. und 3. Gebrauch

Frühere Untersuchungen mit dem CDAK-4-Dialysator ergaben nur geringe Änderungen der Ultrafiltration bis zum dritten Gebrauch (Abb. 71). Die Studie mit dem Filter CDAK 4000 konnte diesen Wert nicht erfassen, da sie mit Geräten mit kontrollierter Ultrafiltration (MTS 2008) vorgenommen wurde.

8.5 Bakteriologie

Zur Sterilisation des gespülten Dialysators wurden verschiedene Lösungen vorgeschlagen, z. B. quarternäre Ammoniumbasen [162, 504, 1848], 27%ige Kochsalzlösung [350], sowie Azetessigsäure [2652] und Glutaraldehyd. Durchgesetzt hat sich schließlich das von Pollard et al. 1967 schon vorgeschlagene Formalin in Form der 2%igen Lösung [1960]. Jahrelang wurden auch die neuen Kapillarnieren der Fa. CD Medical Incorp. mit diesem Desinfiziens sterilisiert, bis die Gassterilisation das Formaldehyd verdrängte.

Bakteriologische Kontrollen wiederverwendeter Kapillarnieren bei 27 Patienten ergaben eine keimfreie Spüllösung vor dem Anschluß der Dialysatoren [744]. Natürlich ist das Resultat der Sterilisation nicht nur abhängig von der Konzentration der Formalinlösung und der Dauer der Einwirkung dieses Desinfiziens, sondern auch von der Qualität des Frischwassers, das zur Spülung verwendet wird, sowie von jener der Wasseraufbereitungsanlage (Enthärter, Ionenaustauscher, Umkehrosmosegerät). Die Standardbedingung von weniger als 10 Keimen pro ml stellt eine Grundvoraussetzung dar. Von den Wasseraufbereitungsanlagen liefert das System der Umkehrosmose die geringsten Keimzahlen. Schließlich besteht ein wesentlicher Unterschied im verwendeten Dialysegerät, da offene Dialysatsysteme und Rezirkulation wesentliche Quellen bakterieller Kontamination darstellen.

Nach Favero et al. [752] ist in Dialysezentren mit Wiederverwendung der Filter weder das Auftreten bakterieller Infektionen noch dasjenige von Hepatitis-B-Erkrankungen häufiger. Gegenteilige Erfahrungen liegen bei der Wiederverwendung von Dialysatoren mit manueller Spülung in Dialysezentren vor [1360 a].

8.6 Bioverträglichkeit (Biokompatibilität)

(Zum Begriff der Bioverträglichkeit s. S. 184).

Einen Ausdruck der Inkompatibilität stellt der Abfall von Leukozyten und Serumkomplement in der ersten halben Stunde der Dialyse dar [1287]. Lowrie et al. [1577] konnten nachweisen, daß diese Veränderungen beim Wiedergebrauch wesentlich geringer ausfallen. Signifikant geringere Leukozytenstürze fanden wir bei Dialysatoren mit Membranen aus Zelluloseazetat oder Polysulfon im Vergleich zu solchen mit Cuprophankapillaren, wie Chopra et al. [465] 1983 bestätigten.

Die Bildung anti-N-ähnlicher Antikörper bei der Wiederverwendung von Dialysatoren wird auf den Kontakt mit Formalin zurückgeführt [751, 1189]. Nach Lewis et al. [1529] treten diese Antikörper nur dann auf, wenn die Lösung, mit welcher der Patient in Berührung kam, mehr als 1 μg Formalin pro ml enthält. Dieser Grenzwert entspricht etwa der Empfindlichkeit des Clinitests. Nach Fassbinder [751], Koch [1374] und Kaehny [1276] erzeugen anti-N-ähnliche Antikörper eine Hämolyse, möglicherweise über eine Änderung der Antigenität der Erythrozytenzellmembran. Diese Hämolyse mag eine bestehende Anämie verstärken. Auch eine erhöhte Frühabstoßung von Nierentransplantaten wurde postuliert, was aber kontrovers bleibt [190, 1592].

8.7 Kontraindikationen

Nicht in jedem Fall kann ein Dialysator wiederverwendet werden. Beim HB_s-AG-positiven Patienten sollte, im Interesse eines „Umweltschutzes“ und zur Verhütung einer Kontamination der Spülvorrichtungen, auf den Wiedergebrauch von Dialysatoren verzichtet werden. Ebenso sollte bei Patienten, bei denen es frühzeitig zu einer Gerinnung im Dialysefilter kommt („early clotter“), der Wiedergebrauch unterbleiben. Auch während fieberhafter Infektionskrankheiten und Septikämien wird man den Dialysator nur einmal verwenden.

8.8 Kosten

Prinzipiell trägt die Wiederverwendung von Dialysatoren zur Senkung der Behandlungskosten bei, doch sind Kosten für die Reinigung und Lagerung mehrfach verwendeter Dialysatoren zu berücksichtigen und von verschiedenen Voraussetzungen abhängig. Muß für die Spülungen zusätzliches Personal eingestellt werden, so ergibt sich eine Kosten/Nutzenanalyse, die sehr rasch negative Zahlen zeigt. Der Gesamtaufwand pro Dialysator beträgt ca. 12 min. Geht man aber davon aus, daß eine entsprechende Zeitreserve beim vorhandenen Personal zur Verfügung steht, so beschränkt sich der Mehraufwand auf nur wenige, zudem noch billige Materialien, die weniger als 8% der Kosten eines neuen Dialysators betragen. Für den Fall maschineller Reinigung wurde bereits auf die Amortisationskosten der teuren Geräte hingewiesen.

III Gefäßzugänge

1 Perkutane Kanülierungsverfahren als temporärer Gefäßzugang

1.1 Einführung

Bei der ersten Hämodialyse, die Kolff 1943 bei einer 29jährigen Patientin mit chronischer Niereninsuffizienz unternahm, wurden durch einfache Nadelpunktion einer Vene jeweils 50 ml Blut entnommen, in der künstlichen Niere dialysiert und anschließend reinfundiert. Während am ersten Tag nur 0,5 l ausgetauscht wurden, konnte die dialysierte Blutmenge in den folgenden Tagen bis auf 5,5 l gesteigert werden. Nachdem sich dieses Verfahren als verträglich erwies, ging Kolff dazu über, das Blut in einer kontinuierlichen venovenösen oder arteriovenösen Zirkulation den Dialysator passieren zu lassen. Für Blutentnahme und Rücklauf benutzte er gewöhnliche Punktionsnadeln.

Die Entwicklung der Hämodialyse in den darauf folgenden 40 Jahren hat nicht nur zu einer weitgehenden Beherrschung der medizinischen und apparativ-technischen Probleme geführt, sondern auch eine Vielzahl weiterer extrakorporaler Eliminationsverfahren gebracht, die als gemeinsame Voraussetzung einen gesicherten Weg zum Gefäßsystem des Patienten benötigen. Die bereits 1962 von Cimino u. Brescia vorgeschlagene Punktion von 2 Hautvenen, beispielsweise Kubitalvenen [472], zur extrakorporalen Blutzirkulation kann wegen der damit verbundenen raschen Zerstörung der Gefäße nur in Ausnahmefällen angewandt werden. Vor allem bei potentiellen Dauerdialysepatienten hat die Notwendigkeit, periphere Gefäße für spätere Shuntanlagen zu schonen, zur Entwicklung großlumiger Katheter geführt, die perkutan nach der Punktionstechnik von Seldinger zentralvenös plaziert werden und ausreichend hohe Blutflüsse für die jeweils angewendeten Verfahren erlauben.

Bereits 1953 wurden von Battezzati et al. [164] ein Doppellumenkatheter zur Dialysebehandlung beschrieben. Gemeinsam mit den von McIntosh 1959 [1682] und den von Bisson 1965 [233] vorgestellten Kathetern haftete ihm der Mangel an, daß er durch die Venae sectio über die V. saphena magna in die Femoralvene eingeführt werden mußte. Auch zwei weitere nach der Seldinger-Methode einzuführende Doppellumenkatheter von Piazza 1964 [1940] und Lachenheim 1967 [1456] konnten sich nicht durchsetzen, weil es nach Entfernung der recht dicklumigen Katheter und des folglich weiten Stichkanals häufiger zu Nachblutungen kam. Shaldon et al. [2284] haben 1961 als erste eine perkutane Technik der Gefäßkatheterisierung zur Hämodialysebehandlung mit einem speziell hierfür entwickelten Teflonsilastikkatheter angegeben, der nach der Seldinger-Methode in die A. und/oder V. femoralis eingeführt wurde. Diese einfache und zeitsparende Methode fand rasche Verbreitung, wie zahlreiche Publikationen, die sich mit diesem Thema beschäftigt haben, belegen [336, 1141, 1440, 1456, 1660, 1940, 2256, 2257, 2284, 2378].

Shaldon verwendete diesen Zugangsweg nicht nur zur akuten Hämodialysebehandlung, sondern beließ die Katheter bei Dauerdialysepatienten bis zu 10 Monaten in situ, entschied sich aber später nach einem tödlichen Zwischenfall durch Lungenembolie bei Dauerdialysepatienten für den Scribner-Shunt. Die Einführung des Single-needle-Verfahrens von Twiss u. Soumers 1964 [2527] schuf die Basis für die Verwendung eines einzigen großlumigen Venenkatheters und machte die doppelseitige Punktion der Gefäße unnötig. Neben der perkutanen Punktion der V. femoralis nach der Methode von Seldinger gewannen die Zugänge zur oberen Hohlvene nach erfolgreicher Anwendung durch Erben 1969 [707] und Gerhart 1974 [880] für Akutdialysen und zur mittelfristigen Überbrückung von Shuntproblemen in den letzten Jahren zunehmend an Bedeutung und verdrängten den Scribner-Shunt als Akutgefäßzugang der ersten Wahl [67, 141, 582, 708, 1118, 1557, 2234, 2256]. Schonung peripherer Gefäße, rasche Verfügbarkeit und - bei sorgfältiger Differentialindikation der Zugangswege - vertretbare Risiken sind Gründe hierfür.

1.2 Kathetertypen und Materialien

Die heute gebräuchlichen modifizierten Shaldon-Katheter (Abb. 72 und 73) sind kürzer (15-20 cm), haben aber sonst die wesentlichen Merkmale der ursprünglich von Shaldon inaugurierten Katheter behalten, das große Innenlumen (1,6-1,8 mm), das ausreichende Blutflüsse bis 400 ml/min erlaubt, spiralförmig angeordnete seitliche Öffnungen auf den letzten 2-5 cm, die ein Festsaugen an der Gefäßwand verhindern, und die sich auf ein Innenlumen von ca. 0,8 mm verjüngende Spitze des Katheters, die sein perkutanes Einführen erleichtert und intraluminale Koagel nicht in die Blutbahn gelangen läßt. Katheter und Ansatzstück (in Luer-Lock-Ausführung) sind durch einen kurzen, etwa 5 cm langen Silikongummischlauch miteinander verbunden, wobei vor allem die Verbindung zwischen Silikongummischlauch und Katheter einen technologisch schwer beherrschbaren Punkt darstellt, auf den aus Sicherheitsgründen besonderes Augenmerk gerichtet werden muß, da bei Diskonnektion ein Abgleiten des Katheters in die Blutbahn mit möglicherweise fatalen Konsequenzen droht. Als Material für Shaldon-Katheter haben sich besonders Polytetrafluoräthylen (Teflon) und Polyurethane durchgesetzt. Auch Silikongummikatheter für perkutane Implantationsverfahren befinden sich in der Entwicklung [236, 809, 2459]; diese Katheter werden jedoch eher für längerfristigen Gebrauch entwikkelt.

Teflon wird vom Körper reaktionslos vertragen, besitzt eine sehr glatte Oberfläche mit geringer Thrombogenität; bei guter chemischer und mechanischer Stabilität eignen sich Teflonkatheter auch für längere Liegezeiten. Das ebenfalls häufig als Kathetermaterial verwendete Polyurethan zeichnet sich ebenso durch geringe Thrombogenität aus; das Material ist elastischer als Teflon; die initial sehr guten mechanischen und biomedizinischen Eigenschaften verschlechtern sich jedoch durch längeren Blutkontakt, weshalb Polyurethankatheter nicht für längere Liegezeiten empfohlen werden (Produktinformation der Firma Bionic).

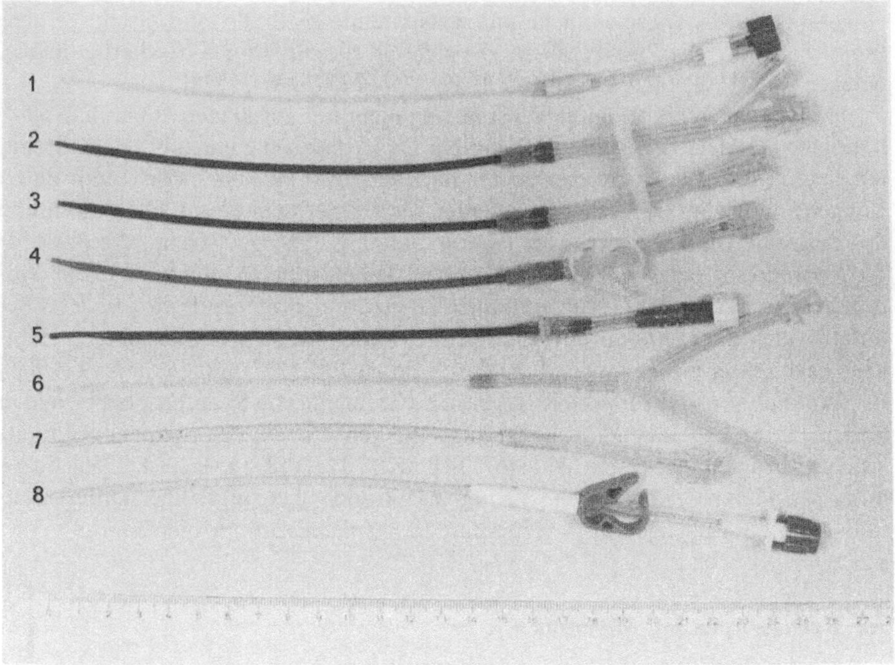

Abb. 72. Derzeit im Handel befindliche Shaldon-Katheter verschiedener Firmen: *1* S 520 der Firma Vygon, Material Teflon; *2, 3, 4* Subklaviakanüle, Typ SCK-150 der Firma vas-cath (z. T. vertrieben in Deutschland durch die Firma Bionic), Material Teflon (Radiopaque); *5* Katheter der Firma Vygon, Material Teflon (Radiopaque); *6* Katheter der Firma Extra-corporeal, Typ CW-01, Material Teflon; *7* Femoralvenenkatheter der Firma vas-cath (auch vertrieben durch die Firma Bionic) Material Polyurethan; *8* uni-cath der Firma Miramed, Material Polyurethan

Ebenfalls von guter Gewebeverträglichkeit, geringer Thrombogenität und auch bei längerer Implantation sehr guten mechanischen und biologischen Eigenschaften sind Silikongummikatheter, die wegen ihrer Flexibilität kaum Endothelläsionen setzen, aber wegen der geringen Steifigkeit des Materials nur durch besondere Techniken perkutan implantiert werden können [809, 1301, 2459].

Viele kommerziell erhältliche Katheter sind nicht röntgenkontrastgebend. Während bei Polyurethankathetern die Inkorporation kontrastgebender Stoffe keine Probleme bereitet, erleidet Polytetrafluoräthylen hierbei Einbußen an Zähigkeit des Materials, was zu Beginn der Entwicklung zu Katheterbrüchen an mechanisch besonders belasteten Stellen geführt hat [2378].

Dieser Mangel konnte zwar durch Weiterentwicklung behoben werden, jedoch fällt auf, daß röntgenkontrastgebende PTFE-Shaldon-Katheter dickwandiger und starrer sind im Vergleich zur nicht röntgendichten Ausführung, was zu vermehrter Reizung und Läsion des Venenendothels durch den Katheter führt. Bei gleicher Materialqualität und Flexibilität sind röntgenkontrastgebende Katheter wegen leichterer Lagekontrolle und wegen ihrer Vorteile beim Extrahieren von in die Blutbahn abgeglittenen Katheterfragmenten grundsätzlich zu bevorzugen [2378].

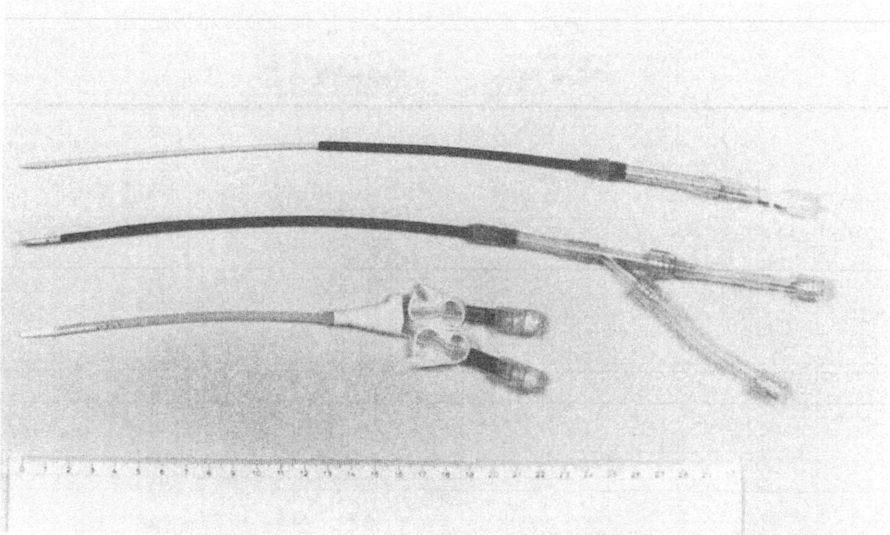

Abb. 73. Spezielle Katheter. *Oben* sog. High-flow-Katheter für die spontane AV-Filtration nach Kramer, Hersteller vas-cath (vertrieben auch durch die Firma Bionic), Material Teflon (Radiopaque). *Mitte* Doppellumenkatheter (konzentrisch angeordnete Kanäle) der Firma vas-cath (auch vertrieben durch die Firma Bionic), Material des im Gefäß verbleibenden Anteils Teflon (Radiopaque). *Unten* Mahurkar Doppellumen-Subklavia-Katheter (nebeneinanderliegende Kanäle) der Firma Quinton Instrument Co., Material Polyurethan

1.3 Zugangswege im Bereich der V. cava superior

Im Bereich der oberen Hohlvene gibt es drei Gefäße, die sich für das Einbringen großlumiger Katheter eignen: es sind dies entsprechend der Abb. 74 die V. subclavia, V. Anonyma und V. jugularis interna.

Seit der Erstbeschreibung der Subklaviapunktion durch Aubaniac 1952 [89] und der Beschreibung eines Weges über die V. jugularis interna durch Hermoschura 1966 [1124] haben sich zahllose Modifikationen entwickelt (Abb. 75 mit ca. 20 Zugangswegen durch Pfeile markiert). Nachfolgend sollen die Möglichkeiten besprochen werden, die für Shaldon-Katheter weite Verbreitung gefunden haben.

1.3.1 Vena subclavia - infraklavikulärer Zugang

Der von Aubaniac 1952 erstmalig angegebene Weg [89] zur infraklavikulären Punktion der V. subclavia, von Wilson [2662] erstmals zum Einbringen von zentralvenösen Kathetern verwendet, hat sich zu einem der Standardzugänge zur oberen Hohlvene entwickelt. 1969 berichten Erben et al. [707] erstmals über Erfahrungen mit der V. subclavia als Zugangsweg für die Hämodialysebehandlung.

Zur Punktion der V. subclavia wird etwa 1 cm kaudal der Klavikulamitte eingegangen, die Punktionsnadel wird knapp am Unterrand der Klavikel vorbei in etwa 10° zur Hautoberfläche in Richtung auf den Oberrand des Sternoklavikulargelenks vorgeschoben und erreicht nach etwa 2-5 cm die Vene. Abhängig von der individu-

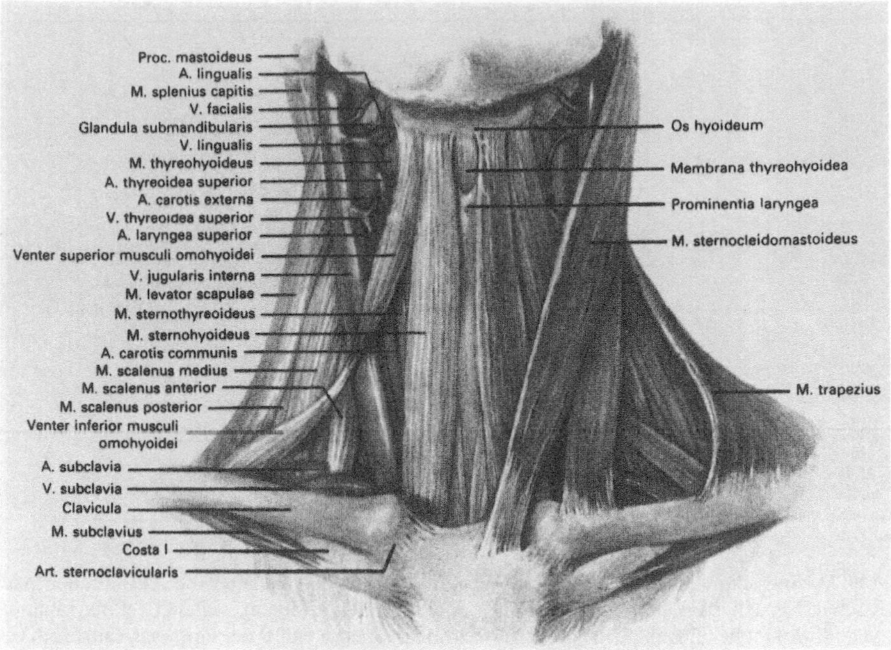

Abb. 74. Topographie der Halsregion. (Bertolini u. Leutert [216])

ellen anatomischen Situation kann die Lage des Gefäßes erheblich variieren und ein mehr mediales oder mehr laterales Vorgehen notwendig machen. Es empfiehlt sich in jedem Fall, das Gefäß zuerst mit einer dünnen Suchnadel sicher zu lokalisieren, bevor ein Punktionsversuch mit der Seldinger-Nadel unternommen wird. Bei sehr weit medial gewähltem Zugang zur Punktion der V. brachiocephalica (anonyma) gelingt das Einführen großlumiger Katheter bei engem Winkel zwischen Klavikula und erster Rippe häufig nicht, oder der Katheter wird durch äußere Kompression in seinem Lumen eingeengt, was den Blutfluß erheblich verringert.

1.3.2 Vena subclavia - supraklavikulärer Zugang

Die supraklavikulären Zugangswege haben für den Shaldon-Katheterismus eine nur untergeordnete Bedeutung. Sie kommen nur bei ungewöhnlichen anatomischen Verhältnissen oder als alternativer Zugangsweg bei dringlicher Indikation und frustranen Punktionen geläufigerer Zugangswege in Frage.

Beschrieben wurde ein solches Vorgehen erstmals von Yoffa 1965 [2700]; eingegangen wird hierbei im Winkel, der aus dem lateralen Rand des Caput claviculare des M. sternocleidomastoideus und der Oberkante der Klavikula gebildet wird. Die Nadel wird dabei in einem Winkel von ca. 45° zur Sagittal- und ca. 15° abgesenkt zur Horizontalebene vorgeschoben. Die V. subclavia wird nach 1-1,5 cm erreicht.

Die Punktion im Bereich des Angulus venosus nach Haapaniemi u. Slatis 1974 [1022] erfolgt etwa 2 cm oberhalb der Klavikel am Hinterrand des klavikulären Anteils des M. sternocleidomastoideus; vorgeschoben wird die Nadel in einem Winkel

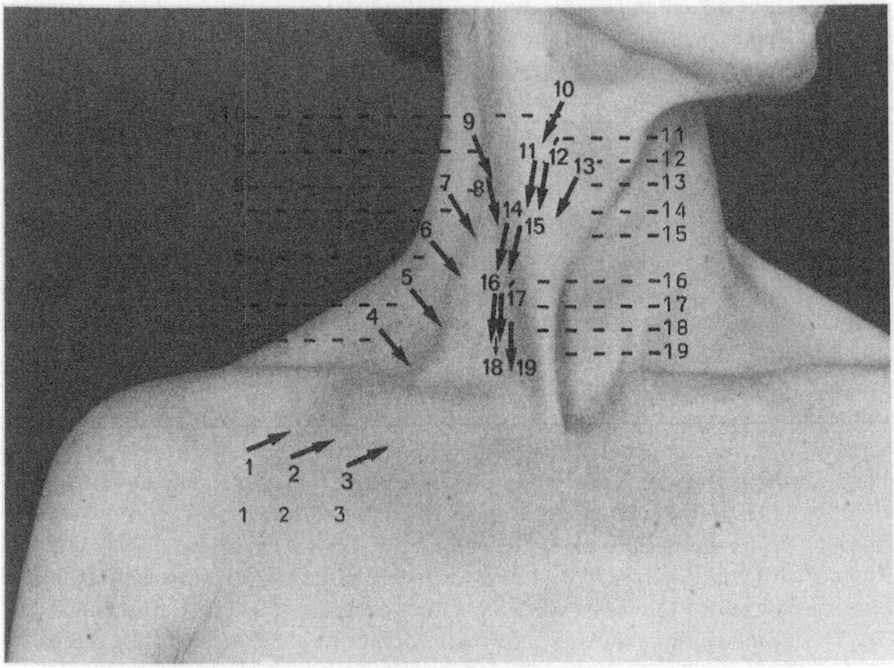

Abb. 75. Zugangswege zur oberen Hohlvene: *1* Tofield (1969) [2498], *2* Aubaniac (1952) [89], Wilson (1962) [2662]; *3* Mogil (1967) [1731]; *4* James u. Myers (1973) [1236], entspricht auf der li. Seite Joffa (1965) [2700]; *5* Haapaniemi u. Slatis (1974) [1022]; *6* Jernigan (1970) [1022]; *7* Hall u. Geefhuysen (1977) [1035]; *8* Civetta u. Gabel (1972) [473]; *9* Brinkman u. Costley (1973) [333]; *10* Boulanger (1976) [298]; *11* Heitmann (1973) [1094]; *12* English (1969) [705]; *13* Mostert (1970) [1751]; *14* Prince et al. (1976) [1984]; *15* Vaughan u. Wygandt (1973) [2556]; *16* Hall u. Geefhuysen (1977) [1035]; *17* English (1969) [705]; *18* Rao et al. (1977) [2033 a]; *19* Daily (1970) [555]

von ca. 35° zur Sagittalebene und ca. 10° ventraler Richtung. Nach 2–3 cm erreicht man die Vene in der Region des Angulus venosus, der Vereinigung der V. subclavia und der V. jugularis interna.

1.3.3 Zugänge zur Vena jugularis interna

Die V. jugularis interna ist eine großlumige Vene, die 1966 von Hermoschura [1124] erstmals als Zugangsweg zur oberen Hohlvene beschrieben wurde. Zusammen mit der A. carotis interna und dem N. vagus verläuft die Vene im Gefäßnervenstrang, der fast im gesamten Verlauf vom M. sternocleidomastoideus überdeckt wird. Die Lage der Vene zur Arterie im Verlauf des Gefäßnervenstrangs ist so, daß die Vene im kranialen Abschnitt zunächst hinter der Arterie liegt, im weiteren Verlauf zunehmend lateraler verläuft und am Angulus venosus anterolateral zu liegen kommt.

Der N. vagus erstreckt sich konstant im mediodorsalen Anteil des Gefäßnervenstrangs, so daß die Verletzungsgefahr gering ist; möglich ist jedoch ein passageres Lähmungssyndrom durch die Lokalanästhesie. Die Zugangswege zur V. jugularis interna werden entsprechend ihrer Lage zur kranialen Spitze des Sternocleidoma-

stoideus-Dreiecks eingeteilt in „hohe“, „transmuskuläre“ und „untere“ Zugänge, die sich die Muskellücke zwischen Caput claviculare und Caput sternale des M. sternocleidomastoideus zunutze machen.

Zu bevorzugen ist die rechte Jugularvene, da sie großlumiger als die linke ist und eine fast geradlinige Verbindung zur V. cava superior darstellt, was ein spannungsfreies Einbringen des Shaldon-Katheters ermöglicht. Aus der Vielzahl der publizierten Punktionsmethoden für zentralvenöse Zugänge werden zwei von Bambauer u. Jutzler [141] verwendete Wege zum Legen eines Shaldon-Katheters beschrieben, die in Abhängigkeit von den identifizierbaren anatomischen Strukturen alternativ eingesetzt werden können. Die Lagerung des Patienten ist bei beiden Vorgehensweisen einheitlich in Trendelenburg-Lage (ca. 10-20°) mit leichter Überstreckung des Halses und Drehung des Kopfes zur kontralateralen Seite. Der transmuskuläre Weg nach Heitmann [1096] hat als anatomische Bezugspunkte die Kreuzungsstelle zwischen V. jugularis externa und M. sternocleidomastoideus. Eingegangen wird ca. 1 cm kaudal hiervon und knapp lateral der A. carotis interna. Vorgeschoben wird die Nadel unter Palpation der A. carotis in einem Winkel von 40-45° zur Haut in Richtung auf den klavikulären Ansatz des M. sternocleidomastoideus. Die Vene wird in einer Tiefe von etwa 3,5-4,5 cm erreicht. Als „unterer“ Zugang wird von English [705] ein Weg angegeben, der als anatomischen Bezug die kraniale Spitze des Dreiecks, das vom Caput sternale und vom Caput claviculare des M. sternocleidomastoideus geformt wird, hat. In gleicher Lagerung wie zuvor wird an der kranialen Spitze des Dreiecks eingegangen und die Nadel unter Palpation der A. carotis in einem Winkel von ca. 30-40° zur Horizontalen und leicht lateralen Stichrichtung vorgeschoben; nach 1-2 cm wird hier die Vene erreicht.

1.4 Zugang zur Vena femoralis

Bereits 1961 publizierte Shaldon [2284] eine perkutane Femoralvenenpunktion zur Dialysebehandlung. 1963 beschrieb er einen Gefäßzugang mittels Teflonkatheter, der nach der Seldinger-Methode in die Femoralvene eingeführt und dort bei Dialysepatienten bis zu 10 Monaten in situ belassen wurde. Die Erfahrung hat gezeigt, daß bei längerer Verweildauer des Katheters das Risiko potentiell letaler Komplikationen, wie bakterieller Infektionen und Thromboembolien, sehr hoch einzuschätzen ist. Bei nur kurzer Liegedauer oder Entfernung nach der Dialysebehandlung werden dagegen nur sehr geringe Komplikationsraten [1193, 1340, 1440] beobachtet. Wegen der raschen Verfügbarkeit und der einfachen Punktionstechnik kann man den Femoralvenenzugang bei kurzer Katheterverweildauer nach wie vor empfehlen.

Der Patient wird zur Punktion der Femoralvene flach gelagert, das Bein, dessen Vene punktiert werden soll, leicht abduziert und außenrotiert, evtl. die Hüfte durch Absenken der Beine leicht überstreckt. Etwa 2 cm unterhalb des Leistenbands wird die A. femoralis palpiert und ca. 1 cm medial davon mit der Punktionsnadel eingegangen. Vorgeschoben wird die Nadel unter Palpation der Femoralarterie dem Gefäßverlauf entsprechend in leicht medialer Richtung; Einstichwinkel zur Hautoberfläche ist ca. 35°, bei sehr adipösen Patienten auch steiler. Die Vene wird je nach Dicke des darüberliegenden Fettgewebes nach 2-5 cm erreicht.

1.5 Technik der perkutanen Gefäßkanülierung (modifiziert nach Seldinger)

Die nachfolgende Anleitung zum Legen eines Katheters soll ausdrücklich nicht als „Leitfaden" zum selbständigen Erlernen der Methode angesehen werden. Die Einweisung und Überwachung durch einen in der Punktionstechnik Erfahrenen ist alleine schon im Interesse des Patienten unabdingbare Voraussetzung. Schwere, potentiell tödliche Komplikationen sind häufig auf die Unerfahrenheit der punktierenden Ärzte zurückzuführen [823, 2258, 2533, 2544].

Beschrieben wird die von Schwarzbeck [2255] publizierte Methode mit Modifikationen von Brittinger (persönliche Mitteilung) zum Einbringen eines Shaldon-Katheters in die V. subclavia; die Technik eignet sich im Prinzip auch für alle anderen im vorausgegangenen Kapitel angegebenen Zugangswege.

Das zur Punktion benötigte Instrumentarium zeigt die Abb. 76.

Der Patient wird in Trendelenburg-Lage (ca. 10–20°) flach gelagert, der Kopf auf die kontralaterale Seite gedreht. Nach Entfetten und Desinfizieren der Haut werden sterile Tücher mit Kleberand so angebracht, daß die anatomischen Bezüge klar zu erkennen bleiben. Das Punktionsareal wird mit ca. 10 ml Lokalanästhetikum 1%ig ohne Adrenalinzusatz infiltriert. Mit einer dünnen Suchnadel (1er Kanüle) wird an typischer Stelle in Klavikulamitte in die Haut eingegangen und knapp am Unterrand der Klavikel vorbei in Richtung auf den Oberrand des Sternoklavikulargelenks die Vene durch Probepunktion aufgesucht (Abb. 77). Erst nach siche-

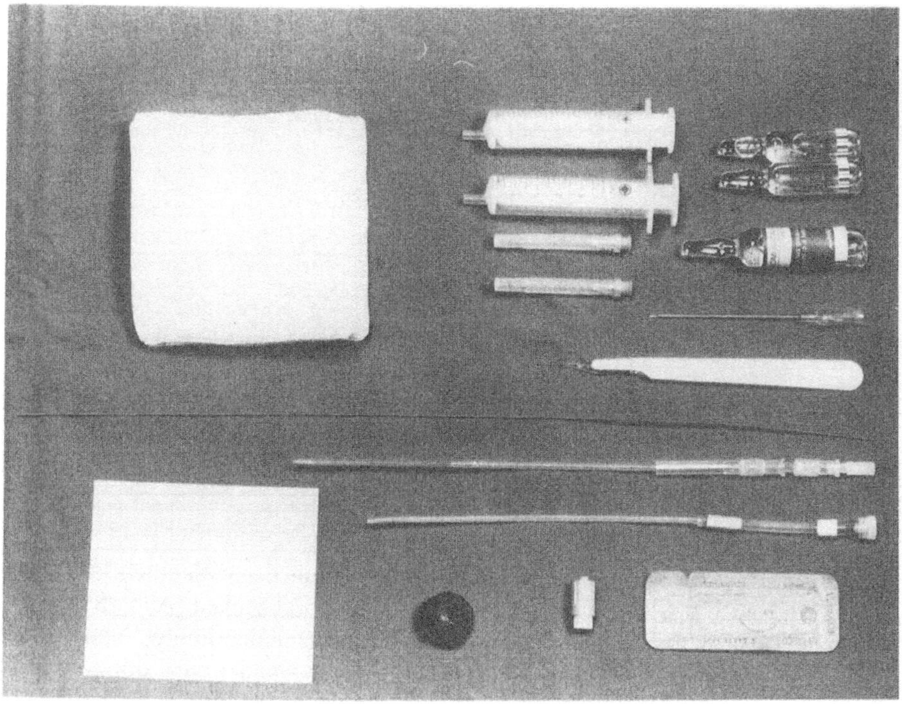

Abb. 76. Instrumentarium zur perkutanen Gefäßkanülierung

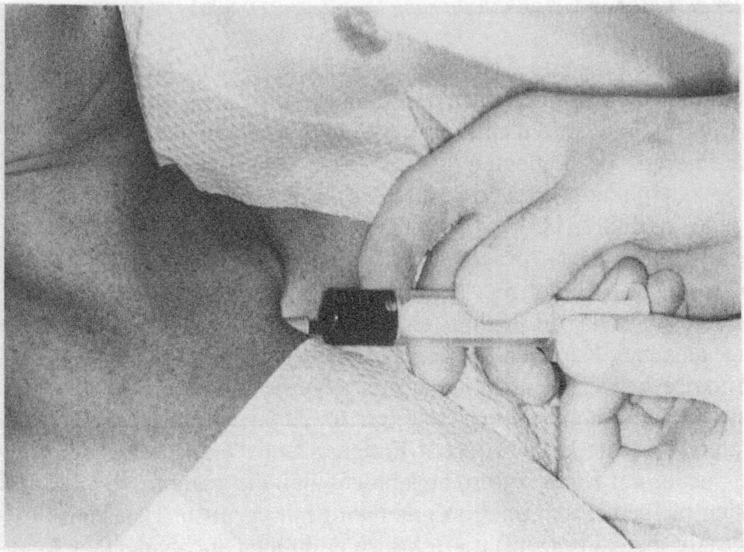

Abb. 77. Aufsuchen der V. subclavia durch Probepunktion

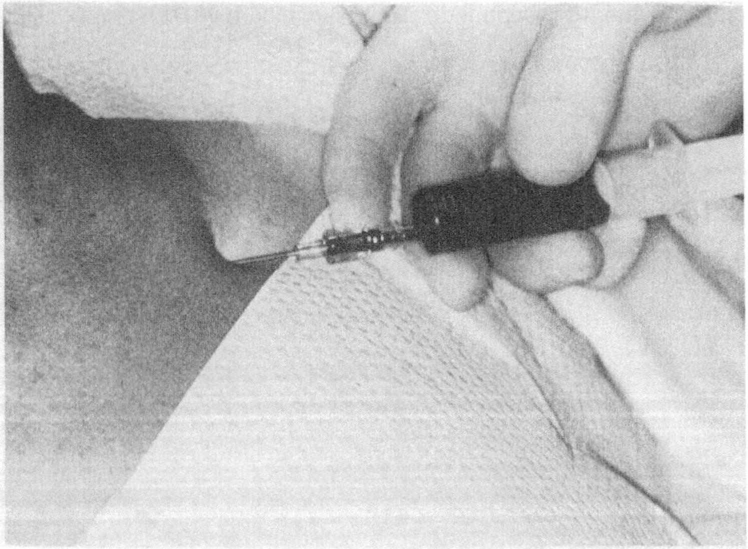

Abb. 78. Punktion der V. subclavia mit der Seldinger-Nadel

rer Lokalisation der Vene mit der Suchnadel wird mit der wesentlich kräftigeren Seldinger-Nadel in gleicher Technik und Richtung vorgegangen (Abb. 78). Gelingt die Punktion nicht auf Anhieb, wird das Gefäß erneut mit der dünnen Nadel aufgesucht. Nach erfolgreicher Punktion mit der Seldinger-Nadel wird durch mehrfaches Aspirieren und Einspritzen die sichere intravenöse Lage der Nadel geprüft, dann der Führungsdraht mit dem flexiblen Ende voran eingeführt. An der Biegung

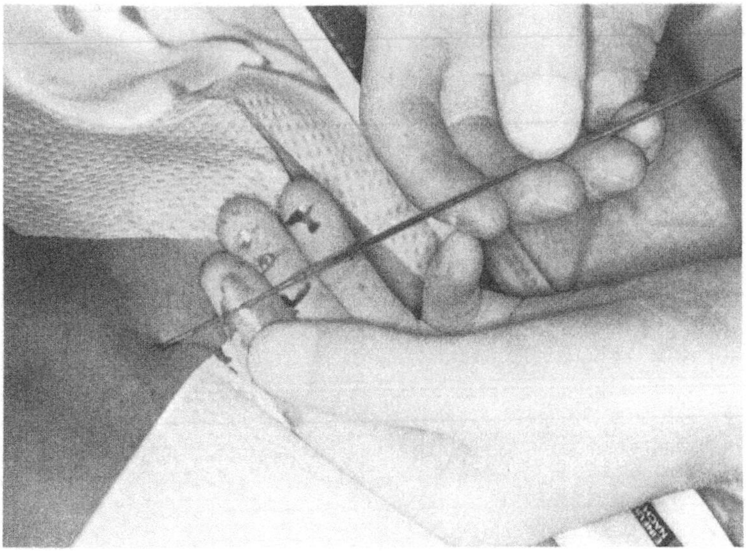

Abb. 79. Vorschieben des Dilatators über den Seldinger-Führungsdraht

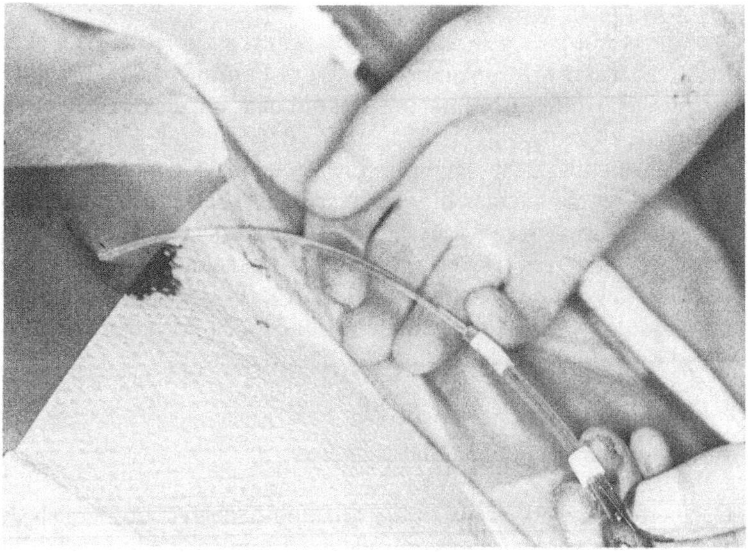

Abb. 80. Vorschieben des Shaldon-Katheters über den Führungsdraht

zwischen V. subclavia und V. anonyma stößt er gelegentlich an die Venenwand an; nach Überwindung dieses Hindernisses sollte er sich leicht und ohne jeden Widerstand einführen lassen. Gibt der Patient Schmerzen im ipsilateralen Ohr an, so deutet dies auf ein Abweichen des Führungsdrahts nach kranial in die V. jugularis. Seine richtige Lage im re. Vorhof zeigt sich oft durch ein geringes pulssynchrones Schwingen des freien Endes; bei Patienten, die an einen EKG-Monitor angeschlos-

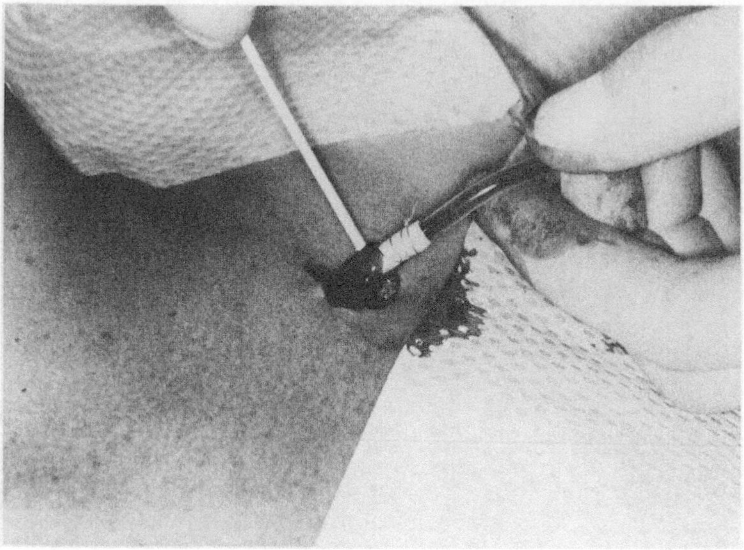

Abb. 81. Shaldon-Katheter durch Naht gesichert, Punktionsstelle mit Polyvidon-Jod-Paste abgedeckt

sen sind, kann man gelegentlich supraventrikuläre Extrasystolen beobachten. Die Punktionsnadel wird unter Belassung des Führungsdrahts entfernt und die Hauteintrittsstelle durch eine Stichinzision mit dem spitzen Skalpell erweitert. Zum Vorbohren des Kanals wird ein Dilatator (z. B. Desilet Set, Fa. Vygon) über den liegenden Führungsdraht bis knapp in die Vene eingeführt (Abb. 79). Dieses Verfahren gewährleistet ein leichtes Einführen auch weicher und flexibler Shaldon-Katheter, ohne daß diese knicken oder ihre vulnerable Spitze deformiert wird (Abb. 80). Der Katheter gleitet jetzt leicht durch den so vorgedehnten Kanal und wird durch Naht gesichert in Position gehalten; die Eintrittsstelle des Katheters in die Haut wird mit Polyvidon-Jodpaste zum Schutz vor Infektionen umgeben (Abb. 81) und dann mit einem rundum dicht abschließenden Pflaster verklebt.

1.6 Lagekontrolle des Shaldon-Katheters

Nach erfolgreichem Einlegen des Shaldon-Katheters im Bereich der *oberen* Hohlvene ist eine radiologische Kontrolle des Thorax obligatorisch [382, 823, 2255, 2378, 2534, 2536]. Die Gründe hierfür sind: Dokumentation der korrekten Katheterlage (auch aus forensischen Gründen) und frühzeitiges Erkennen von Punktionskomplikationen. Zur radiologischen Lagekontrolle von nicht röntgenkontrastgebenden Kathetern müssen diese entweder mit einem Röntgenkontrastmittel gefüllt oder der zum Legen des Katheters benutzte Führungsdraht durch einen Gummistopfen so wieder eingeführt werden, daß er bis zur Katheterspitze reicht. Die nötige Länge wird vorher am Katheter abgemessen, das Durchstoßen des Gummistopfens mit dem Führungsdraht gelingt leicht mit Hilfe der Seldinger-Nadel. Die danach angefertigte Röntgen-Thoraxaufnahme zeigt die Lage des Katheters mit sehr gutem

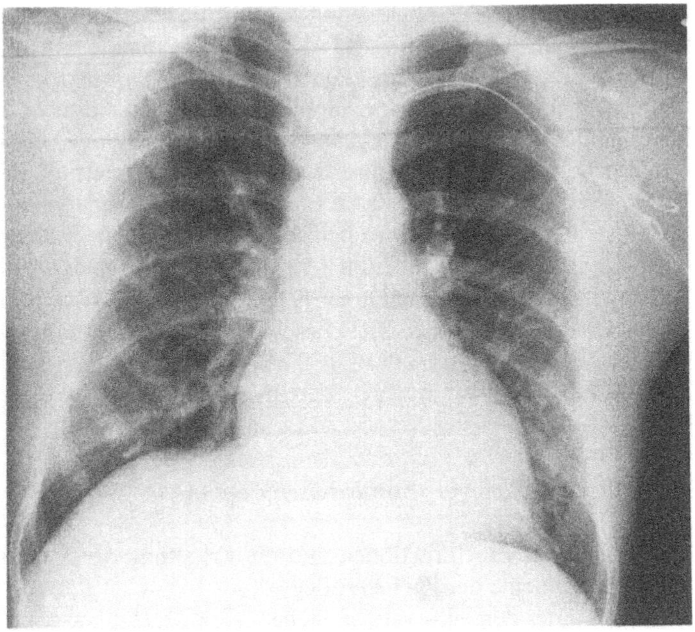

Abb. 82. Röntgenkontrolle des Shaldon-Katheters; Katheterende in Deckung mit der Wirbelsäule

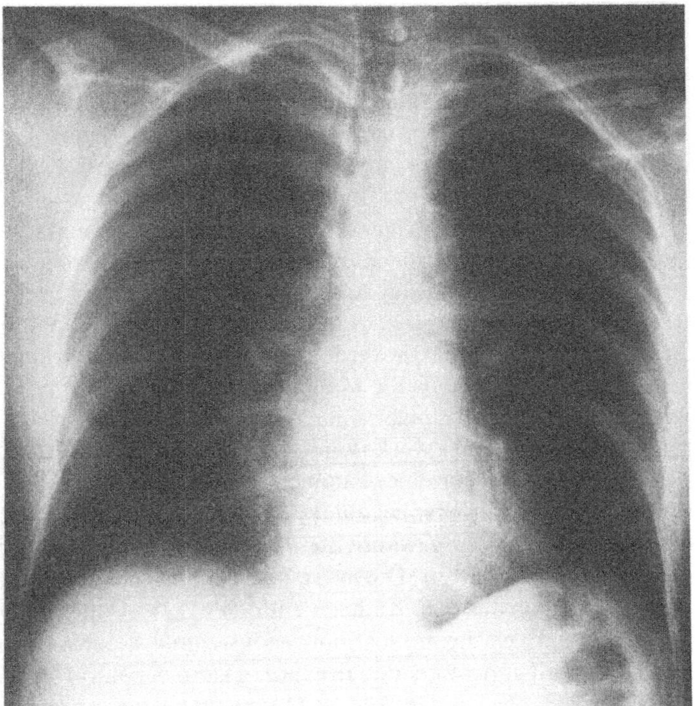

Abb. 83. Korrekte Lage des Shaldon-Katheters nach Punktion der V. subclavia

Kontrast, so daß eine Abgrenzung der Spitze auch dann gut gelingt, wenn sie sich über die Wirbelsäule projiziert (Abb. 82). Die Spitze des Katheters sollte sich bei korrekter Lage in der V. cava superior oberhalb der perikardialen Umschlagfalte befinden und in der p.a. Thoraxaufnahme nicht tiefer als etwa 3 cm kaudal der Unterkante des Sternoklavikulargelenks zu sehen sein [968] (Abb. 83).

Lagekontrolle zentralvenöser Katheter durch intraatriale EKG-Ableitung ist eine weitere Methode zur sicheren Lokalisation der Katheterspitze [142]. Die im Katheter stehende Flüssigkeitssäule fungiert als unipolare Elektrode; aus der Formcharakteristik der abgeleiteten Kurve läßt sich die Lage der Katheterspitze in bezug auf den rechten Vorhof bestimmen [911, 1569, 1801, 2541]. Die Untersuchung ist aus Sicherheitsgründen in der BRD beschränkt auf Behandlungsräume mit Potentialausgleichsschaltung gemäß VDE 0750 und Verwendung von EKG-Geräten der VDE-Schutzklasse I.

1.7 Pflege großlumiger zentralvenöser Zugänge

Die Verhütung von Infektionen und die Erhaltung der Funktionstüchtigkeit sind die Kernprobleme der Katheterpflege.

Auch unter der selbstverständlichen Voraussetzung aseptischer Punktionstechnik kann es an der Durchtrittstelle durch die Haut zu Infektionen kommen, die sich entlang des Katheters bis zum Gefäßsystem ausdehnen und so zur Bakteriämie und Sepsis führen können. Das Auftragen lokal wirksamer Antibiotika wie Neomycin-Puder hat zwar die Inzidenz bakterieller Infektionen verringert [925, 1742, 1826, 2714], jedoch haben Pilzinfektionen und Besiedelung mit antibiotika-resistenten Stämmen deutlich an Häufigkeit zugenommen [1826, 2714].

Aufgrund theoretischer Überlegungen erscheint es sinnvoll, die Durchtrittsstelle des Katheters durch die Haut mit Polividon-Jod-Paste (Beta-isodona-Paste) zu versorgen [647, 1681, 1977, 2084, 2142, 2143].

Insbesondere bei geplanter längerer Liegedauer kann mit Verlängerung des kutanen Tunnels eine zusätzliche Infektionsbarriere geschaffen werden [2533].

Unterschiedlich sind die Ansichten über die notwendige Häufigkeit des Verbandswechsels; nach eigener Erfahrung braucht der Verband nicht öfter als 2- bis 3mal/Woche gewechselt zu werden, es sei denn er ist verschmutzt oder gelöst. Allgemein ist akzeptiert, daß alle Manipulationen am Katheter, wie Verbandswechsel, Spülprozeduren oder Blutabnahmen, strikte Asepsis erfordern. Bei Blutabnahmen aus dem Katheter zum Zwecke von Gerinnungsuntersuchungen können Heparinreste die Bestimmung einzelner Parameter verfälschen.

Der Shaldon-Katheter hat auf den letzten 3-5 cm seitliche Perforationen, um einen guten Blutfluß zu gewährleisten. Dies prädisponiert zur Gerinnselbildung in diesem Teil des Katheters. Die meist weichen Koagel lassen sich in der Regel leicht durch Aspiration aus dem Katheter entfernen. Eine Dauerinfusion heparinhaltiger Kochsalzlösung erscheint nicht notwendig, zumal sie den Patienten immobilisiert. Für den Fall einer parenteralen Ernährung kann der Katheter als zentralvenöser Infusionsweg benutzt werden. Für das Offenhalten des Katheters reicht ein nach jeder Dialyse applizierter Heparinblock von 5000 I.E., der konzentriert in 1 ml Volumen in den Katheter gegeben wird [2533]. Es empfiehlt sich nach eigener Erfahrung, im

8-h-Intervall die Koagel aus dem Katheter zu entfernen und mit heparinisierter Kochsalzlösung zu spülen. Bei nicht speziell geschultem Pflegepersonal ist ein Merkblatt nützlich, auf dem die wichtigsten Pflegedetails und die notwendigen Vorsichtsmaßregeln beim Gebrauch des Katheters beschrieben sind.

In der Literatur finden sich auch Angaben über mechanische Infusionspumpen („clockwork pump"), die durch kontinuierliche Heparininfusion eine Thrombusbildung verhindern sollen [2535]. Zur Verhütung intraluminaler Koagel ist dies nicht notwendig. Möglicherweise ist aber der Einsatz einer kontinuierlichen Heparinisierung bei solchen Patienten von Vorteil, die zur Umscheidung des Katheters mit Thromben neigen. Solche meist wandadhärente Thromben können den maximal erzielbaren Blutfluß erheblich vermindern und die Basis für einen kompletten Verschluß des Blutgefäßes sein, in dem der Katheter liegt.

Gelingt es nicht, im Katheter befindliche Thromben zu aspirieren, so können sie mit Hilfe eines Fogarty-Embolektomiekatheters [802], oder einer modifizierten Giovanetti-Spirale entfernt werden. Gelingt beides nicht oder sind solche Hilfsmittel nicht verfügbar, so bleibt die Möglichkeit, den Katheter über einen Seldinger-Führungsdraht zu wechseln, sofern die Hauteintrittsstelle nicht entzündet ist.

Den Katheter nach diesem Verfahren 1mal pro Woche zu wechseln, hat in einer kontrollierten Studie nicht zur Verringerung von Komplikationen beigetragen [2536].

1.8 Komplikationen

Das Kanülieren zentralvenöser Gefäße mit großlumigen Kathetern ist nicht ohne Gefahren und bedarf sorgfältiger Differentialindikation, in Abwägung der für die verschiedenen Zugangswege unterschiedlichen Risiken. Da die spezifischen Risiken und die Differentialindikation der Zugangswege eng miteinander verknüpft sind, werden beide Themen gemeinsam im folgenden abgehandelt.

Statistische Häufigkeiten für das Auftreten bestimmter Komplikationen anzugeben, ist problematisch; zu sehr bestimmen individuelle Fähigkeiten und Erfahrungen mit dem jeweiligen Zugangsweg über das primäre Punktionsrisiko des jeweiligen Gefäßes. Die im Verlauf auftretenden Komplikationen sind im wesentlichen eine Funktion der Liegedauer des Katheters, weshalb Ergebnisse einzelner Studien kaum miteinander vergleichbar sind. Aus der Fülle der beschriebenen Komplikationen seien einige wesentliche hervorgehoben.

1.8.1 Komplikationen der Femoralispunktion

Das primäre Punktionsrisiko der V. femoralis ist als sehr gering einzuschätzen [823, 843, 1440, 2255]; schlechte Resultate ergeben sich bei länger liegenden Kathetern, bei denen eine hohe Rate an thromboembolischen Komplikationen sowie Infektionen mit Phlebitis und/oder Sepsis zu einer Mortalität von 4% führt [382]. Wird der Katheter nach jeder Behandlung wieder entfernt oder nur für kurze Zeit (2-3 Tage) in der V. femoralis belassen, so treten kaum ernsthafte Komplikationen auf [823, 1440, 2255]. Als rasch verfügbarer (keine Röntgenkontrolle notwendig), risikoarmer Zugangsweg kann die V. femoralis bei zeitlich kurz begrenzter Verwendung empfohlen werden.

1.8.2 Komplikationen bei Punktion im Bereich der Vena cava superior

Ist der zu überbrückende Zeitraum länger, so wird - auch wenn wiederholte Punktionen der V. femoralis ohne größeres Risiko möglich sind [823] - allgemein ein Zugang zur V. cava superior bevorzugt [143, 382, 823, 2363, 2378, 2534, 2555]. Dabei wird die Entscheidung, ob die V. subclavia oder die V. jugularis punktiert wird, in erster Linie von der manuellen Geschicklichkeit des punktierenden Artzes und seiner Erfahrung mit der einen oder anderen Methode abhängen. Ernste, potentiell lebensbedrohliche Komplikationen sind dabei in ca. 4% zu erwarten [2555]; bei sorgfältiger Überwachung sind fatale Konsequenzen selten (ca. 1‰). In großen zusammenfassenden Übersichtsarbeiten schneidet die V.-jugularis-interna-Punktion als die risikoärmere Methode ab [143, 382]. Bei ihr fällt vor allem der Pneumothorax als mögliche Komplikation der V.-subclavia-Punktion in ca. 1% der Fälle, weg [382].

Die zu erwartenden infektiösen Komplikationen sind etwa gleich verteilt mit ca. 3% [2555]. Nach theoretischen Überlegungen erscheint die Infektionsgefahr beim Jugularvenenkatheter eher höher, weil durch Drehen und Beugen des Halses der Katheter (geringfügige) Längsbewegungen ausführt, die ein Vordringen von Hautkeimen begünstigen. Bei geplanter längerer Liegezeit des Katheters erscheint es daher sinnvoll, den kutanen Tunnel zum Schutz vor äußeren Infektionen zu verlängern, was im Bereich des infraklavikulären Subklaviazugangs leicht möglich ist [2534]. Naturgemäß steigt die Gefahr infektiöser Komplikationen mit zunehmender Liegedauer des Katheters an, weshalb vor allem bei Dialysepatienten ein definitiver Gefäßzugang möglichst rasch anzustreben ist. Bei gewissenhafter Pflege sind Katheterverweilzeiten von mehreren Monaten jedoch durchaus möglich [2255, 2378, 2533, eigene Erfahrungen].

Ein für die V. jugularis interna typisches Punktionsrisiko ist die versehentliche Punktion der A. carotis; die Angaben über die Häufigkeit schwanken von 0,6-14% [382, 2108, 2254]. Die versehentliche Punktion der A. subclavia ist demgegenüber relativ selten (unter 1%) [382]. Bei sorgfältiger, ausreichend langer manueller Kompression bleibt die Punktion der A. carotis in aller Regel ohne Folgen. Beschrieben sind jedoch auch zerebrovaskuläre Komplikationen mit Hemiplegie und Todesfolge nach versehentlicher Karotispunktion [56, 1680, 2108, 2254, 2338, 2368, 2626].

1.8.3 Seltene Komplikationen

Nachfolgend sind einige seltene Komplikationen stichwortartig dargestellt, deren Kenntnis zu ihrer rascheren Diagnose beitragen kann:

Mediastinalhämatom nach versehentlicher Karotisinternapunktion [143]; in 1 Fall mit tödlichem Ausgang [584].

Verletzung des Ductus thoracicus bei linksseitiger V.-jugularis-interna-Punktion mit Chylothorax; operative Revision war erforderlich [1319].

Thrombose der V. cava superior 5 Tage nach Einlegen eines Shaldon-Katheters in die V. jugularis interna [2251].

Pneumothorax (5 Fälle) bei Punktion der V. jugularis interna [704, 1674, 1709].

Thrombose der V. jugularis interna; 2 Fälle beschrieben mit Todesfolge (im 1. Fall durch aufsteigende Thrombosierung der intrakraniellen venösen Gefäße nach 21 Tagen Liegedauer eines Shaldon-Katheters in der V. jugularis interna, im 2. Fall durch Infektion des Thrombus mit Sepsis nach 14 Tagen Katheterliegedauer) [1263].

Herzstillstand nach manueller Kompression einer versehentlich punktierten A. carotis [1853].

Hämorrhagische Perikardtamponade ist sowohl als Komplikation der V.-subclavia- als auch der V.-jugularis-interna-Punktion beschrieben. Die Gefahr droht immer dann, wenn die Katheterspitze unterhalb der perikardialen Umschlagfalte die Gefäßwand verletzt [23, 583, 968].

Hämatothorax nach Punktion der V. subclavia mit Perforation der oberen Hohlvene durch Reponieren eines teilweise herausgeglittenen Shaldon-Katheters [2533].

Thrombose der V. subclavia; durch Entfernen des Katheters und Heparinisierung rasch reversibel, in 2 Fällen bleibender Verschluß mit guter Kollateralisation ohne nennenswerte Folgeschäden [2533].

Retroperitoneales Hämatom als seltene, aber häufig zu spät diagnostizierte Komplikation beim Kanülieren der V. femoralis. Symptomarm! Erstes Anzeichen u. U. erst hypovolämischer Schock. Als Punktionskomplikation, aber auch nach längerer Katheterliegedauer beschrieben [843].

2 Permanente Gefäßzugänge für die Dauerdialysebehandlung

2.1 Der externe Shunt (Scribner-Shunt)

2.1.1 Einführung

1960 berichtete Scribner von 2 Patienten, die sich seit 6 Monaten in intermittierender Hämodialysebehandlung befanden [2004]. Und bereits 1 Jahr danach teilten Quinton u. Scribner ihre Erfahrungen über die Anwendung von Teflon-Silastic-Kathetern zur Schaffung eines ständigen Gefäßzugangs für die intermittierende Dialyse mit [1080]. Die Entwicklung dieser Teflon-Silastic-Katheter hat die Dauertherapie ermöglicht. Der sog. Scribner-Shunt wurde seit seiner ersten Beschreibung vielfach modifiziert, speziell mit dem Ziel, auftretende Komplikationen auszuschalten oder zu verringern [711, 1923] (Tabelle 20).

Zu den häufig auftretenden Komplikationen gehören u. a. Drucknekrosen der Haut. Sie können verhindert werden, indem ein nicht gebogener, gerader und kurzer subkutaner Verlauf des Shunts geschaffen wird [240, 2030]. Damit kann gleichzeitig die Thrombosegefahr herabgesetzt werden, denn die Verwendung eines kurzen Katheters verhindert dessen Abknickung und gewährleistet einen besseren Blutfluß [1070, 1329]. Eine andere Voraussetzung für die Langzeitfunktion des Shunts ist die subkutane Stabilität. Sie wird durch stabilisierend wirkende Silikonflügel erreicht. Eine noch bessere Stabilität und Infektionsprophylaxe kann durch eine Ummantelung des Silikonschlauchs mit Dacron, das sich mit dem Gewebe eng verbindet, erreicht werden [423].

Die unmittelbare Verbindung zwischen Shunt und Gefäß wurde sowohl was die Art des Materials des Gefäßtips als auch dessen Form anbelangt, mehrmals geändert. So wurden „All-Silastic"-Tips vorgeschlagen, um eine bessere Gefäßadaptation und außerdem eine Verringerung der Thrombosierungsrate zu erreichen [1505]. Die Kupplung zwischen arteriellem und venösem Teil im externen, über der Haut

Tabelle 20. Der externe Shunt: Literaturübersicht verschiedener historischer Modelle und deren Lokalisation

Jahr	Autor	Shunt	Literatur
1960	Scribner et al.	Teflon-Silastic arterio-venös	[2004]
1963	Lewis et al.	Teflon-Silastic arterio-arteriell	[1528]
1964	Easterling et al.	Polyvinyl-Chlorid	[672]
1965	Sevitt et al.	„single break"	[2276]
1966	Ramirez et al.	Teflon-Silastic „winged in-line"	[2030]
1967	Hoeltzenbein et al.	Femoralis profunda	[1143]
1968	Lavender et al.	Großlumiger Shunt Graphit- und Heparin-Beschichtung	[1478]
1968	McDonald et al.	Dacron-Beschichtung	[1675]
1969	Thomas et al.	Dacron-Interponat	[2482, 2483]
1969	Bower et al.	Femoralis-saphena	[300]
1971	Kjellstrand et al.	Kleinkalibriger Shunt	[1342]
1972	Allen et al.	Teflon-Silastic-Dacron (Oberschenkel)	[44]
1972	Goldberg	Dacron-Silastic-Prothese	[920]
1973	Buselmeier et al.	Teflon-Silastic	[391]
1974	Spelsberg et al.	A. epigastrica mamaria thyroidea	[2375]
1980	Thomas	Femoralis-Alternativen	[1690, 2484]

befindlichen Abschnitt wurde durch mehrere Modifikationen nach und nach so verbessert, daß Teflonteile schließlich ganz durch Silasticschläuche ersetzt wurden.

Da sich die subkutane arteriovenöse Fistel nach Cimino für die Dauerdialysebehandlung weitgehend durchgesetzt hat, findet der Scribner-Shunt inzwischen nur noch selten Verwendung. Ein heute noch gültiges Anwendungsgebiet ist das akute Nierenversagen, bei dem sich der externe, gerade Katheterverlauf nach Ramirez am ehesten bewährt hat.

2.1.2 Indikationen - Lokalisation

In den letzten Jahren besaßen vorwiegend solche Dauerdialysepatienten einen externen Shunt, die durch Irreversibilität eines akuten Nierenversagens diesen schon für die erste Dialyse erhalten hatten. Um einen definitiven Gefäßanschluß herzustellen, muß in all solchen Fällen versucht werden, am kontra- oder ipsilateralen Arm - sofern es die anatomischen Verhältnisse erlauben - eine arteriovenöse Fistel anzulegen. Heute wird zur Dauerdialyse ein klassischer Scribner-Shunt nur dann angelegt, wenn am Unterarm keine Vene, die eine arteriovenöse Fistel oder Interposition erlauben würde, vorhanden ist.

Vor Anlegen eines Scribner-Shunts muß durch Kompression der zu kanülierenden Arterie geprüft werden, ob nach ihrer Ligatur eine ausreichende Blutversorgung der distalen Extremität gewährleistet ist.

Indikationen zu einem externen Shunt am Unterschenkel sind unzureichende Gefäßverhältnisse am Unterarm, wie venöse Hypoplasie, Thrombose oberflächlicher Venen und Okklusionen bereits früher angelegter Shunts oder unzureichende Entwicklung einer subkutanen Fistel, die keinen ausreichenden Blutfluß zur Dialyse gewährleistet. Außerdem kann ein externer Shunt zwischen A. tibialis posterior

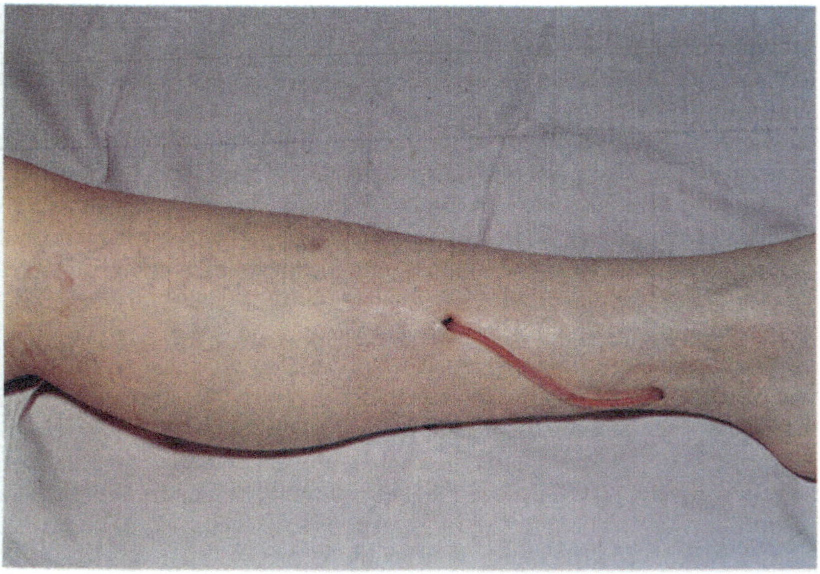

Abb. 84. Externer Shunt am Unterschenkel zwischen A. tibialis posterior und V. saphena (stufenloser Silikonkatheter)

und V. saphena am Unterschenkel (Abb. 84) zur zeitlichen Überbrückung dienen, bis an einer anderen Lokalisation die Anlage oder Ausbildung einer guten arteriovenösen Fistel möglich wird.

Obgleich der Scribner-Shunt eine sorgfältige Pflege erfordert und durch Komplikationen wie Thrombose und Infektion belastet ist, kann durch sachgemäße Pflege und die heutigen technischen Verbesserungen eine Funktionsdauer von mehreren Jahren relativ häufig erreicht werden.

2.1.3 Operationstechnik

Zur operativen Anlage eines Scribner-Shunts müssen mehrere Voraussetzungen gegeben sein. Dazu gehört ein in dieser Technik erfahrener Chirurg oder Nephrologe. Ferner sollte angestrebt werden, den Eingriff unter Operationssaalbedingungen durchzuführen.

Eine präoperative Markierung des gewählten Gefäßes kann dessen Lokalisation erleichtern. Die lokale Anästhesie erfolgt wie beim Anlegen der arteriovenösen Fistel nur durch ein subkutanes Polster ohne Multipunktion, da sonst evtl. eine Gefäßverletzung verursacht werden könnte. Die Präparation von Arterie und Vene wird durch einen 3-5 cm langen Längs-Hautschnitt eingeleitet. Am Unterschenkel wird die Vene 0,5-1 cm hinter der Margo medialis tibiae und die Arterie 6 cm über und 1 cm hinter dem Malleolus medialis freipräpariert, um den externen Teil genügend entfernt vom Sprunggelenk anlegen zu können. Es folgt nun das Freilegen der Vene, wobei die Hämostase für die Dauer der Kanülierung mit Hilfe einer unterlegten Pinzette erreicht wird, ohne daß Klemmen benutzt werden. Der durch einen 3-5 cm langen Tunnel laufende Silasticschlauch wird mit einer Heparin-Kochsalzlösung aufgefüllt und distal abgeklemmt. Die Vene wird distal mit 4-0 Mersilene unterbunden. Der passende Gefäßtip, der nicht zu groß sein sollte, um keine Intimaverletzung zu verursachen, wird nach transversaler Öffnung und Lumendilatation mit Hilfe einer Pinzette eingeführt.

Der Silikonschlauch kann im subkutanen Tunnel durch Silikonflügel oder eine Manschette stabilisiert werden. Außerdem werden die restlichen Fäden der distalen Ligatur über dem Silikonteil, in den der Teflontip einmündet, miteinander verknotet und in unmittelbarer Nähe des Tipanfangs eine zweite Ligatur durchgeführt. Die beiden Fadenpaare der ersten und zweiten Ligatur werden miteinander verknüpft.

Die 1-2 cm freipräparierte, distal ligierte (4-0 Mersilene), quergeschnittene Arterie wird nach Erweiterung des Lumens ebenfalls mit dem eingepaßten Teflontip kanüliert, wobei der Silikonschlauch schon zuvor in den subkutanen Tunnel eingelegt wurde. Die Implantation geschieht auch hier ohne den Gebrauch von Bulldog-Klemmen oder atraumatischen Zwirnzügeln, die eine Thrombose verursachen könnten. Die Stabilisierung des Katheters im subkutanen Tunnel muß so sicher sein, daß nur eine 4-0-Mersilene-Fadenligatur nötig ist, um die Festigkeit zu garantieren.

Bei Patienten mit maligner Hypertonie können häufig Schwierigkeiten beim Anlegen eines Shunts auftreten. In diesen Fällen ödematisiert oftmals die arterielle Wand, und ihre Intima wird bröckelig. Es muß daher besonders sorgfältig operiert werden, um eine Dissektion der Arterie, die bei Einführung des Tips hervorgerufen werden kann, zu vermeiden.

Mit Optimierung der Operationstechnik und genauer Anpassung an die anatomischen Gegebenheiten lassen sich Komplikationen verringern und die Shuntlebensdauer verlängern. Vorbedingungen dazu sind:

1. Genaue Kenntnis der Gefäßvarianten.
2. Exakte Position des Tips, speziell in der Arterie.
3. Spannungsfreie Lage des Silikonschlauches.
4. Durch Verletzung der Vasa vasorum kann eine Degeneration der Gefäßwand auftreten. Aus diesem Grund empfiehlt sich keine traumatische bzw. weitgehende Freipräparation der Gefäße.
5. Die Befestigung der subkutanen Silikonteile sollte durch Stabilisatoren oder besser durch Dacronmanschetten unterstützt werden, die zusätzlich als bakteriologische Barriere wirken und eine Dislokation durch Hantieren beim Dialyseanschluß verhindern.
6. Am Unterschenkel sollte im Hinblick auf ein einfaches Declotting-Verfahren nach Möglichkeit eine gerade Kanüle Verwendung finden.
7. Bei einem Scribner-Shunt am Unterschenkel ist die Mobilisation erst dann erlaubt, wenn keine postoperativen Komplikationen eingetreten sind; daher sollte 24-48 h nach der Operation Bettruhe eingehalten werden.

2.1.4 Externe Shunts am Oberschenkel

Für den externen Shunt am Oberschenkel wurden folgende Möglichkeiten angegeben:

1. Externer Shunt mit Interposition einer venösen Prothese in der A. femoralis [2011].

2. Klassischer Teflon-Silikon-Shunt unter Verwendung eines Abgangs der A. femoralis profunda [189].
3. Shunt zwischen A. femoralis und V. saphena magna mit Interposition eines Dacronzwischenstücks (Allen-Brown-Thomas) [44, 2482, 2483].
4. Arterio-arterielle Brücke [391].

Der Aufbau eines externen Shunts zwischen A. femoralis und V. saphena mit Dacroninterphase bedeutet letztlich einen signifikanten Fortschritt gegenüber den anderen Shuntarten, die ein venöses Zwischenstück oder eine Einlagerung des Tips direkt in ein kollaterales Gefäß der A. femoralis benötigen. Shunts mit venösem Zwischenstück erfordern eine gut erhaltene V. saphena, die aber oft bereits für andere Zwecke (Transplantat am Oberarm) verwendet wurde. Die anderen Shunts haben den Nachteil, daß der Teflontip direkt im Gefäßlumen liegt.

Die Tatsache, daß die hohe Thromboserate beim externen Shunt auf die Hypertrophie der Intima zurückzuführen ist, hat es notwendig gemacht, Shunts ohne intraluminale Fremdkörper herzustellen. Mit Hilfe der Prothesentechnik wurden die folgenden Modelle konzipiert:

2.1.4.1 Allen-Brown-Shunt

Bei diesem Modell wird die Interphase zwischen Shunt und Gefäß mit einem Stück gestrickten Dacrons überbrückt, das einige Zentimeter des Silikonschlauchs umwickelt. Diese Shuntart wurde wegen des Dacronteils nicht nur am Oberschenkel, sondern auch peripher bei Gefäßen mit kleinerem Kaliber benutzt. Allerdings wird sie am Unterarm oder am Unterschenkel nicht verwendet, aufgrund von Nachteilen gegenüber Shunts mit härterer Interphase (Teflontip), die sich hier anbieten.

2.1.4.2 Thomas-Shunt

Hierbei handelt es sich um einen externen Shunt, bei dem ebenfalls eine Dacronmanschette auf einen geraden Silikonkatheter aufgeklebt wird. Der Unterschied zum Allen-Brown-Shunt liegt im Dacron-Anastomoseteil, der eine besondere Form hat. Außerdem unterbricht die End-zu-Seit-Anastomose nicht den Blutfluß. Der arterielle Kreislauf wird somit gesichert und das Risiko einer peripheren Ischämie vermindert. Trotz hoher Frequenz von Komplikationen wurde der Thomas-Shunt bei einigen Patienten über 4 Jahre verwendet. Die Infektionsrate konnte durch eine Dacronvelour-Manschette deutlich gesenkt werden.

Da die Verwendung der femoralen Gefäße für einen externen Shunt durch Risiken begrenzt und außerdem die Komplikationsrate hoch ist, bleibt die Indikation für solche Gefäßzugänge auf Patienten beschränkt, die keine andere Anschlußmöglichkeit haben.

2.1.5 Überwachung

a) Das typische Shuntgeräusch (pulssynchrones Rauschen) ist beim Scribner-Shunt unmittelbar nach der Operation an der kanülierten Vene gut hörbar. Es empfiehlt sich, die Patienten anzuweisen, während der ersten 2 Tage nach der Operation alle 2–4 h und später auf Dauer 3mal täglich dieses Geräusch selbst

abzuhören. Manchmal ist es trotz guter Durchgängigkeit sehr leise oder gar nicht zu hören, besonders dann, wenn der Blutdruck niedrig ist. Man kann in diesem Fall die Durchgängigkeit durch Kontrolle der Farbe des externen Silikonschlauchs (dunkel bei Verschluß) beurteilen.
Für die Kontrolle des Blutflusses im externen Shunt wurde auch eine thermographische Methode verwendet. Dabei ist der Silikonschlauch von einem Ring umgeben, der eine Verminderung des Blutflusses durch Farbveränderung anzeigt und somit über die Shuntfunktion informiert, bevor eine Thrombose auftritt [2149].

b) Eine zunehmende Erhöhung des Venendrucks bei mehreren aufeinanderfolgenden Dialysen oder sein plötzlicher Anstieg während einer Hämodialyse kann (mit Ausnahme von anderen medizinischen Komplikationen wie Perikarditis bzw. Rechtsherzinsuffizienz) als frühzeitiges Zeichen eines venösen Hindernisses angesehen werden [931]. Bei einer Abnahme des Blutflusses ohne Blutdruckveränderungen kann gefolgert werden, daß der arterielle Teil des Shunts fehlerhaft ist.

2.1.6 Röntgenologische Untersuchungen

Die Gefäßdarstellung durch Injektion eines Kontrastmittels ist die wichtigste Methode zur Feststellung der Flußverhältnisse bei verminderter Shuntfunktion [458, 965, 1749]. Röntgenologische Kontrollen sind einerseits präoperativ angezeigt, um bei ungünstigen Gefäßverhältnissen das Anlegen eines externen Shunts zu erleichtern [2671]. Andererseits werden Röntgenuntersuchungen postoperativ angewandt, um nach Thrombosierung die Möglichkeiten für einen Declotting-Versuch zu eruieren.

2.1.6.1 Präoperative Gefäßdarstellung

Eine Angiographie der A. femoralis wird selten notwendig. Eine aszendierende Phlebographie durch Injektion des Kontrastmittels in eine oberflächliche Vene des Fußes (V. marginalis interna) mit Kontrastierung des Venensystems, einschließlich der V. saphena magna, kann bei Anlegen eines externen Shunts am Unterschenkel präoperativ wichtige Hinweise auf unzureichende Gefäßverhältnisse geben, die eine Frühthrombose hervorrufen können.

Der Nachweis von Gefäßhypoplasien, Varianten der V. saphena, Anomalien der tiefen Venen, postthrombotischen Venenwandveränderungen, Thrombosen mit entsprechendem kollateralen Kreislauf oder Klappeninsuffizienzen mit Varikosis kann dem Operateur ebenfalls von Nutzen sein.

Auch nach einer irreparablen Shuntthrombose kann eine Vasographie durchgeführt werden, um die noch verbliebenen, für eine Neuanlage in Frage kommenden Gefäße darzustellen.

2.1.6.2 Shuntdarstellung

Die verschiedenen klinischen Zeichen, die auf eine Shuntkomplikation deuten, sowie die röntgenologischen Befunde, die eine Shuntokklusion oder andere Funktionsstörungen verdeutlichen, sind in Tabelle 21 dargestellt.

Tabelle 21. Indikationen für röntgenologische Untersuchungen eines externen Shunts

Klinische Zeichen	Röntgenologische Befunde	Therapeutische Maßnahmen
Erhöhter venöser Druck	Knickung, venöse Thrombose	1) Declotting 2) Operative Revision
Unzureichender Blutfluß	Arterielle Stenose	1) Declotting 2) Operative Revision
Hämatom	Gefäßruptur	Sofortige Operation
Diffuse Blutung	Dislokation des Vessel-Tips	Sofortige Operation
Pseudoaneurysma	Pseudoaneurysma mit oder ohne Thrombose	Operative Revision

2.1.7 Thrombusentfernung („declotting")

2.1.7.1 Mechanisches Vorgehen

Ansaugen und Spülen mit Kochsalzlösung ist die einfachste Methode zur Entfernung eines Thrombus beim externen Shunt. Bei einer so durchgeführten arteriellen Injektion besteht bei hohem Spüldruck aber die Gefahr einer zerebralen Embolie [483, 849]. Ein Rückfluß über die A. brachialis hinaus kann den Thrombus über die A. carotis ins Gehirn gelangen lassen. Ähnliche Komplikationen wurden beim externen Shunt am Unterschenkel nicht beobachtet. Wenn durch die „Ansaug- und Spül"-Methode die Thrombosierung eines Scribner-Shunts nicht zu beseitigen ist, kann bei geraden Silikon-Teflonteilen ein Versuch mit dem Fogarty-Ballon-Katheter [794] oder der Schraubensonde („clot-screw") nach Giovanetti [898] unternommen werden. Vor und nach Verwendung des Fogarty-Katheters sowie bei gebogenen Shuntteilen kann die Fibrinolyse eingesetzt werden [1068].

2.1.7.2 Fibrinolyse

Der Effekt exogener Aktivatoren der Thrombolyse wurde sowohl tierexperimentell als auch klinisch nachgewiesen und ihre Verwendung bei Shunt- bzw. Fistelthrombose mehrmals empfohlen. 1965 wurde erstmalig von Gurland und Mitarb. angegeben, daß eine weitgehend lokale Applikation von Thrombolytika möglich ist, die man in hoher Konzentration an den Thrombus heranbringt und dort einwirken läßt. Dazu werden in 3-5 ml 5%iger Glucoselösung 250000 IE Streptase in den thrombosierten Katheter injiziert, der dann für 60-90 Minuten abgeklemmt wird [1000].

2.1.7.3 Chirurgisches Declotting

Eine sich häufig wiederholende Thrombose des Scribner-Shunts kann in der Regel nicht mit Erfolg durch Declotting behandelt werden. Thrombosierte arterielle bzw. venöse Shuntgefäße können dann histologische Veränderungen zeigen, die zu immer neuen Thromben führen und somit weitere Declotting-Versuche nutzlos erscheinen lassen [903]. Die operative Revision muß bei solchen Shunt-Thrombosen frühzeitig indiziert werden, um weitere Gefäßläsionen zu verhindern. Zunächst

Tabelle 22. Komplikationen beim externen Shunt

Komplikation		Ursache
Thrombose	Früh	Ungünstige Gefäßverhältnisse Operativ-technische Mängel Intimale Verletzung
	Spät	Segmentale Stenose Infektion
		Hypotension Hyperkoagulabilität
Infektion		Kontamination bei Dialyseanschluß bzw. Abschluß
		Septische Embolie Endokarditis
Blutung		Lösung des Verbindungsstücks Gefäßperforation bei Declotting Gefäßnekrose bei Infektion

wird proximal eine Druckmanschette angelegt, um eine mögliche Embolie zu verhindern. Dann wird die Vene proximal des Thrombus transversal geöffnet. Nach Entfernung des Thrombus und Spülen mit Heparin-Kochsalzlösung wird die Gefäßwand mit 6-0 Mersilene wieder verschlossen.

2.1.7.4 Thromboseprophylaxe mit Antikoagulanzien

Thromboseprophylaxe mit *Antikoagulanzien* muß durchgeführt werden, wenn eine Neigung zur Shunt-Thrombose vorliegt. Durch eine wirksame Prophylaxe mit Cumarin-Derivaten kann die Thrombosekomplikation auf 20% der Thromboserate unbehandelter Vergleichspatienten gesenkt werden, wobei eine Einstellung der Prothrombinzeit auf 35% ausreicht [2670].

2.1.8 Komplikationen (Tabelle 22)

Die Berücksichtigung der oben angegebenen Richtlinien in Bezug auf die Operationstechnik und die Wahl der Gefäße sowie die postoperative Shunt-Pflege haben gegenüber früheren Statistiken die durchschnittliche Überlebensrate des Scribner-Shunts deutlich verlängert [2262]. In den siebziger Jahren wurde die Funktionsdauer für den venösen Teil mit ca. einem Jahr, für den arteriellen mit knapp zwei Jahren angegeben [482, 1217].

2.2 Subkutane arteriovenöse Fistel

2.2.1 Einführung

Cimino u. Brescia berichteten erstmals 1966 über eine neue Technik, mit der sie bei Dauerdialysepatienten Erfahrungen sammeln konnten [326]. Hierbei wurde einige Zentimeter oberhalb des Handgelenks eine 3-5 mm große Seit-zu-Seit-Fistel zwi-

Tabelle 23. Die subkutane arterionenöse Fistel: Literaturübersicht historischer Varianten und deren Lokalisation

Jahr	Autor	Fistel	Literatur
1966	Brescia u. Cimino	Seit zu Seit	[326]
1967	Hanson et al.	Ulnaris-Basilica	[1059]
1967	Sperling et al.	End zu End mit Gefäßnahtinstrument	[2376]
1967	Bartos et al.	Fibrinröhrchen	[161]
1967	Franz et al.	End zu Seit	[812]
1968	Mignon et al.	A. tib. post.-V. saph.	[1706]
1969	Izquierdo et al.	V. saphen. „Loop" am Oberschenkel	[1223]
1971	Byrne et al.	A. brachialis	[399]
1972	Morgan et al.	„Transpalmar"	[1743]
1973	Shepherd et al.	Zervikal	[2297]
1973	Sung et al.	Katheter-Dilatation der Vene	[2434]
1974	Karmody et al.	„smoot loop"	[1290]
1976	Foran et al.	Subkutane Vorverlag	[797]
1977	Buselmeier et al.	Vordilatation der Vene mit exter. Shunt	[390]
1980	Sullivan et al.	Postischämische Erweiterung der Vene	[2432]

schen A. radialis und einer benachbarten Vene - meist der V. cephalica - operativ angelegt. Im Laufe von einigen Wochen dilatiert die gefistelte Vene, und sie kann dann bei jeder Dialyse leicht punktiert werden [1083].

Während die genannten Autoren die Seit-zu-Seit-Fistelung anwandten [326, 399, 493], empfehlen wir heute entweder die End-zu-Seit-Anastomose zwischen Vene und Arterie (bei der sich eine distale Dilatation der Venen vermeiden läßt) [324, 812, 1714] oder die End-zu-End-Verbindung [2152, 2376]. Bei anastomosebedingten Komplikationen, bei Aneurysmen oder Spätthrombosen, die eine In-situ-Revision nicht mehr erlauben, sollte als nächster Schritt die Anlage der arteriovenösen Fistel weiter proximal oder zwischen A. radialis und V. basilica erfolgen [1059].

Andere Möglichkeiten, wie die retrograde distal angelegte transpalmare Fistel [1734] oder die subkutane Vorverlagerung der V. cephalica am Unterarm fanden keine Verbreitung [787]. Die Anwendung eines externen Shunts, um das Lumen der Vene zu dilatieren und so einer späteren Fistel einen ausreichenden venösen Abfluß zu schaffen, hat sich ebenfalls nicht durchgesetzt [390].

Schließlich stellt die Anlage einer arteriovenösen Fistel zwischen A. radialis oder A. ulnaris und der V. basilica, sofern keine durchgängige V. cephalica vorliegt, eine praktikable Möglichkeit dar. Hanson (1967), und Kinnahrt (1971) schlugen diese Methode als brauchbare Alternative vor [166, 390, 787, 1059, 1334, 1743].

Wenn die Möglichkeiten am Unterarm erschöpft sind, wird eine Oberarmfistel empfohlen [399]. Während einige Autoren die Seit-zu-Seit-Anastomose bevorzugen, empfehlen andere eine Seit-zu-End-Anastomose zwischen A. brachialis und V. basilica mit Vorverlagerung der Vene [166]. Toledo Pereyra beschrieb 1979 zwei weitere alternative Methoden unter Verwendung der V. communicans [2499].

Eine Übersicht über historische Varianten von subkutanen Fisteln und deren Lokalisation gibt Tabelle 23.

2.2.2 Voraussetzungen und Indikationen

Die Gefäße sollten oberflächlich, d.h. so nahe wie möglich unter der Haut liegen, damit der Blutfluß nicht durch die Muskulatur beeinträchtigt wird und sie für die späteren Punktionen einfacher zugänglich sind. Abgesehen von der erforderlichen Durchgängigkeit (keine Gefäßveränderungen aufgrund intravenöser Injektionen, Venae sectio usw.), sollte das Gefäß ein ausreichendes Kaliber aufweisen, damit eine Anastomose von genügender Größe möglich ist und die Vene den arteriellen Blutfluß suffizient aufnehmen kann.

Die Hand ist durch eine Verbindung zwischen A. radialis und ulnaris versorgt, die der dorsale Arcus palmaris profundus und der Arcus palmaris superficialis bilden. Der Arcus palmaris superficialis wird auf der radialen Seite durch den Ramus palmaris superficialis der A. radialis vervollständigt. Der Arcus palmaris profundus wird andererseits auf der Ulnaris-Seite durch den Ramus palmaris profundus der

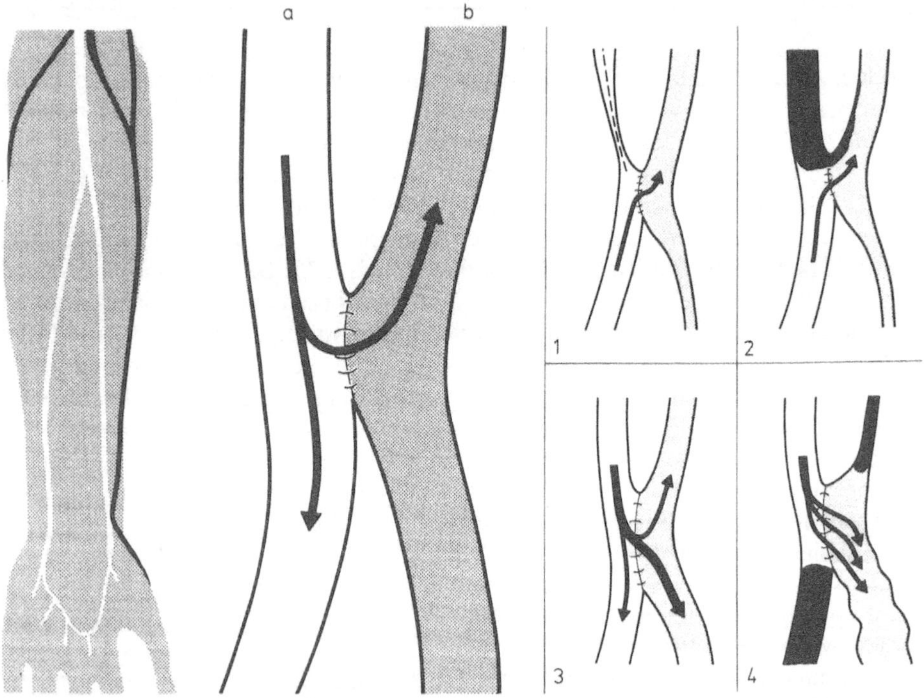

Abb. 85. Darstellung lokaler hämodynamischer Komplikationen bei einer Seit-zu-Seit Fistel am Unterarm. Linke Bildseite: normale Verhältnisse (*a* Arterie, *b* Vene). Rechte Bildseite: Komplikationen *1 Steal-Syndrom:* Retrograder, arterieller Fluß bei Verminderung des antegraden Kreislaufs (Stenose). Die Fingerperfusion aus der A. ulnaris wird durch die niedrige Fistelresistenz reduziert. *2* Bei Thrombose der A. radialis wird ein retrograder (vom Arcus palmaris kommender) Fluß in den venösen Teil strömen und Ischämiezeichen an den Fingern hervorrufen. *3* Kongestiv-trophische Fingerveränderungen: Ein übergroßer Querschnitt der Fistel wird eine Vermehrung des Gegenstroms im distalen Teil der V. cephalica veranlassen. *4* Bei partieller bzw. totaler Thrombose der proximalen Vene mit oder ohne arterielle Thrombose wird sich der Blutfluß in die distale Vene ergießen

A. ulnaris ergänzt. So kann ein kollateraler Kreislauf die Fingerdurchblutung erhalten, auch wenn eine Okklusion der A. radialis oder ulnaris vorliegt.

Eine digitale Ischämie nach Radialisthrombose wurde selten beobachtet. Bei arteriovenösen Fisteln ist sie oft auf das sog. „Steal-Syndrom" zurückzuführen (Abb. 85). Ein verschlossener Arcus palmaris superficialis (der selten vorkommt) ist kein Hindernis für die Anlage einer Fistel, da der Arcus palmaris profundus die Fingerversorgung übernehmen kann, wie asymptomatische Fälle von „Hammer-Hand-Syndrom" (digitale Ischämie nach Thrombose des Arcus palmaris superficialis) bestätigen [1560]. Nach Thrombose der A. radialis und ulnaris wäre eine Versorgung der Hand durch Erweiterung der Anastomose zwischen Ramus posterior der A. interossea anterioris und dem Ramus carpeus dorsalis der A. radialis möglich.

Die Auswahl der Gefäße muß auf jeden Fall durch sorgfältige Prüfung der anatomischen Varianten und unter Berücksichtigung des jeweiligen Gefäßzustands getroffen werden. Die kritische Beobachtung von Stauung und Abfluß mit Hilfe einer Blutdruckmanschette gibt wichtige Anhaltspunkte, die durch eine Vasographie noch vervollständigt werden können. Für die Beurteilung der hämodynamischen Konsequenzen in der Hand kann auch eine funktionelle Prüfung durch arterielle, lokale Kompression beider Arterien und die Bestimmung der postischämischen Zeit von Bedeutung sein [1060]. Kleinkalibrige subkutane Venen sind wegen ihrer multiplen Abgänge und fehlenden Dilatationsfähigkeit für die Anlage einer Fistel ungeeignet.

2.2.3 Wahl der Fistel

Bei der ursprünglich von Cimino u. Brescia beschriebenen arteriovenösen Fistel [326] handelt es sich um eine Seit-zu-Seit-Anastomose zwischen A. radialis und der V. cephalica. Diese Konstellation hat den Nachteil, daß sich die Venen der Hand stark erweitern, daß aneurysmatische Dilatationen und Fingerödeme mit gelegentlicher distaler Thrombose oder auch ein Steal-Syndrom auftreten können. Die Häufigkeit solcher Komplikationen ist bei einer Seit-Arterien-End-Venen-Anastomose geringer. Die Seit-zu-End-Verbindung hat zudem den Vorteil des weiteren ungestörten Arterienverlaufs; sie sichert eine gute Blutversorgung der Hand und schließt Komplikationen wie eine spätere Thrombose der A. ulnaris aus [1921, 2485].

Für eine Bevorzugung von End-zu-End-Anastomosen gibt es keine operationstechnischen Gründe; ob solche Anastomosen hämodynamisch günstiger sind, ist umstritten. Die End-zu-End-Fistel ist aber gelegentlich die Alternative, um eine Anastomose zwischen zwei weit auseinanderliegenden Gefäßen herzustellen.

2.2.4 Hinweise zur Operation

Arteriovenöse Fisteln sollten nur von Erfahrenen operiert werden, möglichst in einem speziell dafür eingerichteten Operationsraum, um Infektionen und evtl. Interferenzen mit dem allgemein-chirurgischen Operationsbetrieb zu vermeiden. Wichtig ist, daß Ärzte, die für die Dauerdialysebehandlung verantwortlich sind, Erfahrungen in der Indikationsstellung der verschiedenen Fisteln, den Operationstechniken und evtl. Interventionen sammeln und möglichst bei der Anlage eines

Shunts zumindest mitarbeiten, um seine Lage und Funktion von vorneherein zu kennen. Eine arteriovenöse Fistel sollte nicht am dominierenden Arm angelegt werden, um dem Patienten spätere Selbstpunktionen zu ermöglichen. Zum Zeitpunkt der Operation sollte der Blutdruck des Patienten nicht vermindert sein, wie es z. B. unmittelbar nach einer Dialyse der Fall sein kann, da sonst eine erhöhte Früh-Thrombosegefahr besteht. Bei unzureichenden Venenverhältnissen kann eine frühzeitige Ligatur mehrerer feiner venöser Kollateralen eine anfänglich dünne Vene im Lauf der Zeit durch erhöhte Strömung erweitern.

2.2.5 Chirurgische Technik (Abb. 86)

1. Ein subkutanes „Polster" wird mit Hilfe eines lokalen Anästhetikums durch eine einzige Punktionsstelle erzeugt. Dies genügt, um die in mehrere sensible Äste verzweigten Nerven zu blockieren. Bei der vielfach üblichen Multipunktion besteht die Gefahr, das Gefäß zu treffen. Es ist - von Ausnahmen abgesehen - weder eine Vollnarkose noch eine Plexusanästhesie nötig.
2. Die Hautinzision sollte von der Apophysis stiloidea radialis mindestens 3 cm entfernt sein, da bei einer evtl. Thrombosierung der arteriovenösen Fistel dann noch ein ausreichender distaler arterieller Durchfluß in den Ramus palmaris der A. radialis vorhanden ist.
3. Freilegen der Vene mit Durchtrennen der adventitiellen Bänder. Die Vene muß 2-3 cm isoliert werden, damit die Möglichkeit einer Annäherung an die Arterie

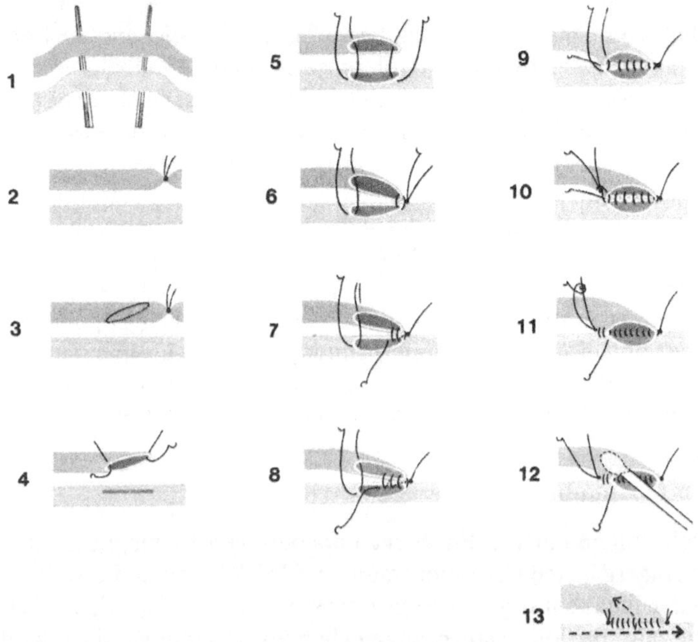

Abb. 86. Schematische Darstellung der Operationstechnik bei der arteriovenösen Fistel zwischen A. radialis und V. cephalica (Seit-zu-End-Anastomose)

ohne Gefahr einer proximalen Retraktion der Vene gegeben ist, wenn die Anastomose des venösen Endes erfolgt ist (Abb. 86/1, 2, 3).

4. Für die spannungsfreie Mobilisierung der Arterie wird die Fascie 2-3 cm eingeschnitten, um ein evtl. Abknicken zu vermeiden. Seitenäste werden mit Mersilene unterbunden.
5. Die Inzision beider Gefäße bei einer Seit-zu-End-Anastomose beträgt 6-8 mm. Der distale Teil der Vene wird verschlossen und schräg durchgeschnitten (Abb. 86/2 u. 3), während die Arterie 2-4 mm waagrecht eingeschnitten wird (Abb. 86/4).
6. Zur Vermeidung einer arteriellen Blutung werden entweder „glover bulldog clumps“ oder Stoffstreifen genommen. In den meisten Fällen reichen aber auch

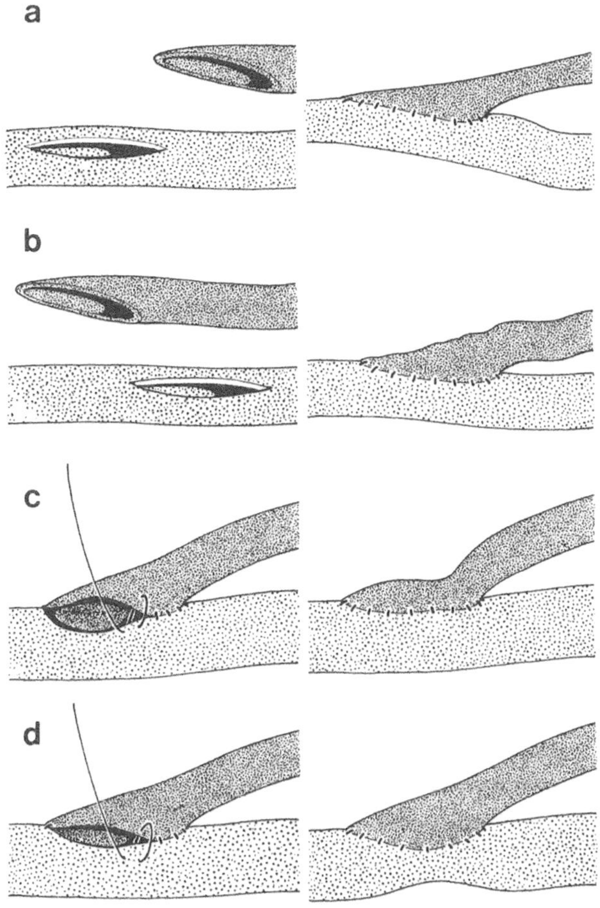

Abb. 87 a-d. Technische Fehler bei der End-zu-Seit-Fistel. **a** Eine zu kurz geschnittene Vene wird nach der Anastomose stark gestreckt. **b** Die Vene, hier zu lang geschnitten, wird faltig und sich über der Naht runzeln. **c** Die Wand wird während des Ziehens des Fadens straff gezogen und eingeschnürt. **d** Der Nadelstich nimmt an einer Stelle einen zu großen Teil der arteriellen Adventitia mit sich

untergeschobene offene Pinzetten, die die proximalen und distalen Teile komprimieren.

7. Arteriostomie und Venostomie werden mit einem Castroviejo-Seziermesser vorgenommen.
8. Die Gefäßanastomose wird mit einem 5-O-Mersilene-Faden mit atraumatischer (Rundkörper-)Nadel mit Hilfe eines Castroviejo-Nadelhalters durchgeführt (Abb. 86/5-11). Man vernäht zunächst die jeweiligen Hinterwände miteinander, prüft dann mit einem Katheter die Durchgängigkeit sowohl der Arterie als auch der Vene (Abb. 86/12) und füllt diese mit Heparin-Kochsalzlösung auf.
9. Bei Beendigung der fortlaufenden Naht wird diese am distalen Ende bewußt eingeengt, mit der Absicht, einen späteren retrograden Blutfluß zu verhindern (Abb. 86/13). Danach wird der Blutdurchfluß durch die Fistel einige Minuten beobachtet, bis ein Puls in der proximalen Vene zu tasten ist. Daraufhin wird die Haut mit einfachen Knoten geschlossen, der Arm geschient und 24 h lang ruhiggestellt. Ein Geräusch als Zeichen einer guten Durchgängigkeit ist oftmals erst nach 6-12 h zu hören. Die Verwendung von Gefäßnahtinstrumenten („Stapler"), Fibrinröhrchen oder Klebern hat keine Vorteile bei der Anlage der Anastomose gebracht [161, 1479, 2376]. Eventuelle technische Fehler sind in Abb. 87 dargestellt.

2.2.6 Anastomose zwischen Arteria ulnaris und Vena basilica

Diese Anastomose ist auch bei insuffizienten Venen bzw. bei Thrombose der V. cephalica möglich [390, 787, 1059, 1334, 1743]. Nach der Thrombose einer Radialis-cephalica-Fistel mit arterieller Okklusion kann eine A. interossa einen ausreichenden Kreislauf bilden, um die Handversorgung zu sichern. Damit wird die Gefahr einer peripheren Ischämie durch Ulnaristhrombose verringert. Diese Versorgung sollte jedoch immer durch eine Arteriographie gesichert werden. Das operative Vorgehen unterscheidet sich wenig von der klassischen arteriovenösen Fistel. Die V. basilica muß 2-3 cm freigelegt werden, um die A. ulnaris, die zwischen Flexor carpi, Ulnarissehne und N. ulnaris liegt, zu erreichen. Die größere subkutane Beweglichkeit der Vene kann bei der Punktion anfängliche Schwierigkeiten verursachen.

2.2.7 Oberarmfistel (antekubital)

Anastomosen in Ellbeugenhöhe sind indiziert, wenn die Möglichkeiten am Unterarm erschöpft sind oder wenn nur eine A. radialis oder ulnaris (auch ein kurzer Ast) distal der A. brachialis noch vorhanden ist. Wenn auch hämodynamische Konsequenzen selten beobachtet werden, sind hier Thrombosen häufiger als bei den klassischen arteriovenösen Fisteln. Die Gefahr einer Ischämie, die sogar zu Nekrosen führen kann, wurde in diesem Zusammenhang beschrieben [399, 812, 1290, 1714, 2485].

Folgende Möglichkeiten werden am Oberarm empfohlen:

1. Seit-zu-Seit-Anastomosierung der V. basilica mit der A. brachialis [166, 399, 1791, 2499].
2. Anastomose der V. communicans mit der A. radialis, wenn die A. cephalica thrombosiert ist. Dabei ist die Ligatur der tiefen Venenabgänge zu empfehlen [2499].

3. Ligatur der V. communicans und Seit-zu-Seit-Anastomose zwischen A. brachialis und V. cephalica [2499].

Der Hautschnitt wird im distalen Drittel des Sulcus bicipitalis medialis angelegt. Eine schräge Schnittführung im Bereich der Ellenbeuge soll Narbenkontrakturen vermeiden, die die Beweglichkeit des Gelenks einschränken können. Nach Durchtrennung des Lacertus fibrosus werden die A. brachialis und der begleitende N. medianus sichtbar. Die Arterie wird durch einen medialen, an der Bizepssehne gelegenen Schnitt erreicht. Der M. pronator kann in einigen Fällen die Arterie bedekken. Einige Zentimeter darunter teilt sie sich in die A. radialis, die in dem medialen Sulkus liegt, und in die A. ulnaris, die unter dem M. pronator bis zum Handgelenk verläuft. In Fällen mit großem Shuntdurchfluß und sekundärem hohen Druck im venösen Teil kann es zu einer erheblichen Störung des venösen Rückflusses mit Ödem und Stauung am Unterarm kommen.

Oft wurde ein „Radial-Steal-Syndrom" bei der Seit-zu-Seit-Anastomose beschrieben [1555]. Thrombosen der Fistel sind wegen des beträchtlichen Shuntdurchflusses selten. Die Punktion ist nicht einfach, und durch den höheren arteriellen Druck bilden sich leicht Pseudoaneurysmen. Eine distale Ischämie, die gelegentlich bis zur Muskelatrophie führt, kann aus Gründen der lokalen Fistelflußverhältnisse auftreten, z. B. durch Progredienz einer Radialis-Thrombose. Des weiteren wurde eine chronische Lymphfistel bzw. Lymphozele als Komplikation beobachtet.

2.2.8 Subkutane Fistel am Oberschenkel

Es ist häufig versucht worden, Gefäße der Oberschenkel für den Gefäßanschluß durch Punktion zu verwenden [70]. So zum Beispiel:

a) V. saphena magna im Bogen auf die A. femoralis anastomosiert („loop graft") [1223].
b) Femoralis-Vorverlagerung [334].
c) Interposition mittels Gefäßprothese zwischen A. femoralis superficialis und V. saphena [446].
d) Saphena-popliteal-Anastomose [241].

Der subkutane Saphenabogen, anastomosiert mit der A. femoralis, oder die Saphena-popliteal-Fistel mit Vorverlagerung der Vene bieten die besseren Alternativen am Oberschenkel, wenn auf eine Gefäßprothese verzichtet werden muß.

Gefäßanschlüsse am Oberschenkel bieten im Prinzip Vorteile aufgrund des hohen Blutflusses der A. femoralis und gute Abflußmöglichkeiten durch die V. saphena, weisen aber eine hohe Komplikationsrate auf, die nicht zuletzt auf die anatomischen Verhältnisse zurückzuführen ist. Die reichlich vorhandene Subkutan- und Muskelmasse sowie der hohe Blutfluß bergen die Gefahr von Infektionen und Blutungen. Schon postoperativ sind oft diffuse Wundhämatome nach Tunnelierung bzw. nach Gefäßvorverlagerung zu beobachten [1097].

Fehlpunktionen der Gefäße mit sekundärer Blutung können die folgenden Punktionen erschweren und in manchen Fällen falsche Aneurysmen verursachen [1097].

Eine Saphena-poplitea-Anastomose bietet sich an, wenn bereits alle vier Extremitäten für einen Shunt bzw. eine Fistel einschließlich der V. saphena am Unterschenkel genutzt wurden und keine Saphenatransplantation möglich ist.

2.2.9 Arteriovenöse Fistel am Unterschenkel

Auch wenn eine arteriovenöse Fistel am Unterschenkel indiziert scheint, z. B. in Fällen, bei denen jede Möglichkeit an den Armen ausgeschöpft ist, weist dieses Vorgehen Nachteile auf. Sie bestehen im wesentlichen in einer hohen Thromboserate, einer schwierigen Punktion, weil die ausgebildeten Venen in der Tiefe der Muskelmasse liegen, und der Tendenz zur Varizenbildung. Daraus läßt sich folgern, daß am Unterschenkel nur ein Scribner-Shunt zwischen A. tibialis posterior und V. saphena angezeigt ist [738, 1706].

2.2.10 Überwachung

Ein Fistelgeräusch ist in der Regel spätestens 1–2 h nach der Operation gut hörbar. Die genaue Markierung des Geräuschmaximums ist notwendig (ankreuzen), um dem Patienten zu zeigen, an welcher Stelle er selbst die Fistelfunktion zu überwachen hat. Ausnahmsweise ist trotz guter Funktion erst 6–12 h nach der Operation ein Fistelgeräusch zu hören. Eine Reoperation während dieser Zeit sollte vermieden werden, wohl aber ist dann eine Heparintherapie indiziert.

Bei den meisten heutigen Dialysemonitoren ist eine Venendruckkontrolle integriert, durch die eine Behinderung des venösen Rücklaufs der Fistel angezeigt wird.

2.2.11 Röntgenologische Untersuchungen

Röntgenologische Kontrastmitteldarstellungen geben sowohl präoperativ als auch postoperativ wichtige Hinweise auf den Gefäßzustand und ermöglichen eine genaue Beurteilung evtl. Komplikationen [1202, 2388].

Vor einer Fisteloperation ist eine Phlebographie nicht immer erforderlich. Sie sollte jedoch veranlaßt werden, wenn es um die Abklärung einer anamnestisch bekannten Venenthrombose geht, die die Fistelfunktion beeinträchtigen könnte.

Eine venöse Hypoplasie kann, besonders bei weiblichen Patienten, die operativen Möglichkeiten einschränken. Bei Adipositas können dagegen ausreichend Venen vorhanden sein, deren Tieflage eine Röntgenuntersuchung erforderlich macht.

Arteriosklerotische Plaques, die zu Engpässen in der Blutbahn führen können, sind röntgenologisch als Verkalkungen gut darstellbar. Arterielle Verkalkungen werden nicht nur altersbedingt, sondern auch als Komplikation der chronischen Niereninsuffizienz beobachtet, insbesondere bei Vitamin-D-Therapie, Hyperparathyreoidismus oder Diabetes. Diese vaskulären Verkalkungen sind nicht immer strömungsdynamisch bedeutsam, können aber eine spätere arterielle Insuffizienz verursachen. Solche Fälle können jede Gefäßoperation technisch zusätzlich erschweren.

Die brachiale Arteriographie nach einer Fistelthrombose zeigt nicht selten einen Stumpf der A. radialis, der nicht nur eine Anastomose in der Ellenbeuge, sondern auch die Anwendung einer Prothese erlaubt. Postoperative Fisteldarstellungen sind bei klinischen Kontrolluntersuchungen selten indiziert, können aber bei Thromboseverdacht eine endgültige Auskunft über die Notwendigkeit bzw. Überflüssigkeit einer Reoperation geben. In Spätstadien können sich nicht nur die Venen, sondern auch die Arterie proximal der Fistel in S-Form schlängeln und aneurysmatisch erweitern. Hierdurch werden Thrombosen begünstigt, die möglicherweise durch lokale Störungen der Hämodynamik verursacht werden [2392].

2.2.12 Komplikationen (Tabelle 24)

Thrombosen, die im Laufe der ersten 48 h auftreten, sind, wenn der Gefäßzustand präoperativ nicht beeinträchtigt war, durch die Operation selbst bedingt und müssen frühzeitig diagnostiziert werden, um sofort therapeutische Maßnahmen einleiten zu können. Wenn auch meist technische Fehler bei der Operation eine Frühthrombose verursachen, so ist hierbei eine Heparintherapie gerechtfertigt, da diese weitere chirurgische Maßnahmen nicht behindert oder ausschließt.

Ein späterer Verschluß der Fistel ist durch die wiederholten Punktionen theoretisch immer möglich. Hierbei ist die röntgenologische Darstellung indiziert. Bei Spätthrombosen werden drei Möglichkeiten - Thrombolyse, chirurgische Beseitigung oder Anlage eines neuen Gefäßanschlusses - sowohl vom Zeitpunkt und Verlauf der Thrombose als auch von deren Lokalisation abhängen. Selbst wenn die Patienten aufmerksam sind und sofort einen auch nur minimalen Venenverschluß bemerken, stellt sich die Frage, ob eine operative Revision helfen oder gar die lokale Situation verschlechtern kann. Daher ist ein operativer Eingriff nur vorzunehmen, wenn eine akute Spätthrombose den venösen Rückstrom so weit beeinträchtigt hat, daß eine Fistelpunktion unmöglich wird [1598].

Außer der Thrombose kann sich eine Reihe anderer Komplikationen der arteriovenösen Fistel einstellen (s. Tabelle 24). Besondere Bedeutung kommt hier der

Tabelle 24. Komplikationen bei arteriovenöser Fistel

Thrombose (und ihre Ursachen)	Früh	Venöse Insuffizienz (Hypoplasie, Thrombose) Atherosklerose (Diabetes) Operativ-technische Mängel (Kompression, Blutung, Nahtinsuffizienz, Abknickung)
	Spät	Hypotension Intimaschädigung durch die Punktion Hyperkoagulabilität Infektion, Perikarditis, Nierentransplantation
Andere Komplikationen		Infektion [2022], Endokarditis [1148, eig. Beobacht.] Blutung Aneurysmen [2367] Steal-Syndrom [393, 1203] Bildung von venösen bzw. arteriellen Schlingen Pseudoaneurysmen [1097] Karpal-Tunnel-Syndrom [2253] Armhypertrophie bei Kindern Mikroembolie [207, 2411] Störungen peripherer Nerven [1787] Ischämie [388]

Infektion zu. Sie ist fast immer durch Verschleppung auf der Haut lebender Keime des Patienten in die Tiefe bei der Gefäßpunktion verursacht. Steriles Arbeiten bei der Gefäßpunktion ist die beste Prophylaxe.

Eine infizierte arteriovenöse Fistel darf nicht mehr zur Punktion benutzt werden, die betroffene Extremität ist möglichst ruhigzustellen, und eine hochdosierte antibiotische Therapie (z. B. mit Piperacillin) ist einzuleiten, nachdem vorsorglich eine Blutkultur abgenommen wurde, um bei einer evtl. Sepsis gezielt therapieren zu können. Sie ist - vor allem wegen der dabei nicht selten auftretenden Endokarditis - die gefürchteste Folge einer lokalen Fistelinfektion und braucht, wie eigene Beobachtungen zeigten, durchaus nicht immer mit deutlich erhöhter Körpertemperatur oder gar Schüttelfrost einherzugehen. Gelingt es mit konservativen Maßnahmen nicht, die Infektion innerhalb von 10 Tagen zu beherrschen, oder breitet sie sich phlegmonös in der Umgebung der Fistel aus, so muß chirurgisch interveniert werden.

Solange die arteriovenöse Fistel wegen einer Infektion nicht zur Punktion benutzt werden darf, wird entweder die Hämodialysebehandlung über einen temporären Gefäßzugang (z. B. Subclavia-Katheter) fortgeführt oder auf die Peritonealdialyse umgestellt.

2.3 Arteriovenöse Fisteln durch Protheseninterposition

2.3.1 Einführung

Nicht immer ist es möglich, bei Patienten, die sich jahrelang in Dialysebehandlung befinden, einen guten Gefäßzugang auf Dauer zu erhalten. Eine Prothese sollte erst dann erwogen werden, wenn die Arterien und Venen der Unterarme durch frühere arteriovenöse Anastomosen thrombotisch verändert sind. Nicht selten blockiert am Unterarm eine Thrombose der großen Venen (cephalica und basilica) jede Möglichkeit einer Fistel bzw. jeden externen Shunt. Wenn in diesen Fällen noch eine durchgängige periphere A. radialis oder ulnaris vorhanden ist, kann mit Hilfe einer Protheseninterposition die Verbindung mit einer am Oberarm vorhandenen Vene hergestellt werden.

Die verschiedenen Möglichkeiten des Gefäßersatzes sind:

1. ein autogenes Transplantat (V. saphena magna) [59, 132, 183, 900, 1753, 2144, 2146, 2460, 2615, 2630],
2. ein homologes Transplantat (konserviertes Gefäß) [59, 183, 564, 1473, 2146, 2460, 2630],
3. ein heterologes Transplantat (Karotis vom Kalb) [459, 1693, 2548, 2701],
4. eine Kunststoffprothese [59, 132, 2144, 2146, 2460, 2630].

Die Anastomose zwischen Arterie und Vene wird auf vier verschiedene Arten vorgenommen, die in jedem Fall individuell indiziert sein müssen:

1. Kurzes Interpositionsstück (ca. 20 cm) zwischen A. radialis oder ulnaris und V. cephalica in Ellenbogenhöhe.
2. Langes Transplantat (ca. 60 cm) zwischen A. radialis oder ulnaris und V. axillaris).

3. „Loop grafts": Arterie und Vene werden in Höhe des Ellenbogengelenks anastomisiert. Das Transplantat wird in einer subkutanen Schleife an der Beugeseite des Unterarms plaziert.
4. Interposition zwischen A. brachialis und V. axillaris.

Die Anastomoseart sollte von einigen Ausnahmen abgesehen die End-Prothese-zu-Seit-Gefäß sein. Dies geschieht an der arteriellen Seite, um einen genügenden distalen Blutfluß zu erhalten, und an der venösen, um eine bessere Querschnittsübereinstimmung zu erzielen. Ein günstiger Winkel (45°) optimiert die Strömung in der Anastomose.

Bei Protheseninterpositionen am Oberschenkel kann wegen des schlechten kollateralen Kreislaufs am Bein beim Auftreten von Thrombosen die Erhaltung der Extremität gefährdet sein.

Die subkutane arteriovenöse Fistel mit Interposition eines Segments der V. saphena magna zwischen A. brachialis in Ellbogenhöhe und einer größeren Kubitalvene wurde schon 1969 von mehreren Autoren angegeben [1223, 1668]. In einer dieser Beschreibungen wurde die V. saphena magna durchtrennt und in Oberschenkelhöhe mit der A. femoralis anastomisiert [1223], in anderen die Interposition der V. saphena zwischen A. radialis und V. cephalica vorgeschlagen [900]. In etwa 20% der Fälle muß jedoch mit dem Fehlen einer geeigneten V. saphena bei Patienten mit Niereninsuffizienz gerechnet werden. Um einen zusätzlichen Eingriff zu vermeiden und in der Absicht, die V. saphena für eine evtl. Oberschenkelfistel zu bewahren, wurde die Entwicklung heterologer Prothesen einerseits und neuer alloplastischer Prothesen andererseits vorangetrieben. Zunächst wurde von einigen Forschergruppen versucht, Dacron-Gefäßprothesen zu verwenden. Später kamen heterologe Gefäßtransplantate, wie Kalbskarotiden oder Nabelschnurvenen, zum Einsatz [459, 564]. Sie wurden aber wegen ihrer starken Neigung zu Aneurysmabildung und Infektionen in letzter Zeit zugunsten synthetischer Prothesen aus Polytetrafluoräthylenen (PTEF) oder Dacron-Velour wieder verlassen [132, 2146].

2.3.2 Voraussetzungen für eine Protheseninterposition

Schon von der Verwendung der Interpositionen als Gefäßersatz für die operative Behandlung arterieller Verschlüsse liegen Erfahrungswerte bezüglich der Funktionsdauer vor. Das Material (Gefäß- oder Kunststoffprothese) muß eine optimale Biokompatibilität aufweisen, um sich weitgehend dem Gewebe des Empfängers anzugleichen, ohne pathologische Reaktionen hervorzurufen. Die Innenwand der Prothese sollte im Laufe kurzer Zeit völlig pseudoendotheliiert sein. Die mögliche fibrinolytische Aktivität eines jeden Fremdmaterials könnte hier eine günstige Rolle spielen. Interponatanastomosen sollten möglichst nicht in Gelenkhöhe angelegt werden, da die mechanische Belastung in dieser Zone (Knickgefahr) groß ist. Eine adäquate Querschnittkompatiblität muß beachtet werden. Daher ist bei der Wahl der Prothese zu berücksichtigen, daß die Neointima eine Dicke von 1 mm erreicht und sich damit das Lumen entsprechend einengen kann.

Die notwendige Länge der Prothese wird aus anatomischen Gründen beim Autotransplantat nicht immer erreichbar sein. Homo- und Heterotransplantate können in dieser Beziehung besser ausgewählt und bei der Kunststoffprothese sogar deren Länge und Form nach Bedarf bestimmt werden.

2.3.3 Autologe Saphenatransplantation

Drei verschiedene Formen, d. h. kurze, lange und gebogene Prothesen, wurden zur Lösung des jeweils vorliegenden Gefäßproblems benutzt [900, 1546, 1753, 1920]. Für die lange Interposition konnte auch eine aus Vene und Kunststoff zusammengesetzte Prothese, wie schon beim femoropoplitealen Bypass beschrieben, verwendet werden. - Es handelt sich bei all diesen Formen um die Entnahme der V. saphena magna am Oberschenkel, die am Arm zwischen einer offen gebliebenen Arterie und einer Vene anastomisiert wird. Sorgfältige Durchtrennung der Venenäste, vorsichtige Entfernung der Adventitia, Leckkontrolle des Transplantats vor seiner Anlegung, Beachtung der Venenklappenrichtung und ausreichende Tunneldehnung sind einige der Voraussetzungen für eine adäquate Dauerfunktion. Unmittelbar postoperativ auftretende Thrombosen, Blutungen oder falsche Aneurysmen sind in der Regel auf operativ-technische Mängel, Querschnittinkompatibilität oder ungünstige Vena-saphena-Verhältnisse zurückzuführen. Thrombosen im Verlauf des 1. Tages sind auch bei lokalem Infekt zu erwarten, während für spätere Thrombosen mehrere Faktoren verantwortlich sein können, die sich kaum von denen unterscheiden, die eine arteriovenöse Fistelthrombose verursachen. Auf jeden Fall hat sich gezeigt, daß bei gut erhaltener Vene am Oberschenkel die autologe Saphenatransplantation - abgesehen vom Nachteil der Doppeloperation - einige Vorteile aufweist, vor allem da keine Abwehrreaktionen oder Konservierungsprobleme auftreten.

2.3.4 Homologe Prothesen

Wenn der Patient keine geeignete V. saphena besitzt, kann eine von einer Leiche entnommene Vene als Alloplastik verwendet werden. So wurden sowohl frische unbehandelte als auch konservierte Gefäße benutzt. Diese homologen Transplantate wirken als schwache Antigene, wobei einige Untersucher bessere Ergebnisse erzielt haben wollen, wenn Empfänger und Spender kompatibel waren [2710].

Gewebetypisierungen bei homologer Gefäßtransplantation sind relativ wenig aufwendig, wenn die Patienten bereits für eine evtl. Nierentransplantation typisiert sind. Bei der konservierten Prothese ist zu beachten, daß ihre Qualität vor allem von der Art der Aufbereitung abhängt. Die Verwendung von Leichentransplantaten für einen femoropoplitealen Bypass mit einer Funktionsdauer über mehrere Jahre ist bekannt [1941, 1700], doch scheinen sie gegenüber den Autotransplantaten eine kürzere Funktionsdauer zu besitzen. Früh- und Spätkomplikationen sind i. allg. die gleichen, die bei jeder Implantation zu erwarten sind. Eine Stenose der distalen Vene kann in unmittelbarer Nähe der Anastomose auftreten. Ursächlich kommen sowohl eine Intimahypertrophie als auch Klappenspitzenveränderungen in Betracht.

Histologisch wurde das Fehlen bzw. die Spaltung der Lamina elastica nach einiger Zeit beobachtet. Da dies auch bei Autotransplantaten beschrieben wurde, kann es nicht als Abstoßungsreaktion gewertet werden, wohl aber als Ursache für später auftretende irreguläre Erweiterungen des Transplantats und Aneurysmenbildungen.

Nach dem derzeitigen Stand des Wissens läßt sich keine endgültige Aussage darüber machen, inwieweit homologe Gefäßprothesen den Platz konkurrierender Rinder- und Dacronprothesen einnehmen können [24].

2.3.5 Heterologe Prothesen

Eine vom Rind entnomme A. carotis wird nach enzymatischer Auflösung der muskelelastischen Schicht und Gerben mit Dialdehydstärke als biologische Prothese genutzt. Die Zugfestigkeit dieser Prothese, die schließlich aus einer Kollagenfaserkette besteht, ist auf die Widerstandskraft dieser Komponente zurückzuführen.

Diese Prothesen werden zwar als abstoßungsfrei bezeichnet, was teilweise histologisch bestätigt wurde. Andererseits ist aber das Auftreten zytotoxischer Antikörper in Einzelfällen beschrieben [1293, 2547].

Die operative Komplikationsrate wird unterschiedlich eingeschätzt, und die üblichen Zwischenfälle, die bei jeder Implantation auftreten können, wurden durch prophylaktische Maßnahmen und sorgfältige postoperative Pflege vermindert. Infektionen, Blutungen und falsche Aneurysmen können aber durch jede unsachgemäße Punktion ausgelöst werden. Postoperative lokale Ödeme, eine zunehmende Stenose der proximalen Vene am Arm und eine Septenbildung können sich als nachträgliche Komplikationen einstellen.

2.3.6 Nabelschnurvenenprothesen

Mit einer modifizierten Nabelschnurvenenprothese wurden auch subkutane arteriovenöse Anastomosen für die Hämodialyse hergestellt. Die Prothesen werden aus menschlichen Nabelschnüren gewonnen, mittels eines Mandrains auf ihr vorherbestimmtes Lumen erweitert und danach mit Äthanol behandelt. Die Prothesen bestehen aus kollagenarmem Gewebe, wobei die „Warton-Sülze“ und die beiden Arterien sowie Polyestermaschen als Schutz vor Aneurysmenbildung belassen werden. Die Nabelschnurvene besitzt ihre eigene natürliche Intima, die eine niedrigere Thrombogenität - verglichen mit anderen Prothesen - aufweist. Außerdem befinden sich kleine Klappen oder Seitenäste an der Nabelschnur.

Die Ergebnisse in bezug auf Durchgängigkeit in der Frühphase sind mit denen anderer Gefäßprothesen vergleichbar [2135]. - Es lassen sich jedoch aufgrund fehlender klinischer Langzeiterfahrungen noch keine Schlüsse auf eine größere Widerstandsfähigkeit im Vergleich zu anderen Gefäßprothesen ziehen.

2.3.7 Kunststoffprothesen (Abb. 88)

Bemühungen um die Entwicklung einer geeigneten Kunststoffprothese haben sich über viele Jahre hingezogen, da es äußerst schwierig ist, eine ideale Verbindung zwischen Kunststoffoberfläche und Gewebe bzw. Endothel zu erreichen. Wenn die innere Oberfläche mit Blut in Kontakt kommt, sollte sie weder thrombogen noch toxisch wirken, nicht leicht infizierbar sein, keine Abwehrreaktion fördern und keine Veränderungen in den Blutzellen hervorrufen. Das Material einer Kunststoffprothese sollte sich neutral zum Gewebe verhalten, und es sollte sich sowohl eine Pseudointima auf der inneren Seite als auch eine pseudoadventitielle Schicht auf der äußeren Seite bilden.

Die derzeit geeignetste Kunststoffprothese besteht aus reinem Polytetrafluoräthylen (PTFE) und wird nach neuartigen Verfahren hergestellt. Im Gegensatz zu bisher verwandten alloplastischen Materialien, die entweder in gestrickter oder gewebter Form angeboten werden, handelt es sich hier um eine hochporöse faserige

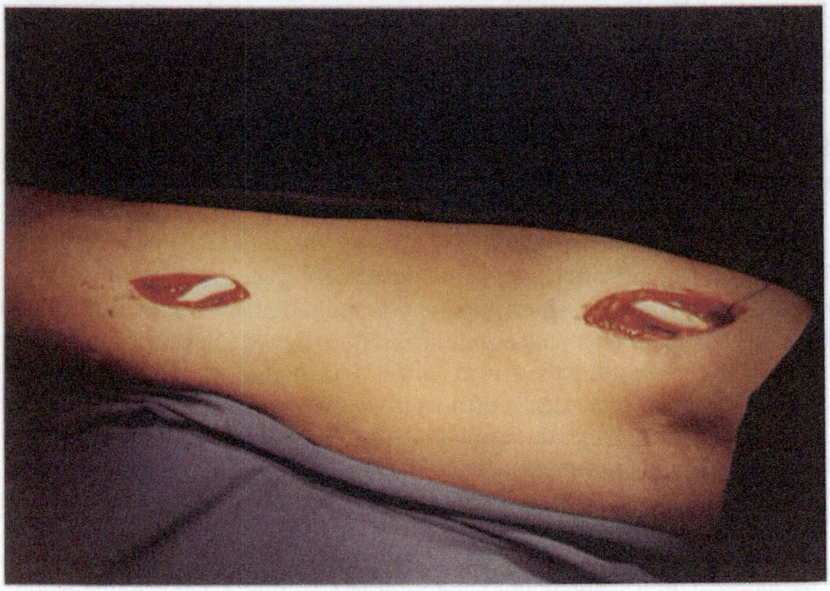

Abb. 88. Kunststoffprothese am Unterarm zwischen A. radialis und antekubitaler Vene

Struktur. Gleichmäßig verteilte Brücken oder Stege sind durch feinste flexible Fasern miteinander verbunden. Die mittlere Faserlänge beträgt 30 μ, der Faserabstand etwa 10 μ und die Porosität der Matrix 85–90%. Diese extrem offene Struktur erlaubt ein schnelles Einwachsen von jugendlichen Bindegewebszellen aus dem Transplantatlager und die Formation einer dünnen, gut verankerten Neointimaschicht.

Nach Einheilung der beschriebenen Gore-Tex-Gefäßprothese besteht aufgrund der extrem hohen Porosität etwa 85% der Wandung aus natürlichem, körpereigenen Gewebe. Das Material scheint die notwendige, wiederholte Punktion ohne Schädigung oder Nachblutung gut zu tolerieren. Die Bildung von kleinsten Gerinnseln an den Punktionsstellen nach Nadelentfernung ist ausreichend, um Blutungen zu verhindern, ohne die innere Oberfläche der Prothese ungünstig zu beeinflussen.

2.3.8 Indikationen für eine Protheseninterposition

Eine Anastomose zwischen einer durchgängig gebliebenen A. radialis und einer Vene in Ellbogenhöhe gilt als bevorzugte Indikation. Wenn aber die A. radialis wegen bevorstehender Interventionen oder Arteriosklerose als insuffizient erscheint, wird ein gebogener Teil zwischen A. und V. brachialis anastomosiert. Schließlich bleibt die Möglichkeit einer subkutanen Fistel am Oberschenkel.

2.3.9 Implantationstechnik

Die Prothese wird subkutan auf der inneren Seite des Arms eingelegt. Dazu wird ein „Tunneler" auf der radialen Seite des Unterarms über der Basis der Thenarpro-

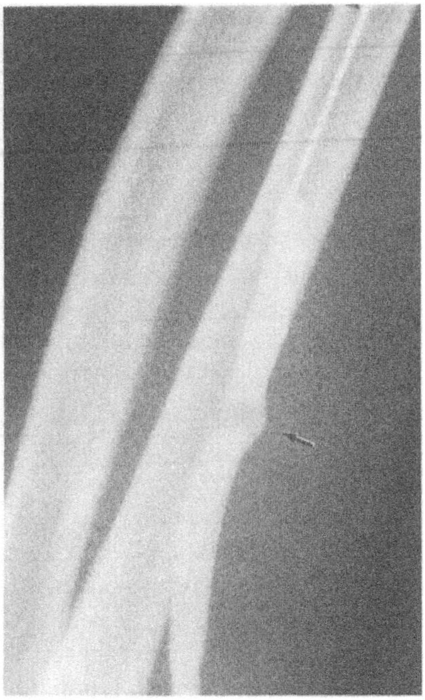

Abb. 89. Partielle Thrombose einer Kunststoffprothese, verursacht durch Kompression eines nach Punktion gebildeten Hämatoms

minenz des Handgelenks eingeführt und subkutan lateral über den Ellenbogen in Richtung Innenseite des Oberarms vorgeschoben. Danach wird die Prothese zwischen Arterie und Vene interponiert, wobei die Endteile der Prothese geschnitten werden müssen, um eine saubere End-zu-Seit-Verbindung durchführen zu können. Während der Operation werden Prothese und Gefäße mit Heparin durchgespült.

Operationstechnische Aspekte, wie die Bildung einer weiten Kurve bei gebogener Interposition, die Verhinderung einer axialen Rotation und die Position in einer oberflächlichen Lage, die die spätere Punktion erleichtert, sollten berücksichtigt werden. Außerdem muß die Richtung der Endteile einer gebogenen Interposition mit den Anastomosegefäßen in einigen Zentimetern übereinstimmen, damit Lokalisation und Punktion einfach durchführbar sind. Ein adäquater Blutfluß kann durch Hören des Geräusches oder durch Tasten des Pulses festgestellt werden.

2.3.10 Komplikationen

2.3.10.1 Frühthrombose

Ungünstige Venenverhältnisse sind die häufigste Ursache für Frühkomplikationen. Ferner können Gefäßhypoplasie, arterielle Verkalkung sowie eine frühere Shuntthrombose den Blutfluß stören. Eine Thrombosierung unmittelbar nach der Operation muß als Folge eines technischen Fehlers bei der Durchführung der Anastomose angesehen werden und beruht meist auf einer Abknickung der Prothese.

Ein Mißverhältnis zwischen Prothese und Gefäßdiameter oder Gefäßprozesse, wie Angiitis oder Mönckeberg-Atherosklerose, sind weitere Ursachen für eine Frühthrombose. Eine Analyse der Altersverteilung thrombotischer Komplikationen zeigt, daß diese überwiegend bei Patienten im vorgerückten Lebensalter auftreten, was mit der entsprechenden Zunahme der Arteriosklerose korreliert [545, 993].

Das Auftreten einer Spätthrombose (Abb. 89) stellt letztlich den wichtigsten Faktor für die Funktionsdauer einer Prothese dar.

2.3.10.2 Infektion

Eine spezielle Gefahr für die Prothese stellt die Infektion dar. Sie tritt hier wesentlich häufiger als bei arteriovenösen Fisteln auf. Eine Infektion kann sowohl eine Thrombose der Prothese selbst als auch eine metastatische Infektion jedes neuen Gefäßanschlusses verursachen. Deswegen sollte die Prothese entfernt, vorübergehend ein externer Shunt angelegt oder durch perkutane Punktion weitere Dialysen durchgeführt und eine adäquate Antibiotikatherapie eingesetzt werden, bis ein infektfreier Zustand erreicht ist, der für die Operation einer neuen Gefäßprothese Voraussetzung ist.

Infektionen sind i. allg. auf die Punktion zurückzuführen und können lokale sowie septische Fernkomplikationen verursachen. Knochenmetastasen und Endokarditis wurden als Folgen von Infektionen gedeutet [545]. Aus diesem Grund empfiehlt sich eine sorgfältige Beobachtung jeder lokalen Veränderung, ein sofortiges Einstellen der Punktionen und eine Antibiotikatherapie bei Infektionsverdacht. Eine Infektion der Prothese erhöht überdies das Risiko einer Embolie.

Bakteriologische Untersuchungen zeigen, daß die Erreger in der Regel patienteneigene Hautkeime, darunter in erster Linie Staphylokokken und Pseudomonas, sind. Handelt es sich um Staphylokokken, ist die Prognose unter Antibiotikatherapie günstiger als z. B. bei Pseudomonas. Steriles Arbeiten bei den Punktionen und sorgfältige Shuntpflege sind als Prophylaxe zu empfehlen. In jedem Fall wird die initiale Therapie aus Ruhigstellung und Gaben von Ampicillin bestehen, bis ein Antibiogramm gegebenenfalls einen Therapiewechsel erfordert. Wenn die Infektion einen lokalen Abszeß verursacht, muß die Prothese entfernt werden, um eine Sepsis zu verhindern [221, 1445].

2.3.10.3 Blutungen

Blutungen entstehen durch Nahtdehiszenz oder Undichtigkeiten beim Übergang vom Gefäß zur Prothese. Treten sie zu einem späteren Zeitpunkt auf, so handelt es sich in der Regel um einen mangelhaften Verschluß der Punktionsstelle nach Entfernung der Nadel. Diese Blutungen nach Dekanulation werden begünstigt durch Hypertonie, retrograde Kanulation, Fehlpunktionen oder einen Hypokoagulationszustand infolge von Heparinüberdosierung, Antikoagulanzientherapie oder Leberinsuffizienz [2460].

2.3.10.4 Sonstige Komplikationen

Ein mit der Prothese in Verbindung stehendes Hämatom wird als *falsches Aneurysma* bezeichnet (Abb. 90). Es entsteht an der Punktionsstelle, von der Blut in das die Gefäßwand umgebende Gewebe austritt und ein Hämatom bildet, das bald organisiert und durch eine bindegewebige Wand abgekapselt wird. Wenn die Haut über dem falschen Aneurysma keine trophischen Störungen zeigt und das Hämatom kei-

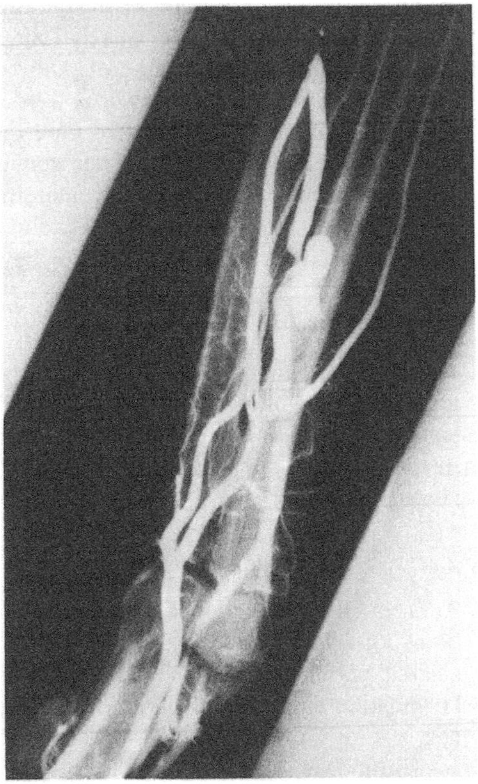

Abb. 90. Falsches Aneurysma mit hochgradiger Stenose der Prothese

ne Stenose der Prothese verursacht, erübrigt sich eine operative Ausräumung und/oder Revision des Shunts [2460].

An dem mit einer Gefäßprothese versorgten Arm kann ein *lokales Ödem* auftreten. Dies wird besonders bei höhergelegenen Anschlüssen, wie z. B. einer venösen Implantation in die V. axillaris, beobachtet. Bei Prothesen wurden auch dann lokale postoperative Ödeme beobachtet, wenn die Venenverhältnisse schon präoperativ unzulänglich waren. Der durch den Shunt vermehrte venöse Einstrom kann durch Stauung ein Ödem entwickeln, dessen Behandlung in Flachlagerung und einem leichten Kompressionsverband distal der arteriellen Implantation besteht. Bei einer operativen Revision muß eine neue Anastomose mit einem verminderten Gefäßquerschnitt angelegt werden, der der venösen Rückstromkapazität adäquat ist.

Selten tritt ein kongestives Ödem auf, wenn in den distalen Teil der Vene ein arterieller Fluß mit hohem Druck einströmt und Stauungen verursacht [525].

Eine *arterielle Ischämie* kann im Versorgungsgebiet der A. brachialis auftreten, wenn der Shunt oder arterielle Abzweigungen (A. radialis oder ulnaris) partiell thrombosieren [525].

2.3.10.5 Operative Revision

Um Komplikationen zu beseitigen und eine Prothese wieder in einen funktionsfähigen Zustand zu bringen, wird in vielen Fällen eine Reoperation notwendig sein.

Wenn die venöse Anastomose für die Stenose verantwortlich ist, wird eine neue Prothese unter Anlage eines neuen Tunnels implantiert. Bei einem lokalen Infekt sollten die Prothese entfernt, eine Antibiotikatherapie durchgeführt und das Abklingen der Entzündung abgewartet werden; erst dann kann die neue Implantation vorgenommen werden. Trotzdem muß die Reimplantation von der alten Operationsstelle isoliert werden, d. h. weit genug entfernt oder an einem anderen Gefäß vorgenommen werden, um eine Kontamination zu vermeiden. An einer Extremität, an der bereits viele Shunts oder Fisteln angelegt wurden und die großen Venen thrombosiert sind, wird die V. axillaris bevorzugt [525, 1196, 1732, 1870].

2.3.10.6 Operatives Declotting

Die Prothese wird von der Längsseite geöffnet. Nach Entfernung des Thrombus, gegebenenfalls mit dem Fogarty-Katheter, und Irrigation mit Heparin-Kochsalzlösung wird die Gefäßwand mit 6-0-Mersilene genäht. Während der Operation ist eine proximale, lokale Okklusion notwendig, um eine Blutung während des Eingriffs zu verhindern.

2.3.10.7 Thromboseprophylaxe

Aufgrund der relativ hohen Thromboserate von Prothesen wurde die Antikoagulation vorgeschlagen [1838]. Dadurch sind aber thrombotische Komplikationen nicht absolut auszuschalten. Die eigene Erfahrung zeigt, daß viele Patienten ohne Antikoagulation eine funktionsfähige Prothese über Monate und Jahre behalten können.

Thromboseprophylaxe sollte vor allem dann betrieben werden, wenn eine Neigung zu Thrombosen vorliegt, ferner wenn nach einem operativen Declotting eine Wiederherstellung der Funktion gelungen ist. Wir empfehlen die Antikoagulation in diesen Fällen, obgleich nicht gesichert ist, daß sich durch eine Prophylaxe mit Cumarin-Derivaten die Thromboserate senken läßt. Unmittelbar nach einem Declotting sollte Heparin (3 × 5000 I.E.s.c.) gegeben werden, bis die gleichzeitig begonnene Antikoagulanzienbehandlung das Prothrombin effektiv beeinflußt hat, d. h. Quick-Werte unter 30% vorliegen. Die üblichen Vorsichtsmaßnahmen einer Antikoagulanzientherapie (Aufklärung des Patienten, Antikoagulanzienpaß) müssen beachtet, Wechselwirkungen mit anderen Medikamenten berücksichtigt werden.

Azetylsalizylsäure wurde, auch in mikroverkapselter Form, zur Thrombozytenaggregationshemmung allein oder in Kombination mit Dipyridamol angewendet. Die Kombination erlaubt die Verwendung von niedrigen Dosen und kann die Nebenwirkungen reduzieren. Der Streit um die optimale Dosierung ist noch nicht entschieden. Eindeutige Erfolge mit diesen Substanzen zur Verhinderung erneuter Thrombosen konnten jedoch nicht erzielt werden.

Blutungen, Magenschmerzen und sogar Ulzera im Zusammenhang mit der Langzeiteinnahme werden nicht ausgeschlossen.

2.3.11 Bisherige Erfahrungen [396, 621, 1297, 2281]

Auch wenn eine definitive Beurteilung der Kunststoffprothese als Gefäßanschluß verfrüht erscheint, ist sie nach unseren Erfahrungen anderen Prothesen überlegen. Eine nochmalige Zusammenfassung der Vorteile macht dies deutlich:

1. Genaue Anpassung des Diameters und der Länge der Prothese.
2. Genügend Vorrat und gleichmäßige Qualität.
3. Einfaches operatives Vorgehen.
4. Transmurale Gewebeproliferation, die eine Neointima entwickelt.
5. Kurzfristige Punktierbarkeit.

Während zunächst angenommen wurde, daß die autologe Prothese eine Ausnahme sein sollte, wissen wir heute, daß alle Gefäßprothesen nach einiger Zeit Intimaverbreiterungen zeigen. Diese Veränderungen, die eine deutliche Tendenz zur Progression zeigen, und die Punktionstoleranz stellen letztlich die wichtigsten Faktoren bezüglich der Funktionsdauer einer Prothese dar.

Die früher verwendeten autologen (eigene Saphena), homologen (konservierte Saphena oder Nabelschnurvene) und heterologen (Kalbskarotiden) Prothesen sind wegen ihrer Nachteile (Diameterinkompatibilität, Infektionsfrequenz und Aneurysmabildung) zugunsten synthetischer Prothesen in letzter Zeit z. T. verlassen worden.

Komparative Untersuchungen, Langzeitergebnisse und nicht zuletzt Studien über die genannten Intimaverbreiterungen sowie die Thromboseneigung, die solche Gefäßprothesen aufweisen, werden eine endgültige Aussage über die verschiedenen Modelle erlauben [60, 797, 1030, 1286, 1536, 2145].

2.4 Implantierbarer Gefäßanschluß

Mittels eines implantierbaren Gefäßanschlusses wird die Verbindung des Patienten mit dem extrakorporalen Kreislauf ohne Gefäßpunktion ermöglicht.

Frühere tierexperimentelle Untersuchungen [335] und Modellbeschreibungen [924] wurden erst anfangs der 80er Jahre durch erste klinische Ergebnisse ergänzt [496, 923, 1809].

Ein implantierbarer Gefäßanschluß, der sowohl mit einer Gefäßprothese als auch mit einem Gefäß selbst verbunden ist, ermöglicht, wie einige Erfahrungen zeigen, einen längerfristigen Zugang zum Blutkreislauf.

Im Gegensatz zur perkutanen Fistelpunktion, für die eine lange Gefäßstrecke zur Verfügung steht, wird hier die Gefäßanschluß-Implantation nur einen begrenzten Gefäßbezirk beanspruchen.

Man wird deshalb unter den Risiken einer Thrombose und Infektion immer die gleiche Stelle, an welche der Anschluß intravasal festliegt, benutzen.

Bei Verwendung von geeignetem Material und Modell sowie sorgfältiger Pflege von Kanulation und Dekanulation wird es möglich, einen solchen Gefäßanschluß monatelang durchgängig zu halten und somit über einen punktions- bzw. schmerzfreien Gefäßzugang zu verfügen.

IV Bioverträglichkeit (Biokompatibilität)

1 Einleitung

Die wesentlichen Kriterien für die im biologischen System zum Einsatz gelangenden Materialien oder Geräte sind ihre Biofunktionalität und Bioverträglichkeit. Bezieht sich die Biofunktionalität auf die Fähigkeit eines Materials/Geräts, die vorgesehene Funktion zu erfüllen, so versteht man unter dem Begriff Bioverträglichkeit die Tatsache, daß ein implantiertes oder in einem extrakorporalen Kreislauf eingesetztes Material biologisch inert ist. Das bedeutet, daß es keine das biologische System schädigenden Einflüsse ausübt und somit

- keine lokale Gewebsreaktion,
- keine toxische Systemreaktion,
- keine allergische Reaktion,
- keine karzinogene und/oder mutagene Reaktion

hervorruft.

Die Begriffsdefinition der Bioverträglichkeit gilt daher eindeutig nur für den absoluten Fall, daß das eingesetzte Material die beschriebenen Reaktionen nicht auslöst. Man spricht daher von einer „No-Definition" der Bioverträglichkeit, die für den konkreten Fall die Einschätzung der Kompatibilität des eingesetzten Materials nur schwer bestimmbar macht [1366].

Häufig sind sog. Biomaterialien nur nach unzureichender vorklinischer Testung zum klinischen Einsatz gekommen, weil bislang keine international gültigen Kriterien der präklinischen Bewertung vorhanden sind und damit einschränkend wirksam wären. Es wird daher zunehmend die Forderung nach einheitlichen Methoden der Bioverträglichkeitstestung gestellt [1366], wobei dies infolge der Verschiedenartigkeit der Einsatzorte bzw. Funktionen der Materialien bzw. Systeme im Menschen eine komplizierte Aufgabe ist.

Materialien bzw. Module, die ausschließlich in extrakorporalen Systemen zum Einsatz kommen sollen, sind vorwiegend unter dem Gesichtspunkt der Wechselwirkung Blut - Materialoberfläche einzuschätzen. Die Bioverträglichkeit kann für diesen Fall auf den Begriff der Blutverträglichkeit eingeengt werden. Unter Blutverträglichkeit ist aber nicht nur - wie häufig angenommen - die Antithrombogenität eines Materials zu verstehen, sondern es werden wesentlich weitgehendere Forderungen an ein blutverträgliches Material gestellt, die nach Bruck [345] wie folgt definiert sind:

- keine Thrombenbildung,
- keine Zerstörung von zellulären Elementen des Blutes,

- keine Veränderung der Plasmaproteine, einschließlich der Albumine, Globuline, Komplementfaktoren und Gerinnungsfaktoren,
- keine Beeinflussung spezifischer und unspezifischer Immunzellen,
- keine Inaktivierung/Aktivierung von Enzymen,
- keine Beeinflussung der Elektrolyte,
- kein schädlicher Einfluß auf angrenzendes Gewebe,
- keine karzinogenen, mutogenen, toxischen und allergischen Reaktionen.

Nach dem bisherigen Erkenntnisstand ist ein Material, das die aufgeführten Bedingungen erfüllt, noch nicht im klinischen Einsatz [1366]. Ob ein derartiges Material jemals entwickelt werden kann, muß offen bleiben. Bei einer kritischen Bewertung der aufgeführten Bedingungen muß ohnehin gefragt werden, ob sie wirklich von einem Material zu erfüllen sind, um es als blutverträglich einzuordnen. Insbesondere die Forderung nach der Unbeeinflußbarkeit der Enzyme bzw. der Plasmaproteine insgesamt muß umstritten bleiben, wenn man bedenkt, daß z.B. die Inaktivierung gerinnungsfördernder Enzyme (z.B. Prostazyklin-Synthetase) oder die bevorzugte Adsorption bestimmter Proteine (Antithrombin III, Albumin) durchaus im Sinne einer besseren Blutverträglichkeit sein kann, da auf diese Weise eine Thrombenbildung zu verhindern ist.

Aus der Sicht des Anwenders von Materialien bzw. Systemen im extrakorporalen Kreislauf - sei es für die Blutreinigung, Herzunterstützung oder auch die Blutoxigenierung - spielen neben der Vermeidung toxischer Effekte die Aktivierung des Gerinnungs- bzw. Komplementsystems und die hiermit verbundenen Wechselbeziehungen, insbesondere zum Bradykinin-Kinin- und Fibrinolysesystem, die wichtigste Rolle.

Entscheidend für die genannten Aktivierungsvorgänge ist die Wechselbeziehung zwischen Material und Blut, die nach bislang einheitlicher Meinung mit der Adsorption verschiedener Proteine und Ausbildung einer Proteinschicht auf der Materialoberfläche beginnt [126, 308, 309]. Gefolgt wird dieser Vorgang von der Adhäsion von Thrombozyten [16, 1496, 1498]. Sie führt zu einer Aktivierung der Thrombozyten, die sich verformen und Substrate freisetzen, die ihre Adhäsion bzw. Aggregation fördern. Auch andere Blutzellen - insbesondere Leukozyten - adhärieren an der künstlichen Oberfläche, und in Verbindung mit den adhärierenden Erythrozyten kommt es zur Ausbildung von Thromben [16, 2452].

Über die Auslösung der Komplementaktivierung und ihre Bedeutung gehen die Meinungen auseinander. Man kann annehmen, daß der sog. alternative Aktivierungsweg die entscheidende Rolle spielt und der hierbei freigesetzte oberflächenaktive Faktor C3b von der Materialoberfläche adsorbiert wird [448] und dann eine weitere Komplementaktivierung verhindert (Triggerfunktion des Faktors C3b). Im folgenden soll versucht werden, durch eine detailliertere Darstellung der angedeuteten Vorgänge die Wechselbeziehungen zwischen künstlichen Oberflächen und Blut und ihre Beeinflussungsmöglichkeiten zu umreißen.

2 Mechanismus der Thrombogenese an künstlichen Oberflächen

2.1 Proteinadsorption

Wie bereits erwähnt, ist die Startphase der Wechselwirkung der künstlichen Oberfläche mit dem Blut die Adsorption verschiedener Proteine, insbesondere von Albumin, Fibrinogen und γ-Globulinen. Sicher scheint auch die Adsorption von sog. Kontaktproteinen zu sein, die für die Aktivierung des sog. Intrinsicsystems der Blutgerinnung (Faktor XII, Faktor XI) bzw. die Bildung vasoaktiver Substanzen - wie Bradykinin - verantwortlich sind (Präkallikrein, Kininogen).

Die Ursache der Adsorption von Proteinen ist vielfältig und exakt nur erklärbar, wenn grundlegende physikochemische Gesetze beachtet werden. Grundsätzlich gilt die Tatsache, daß eine Adsorption unter Erniedrigung der freien Oberflächenenergie (s. S. 60) stattfindet. Bei konstanter Oberfläche bedeutet das eine Reduzierung der Oberflächenspannung, die somit eine grundlegende Bedeutung bei der Adsorption von Proteinen spielt. Eine Oberfläche mit hoher Oberflächenspannung wird demnach zu einer größeren Reduzierung an freier Oberflächenenergie und damit zu einer höheren Proteinadsorption fähig sein. Damit ist auf einfache Weise erklärt, warum man bei der Entwicklung blutverträglicher Oberflächen niedrige Oberflächenspannungen anstrebt.

Die Proteinankopplung kann sog. Bindungscharakter haben, d.h. durch kovalente, elektrostatische bzw. Wasserstoffbindungen verursacht sein. Sie kann aber auch durch hydrophobe Interaktionen hervorgerufen werden, d.h. vorwiegend durch van der Waalsche Kräfte, die im Falle apolarer Moleküle in einem wäßrigen Medium den Hauptanteil der Adsorptionskraft ausmachen.

Die Adsorption von Proteinen wird zudem beeinflußt von der Löslichkeit der Eiweiße und nimmt mit geringerer Löslichkeit und somit mit steigendem Molekulargewicht des Proteins zu. Viele Austauschvorgänge von Proteinen an Oberflächen, z. B. der beobachtete Austausch von Fibrinogen gegen den höhermolekularen Hagemann-Faktor XII, werden somit verständlich [2579].

Der Vorgang der Adsorption von Proteinen wird auch wesentlich durch ihre Struktur, d.h. das Vorhandensein von negativ und positiv geladenen Seitenketten bzw. polaren und apolaren Gruppen, beeinflußt. Dies ist die Ursache für die z.T. große pH-Abhängigkeit der Proteinadsorption. Im physiologischen pH-Bereich sind viele Plasmaproteine negativ geladen (z. B. Albumine).

Der Grad der Proteinadsorption hängt auch von der mechanischen Struktur der Oberfläche ab. So haben glatte Oberflächen ein Minimum an freier Oberflächenenergie und sind somit grundsätzlich vorzuziehen, um eine niedrige Proteinadsorption hervorzurufen.

Hydrophobe Oberflächen haben aufgrund der bereits genannten hydrophoben Interaktion eine besonders hohe Adsorptionsrate für Proteine. Erwähnenswert ist, daß die Proteinbindung an hydrophoben Oberflächen irreversibel ist, wohingegen hydrophile Oberflächen die Proteine vorrangig reversibel binden [310, 467]. Die sich hieraus ableitende Korrelation zwischen Hydrophilität und Blutverträglichkeit hat zur Entwicklung sehr hydrophiler Materialien vom Hydrogeltyp geführt, deren Nachteil aber die fehlende mechanische Festigkeit ist [533].

Die Bedeutung dieser Vorgänge für die Blutverträglichkeit eines Materials wird dadurch deutlich, daß die Zusammensetzung der adsorbierten Proteinschicht wesentlichen Einfluß auf die Thrombogenität und vermutlich auch auf die Aktivierung des Komplementsystems hat. Wie Packham [1834] zeigen konnte, haben Oberflächen, die vorrangig Albumin adsorbieren, einen geringeren Effekt auf die Thrombozytenadhäsion als Materialien, die vermehrt Fibrinogen bzw. γ-Globulin adsorbieren. Es wird angenommen, daß der unterschiedliche Kohlenhydratgehalt dieser Proteine Ursache der unterschiedlichen Thrombozytenadhäsion ist [1497, 1498]. So enthalten Albumine keinen Kohlenhydratanteil, Fibrinogen und γ-Globulin hingegen besitzen derartige Zuckeranteile. Die protektive Rolle hinsichtlich der Thrombozytenadhäsion für das Albumin bestätigen Ergebnisse an Hämoadsorbenzien [729]: Daraus ging eindeutig die Abnahme der Thrombozytenadhäsion und -aggregation in Abhängigkeit von der Zunahme des Beschichtungsgrades mit Albumin an Polystyrendivinylbenzen-Partikeln hervor. Interessanterweise konnte ab einer bestimmten relativ niedrigen Adsorptionsrate des Albumins (1,8 $\mu g/cm^2$) das Thrombozytenverhalten nicht weiter verbessert werden. In diesen Untersuchungen wurde auch bestätigt, daß sich die Proteinadsorption in sehr kurzer Zeit vollzieht und schon nach 5 min ein wesentlicher Teil der Proteine absorbiert ist [729]. In Abhängigkeit von der Konzentration der Proteinlösung ist der Adsorptionsvorgang nach 30-120 min nahezu abgeschlossen. Zu beachten ist hierbei, daß mit steigender Konzentration der zu adsorbierenden Substanz die Adsorptionsrate bis hin zu einer Sättigung zunimmt. Derartige Vorgänge sind z. B. sehr wichtig im Grenzschichtbereich bei Filtrationsprozessen, wie z. B. bei der Hämofiltration, wo es in Membrannähe zu erhöhter Proteinkonzentration (sog. Sekundärmembran) kommt. In Untersuchungen der Fibrinogenadsorption konnte neben einer Korrelation zur Thrombozytenadhäsion bzw. -aggregation die Abhängigkeit des Hydrophobiegrades von der Fibrinogenadsorption gezeigt werden. So adsorbieren unbeschichtete Aktivkohlen, die bekanntlich hydrophob sind, wesentlich mehr Fibrinogen als Aktivkohlen, die mit hydrophilen Polymeren beschichtet sind [731].

Die Bedeutung des adsorbierten Fibrinogens liegt am Ende der Ablaufkette des Intrinsic-Gerinnungssystems. Durch den Einfluß von Thrombin entsteht aus Fibrinogen ein Fibrinmonomer, das durch Quervernetzung in ein polymerisiertes Fibrin überführt wird und nach Stabilisierung durch den Faktor XIII die Grundlage für die permanente Thrombusbildung darstellt [2452].

Es ist bekannt, daß auch andere Proteine durch ihre Adsorption an Oberflächen für die Blutverträglichkeit bedeutsam sind. Zu diesen diskutierten Proteinen gehören das Fibronectin [1209]. Thrombin [468], Hämoglobin [1179] und auch Lipoproteide [320]. Insbesondere den Lipoproteiden könnte aufgrund ihrer hydrophilen/hydrophoben Anteile eine entscheidende Bedeutung bei der Proteinadsorption zukommen. Definitive Aussagen sind bislang aber nicht möglich.

Mit Sicherheit ist aber die Adsorption von Inhibitoren der Gerinnung an Oberflächen für die Blutverträglichkeit von großer Bedeutung.

An erster Stelle ist das Antithrombin III, ein Lipoproteid, zu nennen, das stark inhibitorisch auf die meisten der aktivierten Enzyme wirkt bzw. durch Heparin in seiner Aktivität stimuliert wird und hierdurch die antikoagulierende Wirkung des Heparins hervorruft [559]. Bedeutungsvoll dürfte auch die Adsorption von Faktoren des Fibrinolysesystems, wie Plasminogen-Proaktivator, sein. Hierdurch wäre ebenfalls durch die Bildung des so induzierten Plasmins eine Umkehr der Blutgerinnung denkbar [2452]. Es bestehen aber auf diesem Gebiet noch erhebliche Wissenslücken, so daß die Vorgänge nicht genauer beschrieben werden können. Faßt man sie für die Blutverträglichkeit von Materialien zusammen, so muß man ihre primäre Bedeutung für eine mögliche Thrombusbildung herausstellen. Unmittelbar nach dem Kontakt des Materials mit dem Blut bildet sich eine Proteinschicht auf dem Material, die in erster Linie von der mechanischen Beschaffenheit der Oberfläche (glatt oder rauh), der Oberflächenspannung, dem Hydrophilie-(Hydrophobie-) Grad der Oberfläche, ihrer Ladung (negativ/positiv), dem Bindungscharakter der Proteine (kovalent/elektrostatisch/Wasserstoffbindung, van der Waalsche Kräfte) sowie den Strömungsbedingungen des an dem Material vorbeiströmenden Blutes (hohe/niedrige Scherrate) abhängt. Hinzu kommen Faktoren wie der pH-Wert des Blutes/Plasmas oder andere Veränderungen, wie z. B. die Konzentration der Proteine im Plasma durch Filtrationsvorgänge an Membranen. Die Zusammensetzung der adsorbierten Proteinschicht und der Reversibilitätsgrad der absorbierten Proteine entscheiden letztlich über die sich anschließenden Vorgänge der Aktivierung von Thrombozyten oder Leuko- und Erythrozyten bzw. die hierauf folgende Adhäsion und Aggregation dieser Zellen an der Oberfläche bzw. im Blut.

2.2 Thrombozytenadhäsion und -aggregation

Die initiale Reaktion der Thrombozyten bei Kontakt mit künstlichen Oberflächen ist ihre Adhäsion an das oberflächenfixierte Protein (s. S. 186). Da die Thrombozytenadhäsion ganz wesentlich vom Kohlenhydratanteil der adsorbierten Proteine abhängt, bewirken Fibrinogen bzw. seine Umwandlungsprodukte eine verstärkte Thrombozytenadhäsion [1497, 1498]. Sie soll aber durch die Anwesenheit von Fettsäuren bzw. oberflächengeladenen Gruppen wie N-Acetylneuraminsäure verstärkt werden [1237]. Die adhärierenden Thrombozyten unterliegen bei der Adhäsion einer viskösen Metamorphose, indem sich sog. Pseudopodien ausbilden. Sind die Thrombozyten auf diese Weise aktiviert worden, kommt es zu einer „Releasing"-Reaktion, bei der aus den sog. dichten Granula der Thrombozyten Adenosindiphosphat (ADP) freigesetzt wird. Dieses ADP ist direkt für die sofort einsetzende Thrombozytenaggregation verantwortlich. Es aktiviert außerdem die Phospholipase A2 der Thrombozytenmembran, die in der Membran enthaltene Phospholipide zu Arachnoidonsäure umwandelt [2452]. Die Arachidonsäure wiederum wird durch das Enzym Zyklooxigenase in Prostaglandin-Peroxidase umgewandelt, aus der das kurzlebige Thromboxan A2 entsteht. Dieses als natürlicher Gegenspieler des Prostazyklins bekannte Prostaglandin gilt als das am stärksten wirkende Substrat für die Thrombozytenaggregation [2452].

Nach Untersuchungen von Bowry u. Courtney [301] kommt es während der Adhäsion auch zum Freisetzen von β-Thromboglobulin aus den α-Granula der Thrombozyten, das ebenfalls eine Thrombozytenaggregation bewirkt. Die somit erreichte rasche Thrombozytenaggregation ist die Basis für die Ausbildung von Thromben, die dann verantwortlich für hämodynamische Auswirkungen bzw. Effektivitätsverluste der in dem extrakorporalen Kreislauf eingesetzten Systeme sind.

Wichtig für eine erwünschte Vermeidung einer Thrombozytenaggregation ist die Tatsache, daß eine Stagnation des Blutstroms die Thrombozytenaggregation beschleunigt. Verantwortlich für diesen Effekt sind die bei langsamen Blutflüssen vorhandenen niedrigen Scherkräfte [136]. Eine Entfernung bereits adhärenter Thrombozyten ist dann unwahrscheinlich, so daß an vielen Stellen durch die adhärenten Thrombozyten o.g. Vorgänge ausgelöst werden können. Hydrophile Oberflächen sind bei niedrigen Scherkräften weitaus günstiger als hydrophobe, wie jüngst von Olijslager demonstriert wurde. Er konnte zeigen, daß die Thrombozytenadhäsion an hydrophilen Materialien wie HEMA (Polyhydroxyethylmethacrylat) oder PERSPEX (Polymethylmethacrylat) geringer als an hydrophoben Oberflächen ist [1682]. Allerdings konnte in diesen Untersuchungen auch gefunden werden, daß hydrophile Oberflächen eine stärkere Aktivierung des Intrinsicsystems der Gerinnung auslösen. Demnach ist ein bestimmtes Verhältnis von hydrophilen und hydrophoben Anteilen der eingesetzten Oberfläche anzustreben. Auch Luft- oder Gasblasen können eine Thrombozytenadhäsion und -aggregation erheblich vermehren, so daß ihre Anwesenheit in extrakorporalen Kreisläufen nach Möglichkeit zu vermeiden ist [2168].

Die Bedeutung der Thrombozyten für die Blutverträglichkeit liegt aber nicht nur in der Fähigkeit zu aggregieren bzw. zu adhärieren, sondern auch in der das Intrinsicsystem aktivierenden Potenz. Dies geschieht durch die Freisetzung des Plättchenfaktors 3, einem Phospholipid, der die Plasmagerinnung erheblich beschleunigt [2452]. Umgekehrt führt eine Aktivierung des Gerinnungssystems über das gebildete Thrombin zu einer Erhöhung der Enzymaktivität der Phospholipase A2 und somit zur Steigerung der Thrombozytenaggregation [308].

Die Vielschichtigkeit und Kompliziertheit der Thrombusbildung wird dadurch noch verstärkt, daß auch die übrigen Blutzellen mit in diesen Prozeß einbezogen sind, u.a. durch die Eigenschaft aggregierender Thrombozyten, Leukozyten anzuziehen und somit die Thrombusbildung zu beschleunigen.

2.3 Adhäsion von Leuko- und Erythrozyten an künstlichen Oberflächen

Ähnlich Thrombozyten können auch Leukozyten bzw. Erythrozyten an künstlichen Oberflächen adhärieren. Die Adhäsion der Leukozyten hängt nach Untersuchungen von Bryant u. Sutcliffe [354] ebenfalls von der Zusammensetzung der initial adsorbierten Proteine ab. Danach steigert eine vorangegangene Adsorption von Fibrinogen, γ-Globulinen und Faktor XII die Adhäsion der Leukozyten.

Am stärksten neigen Monozyten zur Adhäsion, gefolgt von neutrophilen bzw. eosinophilen Granulozyten. B- und T-Lymphozyten adhärieren in dieser Reihenfolge normalerweise noch schwächer. Bei der Adhäsion werden die Leukozyten, besonders die reifen neutrophilen Granulozyten, deformiert [798]. Vermutlich werden die Leukozyten ähnlich den Thrombozyten bei dieser Verformung aktiviert und setzen ebenfalls biologisch wirksame Substanzen aus den unterschiedlichen Granula der verschiedenen Zellen frei. Camussi [411] konnte eine Degranulierung der Leukozyten durch eine Kontaktaktivierung an Cuprophan-Membranen zeigen, bei welcher der thrombozytenaktivierende Faktor (PAF) freigesetzt wurde, der für eine Aktivierung der Thrombozyten verantwortlich ist und dabei die Freisetzung des Thrombozytenfaktors 4 bzw. von Thromboxan A2 induziert. Ob auch eine Adhäsion bzw. Aggregation der Leukozyten direkt durch den PAF bzw. durch ionische Proteine (Mediatoren der akut allergischen Reaktion) verursacht wird oder ob primär eine Aktivierung des Komplementsystems im Spiel ist, konnte in diesen Untersuchungen nicht eindeutig geklärt werden. Tatsache ist, daß neben den genannten Faktoren eine Vielzahl anderer Substanzen aus den Granula der Leukozyten bei der Wechselwirkung Oberfläche - Blut freigesetzt werden kann (Releasingreaktion). So sollen im Aktivierungszustand große Mengen von Thromboxan A2 (s. oben) aus den Granula entleert werden. Auf diese Weise nehmen die Leukozyten direkt Einfluß auf die Thrombusformation [798].

Vorwiegend aus den basophilen Granulozyten bzw. den Mastzellen werden die sog. Mediatoren akut allergischer Reaktionen freigesetzt [1039]. Hierzu gehören Histamin, Kallikrein, Prostaglandine, u. a. PGD_2, sowie sog. Leukotriene, zu denen auch die „slow reacting substance (SRS)" gehört. Die SRS verursacht als Hauptwirkung eine Bronchokonstriktion bzw. eine Steigerung der Gefäßpermeabilität. Sie kann auch aus neutrophilen und eosinophilen Granulozyten sezerniert werden.

Aus den Lysosomen neutrophiler Granulozyten können bei der Adhäsion und der daraus folgenden Aktivierung neutrale Proteasen freigesetzt werden. Von Bedeutung sind vorrangig die Kollagenase bzw. die Elastase. Beide Enzyme sind in der Lage, im physiologischen pH-Bereich die Basalmembran von Gefäßen aufzulösen. Zu den lysosomalen Enzymen werden auch Plasminogen und Plasminogenaktivator gerechnet, die sich in Extrakten neutrophiler Granulozyten nachweisen lassen.

In letzter Zeit zunehmend in der Diskussion ist die Freisetzung von Interleukin 1 (nach früherer Nomenklatur: endogenes Pyrogen) aus aktivierten Monozyten, das für das Auftreten von klinischen Symptomen ähnlich einer Pyrogenreaktion verantwortlich ist (1-2 h nach Kontakt). In diesem Zusammenhang soll auch die mögliche Freisetzung von Faktoren aus den Lymphozyten, wie Lymphokinin 2, erwähnt werden.

Ganz im Vordergrund der Diskussion steht der Einfluß der Komplementaktivierung auf das Verhalten der Leukozyten. Wie im folgenden Abschnitt gezeigt wird, kommt es bei der Komplementaktivierung zur Bildung von Faktoren (C3a, C5a, C6-C9-Komplexe), die für akut allergische Reaktionen bzw. eine direkte Beeinflussung der Zellmembran, vorrangig von Leukozyten (C3b), verantwortlich gemacht werden [304, 1679, 2039]. Insbesondere durch Veränderungen an der Zellmembran bzw. deren Zerstörung durch aktivierte Komplementfaktoren können die schon erwähnten Substanzen aus den Zellen austreten. Darüber hinaus wirkt insbesondere der Faktor C5a als stark aggregationsinduzierend auf die Leukozyten [538, 1227]. Dieser Befund wurde von Craddock als entscheidend für den in den ersten 15 min beschriebenen Abfall der Leukozyten bei einer Hämodialyse mit Zellulosemembranen angesehen [538]. Craddock beschrieb eine hierdurch ausgelöste Leukoembolisation mit anschließender Gewebsschädigung, die zum akuten respiratorischen Syndrom, plötzlicher Blindheit, akuter Pankreatitis bzw. zum Myokardinfarkt führen kann. Der erstmals von Kaplow 1968 [1287] beschriebene Effekt der initialen Neutropenie hat seit der Arbeit von Craddock zu einer noch nicht endenden Flut von wissenschaftlichen Publikationen geführt. Aus diesen Arbeiten geht eindeutig hervor, daß zwischen der Komplementaktivierung und dem beschriebenen initialen Leukozytenabfall eine hochsignifikante Korrelation besteht [448, 727]. Der Abfall der Leukozyten wird insbesondere durch die neutrophilen Granulozyten hervorgerufen, wohingegen die Lymphozytenpopulation nur eine geringe Ad-

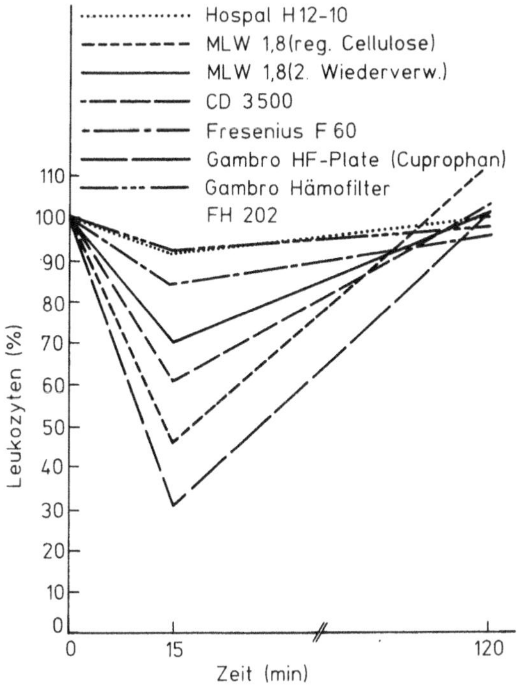

Abb. 91. Verhalten der Leukozytenzahl bei Benutzung unterschiedlicher Dialysatoren und Membranen

häsion bzw. Aggregabilität aufweist [532]. Neuere Arbeiten, die sich speziell mit dem Lymphozytenverhalten befassen, konnten zeigen, daß die B-Zellen ebenfalls adhärieren (aber schwächer als Neutrophile) und eine Population sog. aktivierter T-Zellen besteht, die ebenfalls zur Adhäsion neigt [2481].

Der Abfall der Leukozyten bei der Dialyse ist am stärksten zwischen der 5.-15. min (Abb. 91). Die Leukozytenzahl normalisiert sich nach ca. 60 min und zeigt sogar zu diesem Zeitpunkt häufig erhöhte Werte, insbesondere dann, wenn der Abfall besonders ausgeprägt war. Die Normalisierung der Leukozytenzahlen ist offenbar Folge eines Einschwemmens von Leukozyten aus den peripheren Pools. Der Leukozytenabfall ist, in Abhängigkeit von der angewendeten Membran, sehr unterschiedlich. Er ist am stärksten ausgeprägt für alle Arten der Zellulosemembranen [1032, 1220] einschließlich Cuprophan (Enka, BRD) bzw. regenerierter Zellulose des Hohlfaserdialysators MLW 1,8 (VEB MLW, DDR). Eine Azetylierung der Hydroxylgruppen bei Zelluloseazetat führt zu einer deutlichen Reduzierung der initialen Neutropenie [727, 1032, 1220], wie aus der Abb. 91 am Beispiel des Dialysators CD 3500 (CD Medical, USA) zu erkennen ist. Auch eine Wiederverwendung von Zellulosedialysatoren bewirkt eine deutliche Herabsetzung der initialen Leukopenie [1630]. Eine Reihe neuartiger, insbesondere synthetischer Membranen, wie das Polyacrylnitril bzw. ein Copolymer des Acrylnitrils (AN 69 S) der Fa. Hospal (Frankreich), die Polysulfonmembran des Dialysators F 60 (Fresenius, BRD) bzw. Polyamidmembranen des Hämofilters F 202 (Gambro, Schweden), zeigen ebenfalls ein deutlich verbessertes Verhalten hinsichtlich des initialen Leukozytenabfalls bzw. der hiermit verbundenen Komplementaktivierung [727, 1220]. In bezug auf diese

Parameter soll auch das Polymethylmetacrylat als Membran günstige Werte aufweisen [1032].

In jüngster Zeit hat der Cuprophan-Hersteller Enka AG eine modifizierte Zellulosemembran entwickelt, bei der es durch Einbringen von Aminogruppen ebenfalls gelungen ist, die Komplementaktivierung und den initialen Leukozytenabfall in einem deutlichen Maße zu reduzieren [734]. Offenbar konnten durch den Einbau von Aminogruppen die Hydroxylgruppen der Zellulose blockiert werden. Nach Chenoweth [448] wirken die Hydroxylgruppen der Zellulose als Aktivatoren des Komplementsystems. Erst wenn diese Hydroxylgruppen durch den bei der Komplementaktivierung entstehenden Faktor C3b gebunden werden, kommt es zu einer Reduzierung der Komplementaktivierung. Dies ist bei Zellulosemembranen nach etwa 15 min erreicht (Abb. 93). Es besteht kein Zweifel daran, daß die initiale Komplementaktivierung durch den sog. alternativen Weg hervorgerufen wird [448] und daß die Aktivierung dieses Systems flächenabhängig ist. Systematische Untersuchungen mit Dialysatoren unterschiedlicher Oberfläche konnten diese Tatsache belegen [726]. Ebenfalls wichtig ist, daß die bei der Komplementaktivierung entstehenden Faktoren C3a bzw. C5a eine relative Molmasse von 8000 bzw. 15 000 haben [826]. Substanzen, die aus den Leukozyten bei der Releasingreaktion freigesetzt werden, haben eine relative Molmasse, die größtenteils unter 1000 liegt [1039]. Hieraus ergibt sich die Möglichkeit, die biologischen Wirkungen der Komplementaktivierung durch den Einsatz hochpermeabler Membranen deutlich zu reduzieren. Diese Tatsache konnte ebenfalls durch neueste Untersuchungen an dem High-flux-Dialysator F 60 mit Polysulfonmembranen der Fa. Fresenius belegt werden [726].

Wenn auch zwischen dem initialen Leukozytenabfall und der Komplementaktivierung eine hochsignifikante Korrelation besteht, ist noch nicht mit absoluter Sicherheit bewiesen, daß die Komplementaktivierung auch verantwortlich für den Leukozytenabfall ist. Es gibt Arbeiten, deren Ergebnisse darauf hindeuten, daß beide Vorgänge unabhängig voneinander ablaufen können. Hierzu gehören die Ergebnisse der bereits zitierten Arbeit von Camussi [411], in der auf die Möglichkeit einer komplementunabhängigen Aktivierung der Leukozyten hingewiesen wird.

Diese Annahme wird gestützt durch Ergebnisse, die mit Hilfe eines geschlossenen Kreislaufs gewonnen werden, in dem das Filtrat eines Hämofilters nach 90 min in Kontakt mit einem Zellulosedialysator gebracht wurde. Im Gegensatz zur gleichen Anordnung mit einem Plasmafilter kam es bei der Hämofilteranordnung zu einer Dissoziation von Komplementaktivierung und Leukozytenabfall [727]. Die häufig zitierte Arbeit von Aljama, in der beschrieben ist, daß bei der Polyacrylnitril (AN 69 S)-membran kein Leukozytenabfall, aber eine deutliche Komplementaktivierung gefunden worden ist, erscheint angesichts neuerer Arbeiten mit gegenteiliger Aussage fragwürdig [41]. Insbesondere neuere Ergebnisse von Chenoweth bzw. Man mit Hilfe der Bestimmung von C3a mittels der Radioimmunoassaytechnik zeigen eindeutig keine oder nur eine geringe Aktivierung des Komplementsystems für die AN-69-S-Membran [448, 1630].

Da die genannten Vorgänge der Freisetzung von bestimmten Faktoren aus den Leukozyten bzw. der Aktivierung des Komplementsystems eine Beziehung zum Verhalten der Thrombozyten (Releasing, Aggregation) bzw. dem Gerinnungs- und fibrinolytischen System haben [2433], spielen sie eine nicht zu unterschätzende Rolle bei der Ausbildung von Gerinnungsstörungen und somit auch bei der Thrombusbildung.

Dies trifft auch für Veränderungen der Erythrozyten im extrakorporalen Kreislauf zu. Allerdings ist die Haftfähigkeit von Erythrozyten an Oberflächen geringer als die der übrigen Blutzellen. Die eine Thrombusbildung unterstützenden Veränderungen der Erythrozyten ergeben sich besonders bei Vorhandensein von Unebenheiten und scharfen Kanten in Materialien des extrakorporalen Kreislaufs. Hierbei kann es zum Auftreten einer Hämolyse kommen, in deren Gefolge aus den Erythrozyten ADP freigesetzt wird, das - wie schon erwähnt - eine Thrombozytenaggregation bewirkt.

Verantwortlich für den Kontakt der Erythrozyten mit der Materialoberfläche sind insbesondere hohe Scherraten bzw. Scherspannungen, die für ein Eindringen von Blutzellen und somit auch Erythrozyten in die bei niedrigen Scherraten zellfreie Plasmaschicht nahe der Oberfläche sorgen. Nach Leonhard ist die hierfür kritische Scherrate $2000\,s^{-1}$. Scherraten über $10\,000\,s^{-1}$ verursachten sogar massive Rupturen von Erythrozyten, Leuko- und Thrombozyten. Diese Vorgänge sind insbesondere bei der Membranplasmafiltration zu beachten, da es aufgrund der z.T. scharfkantigen Poren der eingesetzten Membranen schnell zu einer Hämolyse kommen kann [1510].

Zusammenfassend sei festgestellt, daß die Adhäsion der Thrombo-, Leuko- und Erythrozyten in dieser Reihenfolge einen erheblichen Einfluß auf die Thrombogenität einer künstlichen Oberfläche hat. Entscheidend für die Wechselwirkung der Fremdoberfläche mit dem Blut sind hierbei Aktivierungsvorgänge der Thrombo- und Leukozyten, bei denen hochaktive biologisch wirksame Substanzen aus den verschiedenen Granula dieser Zellen freigesetzt werden, die einen wichtigen Einfluß auf die Veränderungen an der Oberfläche, aber auch auf biologische Funktionen des Organismus selbst nehmen. Von zunehmendem Interesse ist hierbei das Verhalten spezifischer Zellen wie Plasmazellen, Monozyten und basophile Granulozyten, die hohe Konzentrationen dieser biologisch wirksamen Substanzen aufweisen.

3 Das Komplementsystem

3.1 Aktivierung des Komplementsystems

Das Komplementsystem wird generell von den auf der Basis sequentiell ablaufender Aktivierungsvorgänge zu betrachtenden Systemen (Gerinnungssystem, Fibrinolyse- und Kininsystem) als das komplizierteste im Extrazellulärraum betrachtet. Die zum Komplementsystem gehörenden Serumproteine machen ca. 15% der Serumglobuline aus.

Es besteht aus mindestens 20 verschiedenen Serumproteinen, von denen 13 Bestandteil des klassischen bzw. alternativen Aktivierungswegs sind und 7 als Kontrollfaktoren mit inhibitorischer Wirkung dienen. Die klassischen Komplementfaktoren werden mit C1-C9 bezeichnet. Zu den 20 Faktoren kommt eine Reihe aktivierter Komplementfaktoren, die entweder durch proteolytische Spaltung inaktiver Faktoren oder durch Komplexbildung entstehen. Die Biosynthese der Kom-

Tabelle 25. Aktivierung des Komplementsystems

klassischer Weg	Immunkomplexe, die IgM u. IgG enthalten, DNS, Protein A
alternativer Weg	Mikroorganismen (Bakterien, Viren, Pilze), bakterielle Poly- und Liposaccharide, synthetische Substanzen mit spezifischen Strukturen Endotoxine Inulin Dextrane Aggregate von IgA, IgE u. IgD, Plasmin, Trypsin, Thrombin verschiedene Proteasen

plementfaktoren erfolgt hauptsächlich in Makrophagen, Monozyten, Fibroblasten, Epithelzellen und in der Leber, wobei noch nicht alle Syntheseorte aufgeklärt wurden. Die einzelnen Proteine des Komplementsystems werden im Rahmen der Aktivierung in einem kaskadenförmigen Reaktionsablauf in biologisch hochaktive Produkte umgewandelt, die u.a. zur Lyse von Zellen führen.

Die Aktivierung des Komplementsystems kann prinzipiell auf 2 verschiedenen Wegen erfolgen – dem klassischen und dem alternativen Aktivierungsweg [826, 2051]. Der klassische Aktivierungsweg wird durch IgG- oder IgM-Antikörper ausgelöst, die mit löslichen Antigenen oder membrangebundenen Antigenen auf sog. Target-Zellen (Erythrozyten, Endothelzellen, Mikroorganismen) Komplexe eingehen (Tabelle 25).

Der an das Antigen gebundene Antikörper wird durch die erste Komponente des Komplementsystems C1 gebunden. Hierbei handelt es sich um einen polymolekularen Komplex der C1-Subkomponenten C1q, C1r und C1s, die durch Kalzium zu einem Komplexmolekül zusammengehalten werden. C1q bindet sich an den Fc-Anteil von IgG oder IgM, der erst nach der Antigen-Antikörperbindung reaktionsfähig geworden ist. Nach dieser Bindung von C1q an den Antikörper-Antigen-Komplex werden die Subfaktoren C1r und C1s aktiviert – vermutlich durch eine proteolytische Spaltung. Aktiviertes C1s aktiviert spezifisch die Faktoren C2 und C4 und ist somit entscheidender Bestandteil des aktivierten Faktors C1. Durch die enzymatische Spaltung der Faktoren C2 und C4 in jeweils C2a und C2b bzw. C4a und C4b wird über die weitere Sequenz C3, C5, C6, C7, C8, C9 der klassische Aktivierungsweg vollzogen.

Infolge der notwendigen Mitbeteiligung von Immunkomplexen handelt es sich bei der klassischen Aktivierung um eine relativ verzögerte Reaktion, wohingegen der alternative Aktivierungsweg sehr schnell initiiert wird. Nach den zahlreichen Befunden, die für eine derartig schnelle Aktivierung des Komplementsystems bei Kontakt von Blut mit Fremdoberflächen sprechen, muß man annehmen, daß der alternative Aktivierungsweg in extrakorporalen Systemen die entscheidende Rolle spielt. Für seine Aktivierung sind die Faktoren P (Properdin), B (C3-Proaktivator) und D (C3-Proaktivatorkonvertase) wichtig. Neuere Arbeiten verweisen aber auf die Tatsache, daß auch der klassische Aktivierungsweg antikörperunabhängig ausgelöst werden kann [2051], wie es beim alternativen Weg i.allg. der Fall ist.

Ausgelöst wird die alternative Aktivierung vorrangig durch mikrobielle Polysaccharide bzw. Polyliposaccharide, also durch Bakterien, Viren und Pilze, insbesondere aber Endotoxine, seltener durch IgA, IgE und IgD, Thrombin, Plasmin, ver-

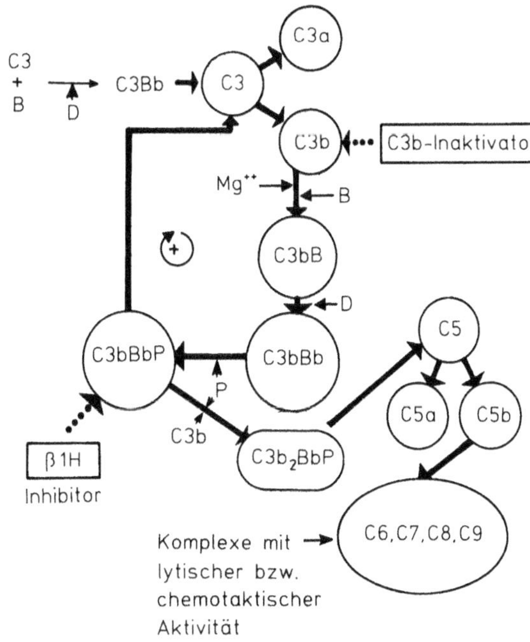

Abb. 92. Alternativer Aktivierungsweg des Komplementsystems

schiedene Proteasen (Elastase, Kollagenase und Trypsin), Dextran und Inulin. Wie aus der Abb. 92 zu erkennen ist, reagieren in Gegenwart eines aktivierenden Mediums die Faktoren B und C3 im Sinne einer Initialreaktion mittels Bindung, wobei der Faktor B durch D in die Fragmente Ba und Bb gespalten wird. Der auf diese Weise entstandene Komplex C3Bb hat eine enzymatische Aktivität und spaltet den Faktor C3 in C3a und C3b. Bei geringen C3b-Konzentrationen, wie sie ständig durch eine Spontanaktivierung des Komplementsystems frei werden, wirkt der C3b-Inhibitor inaktivierend auf den Faktor C3b, so daß eine Anlagerung an den Faktor B nicht stattfindet. Bei einem größeren Aktivierungsimpuls ist das jedoch nicht mehr möglich, und in Anwesenheit von Magnesiumionen (Mg^{++}) entsteht der Komplex C3bB. Durch Einwirkung von D wird erneut B in Ba und Bb gespalten, und es wird der als C3-Konvertase wirkende Komplex C3bBb gebildet. Der eine hydrolytische Spaltung von C3 bewirkende Enzymkomplex C3bBbP entsteht durch Anlagerung von P. Aus der Abb. 92 ist die im Sinne einer positiven Feedbackreaktion zu erkennende Wirkung dieses Reaktionszyklus zu erkennen, wobei als Resultat dieser Aktivierung hochaktive Faktoren, wie C3a, C5a, C3b, und über den Faktor C5b auf noch nicht bekannte Weise Komplexe der Faktoren C6–C9 gebildet werden, die ebenfalls biologisch sehr wirksam sein können. Außer der schon erwähnten regulatorischen Wirkung von C3b-Inaktivatoren besteht noch die Möglichkeit einer inhibitorischen Wirkung durch den Faktor β-1H. Erwähnenswert ist, daß der alternative Aktivierungsweg nach der alten Nomenklatur Properdinweg genannt wurde, da der Faktor P (Properdin) durch seine stabilisierende Wirkung auf die C3-Konvertase von entscheidender Bedeutung für den Ablauf der alternativen Kaskade ist. P wirkt auch stabilisierend auf die C5-Konvertase, die durch Anlagerung eines weiteren C3b-Moleküls an die C3-Konvertase entsteht ($C3b_2BbP$).

3.2 Biologische Wirkung des Komplementsystems

Dem Komplementsystem wird heute eine wichtige Rolle in der Abwehr von eindringenden Fremdantigenen zugesprochen. Als Mechanismen dienen in erster Linie die Auslösung einer Entzündungsreaktion mittels der Bereitstellung von Entzündungsmediatoren, die Freisetzung von zellmembranattackierenden bzw. -auflösenden Faktoren bzw. die Markierung fremder Zellen bzw. Substrate mittels Immunadhärenz und Opsonierung sowie eine Aktivierung antikörperproduzierender Zellen. Darüber hinaus gibt es für das Komplementsystem eine Reihe von Querverbindungen zum Fibrinolyse-, Gerinnungs- und Kininsystem, so daß auch eine Beeinflussung dieser Systeme im Interesse der biologischen Abwehr möglich ist. Im folgenden sind für die einzelnen Faktoren des Komplementsystems die hiermit in Zusammenhang stehenden biologischen Wirkungen aufgelistet [2039]:

C1: fördert die Aggregation von Antikörper-Antigen-Komplexen und somit die Entzündungsreaktion, steigert die Bindungsaffinität einiger Antikörper zu Antigenen

C4: zusammen mit Faktor C1 für die Neutralisation von bestimmten Viren verantwortlich

C4b: verantwortlich für die Immunadhärenz von B-Lymphozyten, die Rezeptoren für C4b tragen. Komplexe, die C4b tragen, werden von den B-Lymphozyten gebunden. Das führt zu einer gesteigerten Phagozytose sowie zur Verschiebung der IgM-Produktion zur IgG-Produktion dieser Zellen

C2: ein Fragment dieses Faktors (C2b) hat kininartige Wirkung und steigert somit die Gefäßpermeabilität und führt zur Ödembildung

C3a: MG 8000, besitzt starke anaphylaktische Aktivität und führt zur Freisetzung von Histamin aus den Mastzellen, steigert die Gefäßpermeabilität sowie die Kontraktilität der glatten Muskulatur, fördert die Chemotaxis und führt zum Freisetzen neutrophiler lysosomaler Enzyme

C3b: wesentlicher Faktor für den positiven Feed-back-Mechanismus der alternativen Komplementaktivierung, potenter Effektor der Immundadhärenz, da Eosinophile, Neutrophile, Monozyten, B-Lymphozyten und Makrophagen Rezeptoren für C3b besitzen. Bindet sich ebenfalls an Oberflächen gramnegativer Bakterien und wirkt somit opsonierend, d. h. anregend zur Phagozytose dieser Zellen durch Phagozyten. B-Lymphozyten werden durch Immunadhäsion zur gesteigerten Antikörperbildung angeregt. Erwähnenswert ist, daß auch Glomeruli der Nieren C3b-Rezeptoren haben, die eine entscheidende Rolle für die sog. Immunclearance spielen (Elimination von Immunkomplexen)

C3d: ist an der Immunadhärenz von B-Lymphozyten und Makrophagen beteiligt, da diese Zellen Rezeptoren für C3d an der Oberfläche tragen

C3e: steigert die Gefäßpermeabilität und führt zur Leukozytose

C5a: MG 15000, besitzt ähnliche Wirkungen wir der Faktor C3a, verfügt aber über stärkere chemotaktische Wirkung

C6–C9: Auflösung von Membranen.

Wichtig ist, daß bei der für den extrakorporalen Kreislauf dominierenden alternativen Komplementaktivierung vorrangig die Faktoren C3a, C3b, C3d, C3e und C5a

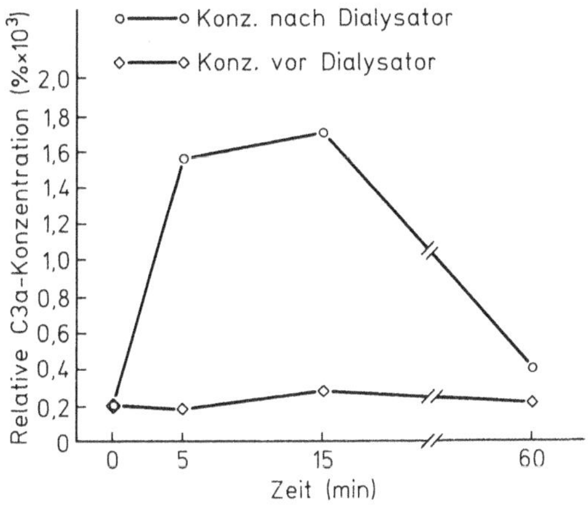

Abb. 93. Konzentration von Komplement C3a im Blut vor und nach Passage eines Hämodialysators mit Cuprophanmembran

sowie Komplexe von C6-C9 wirksam werden. Wie bereits auf S. 194 erwähnt, führt insbesondere der Kontakt von Blut mit Membranen für die Hämodialyse oder andere Blutreinigungsverfahren bzw. Oxygenatoren zur Aktivierung des alternativen Weges des Komplementsystems. Dies gilt für alle Zellulosemembranen, einschließlich Cuprophan, sowie abgestuft geringer für andere Membranen. Auch Adsorbenzien, insbesondere Protein A tragende Immunadsorbenzien, können eine heftige Aktivierung des Komplementsystem auslösen, was den Einsatz dieser Systeme bei direktem Blutkontakt problematisch macht.

Sehr deutlich sichtbar wird die Komplementaktivierung für Zellulosemembranen, von denen Cuprophan das am meisten eingesetzte Material ist. Abb. 93 demonstriert die Freisetzung von C3a beim klinischen Einsatz eines Cuprophandialysators, gemessen mittels des Radioimmunoassays für C3a desArg. Man erkennt deutlich die starke Konzentrationszunahme für C3a innerhalb der ersten 15 min und das anschließende Absinken seiner Konzentration bis nahezu auf seinen Ausgangswert nach 60 min.

Die Ursache für die starke Komplementaktivierung durch Zellulosemembranen liegt in ihrer Polysaccharidstruktur mit den zahlreichen Hydroxylgruppen. Das Komplementsystem deutet die Zellulosemembran vermutlich wie eine riesenhafte Ansammlung von Bakterien mit polysaccharidhaltiger Membranstruktur. Die Reaktion fällt entsprechend heftig aus. Eine Blockierung der Hydroxylgruppen mittels Azetyl- oder Aminogruppen reduziert diese Reaktion signifikant. In Anbetracht der starken Reaktion des Komplementsystems mit der enormen Freisetzung biologisch wirksamer Substrate sind die häufig beschriebenen Reaktionen bei Dialysepatienten zu Beginn der Hämodialyse erklärbar. Insbesondere wenn ein Zellulosedialysator das erste Mal benutzt wird (offenbar gibt es eine Adaptation des Organismus mit zunehmender Applikation), werden mitunter heftige Reaktionen im Sinne eines anaphylaktischen Schocks bzw. einer Hypersensitivitätsreaktion gesehen (s. S. 289).

Es läßt sich daher feststellen, daß in Zukunft eine Komplementaktivierung bei der Anwendung extrakorporaler Verfahren vermieden werden sollte. Dies gilt um so mehr, als die ständig wiederholte Komplementaktivierung auch zu Langzeitkomplikationen der Dialysebehandlung führen dürfte (s. S. 495).

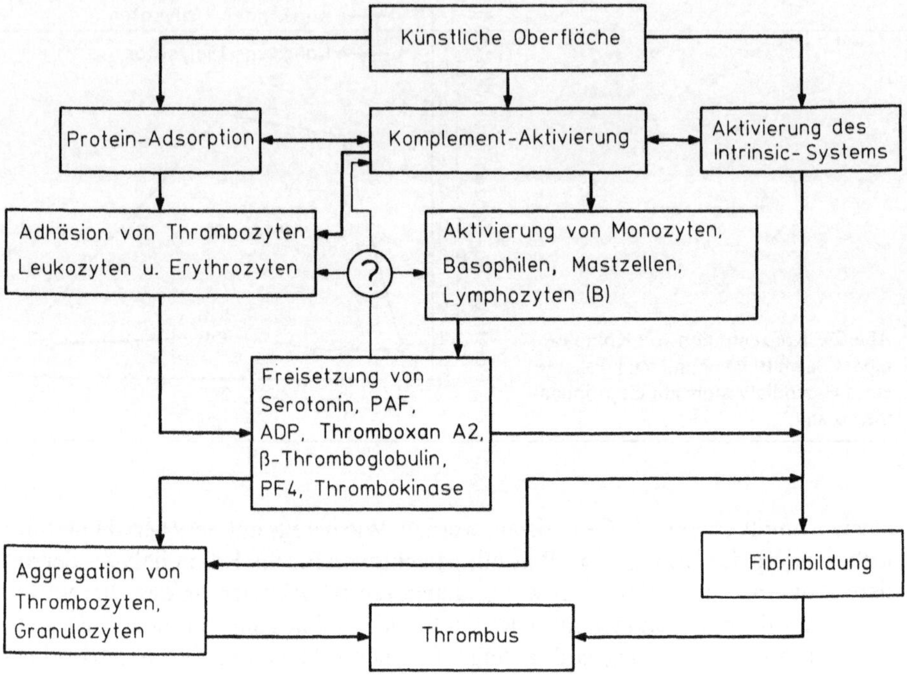

Abb. 94. Folgen des Kontakts zwischen Blut und künstlichen Oberflächen

Die unter Einschluß der Komplementaktivierung vermuteten Vorgänge bei der Wechselwirkung zwischen Blut und Oberfläche sind zusammenfassend in Abb. 94 dargestellt. Der Kontakt des künstlichen Materials mit dem Blut verursacht danach als Hauptreaktion eine Proteinadsorption an der Oberfläche des Stoffes und eine Aktivierung des Intrinsicsystems der Blutgerinnung sowie des Komplementsystems. Diese Vorgänge stehen miteinander in Wechselwirkung und haben außerdem eine in der Abbildung nicht dargestellte Verbindung mit dem Kinin- bzw. Fibrinolysesystem, das aktiviert wird [2433]. Durch eine Aktivierung bzw. Adhäsion der verschiedenen Blutzellen kommt es zum Auftreten der Releasingreaktion, bei der u. a. die für die Thrombusbildung dargestellten Substrate freigesetzt werden.

4 Möglichkeiten der Oberflächenoptimierung

4.1 Oberflächenmodifikation

Bestrebungen, verträglichere Oberflächen für den Kontakt mit Blut zu schaffen, zielen in erster Linie auf die Beeinflussung physikalischer und chemischer Eigenschaften des Materials.

Dies beginnt mit der Schaffung optimaler Strömungsbedingungen, so daß die Scherrate bzw. die Scherspannung in einem möglichst günstigen Bereich liegt; Sprungstellen im Strömungsprofil sind zu vermeiden. Weitere Ansatzpunkte liegen in der Verbesserung der Rauhigkeit eines Materials und in der Einflußnahme auf seine Oberflächenspannung, den Hydrophilie- bzw. Hydrophobiegrad der Oberfläche und die Anwesenheit von positiven oder negativen Ladungsträgern.

Sind diese Eigenschaften eines Materials nicht im gewünschten Maß zu verändern, so kann man versuchen, die Oberfläche mit blutverträglichen Stoffen zu beschichten. Außer hydrophilen Polymeren für die Beschichtung von Adsorptionsmaterialien hat man in der letzten Zeit auch Proteine (Albumin, Gelatine bzw. Kollagen) verwendet [438, 1075, 2304]. Zusätzlich wurden in diese Schichten gerinnungshemmende Substanzen (Heparin, Urokinase, Antithrombin III) eingebracht. Probleme solcher Beschichtungen sind die Sterilisierbarkeit und Stabilität, aber auch der ökonomische Aufwand. Derartige Möglichkeiten werden z. Zt. vorrangig bei der Entwicklung von langfristig einzusetzenden Materialien genutzt, wie z. B. bei Gefäßprothesen oder dem künstlichen Herzen. Eine Ausnahme bildet die auf einfache Weise durchzuführende Beschichtung mit Albumin auf hydrophoben Adsorptionsmaterialien vor ihrem klinischen Einsatz [438, 729].

4.2 Bindung von antithrombotisch wirksamen Substanzen

Der Versuch, Oberflächen mit einem natürlichen Endothel zu überziehen, ist schon gemacht worden [1638], doch haben derartige Experimente derzeit in extrakorporalen Systemen keine Aussicht auf Erfolg. Man hat sich daher der Fixierung antithrombotisch wirksamer Stoffe auf den Oberflächen zugewandt, in der Vorstellung, eine Thrombusbildung zu verhindern oder bereits gebildete Minithromben oder Plättchenaggregate ähnlich wie in Endothelnähe sofort auflösen zu können.

So kann *Heparin* entweder ionogen oder kovalent an Oberflächen gebunden werden.

Die ionogene Bindung erfolgt mittels der GBH (*G*raphit-*B*enzalkoniumchlorid-*H*eparin)-Methode [946], unter Benutzung von quarternären Ammoniumverbindungen [1504] oder mit Hilfe der Kopolymersynthese [533], wobei auf Einzelheiten hier nicht verwiesen werden kann.

Die ionogene Bindung von Heparin an Oberflächen ist klinisch noch kaum verwendet worden, während die von Larsson [1472] angeführte Methode der kovalenten Heparinbindung eine breitere Anwendung in extrakorporalen Kreisläufen finden könnte. Bei diesem Verfahren wird zunächst Heparin an Cetylaminhydrochlorid kovalent gebunden. Die auf diese Weise gebildeten kolloidalen Partikel werden auf zuvor mit Surfactants (Schwefelsäure) behandelte Oberflächen gebracht und dann mittels Glutaraldehyd fixiert. Dialysatoren mit Zelluloseazetatmembranen und Polyäthylenschläuche, die auf diese Weise mit Heparin beschichtet worden waren, konnten 3 h bei der Dialyse am Hund benutzt werden, ohne daß Heparin hinzugegeben werden mußte und ohne daß eine bemerkenswerte Thrombusbildung eintrat [1556]. Versuche der kovalenten Heparinbindung wurden auch von Schmer [2199] unternommen, der Heparin an bromzyanaktivierte Agarose gebunden hat.

Die positiven Ergebnisse mit kovalent gebundenem Heparin beruhen offenbar auf der Veränderung der Membran als solcher, nicht auf der ständigen Freisetzung geringer Heparinmengen im Grenzschichtbereich und einer dadurch bewirkten Gerinnungshemmung.

Eine weitere Verbesserung verspricht möglicherweise die zusätzliche Bindung von *Antithrombin III* auf Oberflächen [2472].

Es gibt Hinweise, daß auch durch Bindung von *Streptokinase* und *Urokinase* an künstlichen Oberflächen eine fibrinolytische Wirkung im Grenzschichtbereich zu erreichen ist und somit eine größere Thrombusbildung verhindert werden kann. Versuche wurden auch mit der Kopplung der *Prostaglandine* PGI_2 (Prostazyklin) und PGE_1 gemacht, um die Thrombozytenadhärenz zu hemmen [2683]. Die angestrebten Lösungen bieten noch zahlreiche Probleme und erfordern einen hohen, auch materiellen, Aufwand, so daß eine breite Anwendung von antithrombogenen Oberflächen noch nicht in Sicht ist. Sie können aber im Bereich der Hämodialyse möglicherweise Spezialfällen (z. B. beim Vorliegen eines blutenden Ulcus ventriculi oder unmittelbar nach operativen Eingriffen) vorbehalten sein. Allein die Vereinfachung der Behandlung von Risikopatienten rechtfertigt die Forschung und die Weiterentwicklung auf dem Gebiet derartiger Materialien.

4.3 Verringerung der Komplementaktivierung

Neben Maßnahmen, die bei der einzelnen Dialyse zur Verminderung der Komplementaktivierung getroffen werden können, stehen Bestrebungen, die Membran als solche in dieser Richtung zu verändern.

Da regenerierte Zellulose, insbesondere das Cuprophan, das am häufigsten bei Dialysemembranen benutzte Material ist, besteht vor allem ein Interesse, die Komplementaktivierung durch Zellulose zu vermindern.

Folgende Möglichkeiten bieten sich an:
- Azetylierung der Zellulose [41, 1220],
- Kopplung von Aminogruppen an die Zellulose (sog. modifizierte Zellulose/Hemophan) [734],
- Reduzierung der Oberfläche bei gleichzeitiger Verringerung der Membrandicke [726],
- Erhöhung der Porengröße der Membran und hierdurch Steigerung der Permeation der aktivierten Komplementfaktoren C3a und evtl. auch C5a durch die Membran [726],
- Bindung des Komplementfaktors C3b vor der Anwendung der Membran [448],
- Blockierung der Hydroxylgruppen durch Fixierung von Thiolester enthaltenden Peptiden an der Membran [448].

Die beiden letztgenannten Möglichkeiten sind von Chenoweth [448] mehr unter theoretischen Gesichtspunkten erwogen worden und fußen auf der Tatsache, daß in erster Linie die unblockierten Hydroxylgruppen der Zellulose blockiert werden sollen und hierdurch eine Komplementaktivierung verhindert wird.

5 Testung von Biomaterialien

Ist der Einsatz eines Materials für den extrakorporalen Kreislauf am Menschen vorgesehen, ist es vor seiner klinischen Anwendung ausgiebig zu testen. Das Material ist toxikologisch und auf seine Blutverträglichkeit zu prüfen. Nach Autian [96] ist in drei Stufen vorzugehen:

1. Stufe: präklinische In-vitro- und In-vivo-Testung der Bestandteile des Biomaterials und des Endprodukts. Diese Stufe beinhaltet auch die Langzeitwirkung im Hinblick auf Mutagenität und Karzinogenität.
2. Stufe: Testung der künstlichen Organe, in denen das Material benutzt wird, im Tierversuch an äquivalenter Stelle.
3. Stufe: Klinische Testung am Menschen.

Besonders wichtig ist die 1. Teststufe, da bereits auf dieser Ebene eine Entscheidung über den weiteren Einsatz des Stoffes als Biomaterial getroffen werden soll. Die toxikologische Testung sollte der biologischen Prüfung vorangestellt werden.

5.1 *Toxizitätstestung*

Methoden der Toxizitätstestung sind:
- Gewebekultur-Agar-Überschichtungstest,
- Kaninchenmuskel-Implantationstest,
- Hämolysetest,
- Gewebekultur-Zellwachstum-Inhibitionstest.

Bezüglich der Einzelheiten sei auf die Originalliteratur [533, 1366] verwiesen. Diese Prüfungen ermöglichen einen raschen Überblick über toxikologische Eigenschaften eines Materials. Gelingt es ihm, diese Hürde zu überspringen, schließt sich die Prüfung der chronischen Toxizität mit Hilfe von Implantationstesten an, bei denen in Zeitabständen bis zu 1 Jahr die histologischen Gewebsveränderungen vorrangig in der Umgebung des Implantats, aber auch in anderen Organen, überprüft werden.

5.2 *Blutverträglichkeit*

Für die Testung der Blutverträglichkeit von Materialien existieren In-vitro-, Ex-vivo- und In-vivo-Methoden.

In-vitro-Methoden gestatten unter definierten Bedingungen das Verhalten verschiedener Plasmaproteine [731], der Gerinnungs- [2665] und Komplementfaktoren [1507], von Blutzellen sowie von Substraten zu bestimmen, die aus den Zellen bei Kontakt mit dem zu testenden Material freigesetzt werden [1507]. Zu unterscheiden sind In-vitro-Teste, bei denen in stagnierendem Blut nach Zugabe des zu prüfenden Materials die Bildung von Thromben gemessen wird (statische Teste), von In-vitro-Testen, bei denen Blut an dem zu prüfenden Material hin- und herbewegt oder durch ein geschlossenes Kreislaufsystem geschickt wird (dynamische Teste), um Gerinnung und Komplementaktivierung zu überprüfen.

In der In-vivo-Testung werden vorzugsweise der Kusserow-Test [1453] und der Gott-Test [946] angewandt, bei denen das Material in Form von standardisierten Röhrchen in die Aorta descendens oder in die V. cava implantiert und nach 1-2 Wochen die dadurch hervorgerufene Thrombenbildung bestimmt wird.

Zwei verschiedene Arten von Ex-vivo-Methoden sind für Bioverträglichkeitsuntersuchungen gebräuchlich. Beim ersten Verfahren wird fließendes Blut aus der Arterie eines Versuchstiers gegen eine transparente Oberfläche des Biomaterials gerichtet, die von der Rückseite mit Hilfe eines Mikroskops fotografiert wird. Diese Methode erlaubt Rückschlüsse auf die Adhäsion von Blutzellen. Die zweite Methode gestattet mit Hilfe einer Testzelle, die in einen extrakorporalen arteriovenösen Shunt, meist beim Hund, geschaltet wird, die Prüfung der Bioverträglichkeit. Gemessen wird der Blutfluß durch den Shunt oder als einfachste Methode zur Beurteilung der Gerinnung die Zeit bis zum Stopp jeglichen Blutflusses.

Schließlich kann ein extrakorporaler Kreislauf unter Benutzung von Fremdmaterial am narkotisierten sowie am frei beweglichen Tier zur Prüfung angelegt werden.

Mit derartigen Methoden kann besonders am Schwein oder Schaf eine Reihe von Parametern und Reaktionen überprüft werden (Verhalten der Blutzellen, Blutdruck, pyrogene Reaktionen, Komplementaktivierung, Hämolyse, Zellablagerung am getesteten Material oder umgekehrt Ablagerung von Materialbruchstücken in den Organen).

V Einfluß der Dialyse auf körpereigene Substanzen

1 Stoffwechselprodukte

Zu den im Blut des Urämikers kumulierenden harnpflichtigen Substanzen gehören die Endprodukte des Eiweiß- und Purinstoffwechsels sowie deren verschiedene endogene und bakterielle Metabolite. Bei der komplexen Ausscheidungsfunktion der Nieren ist die Liste der bei Niereninsuffizienz retinierten Substanzen besonders groß. Wie beim Leberversagen kann dabei das Bild der Vergiftung nicht einer einzelnen Substanz zugeschrieben werden, sondern es stellt die Folge der Wirkung zahlreicher Toxine dar.

Stoffwechselendprodukte, die über die Niere ausgeschieden und als „Urämietoxine" angesehen werden:

- Harnstoff
- Kreatinin
- Harnsäure
- Guanidinsuccinat
- Guanidinpropionat
- Methylguanidin
- Phenole
- Aliphatische Amine
- Acetoin
- Butylenglykol
- Myoinositol
- Mittelmoleküle.

Heute streitet man sich vorwiegend um den toxikologischen Stellenwert der einzelnen Stoffwechselprodukte. Einige dieser Substanzen sind sehr leicht in der klinischen Routine zu bestimmen (Kreatinin, Harnstoff), andere sind schwer bestimmbar und dem Forschungslabor vorbehalten. Dem Kliniker präsentiert sich die Masse der Urämiegifte wie ein Eisberg, dessen oberste Spitze nur sichtbar wird, dessen größter Teil aber unter der Meeresoberfläche verborgen bleibt.

Für die therapeutischen Ziele der Dialysebehandlung war zunächst die Tatsache bedeutsam, daß die Urämietoxine im eiweißfreien Anteil des Serums zu suchen waren, d.h. in jener Fraktion, die keine großmolekularen Substanzen mehr enthielt. Damit mußte eine Membran, sollte sie sich für die Dialyse eignen, für kleine und mittelgroße Moleküle durchlässig sein.

Erst die langjährige vergleichende Beobachtung von hämo- und peritonealdialysierten Patienten, unterschiedliche Membrantypen und Dialysetechniken haben auf die Bedeutung mittelgroßer Moleküle als Urämietoxine aufmerksam gemacht. Offensichtlich konnten bessere Behandlungsresultate mit Systemen erzielt werden, die eine größere Mittelmolekül-Clearance aufwiesen. Diese Fakten haben in den letzten 10 Jahren die Mittelmoleküle (MM) etwas in den Vordergrund gerückt.

1.1 Harnstoff

Harnstoff sei hier an erster Stelle erwähnt, weil dieses Stoffwechselendprodukt mengenmäßig den bedeutendsten Teil der harnpflichtigen Substanzen ausmacht; er stellt 85% des Urin-N dar [2226]. Darüber hinaus hat sich die Harnstoffbestimmung in Klinik und Praxis wegen ihrer Einfachheit seit über einem Jahrhundert eingebürgert. Nicht zuletzt aber ist Harnstoff in hoher Konzentration toxisch.

Der Serumharnstoff steigt in dem Maß an wie die glomeruläre Filtrationsrate abnimmt. Übermäßigen Anstieg verursachen eine gesteigerte Eiweißzufuhr oder eine katabole Stoffwechsellage. Demgegenüber werden im Verhältnis zur glomerulären Filtration tiefe Serumharnstoffwerte bei Leberfunktionsstörungen, eiweißarmer Kost und Hypothermie beobachtet. Überdies wurde eine besonders niedrige Harnstoffkonzentration im Serum von Patienten mit CAPD als Ausdruck einer Eiweißmangelernährung erkannt [1820 a].

Harnstoff wird in der Leber synthetisiert und setzt daher deren Funktionstüchtigkeit voraus. Die bakterielle Harnstoffspaltung in der Mundhöhle erklärt den Foetor uraemicus, denn es entsteht dabei Ammoniak. Im Darm stellt dieselbe Spaltung des Harnstoffs den Ausgangspunkt für einen enterohepatischen Kreislauf dar.

Die Toxizität des Harnstoffs wurde schon 1831 von Bright [332] in Frage gestellt. Auch die Beschwerden im Verlauf von Harnstoffinfusionen wurden zu recht nicht auf dieses Molekül, sondern auf die osmotisch bedingten Flüssigkeitsverschiebungen zurückgeführt. Trotzdem steht fest, daß ein Harnstoffzusatz zum Dialysat eine Glukoseintoleranz fördert [1205], sowie Unwohlsein, Juckreiz und Erbrechen auslöst [1252] und die Blutungsneigung unterhält. Ferner beeinträchtigt eine hohe Harnstoffkonzentration die Gewebeatmung [1438], die Proteinsynthese [357] und die Plättchenfunktion [574].

Als ausgesprochen kleines Molekül mit einem Molekulargewicht von 60 Dalton passiert Harnstoff die Dialysemembran sehr leicht. Die Harnstoffclearance eines Dialysators mit einer Oberfläche von 1 m^2 liegt bei einem Blutdurchfluß von 200 ml/min zwischen 130 und 190 ml/min.

Wesentlich geringer ist dagegen die peritoneale Harnstoffclearance, beträgt sie doch bei einer geschätzten Oberfläche von 1 m^2 und einem Blutdurchfluß von 1200 ml/min [2580] lediglich 20 ml/min; dieser Wert wurde von Boen [273] bei einem Dialysatdurchfluß von 30 ml/min gemessen. Werden 2 l Spüllösung in die Peritonealhöhle eingebracht, so beträgt die Zeit bis zum Ausgleich der Harnstoffkonzentration zwischen Blut und Spüllösung lediglich 4–6 h [498, 1967].

Läßt sich aus dem Verhältnis von Harnstoff zu Kreatinin im Serum des Dialysierten auf das Diätverhalten des Patienten schließen, so erlaubt bei oligoanurischen Patienten unter CAPD die Bestimmung des Harnstoffs im Dialysatauslauf Rückschlüsse auf die Eiweißzufuhr in der Nahrung. Nach Nolph u. Sorkin [1821] berechnet sich die Proteinzufuhr wie folgt:

$$\text{Eiweißzufuhr (g/Tag)} = 0{,}116 \times \text{Auslaufvolumen} \times \text{Harnstoff-N (mg/Tag)}.$$

Die Harnstoffelimination mittels Hämoperfusion ist quantitativ nicht von praktischer Bedeutung. Unter Hämofiltration werden nur wenig niedrigere Clearancewerte für Harnstoff erreicht als unter Hämodialyse [963, 1490, 1890].

Harnstoff kann schließlich auf intestinalem Wege eliminiert werden. Schon in den 40er Jahren konnten Twiss u. Kolff mit einer isolierten Darmschlinge von 2,5 m Länge einem Patienten täglich 8,6 g Harnstoff entziehen [2526]. Sparks [2373 a] errechnete eine maximale intestinale Ausscheidung von 71 g Harnstoff, 2,9 g Kreatinin, 2,5 g Harnsäure und 2 g Phosphat pro Tag; alle Werte liegen damit weit über der erforderlichen Menge, um eine ausgeglichene Bilanz zu erreichen.

Oral eingenommene Adsorbenzien vermögen Harnstoff zu binden. Von 100 g Aktivkohle werden 24 mg Harnstoff adsorbiert. Oxidstärke, ein in der Papierindustrie verwendeter Festiger, bindet ebenfalls Harnstoff, und zwar 0,87 mol/Mol des Adsorbers. Wesentliche Bedeutung haben diese Adsorbenzien in der Behandlung der Urämie nicht erhalten, mit Ausnahme des Sorbsystems. Dort wird Harnstoff aber zunächst mittels Urease gespalten und danach als Ammoniumion an Zirkonium adsorbiert (s. S. 118).

1.2 Purine (einschl. Harnsäure)

Harnsäure, beim Menschen das Endprodukt des Purinstoffwechsels, stammt aus den Nukleoproteinen der Nahrung und des endogenen Metabolismus. Harnsäure wird im 24-h-Urin in einer Menge von 0,5-2,0 g ausgeschieden. Obwohl beim Urämiker regelmäßig erhöhte Harnsäurewerte im Serum gefunden werden, ist das Auftreten einer eigentlichen Harnsäuregicht sehr selten [2170].

Die Feststellung höherer Harnsäurespiegel bei Patienten mit Perikarditis im Vergleich zu Urämikern ohne Perikardbeteiligung ließ den Gedanken an eine besondere Toxizität dieser Substanz aufkommen [478]. Harnsäureinfusionen mit Serumkonzentrationen bis zu 22,4 mg/dl (1332 μmol/l) widerlegen diese Ansicht [796].

Obwohl die Harnsäure ein kleines Molekül mit einem Molekulargewicht von 165 Dalton darstellt, wird die Clearance eines 1 m^2-Dialysators mit lediglich 15 ml/min angegeben. Die peritonealen Harnsäureclearances liegen mit 4-26 ml/min in der Regel noch tiefer [272]. Klinkmann et al. [1361] fanden jedoch bei 1 m^2-Dialysatoren und einem Blutfluß von 200 ml/min eine Harnsäureclearance von 70 ml/min.

Einen weiteren Purinkörper stellt das zyklische AMP dar, das im Serum des Urämikers, besonders bei jenem mit sekundärem Hyperparathyreoidismus, in erhöhter Konzentration gefunden wird [337 a] und von dem eine Hemmwirkung auf die Blutplättchen bekannt ist [2466, 2606]. Entsprechend der Molekülgröße passiert zyklisches AMP die Dialysemembran, und sein Abfall während der Dialysebehandlung wurde auch gemessen [106]; Clearancewerte liegen jedoch nicht vor.

1.3 Guanidine (einschl. Kreatinin)

Guanidine stammen aus dem Muskelstoffwechsel. *Kreatinin* mit einem Molekulargewicht von 113 Dalton wird beim Gesunden in einer Menge von 1-1,5 g/24 h im Urin ausgeschieden. Die einfache Methodik seiner Bestimmung hat das Kreatinin in den letzten Jahrzehnten zunehmend zum wesentlichsten Parameter der Nierenfunktion gemacht. Serumkreatininwerte zeigen eine gute Korrelation zum Glomerulusfiltrat, die noch verbessert wird, wenn Alter, Geschlecht und Körpergewicht zusätzlich berücksichtigt werden. (Auf die Formel zur Berechnung der Kreatininclearance aus dem Serumkreatinin wird im Kapitel über das chronische Nierenversagen näher eingegangen, s. S. 381.)

Kreatinin ist nicht toxisch und weist doch eine gute Korrelation zum klinischen Bild der Urämie auf, weil einerseits die enge Beziehung zur glomerulären Filtrationsrate besteht und andererseits Kreatininmetaboliten, wie etwa das Methylguanidin, toxische Wirkungen ausüben. Die Kreatininclearance von Dialysatoren mit 1 m^2 Oberfläche beträgt bei einem Blutdurchfluß von 200 ml/min zwischen 94 und 150 ml/min. Für einen Dialysatdurchlauf von 3 l/h bestimmte Boen eine peritoneale Kreatininclearance von 17 ml/min [272].

Die Kreatininclearance liegt bei der Hämofiltration zwischen 102 und 138 ml/min [2328a]. Bei 3mal 3stündiger Behandlung entspricht dies einer Wochenclearance von 55-75 l. Diese Werte liegen unter jenen der Hämodialyse; in der Tat ist denn auch beim Wechsel von Hämodialyse auf Hämofiltration ein entsprechender Anstieg des Serumkreatinins verzeichnet worden [62a].

Methylguanidin, ein Oxidationsprodukt des Kreatinins, steigt im Serum von Patienten mit Nierenversagen parallel zum Kreatinin an [694, 897]. Es scheint, daß Methylguanidin vornehmlich im intrazellulären Kompartiment akkumuliert, was erklärt, weshalb trotz verhältnismäßig niedriger Serumkonzentrationen unter 0,2 mg/dl toxische Wirkungen feststellbar sind. Im Tierversuch führt die Infusion von Methylguanidin zu urämischen Störungen [137] des Magen-Darm-Trakts, des hämatopoetischen Systems, der Haut, der Gerinnung und des zentralen Nervensystems. Ferner wurden in vitro verschiedene Enzymhemmungen nachgewiesen [1438, 1486, 2675]. Hennemann [1117] vermutete einen kausalen Zusammenhang zwischen Methylguanidin und urämischer Neuropathie; denn dieser Metabolit wurde in höherer Konzentration in den sympathischen Synapsen als im Serum gefunden.

Ein weiteres Guanidinderivat, das beim Urämiker in erhöhter Konzentration im Serum und Urin gefunden wird, ist die *Guanidinbernsteinsäure* [489]. Gesichert erscheint eine Globin-Synthesehemmung durch dieses Guanidin [1486]. Von anderen Guanidinen, die ebenfalls in erhöhter Konzentration im Urämikerblut gefunden werden, ist eine toxische Wirkung bisher nicht bekannt geworden. Clearancewerte von Dialysatoren sind für Methylguanidin und Guanidinbernsteinsäure noch nicht vorhanden.

1.4 Indole

Die erhöhte renale Ausscheidung von Indolmetaboliten (Indican) ist beim Urämiker seit Beginn dieses Jahrhunderts bekannt [1837]. Sie werden von der Darmflora gebildet, resorbiert und renal wieder ausgeschieden. Zuvor aber entsteht in der Leber eine Vielzahl verschiedenster Metabolite [1581]. Im Serum und Liquor des Urämikers wurden erhöhte Werte von Indolmetaboliten gefunden [397, 1581, 1757]. Tierexperimentelle Untersuchungen lassen vermuten, daß diese Stoffe für zentralnervöse Symptome verantwortlich sind [2311, 2703].

Die Clearance der im Serum zur Hälfte an Protein gebundenen Phenole ist bei den üblichen Dialysatoren nur etwa halb so groß wie jene von Kreatinin. Nach Boen beträgt die peritoneale Clearance bei einem Dialysatumlauf von 2,5 l/h 8,5 ml/min [272].

1.5 Phenole

Wie die Indole entstehen die Phenole im Darm, und zwar aus aromatischen Aminosäuren. Sie werden nach der Resorption glukuronisiert oder als Sulfat im Urin in einer Menge von 0,1-0,3 g/24 h ausgeschieden. Ganz ähnlich wie den Indolen wird auch den Phenolen eine toxische Wirkung auf das zentrale Nervensystem zugeschrieben [614]. Untersuchungen an Mensch und Tier lassen jedenfalls darauf schließen, daß die Phenole an der Pathogenese des urämischen Krankheitsbilds beteiligt sind [172, 614, 662, 1271, 2603]. Die Clearancewerte der Phenole sind ähnlich jenen der Indole unter Hämodialyse, während entsprechende Werte für die Peritonealdialyse fehlen [2603].

1.6 Amine

Sowohl aliphatische Amine (Di- und Trimethylamin) als auch aromatische Amine wurden im Serum von Patienten mit Niereninsuffizienz in erhöhter Konzentration gefunden [1744, 2335, 2704]. Antibiotische Sterilisation des Darms führt nach neueren Untersuchungen von Simenoff [2336] zu einem Absinken der Amine im Blut des Urämikers und zu einer Besserung des neuropsychischen Bildes; allein, mit dieser Maßnahme werden natürlich auch andere bakterielle Metaboliten gesenkt, wie etwa Indole und Phenole, so daß eine genaue Zuordnung der Besserung schwerfällt. Überdies fand Rennick [2067] eine gute Korrelation zwischen Serumcholin, einem Vorläufer des Trimethylamins, und der peripheren Neuropathie.

Polyamine entstehen durch bakteriellen Metabolismus im Darm. Bei Infekten und Tumoren sowie bei renaler Insuffizienz sind sie im Serum erhöht [409, 2218]. Es handelt sich dabei um Putrescin, Cadaverin, Spermin und Spermidin. Sie hemmen den Glukosetransport im Dünndarm und beeinflussen die Wirksamkeit von Enzymen [1669, 1928]. Im Dialysat hämodialysierter Patienten wurden verschiedene aromatische Amine nachgewiesen [1140].

1.7 Andere Substanzen

Andere Substanzen, von denen toxische Wirkungen bekannt sind und die beim Urämiker im Serum erhöht gefunden werden, sind Myoinositol [480, 1244, 2274], Acetoin, 2,3-Butylenglykol [2479] und Oxalsäure [2707]. Bei Urämikern mit Bewußtseinsstörung wurden, ähnlich wie bei Patienten mit akutem Leberversagen, erhöhte Acetoin- und Butylenglykolwerte zusammen mit hohen Pyruvatwerten festgestellt; mittels Hämodialyse konnten die Konzentrationen dieser Metaboliten des Kohlenhydratstoffwechsels im Serum gesenkt werden [2479 a].

1.8 Ammoniak

Ammoniak wird in jeder Körperzelle beim Abbau von Aminosäuren und anderen stickstoffhaltigen Substanzen und - mengemäßig an erster Stelle - im Magen-Darm-Kanal durch bakterielle Zersetzung der Nahrungseiweiße und des Harnstoffs sowie durch Desaminierung der Aminosäuren durch körpereigene Fermente gebildet. Der Ammoniakgehalt des Serums Gesunder beträgt 40-80 µg/dl. Das pH-abhängige Verhältnis von nichtdissoziiertem, diffusiblem zu dissoziiertem, nichtdiffusiblem Ammoniak wird durch Alkalisieren zugunsten des nichtionisierten, diffusiblen Anteils verschoben ($NH_4 + OH = NH_3 + H_2O$). Der Gehalt der einzelnen Organe an Ammoniak ist unterschiedlich, am niedrigsten ist er in Blut und Lymphe, höher in der Muskulatur, am höchsten in Gehirn, Pankreas und Leber [1318, 2089]. Die tägliche Ausscheidung im Harn Gesunder beträgt 0,5-1 g [43].

Ammoniak ist erhöht bei schweren Leberparenchymschäden, insbesondere beim hepatischen Koma. Doch steht nicht sicher fest, ob Ammoniak den komatösen Zustand hervorruft (s. auch S. 539). Bei Urämie ist die Ammoniakkonzentration im Serum nicht erhöht, außer bei gleichzeitiger Leberschädigung [2227, 2476].

Cellophanmembranen sind gut durchlässig für Ammoniak [642, 1318, 1328, 2299, 2617, 2629]. An Hunden wurde mit der Kolff-Trommelniere bei einem Blutdurchfluß von 100 ml/min eine Clearance von 50-80 ml/min nachgewiesen [2629]. Die Hämodialyse führte bei Patienten mit hepatischem Koma zu einer wesentlichen Senkung der erhöhten Ammoniakkonzentration im Serum [642, 1318, 1328, 2068, 2299, 2629], während sie in der Lymphe unverändert blieb [1318]. Aus der Berechnung der im Dialysat nachgewiesenen Mengen von Ammoniak und seinem Konzentrationsabfall während der Dialyse muß auf einen Ammoniaknachfluß aus dem intrazellulären Raum in das Blut oder auf eine Resorption von Ammoniak aus dem Magen-Darm-Kanal geschlossen werden [1328].

Auch mit der Peritonealdialyse läßt sich der Ammoniakgehalt des Serums wesentlich vermindern [1763, 1802].

1.9 Mittelmoleküle (MM)

Besondere Bedeutung unter den Urämietoxinen haben im letzten Jahrzehnt die sog. „middle molecules" erlangt, Polypeptide mit einem Molekulargewicht von 350-5000 Dalton. Schon 1965 äußerte Scribner den Verdacht, der klinisch bessere Zustand mancher peritoneal dialysierter Patienten, verglichen mit jenem von hämodialysierten, sei auf die Elimination von Substanzen mit höherem Molekulargewicht zurückzuführen [2260].

Aus der Feststellung, daß die Elimination mittelgroßer Moleküle von der Oberfläche der Dialysemembran abhängt und bei konstanter Oberfläche nur durch die Verlängerung der Dialysezeit gesteigert werden kann, entwickelte sich die „square meter hour hypothesis" [109], aus der später die Mittelmolekülhypothese wurde [107].

Die Nachweismethoden für Mittelmoleküle (MM) sind kompliziert und umstritten. Dzurik et al. [668] wiesen mittels Hochspannungselektrophorese bei Urämikern Peptide nach, die beim Gesunden fehlten. Andere Untersucher verwendeten die Gel-Filtration mit unterschiedlichen Puffern [203]. Schließlich erfolgte die Auftrennung in die einzelnen MM-Komponenten mittels UV-Absorption. Mit meßbaren Plasmaerhöhungen von Mittelmolekülen ist erst zu rechnen, wenn das Glomerulusfiltrat 15 ml/min unterschritten hat [202]. Besonders gut eignet sich für den Nachweis von Mittelmolekülen das Plasmafiltrat, das bei sequentieller Ultrafiltration oder Hämofiltration gewonnen wird, weil dessen MM-Konzentration der des Plasmas entspricht und gleichzeitig große Volumina zur Untersuchung zur Verfügung stehen.

Aufgrund tierexperimenteller Untersuchungen und von Beobachtungen an Patienten sollen Mittelmoleküle für eine Reihe von Symptomen der Urämie verantwortlich sein. So werden in einer chromatographisch als Peak 4-2 bezeichneten Gruppe von Mittelmolekülen neurotoxische Substanzen vermutet [546]. Mittelmoleküle werden auch für die Hemmung der Hämoglobinsynthese [946a, 1487] und für die Störung der Plättchenfunktion [1183a, 1551a] bei Patienten mit terminaler Niereninsuffizienz verantwortlich gemacht. Auch sollen sich unter den Mittelmolekülen kardiotoxische Substanzen befinden [2086]; und schließlich mißt man ihnen eine Beeinträchtigung der Immunabwehr durch Hemmung der Lymphozytenproliferation zu [1781].

Auf einem Symposium in Avignon 1982 [1360] wurde die verwirrende Nomenklatur der Mittelmoleküle geordnet und folgendermaßen festgelegt:

1) Einteilung im Dezimalsystem. Hierbei sollten die ersten mit Gel-Chromatographie erhalteten Gipfel mit 1.2.3 ... beziffert werden.
2) Sub-peaks, welche mit nachfolgenden Separationsvorgängen erhalten werden, sollten mit 1.1, 1.2, 1.3 ... bezeichnet werden.

Abb. 95 zeigt die Verteilung von Mittelmolekülen anhand gelchromatographisch ermittelter „peaks" im Plasma und Urin Gesunder, im Plasma und Hämodialysat von Dialysepatienten und im Plasma von Urämikern mit und ohne Neuropathie.

Weil die Bestimmung urämischer Mittelmoleküle vorerst noch sehr aufwendig ist, hat sich für den klinischen Bedarf die Bestimmung der MM-Clearance anhand eines nichturämischen Mittelmoleküls eingebürgert. Mit dieser Substanz wird die MM-Durchläßigkeit einer Dialysemembran geprüft. Das von Man et al. [1629] dafür erstmals vorgeschlagene Vitamin B_{12} weist ein Molekulargewicht von 1355 Dalton auf.

Um die Elimination von Mittelmolekülen zu steigern, stehen verschiedene Möglichkeiten offen: Zunächst bringt entsprechend der Quadratmeter/Stunden-Hypothese von Babb [109] eine Verlängerung der wöchentlichen Dialysestunden eine Zunahme. Sodann nimmt gemäß derselben Hypothese die MM-Clearance mit der Vergrößerung der austauschenden Membranoberfläche zu. Daraus ergab sich die Entwicklung von Dialysatoren mit einer Oberfläche über 1,5 m^2. Weiter kann eine Steigerung durch Modifikation des Membranmaterials und der Membrandicke erzielt werden. Da bei konvektivem Stofftransport die Dialysance von Mittelmolekülen verhältnismäßig größer ist als jene kleiner Moleküle, weisen Methoden mit vorwiegend konvektivem Transport, wie die Hämofiltration und die Hämodiafiltration, hohe MM-Clearances auf [1628a, 1997, 2212a]. Auch die Hämoperfusion weist gegenüber der Hämodialyse mit konventionellen Dialysatoren eine wesentlich höhere MM-Clearance auf. Chang et al. [444a] beobachteten unter Hämoperfusion mit dem ACAC-Filter MM-Clearances, die 3mal höher lagen als bei der Hämodialyse mit einem 1 m^2-Dialysator.

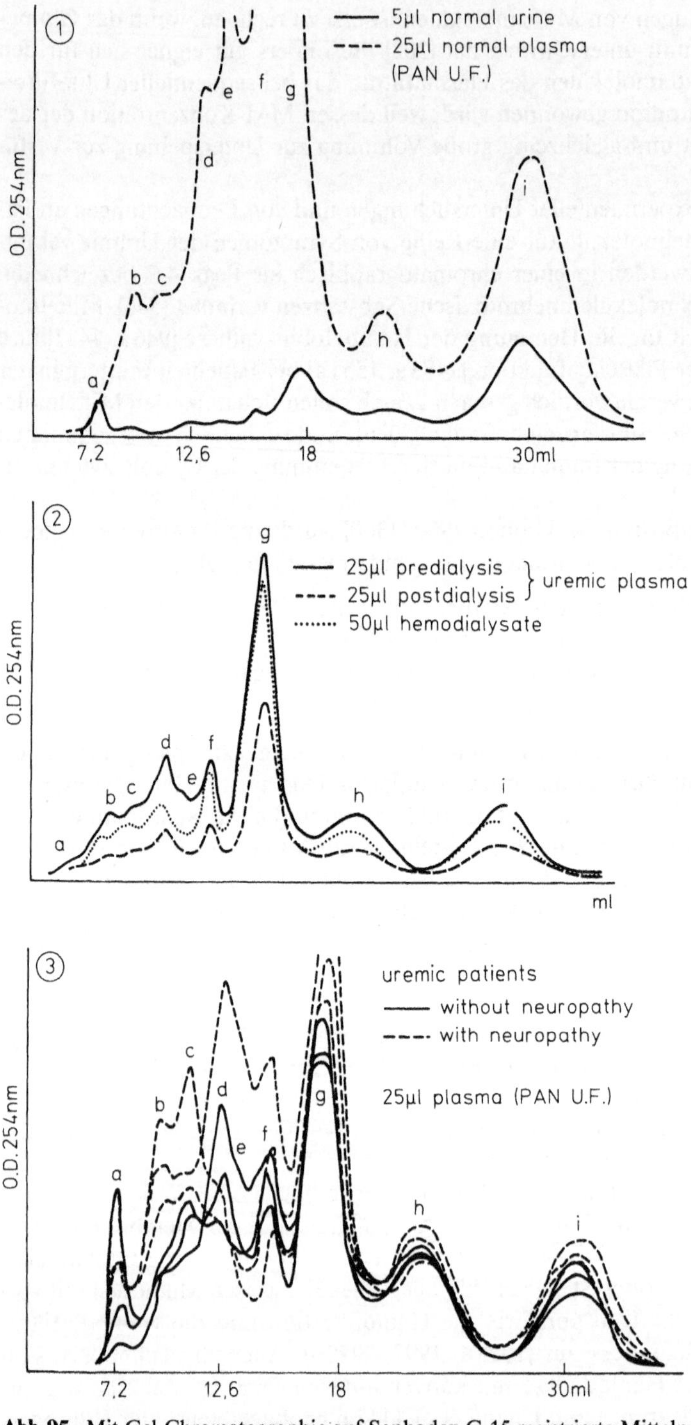

Abb. 95. Mit Gel-Chromatographie auf Sephadex G-15 registrierte Mittelmolekülpeaks im Serum und Urin Gesunder *(1)*, im Plasma und Hämodialysat von Dialysierten *(2)* und im Plasma von Urämikern mit und ohne Neuropathie *(3)*. (Cueille et al. [546])

Tabelle 26. Vergleich der Nierenrestfunktion bezüglich der Vitamin-B_{12}-Clearance mit zwei Kapillarnieren und einer Plattenniere mit unterschiedlicher Membran

Restfunktion Glomerulusfiltrat (ml/min)	Restfunktion C_{Vit} B_{12}/Wo	Dialysezeit (h/Woche)	Regenerierte Zellulose CDK 1,3 C_{Vit} B_{12}/Wo	Zelluloseazetat CDK 4000 $C_{Vit.}$ B_{12}/Wo	Acrylnitril RP 6 $C_{Vit.}$ B_{12}/Wo
1,0	10080 l	3×4	16560 l	32400 l	39960 l
2,0	20160 l	3×4½	18830 l	36450 l	44955 l
3,0	30240 l	3×5	20700 l	40500 l	49950 l
4,0	40320 l	3×6	24840 l	48600 l	59940 l

Auf die höhere MM-Clearance der Peritonealdialyse, insbesondere der CAPD, wurde eingangs hingewiesen [668, 1815 a]. Moncrief stellte unter CAPD eine Inulinclearance fest, die 6mal höher lag als jene unter 15 h Hämodialyse mit konventionellem Dialysator [2735].

Im Zusammenhang mit der MM-Theorie stehen schließlich neuere Erkenntnisse über die Bedeutung der Nierenrestfunktion. Scribner et al. [2398] machten darauf aufmerksam, daß dieser Restfunktion als kontinuierliche Elimination von Mittelmolekülen große Bedeutung zukommt, die bisher unterschätzt wurde. Babb et al. [110] haben daher bei ihrer Definition des Dialyseindex (s. S. 399) nicht nur das wöchentlich mittels Dialyse zu entziehende Volumen der Mittelmoleküle berechnet, sondern ebenso die Ausscheidung dieser Stoffe über die Nierenrestfunktion eingesetzt. Man et al. [1629] errechneten ein wöchentliches Residual-Glomerulusfiltrat von 30 l, um eine urämische Polyneuropathie zu verhindern. Ein Beispiel mag die Bedeutung der Nierenrestfunktion verdeutlichen: Bei einer Dialysedauer von 3×4½ h/Woche mit einem Dialysator vom Typ CDK 1.3 (B_{12}-Clearance = 23 ml/min bei einem Blutdurchfluß von 200 ml/min) beträgt die exogene Clearance von Vitamin B_{12} 18,3 l/Woche. Ist dieser Patient anurisch, so liegt die MM-Clearance weit unter dem Minimum von 30 l/Woche. Besteht eine Nierenrestfunktion von nur 2 ml/min, so ergibt dies zusätzliche 20 l B_{12}-Clearance/Woche und hebt somit die totale wöchentliche Clearance auf 38,3 l und damit deutlich über das erforderliche Minimum, um das Auftreten einer Neuropathie zu vermeiden.

Tabelle 26 gibt eine Übersicht über die wöchentlichen Vitamin-B_{12}-Clearancewerte bei drei verschiedenen Dialysatoren, unterschiedlicher Dialysedauer und einem Glomerulusfiltrat zwischen 1 und 4 ml/min.

1.10 Große Moleküle

Neuerdings werden Urämietoxine auch im großmolekularen Bereich von über 10000 Dalton vermutet [1246, 1248]. Jorstad et al. [1187] entwickelten aufgrund dieser Hypothese ein Dialysegerät mit äußerst geringer Harnstoff- und Kreatininclearance (80 ml/min bzw. 77,3 ml/min), jedoch mit der Eigenschaft, Moleküle der Größenordnung von 10000 bis 40000 Dalton zu eliminieren. Mit diesem als SEDUFARK (*SE*lective *DU*al *F*iltration *AR*tificial *K*idney) bezeichneten Dialysesystem wurden 4 Patienten während 4–6 Monaten behandelt [1247]. Die Autoren stellten neben einer Reduktion des Fremdblutbedarfs bei allen Patienten eine Beschleunigung der motorischen Nervenleitgeschwindigkeit von $44{,}0 \pm 1{,}8$ m/s auf $51{,}8 \pm 2{,}4$ m/s fest.

Diese präliminären Arbeiten erfordern jedoch noch eine längere Beobachtungszeit und eine Bestätigung durch andere Untersucher.

2 Elektrolyt-, Wasser- und Säure-Basen-Haushalt

Akute und chronische Niereninsuffizienz berauben den Organismus der wesentlichsten Regulationsmechanismen von Salz-, Wasser- und Säure-Basenhomöostase. Die Übertragung solch vitaler Funktionen an ein Dialysesystem setzt beim Verantwortlichen einige grundlegende Kenntnisse über den Wasser-, Elektrolyt- und Säure-Basen-Haushalt voraus, die im folgenden Abschnitt kurz und wesentlich vereinfacht zusammengefaßt werden.

Das bekannte Schema der Flüssigkeitsräume muß beim Dialysierten durch ein weiteres Kompartiment - das blutführende System des Dialysators - erweitert werden (Abb. 96). Die Volumina des intrazellulären (IZV) und des extrazellulären Raums (EZV) verhalten sich etwa wie 2:1. Der intrazelluläre macht 55% des Totalkörperwassers aus; vom extrazellulären entfallen auf den interstitiellen Raum 20% und auf den Intravasalraum (Plasmaraum) 8% des Gesamtkörperwassers. Die Kompartimente IZV, EZV und blutführendes System sind in Serie geschaltet, so daß der Stoffaustausch in zwei benachbarten Räumen schließlich jenen mit dem entfernteren in Bewegung setzt.

Die wesentlichste Erkenntnis aus dem Ionogramm der großen Körperräume ist, daß Kalium intrazellulär etwa in der gleichen Konzentration vorliegt wie Natrium extrazellulär und umgekehrt (Abb. 97). Diese Tatsache macht verständlich, weshalb Maßnahmen, die einen Austritt von Kalium aus der Zelle verursachen, zu einem raschen Anstieg dieses Kations im extrazellulären Raum führen. Da Natrium die Determinante des EZV darstellt, verteilt sich natriumhaltige Flüssigkeit ausschließlich auf diesen Körperraum. Natriumfreie Flüssigkeit, d.h. freies Wasser, verteilt sich dagegen auf alle Kompartimente gleichmäßig, so daß der intrazelluläre Raum entsprechend seinem größeren Volumen mehr von diesem freien Wasser aufnimmt. Blut und Blutersatzlösungen bleiben zunächst im Blutkompartiment. Da dieses nur 4½% des gesamten EZV ausmacht und da der oligurische Patient seine Volumenregulation weitgehend verloren hat, führt die Zufuhr von Volumen in den Intravasalraum sehr rasch zur Überlastung dieses Kompartiments. Die Folge ist u.a. das Lungenödem. Muß Volumen über ein Defizit hinaus intravasal zugeführt werden, so sollte dies nach Möglichkeit während einer Dialysebehandlung geschehen, bei der gleichzeitig Flüssigkeit mittels Ultrafiltration entzogen werden kann.

Die Serumkonzentration der Elektrolyte wird beim Dialysierten vom Elektrolytgehalt der Nahrung und des Dialysats bestimmt sowie vom Blut-pH und der Stoffwechsellage (anabol/katabol). Schließlich ist die Hydration für den jeweiligen Serumwert von Bedeutung; so ist denn eine Betrachtung dieser Werte ohne klinische Beurteilung des EZV und ohne Berücksichtigung von Hämatokritwert und Plasmaeiweiß sinnlos.

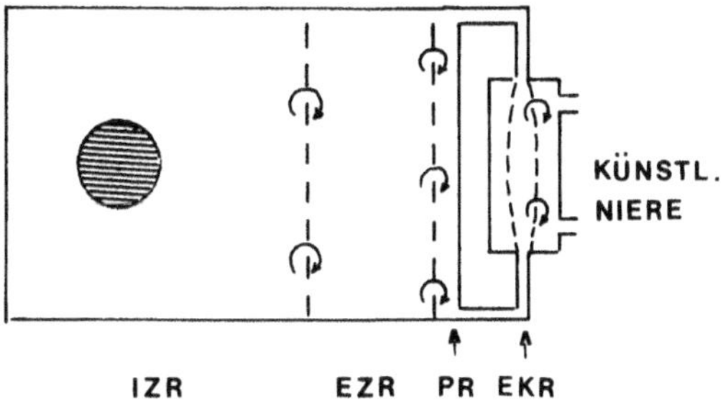

Abb. 96. Während der Dialyse werden die Körperräume (*IZR* intrazellulärer Raum, *EZR* extrazellulärer Raum) ergänzt durch den extrakorporellen Raum *(EKR)*. Er steht in direktem Zusammenhang mit dem Plasmaraum *(PR)*, einem Teil des EZR. Die gebogenen Pfeile deuten den Stoffaustausch an den Schranken der Flüssigkeitsräume an

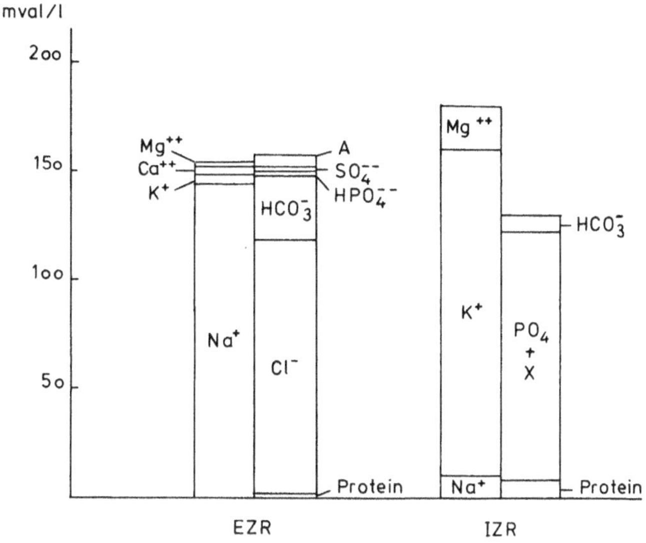

Abb. 97. Ionogramm der extrazellulären und intrazellulären Flüssigkeit

2.1 Natrium

Der totale Natriumbestand eines 70 kg schweren Menschen beträgt 4200 mmol, wovon 2900 mmol austauschbares und 1300 mmol nicht austauschbares Ion [1955] sind. Als Hauption des extrazellulären Raums stellt Natrium die wesentlichste Determinante des EZV dar. Die Natriumregulation erfolgt über die glomeruläre Filtration, die aldosteron-abhängige tubuläre Rückresorption und durch den sog. „third factor" [1516, 2364, 2602]. Weitere Einflüsse kommen von sympathischen Nervenfasern über Volumenrezeptoren, den renalen Venendruck und über eine erniedrigte Blutviskosität bei tiefem Hämatokritwert und/oder niedrigen Plasmaproteinwerten.

So mannigfaltig die Faktoren sind, welche die Natriumregulation beeinflussen, so uniform sind die Abweichungen bei Patienten mit Niereninsuffizienz. Ein Beispiel ist die Hyponatriämie beim oligurischen akuten Nierenversagen. Dabei wurde bei gleichzeitig erhöhtem EZV sowohl beim Tier [2138 a] als auch beim Menschen [679 a] ein erhöhtes Gesamtkörpernatrium gefunden. Die Ursache ist ein Natriumüberschuß und ein noch größerer Wasserüberschuß, so daß eine „Verdünnungshyponatriämie" resultiert. Mit einem Natriummangel ist bei inadäquater Substitution während der polyurischen Phase des akuten Nierenversagens, bei der sog. „salt loosing nephropathy" und bei überschießender Diuretikatherapie zu rechnen. Zeichen des EZV-Defizits begleiten in solchen Fällen die Hyponatriämie.

Natrium weist bei allen künstlichen Dialysemembranen eine hohe Clearance auf, was aufgrund des kleinen Atomgewichts verständlich ist. Ultrafiltrate weisen dieselbe Natriumkonzentration auf wie das Plasma, das ultrafiltriert wurde. Unter normalen Hämodialysebedingungen gelingt eine ausgeglichene Natriumbilanz, beim oligoanurischen Patienten allerdings nur mit Reduktion der Natriumzufuhr in der Nahrung. Der enge Zusammenhang zwischen Wasser/Salz-Überschuß und Hypertonie ist beim renal insuffizienten Patienten offensichtlich; nur bei einer Minderzahl von Dialysepatienten ist mit Wasser- und Salzentzug allein keine Normalisierung des Blutdrucks zu erreichen. Hier spielen neurogene und vor allen Dingen vasopressorische Substanzen eine entscheidende Rolle.

Komplizierter verhält es sich mit dem Natriumtransport durch die peritoneale Membran. Bei starker Ultrafiltration mit hochosmolarer Spüllösung und kurzer Verweilzeit beobachtet man einen vermehrten Transport freien Wassers. Man spricht vom erniedrigten Siebkoeffizienten (SC_{Na}) und meint das Verhältnis der Filtratkonzentration (C_F) zur Serumkonzentration (C_B):

$$sc_{Na} = \frac{C_{F\,Na}}{C_{B\,Na}} \qquad \text{(Gl. 63)}$$

Bei der Peritonealdialyse kann der Siebkoeffizient von Natrium Werte von 0,3-0,5 erreichen [1104, 2514]. Wird dieser Siebkoeffizient nicht berücksichtigt, so können beim Dialysierten schwere Hypernatriämien und Hyperosmolaritäten auftreten. Auch für andere Ionen ist der peritoneale Siebkoeffizient kleiner als 1,0. Schließlich ist er abhängig von der Verweildauer der Spüllösung; bei langsamer Ultrafiltration bzw. langer Verweildauer nähert er sich auch für Natrium dem Wert 1,0. Diese Situation ist bei der CAPD gegeben.

Über die ideale Natriumkonzentration der Spüllösung bestehen divergierende Ansichten. Ob man sich schließlich für hohe, isotone oder hypotone Konzentrationen entscheidet, bestimmen letztlich folgende Tatsachen:

1) Abgestimmt auf die orale Natriumzufuhr und in Ergänzung der renalen Elimination muß die Na-Konzentration so gewählt werden, daß diffusiver und konvektiver Transport eine negative Natriumbilanz ergeben.
2) Stark hypotone und hypoosmolare Lösungen verursachen inadäquate Wasserverschiebungen zwischen den Flüssigkeitsräumen und damit Beschwerden im Sinne des Disäquilibriumsyndroms (s. S. 279) sowie Krämpfe.
3) Nicht nur das erhöhte Extrazellulärvolumen, sondern auch eine erhöhte Na-Konzentration der Arteriolenwände steigert den Blutdruck im Tierversuch, indem die Ansprechbarkeit auf vasoaktive Hormone zunimmt [2138 a].

2.2 *Kalium*

Bei einem Gesamtkörperkalium von 40 mmol/kg KG finden sich nur 2% bzw. 60 mmol dieses Ions im extrazellulären Raum [1955]. Diese Verteilung, die einem 2-Pool-Modell entspricht [2399 a], erklärt, weshalb bei absinkendem Blut-pH der extrazelluläre Raum von K^+-Ionen gewissermaßen überschwemmt wird (Abb. 98). Für die Beurteilung des Gesamtkörperkaliums aus dem Serumkalium muß daher das Blut-pH berücksichtigt werden (Abb. 99). So bedeutet ein normales Serumkalium bei Azidose stets ein K^+-Defizit, bei Alkalose einen K^+-Überschuß.

Bei oligurischer Niereninsuffizienz tritt meist eine Hyperkaliämie auf, die bei akutem Versagen ausgeprägter ist als bei chronischem. Polyurische Formen des Nierenversagens zeigen eher normo- oder hypokaliämische Werte. Wesson et al. [2638 a] fanden bei Patienten mit chronischer Niereninsuffizienz geringere K^+-Tagesschwankungen als bei nierengesunden Probanden.

Mehrere Faktoren tragen zur Hyperkaliämie des Niereninsuffizienten bei:
- Kaliumgehalt der Nahrung (50-80 mmol/Tag)
- Gewebeabbau (Abbau von 1 g Eiweiß setzt 2 mmol K^+ frei [2477])
- Metabolische Azidose [380, 2082]
- Veränderte Zellmembranpotentiale [547, 2832]
- K^+-Freisetzung durch Abbau von Leberglykogen [759].

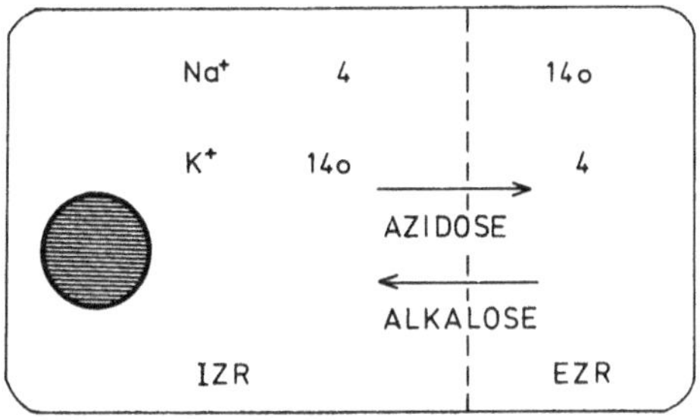

Abb. 98. Verteilung von Na^+ und K^+ im intrazellulären *(IZR)* und extrazellulären Raum *(EZR)*. Die Pfeile geben die Verschiebung von Kalium bei Alkalose und Azidose wieder

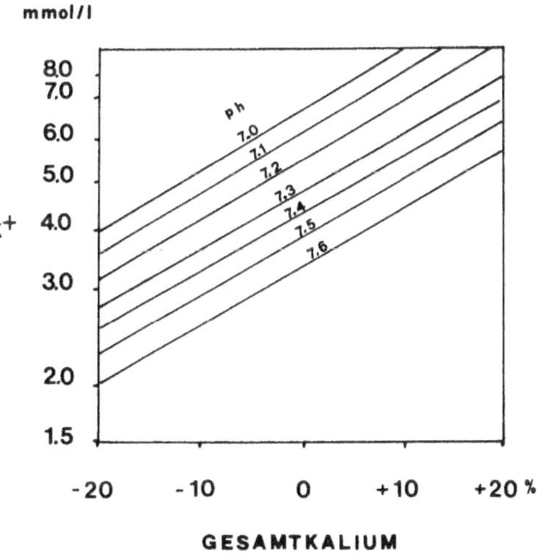

Abb. 99. Unter Berücksichtigung des pH läßt das Serumkalium *(S_K+)* Rückschlüsse auf den Kaliumbestand zu

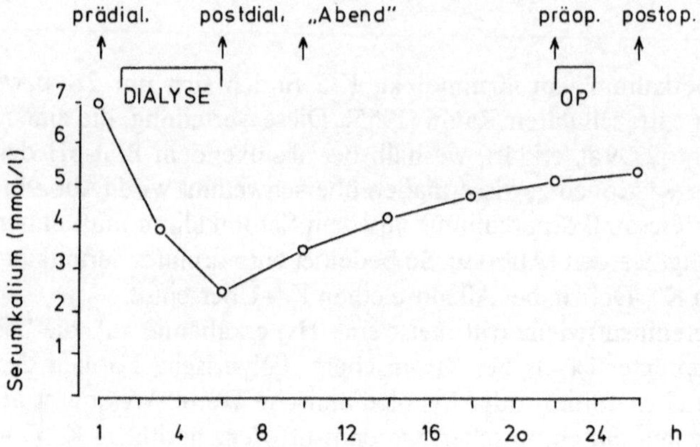

Abb. 100. Serumkaliumwert vor, während und in 4stündlichen Abständen nach der Hämodialyse sowie vor und nach operativem Eingriff *(OP)*

Die Hyperkaliämie gehört zu den unmittelbar lebensbedrohlichen Komplikationen der Urämie, denn sie wirkt sich nicht nur auf die Kontraktilität der Skelettmuskelzellen, sondern auch auf die Herzmuskulatur, insbesondere auf das Reizleitungssystem des Herzens aus (s. S. 349).

Wenngleich die Kaliumelimination mittels Hämodialse das effektivste Verfahren darstellt - bei kaliumfreier Spüllösung, einem Blutdurchfluß von 200 ml/min und einer Membranoberfläche von 1 m^2 werden 50 mmol/h entfernt - so ist doch eine Sofortdialyse zur Senkung einer Hyperkaliämie seit der Einführung potenter Pharmaka mit K^+-senkender Wirkung eine Seltenheit geworden.

Während und nach der Hämodialyse zeigt das Serumkalium Werte, die irreführen können (Abb. 100). Aufgrund der hohen Dialysance sinkt nämlich das Serumkalium zunächst sehr rasch, später etwas langsamer ab; danach steigt das Serumkalium zunächst steil, später flacher an. Somit dauert die postdialytische Hypokaliämie nur wenige Stunden. Offensichtlich liegt dem steilen Anstieg unmittelbar nach der Behandlung eine Rückverteilung zu Grunde. Die Senkung während der Dialyse beruht ja nicht nur auf einer Elimination über die Spüllösung, sondern zusätzlich auf einer Umverteilung in den IZR aufgrund der Pufferwirkung von Azetat, Laktat oder Bikarbonat.

Das Peritoneum weist für Kalium einen noch tieferen Siebkoeffizienten ($0{,}36 \pm 0{,}2$) als für Natrium auf, freilich ohne daß dies wesentliche klinische Konsequenzen hätte [1104]. Da Kalium mit seiner niedrigen Plasmakonzentration vorwiegend diffusiv und nur zum geringeren Teil konvektiv in die Spüllösung übertritt, ist der Siebkoeffizient praktisch bedeutungslos. Sollte der transzelluläre Wasserfluß für den Siebkoeffizienten verantwortlich sein, so wäre wohl für K^+-Ionen ein hoher Wert zu erwarten. Wäre andererseits die Gesamtgröße des hydrierten Ions allein verantwortlich, so wäre für K wiederum ein hoher, d. h. gegen 1,0 strebender, Wert zu erwarten; denn die Radien der K^+- und Na^+-Ionen mit ihrer Hydrathülle verhalten sich wie 3,96 : 5,12 Å. Worauf dieser Siebungswiderstand wirklich beruht, ist einstweilen unklar.

2.3 Kalzium

99% des Gesamtkörperkalziums finden sich in den Knochen und Zähnen, der Rest im extra- und intrazellulären Raum [2077]. Das im Serum gemessene Gesamtkalzium zerfällt in eine proteingebundene Fraktion von 36-43% [1849, 2667] und eine etwas größere ionisierte Fraktion von 57-64%. Der Ionisationsgrad ist abhängig vom Blut-pH.

Sowohl bei akuter als auch bei chronischer Niereninsuffizienz liegt meist eine Hypokalzämie vor. Abnorme Kalziumverluste, Störungen der Resorption und ein Mangel an Trägerproteinen sind die Hauptursachen (s. S. 445). Bei Patienten mit nephrotischem Syndrom ist die Konkordanz erniedrigter Serumwerte von Eiweiß und Kalzium offensichtlich.

Hyperkalzämien werden beobachtet beim akuten Nierenversagen infolge Rhabdomyolyse [984, 1376, 1508b], primärem Hyperparathyreoidismus [1897], bei Vitamin-D-Intoxikationen. Patienten mit chronischer Niereninsuffizienz zeigen außer am Ende der Dialysebehandlung (Kalziumload) hyperkalzämische Werte, wenn der sekundäre Hyperparathyreoidismus in ein autonomes (tertiäres) Stadium übergeht. Vorübergehend lassen sich Hyperkalzämien mittels kalziumarmer bzw. kalziumfreier Spüllösung korrigieren.

Dem Kalzium der Spüllösung steht der ionisierte Anteil des Serumkalziums gegenüber. Aus diesem Konzentrationsgefälle ergibt sich der diffusive Transport von Ca^{++}-Ionen ins Blut. Entscheidend für die Gesamtbilanz ist aber das Verhältnis dieser diffusiv resorbierten Kalziummenge zum konvektiv im Ultrafiltrat ausgeschiedenen Kalzium. Bei einem Ultrafiltrat von 2000 ml beträgt der Verlust immerhin 30 mmol (= 120 mg), bei 3000 ml 45 mmol (= 180 mg). Um solche Verluste auszugleichen, muß die Spüllösung eine Kalziumkonzentration über 3 mmol/l aufweisen.

Auch die peritoneale Permeabilität für Kalziumionen ist gut. Mit Ca^{++}-freier Spüllösung (Glukosegehalt 1,5%) bestimmten Nolph et al. [1822] Clearancewerte von 9,6-17 ml/min und mit stark hyperosmolarer Lösung (Glukosegehalt 7%) solche zwischen 12 und 24 ml/min. Gilt es andererseits, etwa im Anschluß an eine Parathyreoidektomie, über Tage und Wochen Hypokalzämien zu behandeln, so eignet sich hierzu besonders gut die CAPD, welche die Kalziumhomöostase unabhängig von der oralen Resorption garantiert [501].

2.4 Magnesium

Ähnlich wie beim Kalzium liegt nur eine minimale Fraktion des Gesamtkörpermagnesiums extrazellulär (2%) [2597]; die Hauptmasse dieses Kations findet sich im Muskel und Knochen. Vom Plasmamagnesium ist nur ¼ eiweißgebunden [36], so daß ein Eiweißmangel sich in geringerem Maß auf das Plasmamagnesium auswirkt, als dies beim Kalzium der Fall ist. Der gesamte Magnesiumpool beträgt 300 mmol.

Bei oligurischer Niereninsuffizienz sind die Serummagnesiumwerte normal bis erhöht [516, 1085]. Zur verminderten renalen Magnesiumausscheidung kann sich bei Dauerdialysepatienten eine zusätzliche Zufuhr dieses Ions mit Kombinationspräparaten zur Phosphatsenkung gesellen. Ein erhöhtes Serummagnesium hemmt die PTH-Ausschüttung [358]; bei sehr hohen Magnesiumwerten treten Herzrhythmusstörungen auf [1927].

Die Clearance von Magnesium beträgt für einen 1 m^2-Hämodialysator nur etwa 50 ml/min, d.h. ein Drittel der Harnstoffclearance. Für das Peritoneum ermittelte Boen [272] eine Clearance von 11 ml/min bei einem Spüllösungsfluß von 2½ l/h. Dieser Wert stellt die Hälfte der Harnstoffclearance dar.

2.5 Chloride

Als Hauptanion des Extrazellulärraums finden sich von den rund 2300 mmol Gesamtchloriden nur etwa 30% intrazellulär [2365]. Gemeinsam mit Natrium stellen die Chloridionen die Hauptträger der extrazellulären Osmolarität dar. Da Chlorid und Bikarbonat jenen Teil der Anionen ausmachen, der erhebliche Konzentrationsänderungen erfahren kann, steigt Chlorid beim Absinken des Bikarbonats an und umgekehrt (hypochlorämische Alkalose, hyperchlorämische Azidose). Im Verlaufe metabolischer Azidosen sinkt Bikarbonat im Serum ab; organische Säuren und Chloride nehmen den entstandenen Freiraum in der Anionensäule ein.

Unter normalen Verhältnissen ergibt die Subtraktion der Anionen Chloride und Bikarbonat von der Natriumkonzentration 8–16 mmol/l. Von einem überhöhten „anion gap" spricht man, wenn die Differenz 15 mmol/l übersteigt:

$$\text{„anion gap"} = Na^+ - (Cl^- + HCO_3^-) \qquad \text{(Gl. 64)}$$

Ursachen des „anion gap" sind Ketoazidosen, Urämie, Salizylatintoxikationen, Methanolintoxikationen, Paraldehydvergiftungen, Laktazidosen, Äthylenglykolintoxikationen. Die kontinuierliche Ableitung des Magensekrets über eine Sonde kann massive Chloridverluste in Form von Salzsäure verursachen. Daher übersteigt dabei das Defizit von Chlorid das von Natrium.

Unter konventioneller Hämodialyse entspricht die Dialysance der Chloride jener von Natrium, und an künstlichen Membranen wird kein niedrigerer Siebkoeffizient beobachtet. Mit seinem geringen Molekulargewicht von 35 Dalton und dem kleinen Radius des hydrierten Moleküls von 3,86 Å bietet auch der Durchtritt durch die peritoneale Membran keine Schwierigkeiten; Henderson [1104] fand einen Siebkoeffizienten von 0,78 ± 2.

2.6 Phosphate

Phosphat ist das wichtigste intrazelluläre Anion. Im Serum liegt Phosphor als Phospholipid, anorganisches Phosphat und zu einem kleinen Teil eiweißgebunden vor. Bei zunehmender Niereninsuffizienz steigt das anorganische Phosphat als Folge verminderter Ausscheidung im Serum an. Diese Veränderung wird heute als Ausgangspunkt der renalen Osteopathie betrachtet (s. S. 443).

Beim Abbau von 1 g Eiweiß werden ca. 1,1 mmol Phosphat freigesetzt [272]. Im Verhältnis zum Kreatinin tiefe Phosphatwerte werden bei Niereninsuffizienz mit septischen Komplikationen beobachtet [2083 a], während besonders hohe Phosphatwerte Folge einer einseitig phosphatreichen Ernährung sein können.

Die Phosphatelimination erfolgt beim chronisch Hämodialysierten nur unvollständig über den Dialysator. Mit verschiedenen Dialysatoren wurden Clearancewerte zwischen 42 und 77 ml/min gemessen [1495, 2227, 2513]. Mit der üblichen Dialysedauer von 12–18 h/Woche ist die Clearance bei der Mehrzahl der Patienten zu gering, um das Serumphosphat unter 6 mg/dl (1,94 mmol/l) zu halten. Dieses Ziel sollte aber erreicht werden, damit das Ca · P-Produkt unter 60 liegt*. Höhere Werte führen bekanntlich zu Weichteilverkalkungen. Daher werden Phosphatbinder (Aluminiumhydroxid oder Kalziumkarbonat) verabreicht, und zwar jeweils unmittelbar vor der Nahrungsaufnahme, um das Nahrungsphosphat im Darm abzufangen.

Zwar ist auch die peritoneale Clearance von Phosphat gering, so daß bei der IPD (s. S. 255) hohe Dosen an Phosphatbindern erforderlich sind; die CAPD (s. S. 258) hat dies aber deutlich verändert. Patienten mit dieser Form der Peritonealdialyse benötigen nur in der Minderzahl phosphatbindende Pharmaka.

2.7 *Sulfate*

Bei renaler Insuffizienz steigen die Serumwerte der anionischen Sulfate an. Sie bilden einen Teil jener organischen Säuren, die für die metabolische Azidose des Urämikers verantwortlich sind. Die Dialysance der Sulfate beträgt etwa ein Drittel jener von Harnstoff unter Hämodialyse und erreicht dessen Werte bei der Peritonealdialyse [272].

2.8 *Fluoride*

Fluoride werden zur Kariesprophylaxe mancherorts dem Trinkwasser beigefügt und erreichen dort Konzentrationen von etwa 1 mg/l (0,053 mmol/l). Sie werden als Apatite in Zähnen und Knochen eingelagert. Da die Nieren Hauptausscheidungsort sind, steigt der Plasmafluorgehalt bei Patienten mit Niereninsuffizienz an [2313]. Besonders hohe Konzentrationen haben Kerr et al. [2314] bei Patienten gefunden, die mit stark fluoridierter Spüllösung hämodialysiert wurden. Die Arbeitsgruppe von Newcastle brachte eine Häufung schwerster renaler Osteopathien mit einer positiven Fluoridbilanz unter Hämodialyse in Zusammenhang. Besonders aufschlußreich war die Besserung einzelner Patienten mit schwerer Osteopathie, die vom Dialysezentrum mit stark fluorhaltiger Spüllösung in die Heimdialyse entlassen wurden, wo der Fluoridgehalt des Wassers wesentlich tiefer lag; bei ihnen beobachteten die Autoren mehrfach eine Abheilung der zahlreichen Frakturen und ein Verschwinden der heftigen Knochenschmerzen. Andere Untersucher aber zweifeln die Bedeutung der Fluoride für die Entstehung des sog. Newcastle bone disease an [1798, 1880, 1908].

---

* Das Kalzium-Phosphat-Produkt errechnet sich aus den Plasmakonzentrationen von Kalzium und Phosphat in mg/dl

2.9 *Säuren/Basen*

Die urämische Azidose ist die Folge der Retention von H^+-Ionen bzw. von organischen Säuren. Eine rasch verfügbare respiratorische Kompensation besteht im Abrauchen flüchtiger Kohlensäure, so daß das arterielle pCO_2 unter 30 mm Hg absinkt. Damit verbleibt das pH längere Zeit im subnormalen Bereich, während das Basendefizit laufend zunimmt.

Als Puffer wurde zunächst bei der Trommelniere Natriumbikarbonat verwendet, das aber in der kalziumhaltigen Dialyselösung nur nach Senkung ihres pH in Lösung gehalten werden kann. 1964 führten Mion et al. [1718] Azetat als Puffersubstanz in die Dialysetherapie ein. Die Korrektur der urämischen Azidose erfolgt in 2facher Richtung, einmal aufgrund der Elimination organischer und anorganischer Säuren, zum andern durch den Übertritt des Puffers von der Spüllösung ins Blut der Patienten. Dabei besteht aber eine deutliche Verzögerung im Ausgleich des Liquor-pH, so daß die azidotische Atmung die Dialyse überdauern kann [1324, 1913].

Ins Blut übergetreten, wird Azetat bei der überwiegenden Mehrzahl der Patienten rasch zu Bikarbonat metabolisiert, und die Normalisierung des Säuren/Basen-Status scheint nur eine Frage von Dialysedauer und Azetatkonzentration [236 a] zu sein. Ein Teil der Dialysepatienten ist jedoch nicht in der Lage, das Azetat zeitgerecht zu metabolisieren, so daß auf Anregung Scribners bei diesen Patienten wieder Bikarbonat als Puffer gegeben wird [2261 a].

Bei jeder Dialyse mit bikarbonatfreier Spüllösung diffundiert aufgrund des Konzentrationsgefälles Plasmabikarbonat ins Dialysat. Dadurch kommt es zu einem unerwünschten Bikarbonatverlust während der Dialyse mit Azetat [933 a]. Nach einer von Bosch [296] gemessenen totalen Bikarbonatmassenbilanz unter Azetatdialyse ergab sich, daß im Mittel 0,45 mmol/l Bikarbonat den Dialysator im Überschuß verlassen. Gotsch u. Sargent [942 a] haben diesen Untersuchungsergebnissen allerdings widersprochen.

Sowohl Azetat als auch Laktat treten rasch durch die peritoneale Membran [2079, 2132], Laktat in der Größenordnung von 25 mmol/h [625]. Beide Puffer beeinflussen überdies den Gefäßzustand des Peritoneums [1707].

2.10 *Osmolarität*

Die Plasmaosmolarität ergibt sich aus der Summe der An- und Kationen zuzüglich Harnstoff und Glukose. Dabei ergeben 1 mmol/l Harnstoff und 1 mmol/l Glukose je 1 mosmol/l. Zwar korrigiert eine Retention freien Wassers mit entsprechender Hyponatriämie und Hypochlorämie teilweise die steigende Osmolarität des Blutes, aber der ansteigende Harnstoff erzeugt dennoch keine Hyperosmolaritätssymptome, da er als gut diffusible Substanz in entsprechender Konzentration im Blut und in den Zellen vorliegt. Messungen von Edel et al. [677] und Scheitlin et al. [2189] haben jedoch niedrigere Osmolaritäten im Liquor verglichen mit dem Serum ergeben. Durch die Hämodialyse wird der osmotische Gradient zwischen Liquor und Blut umgekehrt, wodurch besonders bei hoher Ausgangsosmolarität ein Wassereinstrom in den Liquor- und den intrazellulären Raum erfolgt [1303]. Die dadurch ausge-

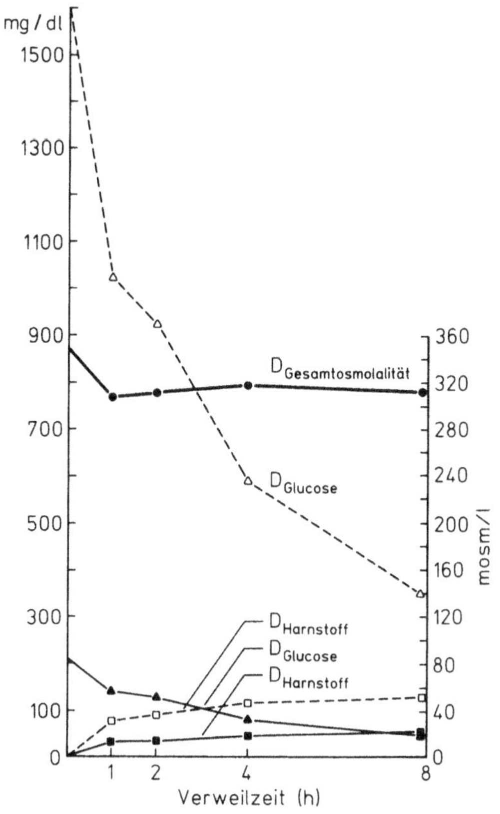

Abb. 101. Abfall der Glukose- (△----- △) und Anstieg der Harnstoffkonzentration im Dialysat (□----- □). Anteil der Glukose- (▲——▲) und Harnstoffosmolarität (■——■) an der Gesamtosmolarität (●——●) im Dialysat nach verschiedenen Verweilzeiten bei intaktem Peritoneum

lösten zerebralen Erscheinungen werden als Disäquilibriumsyndrom bezeichnet (s. S. 279).

Weitere Hinweise auf solche osmolaritäts-bedingte Wasserverschiebungen während der Hämodialyse lieferten Messungen des intraokulären Drucks und dessen Relation zur Serumosmolarität [1510a, 2339a, 2457a].

Die ins Gewicht fallenden osmotisch wirksamen Ionen, Natrium und Chloride sowie Harnstoff, sind, wie oben dargelegt, gut dialysierbar. Will man den Abfall der extrazellulären Osmolarität verlangsamen, so kann Glukose der Spüllösung beigefügt oder ihre Natriumkonzentration höher gewählt werden [1971].

Wegen der geringen Clearance osmotisch aktiver Substanzen ist bei der Peritonealdialyse nicht mit meßbaren osmotischen Gradienten zwischen IZR und EZR zu rechnen. Entsprechend werden bei diesem Behandlungsverfahren Disäquilibriumsyndrome nicht beobachtet. Dazu trägt ferner die Verwendung hyperosmolarer Glukoselösungen bei. Die Änderungen der Osmolarität während einer Peritonealdialyse sind in Abb. 101 festgehalten. Während die glukosebedingte Osmolarität in der Spüllösung rasch absinkt, wird die harnstoffbedingte Hyperosmolarität durch den Übertritt von Harnstoff ins Dialysat zunehmen, so daß schließlich in jedem Zeitpunkt die Osmolarität der Spüllösung 310 mosmol/l übersteigt.

2.11 Wasser

Bei akuter wie bei chronischer Niereninsuffizienz besteht meist eine Erhöhung des Gesamtkörperwassers. Sie ist die Folge einer positiven Wasserbilanz aufgrund verminderter Flüssigkeitsausscheidung. Ödeme, Flüssigkeitslunge und Hirnödem sowie Hypertonie können sich einstellen. Oft wird die Überwässerung beim akuten Nierenversagen erst retrospektiv deutlich nach der Ausschwemmung dieses interstitiellen Wassers im Anschluß an die polyurische Phase, bzw. bei chronischer Niereninsuffizienz beim Dehydrieren des Patienten, wenn das Idealgewicht (Trockengewicht) bestimmt wird.

Einfacher als die Erfassung einer allgemeinen Hyperhydration (Körpergewicht!) ist diejenige des erhöhten EZV (Halsvenendruck, Ödeme, Lungenstauung, zentralvenöser Druckanstieg).

Für den Wasserentzug unter Hämodialyse kann ein mechanischer oder osmotischer Druckgradient verwendet werden. Praktisch hat seit dem Verlassen der Trommelniere der osmotische Druck keine Bedeutung mehr für den Volumenentzug durch Hämodialysatoren. Dafür kann bei geschlossenem Blut- und Dialysatsystem ein blutseitiger Überdruck mit einem dialysatseitigen Unterdruck kombiniert werden. Der Volumenentzug mittels hoher Druckgradienten setzte zunächst entsprechend stabile Dialysatoren voraus. Die moderne Entwicklung der Dialysatoren hat die Ultrafiltrationsleistung in doppelter Hinsicht gesteigert: einmal durch die Einführung von Membranen mit höherer Permeabilität für Wasser, zum andern durch die Anordnung der Membran in geometrischen Formen, die höhere Druckgradienten zulassen.

Aufgrund der Beobachtungen bei Hämofiltration und sequentieller Ultrafiltration wird der Flüssigkeitsentzug bei manchen Patienten besser toleriert, wenn nicht gleichzeitig gelöste Substanzen entzogen werden [201, 615, 1219, 1291 a]. Hampl [1044] stellte während der Ultrafiltrationsphase der Behandlung einen Anstieg des peripheren Gefäßwiderstands bei stabilem Puls und Blutdruck fest. Demgegenüber trat bei konventioneller Dialyse mit Ultrafiltration nur ein geringer Anstieg des Widerstands, begleitet von Pulszunahme und Hypotonie auf. Colombi et al. [1291 a] erklärten dieses Verhalten bei sequentieller Ultrafiltration mit osmotischen Druckgradienten, die im Falle der Dialyse zu einem Wassereinstrom ins extravasale Gebiet, im Falle der isolierten Ultrafiltration aber zum Wassereinstrom ins intravasale Kompartiment führen. Das Bindeglied zwischen Stofftransport und hämodynamischen Veränderungen könnten sein: 1. der Säure-Basenhaushalt mit Veränderungen des pCO_2 und pO_2 mit Wirkung auf die Chemorezeptoren [1051, 1052, 1054]; 2. die Natriumkonzentration der Spüllösung, wobei höherer Natriumgehalt zu einer verbesserten Kreislaufstabilität führt.

Noch immer stellt der Volumenentzug ein wesentliches Problem der Dialysebehandlung dar. Daher sind die Forderungen nach Dialysegeräten mit meßbarer, kontrollierter Ultrafiltration berechtigt.

Während der Peritonealdialyse erfolgt der Volumenentzug vorwiegend auf osmotischem Weg. Nachdem Fruktose [1396, 1469, 2015] und Sorbit [229, 1995] erhebliche Nachteile zeigten, blieb man vorerst bei Glukose als Träger der Spüllösungsosmolarität neben jener der Elektrolyte. Als in jüngster Zeit die Nachteile der Glukoseresorption im Rahmen der CAPD augenscheinlich wurden (rasche Resorption,

Adipositas, Hyperlipidämie), lebte die Diskussion um einen geeigneten osmotisch wirksamen Spüllösungszusatz wieder auf.

3 Kohlenhydrate

Bei Patienten mit terminaler Niereninsuffizienz besteht eine Störung des Glukosemetabolismus, gekennzeichnet durch eine Glukoseintoleranz. Eine Konsequenz dieser Stoffwechselstörung ist die Neigung zur Hypertriglyzeridämie. Die Blutzuckerwerte sind dabei kaum verändert. Es konnte ferner nachgewiesen werden, daß sich diese Glukoseintoleranz unter Dialysebehandlung bessert. (Einzelheiten s. S. 490.)

Aufgrund ihrer Molekulargröße ist Glukose gut dialysabel. Diese Tatsache wirkte sich verhängnisvoll aus, als bei der Trommelniere noch Glukosekonzentrationen von 7000 mg/dl (388,5 mmol/l) in der Spüllösung verwendet wurden, um das nötige Volumen zu entziehen. Potter et al. [1975] beschrieben einen Todesfall infolge einer Hyperglykämie von 3500 mg/dl. Alwall et al. [52] konnten dann zeigen, daß glukosefreie Spüllösung keine Hypoglykämien verursachte, wie dies Leonards et al. [1509] am dialysierten Hund beobachtet hatten.

Auch das Peritoneum ist sehr gut durchlässig für Glukose, ein mehrfacher Nachteil bei der Langzeit-Peritonealdialyse. Die rasche Diffusion der Spüllösungsglukose führt bei Patienten mit akuter Niereninsuffizienz nicht selten zu Hyperglykämien und bei gleichzeitigem Absetzen von Dialyse und intravenöser Glukosezufuhr zu bedrohlichen reaktiven Hypoglykämien. Entzündungen und Verletzungen des Peritoneums beschleunigen die Glukoseresorption aus der Spüllösung und erzeugen bei längeren Verweilzeiten eine positive Flüssigkeitsbilanz [2187 a]. Bei CAPD werden je nach Verwendung der 1,5- oder 4,25%igen Spüllösung ca. 20 bzw. 80 g Glukose mit jedem Wechsel resorbiert, entsprechend einer täglichen Menge von 50-180 g [118, 2087, 2187 a].

4 Aminosäuren

Die Elimination von Aminosäuren bei der Hämodialyse hängt im wesentlichen von der Behandlungsdauer, der Oberfläche und den Membraneigenschaften des Dialysators ab. Die von Holtz [1173] mit einem Hohlfaserdialysator von Cordis (Oberfläche 1,3 qm bzw. 2,5 qm) ermittelten Clearancewerte schwankten zwischen 50 und 120 ml/min. Dörr [630] konnte eine hochsignifikante Abhängigkeit des Aminosäurenverlustes im Dialysat von der Plasmakonzentration zu Beginn der Dialyse feststellen. Zum Problem des Aminosäurenverlustes und des gestörten Proteinmetabolismus im Terminalstadium der chronischen Niereninsuffizienz gibt es eine Vielzahl von experimentellen und klinischen Untersuchungen, die teilweise sehr unterschiedliche Ergebnisse erbrachten. Weitgehende Übereinstimmung besteht jedoch darin, daß die Plasmaspiegel der untersuchten Aminosäuren, die schon in der konservativen Behandlungsphase eindeutig erniedrigt sind, durch die Dialysebehandlung noch weiter signifikant gesenkt werden. Dabei konnte tierexperimentell festgestellt werden, daß die unterschiedlichen Eliminationsraten der Aminosäuren auch von ihrer Einbaurate in die Plasmaproteine abhängen [93]. Die Gesamteliminationsrate durch das Dialysat schwankte zwischen 5,3% bei Leucin und 75,5% bei Alanin. In diesem Zusammenhang stellte man für Leucin eine große und für Alanin eine geringe Einbaurate in die Plasmaproteine fest. Die essentiellen Aminosäuren einschließlich Histidin zeigten einen exponentiellen Abfall der Dialysance während der Versuchsdauer, bedingt durch die große Einbaurate dieser Substanzen in den Eiweißzyklus. Andere Arbeitsgruppen konnten in Tierexperimenten beobachten, daß in Übereinstimmung mit den oben mitgeteilten Ergebnissen durch die Dialyse aus dem Pool der nichtessentiellen Aminosäuren besonders Alanin stark erniedrigt wird.

Einen Zusammenhang zwischen der Molmasse der einzelnen Aminosäuren und ihrer Clearance konnten sowohl Kopple et al. [1403, 1407] wie auch Holtz [1173] und Dörr [630] nicht finden. Vielmehr vermutete die Arbeitsgruppe um Klinkmann u. Holtz [1363], daß der Durchtritt der Aminosäuren durch die Dialysemembran von der Struktur der Moleküle und nicht von ihrer Größe bestimmt wird.

Die Plasmakonzentrationen der Aminosäuren wurden durch eine 2stündige Hämodialyse mit einem Plattendialysator der Firma Gambro um etwa 34% und durch eine 4stündige Hämodialyse mit einem Kapillardialysator der Fa. Cordis um ca. 40% des Ausgangswerts erniedrigt. Aber nicht alle Aminosäuren zeigten einen signifikanten Abfall. Die einzige Aminosäure, die bei Patienten mit chronischer Niereninsuffizienz auch unter der Dialysetherapie signifikant erhöht gefunden wurde, war Zystin [994, 1096, 2672]. Als Ursache dafür wird ein Sulfatstau bei Niereninsuffizienz angesehen.

Entsprechend den Unterschieden bei Dialysatoren, Bestimmungsmethoden und Ernährungsgewohnheiten werden Aminosäurenverluste zwischen 5 und 15 g pro Hämodialysebehandlung angegeben [93, 260, 730, 1084, 1363, 1403, 1405]. Neben den genannten Faktoren hat auch die Zusammensetzung der Spüllösung einen Einfluß auf den Aminosäurenverlust. Bei Verwendung einer glukosefreien Spüllösung konnte eine Vergrößerung des Aminosäurenverlustes nachgewiesen werden [1403, 1407], der nach Zufuhr von Glukose wieder rückläufig war, da Glukose die Plasmakonzentration der Aminosäuren erniedrigt. Wie bereits erwähnt, ist der Verlust von Aminosäuren im Dialysat signifikant von ihrer Plasmakonzentration abhängig. Rodrigo et al. [2100] erzielten durch Erhöhung der Glukosekonzentration in der Spüllösung von 274 auf 717 mg/dl eine deutliche Besserung der Dialyseintoleranz (Abgeschlagenheit, Kopfschmerzen, Muskelkrämpfe).

Bei der Hämofiltration ist der Aminosäurenverlust geringer als bei der Hämo- und Peritonealdialyse [1389, 2180].

5 Proteine

Hämodialysatoren sind für Proteine undurchlässig, eine wesentliche Forderung an eine Hämodialysemembran. Anders verhält es sich für jene Filter, die für die Plasmaseparation konzipiert sind (s. S. 50).

Im Unterschied zur Hämodialyse erfolgt bei der Peritonealdialyse stets ein Eiweißverlust. Die Proteinkonzentration beträgt bei einer Verweilzeit von 8 h 20–250 mg/dl im Dialysatauslauf. Im Verlauf von Peritonitisepisoden können nach eigenen Beobachtungen Werte bis zu 500 mg/dl erreicht werden. Fällt es leicht, durch eiweißreiche Kost den üblichen Verlust von 7-14 g/Tag zu ersetzen, so bereiten die höheren Verluste bei einer Peritonitis Probleme wegen der erschwerten Nahrungsaufnahme.

Als typische Nebenwirkung ist der Eiweißverlust unter Peritonealdialyse an anderer Stelle ausführlich behandelt (s. S. 405 u. 485).

6 Hormone

So häufig Störungen des Hormonstoffwechsels beim chronisch dialysierten Patienten sind (s. S. 468), so selten ist ein Verlust dieser mittel- bis großmolekularen Substanzen ins Dialysat. Im Vordergrund steht vielmehr eine urämisch bedingte Hemmung der Hormonbildung oder eine Schädigung der Erfolgsorgane und - lange Zeit wenig beachtet - eine verminderte Metabolisierung durch die erkrankten Nieren selbst.

Nur die Nebennierenrindensteroide Kortisol und Aldosteron werden meßbar mittels Hämodialyse ausgeschieden. Feldman [758] fand während einer normalen Hämodialyse einen Verlust von ca. 630 μg freiem Kortisol ins Dialysat. Dieser Verlust in die Spüllösung führt zunächst zum Absinken des Plasmakortisolspiegels in der ersten Phase der Behandlung; danach steigt aber das Plasmakortisol aufgrund vermehrter ACTH-Aktivität wieder an.

Aldosteron mit seinem Molekulargewicht an der Grenze des MM-Bereichs (360 Dalton) und seiner verhältnismäßig geringen Proteinbindung (60%) weist beim Dialysierten große Schwankungen auf, und zwar nicht so sehr wegen der 0,2-15,8 μg, die nach Asbach et al. [77] pro Dialyse eliminiert werden, sondern weil mit der Dialyse mehrere Faktoren verändert werden, die für den Plasmaspiegel dieses Mineralokortikoids verantwortlich sind, insbesondere Plasmakalium, intravasales Volumen und Blutdruck.

Insulin ist in geringem Maß dialysabel [2097]. Über die peritoneale Dialysance von C-Peptid und Insulin liegen Untersuchungen von Wideroe et al. vor [2649 a].

Wesentlich ergiebiger sind die Angaben über Hormonverluste während Hämofiltration. So konnten Schäfer et al. [2180] PTH im Filtrat in ähnlicher Konzentration nachweisen wie im Serum. Kramer et al. [1423] fanden erhebliche Mengen von Gastrin, Insulin, GIP (gastric inhibitory polypeptide), Somatomedin B und PTH im Hämofiltrat. Außer für PTH konnten aber die Autoren keine behandlungsbedingten Veränderungen der Serumkonzentrationen feststellen. Die Konzentrationen von Kortisol, Somatotropin und TSH lagen unter der Meßgrenze. T3, T4, TSH und TBG (Thyroxin-bindendes Globulin) konnten im Ultrafiltrat bei Hämofiltration nicht nachgewiesen werden [2420].

7 Vitamine

Schäfer et al. [2183] konnten nachweisen, daß der Vitaminverlust durch die Dialysemembran hauptsächlich von deren Oberfläche und Porengröße, der Dialysedauer und -frequenz, der Blut- und Dialysatflußrate, dem Grad der Eiweißbindung der verschiedenen Vitamine und ihrer Plasmakonzentration vor Dialysebeginn abhängt.

Vitamin A ist weitgehend eiweißgebunden und daher kaum dialysabel. Es liegt bei Patienten mit chronischer Niereninsuffizienz in erhöhter Konzentration im Serum vor (s. S. 493).

Die Probleme im Zusammenhang mit *Vitamin D* und seinen Metaboliten werden im Kapitel über die renale Osteodystrophie ausführlich besprochen (s. S. 442). Auch dieses fettlösliche Vitamin ist kaum dialysabel.

Vitamin E, ein weiteres fettlösliches Vitamin, wird bei Dialysepatienten in der Regel in normaler oder leicht verminderter Serumkonzentration gefunden. Dafür ist allerdings nicht ein Verlust während der Dialyse, sondern eine verminderte Resorption verantwortlich [1403].

Sehr unterschiedlich verhält sich die Dialysierbarkeit der *Vitamine des B-Komplexes.* Während Lasker [1475] bei einigen Dialysepatienten verminderte Plasmaspiegel von Vitamin B_1 fanden, beobachteten Niwa et al. [1811] leicht erhöhte Konzentrationen. Letzteres wird auf die niedrige Dialysance und die verminderte Ausscheidung des Vitamins bei Oligurie bzw. Anurie zurückgeführt.

Die Plasma- und Erythrozytenspiegel von Vitamin B_6 wurden von verschiedenen Untersuchern bei Dialysepatienten erniedrigt gefunden [1403, 1604]; doch handelt es sich hier möglicherweise um einen alimentären Mangel, da die Verluste durch die Dialyse gering sind [850].

Vitamin B_{12}, dessen Molekulargewicht 1355 Dalton beträgt - die Gewichte der übrigen B-Vitamine liegen zwischen 123 und 376 Dalton - ist aufgrund dessen, wie auch wegen einer starken Proteinbindung, schlecht dialysabel [1604].

Für Riboflavin wird bei der Hämodialyse eine Dialysance von 40 ml/min, für Pantothensäure von 40 und für Folsäure von 50 ml/min angegeben [627, 1896 a]. Bei Dialysepatienten wurden erniedrigte, aber auch normale Plasmaspiegel von Folsäure gefunden. Die Arbeitsgruppe um Falkenhagen [732] beobachtete einen durchschnittlichen Verlust von 30-50 μg Folsäure pro Hämodialyse, dabei jedoch keine signifikante Erniedrigung der Plasmaspiegel oder der Folsäurekonzentration in den Erythrozyten im Vergleich zu Normalpersonen.

Unter Hämodialyse sinkt die Plasmakonzentration von *Vitamin C* (Molekulargewicht 176 Dalton) um ca. 40% [2429]. In Abhängigkeit vom verwendeten Dialysator bestimmte Flügel [791] eine Clearance von Vitamin C zwischen 40 ± 18 ml/min und 78 ± 9 ml/min. Der Verlust am Vitamin C während einer 3- bis 5stündigen Dialysebehandlung wird mit 100-200 mg angegeben. Durch Zugabe von Vitamin C zur Spüllösung bei der Hämodialyse läßt sich ein Anstieg der Plasmaspiegel beim Patienten erreichen.

Daß bei Dialysepatienten der Vitamin-C-Spiegel im Serum erniedrigt ist [791, 1403, 2183], wird nicht nur auf die Verluste durch die Dialysebehandlung, sondern auch auf eine zu geringe Zufuhr mit der Nahrung zurückgeführt [1604].

Über die Elimination von Vitaminen bei der Hämofiltration liegen noch keine Angaben vor, abgesehen vom Nachweis von „Spuren von Vitamin D und dem spezifisch Vitamin-D-bindenden Protein g-c-Globulin“ [2419 a].

Für die Peritonealdialyse sind die Informationen ebenso spärlich. 1966 berichteten Henkin et al. [1120] über die Elimination von 575 000 I. E. Vitamin D während einer Peritonealdialyse. Mit zwei Dialysebehandlungen sank der stark erhöhte Serumwert von 3500 I.E./100 ml auf 1350 I.E./100 ml ab. Mit Blumenkrantz u. Schmidt [265] nehmen wir einen Verlust wasserlöslicher Vitamine unter Peritonealdialyse an. Beim Auftreten von Peritonitiden mag der Verlust eiweißgebundener Fraktionen noch größer sein. Allein, gesicherte Daten fehlen bisher.

8 Spurenelemente

Einzelne Spurenelemente werden bei Niereninsuffizienz vermindert ausgeschieden, andere bei massiver Proteinurie vermehrt. Weitere Faktoren sind das verwendete Dialysematerial und die Spüllösung, die in geringen Mengen diese Elemente enthalten. Der langdauernde Kontakt des Dialysierten mit diesen Materialien kann zu erheblicher Kumulation im Organismus führen.

Kupfer wird im Serum nichtdialysierter Patienten mit chronischer Niereninsuffizienz meist in normaler Konzentration gefunden, bei Patienten mit nephrotischem Syndrom häufig sogar erniedrigt [2172]. Die erhöhten Serumkupferwerte Hämodialysierter werden auf die Freisetzung dieses Metalls aus dem Cuprophan des Dialysators zurückgeführt [149, 247, 394, 1640].

Erhöhte Serumkupferwerte bei Patienten mit Peritonealdialyse konnten bislang nicht erklärt werden. Sie wurden auch unter CAPD beobachtet; die Werte liegen jedoch tiefer als bei Hämodialysierten und steigen auch nicht weiter an [2489].

Zink wurde sowohl bei dialysierten als auch bei nichtdialysierten Patienten mit terminaler Niereninsuffizienz im Serum in erniedrigter Konzentration gefunden [486, 1607, 1613], Vreman [2779] vermutet infolge Mangel an Zn-bindendem Albumin. Zur Konzentration von Zink im Haar und in den Erythrozyten liegen widersprüchliche Angaben vor [1607, 2779].

Noch tiefer als bei Patienten mit Hämodialyse oder intermittierender Peritonealdialyse liegen die Zn-Werte bei jenen mit kontinuierlicher ambulanter Peritonealdialyse.

Aluminium hat seit der ersten Beschreibung der Dialysedemenz und ihres Zusammenhangs mit erhöhten Aluminiumkonzentrationen in der grauen Substanz des Gehirns viel Interesse auf sich gezogen [39]. Diese Befunde sind um so bemerkens-

Tabelle 27. Spurenelemente bei dialysierten und nichtdialysierten Urämikern (*N. S.* nephrotisches Syndrom)

Element	Urämiker ohne Dialyse	Hämodialyse	Peritonealdialyse	CAPD	Autoren
Kupfer	↗ od. normal ↙ (N.S.)	↗ ↗	↗	↗	[394, 2489]
Zink	↙ ↙ (N.S.)	↙	↙	↙ ↙	[2489, 2729]
Aluminium	↗ od. normal	↗ ↗	↗	↗	[39, 2489]
Nickel	↙	?	?	?	[1687 a]
Zinn	↗	↗	?	?	[1833 a, 2136 a]
Blei	normal	normal	?	?	[1614]

werter, als auch beim Alzheimer-Syndrom erhöhte Aluminiumkonzentrationen gefunden werden [541]. Aluminium passiert die Dialysemembran leicht, wird aber wegen der hohen Eiweißbindung kaum ins Dialysat abgegeben. Geringe Konzentrationen dieses Metalls in der Spüllösung führen daher zur Diffusion ins Blut des Patienten. Überdies konnte gezeigt werden, daß oral verabreichtes Aluminium in Form von $Al(OH)_3$ in Spuren resorbiert wird [1275]. Für die Akkumulation von Aluminium bei Dialysepatienten ist offenbar diese orale Ingestion (zum Zwecke der Bindung von Phosphat im Darm) bedeutsamer als die Aufnahme des Metalls bei der Dialyse.

Bei CAPD-Patienten wurden tiefere Al-Konzentrationen gemessen als bei Hämodialysierten [2489]; allerdings wurden unterschiedliche Aluminiumkonzentrationen in verschiedenen Peritonealdialyselösungen festgestellt [1914].

Tabelle 27 zeigt das Verhalten mehrerer Spurenelemente bei Hämo- und Peritonealdialysierten und bei Urämikern ohne Dialysebehandlung.

VI Praktische Durchführung: Ablauf der Einzelbehandlungen

Die vielen in Gebrauch befindlichen Dialysegeräte sind zwar im Prinzip einheitlich, im Detail der Konstruktion und Funktionsweise jedoch teilweise unterschiedlich. Daher sind vor Einführung und Betriebsaufnahme eines jeden Geräts und vor Unterweisung des Personals die genauen Vorschriften der Hersteller zu studieren. Zudem werden von fast allen Geräteherstellern bei Neuanschaffungen Techniker und Dialyseschwestern zur Einweisung für einige Tage abgeordnet. Es sollen daher nur kursorische praktische Hinweise, insbesondere auch zur Reihenfolge des Ablaufs der Einzelbehandlung gegeben werden, wie sie sich uns als günstig ergeben haben.

Nach schematischer Darstellung der Standardhämodialyse - mit Vorbereitung der Maschine, Beginn, Überwachung und Beendigung der Dialyse sowie der Heparinisierung und der Gerinnungskontrollen - und der übrigen maschinellen Detoxikationsverfahren wird das Procedere bei Peritonealdialysen beschrieben. Es folgen einige Bemerkungen zu den Besonderheiten bei der Dialyse von Kindern.

1 Standardhämodialyse

1.1 Vorbereitung des Dialysegeräts

1.1.1 Weichwassertest und Formalintest

Bei Benutzung von Enthärtern auf Austauscherharz- bzw. Salzbasis sowie bei der Desinfektion der Geräte mit Formalin halten wir nach wie vor, nach Einschaltung der Strom- und Wasseranschlüsse, die Vornahme von Weichwassertest und Formalintest für notwendig.

Beim Weichwassertest wird in ein Gläschen mit Weichwasser ein Tropfen Culligan-Seifenlösung gegeben, wobei nach Schütteln eine Schaumkrone entstehen muß. Anschließend kann das Gerät 10 min mit dem vorher überprüften Weichwasser gespült werden, damit Formalin oder Formalinrestbestände entfernt werden. Daraufhin erfolgt die Entnahme von Weichwasser zum Formalintest.

Formalintest:

Nitroprussid-Natrium 10%ig	5 Tropfen
NaOH 10%ig	10 Tropfen
Phenylhydraciniumchlorid ($C_6H_9ClN_2$)	1 Messerspitze

werden in 10 ml Weichwasser gegeben. Bei Anwesenheit von Formalin ergibt sich eine Blau-, bei Abwesenheit eine Gelbfärbung.

Gegenüber dem hier beschriebenen Test ist der „Clinitest" auf Formalin weniger exakt.

1.1.2 Weitere Vorbereitungen

Sodann erfolgt die Einlage des blutführenden Schlauchsystems nach Vorschrift des jeweiligen Geräteherstellers, wobei besonders auf die einwandfreie Lage der Schläuche in den Blutpumpen zu achten ist, um zu vermeiden, daß Scherkräfte Rupturen verursachen. Danach kann die Vorbereitung der Heparininitialspritze und der Heparininfusion erfolgen (s. S. 237). Wichtig ist eine Spülung des Dialysators mit insgesamt 2000 ml NaCl-Lösung, davon 1000 ml 10 Min. in Recirculation mit hohem Umlauf. Nach Einschalten der Konzentrat- bzw. Spüllösungszufuhr sollte noch vor Anschluß des Patienten an den extrakorporalen Blutkreislauf eine Prüfung der Alarmsysteme erfolgen.

1.1.3 Prüfung der Alarmsysteme

a) Luftfalle, die zu diesem Zeitpunkt Alarm geben und zuschlagen muß, da das System noch nicht aufgefüllt und somit mit Luft gefüllt ist.
b) Venendruck: Während des nunmehrigen Auffüllens mit einer 0,9%igen Kochsalzlösung kann die Venendruckanzeige geprüft werden.
c) Dichteprüfung des Filters (Drucktest): Nach dem erwähnten Auffüllen des Systems mit einer 0,9%igen Kochsalzlösung ist zu prüfen, ob der Dialysator dicht, d. h. frei von Mikrorupturen der Membran, ist. Dabei wird der venöse Schlauchteil unterhalb der Kammer abgeklemmt, und man läßt den Venendruck ansteigen, und zwar auf 300–350 mm Hg bei Platten- und ca. 400 mm Hg bei Kapillardialysatoren. Nach dem anschließenden Ausschalten der Blutpumpe muß der Zeiger der Venendruckkontrolle langsam abfallen. Geschieht dies rasch, so ist der Dialysator nicht in Ordnung und z. B. eine Ruptur der Membran anzunehmen.
d) Luftdetektor: Nachdem nunmehr das System mit Kochsalz aufgefüllt worden ist, kann er aktiviert werden, d. h. die Luftfalle wird eingeschaltet, und gleichzeitig kann der Spiegel der Venenkammer eingestellt werden.
e) Arterielle Druckanzeige: Bei laufender Pumpe vor der Druckmeßstelle wird abgeklemmt; die Druckanzeige muß je nach Blutpumpengeschwindigkeit rapide abfallen.

1.1.4 Prüfung der Spüllösung

Es erfolgt nunmehr die Einstellung der elektrischen Leitfähigkeit und ggf. Abnahme von Spüllösung für Laborkontrollen.

1.1.5 Notfallreserve

Für plötzliche Blutdruckabfälle wird ein Beutel mit 500 ml 0,9%iger Natriumchloridlösung direkt an die arterielle Zufuhr angeschlossen. Vorher sollte die Dialyse nicht begonnen werden.

1.2 Beginn der Dialyse

1) Anschluß der Spüllösungsschläuche im Gegenstrom, d.h. Zufluß zur venösen Seite des Dialysators und Dialysatabfluß zur arteriellen Seite des Dialysators. Der Dialysator wird zunächst so gekippt, daß der Bluteinfluß unten liegt.
2) Punktion der arteriovenösen Fistel und unmittelbar danach Gabe der Heparininitialdosis. Anschluß der blutführenden Schläuche, die nunmehr bereits mit Kochsalzlösung aufgefüllt sind, an den Patienten; arterieller Blutschlauch an die arterielle Punktionsnadel und venöser Blutschlauch an die venöse Punktionsnadel.
Wesentlich für die Prognose der arteriovenösen Fistel ist eine atraumatische Punktionstechnik. Dabei sollte nach festem Schema die Stichstelle systematisch gewechselt werden. Das beliebte Stechen „da, wo es schon immer gut gelaufen ist", führt zu Aneurysmen, Shuntinfekten und schließlich zum Verlust der arteriovenösen Fistel.
Vor der Punktion wird der ganze Shuntarm mit Betadinelösung eingestrichen. Anschließend staut man so, daß einerseits die Arterie noch gut palpabel, andrerseits die Vene prall gefüllt ist. Nun wird die Kanüle mit aufgesetzter Spritze im Winkel von 45° eingeschoben, bis die pulsierende Blutsäule im Kanülenansatz erscheint, und dann flach im Gefäß vorgeschoben, und zwar unter ständiger Kontrolle der Pulsation. Vor der Fixation wird die Entnahmekanüle noch um 180° gedreht, so daß bei flach auf der Haut liegender Nadel die Öffnung lumenwärts gerichtet ist (Abb. 102). Durch die Entnahme- und Rückgabekanüle wird nun je die Hälfte der verdünnten Heparin-Initialdosis gegeben und der Kanülenansatz abgeklemmt.
Steht nur ein kurzes Gefäßstück zur Punktion zur Verfügung, so kann eine Zweiwegkanüle eingelegt und über eine Doppelpumpe oder ein Umschaltgerät dialysiert werden (Single-needle-Technik, s. S. 83).

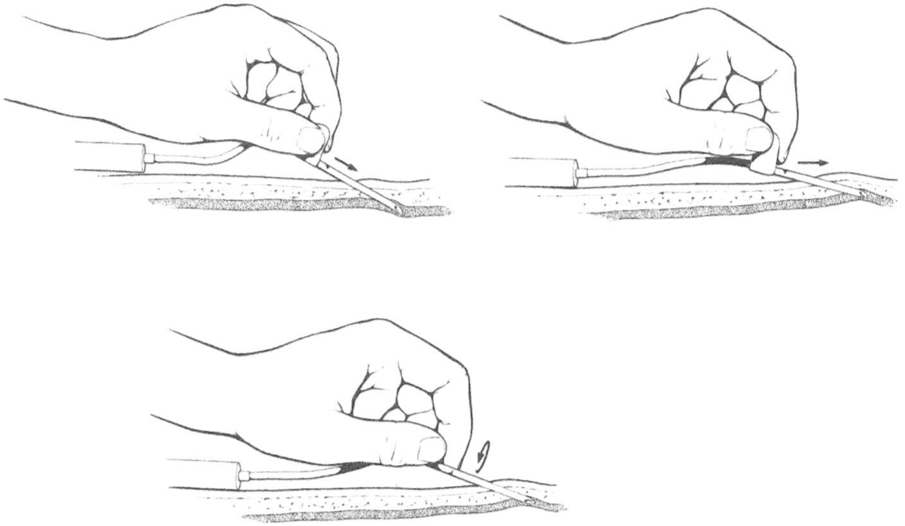

Abb. 102. Punktionstechnik mit anschließender Drehung der Kanüle um ihre Längsachse

3) Einschaltung der Heparininfusionspumpe und Einschaltung der Blutpumpe, die langsam, je nach Kreislaufempfindlichkeit des Patienten, auf die gewünschte Umdrehung einzustellen ist.
4) Umdrehen des Dialysators, wenn eine vollständige Blutauffüllung erreicht ist.
5) Venendruckalarmbegrenzung einstellen, wenn der gewünschte Blutumlauf erreicht ist, dabei muß die untere Begrenzung über 0 liegen.
6) Einstellung der Blutleckempfindlichkeit. Falls die Empfindlichkeit regulierbar ist, etwas oberhalb der Alarmbegrenzung einstellen, damit nicht zu häufig Fehlalarme gegeben werden.
7) Berechnung der gewünschten Gewichtsabnahme und Einstellung der Ultrafiltration.

Die Ultrafiltration ist abhängig vom Ultrafiltrationsfaktor der Dialysemembran und dem auf diese wirkenden Transmembrandruck. Als Transmembrandruck wird die Summe aus positivem Druck auf der Blutseite und negativem Druck auf der Dialysatseite (sog. „Dialysatdruck") definiert. Die Angabe des Ultrafiltrationsfaktors erfolgt in ml/mm Hg/Zeit.

Zur Berechnung kann folgendes Beispiel gegeben werden:

Gewünschte Gewichtsabnahme	2000 ml
Füllvolumen, d.h. das Volumen des Blutschlauchsystems mit Dialysator	200 ml
Trinken	200 ml
Obst	100 ml
Abschlußvolumen (NaCl-Zufuhr)	200 ml
	2700 ml

Es wären also 2700 ml beispielsweise in einer Dialysezeit von 5 h zu entfernen, dies würde 540 ml/h bedeuten. Beträgt der Faktor des Dialysators z. B. 3, d. h. es werden bei einem Transmembrandruck von 100 mm Hg 300 ml/h entfernt, so würde dies bedeuten, daß der erforderliche Transmembrandruck auf 180 mm Hg einzustellen wäre.

Bei vielen Geräten kann eine direkte Einstellung des Transmembrandrucks vorgenommen werden. Sonst ist aufgrund des gemessenen Drucks im rückführenden venösen Schlauchsystem der entsprechende Negativdruck auf der Dialysatseite einzustellen, um den gewünschten Transmembrandruck zu erhalten. Anschließend ist eine Begrenzung des Negativdrucks am Monitor einzustellen.

Folgende Übersicht zeigt eine kurze Checkliste, die der Sicherheit zu Beginn der Dialyse dient:

Checkliste Standard-Hämodialyse

1. Weichwassertest ☐
2. Formalintest ☐
3. Prüfung der Luftfalle ☐
4. Prüfung der Venendruckanzeige u. Alarmgebung ☐
5. Prüfung der arteriellen Druckanzeige u. Alarmgebung ☐
6. Dichteprüfung des Filters (sog. „Drucktest") ☐
7. Eingebung u. Prüfung der Alarmbegrenzung der Leitfähigkeit ☐
8. Blutleck-Test ☐
9. Notfallreserve (1 Beutel 500 ml NaCl 0,9%) angeschlossen ☐

....	....
Unterschrift d. Schwester	Unterschrift d. Arztes

1.3 Überwachung der Dialyse

1.3.1 Kreislaufkontrolle

Wesentlichster Bestandteil der Überwachung einer Dialyse ist die Herz-Kreislauf-Kontrolle. Dazu gehören Messungen des Blutdrucks und der Pulsfrequenz, darüber hinaus die ständige klinische Beobachtung des Patienten, insbesondere auch des Atemtyps (Hyper- oder Hypoventilation) sowie das Achten auf etwaige Zeichen eines Disäquilibriumsyndroms (Kopfschmerzen, Unruhe, Übelkeit, Erbrechen). Bei allen Risikodialysen und Erstdialysen sollte ferner ein EKG-Monitor mit der Möglichkeit der EKG-Aufzeichnung angeschlossen werden.

1.3.2 Kontrolle der Heparinisierung

Beobachtung der Heparinförderung, d.h. Kontrolle der Heparininfusionspumpe und Vornahme von Gerinnungstesten aus dem venösen Blutschlauch mit entsprechender Aufzeichnung (s. S. 236).

1.3.3 Ultrafiltrationskontrolle (bei Fehlen einer Automatik)

Kontrolle von Blutumlauf, venösem und Dialysatdruck mit Vornahme evtl. notwendiger Veränderungen im Verlauf der Dialyse. Soweit vorhanden, sind sog. Ultrafiltrationsmeßanzeigen gleichfalls zu kontrollieren. Bei der Kontrolle des Venendrucks ist bei starker Veränderung desselben auch auf den Blutspiegel in der Kammer zu achten, der ggf. gesenkt oder gehoben werden muß. Dies ist häufiger bei Anschlüssen an Kunststoffgefäßprothesen der Fall.

1.3.4 Dokumentation

Eine Aufzeichnung der ärztlichen Anordnungen und des Dialyseverlaufs sowie der Beendigung mit Datum, Zeit und Unterschrift ist insbesondere unter haftungsrechtlichen Gesichtspunkten unbedingt erforderlich. Dabei ist naturgemäß bei Risiko-

LUDWIG-MAXIMILIANS-UNIVERSITÄT
München
KLINIKUM GROSSHADERN
Medizinische Klinik I
Direktor: Prof. Dr. G. Riecker
Dialyseabteilung/F 11

Blutgruppe: ________
(________ / ________)

Dauerdialyse   Datum

Beginn: ________
Ende: ________
Dauer: ____ Stunden

Anschluß Dr. ________
Sr. ________
Abschluß Dr. ________
Sr. ________

Shunt: Scribner ☐   Cimino ☐

Arm ☐   Bein ☐   re ☐   li ☐

Behandlungsplatz: ________
Dialysegerät: ________
Dialysator: ________
aufgefüllt mit: ________

Spüllösung: ________
Konz.: ______ + Kalium ______ mval/l

Heparin: Sr./Dr. ________

Blutkons. Nr.: ________

Blutwerte:	vor	nach
Hämoglobin		
Hämatokrit		
P. I.		
Harnstoff-N		
Kreatinin		
Harnsäure		
Natrium		
Kalium		
Bicarbonat		
Calcium		
Phosphat		
SGOT/SGPT		

Zeit	RR	P	Gew.	Ger.-Z.	Hep.	Medikamente/Beobachtung. Einfuhr/Ausfuhr P.st./Venendruck/sec.
Beginn						
Ende						

infundiert ________ ml
ultrafiltriert ________ ml

Heparin: ☐ ml = ________ IE
Protamin (1%ig) ________ ml

Verantwortlich   Dr. ________   Schwester ________
ab ______ Uhr   Dr. ________   ab ______ Uhr ________
ab ______ Uhr   Dr. ________   ab ______ Uhr ________

MED 10

Abb. 103. Protokoll für Akutdialysen

HAEMODIALYSE-PROTOKOLL

Name .... Vorname.................................... Dialysator ....
Konzentrat.................................

Heparin: ....
Vorspritze: ....
Tropfgeschwindigkeit: ....
Gerinnung: ....

Datum: Dialyse-Nr.: Geräte-Typ (Nr.): Dialysedauer: ....Std.
RR Anfang RR Ende (von: .... bis ....)

Zeit	RR Puls	venöser Druck	Dialysat Druck	Blut-umlauf	Essen/Trinken (Menge)		
							Trockengewicht:
							Anfangsgewicht:
							Endgewicht:

Dialyse-Verlauf:

Patient / Schwester / Arzt

Datum: Dialyse-Nr.: Geräte-Typ (Nr.): Dialysedauer: ....Std.
RR Anfang RR Ende (von .... bis ....)

Zeit	RR Puls	venöser Druck	Dialysat Druck	Blut-umlauf	Essen/Trinken (Menge)		
							Trockengewicht:
							Anfangsgewicht:
							Endgewicht:

Dialyse-Verlauf:

Patient / Schwester / Arzt

Datum: Dialyse-Nr.: Geräte-Typ (Nr.): Dialysedauer: ....Std.
RR Anfang RR Ende (von .... bis ....)

Zeit	RR Puls	venöser Druck	Dialysat Druck	Blut-umlauf	Essen/Trinken (Menge)		
							Trockengewicht:
							Anfangsgewicht:
							Endgewicht:

Abb. 104. Protokoll für Dauerdialyse (Heim- oder Limited Care)

dialysen und im Rahmen einer Intensivbehandlung, z. B. bei akutem Nierenversagen, aber auch bei Komplikationen einer Dauerdialyse, eine sorgfältigere Dokumentation erforderlich, zumal hierbei vielfach Geräte, Dialysatoren, Spüllösungen usw. gewechselt werden. Als Anhalt ist ein entsprechender Vordruck für Risikodialysen aus Abb. 103 zu ersehen, der entsprechend den jeweiligen Bedürfnissen eines Zentrums abgeändert werden kann.

Bei unkomplizierten Dauerdialysen, insbesondere bei der Heim- oder Limited-Care-Dialyse, bei der Dialysatoren, Konzentrat, Heparin und Gerinnung zumeist gleichbleibend sind, erscheint ein verkürztes Protokollblatt ausreichend, wie es in Abb. 104 vorgeschlagen ist, das zudem den Vorteil bietet, die 3 Dialysen einer jeweiligen Woche auf einem Blatt festzuhalten.

1.4 Beendigung der Dialyse

1.4.1 Blutrückgabe

Fünf Minuten vor Abschluß den Dialysatdruck auf 0 stellen und in der Regel die Heparininfusionspumpe ausschalten. Anschließend die Blutpumpe kurzfristig abstellen und den arteriellen Blutschlauch an einem Infusionsbeutel mit physiologischer Kochsalzlösung anschließen. Danach die Blutpumpe wieder auf einen Durchfluß von 50 ml/min einstellen und 200 ml Kochsalzlösung einlaufen lassen, wodurch das Blut aus dem Dialysator und dem Schlauchsystem herausgespült wird.

1.4.2 Spülabschluß

Es werden ca. 400-500 ml 0,9%ige Natriumchloridlösung kontinuierlich in das blutführende System eingelassen, bis der Dialysator und das gesamte Schlauchsystem frei von Blut sind.

Um die Kochsalzzufuhr zum Patienten zu vermeiden, wird vielfach der Dialyseabschluß mit Luft vorgenommen, die mit hoher Pumpengeschwindigkeit in den Dialysator gedrückt wird und die Blutreste „ausbläst“. Dabei ist höchste Aufmerksamkeit des Bedienungspersonals notwendig. Wegen der Gefahr der Luftembolie raten wir von diesem Verfahren ab.

1.4.3 Entfernung der Kanülen

Sie sollte ebenso atraumatisch wie die Implantation erfolgen. Sodann wird die Stelle der Gefäßpunktion digital komprimiert, und zwar mit langem, nachlassendem Druck. Anschließend wird ein Gazetupfer mit Heftpflaster aufgeklebt.

1.5 Heparinisierung und Gerinnungskontrollen

Heparin als „polyvalentes Sofortantikoagulans“ hat sich weltweit für die Gerinnungshemmung während des extrakorporalen Kreislaufs der Hämodialyse und verwandter Verfahren bewährt. Es wird heute kaum mehr in wiederholten Einzeldosen appliziert. Praktisch wird nur noch die kontinuierliche Dauerinfusion in geringer Konzentration über eine Infusionspumpe bzw. einen Infusionsperfusor angewendet. Derartige Pumpen oder Infusoren sind meist an den Dialysegeräten eingebaut oder leicht beizustellen. Mit dieser Methode gelingt es, die Heparinkonzentrationen im Blut auf einem geringen Niveau und damit die gerinnungshemmende Aktivität niedrig zu halten. Überdies kann bei blutungsgefährdeten Patienten durch regelmäßige Gerinnungskontrolle die Dosierung noch weiter vermindert werden.

Demzufolge findet auch die früher bei derartigen Patienten angewandte Methode der regionalen Heparinisierung, d.h. mit kontinuierlicher Inaktivierung durch Protaminsulfat, kaum noch Anwendung, zumal sie in ihrer Wirkung keineswegs absolut sicher war.

Da bei niereninsuffizienten Patienten bekanntlich komplexe Gerinnungsstörungen, insbesondere im Sinne einer Thrombopathie bestehen (s. S. 441), ist die für eine Dialyse benötigte Heparinmenge individuell verschieden. Man geht deshalb bei der Dosierung zunächst von allgemeinen Erfahrungswerten aus, die im folgenden angegeben werden, und ermittelt bei den ersten Dialysen anhand der jeweiligen Gerinnungskontrollen den individuellen Gesamtheparinbedarf und die sich daraus ergebende jeweilige Infusionsgeschwindigkeit. Sind diese Daten nach einigen Dialysen ermittelt, so können für Dauerdialysen zumeist die gleichen Mengen bzw. Infusionsgeschwindigkeiten ohne ständige Gerinnungskontrollen verwendet werden. Bei patientenseitigen oder geräteseitigen Komplikationen und bei Risikodialysen ist jedoch stets eine exakte Gerinnungskontrolle durchzuführen, und die Infusionsgeschwindigkeiten sowie die daraus sich ergebenden Gesamtmengen müssen neu ermittelt werden.

1.5.1 Heparinvorgabe

Die Vorgabe von Heparin unmittelbar nach der Gefäßpunktion wird zwar nicht generell für notwendig erachtet, sie wird jedoch bei allen Kapillardialysatoren empfohlen. Sie ist weiterhin zweckmäßig für das Offenhalten der ersten liegenden Punktionsnadel bei evtl. Schwierigkeiten im Verlauf der zweiten Gefäßpunktion oder bei einer anderweitig bedingten Verzögerung. Aus den genannten Gründen empfehlen wir deshalb nach wie vor eine Heparingabe von 4000 I. E., je zur Hälfte in den arteriellen Teil und in den venösen Anschlußteil direkt zum Patienten (10 ml Natriumchlorid + 2000 I. E. Heparin pro Injektionsspritze).

Bei Risikodialysen, Blutungen, Gerinnungsstörungen sowie untergewichtigen Patienten sollte die Vorgabedosis halbiert werden. Ein Ausgleich kann später über die Infusion erfolgen.

1.5.2 Dauerinfusionspumpe bzw. -perfusor

In der Regel werden 15000 I. E. Heparin für eine kontinuierliche Zugabe in eine entsprechende Spritze verbracht. Die Zufuhrgeschwindigkeit der Infusionspumpe oder des -perfusors wird sodann nach den Gerinnungskontrollen bei Erstdialyse oder bei Dauerdialysen nach den bereits ermittelten Werten eingestellt.

1.5.3 Gerinnungskontrollen

Sie sollten ca. 1 h, bei Risikodialysen bereits nach einer ¼-½ h beginnen, da zu diesem Zeitpunkt mit einem Abklingen der Heparinwirkung aus der Vorgabe zu rechnen ist. Die Gerinnungszeit sollte im Regelfall bei 15-20 min liegen.

Es kann eine einfache Kapillarmethode verwendet werden, bei der Blut aus dem venösen Teil vor der Tropfkammer in ein Kapillarröhrchen entnommen wird. Diese Kapillare läßt man eine ¼ h liegen und sägt anschließend alle 5 min einen Teil an, der dann abgeknickt wird; bildet sich dabei ein Gerinnungsfaden, wird die Gerinnungszeit in Minuten notiert.

Günstiger, insbesondere hinsichtlich der Hygiene und Hepatitisgefährdung, ist die Verwendung sog. „Gerinnungszeitmeßgeräte" (z. B. Aktivator Fa. Cordis), bei denen 0,5 ml aus der gleichen Stelle des blutführenden Systems in ein Spezialröhrchen gegeben und in das Gerät verbracht werden, wo nach wenigen Sekunden eine genaue Angabe der Gerinnungszeit erfolgt.

Je nach dem Ergebnis muß gegebenenfalls die Dauerinfusion von Heparin schneller oder langsamer eingestellt werden.

In der Regel ergibt sich unter unkomplizierten Bedingungen einer Dauerdialyse ein durchschnittlicher Heparinverbrauch von etwa 1500 I. E./h durch die Heparininfusion. Zuzüglich der 2 × 2000 I. E. Heparin aus den beiden Heparinvorgaben beträgt der durchschnittliche Gesamtheparinverbrauch einer 4stündigen Dialyse (4 × 1500 I. E. Heparininfusion) etwa 8000-10000 I. E.

2 Sequentielle Ultrafiltration

Hierunter versteht man den alleinigen Volumenentzug durch erhöhten Transmembrandruck - i. allg. an konventionellen Hämodialysemembranen - ohne Fluß von Spüllösung, also ohne gleichzeitige Dialyse, die sich erst später anschließt. Eine Ultrafiltration kann aber auch unabhängig von einer Dialyse für sich allein durchgeführt werden.

1) Vorbereitung von Gerät und Dialysator geschehen in der üblichen Weise, ebenso der Anschluß an den Patienten.
2) Über die Saugpumpen auf der Dialysatseite wird zumeist ein negativer, ggf. auch durch Schraubklemmen ein positiver Druck auf der Blutseite erzeugt, um einen hohen Transmembrandruck zu erhalten.
3) Die Dialysatseite an den Membranen bleibt unbenutzt, indem die Spüllösung bei Verwendung üblicher Geräte auf Bypass geschaltet wird. Mehrere heute gebräuchliche Dialysegeräte besitzen bereits eine solche Umschaltmöglichkeit oder entsprechende Zusatzeinrichtungen, so daß nach Gefäßanschluß ohne Schwierigkeiten Ultrafiltration und Dialyse in zeitlicher Abfolge über den gleichen extrakorporalen Kreislauf durchgeführt werden können.
4) Die Berechnung der Ultrafiltration erfolgt wie bei der Standardhämodialyse, jedoch mit dem Unterschied, daß eine Ultrafiltration von 1-2 l pro Stunde angestrebt und auch erreicht werden kann. Dabei ist jedoch bei einer anschließenden Dialyse noch die Zwangsultrafiltration durch Druckwiderstand im Dialysator und der Blutrücklauf für die beabsichtigte Gesamtvolumenentnahme zu berücksichtigen.

5) Für eine alleinige Ultrafiltration ist nicht einmal ein komplettes Dialysegerät erforderlich. Im Prinzip reichen ein handelsüblicher Dialysator, ein passendes Schlauchsystem sowie eine Blut- und Heparinpumpe aus. Dabei kann in der Intensivmedizin bei akuten Überwässerungszuständen mit zusätzlicher Hilfe einer Single-needle-Moduleinheit die Ultrafiltration über einen Shaldon-Katheter durchgeführt werden.
6) Auch bei volumengesteuerten Geräten zur Ultrafiltration ist das Verfahren prinzipiell möglich.

3 Volumengesteuerte Ultrafiltration bei Hämodialyse

Das Prinzip der volumengesteuerten Ultrafiltration bzw. der volumetrischen Dialysatbilanzierung bei der Hämodialyse ist auf S. 111 näher beschrieben worden. Der technische Aufwand der Geräte ist groß, doch ist er eine Voraussetzung für hocheffektive High-flux-Dialysen und die Hämodiafiltration. Auch wegen der Verringerung ultrafiltrationsbedingter Nebeneffekte der Hämodialyse finden sich in neueren Geräten Einheiten für eine volumengesteuerte Ultrafiltration mit entsprechenden Ultrafiltrationsmonitoren. Gelegentlich können auch sog. Ultrafiltrationsmonitore für dieses Verfahren konventionellen Geräten angeschlossen werden, um den gleichen Effekt zu erreichen.

1) Die unter Standardhämodialyse beschriebene Einstellung von Negativ- und Positivdrücken zur Erzielung eines entsprechenden Transmembrandrucks entfällt.
2) Es erfolgt über ein Schaltgerät eine Vorwahl der gewünschten Gewichtsabnahme insgesamt sowie der Zeiteinheiten der Dialysedauer bzw. Ultrafiltration. Diese Vorwahl kann während der gesamten Dialyse konstant bleiben, aber auch gegebenenfalls im Verlauf der Behandlung bzw. bei Komplikationen geändert werden.
3) Monitoring und Dokumentation
   Die Geräte verfügen i. allg. über folgende Anzeigen:
   a) gewünschte Gewichtsabnahme in kg für die Gesamtdauer der Behandlung
   b) Gewichtsabnahme zum jeweiligen Zeitpunkt
   c) Ultrafiltration in ml/Std oder ml/min zum jeweiligen Zeitpunkt.

Die Anzeigen unter a) bis c) sollten auf einem entsprechend ergänzten Dialyseprotokoll in ½- bis 1stündigen Abständen aufgezeichnet werden, um jederzeit einen Überblick über die bisherige Gewichtsabnahme bzw. Ultrafiltration zu gewinnen.

4 Bikarbonatdialyse

Unter der wegen ihrer geringen Nebenwirkungen zunehmend häufiger angewandten Bikarbonatdialyse versteht man den fast völligen Ersatz des Azetats als Basenträger in der Spüllösung durch Zusatz von Bikarbonat unter Verwendung zweier Proportionierungssysteme. Dazu gibt es komplett mit Bikarbonatproportionierung und -monitoring ausgerüstete Geräte oder Zusatzteile für konventionelle Dialysegeräte.

1) Es sind 2 Konzentrate erforderlich:
   Dialysekonzentrat I:

Natrium	105,0	mmol/l
Kalium	2,0	mmol/l
Kalzium	1,75	mmol/l
Magnesium	0,5	mmol/l
Chlorid	111,5	mmol/l
Azetat	1,8	mmol/l
Osmolalität	207,8	mosmol/l

   Konzentrate mit unterschiedlichen K^+-Werten sind wie bei der Standard-Dialyse verfügbar.
   Dialysekonzentrat II:
   Natriumhydrogenkarbonatlösung 8,4%ig.
   Die endgültige Spüllösung, die sich aus den Konzentraten I und II ergibt, hat einen Natriumgehalt von 140–142 mmol/l; der pH beträgt etwa 7,4, das Bikarbonat 30,0 mmol/l, der pCO_2 45 bis maximal 50 mm Hg. (Abweichungen von diesen Werten sind durch die Wasserqualität (pH-Wert!) bedingt und müssen korrigiert werden). S. auch S. 96.
2) Nach 10 min Spülen des Dialysegeräts werden die beiden Konzentrate I und II angeschlossen. Nach etwa 15 min Probelauf der Maschine wird gegenwärtig nicht mehr empfohlen, routinemäßig eine Gasanalyse, insbesondere die Bestimmung von Bikarbonat, pCO_2 und pH sowie der Natriumkonzentration, in der endgültigen Spüllösung durchzuführen. Wohl ist zu berücksichtigen, daß die meisten Dialysegeräte nur die übliche generelle elektrische Leitfähigkeit anzeigen und daß die Bikarbonatanzeige vielfach nur angibt, ob zuviel oder zu wenig Bikarbonat im Verlauf der Dialyse zugeführt wird. Einige Geräte verfügen auch über eine pH-Elektrodenanzeige, deren Meßgenauigkeit jedoch bisher unzureichend ist, sicher aber in Zukunft verbessert werden wird. Bei Einführung der Bikarbonatdialyse mit neuen Geräten wird gegenwärtig deshalb noch geraten, im Verlauf der ersten Dialysen Bikarbonatkonzentration, pH, pCO_2 in Abständen zu kontrollieren und zu dokumentieren.
3) Der Anschluß der Patienten erfolgt in der üblichen Weise wie bei der Standardhämodialyse.

5 Hämofiltration

Unter Hämofiltration, deren Prinzip und Wirkungsweise auf S. 23 erläutert sind, versteht man den Entzug eines Ultrafiltrats aus dem Blut und den Ersatz durch eine der Extrazellulärflüssigkeit angepaßte Substitutionslösung („Substituat"). Die Substitution geschieht in Europa vorwiegend hinter dem Membranfilter und wird somit als „Postdilution" bezeichnet (s. S. 122). Die exakte Dosierung des Infusats bzw. die Filtrat-Infusat-Bilanzierung erfolgt zumeist gravimetrisch mit Steuerung über Mikroprozessoren. Benutzt werden spezielle Hämofilter, sowohl Platten- als auch Kapillarfilter, mit i. allg. asymmetrischen, hochpermeablen Membranen (s. S. 47).

Unter den genannten Voraussetzungen der Verfahrenswahl sind die praktischen Hinweise beschrieben:

5.1 Substituat

Es stehen verschiedene Substitutionslösungen zur Verfügung. Wir bevorzugen eine solche mit folgender Zusammensetzung:

Natrium	145,0 mmol/l
Kalzium	2,0 mmol/l
Magnesium	0,75 mmol/l
Chlorid	105,0 mmol/l
Laktat	44,5 mmol/l
Kalium	1,0 mmol/l

Während einige Autoren ein Filtrat von 120–140 ml/min und somit einen Durchsatz von 18 l in 3 h anstreben, bevorzugen wir einen Filtratfluß von etwa 80–90 ml/min, mit einem Durchsatz von 20 l Substitutionslösung bei einer etwa 4- bis 5stündigen Hämofiltration.

Vor dem Anschluß der Substitutionslösungsbeutel, bei dem auf äußerste Sterilität zu achten ist, müssen diese mit einer 100-Watt-Lampe durchleuchtet werden, um eine Trübung auszuschließen, bei deren Auftreten die Beutel nicht verwendet werden dürfen.

Die Substitutionsbeutel und der Behälter für das aufzufangende Filtrat werden auf die Wägeeinrichtung verbracht; während des Betriebs darf an den Beuteln und dem Filtratbehälter nichts verändert werden, da die automatische Steuerung der Gravimetrie sich sonst verstellen und der Patient unkontrolliert abnehmen könnte.

Wegen der unterschiedlichen Funktionsweise der verschiedenen Geräte muß auf die jeweiligen Betriebsanleitungen besonders geachtet werden. Wesentlich ist auch die richtige Temperatur der Substitutionslösung. Blut- und Filtratsysteme sowie die Substitutionslösungssysteme werden dann nach Vorschrift der Gerätehersteller eingelegt; es folgen die Einschaltung der Maschine und die Füllphase.

5.2 Vorwahl der Geräterechner

Es wird sodann die Gewichtseinstellung vorgewählt, d.h. die vorgesehene Gewichtsabnahme in kg für die gesamte Hämofiltrationsbehandlung. Ferner können die Filtratmenge in ml/min und die Entzugsleistung in ml/min eingestellt werden. Die Entzugsleistung entspricht der Differenz zwischen Menge des Filtrats und der Substitutionslösung und gibt somit die tatsächliche Volumen- bzw. Gewichtsabnahme des Patienten an.

5.3 Dokumentation

Um während der gesamten Hämofiltration einen Überblick über die Funktion des Geräts und das Verhalten des Patienten zu gewinnen, ist ein spezielles Protokoll erforderlich (Abb. 105). Es müssen notiert werden: Venendruck, Blutumlauf, Vorwahl

Anfangsgewicht: kg
Trockengewicht: kg
Endgewicht: kg

Hämofiltrationsprotokoll HF-Nr. ☐

Name: Datum:

RR vor Dialyse: RR nach Dialyse:

Membran:
Substituat:
Heparin:
Infusionsgeschwindigkeit:
Behandlungsdauer: Std.
von bis Uhr

Zeit											
Venendruck (mm Hg)											
Blutumlauf (ml/min)											
Gewichtseinstellung (kg)¹											
Gewichtsabnahme (ml/min)²											
Filtrationsvolumen (ml/min)											
Filtratmenge³ gesamt (ml oder l)											
RR											
Puls											
Essen											
Trinken											
Medikation											

1 vorgesehene Gewichtsabnahme in kg/Haemofiltration
2 zum jeweiligen Zeitpunkt
3 d.h. filtrierte Substitutionslösung + Filtrat

Bemerkungen:

. . . .
Arzt/Schwester

Abb. 105. Hämofiltrationsprotokoll

der Gewichtseinstellung, Gewichtsabnahme zum jeweiligen Zeitpunkt, Filtrationsvolumen (d.h. der Filtratfluß in ml/min) und Filtratmenge insgesamt.

Diese Aufzeichnungen sind insbesondere deswegen wichtig, weil die Filtration durch Bildung von sog. Sekundärmembranen im Verlauf der Hämofiltrationsbehandlung abnehmen kann. Dadurch kann die gewünschte Gewichtsabnahme u. U. nicht in der vorgesehenen Zeit erzielt werden, was zu einer Verlängerung der Behandlungsdauer führt.

5.4 Rechenänderungen bei Verdacht auf Dehydration

Bei Verdacht einer Volumendepletion, erkenntlich an Blutdruckabfall, Pulsfrequenzanstieg, Krämpfen usw., kann bei einigen Geräten (z.B. Sartorius) die Filtration abgeschaltet werden, so daß nur noch Substitutionslösung einläuft.

Später erfolgt dann ein automatischer Ausgleich durch das Steuersystem der Geräte. Bei einigen anderen Geräten (z.B. Gambro) ist eine direkte Zugabe von Natriumchloridlösung wie bei der Standardhämodialyse erforderlich, wobei nachfolgend das Gerät nicht selbständig bilanziert und somit der Rechner neu eingestellt werden muß.

Bei zu starker Gewichtsabnahme im Verlauf der Behandlung, was durch Monitore angezeigt wird (z.B. bei versehentlicher Vorwahl von 3 kg statt 2 kg Gewichtsabnahme), kann bei einigen Geräten zuviel entzogenes Volumen zurückgegeben werden, indem mehr Substitutionslösung einläuft als Filtratvolumen entzogen wird.

5.5 Dosieralarm

Bei starken Abweichungen vom errechneten Volumenentzug ist zu den sonst üblichen Alarmanzeigen der Standardhämodialyse bei der Hämofiltration zusätzlich noch ein sog. „Dosieralarm" vorhanden. Er weist darauf hin, daß ein Filtratentzug von mehr oder weniger als 100 ml erfolgt, d.h. daß ein Ungleichgewicht von mehr als 100 ml entstanden ist. Ursachen sind entweder eine Fehlsteuerung des Geräts oder - wesentlich häufiger - ein versehentliches Anliegen der Substitutionsbeutel oder Ablage von Klemmen oder anderen Materialien auf die Beutel, so daß die gravimetrische Steuerung versagen muß.

5.6 Einstellung bei Hyperhydration

Bei Patienten, die mit sehr starker Gewichtszunahme oder sonstigen Zeichen der Hyperhydration, z.B. beginnendem Lungenödem, zur Behandlung kommen, muß die Entzugsleistung sehr hoch eingestellt werden.

5.7 *Patientenanschluß*

Der Anschluß des Patienten an den extrakorporalen Blutkreislauf erfolgt wie bei der Standardhämodialyse.

6 Hämodiafiltration

Die Hämodiafiltration, deren Prinzip und Wirkungsweise auf S. 37 erläutert sind, stellt eine Kombination von Hämodialyse und gleichzeitiger Hämofiltration dar. Gegenüber früheren umständlichen Verfahren mit Benutzung einer Bettenwaage erscheint uns das erste kommerziell verfügbare Hämodiafiltrationsgerät der Firma Fresenius trotz seines technischen Aufwands als klinisch anwendbare Lösung. Dabei wird die Ultrafiltrationsrate volumetrisch gesteuert und das Ultrafiltratinfusat gravimetrisch bilanziert. Auf diesem Gerät basierend seien einige praktische Hinweise gegeben, wobei beim Erscheinen ähnlicher Geräte anderer Firmen in Zukunft auf deren spezielle Bedienungsanleitungen besonders hingewiesen werden muß.

6.1 *Konzentrat und Infusat*

Entsprechend der Wirkungsweise von Dialyse und Hämofiltration müssen eine Spüllösung aus einem normalen Konzentrat und ein Substituat, wie bei einer Hämofiltration, verwendet werden.

In der Regel wird zunächst nach der allgemeinen Vorbereitung des Geräts ein Anschluß der Beutel für das Substituat wie bei der Hämofiltration vorgenommen. Danach wird das Konzentrat angeschlossen und das Gerät gleichzeitig auf Dialyse eingestellt.

6.2 *Rechnervorwahl*

Es erfolgt ähnlich wie bei der Hämofiltration eine Vorwahl der beabsichtigten Dialysezeit und der Gesamtgewichtsabnahme, des Volumenentzugs im Sinne der Hämofiltration. Es müssen Volumenentzug pro Stunde und zusätzlich die gewünschte Gewichtsabnahme über die gesamte Behandlungsdauer eingestellt werden.

Bei Auftreten von Beschwerden des Patienten, etwa nach 3 oder 3½ h, die in der Regel auf die üblichen Nebeneffekte der Dialyse zu beziehen sind, kann die Dialyse als solche abgeschaltet werden, so daß das Gerät dann nur nach dem Prinzip der Hämofiltration arbeitet.

6.3 *Patientenanschluß*

Nach Einlegen der blut-, spül- und substitutionslösungsführenden Systeme nach Vorschrift, Auffüllen der Spezialfilter mit 2 l Natriumchloridlösung und ggf. Kontrolle der Natriumkonzentration in der Spüllösung wird nach 10minütigem Lauf der Patient in der üblichen Weise wie bei der Standardhämodialyse angeschlossen.

7 Hämoperfusion

Vor Anschluß an den Patienten wird die Hämoperfusionspatrone mit 0,9%iger Kochsalzlösung beschickt. Nach den Empfehlungen der Hersteller wird dies bei den einzelnen Ausführungen unterschiedlich gehandhabt: Teils reicht ein Auffüllen mit 500 ml, evtl. mit anschließender Rezirkulation, teils wird ein Spülen mit bis zu 3000 ml, davon die letzten 1000 ml unter Zusatz von 4000 I. E. Heparin, empfohlen. Wichtig ist, daß die Patrone bei diesem Vorgang - wie auch beim folgenden Betrieb - senkrecht steht und Luft aus ihr völlig entfernt wird. Füllung bzw. Spülung der Patrone erfolgen über die „arterielle" Zuleitung unter Verwendung der Blutpumpe.

Die Hämoperfusion wird, falls ein Scribner-Shunt oder eine Cimino-Fistel vorhanden ist, über diese durchgeführt. In der Regel liegen solche Gefäßzugänge bei den überwiegend wegen Vergiftungen zu behandelnden Patienten jedoch nicht vor. Der Anschluß an den Blutkreislauf erfolgt daher arteriovenös oder venovenös zwischen nach Seldinger kanülierten Gefäßen (A. femoralis, V. femoralis, V. subclavia), wobei zum Rückfluß auch eine genügend große Kubitalvene verwendet werden kann. Die Single-needle-Technik kann mit Hilfe einer Doppelblutpumpe benutzt werden. Eine spontane arteriovenöse Durchströmung der Patrone analog der spontanen kontinuierlichen arteriovenösen Hämofiltration (s. S. 48) ist wegen des hohen Strömungswiderstands nicht möglich, so daß eine Blutpumpe in jedem Fall verwendet werden muß, um den notwendigen Fluß von 100-200 ml/min sicherzustellen.

Der Patient wird mit dem arteriellen und venösen Schenkel des Hämoperfusionssystems verbunden, und man regelt die Blutpumpe innerhalb von 5 min auf einen Fluß von ca. 200 ml/min hoch. Mit Beginn der Perfusion werden 5000 I. E. Heparin in die arterielle Leitung injiziert; es schließt sich eine Dauerinfusion von Heparin an, die zunächst auf 1000 I. E. pro Stunde ausgelegt ist. In Einzelfällen können durchaus bis zu 5000 I. E. pro Stunde benötigt werden. Man richtet sich nach der alle 20 min kontrollierten Gerinnungszeit. Sie soll bei der Bestimmung nach Lee-White 30-60 min betragen. Besser soll die Bestimmung der aktivierten partiellen Thromboplastinzeit sein [2575], da das Ergebnis rascher zur Verfügung steht und die Heparinzufuhr dementsprechend schneller angepaßt werden kann.

Wichtig ist die Überprüfung des Drucks im extrakorporalen blutführenden System mit je einem Manometer unmittelbar vor und hinter der Patrone. Steigt der Druck vor der Patrone bzw. der Differenzdruck zwischen beiden Manometern an, so spricht dies für eine Gerinnung im Adsorber, die eine höhere Zufuhr von Heparin erfordert. Bleibt diese ohne Effekt und nimmt der Druck vor der Patrone weiter zu, muß diese ausgetauscht werden.

Mehr noch als bei der Hämodialyse sind laufende Kontrollen von Blutdruck und Puls notwendig, die erforderlichenfalls durch eine intensivmedizinische Dauerüberwachung (EKG-Monitor, zentraler Venendruck, Atmung usw.) ergänzt werden, da es sich meist um schwer intoxikierte Patienten handelt. Stündlich sollte eine Zählung der Thrombozyten stattfinden. Um bei unterkühlten Patienten Temperaturverluste bei der Passage des Blutes durch die Hämoperfusionspatrone auszugleichen, sollte es anschließend in einem Thermostaten wieder auf Körpertemperatur erwärmt werden.

Am Ende der Hämoperfusion sollte nach Ausschalten der Blutpumpe die arterielle Zuleitung vom Patienten gelöst und mit einem Infusionsbeutel, der 500 ml physiologische Kochsalzlösung enthält, verbunden werden. Durch Wiedereinschalten der Blutpumpe wird nunmehr das extrakorporal befindliche Blutvolumen durch die Kochsalzlösung aus der Hämoperfusionspatrone verdrängt und dem Patienten retransfundiert; Voraussetzung ist, daß die Herz-Kreislauf-Situation des Patienten dies toleriert und insbesondere der zentrale Venendruck nicht erhöht ist.

8 Plasmapherese

8.1 Gefäßzugang

Alle Gefäßzugangsmöglichkeiten, wie sie bei Patienten mit akutem und chronischem Nierenversagen verwendet werden, kommen prinzipiell auch für die Plasmapheresebehandlung in Frage. Da der pro Zeiteinheit notwendige Blutbedarf geringer als bei der Hämodialyse ist, können bei guten peripheren Venen, die einen kontinuierlichen Blutfluß von mindestens 40-80 ml/min gestatten, diese sowohl für Membranplasmapheresegeräte als auch für Zentrifugationssysteme als einfachster Zugangsweg gewählt werden. Bei Patienten, die wegen einer potentiell irreversiblen Nierenerkrankung mit Plasmapherese behandelt werden, sollte jedoch ein anderer Gefäßzugang gewählt werden, um die Unterarmvenen für die evtl. später notwendige Dialysebehandlung zu schonen.

Als Alternative für solche Patienten und für Kranke mit gering ausgeprägten peripheren Venen bietet sich die Katheterisierung von zentralen Venen mit weitlumigen Kathetern (z. B. Shaldon-Katheter) an. Die Wahl des Punktionsortes (V. jugularis interna, V. subclavia, V. femoralis) sollte vor allem von der Erfahrung des behandelnden Arztes bestimmt werden. Die drei genannten Gefäßzugänge haben ihre typischen, in der Hand des Geübten aber seltenen Risiken und Komplikationen (s. S. 155). Katheter, die in die V. jugularis interna oder V. subclavia implantiert werden, können bei entsprechender Pflege über Wochen belassen werden und behindern nicht die Mobilisierung des Patienten.

Intraarteriell plazierte Katheter oder arteriovenöse Shunts (Scribner-Shunt), wie sie bei Intensivpatienten für die kontinuierliche arteriovenöse Hämofiltration Verwendung finden, können bei diesen ebenfalls für die Plasmapherese benutzt werden. Die alleinige Plasmapheresebehandlung stellt aber keine Indikation für die Wahl solcher Gefäßzugänge dar, die mit höheren Risiken als die zuvor genannten Zugänge belastet sind.

Arteriovenöse Fisteln wurden zeitweise von einigen Gruppen besonders bei der Behandlung niereninsuffizienter Patienten (idiopathische und symptomatische rapid progressive Glomerulonephritis, Goodpasture-Syndrom) bevorzugt; unter der gleichzeitig durchgeführten immunsuppressiven Therapie fand sich jedoch ein erhöhtes Infektionsrisiko [1991], weshalb schließlich andere Gefäßzugangswege, insbesondere weitlumige Venenkatheter, bevorzugt wurden.

Eine Plasmapheresebehandlung über nur einen Gefäßzugang (Single-needle-Technik) ist bei der kontinuierlichen Membranplasmaseparation unter Verwendung von entsprechenden Steuergeräten, wie sie bei der Hämodialyse eingesetzt werden, möglich [1163]. Diskontinuierlich arbeitende Zentrifugationssysteme benötigen ohnehin nur einen Gefäßzugang. Bei Benutzung dieser Zentrifugationssysteme befinden sich während der Plasmaseparationsphase ca. 500 ml Blut außerhalb des Körpers. Aufgrund der großen intravasalen Blutvolumenschwankungen eignen sich diese Geräte nicht für dic Behandlung kreislauflabiler Patienten.

8.2 Antikoagulation

Für die Antikoagulation während der Plasmapheresebehandlung wird Heparin oder eine Kombination von Heparin und Zitrat verwendet. Bei alleiniger Heparin-Antikoagulation wird direkt vor der Behandlung ein Bolus von 3000-5000 I. E. intravenös injiziert und die extrakorporale Zirkulation ca. 5 min danach begonnen. Während der Behandlung wird Heparin in einer Dosis von 600-1200 I. E. pro Stunde kontinuierlich in das zum Plasmapheresegerät führende Schlauchsystem infundiert. Die genannten Dosen sowohl für die Bolusinjektion als auch für das kontinuierlich zu verabreichende Heparin können bei blutungsgefährdeten Patienten unter entsprechender Kontrolle (aktivierte partielle Thromboplastinzeit) unterschritten werden.

Zur Gerinnungshemmung wird bei der Zentrifugationsplasmapherese der Heparinbolus (Dosis wie oben) in der Regel mit einer kontinuierlichen Zitratinfusion kombiniert (1 ml ACD-A-Lösung auf 8-12 ml Blut). Hypokalzämische Beschwerden (periorales Kribbeln) sind dabei die Regel (Behandlung erfolgt mit Kalziuminjektionen).

Die Membranplasmaseparation kann ebenso wie die Zentrifugationsplasmapherese auch mit einer kombinierten Heparin-Zitrat-Antikoagulation vorgenommen werden, wobei die benötigte Zitratmenge niedriger als bei der Zentrifugationsplasmapherese ist (1 ml ACD-A auf 20-30 ml Blut bei Flachmembran-Plasmaseparatoren bzw. 1 ml ACD-A auf 8-20 ml Blut bei Hohlfaser-Membranplasmaseparatoren).

Den Nachteilen der Heparin-Antikoagulation (z. B. Thrombozytenaktivierung) stehen die Nebenwirkungen des Zitrats gegenüber. Eine begründbare Präferenz für eines der beiden Antikoagulationsschemata besteht derzeit nicht.

8.3 Substitutionslösung

Der Ersatz des bei der Plasmapherese entfernten Patientenplasma kann in den meisten Fällen mit einer isoonkotischen Humanalbuminlösung (4-5%) erfolgen, die hinsichtlich der Elektrolytzusammensetzung auf die Erfordernisse beim Patienten abgestimmt werden muß. Natrium- und Kalziumkonzentration sollten im physiologischen Bereich liegen. Da handelsübliches 4-5%iges Humanalbumin in Kochsalzlösung vorliegt, empfiehlt sich der Zusatz von Kalzium (Endkonzentration 2,5 mmol/l). Bei Patienten mit instabilem Herzrhythmus sollte auch die Kaliumkonzentration auf physiologische Werte (4 mmol/l) eingestellt werden.

Hinsichtlich der biologischen Verträglichkeit der Humanalbuminpräparate finden sich erhebliche Unterschiede sowohl zwischen den verschiedenen Herstellern als auch zwischen verschiedenen Chargen ein und desselben Herstellers. Dennoch weist die Substitution mit Humanalbumin bei der Plasmapherese die geringsten Nebenwirkungsraten verglichen mit anderen Eiweißlösungen auf.

Die Gabe von Frischplasma („fresh frozen plasma") als Substitutionslösung bei der Plasmapherese sollte nur unter strenger Indikation erfolgen. Gegenüber dem Humanalbumin bietet es eine Reihe von Vorteilen (enthält neben physiologischen Konzentrationen von Albumin und Elektrolyten auch aktive Gerinnungs- und Komplementproteine sowie Immunglobuline), jedoch ist die Nebenwirkungsrate durch allergische Reaktionen und Zitrattoxizität sowie längerfristig durch das nicht auszuschließende Infektionsrisiko (z. B. Hepatitis B, Non-A-non-B-Hepatitis, Zytomegalie, Virusinfektion, AIDS?) groß. Indikationen für den Einsatz von Frischplasma sind die Plasmapheresebehandlung von blutungsgefährdeten Patienten (präoperativ, postoperativ, Magen-Darm-Geschwüre) sowie von Patienten mit thrombotisch-thrombozytopenischer Purpura, hämolytisch-urämischem Syndrom, gestörter Synthesefunktion der Leber sowie bei septischen Patienten. Einige der genannten Risikosituationen (Magen-Darm-Ulzera, perioperativ) werden ohnehin von den meisten Autoren als relative Kontraindikation für die Plasmapheresebehandlung angesehen.

Serumkonserven enthalten neben physiologischen Albumin- und Immunglobulinkonzentrationen keine ausreichenden Spiegel der Gerinnungs- und Komplementeiweiße. Somit besteht kein wesentlicher Vorteil gegenüber der Humanalbuminsubstitution.

Bei entsprechender Indikation kann nach jeder Plasmapherese bei alleiniger Humanalbuminsubstitution Immunglobulin intravenös verabreicht werden (2,5-10 g). Die Gabe von Immunglobulinen sollte nicht routinemäßig erfolgen, sondern gefährdeten Patienten (schweres humorales Antikörpermangelsyndrom, immunsuppressive Therapie, Leukopenie) vorbehalten bleiben.

Bei präoperativ durchgeführter Plasmapherese muß auch bedacht werden, daß die Pseudocholinesteraseaktivität im Patientenserum vermindert wird, sofern Humanalbumin zur Substitution Verwendung findet [2682]. Die postoperative Nachbeatmungsphase kann sich dadurch erheblich verlängern. Muß vor einer Operation (z. B. vor Thymektomie bei Myasthenia gravis, vor operativen Eingriffen von Patienten mit Hemmkörperhämophilie) eine Plasmapherese vorgenommen werden, so sollte zumindest die zweite Hälfte des auszutauschenden Plasmas durch Frischplasma ersetzt werden.

8.4 Größe des Austauschvolumens

Die Verminderung der Plasmaspiegel während der Plasmapheresebehandlung hängt in erster Linie von der Größe des ausgetauschten Volumens ab [1011]. Dies trifft für alle nicht mit der Substitutionslösung zugeführten Plasmaeiweiße zu. Die Proteinkonzentration (C) nach Austausch des Volumens (V) läßt sich nach folgender Formel berechnen:

$$C = C_O \cdot e^{-V/P} \qquad \text{(Gl. 65)}$$

wobei C_O die Initialkonzentration vor der Plasmapherese und P das Plasmavolumen des Patienten bedeuten. Nach Austausch eines Plasmavolumens des Patienten (z.B. 3 l) verringert sich die Konzentration der nichtsubstituierten Eiweiße auf ca. 37% des Ausgangswerts. Wird zusätzlich ein weiteres Plasmavolumen ausgetauscht (im genannten Beispiel insgesamt 6 l), so sinkt die Serumeiweißkonzentration auf ca. 15% des Ausgangswerts ab. - Die o.a. Formel geht von der Voraussetzung aus, daß während der Plasmaaustauschbehandlung Neusynthese, Katabolismus und Rückverteilung des entsprechenden Eiweißes aus dem Extravasalraum vernachlässigt werden können. Die während der Plasmapherese gemessenen Daten erreichen nicht ganz die theoretisch ermittelten Werte.

Allgemein kann ein Trend beobachtet werden, pro Einzelsitzung 1 Plasmavolumen des Patienten auszutauschen und die Behandlung je nach Art und Schwere der Erkrankung mehrfach zu wiederholen (3-10 Behandlungen im Verlauf von 1-4 Wochen). Bei intensivmedizinischen Indikationen empfehlen sich tägliche Behandlungen, evtl. auch mit einem kleineren Austauschvolumen.

9 Peritonealdialyse

9.1 Peritonealkatheter

Die Peritonealdialyse wurde zwar durch den Stilettkatheter nach Weston [2641] erheblich vereinfacht, aber erst mit der Einführung von Silikon-Kautschuk-Kathetern durch Palmer [1899, 1900] und insbesondere in der Modifikation von Tenckhoff [2461, 2465] war es möglich, den Katheter im Bauchraum zu belassen. Damit entfielen die für den Patienten häufig unangenehmen, regelmäßigen Punktionen mit dem Stilettkatheter. Die Peritonealdialyse, auch bei chronischer Niereninsuffizienz, wurde damit praktikabel.

Wegen verschiedener Komplikationen, die auf die Katheter zurückgeführt wurden, erfolgten verschiedene Modifikationen. Die wichtigsten, die seit 1963 zur Anwendung kamen, werden in den Abb. 106 und 107 erläutert.

Der Stilettkatheter nach Weston u. Roberts [2641] besteht aus einem 27,5 cm langen und distal über 7,5 cm vielfach perforierten Kunststoffrohr (Nylon) von etwa 3 mm Durchmesser, das wegen der Härte des Materials nur bei stationärer Behandlung geeignet ist. Seit der Einführung von Silikon-Kautschuk-Materialien wird der Katheter kaum mehr angewendet.

Der Peritonealkatheter nach Palmer [1899, 1900] aus Silikonkautschuk kann nach Implantation im Bauchraum belassen werden. Zur Verbesserung der Drainage ist das distale Ende des Katheters aufgerollt. Ein längeres Zuführungsteil des Katheters wird erst nach einer subkutan gelegten Schleife - im Gegensatz zum Stilettkatheter - nach außen geführt. Zur Verankerung und zur Vermeidung von Leckagen besitzt der Katheter einen speziellen Flansch, der im Bereich des Peritoneums festgenäht wird. Die Länge des gesamten Katheters beträgt 84 cm, des perforierten Teils am distalen Ende 23 cm.

Der Peritonealkatheter nach Tenckhoff [2461] aus Silikonkautschuk vereinfachte Implantation und Explantation erheblich. Bei einer Gesamtlänge von nur 40 cm

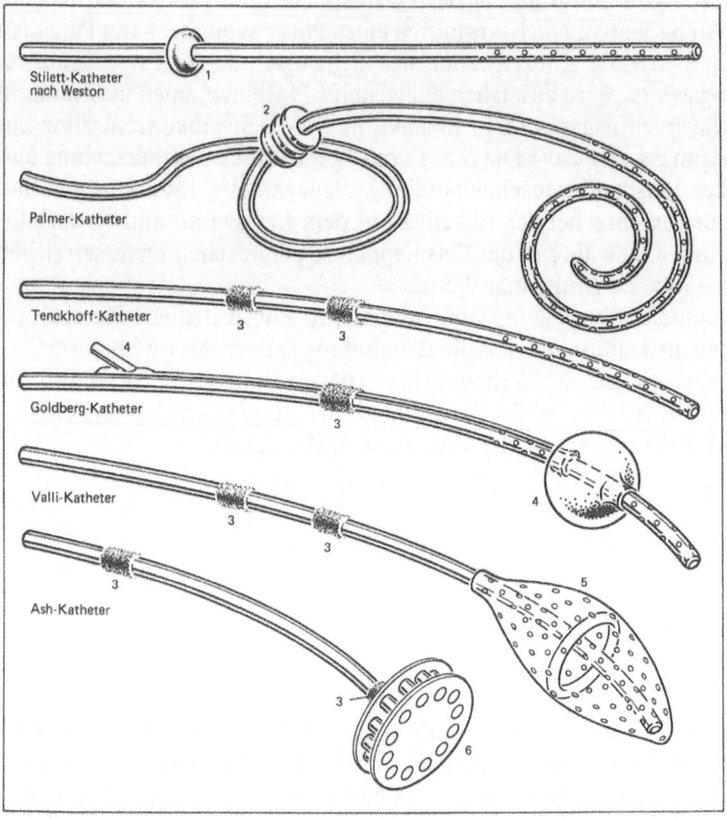

Abb. 106. Peritonealkatheter unterschiedlicher Ausführung (schematisch). *1* verschiebbarer, kugeliger Feststellknopf, *2* Flansch zur Verankerung im Bereich des Peritoneums, *3* Dacron-Filz-Manschette, *4* Stabilisierungsballon mit Verbindungskanal nach außen, *5* elliptischer Ballon mit röntgendichtem Stabilisierungsring, *6* Doppelscheibe mit Säulenkammer, in die das endständige Loch des Katheters einmündet

mißt der intraabdominelle Teil des Katheters 20 cm und hat 60 Perforationen (Durchmesser 0,5 mm) auf einer Strecke von 15 cm. Das distale Ende des Katheters ist offen. Eine Dacron-Filz-Manschette wird direkt oberhalb des Peritoneums, eine zweite nach Tunnelung etwa 2 cm unterhalb der Haut plaziert. Der Abstand zwischen den beiden Manschetten beträgt 7 cm. Mit Hilfe der beiden Dacronmanschetten kann die Gefahr der Peritonitis und der Leckage vermindert werden. Neben dieser Standardausführung stehen spezielle Modifikationen zur Verfügung. Der Tenckhoff-Katheter hat erheblich zur Ausweitung der Peritonealdialyse beigetragen und wird noch heute viel benutzt.

Der Peritonealkatheter nach Goldberg [919] unterscheidet sich von dem Katheter nach Tenckhoff durch einen Ballon am distalen Ende, der von außen mit 0,9%iger NaCl-Lösung gefüllt werden kann. Hierdurch sollen Dislokationen wie auch Obstruktionen der Katheterlöcher, z. B. durch das Omentum majus, vermieden werden. Heutzutage findet dieser Katheter keine Anwendung mehr.

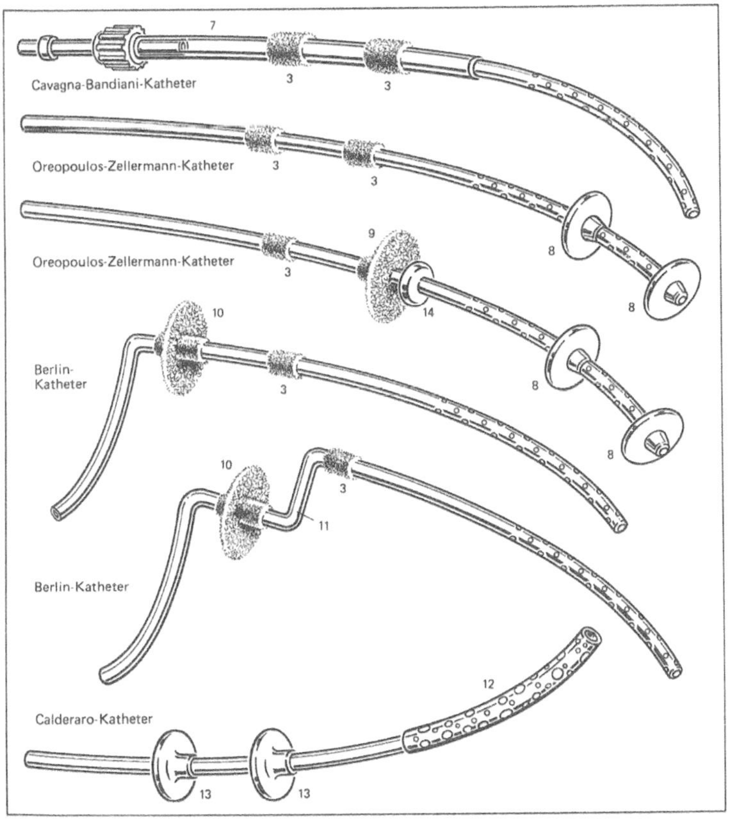

Abb. 107. Peritonealkatheter unterschiedlicher Ausführung (schematisch). *3* Dacron-Velour-Manschette, *7* Silikonkautschukkanüle mit luftdicht verschließbarem Schraubkonnektor, *8* Silikonkautschukscheibe, *9* Silikonkautschukscheibe mit Dacron-Velour (peritoneumnah), *10* Silikonkautschukscheibe mit Dacron-Velour (hautnah), *11* vorgeformte, rechtwinkelige Stufe, *12* Doppelkammer, *13* Kragenscheibe aus Rodergon, *14* Silikonkautschukring zur Verknüpfung mit dem Peritoneum

Der Peritonealkatheter nach Valli [2546] ist im wesentlichen eine Modifikation des Katheters nach Tenckhoff. Das perforierte Katheterende ist von einem elliptischen Silikonballon umgeben, um die Katheterperforationen vor Verklebung durch Netz oder Darm zu schützen. Der Silikonballon weist etwa 400 Perforationen auf, wodurch kurze Ein- und Auslaufzeiten der Spüllösung erreicht werden. Der Stabilisierungsring des Ballons ist röntgenkontrastgebend, damit die Lage der Katheterspitze stets kontrolliert werden kann.

Der Peritonealkatheter nach Ash [78], Lifecath genannt, weist im Gegensatz zu allen anderen Peritonealkathetern keinen intraperitonealen Katheteranteil auf. Der Silikon-Kautschuk-Katheter wird über eine lange, subkutane Tunnelung vom Mittel- zum Unterbauch geleitet. Lediglich eine endständige Doppelscheibe wird an der Innenseite des Peritoneums angeheftet. Durch die Dacronmanschetten direkt oberhalb der Scheibe und unterhalb der Haut wird eine stabile Fixierung erreicht.

Die endständige Öffnung des Katheters stellt die Verbindung zwischen Bauchhöhle und Außenraum dar. Durch die Säulen der Doppelscheibe wird eine Verlegung der endständigen Öffnung vermieden.

Der Peritonealkatheter nach Cavagna-Bandiani [428, 429, 1200] wird durch eine Silikonschlauchkanüle mit 2 Dacronmanschetten in die Bauchhöhle eingeführt. Über die in der Bauchdecke eingewachsene Schlauchkanüle kann der Katheter bei Obstruktion oder Dislokation ausgetauscht werden, ohne daß eine Operation notwendig wird. Ein luftdichter, verschließbarer Schraubkonnektor dient als Infektionsbarriere.

Der Peritonealkatheter nach Oreopoulos-Zellermann [1875, 1881] wird in 2 Ausführungen angewendet. Eine ist ein modifizierter Tenckhoff-Katheter mit 2 Dacronmanschetten und zusätzlich 2 Silikonscheiben am distalen Ende, die für eine stabilere Lage der Katheterspitze im kleinen Becken sorgen sollen. Die neuere Ausführung weist zusätzlich eine Dacronscheibe und einen Silikonkautschukring auf, der mit dem Peritoneum chirurgisch verknüpft wird. Hierdurch lassen sich Leckagen vermeiden. Außerdem dürfte eine günstige Infektionsbarriere an der Grenzschicht zum Bauchinnenraum entstehen. Dieser Katheter wird zunehmend angewendet.

Der Peritonealkatheter Typ Berlin [180, 2245] stellt zwei Modifikationen des ursprünglichen Tenckhoff-Katheters dar. Bei der einen Ausführung handelt es sich um einen geraden Katheter aus Silikonkautschuk, dessen äußerer Anteil eine vorgegebene rechtwinkelige Krümmung aufweist, um Kippbewegungen der Dacron-Veloursscheibe (Durchmesser 1,5 cm) zu vermeiden. Im Gegensatz zum Oreopoulos-Zellermann-Katheter wird die Scheibe 0,5 cm unter der Haut plaziert, so daß die Epidermis mit der Oberkante des Kragens eine dichte Barriere bilden kann. Eine zusätzliche Dacronmanschette liegt zwischen Peritoneum und Fascia abdominalis und bildet eine bindegewebige Verankerung, um Leckagen zu vermeiden. Bei der zweiten Ausführung des Katheters ist zwischen der Scheibe und der distalen Manschette eine rechtwinkelige Stufe eingebaut, welche die hautnahe Scheibe noch besser stabilisieren soll. Die gesamte Oberfläche des Katheters ist mit einem speziellen Material beschichtet, um Keiminkorporationen im Kathetermaterial zu verhindern. Dieser Katheter eignet sich insbesondere bei dicken Bauchdecken.

Der Peritonealkatheter nach Calderaro [403] ist gleichfalls ein modifizierter Tenckhoff-Katheter, an dem statt der Dacronmanschetten 2 Kragenscheiben aus Rodergon fixiert sind. Hiermit soll das Risiko einer bakteriellen Invasion des Peritoneums vermindert werden. Das distale Ende des Katheters (12 cm) besteht aus 2 konzentrischen Kammern, wobei die innere mit der Kammer des Tenckhoff-Katheters identisch ist. Die durch dünne longitudinale Segmente verbundene äußere Kammer weist Löcher von unterschiedlichem Durchmesser auf, durch die eine Obstruktion des Katheters verhindert werden soll.

Der Gore-Tex-Peritonealkatheter [687] entspricht in seinem intraabdominellen Teil dem geraden Tenckhoff-Katheter. An dem subkutanen Teil sitzt hautnah eine Scheibe mit peritoneumwärts unterschiedlich langen Manschetten. Scheibe und Manschette sind mit Teflon (PTFE) beschichtet. Auf der Scheibe sitzt als direkte Hautdurchleitung ein 5 mm langer Kragen aus Silikonkautschuk, der unbeschichtet ist. Hierdurch soll die anheilende Epidermis einwärts im Winkel Scheibe/Kragen anwachsen und so eine Tunnelinfektion vermeiden helfen. Die Scheibe, 25 mm im

Durchmesser, soll einen Kathetermanschettenprolaps mit der Gefahr von Tunnelinfektion und Peritonitis verhindern.

Der Utah-Peritonealkatheter nach Kablitz et al. [1272] hat keinen externen Katheteranteil. Er besteht aus einem subkutanen Implantat mit einer intraperitonealen Extension. Der subkutane Teil ist ein Reservoir. Die Wände des Reservoirs und die ersten 50–75 mm des Katheters enthalten eine Edelstahlspirale zwischen zwei Silikon-Kautschukschichten. Die äußere Silikon-Kautschukschicht ist mit Dacron-Velour beschichtet, um ein Einwachsen des Gewebes zu ermöglichen. Zu Beginn der Peritonealdialyse wird durch Punktion eine Spezialkanüle in das Reservoir eingeführt. Der Katheter wurde für die intermittierende Peritonealdialyse entwickelt und kann für die CAPD nicht verwendet werden.

Welche Katheter sich langfristig neben dem bewährten Tenckhoff-Katheter durchsetzen können, hängt davon ab, ob sie geeignet sind, die derzeitigen Probleme wie Leckage, Hautexitinfektionen, Tunnelinfektionen und Kathetermanschettenprolaps mit den Gefahren einer konsekutiven Peritonitis zu minimieren.

9.2 Peritonealkatheter-Implantation

Da von allen Peritonealkathetern der von Tenckhoff entwickelte die größte Verbreitung gefunden hat, soll auf die Technik der Implantation dieses Katheters näher eingegangen werden. Die Insertion erfolgt entweder mit einem Spezialtrokar, unter laparoskopischen bzw. chirurgischen Bedingungen oder mit der Stilett-Punktionstechnik. Letztere ist einfach, weist weniger Gefahren als mit dem Trokar auf und kann damit auch vom Nephrologen jederzeit ausgeführt werden.

9.2.1 Modifizierte Implantationstechnik nach der Stilett-Methode [180, 858]

Die Insertion erfolgt am Krankenbett unter operationsähnlichen Bedingungen. Nach lokaler Anästhesie wird eine 2 cm lange, quere Hautinzision ca. 3 cm unterhalb des Nabels in der Mittellinie durchgeführt. Das subkutane Gewebe wird mit einer stumpfen Präparierklemme (Typ Overholt) bis zum Peritoneum gespreizt. Mit einer Vorlaufkanüle (Typ Verres) wird das Peritoneum des Patienten unter Bauchdeckenspannung punktiert. Die Bauchhöhle wird mit 1–2 l Spüllösung gefüllt (mit Zusatz von 5000 IE Heparin). Nach dem Entfernen der Vorlaufkanüle kann das Punktionsloch mit einem Spezialdilatator (z. B. Typ Berlin) so weit gedehnt werden, daß der Peritonealkatheter mit einem passenden stumpfen Mandrin hindurchgeschoben werden kann. Vor der endgültigen Katheterplazierung empfiehlt es sich, die beabsichtigte intraabdominelle Route mit dem stumpfen Mandrin auf evtl. Hindernisse abzufühlen. Die Katheterlage gilt dann als günstig, wenn der Patient Mißempfindungen am After oder Damm angibt. In dieser Position wird der Katheter 1 cm zurückgezogen, die Dacronmanschette subkutan plaziert und der Katheter nach subkutaner Tunnelung etwa 4 cm neben der primären Hautinzision seitlich herausgeführt. Die Hautinzision wird durch Rückstichnähte verschlossen. Bei Verwendung von 2 Dacronmanschetten wird die distale zwischen Peritoneum und Fascia abdominalis, die proximale Kathetermanschette nach einer geraden oder bogenförmigen Tunnelung etwa 1,5 cm unter der Haut plaziert. Während die

Peritonealkatheter mit einer Dacronmanschette bei intermittierender Peritonealdialyse (IPD) gute Langzeiterfolge aufwiesen, trat unter CAPD-Bedingungen häufiger ein Manschettenprolaps mit oder ohne Tunnelinfektion auf. Dies war Anlaß, Modifikationen mit spannungsfreier Katheterverankerung zu entwickeln [503, 2245].

9.2.2 Technik der chirurgischen Implantation des Tenckhoff-Katheters

Bei der Implantation im Operationssaal erfolgt nach Lokalanästhesie subumbilikal in der Medianlinie eine etwa 2,5 cm lange Inzision. Danach Durchtrennung des Subkutangewebes bis zur Faszie, Längsinzision der Faszie (1,5 cm) und Anklemmen der Faszienränder, stumpfes Abpräparieren des präperitonealen Fetts, Anklemmes des Peritoneums mit 2 kleinen Klemmen und 0,5 cm lange Inzision des Peritoneums. Ggf. vorliegende Verwachsungen können dann nach geringfügiger Erweiterung der Inzision stumpf gelöst werden. Der Tenckhoff-Katheter wird mit einem stumpfen Führungsstab in das kleine Becken eingeführt. Anschließend Einlauf von 1 l Spüllösung mit 5000 I. E. Heparin. Danach Anlage einer Tabaksbeutelnaht mit Dexon der Stärke 3-0 im Bereich der peritonealen Öffnung, wodurch der Tenckhoff-Katheter sicher fixiert werden kann, um Leckagen zu vermeiden. Nachfolgend Verschluß der Faszie mit einzelnen Dexon-Nähten um den Katheter. Nach subkutaner Tunnelung wird der Katheter seitlich der Hautinzision durch eine runde, dem Katheter angepaßte Hautöffnung nach außen geleitet. Die Manschette wird etwa 1,5 cm unterhalb der Haut plaziert. Wundverschluß durch Subkutannaht, Hautrückstichnähte und Verband.

9.2.3 Implantationstechnik bei speziellen Kathetern mit Stufe, Scheibe und Manschette (Typ Berlin)

Zunächst erfolgt gleiches Vorgehen wie bei der oben beschriebenen Implantation. Nachdem der spezielle Katheter unter Verwendung eines Führungsstabs plaziert wurde, wird auch hier eine Tabaksbeutelnaht am Peritoneum um die Katheteraustrittsstelle angelegt. Es ist darauf zu achten, daß die distale Manschette unmittelbar dem Peritoneum anliegt, jedoch nicht in die Bauchhöhle hineinragt. Verschluß der Faszie mit einzelnen Dexon-Nähten (2-0), subkutane Tunnelung für die Stufe und die subkutane Scheibe, die horizontal, nicht gekippt oder eingekrempelt unter der Hautaustrittsstelle zu liegen kommt. Der Katheter wird über eine gesonderte passende Hautöffnung nach außen geleitet. Falls eine Insertion in der Medianlinie nicht möglich ist, kann der Peritonealkatheter auch transrektal, vorzugsweise im linken Mittel- bis Unterbauch, implantiert werden. Dabei wird nach Durchtrennung des vorderen Blattes der Rektusscheide die Muskulatur stumpf auseinandergedrängt und dann die hintere Rektusscheide zusammen mit dem Peritoneum angeklemmt und eröffnet. Im weiteren gleiches Vorgehen wie oben beschrieben, wobei die Tabaksbeutelnaht um den Katheter auch das hintere Blatt der Rektusscheide mit dem Peritoneum erfaßt.

Die sog. chirurgischen Techniken im Operationssaal sollten bei den speziellen Kathetern sowie bei Patienten mit dicken Bauchdecken bevorzugt werden, evtl. auch generell für CAPD-Patienten. Für akute Fälle dürfte die Stilett-Methode nach wie vor vorzuziehen sein.

9.3 Durchführung

9.3.1 Intermittierende Peritonealdialyse (IPD)

Als „intermittierend" bezeichnete man zunächst jede Form der Peritonealdialyse, bei welcher der Ein- und Auslauf der Spüllösung (des Dialysats) durch den gleichen Katheter erfolgt. Heute wird darunter speziell ein Verfahren verstanden, bei dem etwa 3mal wöchentlich für jeweils 10 h eine Peritonealdialyse mit relativ kurzen Verweilzeiten der Spüllösung im Abdomen durchgeführt wird.

Die Zusammensetzung der Spüllösung variiert vor allem hinsichtlich ihres Gehaltes an Glukose, der im wesentlichen die Osmolarität bestimmt. Spüllösungen mit hoher Osmolarität werden benutzt, wenn dem Organismus Wasser im Überschuß entzogen werden muß. Den individuellen Notwendigkeiten des Patienten entsprechend ist der Kaliumgehalt der Spüllösung einzustellen. In den folgenden Übersichten sind die Zusammensetzungen einiger gängiger Peritonealspüllösungen zusammengestellt:

Lösung zur peritonealen Dialyse mit 1,5%iger Glukose, kaliumhaltig

1 l enthält:	Natriumchlorid	5,786 g
	Natriumlaktatlösung	7,847 g
	≙ Natriumlaktat 3,924 g	
	Kaliumchlorid	0,1491 g
	Kalziumchlorid 2 H_2O	0,2573 g
	Magnesiumchlorid 6 H_2O	0,1017 g
	Glukosemonohydrat für Injektionszwecke	16,50 g
	≙ wasserfreie Glukose für Injektionszwecke 15,0 g	

Na^+	134,0	mmol/l
K^+	2,0	mmol/l
Ca^{++}	1,75	mmol/l
Mg^{++}	0,5	mmol/l
Cl^-	105,5	mmol/l
$Lactat^-$	35,0	mmol/l

theoretische Osmolarität = 362 mosmol/l

Lösung zur peritonealen Dialyse mit 2,3%iger Glukose, kaliumhaltig

1 l enthält:	Natriumchlorid	5,786 g
	Natriumlaktatlösung	7,847 g
	≙ Natriumlaktat 3,9235 g	
	Kaliumchlorid	0,1491 g
	Kalziumchlorid 2 H_2O	0,2573 g
	Magnesiumchlorid 6 H_2O	0,1017 g
	Glukosemonohydrat für Injektionszwecke	25,0 g
	≙ wasserfreie Glukose für Injektionszwecke 22,73 g	

Na^+	134	mmol/l
K^+	2	mmol/l
Ca^{++}	1,75	mmol/l
Mg^{++}	0,5	mmol/l
Cl^-	105,5	mmol/l
$Lactat^-$	35	mmol/l

theoretische Osmolarität = 405 mosmol/l

Lösung zur peritonealen Dialyse mit 4,25%iger Glukose, kaliumfrei

1 l enthält:	Natriumchlorid	5,786 g
	Natriumlaktatlösung	7,847 g
	≙ Natriumlaktat 3,924 g	
	Kalziumchlorid 2 H_2O	0,2573 g
	Magnesiumchlorid 6 H_2O	0,1017 g
	Glukosemonohydrat für Injektionszwecke	46,75 g
	≙ wasserfreie Glukose für Injektionszwecke 42,5 g	

Na^+	134,0 mmol/l
Ca^{++}	1,75 mmol/l
Mg^{++}	0,5 mmol/l
Cl^-	103,5 mmol/l
$Lactat^-$	35,0 mmol/l

theoretische Osmolarität = 511 mosmol/l

In der ursprünglichen und einfachsten Form der intermittierenden Peritonealdialyse läuft die Spüllösung aus zwei 1 l- oder einem 2 l-Behälter(n), Beutel oder Flasche(n), durch ein Überleitungssystem in den Bauchraum ein, das an den Dialysekatheter gekoppelt ist. Über ein gleichfalls an ihn angeschlossenes Y-Stück kommt

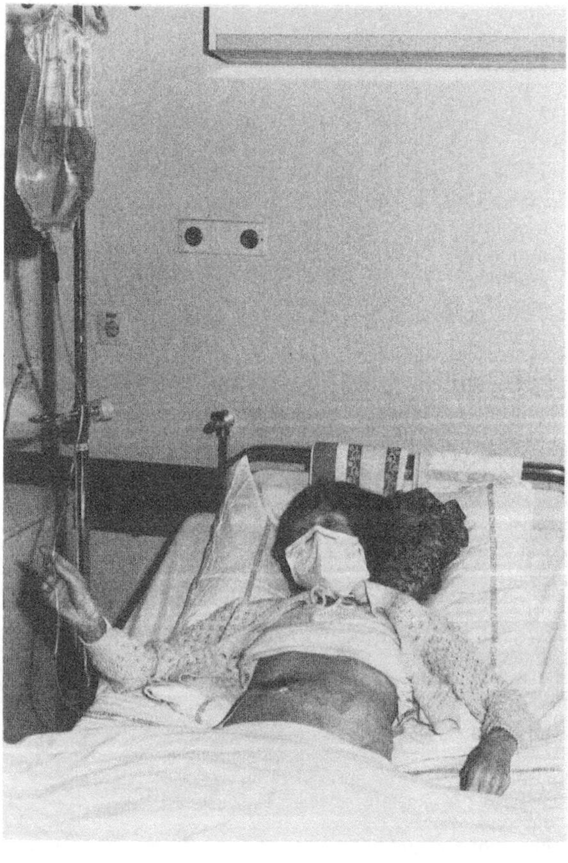

Abb. 108. Durchführung der CAPD. Einlauf der sterilen Spüllösung aus dem Beutel in den Bauchraum

der Auslauf aus dem Bauchraum durch einfache Heberdrainage in ein Standgefäß oder einen abgeschlossenen Beutel zustande. Bei der gebräuchlichsten Standardform fließt die Spüllösung in etwa 10 min ein, verbleibt für ca. 30 min in der Peritonealhöhle (sog. Verweildauer) und läuft sodann durch die erwähnte Heberdrainage innerhalb von etwa 20 min wieder aus. Der Spüllösungsumlauf kann gesteigert werden, indem man die Verweildauer verkürzt oder ganz darauf verzichtet, die Spüllösung also nach vollständigem Einfließen sofort wieder abgelassen wird. Wenn es außerdem möglich ist, die Ein- und Auslaufzeiten von 10–20 min zu verkürzen, so ergibt sich ein Durchsatz von 4–6 l je Stunde.

Solche Größen werden heute praktisch nur durch automatische Peritonealdialysegeräte gewährleistet (s. S. 133). Dabei werden nicht nur die Einlauf-, Verweil- und Auslaufzeiten der Spüllösung, sondern auch die Spüllösungswechsel automatisch gesteuert, so daß die manuelle Bedienung fortfällt. Wesentlich ist, daß sich die Spüllösung in einem geschlossenen sterilen System befindet, um die Infektionsgefahr herabzusetzen. Deshalb und wegen der Möglichkeit des gesteigerten Spüllösungsumlaufs wird heutzutage die IPD praktisch nur noch mit Hilfe halb- oder vollautomatischer Geräte durchgeführt.

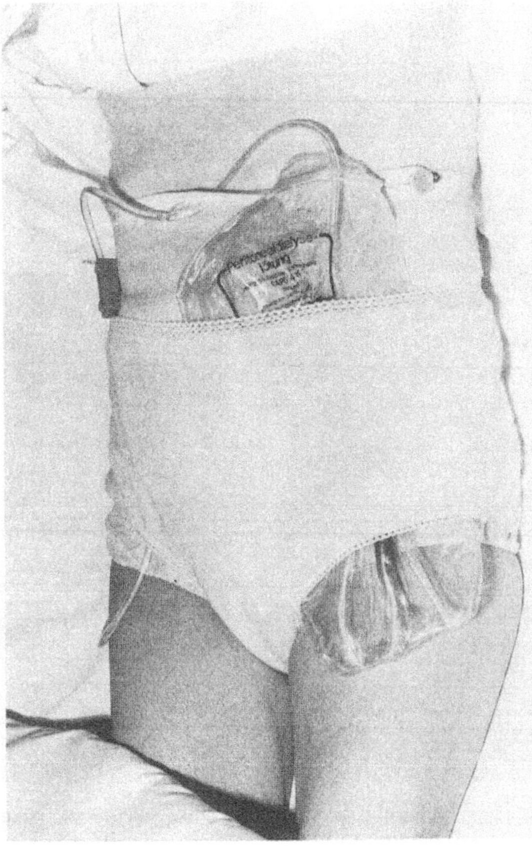

Abb. 109. Durchführung der CAPD. Patientin trägt den leeren Spüllösungsbeutel am Körper

9.3.2 Kontinuierliche ambulante Peritonealdialyse (CAPD)

Unter kontinuierlicher ambulanter Peritonealdialyse versteht man ein Verfahren mit langen Verweilzeiten der Spüllösung im Peritonealraum, dafür kontinuierlich 24 h am Tag und 7 Tage in der Woche, das ambulant vorgenommen wird (*C*ontinuous *A*mbulatory *P*eritoneal *D*ialysis).

Die Durchführung ist denkbar einfach. An den Peritonealdialysekatheter wird ein sog. Überleitungssystem angeschlossen, das wiederum mit dem Spüllösungsbeutel verbunden wird. Aus diesem, an einem einfachen Ständer hängend, läßt der Patient die Spüllösung mittels Schwerkraft in seine Bauchhöhle einlaufen (Abb. 108). Danach werden der leere Beutel und das Überleitungssystem zusammengerollt und am Körper getragen (Abb. 109). Die Dialyselösung von etwa 2 l verbleibt für mehrere Stunden in der Bauchhöhle. Nach dieser Zeit, während welcher der Patient sich frei bewegen kann, wird der Beutel auseinandergerollt und so gelagert, daß das Dialysat wiederum mittels Schwerkraft aus der Bauchhöhle in den zunächst leeren Beutel zurücklaufen kann (Abb. 110). Dieser wird sodann durch einen frischen Beutel mit steriler Spüllösung ersetzt. Die Dauer eines solchen Wechsels

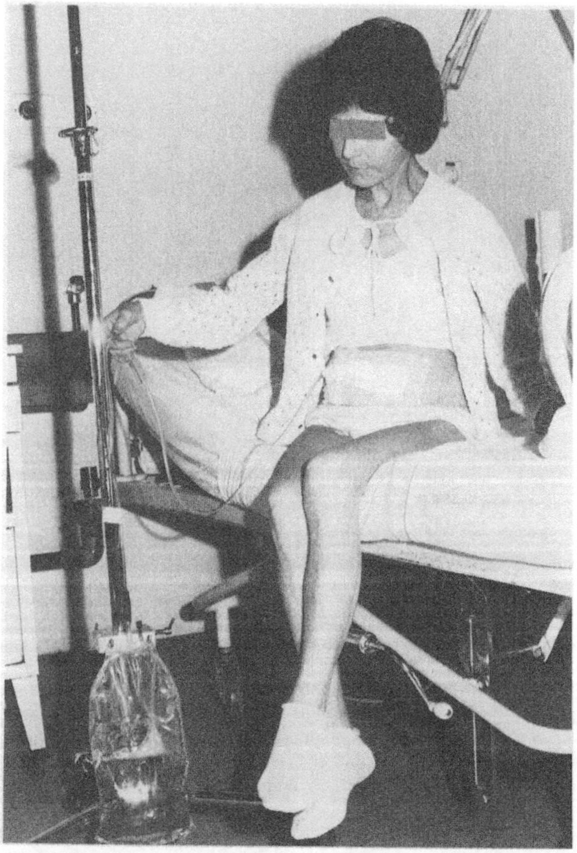

Abb. 110. Durchführung der CAPD. Patientin läßt das Dialysat aus dem Bauchraum in den Plastikbeutel laufen. Die Katheter-Eintrittsstelle ist mit Verband versehen

beträgt etwa 20 min. Der Austausch der Beutel, der über entsprechende Konnektionssysteme erfolgt, ist die Achillesferse des Verfahrens; denn in einer absolut sterilen Arbeitsweise (Abb. 111) hierbei liegt die wichtigste Voraussetzung zur Peritonitisprophylaxe. Das bedeutet, daß die Patienten den Wechsel der Beutel nur mit Kopfhaube, Mund- und Nasenschutz sowie Handschuhen durchführen sollen, wobei selbstverständlich auch die allgemeine Körper- und Umgebungshygiene eine wesentliche Rolle spielt. An der Verbesserung der Konnektoren und ihrer sterilen Handhabung wird laufend gearbeitet, ohne daß bisher voll befriedigende Lösungen gefunden werden konnten. Für stark sehbehinderte (z. B. diabetische) Patienten sind Hilfsgeräte für die Handhabung entwickelt worden.

Der Wechsel der Beutel sollte 3- bis 5mal täglich stattfinden (Tabelle 28), das Zeitschema sieht z. B. einen ersten Wechsel um 7 h, drei weitere um 13 h, 19 h und etwa 23 h vor, wobei das 8stündige Intervall bis zum nächsten Morgen für die Nachtruhe gedacht ist.

Neben dem Beutel sollte täglich oder mindestens an jedem zweiten Tag der Verband an der Katheteraustrittsstelle erneuert werden. Ferner wird in 4wöchigem Ab-

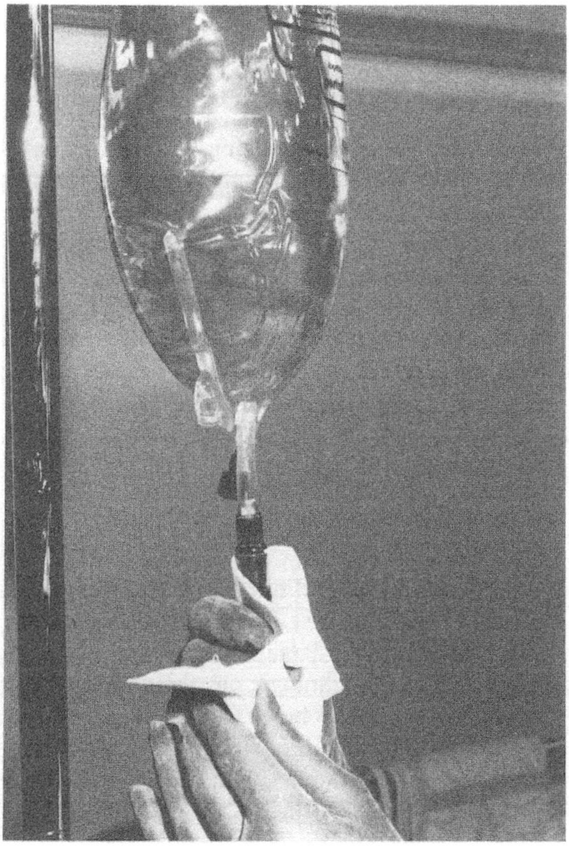

Abb. 111. Durchführung der CAPD. Konnektion des Überleitungssystems zu einem frischen Spüllösungsbeutel unter sterilen Bedingungen

Tabelle 28. Wechsel und Verweilzeiten der Spüllösung bei CAPD und CCPD

	Anzahl der Wechsel pro Tag	Nachts	Tags			
CAPD	3	8 h	8 h	8 h		
	4	8 h	6 h	5 h	5 h	
	5	8 h	4 h	4 h	4 h	4 h
CCPD	3	4 h	4 h	16 h		
	4	3 h	3 h	3 h	15 h	
	5	2½ h	2½ h	2½ h	2½ h	14 h

stand im Rahmen ambulanter Kontrollen von geschultem Personal einer CAPD-Ambulanz das Überleitungssystem ausgetauscht.

Wird diese Form der Dialyse nicht ambulant bzw. als Heimdialyse, sondern im Krankenhaus durchgeführt, unter Hinzuziehung des Personals, so wird sie gelegentlich als kontinuierliche Peritonealdialyse (CPD) bezeichnet.

9.3.3 Kontinuierliche zyklische Peritonealdialyse (CCPD)

Hierbei handelt es sich um eine Variante der CAPD, bei welcher der Patient über Nacht mittels eines halbautomatischen Peritonealdialysegeräts (z. B. AMP-Cycler), z. B. drei Wechsel à 2 l Spüllösung bei einer Verweilzeit von jeweils ca. 3 h durchführt und weitere 2 l über Tag intraabdominell beläßt (s. Tabelle 28). Die Zahl der Konnektionen und Diskonnektionen ist gegenüber der CAPD entsprechend reduziert, da die Spüllösungsbeutel in Reihe geschaltet sind. Dies senkt das Risiko der Peritonitis und reduziert den täglichen Zeitaufwand für die Behandlung [612, 1983]. Die Clearance von Kreatinin und Harnstoff ist gegenüber der CAPD geringfügig vermindert, jedoch ist dies nach bisherigen Untersuchungen offenbar bedeutungslos.

9.3.4 Protokollierung

Ähnlich wie bei der Hämodialyse ist eine exakte und genaue Protokollierung auch bei den verschiedenen Formen der Peritonealdialyse unbedingt erforderlich. Nur so kann in der Klinik die einwandfreie Durchführung einer Peritonealdialyse überprüft und bei CAPD-Patienten nicht nur auf deren Zuverlässigkeit, sondern auch auf die Funktionstüchtigkeit des Verfahrens geschlossen werden.

Bei halbautomatischen Dialysegeräten müssen die Einfluß- und Ausflußmengen und die daraus zu errechnende Einzelbilanz genauestens eingetragen werden, wobei sich aus mehreren Spüllösungsperioden eine Gesamtbilanz ergibt, die vom Patienten aus gesehen negativ sein sollte, da in der Regel ein Flüssigkeitsentzug durch Ultrafiltration angestrebt wird (Abb. 112). Wird die Gesamtbilanz positiv, so ist es erforderlich, eine Spüllösung mit höherer Glukosekonzentration zwischenzuschalten, um wieder in eine negative Bilanz zu gelangen.

FREIE UNIVERSITÄT BERLIN
Klinikum Charlottenburg
Abteilung für Innere Medizin
mit Schwerpunkt Nephrologie

Datum ....

Peritonealdialyse-Protokoll

Name:		Vorname:	
Diayse-Nr.:	Trockengew.: kg	Anfangsgew.: kg Endgew.: kg	
Anfang:	RR ➡ RR ⬆	Ende:	RR ➡ RR ⬆

Nr.	Zeit	Einfluß	Ausfluß	Einzel-bilanz	Gesamt-bilanz	Zusätze

Dialyse-Verlauf/Anordnungen:

Abb. 112. Muster eines Peritonealdialyseprotokolls für halbautomatische Geräte

PROTOKOLL

Name	Datum	Datum	Datum	Datum	Datum	Datum	Datum
Dialyse-Nr.							
Trockengewicht							
Dialysebeutel							
Einlaufvolumen							
Verweilzeit							
Auslaufzeit							
Dialysezeit							
Dialysebeginn							
RR + Puls Anfang							
Anfangsgewicht							
Dialyseende							
RR + Puls Ende							
Endgewicht							

Verordnungen

Abb. 113. Muster eines Protokolls für vollautomatische PD-Geräte

Wesentlich einfacher gestalten sich Protokolle bei vollautomatisch arbeitenden Geräten, wo unter den entsprechenden Daten der Behandlung lediglich die für das Gerät vorgegebenen Dialysebeutel, Einlaufvolumina, Verweilzeiten, Auslaufzeiten, Dialysezeiten usw. einzutragen sind (Abb. 113).

Auch für die CAPD ist es wichtig, Ein- und Auslaufmengen sowie die Einzel- bzw. Gesamtbilanzen pro Beutel bzw. pro Tag zu registrieren. Dadurch kann sich der betreuende Arzt jederzeit orientieren, ob die Ultrafiltrationsleistung ausreicht oder nachläßt. Auch Körpergewicht und Blutdruck sollten im Protokoll eingetragen werden (Abb. 114).

10 Besonderheiten der Dialyse bei Kindern

10.1 Hämodialyse

Erst nach Lösung der grundlegenden medizinisch-technischen Probleme in der Dialysebehandlung der Erwachsenen breitete sich die Dialysetherapie auch bei pädiatrischen Patienten aus.

Gegenüber anfangs nur vereinzeltem Einsatz bei akutem Nierenversagen wurden nunmehr auch Langzeitdialysen bis zu den überwiegend angestrebten Transplantationen durchgeführt. Dabei hat die Adaptation der Techniken und Geräte auf die kindlichen Bedingungen inzwischen einen hohen Standard erreicht.

FREIE UNIVERSITÄT BERLIN
Klinikum Charlottenburg
Abteilung für Innere Medizin
mit Schwerpunkt Nephrologie

CAPD-PROTOKOLL

Name:	Vorname:	Trockengewicht:
CAPD seit:		
Beutel/Tag:		

Datum	Lösg. Nr.	Zeit	Verweilzeit	Einlauf g	Auslauf g	Einzelbilanz/ Btl. g	Gesamtbilanz/ Tag	Gewicht/ Tag	Blutdruck/ Tag

Abb. 114. Muster eines CAPD-Protokolls

Infolge der anatomischen und physiologischen Verhältnisse bei Kleinkindern und Kindern müssen folgende Punkte besonders berücksichtigt werden:

1. Schwierigkeiten beim Gefäßzugang für einmalige und insbesondere wiederholte Dialysen.
2. Geringere Blutvolumina und relativ größere Flüssigkeitsräume mit höherem Wasserumsatz als beim Erwachsenen.
3. Besondere Neigung zu Dialysenebenwirkungen bei unkontrollierten Flüssigkeitsverschiebungen vom Patienten zum Dialysator oder umgekehrt.

10.1.1 Gefäßzugänge

Bei akutem Nierenversagen im Kindesalter kann für voraussichtlich nur wenige Dialysen eine Punktion der V. cava superior und inferior mit einem pädiatrischen Shaldon-Katheter [2017] ebenso erfolgen wie durch Einführung eines Femoralvenenkatheters [1063]. Dabei ist allerdings ein Single-needle-System notwendig. Bei Säuglingen und Kleinkindern ist eine veno-venöse Dialyse auch über die beiden Vv. femorales möglich.

Für noch unkooperative Kleinkinder, die wiederholte Punktionen nicht ertragen können, bietet sich der Scribner-Shunt an, der erstmals von Kjellstrand et al. für pädiatrische Verhältnisse konzipiert wurde [1342]. Inzwischen sind verschiedene Größen von Vessel-Tips im Handel, die eine Anpassung an unterschiedliche Gefäßdiameter gestatten. Es sollte stets die untere Extremität bevorzugt werden, um die Armvenen für evtl. spätere AV-Fisteln zu schonen, zumal die Überlebenszeit des Scribner-Shunts bei Kindern offenbar kürzer ist als bei Erwachsenen [635]. Bei sehr kleinen Kindern mit einem Gewicht unter 10 kg bietet sich auch ein proximaler AV-Shunt oder eine Vene-zu-Vene-Kanülierung als Alternative an [586].

Auch bei Kleinkindern mit weniger als 20 kg Körpergewicht und psychischer Stabilität kann mit mikrochirurgischer Technik eine AV-Fistel proximal oder distal angelegt werden, obwohl die meisten Zentren dieses Verfahren noch nicht bevorzugen [852].

Dagegen besteht Übereinstimmung, bei Kindern etwa ab dem 5½ bis 6. Lebensjahr und/oder über 20 kg Körpergewicht eine AV-Fistel am Unterarm zu bevorzugen. Sie wurde bei 75% der in der EDTA-Statistik gemeldeten Kinder verwendet [445]. Es ist jedoch zu bedenken, daß die Fisteln zumeist mehrere Monate bis zur Aufweitung und damit Punktionsfähigkeit benötigen, weshalb eine frühzeitige Anlage bei einem Serumkreatininwert von 5,0–7,0 mg/dl (440–620 μmol/l) je nach Lebensalter empfohlen wird [635]. Shunts mit Transplantaten (V. saphena oder Gore-Tex-Prothesen) sind wegen des hohen Einlaufdrucks und dadurch bedingter Zwangsultrafiltration sowie erheblicher Gefäßdilatation, Aneurysmabildung und hohen Blutdurchflußraten nicht zu empfehlen. Die kindlichen Fisteln sollten mit speziellen pädiatrischen Nadeln punktiert werden.

Tabelle 29. Blutvolumina bei verschiedenen Körpergewichten im Kindesalter. (van Deming [595])

Gewicht[a] kg	Blutvolumen		Alter[c]
	ml	%[b]	
3,6	450-500	10,2	
4,5	550	10,2	
5,4	600	10,1	ca. 3 Monate
6,8	750	11,0	ca. 5 Monate
9,5	1000	10,5	ca. 1 Jahr
14,0	1500	10,6	ca. 3 Jahre
16,3	1800	11,0	ca. 4 Jahre
20,4	2250	11,0	5½-6 Jahre
27,2	3000	11,0	ca. 8 Jahre
34,9	3500	10,0	ca. 10½ Jahre
38,6	4250	11,0	ca. 12 Jahre

[a] Gewicht: im Original in „lbs." angegeben, die Werte in kg wurden den Geigy-Tabellen entnommen.
[b] %: Errechnet aus dem Körpergewicht in kg bezogen auf das angegebene Blutvolumen.
[c] Alter: Entsprechend dem Körpergewicht (P_{50} Perzentil/Geigy-Tabelle)

10.1.2 Dialysatoren

Entsprechend den geringen Blutvolumina von Kindern (Tabelle 29) müssen Dialysatoren und Zubehör zur Anwendung in der Pädiatrie folgende Forderungen erfüllen [635, 1157, 1663, 2186]:

1. Geringes Füllvolumen (daraus folgend kleine Membranoberflächen).
2. Geringe Compliance (deshalb Platten- und Kapillardialysatoren).
3. Geringe spontane Ultrafiltrationsrate (damit eine Steuerung der Ultrafiltration nur durch Negativdrücke gewährleistet ist).
4. Spezielle Schlauchsysteme mit Füllvolumina zwischen 35 und 75 ml.

Das extrakorporale Blutvolumen insgesamt sollte 10% des Blutvolumens des Patienten (ca. 80 ml/kg KG) nicht übersteigen.

Eine Zusammenstellung gegenwärtig gebräuchlicher entsprechender Dialysatoren enthält Tabelle 30, entsprechend den Angaben verschiedener Autoren [1157, 2186]. Eine Übersicht, bezogen auf das Kindesalter, findet sich bei Bulla [364]. Dementsprechend empfehlen wir bei Körpergewichten von 12-17 kg die Verwendung eines Kapillardialysators von 0,6 m^2 Oberfläche mit einem Füllvolumen von etwa 50 ml, während bei Körpergewichten von 17-20 kg Kapillardialysatoren von 0,6 oder 0,9 m^2 und bei älteren Kindern mit etwa 25-30 kg Körpergewicht Kapillardialysatoren von 0,9 oder 1,0 m^2 verwendet werden können. Für sehr kleine Kinder von geringem Körpergewicht haben sich besonders die Gambro-Lundia plate mini-minor oder plate minor (0,26 bzw. 0,41 m^2) mit Füllvolumina von 20 bzw. 33 ml bewährt.

Tabelle 30. Dialysatoren für pädiatrische Patienten

Dialysatoren	Füllvolumen ml	Compliance ml/100 mm Hg	Oberfläche m^2	Harnstoff-clearance
Gambro-Lundia Plate mini-minor	20	21	0,26	51
Gambro-Lundia Plate minor	33	24	0,41	71
Gambro-Lundia Plate 17,0 μ	62	42	1,0	93
Gambro-Lundia Plate 11,5 μ	75	46	1,0	97
Travenol HD 1000	65	18	0,92	92
Cordis Kapillare 0,6	50	0	0,6	83
Asahi AM 03 (Kapillare)	25	0	0,3	25
Asahi AM 05 (Kapillare)	50	0	0,5	90
Asahi AM 06 (Kapillare)	55	0	0,6	95

10.1.3 Durchführung

Bei geringen Körpergewichten ist es bei den ersten Dialysen zumeist notwendig, den Dialysator mit Albumin oder Plasmaexpander vorzufüllen. Handelt es sich jedoch um terminal niereninsuffiziente Kinder mit rechtzeitig gestellter Dialyseindikation, so erreicht man auch zu Beginn stabile Kreislaufverhältnisse, wenn kleine Dialysatoren mit verkürzten Schlauchsystemen nur mit physiologischer Kochsalzlösung vorgefüllt sind. Generell empfehlen wir eine entsprechende Vorfüllung des Systems. Die übrige Technik des Dialyseanschlusses entspricht der des Erwachsenen. Um die Gerinnungsfähigkeit des Blutes herabzusetzen, ist eine Gabe von Heparin mit einer Initialdosis von etwa 1000–2000 I. E. je nach Körpergewicht erforderlich, die durch kontinuierliche Infusion etwa von 500–600 I. E./h weitergeführt wird, wobei die Blutgerinnungszeit zwischen 20 und 30 min liegen sollte.

Wenn auch die Blutflußgeschwindigkeiten generell von den Shuntverhältnissen abhängig sind, so sollten die ersten Dialysen stets mit niedrigen Blutflüssen von etwa 75 ml/min und über kurze Zeiten (2–3 h) durchgeführt werden. Gleiches gilt stets für Kinder mit einem Körpergewicht unter 10 kg, während bei Kindern mit einem Gewicht zwischen 10 und 20 kg die Blutflüsse etwa 150 ml/min nicht überschreiten sollten und erst bei Kindern, die mehr als 20 kg wiegen, die üblichen Blutflüsse von 200 ml/min durchführbar sind.

Nach Beendigung der Dialyse muß das gesamte Restblut von Dialysator und Schlauchsystem sehr sorgfältig reinfundiert werden, wobei jedoch das Reinfusionsvolumen nicht 10% des berechneten Blutvolumens überschreiten sollte. Dies ist besonders wichtig, da die nephrogene Anämie bei Kindern in der Regel stärker ausgeprägt ist als bei Erwachsenen. Dies gilt besonders für die Präpubertät [636] und wird auf eine stärkere Hypoproliferation des Knochenmarks bei Kindern, eine höhere Hämolyse und größere gastrointestinale Blutverluste zurückgeführt [1754, 1755]. Eine Verstärkung der Anämie durch Restblutmengen und Blutentnahmen während der Dialysen ist daher soweit wie möglich zu vermeiden.

Infolge des höheren Stoffwechsels bei Kindern und der anzustrebenden hochkalorischen Ernährung sind Hämodialysen mindestens 3mal pro Woche für etwa 4 h durchzuführen. Es wurden zwar verschiedene Indices zur Effektivität der Dialyse bei Kindern angegeben [869, 1064], doch sollte man sich eher nach der Verträglichkeit der Dialyse und dem klinischen Allgemeinzustand richten.

Dabei stellt ein besonderes Problem die häufig mangelnde Ultrafiltrationstoleranz bei oft erforderlichem großem Wasserentzug dar sowie die generell höhere Kreislaufinstabilität [1339]. Als Alternative bietet sich die sequentielle Ultrafiltration mit anschließender Hämodialyse [616, 1015] oder die Hämofiltration an, die sich in der Pädiatrie bewährt haben [1344]. Ferner ist besonders auf die Dialyse mit Bikarbonat statt Azetat als Basenträger hinzuweisen, da der Vorteil dieser Behandlung, eine stabile Kreislaufregulation als ein Resultat einer adäquaten Vasokonstriktion auf einen entsprechenden Volumenentzug, inzwischen als gesichert gelten kann [1044, 1051]. Darüber hinaus treten Symptome des sog. Disäquilibriums, insbesondere Zeichen der zerebralen Dysfunktion mit Kopfschmerzen, Müdigkeit und Konzentrationsschwäche, seltener auf, wie inzwischen auch durch elektroenzephalographische Untersuchungen nachgewiesen werden konnte [1049]. Daraus ergibt sich eine deutlich bessere Leistungsfähigkeit des Kindes während der Dialysebehandlung [1055]. Schließlich sollten Kinder während der Hämodialysen kohlenhydrathaltige Kost in kleinen, aber häufigeren Mengen zu sich nehmen, um einer Hypoglykämie bei Dialysen gegen eine glukosefreie Spüllösung entgegenzuwirken, die besser nicht verwendet werden sollte.

Abschließend ist zu betonen, daß gerade bei Kindern während der Dialysebehandlung eine lückenlose Puls-, Blutdruck-, Gewichts- und Atemfrequenzkontrolle notwendig ist. Auf die psychosozialen Faktoren soll hier nicht eingegangen, sondern dazu auf die Spezialliteratur verwiesen werden [364, 2186].

10.2 Peritonealdialyse

Insbesondere wegen der erwähnten Schwierigkeiten des Gefäßzugangs bei Säuglingen und Kleinkindern gilt die Peritonealdialyse in der Pädiatrie im Gegensatz zu ihrer vereinzelten Anwendung vor 10–15 Jahren [624] heute als Verfahren der ersten Wahl [364, 498, 635, 2186].

Die Therapie des akuten Nierenversagens bei Säuglingen und Kleinkindern kann dabei als intermittierende Peritonealdialyse [531, 577, 1139], aber heute auch - mit wesentlich besserer Effektivität - in Form der CPD durchgeführt werden [286, 757, 1515, 2249]. Dabei handelt es sich um die praktische Anwendung der CAPD unter stationären Bedingungen. Auch bei chronisch terminaler Niereninsuffizienz ist die CAPD eine der wichtigsten Methoden bei Kleinkindern, besonders für eine limitierte Zeit bis zur Nierentransplantation [287, 635, 992].

Ähnlich wie bei der Hämodialyse ist eine Adaptation des Equipments und der Technik an die geringeren Körpergewichte notwendig. So werden spezielle Stilett- und Tenckhoff-Katheter für pädiatrische Zwecke mit geringeren Innendurchmessern und geringerer Länge kommerziell angeboten und entsprechend bevorzugt.

Zur Katheterinsertion sollte die Peritonealhöhle mit Glukoselösung vorgefüllt werden, bis sich ein Widerstand bei der Palpation der Bauchhöhle ergibt. Das Einlaufvolumen sollte bei Säuglingen zunächst 25-30 ml/kg KG betragen, mit langsamer Steigerung auf 40-50 ml/kg KG, je nach Größe des Kindes und klinischer Verträglichkeit. Die letztgenannten Volumina sind in der Regel ausreichend, da bei Kindern das Verhältnis von Peritonealoberfläche zur Körperoberfläche besonders günstig ist. Ansonsten kann die CPD unter stationären Bedingungen, z.B. bei akuter Niereninsuffizienz, oder die CAPD bei chronischer Niereninsuffizienz wie üblich durchgeführt werden. Lediglich im Gebrauch hochosmolarer Lösungen sollte wegen der besonderen Gefahr der Dehydratation und Hyperglykämie bei Kindern Vorsicht geboten sein. Die Komplikationen entsprechen im wesentlichen denen bei Erwachsenen mit Ausnahme der Feststellung, daß beim Kind häufiger gramnegative Keime als Ursache einer Peritonitis gefunden werden [2186].

VII Akute Komplikationen der Dialyse und verwandter Verfahren

1 Allgemeines

Im folgenden werden jene Komplikationen, die während oder kurz nach jeder einzelnen Dialyse, Hämofiltration oder Hämoperfusion auftreten können, abgehandelt. Nebenwirkungen und Komplikationen, die sich als Summationseffekte der wiederholten chronischen Anwendung dieser Therapieverfahren bei terminaler Niereninsuffizienz entwickeln, werden ab S. 410 besprochen.

Nicht jeder Zwischenfall und jede Komplikation, die im Verlauf der Therapie auftreten, sind durch diese bedingt. Ein zufälliges zeitliches Zusammentreffen mit einer Komplikation des Grund- oder eines Nebenleidens kann vorliegen. Eine Reihe von Komplikationen und Zwischenfällen ist aber eindeutig den Behandlungsverfahren selbst zur Last zu legen und für diese typisch.

Zwischenfälle bei der Einzelbehandlung können durch komplizierende Verhältnisse beim Patienten (z. B. Hochdruck mit hypertensiver Enzephalopathie, Säuglings- oder Greisenalter, Diabetes mellitus) provoziert sein oder gefördert werden, auf Mängeln des Materials (z. B. Schlauchdefekte), auf technischen Störungen des Geräts oder auf Fehlern bzw. Unachtsamkeiten des Personals beruhen. Auf die Notwendigkeit der sorgsamen Überwachung von Kreislauf und Atmung, Hydrations- und Bewußtseinszustand des Patienten und ggf. von Laborkontrollen während der Durchführung einer einzelnen Behandlung, vor allem beim akuten Nierenversagen und bei Intoxikationen, sei besonders hingewiesen.

Trotz möglicher Komplikationen im Einzelfall können Hämo- und Peritonealdialyse, Hämofiltration und -perfusion sowie die Membranplasmapherese jedoch heute als weitgehend risikoarm angesehen werden, wenn sie sachkundig durchgeführt werden.

Man unterscheidet zwischen patienten- und geräteseitigen Komplikationen. Störungen am Gerät können sekundär zu lebensgefährlichen Situationen beim Patienten führen (z. B. Volumenmangelschock infolge Blutverlustes aus der extrakorporalen Zirkulation).

2 Hämodialyse

Bei der Hämodialyse überwiegen patientenseitige Komplikationen gegenüber Zwischenfällen von seiten des Geräts. Vor allem handelt es sich um

- Herz-Kreislauf-Komplikationen,
- neurologische Erscheinungen,
- Blutungen.

Dies gilt besonders für das akute Nierenversagen, wenn es eine von mehreren Vitalfunktionsstörungen darstellt und die Dialysen Teil einer intensivmedizinischen Behandlung sind. Schock, zerebrale Erscheinungen, respiratorische Insuffizienz oder Blutungen mit Todesfolge sind bei solchen, meist primär „chirurgischen" und polytraumatisierten Patienten im Verlauf der Dialysebehandlung keine Seltenheit, ohne daß diese Zwischenfälle der Dialyse als solcher zur Last gelegt werden können (s. S. 369).

Auch bei Patienten mit chronischer Niereninsuffizienz, die sich in der Dauerdialysebehandlung befinden, kann der Tod durch Herzversagen oder Apoplexie zeitlich mit der Dialyse zusammentreffen, ohne daß eine ursächliche Beziehung zwischen beiden besteht. Scribner et al. [2263, 2264] wiesen bereits 1960 auf solche Fälle hin, bei denen weder klinisch noch autoptisch ein Zusammenhang mit der Prozedur gesichert werden konnte.

Kein Zweifel kann darüber bestehen, daß mit Kreislaufzwischenfällen, neurologischen Erscheinungen und Blutungen um so eher zu rechnen ist, je fortgeschrittener die Niereninsuffizienz, insbesondere die Azotämie und die Elektrolytentgleisung, und je schlechter der Gesamtzustand des Patienten ist. Mögliche Komplikationen sind kein Argument gegen, wohl aber für einen frühzeitigen Einsatz der Dialyse.

2.1 Kreislaufkomplikationen

2.1.1 Blutdruckabfall, Schock

Absinken des Blutdrucks zu Beginn oder im Verlauf der Hämodialyse ist nicht selten; meist hält es sich in Grenzen und bedarf deshalb keiner speziellen Therapie. Es geht häufig mit Übelkeit, Brechreiz und Schwindel einher und stellt keine schwerwiegende Komplikation dar. Immerhin tritt nach Henderson [1103] bei etwa 25% der Hämodialysen eine Hypotension mit derartigen Symptomen auf. Eine französische Multicenter-Studie [586] fand symptomatische Hypotonien bei 20,7% von 1110 Patienten im chronischen Hämodialyseprogramm. Frauen waren dabei mit 25,7% stärker als Männer (16,5%) betroffen, besonders aber Patienten mit diabetischer Nephropathie (30,8%) oder bilateraler Nephrektomie (28,4%).

Als eigentliche Komplikation ist ein Blutdruckabfall erst anzusehen, wenn er zur Kreislaufzentralisation bzw. zum Schock mit typischer Symptomatik (Tachykardie, feuchtkühle Extremitäten, Bewußtseinstrübung) führt.

Die Ursachen eines Blutdruckabfalls oder Schocks sind vielfältig. Häufig treffen mehrere Faktoren zusammen:

1. Übermäßige Ultrafiltration
2. Änderungen der Osmolarität
3. Blutung
4. Kardiogener Schock
   Akute Herzmuskelinsuffizienz
   Rhythmusstörungen
   Herzbeuteltamponade

5. Regulationsstörung
   Neuropathie des autonomen Systems
   Disäquilibriumsyndrom
6. Auswaschung pressorischer Substanzen?
7. Azetat in der Spüllösung
8. Kaliumgradient Blut/Spüllösung
9. Interleukinaktivierung durch Dialysemembranen?

Hypotensive Zustände im Verlauf der Dialyse sind am häufigsten Folge einer übermäßigen Ultrafiltration mit zu starker Reduktion des intravasalen Volumens, also einer Hypovolämie [586, 1345]. Damit ist vor allem bei Verwendung von Dialysatoren mit großer Oberfläche bzw. von Schlauchdialysatoren zu rechnen. Selbst bei stark überwässerten Patienten, bei denen die Entfernung großer Flüssigkeitsmengen indiziert ist, kann eine zu starke Ultrafiltration zum Schock führen, wenn Körperwasser rascher aus dem intravasalen Raum entzogen wird, als es in diesen aus dem interstitiellen und intrazellulären Raum nachströmt. Patienten mit nur 2maliger Dialyse pro Woche und dadurch stärkerer Wassereinlagerung zwischen den Behandlungen weisen wegen des notwendigen größeren Flüssigkeitsentzugs im Vergleich zu 3mal pro Woche dialysierten dementsprechend häufiger einen Blutdruckabfall während der Dialysen auf [586]. Ältere Patienten und solche mit vorbestehender Dehydration oder septischen Prozessen reagieren auf zu starken Wasserentzug besonders empfindlich. Auch bei Kindern muß eher mit einer Hypotension als Folge übermäßiger Ultrafiltration gerechnet werden.

Es ist nicht nur der Flüssigkeitsentzug durch Ultrafiltration, der zur Hypotonie führen kann, sondern es spielen auch Änderungen der Osmolarität eine Rolle: Durch die rasche Entfernung insbesondere von Harnstoff aus dem intravasalen und interstitiellen Raum sinkt hier der osmotische Druck rasch ab, und wegen des verzögerten Nachstroms von Harnstoff aus dem intrazellulären Raum vergrößert sich zunächst das osmotische Gefälle zwischen intra- und extrazellulärem Raum, mit der Folge eines Wassereinstroms in die Zellen, der neben der Ultrafiltration zu einer Abnahme des zirkulierenden Plasmavolumens führt. Dem entspricht die Beobachtung, daß bei sequentieller Filtration und Dialyse [201, 2619] symptomatische Hypotensionen während der Phase der reinen Ultrafiltration seltener auftreten. Dies gilt auch für die Hämofiltration. Offenbar funktioniert bei diesen Verfahren, ebenso wie bei der Hämodialyse mit Bikarbonat, die periphere Vasokonstriktion als Gegenregulation zur Volumenabnahme besser als bei der konventionellen Hämodialyse [1044, 1051, 1052, 1053, 1467, 2224, 2619].

Sinkt der Blutdruck zu Beginn der Dialyse kurz nach Anschluß des Patienten an die künstliche Niere ab, ist an eine Ausdehnung des Blutkompartiments des Dialysators mit entsprechender Abnahme des intravasalen Volumens beim Patienten zu denken, wenn Dialysatoren verwendet werden, bei denen zu Beginn der Dialyse eine gewisse Distension mit Zunahme des Füllvolumens auftreten kann. Bei den modernen Platten- und insbesondere Kapillardialysatoren mit nur geringen Füllvolumina und praktisch fehlender Compliance (Ausdehnung des blutführenden Systems) entfällt ein solcher Effekt.

Eine Blutung als Ursache eines Blutdruckabfalls oder Schocks ist leicht zu erkennen, wenn sie nach außen aus dem blutführenden System oder durch Ruptur der Dialysemembran erfolgt. Blutungen in den Magen-Darm-Trakt oder in die Bauch- oder Brusthöhle sind schwieriger zu erfassen. Auf das Problem der Blutungen (mit dem der Heparinisierung verknüpft) von seiten des Patienten und auf Blutverluste durch Lecks im blutführenden System der künstlichen Niere, insbesondere des Dialysators, wird später eingegangen (s. S. 285 und S. 295).

Ein kardiogener Blutdruckabfall bis hin zum Schock kann im Verlauf einer Dialyse infolge akuter Herzmuskelinsuffizienz, von Herzrhythmusstörungen, Myokardinfarkt oder Herzbeuteltamponade eintreten.

Bei Patienten mit schwerer kardialer Insuffizienz ist u. U. eine Adaptation des Herzzeitvolumens an die Situation des arteriovenösen Kurzschlusses bei der Hämodialyse nicht mehr möglich. Kann das Herzzeitvolumen entsprechend dem Shuntvolumen nicht um 5–10% gesteigert werden, ist ein Abfall des Blutdrucks die Folge.

Grundsätzlich stellt ein vorbestehender Schock oder stark erniedrigter Blutdruck keine unbedingte Kontraindikation zur Hämodialyse dar. Vielmehr ist schon frühzeitig beobachtet worden, daß sich ein Schockzustand unter der Hämodialyse besserte [69 a, 1697, 2646], selbst wenn er vorher durch Vasopressiva und Volumenzufuhr nicht beherrscht werden konnte. Wahrscheinlich spielt die Korrektur der Azidose durch die Dialyse dabei eine Rolle, indem so die Ansprechbarkeit auf pressorische Substanzen wiederhergestellt wird.

Kardiogene Hypotonien oder Schockzustände während einer Hämodialyse sind gelegentlich Folge von Rhythmusstörungen, die auf akuten Verschiebungen im Elektrolythaushalt (s. S. 277), vielleicht auch auf einer Hypoxämie, beruhen.

Ein kardiogener Blutdruckabfall oder Schock kann auch durch akute Herzbeuteltamponade verursacht sein. Meist gehen klinische Zeichen der Perikarditis voraus. Eine Herzbeuteltamponade kann dabei zwar jederzeit auftreten, doch ereignet sie sich offenbar bevorzugt im Verlauf der Dialyse oder im Anschluß daran. Möglicherweise spielt die Heparinisierung eine Rolle. Der Erguß ist in den meisten Fällen sanguinolent, seltener typisch hämorrhagisch. Als charakteristische Zeichen finden sich neben dem Schock paradoxer Puls, Einflußstauung und Dyspnoe. Der Herzspitzenstoß bleibt in vielen Fällen tastbar, die Töne sind nicht immer abgeschwächt. Typische EKG-Veränderungen können fehlen. Ein Teil der Patienten klagt über präkordialen Schmerz. Die Sicherung der Diagnose fällt heute mit der Echokardiographie leicht.

Absinken des Blutdrucks im Sinne einer peripheren Kreislaufinsuffizienz kann im Verlauf einer Dialyse auch Ausdruck einer hypotonen Regulationsstörung sein, wie sie bei einer Reihe von terminal niereninsuffizienten Patienten vorliegt. Diese Störung wird als Folge einer Insuffizienz des autonomen Nervensystems im Rahmen einer urämischen Polyneuropathie angesehen (Neuropathie des autonomen Systems). Dafür spricht, daß symptomatische Hypotonien bei Dialysepatienten mit verminderter Nervenleitgeschwindigkeit und/oder mit diabetischer Nephropathie häufiger sind [586]. Auch konnte festgestellt werden [1373, 1942], daß die Baro-Rezeptorenreflexe aus Aorta und Karotis bei einem Teil der Patienten mit Niereninsuffizienz beeinträchtigt sind. Nach Romoff et al. [2104] ist die Ansprechbarkeit der Zielorgane auf Katecholamine bei terminaler Niereninsuffizienz gestört, während nach Kersh et al. [1310] und Koch et al. [1373] der wesentliche Defekt im afferenten Schenkel des Reflexbogens zu liegen scheint; eine verminderte Sensitivität der Zielorgane könnte auch durch Läsionen des efferenten kardialen Vagus vorgetäuscht sein.

Auch die Auswaschung pressorischer Substanzen (Katecholamine, Angiotensin) während der Dialyse kommt möglicherweise als Ursache eines Blutdruckabfalls in Betracht [1278, 2343, 2427, 2572].

Unerwartet sind Untersuchungsergebnisse [586], nach denen hypotone Episoden während Hämodialysen um so häufiger vorkommen, je höher das prädialytische Plasmakalium und je niedriger das Kalium der Spüllösung ist; eine Erklärung für diese Abhängigkeit der Hypotonieinzidenz vom Kaliumgradienten über die Dialysemembran steht bisher aus.

Blutdruckabfall kann auch Teilerscheinung eines Disaequilibriumsyndroms (s. S. 279) sein. Wie dieses tritt er offenbar bei Azetatdialysen häufiger als bei Bikarbonatdialysen auf [950, 1049, 1832, 2019]. Die Gefahr ergibt sich besonders bei Verwendung großflächiger Dialysatoren, wenn pro Zeiteinheit mehr Azetat in den Körper eingeschleust wird, als metabolisiert werden kann. Kishimoto et al. [1337] stellten bei Benutzung azetathaltiger Spüllösung fest, daß bei Patienten mit symptomatischem Blutdruckabfall die mittlere Serumazetatkonzentration $4{,}5 \pm 1{,}2$ mmol/l betrug, während Patienten ohne diese Komplikation Konzentrationen von $1{,}4 \pm 0{,}5$ mmol/l aufwiesen. Man vermutet, daß Azetat zu einer verminderten Ansprechbarkeit der Pressorezeptoren auf den Volumenentzug, wahrscheinlich durch Hemmung der sympatischen Reaktion, führt [1044, 1052, 1467, 2224, 2619]; doch ist auch ein unmittelbarer vasodilatorischer Effekt von Azetat möglich [1311]. Schließlich scheint Azetat auch die Arbeit des linken Ventrikels negativ zu beeinflussen [2569], obwohl auch gegenteilige Beobachtungen vorliegen [2224]. Wurde Spüllösung mit hohem Natriumgehalt benutzt oder Mannit zur Aufrechterhaltung einer hohen Serumosmolarität infundiert, so wurden keine wesentlichen Unterschiede in der Wirkung von Azetat und Bicarbonat auf das Blutdruckverhalten beobachtet [1123, 1311, 2003].

Einzelne Beobachtungen sprechen dafür, daß eine mangelnde Bioverträglichkeit der Dialysemembran für hypotone Zustände verantwortlich ist: Membranen auf Zellulosebasis können zu einer Komplementaktivierung (s. S. 193) bzw. zum Hypersensitivitätssyndrom (s. S. 289) und möglicherweise dadurch bedingter Hypotension führen. Polyacrylnitril- und Polysulfonmembranen besitzen diese Eigenschaft nicht; bei ihrer Verwendung scheinen hypotensive Phasen seltener zu sein. Aus diesen Beobachtungen entwickelte sich die Interleukinhypothese [1110, 1373]: Kommt Blut mit Membranen auf Zellulosebasis in Kontakt, so führt dies zur Freisetzung von Interleukin 1, einer auch als endogenes Pyrogen bekannten Substanz, die in genügend hoher Konzentration durch zentralen Angriff Fieber und Schock hervorruft. Die Hämodialyse führt zu einer Stimulation von Monozyten und zur Induktion der Interleukin-1-Sekretion, vor allem durch die Adsorbtion dieser Zellen auf der Blutseite der Dialysemembran, die dort nach 3 bis 4 h Interleukin-1 synthetisieren und freisetzen. Dieser Zeitraum stimme mit der Häufung von hypotensiven Zuständen während der Hämodialyse überein.

Schließlich hat bei der akuten Niereninsuffizienz ein peripheres Kreislaufversagen oft gar nichts mit dem Dialysevorgang als solchem zu tun, sondern ist den Grunderkrankungen anzulasten, z. B. einer Sepsis oder Peritonitis.

Ein akutes Schockereignis kann auch Folge einer Luftembolie oder einer Hämolyse (s. S. 296) im Verlauf der Dialyse sein.

Prophylaxe und Therapie des Blutdruckabfalls während der Dialyse richten sich nach der Ursache. Um eine Blutverschiebung in einen Dialysator mit nennenswerter Compliance zu Beginn der Dialyse von vornherein weitgehend zu vermeiden, sollte dessen Vorfüllung unter Druck erfolgen, d. h. der Füllungsdruck des Dialysators muß mindestens dem späteren Betriebsdruck entsprechen. Damit wird auch verhindert, daß Patienten zu Beginn der Dialyse akut ein kritisches Volumen entzogen wird, was vor allem bei vorbestehender kardiovaskulärer Insuffizienz zu gefährlichem Abfall der Füllungsdrücke des Herzens mit entsprechend vermindertem Schlag- und Herzzeitvolumen führen kann.

Wichtig ist ein genügend großer Querschnitt der Kanüle am venösen Auslauf und eine entsprechende Aufnahmefähigkeit des abführenden Gefäßes, um Rückstauungen des Blutes im Dialysator und dadurch bedingte zu hohe Zwangsultrafiltration mit Blutdruckabfall zu vermeiden.

Selbstverständlich muß man während der Dialyse darauf achten, daß die Ultrafiltration bedarfsgerecht reguliert wird. Gegebenenfalls muß die Umlaufgeschwindigkeit der Blutpumpe vermindert werden, um den Transmembrandruck und damit die Ultrafiltration zu reduzieren. Der Flüssigkeitsentzug soll auf die Gesamtdauer der Dialyse verteilt werden und nicht zu Anfang massiv erfolgen. Dies gilt besonders für ältere Patienten mit kardialen und zerebrovaskulären Störungen und ist durch neuere Dialysegeräte mit programmierbarer Ultrafiltration (s. S. 109) unschwer zu erreichen.

Meist genügen bei leichtem Blutdruckabfall einfache Maßnahmen wie Kopftieflage, Injektion von 15-25 ml 25%iger Mannitlösung, 10-20 ml 10-20%iger NaCl-Lösung [1420, 2016, 2100] oder Infusion von 100-500 ml physiologischer Kochsalzlösung; doch kann die letztgenannte Maßnahme einem erwünschten Flüssigkeitsentzug entgegenstehen. Nur ausnahmsweise sollten vasopressorische Substanzen (z. B. Norfenefrin = Novadral, Etilefrin = Effortil, Midodrin = Gutron) gegeben werden, um den Druck zu stabilisieren, bis durch Nachstrom aus dem interstitiellen Raum das Gefäßsystem wieder ausreichend gefüllt ist. Bei vielen Patienten läßt sich die Neigung zur Hypotonie durch Verwendung einer Spüllösung mit höherer Natriumkonzentration oder durch Umstellung auf die Bikarbonatdialyse, die sequentielle Ultrafiltration [201] oder die Hämofiltration [2003] vermindern. Bei Dialysepatienten, die wegen eines Hochdrucks medikamentös behandelt werden und die unter der Dialyse hypotensiv werden, sollen 4-6 h vor Beginn und erst recht während der Dialyse keine blutdrucksenkenden Mittel gegeben werden.

Über Maßnahmen bei Blutungen als Ursache von Blutdruckabfall und Schock s. S. 285.

Bei kardial schwerst dekompensierten Kranken soll venovenös dialysiert werden. Dabei steigt das Herzzeitvolumen nicht wie bei arteriovenösem Kurzschluß. Allerdings ist die venovenöse Dialysebehandlung für die Dauertherapie terminal Niereninsuffizienter nicht geeignet. Die venovenöse extrakorporale Zirkulation empfiehlt sich jedoch bei Patienten mit Schock oder mit Schockgefährdung infolge peripheren Kreislaufversagens (z. B. bei schwerer Schlafmittelvergiftung). Bei ihnen ist als Folge des Schocks das arterielle Angebot ohnehin oft zu gering, um einen ausreichenden Blutfluß durch den Dialysator zu gewährleisten. Daß die venovenöse Dialyse keine unmittelbaren Rückwirkungen auf die Hämodynamik hat, liegt auf der Hand. Bei dieser Technik wird, wenn keine Ultrafiltration erfolgt, dem venösen System die pro Zeiteinheit entzogene Blutmenge gleichzeitig wieder zugeführt. Der

Rückfluß zum Herzen bleibt unbetroffen; erst recht spielen sich keine Änderungen auf der arteriellen Seite des Kreislaufs ab.

Bei Blutdruckabfall oder Schock durch Herzbeuteltamponade ist die Therapie der Wahl die sofortige Punktion des Ergusses, die ggf. wiederholt werden muß. Um eine erneute Herzbeuteltamponade infolge Nachlaufens des Ergusses zu verhindern, empfiehlt sich die Perikardfenestration oder die Einführung eines Kunststoffkatheters in den Perikardraum. Auf diese Weise kann auch eine antiphlogistische (Prednisolon) und antibiotische (z. B. Gentamycin) Lokalbehandlung erfolgen. Die Dialysen sollen nach einer Herzbeuteltamponade bzw. bei einer Perikarditis nicht in ihrer Häufigkeit vermindert, sondern möglichst täglich wiederholt werden, bis die Perikarditis abgeklungen ist. Kommt es wegen der Heparinisierung bei der Hämodialyse zu Nachblutungen in den Herzbeutel, muß auf die Peritonealdialyse übergegangen werden.

2.1.2 Blutdruckanstieg

Gelegentlich steigt der Blutdruck während der Hämodialyse an. Bedrohliche Blutdrucksteigerungen werden vor allem bei Patienten mit Glomerulonephritis bzw. bereits bestehender hypertensiver Enzephalopathie gesehen [58, 69a, 1697a].

Als Ursache eines Blutdruckanstiegs während der Dialyse wurde die vermehrte Bildung von Pressorsubstanzen, z. B. Serotonin, diskutiert [1387]. Wahrscheinlicher ist jedoch in den meisten Fällen eine zentralnervös bedingte Erhöhung des Blutdrucks im Rahmen oder als Einzelsymptom eines Disäqulibriumsyndroms (s. S. 279). Auch könnte ein Disäquilibrium in der Peripherie vorliegen, wenn sich die Konzentrationen harnpflichtiger Substanzen extrazellulär wesentlich rascher normalisieren als intrazellulär. Die dadurch bedingte Verstärkung des osmotischen Gradienten würde einen intrazellulären Wasserzustrom und damit eine Schwellung der Gefäßwand bewirken [2327]. Diskutiert wird auch die Auswaschung vasodilatorisch wirkender Substanzen im Verlauf der Dialyse als Ursache einer Blutdruckzunahme.

Hypertone Zustände können sich auch als Folge einer Hyperkalzämie im Verlauf der Dialyse einstellen (s. S. 296).

Typische hypertensive Krisen treten gelegentlich während der Dialysen bei Patienten mit vorbestehender Hypertonie auf, vor allem bei fortgeschrittener Urämie und den ersten Behandlungen. Solche hypertensiven Episoden können durch forcierte Ultrafiltration und dadurch bedingten zu raschen Entzug von Salz und Wasser offenbar als Gegenregulation ausgelöst werden. Die hypertensive Krise ist durch ihre typische Symptomatik charakterisiert mit heftigen okzipitalen oder diffusen Kopfschmerzen, Sehstörungen, Somnolenz und evtl. Krampfanfällen. Als weitere Komplikationen sind akute Linksherzdekompensation und zerebrale Blutungen bekannt. Ansteigen des Blutdrucks unter der Hämodialyse sollte man nicht durch verstärkte Ultrafiltration zu korrigieren versuchen. Uns hat sich als Mittel der ersten Wahl Nifedipin (Adalat) 10 mg per os, bewährt; bei Versagen - die Wirkung sollte innerhalb von 15-20 min eintreten - kommen Verapamil (Isoptin), Clonidin (Catapresan), Hydralazin (Nepresol) in Betracht.

Die schwere hypertensive Krise verlangt Clonidin 0,15-0,30 mg i. v., Dihydralazin 12,5-25 mg i. v. sowie erforderlichenfalls Diazoxid oder Nitroprussidnatrium unter intensivmedizinischer Überwachung. Diazoxid 150 mg i.v. rasch injiziert kann zu einer schnellen Senkung des Blutdrucks führen, bei Versagen führt eine 2. Dosis von 300 mg oft zum Erfolg, wobei dieser allerdings nur kurz anhält und eine weiterführende antihypertensive Therapie mit den obengenannten Substanzen erforderlich ist. Gleiches gilt für die exakte titrierbare Nitroprussidnatriumtherapie, die jedoch nicht länger als 48 h angewandt werden sollte. Die Nitroprussidnatriumlösung ist nur mit einer Infusionspumpe unter ständiger Blutdruckkontrolle zu verabreichen. Die Dosierung liegt bei 0,02–0,8 mg/min und ist abhängig vom Therapieerfolg. Schwere hypotone Zustände sind als Folge nicht auszuschließen. Tritt die Blutdruckkrise während einer Hämodialyse auf, empfiehlt sich deren Abbruch, Einleitung der beschriebenen antihypertensiven Therapie und Nachholen der Hämodialyse am nächsten Tag mit geringer Ultrafiltration oder sequentieller Ultrafiltration unter entsprechender Blutdruckkontrolle.

Bei gehäuftem Auftreten derartiger hypertensiver Episoden während konventioneller Hämodialysen ist ein Wechsel des Verfahrens erforderlich. Treten sie besonders bei notwendiger stärkerer Ultrafiltration auf, so kann hier das Verfahren der sequentiellen Ultrafiltration und Dialyse [200, 201, 1314] angewandt werden. Besonders aber zeichnet sich die Hämofiltration durch eine geringere Inzidenz akuter hypertensiver Episoden auch bei hoher Filtration bzw. massiver Gewichtsreduktion aus [2000]; sie wäre demzufolge hier ebenfalls indiziert.

Ein Problem eigener Art stellt die Hochdruckerkrankung des terminal niereninsuffizienten Patienten unter Dauerdialysebedingungen dar. Darauf wird an anderer Stelle eingegangen (s. S. 412).

2.1.3 Herzrhythmusstörungen

Reizbildung und -leitung im Herzen können durch Verschiebungen der Elektrolyte während der Dialyse alteriert werden. Entsprechende Änderungen im elektrokardiographischen Kurvenverlauf sind besonders bei der Behandlung der akuten Niereninsuffizienz beobachtet worden. Nur zum Teil sind sie unerwünscht; in der Mehrzahl entsprechen sie einer Normalisierung des Kurvenbildes, vorwiegend hyperkaliämisch bedingter Abweichungen. Diese erwünschten Effekte stehen hier nicht zur Diskussion; sie werden im Zusammenhang mit dem Einsatz der Hämodialyse bei der akuten Niereninsuffizienz erörtert (s. S. 358).

Neben EKG-Veränderungen infolge Normalisierung einer Hyperkaliämie werden auch solche beobachtet, die auf die Potenzierung von Digitaliseffekten infolge Anhebung des Serumkalzium- und Sinken des Kalium- oder Magnesiumspiegels zurückzuführen sind.

Diskin et al. [622] halten ST-Senkungen, T-Abflachungen und -Negativierungen sowie Zunahmen der R-Amplitude für die häufigsten EKG-Veränderungen durch Hämodialyse; sie verlaufen asymptomatisch.

Als eigentliche Komplikation ist das Auftreten kardialer Arrhythmien mit hämodynamischen Folgen oder Gefährdung des Patienten unter der Hämodialyse anzusehen. Vorhof- und Kammerflimmern, supraventrikuläre und ventrikuläre Tachykardien oder Extrasystolen wurden beobachtet, vereinzelt mit tödlichem Ausgang [1612]. Ventrikuläre Rhythmusstörungen sind häufiger als supraventrikuläre. Ventrikuläre Extrasystolen wurden mit dem Langzeitbandspeicher-EKG bei 9–40%

der Dialysen registriert [256, 1602, 1747, 2025]. Unterschiede in der Häufigkeit beruhen wohl auf differenten Elektrolytkonzentrationen der Spüllösung und der Verschiedenheit des Krankenguts. Akute Herzinsuffizienz bis zum kardiogenen Schock kann als Folge schwerer Arrhythmien auftreten.

Ventrikuläre und supraventrikuläre Tachykardien und Extrasystolen werden vor allem auf ein Ansteigen der Kalziumkonzentration im Serum, weniger auf ein Absinken des Serumkaliums unter der Dialyse zurückgeführt [967]. Meist lassen sich Rhythmusstörungen aber nicht auf Konzentrationsänderungen eines einzelnen Elektrolyten beziehen, sondern sie beruhen auf komplexen Verschiebungen im Elektrolyt- und Säure-Basen-Haushalt. Dabei spielt auch die im Einzelfall unbekannte intrazelluläre Elektrolytkonzentration eine Rolle. Rhythmusstörungen treten um so leichter und häufiger auf, je ausgeprägter die Elektrolytabweichungen zu Beginn der Dialyse sind.

Mit Rhythmusstörungen ist bevorzugt bei Patienten mit vorgeschädigtem Myokard zu rechnen, erst recht, wenn sie digitalisiert sind. Infolge Abnahme der extrazellulären Kaliumkonzentration und Anstiegs der Kalziumkonzentration kommt es zu einer Steigerung der Glykosidempfindlichkeit des Myokards. So sollen beim Absinken der Kaliumkonzentration um 1 mmol/l im Plasma am Herzmuskel 10% mehr Glykoside gebunden werden, und zwar durch Steigerung der Affinität bei gleicher Zahl von Rezeptoren [710].

Arrhythmien sind um so weniger zu erwarten, je sanfter die Korrektur von Elektrolytentgleisungen im Rahmen der Dialyse erfolgt. Es besteht kein Grund, sie innerhalb von 2 h zu normalisieren, wenn eine insgesamt 4- oder 5stündige Dialyse vorgesehen ist. Je höher das Serumkalium zu Beginn der Dialyse ist, um so höher sollte auch der Kaliumgehalt der Spüllösung sein, der im Verlauf der Dialyse schrittweise gesenkt werden kann. Wegen der erhöhten Möglichkeit von Rhythmusstörungen unter der Hämodialyse sollte eine Digitalisierung, insbesondere von Patienten mit akutem Nierenversagen, nur bei eindeutiger Indikation erfolgen (zur Dosierung s. S. 415).

Bei Patienten mit akutem Nierenversagen und stark verschobenen Elektrolyten ist es, insbesondere wenn eine Vorschädigung des Herzens vorliegt, nützlich, während des Dialysevorgangs das EKG über einen Monitor zu verfolgen, um plötzlich auftretende Störungen sofort erfassen, analysieren und ggf. behandeln zu können.

Die Notwendigkeit und Intensität der Behandlung von Rhythmusstörungen während der Dialyse hängt von der Schwere der Arrhythmie und dem damit verbundenen Gefährdungsgrad des Patienten ab. Einzelne supraventrikuläre oder ventrikuläre Extrasystolen erfordern keine Therapie; bei multifokalen, bigeminus- oder salvenförmigen Extrasystolen kann sie angezeigt sein, bei vorzeitig einfallenden ist sie zwingend. Auch kritische supraventrikuläre Tachykardien, insbesondere tachykardes Vorhofflimmern, bedürfen der Therapie. Oft können Rhythmusstörungen durch Erhöhung der Kaliumkonzentration in der Spüllösung beseitigt werden, selbst wenn die Plasmakonzentrationen der Elektrolyte normal sind. Bleibt diese Maßnahme erfolglos, kommen die bei tachykarden Rhythmusstörungen üblichen Medikamente (Tabelle 31) in Betracht. Bei Kammerflimmern ist die Defibrillation notwendig. Nochmals betont sei, daß einzelne Extrasystolen ohne Rückwirkungen auf die Hämodynamik kein Grund zur Beunruhigung sind.

Tabelle 31. Bevorzugte Indikation und Dosierung antiarrhythmischer Substanzen. (Avenhaus [97])

Substanz	Dosierung		Bevorzugte Indikationen
	Soforttherapie	Rezidivprophylaxe	
Ajmalin (Gilurytmal)	25-50 mg i. v.	300-600 mg/Tag als i. v.-Infusion	Supraventrikuläre Tachykardie, Kammertachykardie, Extrasystolie (Mittel der 1. Wahl bei WPW-Syndrom)
Ajmalinbitartrat (Neo-Gilurytmal)	∅	60-80 mg/Tag	Extrasystolie (s. Ajmalin)
Aprindin (Amidonal)	5-10 mg/min i. v.	50-100 mg oral	Extrasystolie, Präexzitationssyndrome, supraventrikuläre Tachykardie, ventrikuläre Tachykardie (in Ausnahmefällen), cave: Agranulozytose
Chinidin (Chinidin-Duriles)	∅	1-1,5 g/Tag oral	Vor- und Nachbehandlung bei Kardioversion, Extrasystolie
Diphenylhydantoin (Phenhydan)	125(-250) mg i. v.	200-400 mg/Tag	Ventrikuläre Extrasystolie (speziell bei Digitalisintoxikation)
Disopyramid (Rythmodul)	∅	4 × 100 mg/Tag (8 × 100 mg)	Extrasystolie (s. Chinidin)
Lidocain (Xylocain)	100 mg i. v.	2-4 mg/min als i. v.-Infusion	Kammertachykardie, ventrikuläre Extrasystolie, insbesondere bei Herzinfarkt
Mexiletin (Mexitil)	100(-200) mg i. v. 250 mg/30 min	1-3 mg/min als i. v.-Infusion 3-4 × 200 mg oral	Kammertachykardie, ventrikuläre Extrasystolie (s. Lidocain) Rezidivprophylaxe
Procainamid (Novocamid)	500 mg i. v.	3-6 × 500 mg i. m./Tag	Kammertachykardie, ventrikuläre Extrasystolie (nur bei Therapieresistenz)
Propafenon (Rytmonorm)	70-140 mg i. v.	Für die Soforttherapie und zur Rezidivprophylaxe 3 × 150-300 mg/Tag oral	Präexzitationssyndrome, Extrasystolie, bei Therapieresistenz
Propranolol (Dociton) und andere β-Rezeptorenblocker	1-2(-5) mg i. v. (nur in besonderen Notfällen)	30-100 mg/Tag oral	Sinustachykardie, supraventrikuläre Tachykardie, Vorhofflimmern mit schneller Überleitung, Hyperthyreose
Verapamil (Isoptin)	5 mg i. v. (-10 mg i. v.)	3 × 40(-80) mg/Tag oral	Supraventrikuläre Tachykardie, Vorhofflimmern, Vorhofflattern, AV-Tachykardie (Kammertachykardie)

Bradykarde Rhythmusstörungen treten unter der Dialyse wesentlich seltener auf als tachykarde. Bei hämodynamisch wirksamer Sinusbradykardie oder Störungen der sinuaurikulären oder atrioventrikulären Überleitung kommen die üblichen medikamentösen (Atropin, Orciprenalin), notfalls elektrotherapeutischen (Stimulation durch Einschwemmkatheter) Maßnahmen in Betracht.

2.2 *Neurologische Komplikationen*

2.2.1 Disäquilibriumsyndrom

Kopfschmerz, Somnolenz, Entwicklung oder Vertiefung eines Komas, Übelkeit, Erbrechen, Sehstörungen, Tremor, Verwirrtheit, Unruhe, generalisierte Krämpfe können im Verlauf von Hämodialysen auftreten. Solche Erscheinungen wird man nicht regelmäßig der Dialyse zuschreiben können. Es sei an die eklamptischen Zustände im Rahmen der hypertensiven Enzephalopathie bei akuten oder chronischen Glomerulonephritiden oder bei Schwangerschaftsnephropathien erinnert. Konvulsionen werden auch bei Patienten mit akuter Niereninsuffizienz unabhängig von der Dialysebehandlung beobachtet, wenn es infolge von Überwässerung zum Hirnödem gekommen ist.

In den meisten Fällen wird man jedoch derartige Symptome, wenn sie sich im Verlauf, gegen Ende oder kurz nach einer Hämodialyse entwickeln, als Ausdruck eines sog. Disäquilibriumsyndroms anzusehen haben.

Das Syndrom tritt vorwiegend bei Patienten mit ausgeprägter Azotämie (Harnstoff im Serum über 300 mg/dl bzw. 50 mmol/l) zu Beginn der Dialysebehandlung auf. Vorwiegend handelt es sich dabei um Fälle von akuter Niereninsuffizienz oder um chronisch niereninsuffiziente Kranke, bei denen mit der Dialysebehandlung zu spät begonnen wird.

Mit dem Auftreten des Syndroms ist nicht nur bei hochgradiger Retention von harnpflichtigen Stoffen zu rechnen, sondern auch bei primär erhöhtem Hirndruck und bei Krampfneigung. Nur ausnahmsweise wird ein Disäquilibriumsyndrom bei niedrigen prädialytischen Konzentrationen der harnpflichtigen Substanzen bei Patienten mit chronischer Niereninsuffizienz beobachtet. Dabei tritt es meist nur in milder Form mit Kopfschmerz, Müdigkeit und Apathie ab der 3. Stunde oder nach der Dialyse auf.

Wenn auch eine leichte Somnolenz oder deren Vertiefung, eine geringe Übelkeit und Kopfschmerzen im Verlauf von Dialysen öfters gesehen werden, so sind eigentliche zerebrale Komplikationen, d. h. Koma, Konvulsionen, Verwirrtheit oder sogar Atemlähmung, als Ausdruck eines Disäquilibriumsyndroms nach unseren Erfahrungen selten, bei Dauerdialysebehandlung sogar eine ausgesprochene Rarität.

Das Disäquilibriumsyndrom beruht auf einem osmotischen Gradienten, der sich im Verlauf der Dialyse zwischen Blut und Liquor aufbaut.

So stellten Scheitlin u. Hunziker [2190] fest, daß die Osmolarität des Serums vor der Hämodialyse im Schnitt etwa 12 mosmol/l höher, bei ihrem Ende aber etwa 20 mosmol/l niedriger als die des Liquors lag, und daß einer Senkung der Harnstoffkonzentration im Serum auf 30% des Ausgangswerts nur ein Abfall auf 80% im Liquor entsprach. Rosen et al. [2110] fanden bei Dialysebeginn die Harnstoffkonzentration im Liquor 10–30 mg/dl niedriger, bei Beendigung der Dialyse

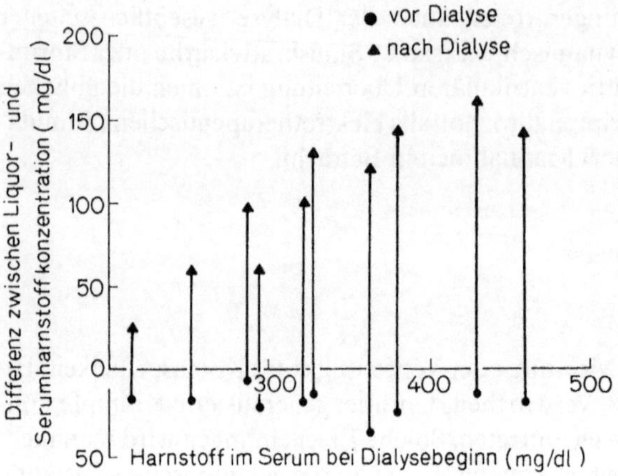

Abb. 115. Gradient zwischen Liquor- und Serumharnstoffkonzentration vor und nach Hämodialyse in Abhängigkeit von der Serumharnstoffkonzentration zu Dialysebeginn. (Nach Rosen et al. [2110])

30–160 mg/dl höher als im Serum. Edel et al. [677] stellten bei Dialysen von 5 h Dauer im Mittel eine Senkung des Harnstoffs im Serum um 50,5%, im Liquor um 15% des Ausgangswerts fest. Ähnliche Beobachtungen wurden an anderen Stellen gemacht [638, 1303, 1305, 1307].

Verschiebungen der Konzentrationsgradienten entstehen – wenn auch in unterschiedlichem Ausmaß – ebenso bei anderen harnpflichtigen Substanzen, beim Bikarbonat und beim anorganischen Phosphat. Die Folge der Umkehr des Konzentrationsgradienten zwischen Blut und Liquor sind Wassereinstrom in den Liquorraum, Hirnschwellung und Erhöhung des intrakraniellen Drucks [2339 a]. Scribner et al. [2246] konnten bei einem Patienten mit einem Defekt der Schädelkalotte die Hirnschwellung während der Dialyse unmittelbar beobachten. Der Einstrom von Wasser in den Liquor führt zu einer Abnahme seiner Natrium- und Chloridkonzentration, die, im Gegensatz zur Harnstoffkonzentration, im Verlauf der Dialyse unter die des Serums absinkt [2189].

Als Folge des Disäquilibriums kann durch Veränderung des intraokularen Drucks auch ein akuter Glaukomanfall durch Dialyse ausgelöst werden [125, 2339 a].

Das Disäquilibrium zwischen Blut und Liquor ist am Ende der Dialyse um so ausgeprägter, je höher die Harnstoffkonzentration im Serum zu Beginn der Dialyse ist (Abb. 115) und je effektiver der Dialysator arbeitet. Innerhalb von 24 h nach der Dialyse ist es wieder ausgeglichen.

Eine postdialytische metabolische Alkalose mit sekundärer Erhöhung des pCO_2 kann die Erscheinungen des Disäquilibriums verstärken [2109, 2110]. Eine Zunahme des intrakraniellen Drucks als Folge eines Anstiegs des pCO_2 ist seit langem bekannt. Zusammenhänge mit Veränderungen im Säure-Basen-Haushalt nahm bereits Fritz [828] 1966 an, der das Disäquilibriumsyndrom fast ausschließlich bei Patienten beobachtete, bei denen die Azotämie mit einer ausgeprägten Azidose einherging. Tatsächlich entwickelt sich außer einem osmotischen Gradienten auch ein pH-Gradient zwischen Blut und Liquor im Verlauf der Dialyse, da die Blut-Liquor-

Schranke von CO_2, aber kaum von Bikarbonat passiert wird. Auf diese Weise entfernen sich die pH-Werte im Liquor und Serum zunehmend voneinander. Damit erklärt man auch die postdialytisch oft persistierende Hyperventilation, trotz normaler Bikarbonat- und pH-Werte im Blut (s. auch S. 291).

In diesem Zusammenhang stellt sich die Frage, ob Disäquilibriumsyndrome bei Dialysen mit bikarbonat- oder mit azetathaltiger Spüllösung häufiger vorkommen. Graefe et al. [950] überprüften dies unter Verwendung von Dialysatoren mit großer Oberfläche (2,5 m^2). Bei Einsatz des azetathaltigen (38 mmol/l) Dialysats kam es zu raschem Abfall des Blut-pH, des pCO_2 und des Plasmabikarbonats mit einem schnellen und überschießenden Anstieg nach Beendigung der Dialyse und häufigen Disäquilibriumsyndromen. Wurde bikarbonathaltiges Dialysat (32 mmol/l) benutzt, stiegen Blut-pH, pCO_2 und Plasmabikarbonat kontinuierlich an; Blut-pH und Plasmabikarbonat blieben in den ersten Stunden nach Dialyseende stabil, das pCO_2 ging von leicht erhöhten auf normale Werte zurück. Dabei waren Disäquilibriumsyndrome wesentlich seltener. Dies kann nur Folge des unterschiedlichen Verhaltens im Säure-Basen-Haushalt sein, da die Änderungen der Serumosmolarität bei beiden Verfahren gleichartig waren. Wahrscheinlich kam es infolge der großen Austauschfläche der verwendeten Dialysatoren zu einem beschleunigten Verlust von Bikarbonat aus dem Blut und zu einem rapiden Anstieg des Azetatspiegels unter Verwendung von azetathaltiger Spülflüssigkeit, so daß die maximale Umwandlungsrate von Azetat in Bikarbonat (300 mmol/h) überschritten wurde.

Im Zusammenhang mit dem Disäquilibriumsyndrom ist das Verhalten des Elektroenzephalogramms unter der Hämodialyse zu erörtern. Allein die Urämie führt bereits zu generalisierten Veränderungen der Hirnstromkurve, vorwiegend zu einer Abnahme der Wellenfrequenz [194, 195, 657, 1327]. Eine Besserung des urämischen Zustands bewirkt im ganzen eine Rückbildung, wenn auch nicht völlige Normalisierung der Abweichungen. Dennoch kann es im Verlauf der einzelnen Dialyse oder im Anschluß daran zur vorübergehenden Verschlechterung des elektroenzephalographischen Bildes kommen (Abb. 116). Es treten weitere Frequenzabnahmen, Dysrhythmien und Spikes auf [195, 737, 1047, 1306, 1636, 1934, 2405]. Dies ist vor allem der Fall, wenn die Glukosekonzentration in der Spüllösung niedrig [196, 1307] oder deren Natriumgehalt mehr als 7 mmol/l geringer als das Serumnatrium [1636] ist. Daraus läßt sich auf ein osmotisches Disäquilibrium als Ursache dialysebedingter Veränderungen im Hirnstrombild schließen.

Wahrscheinlich spielen weitere Faktoren bei der Verschlechterung des Elektroenzephalogramms eine Rolle, zumal sie auch bei Dauerdialysepatienten mit nur geringen osmotischen Gradienten an der Blut-Liquor-Schranke und bei Peritonealdialysen auftreten können. Vor allem werden Änderungen des Säure-Basen-Haushalts (s. oben) und solche der zerebralen Hämodynamik [657] diskutiert. So konnten Hampl et al. [1047] beobachten, daß sich das EEG bei den gleichen Patienten nicht verschlechterte, wenn sie mit einer bikarbonathaltigen anstelle einer azetathaltigen Spüllösung dialysiert wurden.

Für zentralnervöse Störungen bei der Hämodialyse sind möglicherweise Änderungen des Tonus der Hirngefäße verantwortlich, der seinerseits wiederum vom Säuren-Basen-Haushalt beeinflußt wird. So soll es zu einer Konstriktion der Zerebralgefäße kommen, wenn bei konventioneller Hämodialyse der arterielle CO_2-Partialdruck absinkt, weil Bikarbonat und Kohlendioxid aus dem Blut in das

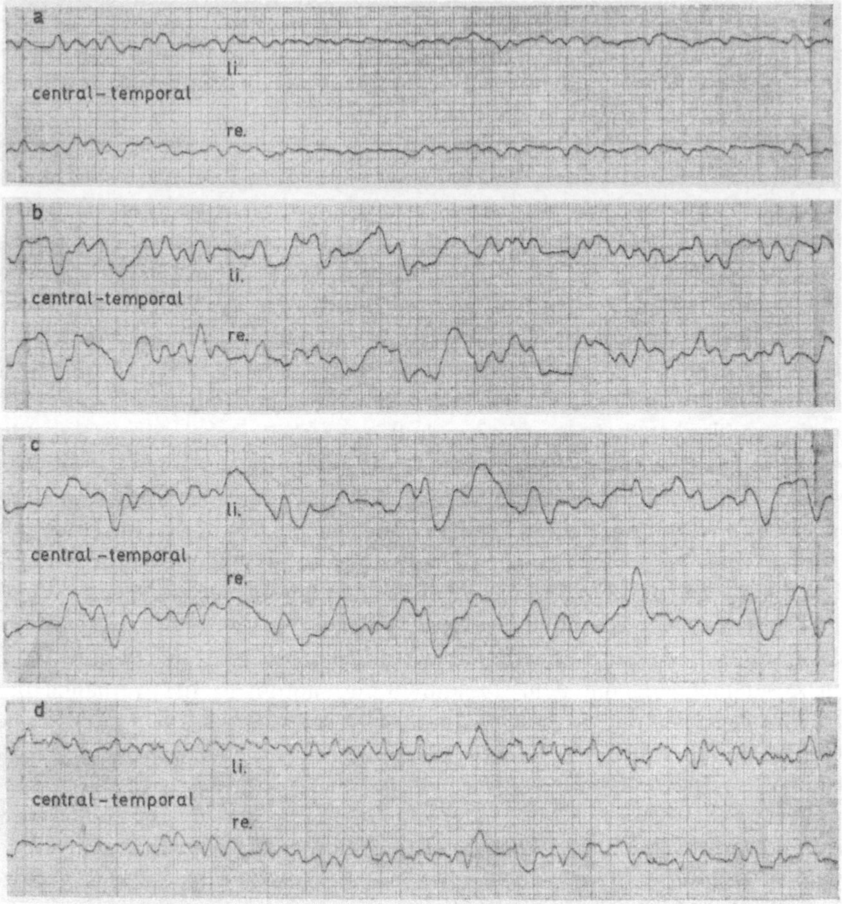

Abb. 116 a–d. Elektroenzephalogramm vor, während und nach Hämodialyse mit azetathaltiger Spüllösung. *a* Vor Dialysebeginn, *b* 3 h nach Dialysebeginn, *c* Unmittelbar nach Dialyseabschluß, *d* 16 h nach Dialyseabschluß (52jähriger Patient mit akutem Nierenversagen)

Dialysat verlorengehen. Verfahren, bei denen solche Verluste nicht auftreten (Hämofiltration, Bikarbonatdialyse) sollen zu keinen Rückwirkungen auf die Hirngefäße führen [1048, 1049, 1051, 1054, 1361].

Die Abhängigkeit des Disäquilibriums zwischen Plasma und Liquor vom Ausmaß der Azotämie ist ein Argument mehr, beim Nierenversagen mit dem Einsatz der Dialyse frühzeitig zu beginnen. Liegen die Harnstoffwerte unter 400 mg/dl (66,6 mmol/l) und erfolgt innerhalb einer 5stündigen Behandlungsdauer eine Senkung um nicht mehr als 50%, ist mit dem Auftreten von klinischen Erscheinungen eines Disäquilibriums nicht zu rechnen [679]. Kommen Patienten mit hochgradiger Azotämie, z. B. mit Harnstoffwerten über 400 mg/dl (66,6 mmol/l), verspätet zur Dialyse, so soll wegen der Gefahr eines Disäquilibriumsyndroms nicht eine möglichst rasche Normalisierung der Azotämie erzwungen werden. Die Verwendung besonders effektiver, großflächiger Dialysatoren ist nicht angezeigt. Vielmehr empfiehlt sich in dieser Situation die Dialyse schrittweise mit Behandlungszeiten von zunächst 3, dann 4 und schließlich 5 h Dauer zu steigern und dabei die Harnstoffkonzentration im Serum in der ersten Sitzung beispielsweise von 600 auf 400 mg/dl (99,9 auf 66,6 mmol/l), in der zweiten auf 250 (41,6) und in den folgenden Dialysen unter 200 mg/dl (49,95 mmol/l) zu senken. Vor allem bei Kindern muß zur Prävention des Syndroms von Beginn der Behandlung an ein kleinflächiger Dialysator benutzt werden.

Als Prophylaxe des Disäquilibriumsyndroms ist bei Patienten mit übermäßiger Anhäufung von Retentionsprodukten außer und neben den genannten Maßnahmen eine hohe Glukosekonzentration in der Spüllösung wirksam. Dadurch wird die Osmolarität des Plasmas erhöht und der durch den raschen Entzug von Harnstoff aus dem Blut gegenüber dem Liquor entstehende osmotische Gradient kompensiert. Nach Drukker et al. [651] ist ein Glukosegehalt in der Spüllösung von 2 g/dl (111 mmol/l) auch bei hoher Harnstoffkonzentration im Plasma i. allg. ausreichend (bei 1,5 g/dl (83,25 mmol/l) fällt die Plasmaosmolarität im Verlauf der Dialyse ab, bei 3 g/dl (166,5 mmol/l) steigt sie deutlich an).

Ähnlich sind die Feststellungen von Rodrigo et al. [2100]. Benutzten sie eine Spüllösung mit einer Glukosekonzentration von 117 mg/dl (6,49 mmol/l), so traten Erscheinungen eines Disäquilibriumsyndroms (Übelkeit, Erbrechen, Kopfschmerzen, Blutdruckabfall) bei 67% der Dialysen auf; wurde die Glukosekonzentration auf 274 mg/dl (15,21 mmol/l) erhöht, so waren es nur noch 30%; der Abfall der Plasmaosmolalität betrug bei 6stündiger Dialyse 10 mosmol/kg H_2O bei niedrigem, 5,2 mosmol/kg H_2O bei hohem Glukosegehalt der Spüllösung.

Auch durch hohe Natriumkonzentration in der Spüllösung ließen sich Disäquilibriumsyndrome vermeiden [1971].

Ein schweres Disäquilibriumsyndrom kann Grund für den Abbruch einer Hämodialyse sein. Sie muß unbedingt beendet werden, wenn es zur zentralen Atemstörung kommt. Wegen der Depression des Atemzentrums sollen Barbiturate bei Konvulsionen möglichst nicht verwendet werden. Bewährt hat sich Clomethiazol (Distraneurin). Es hat allerdings den Nachteil, daß es in wirksamer Menge nur als Infusion zugeführt werden kann. Die dazu erforderliche Flüssigkeit muß u. U. durch entsprechende Ultrafiltration wieder entfernt werden. In zweiter Linie kommen Diazepam (Valium) oder seine Abkömmlinge zur Behandlung von Konvulsionen in Betracht. Wird die Dialyse trotz eines schweren Disäquilibriumsyndroms fortgesetzt, muß Spüllösung mit hoher Glukosekonzentration benutzt werden, wobei jedoch 3 g/dl (166,5 mmol/l) nicht überschritten werden dürfen, um ein nichtazidotisches, hyperglykämisches (hyperosmolares) Koma zu vermeiden, wie es bei Glukosekonzentrationen von 5 und 7 g/dl (277,5 und 388,5 mmol/l) bei Verwendung der Kolffschen Trommelniere schließlich mit tödlichem Ausgang beobachtet wurde [1975].

Eine Verminderung des osmotischen Gradienten zwischen Liquorraum und Blut zur Prävention oder Behandlung eines Disäquilibriumsyndroms kann auch durch Sorbit oder Mannit i. v. erreicht werden (z. B. 500 ml 20%ige Sorbitlösung innerhalb 120 min). Doch sollten vor allem mit Mannit, weil es nicht verstoffwechselt wird, Patienten mit Disäquilibriumsyndrom nur während der ersten vier Dialysen behandelt werden [2105]. Schließlich ist bei zerebralen Krampfanfällen auch die intravenöse Injektion von 20%iger Kalziumglukonatlösung wegen ihres generell antikonvulsiven Effekts angebracht. In jedem Fall muß bei einem schweren, mit zentralnervösen Erscheinungen wie Koma oder Konvulsionen einhergehenden Disäquilibriumsyndrom energisch therapiert werden, denn Todesfälle im Verlauf eines solchen Syndroms sind beschrieben worden [828] und haben wir selbst beobachtet. Intubation und Respiratorbeatmung können wegen zentraler Atemlähmung notwendig werden [2332].

Bei Dauerdialysepatienten mit wiederholtem Disäquilibriumsyndrom bei konventioneller Hämodialyse sollte die Umstellung auf die Hämofiltration oder die Bikarbonatdialyse versucht werden.

Vorbestehende Konvulsionen stellen ebensowenig wie ein Koma eine Kontraindikation zur Hämodialyse dar. Meist handelt es sich dabei um Patienten mit hypertensiver Krise und/oder Überwässerung. Bei ihnen läßt sich durch sequentielle Ultrafiltration bei nicht zu brüsker Korrektur der Azotämie und Verwendung von Spülflüssigkeit mit hohem Glukosegehalt meist eine Besserung des eklamptischen Zustandes erzielen. Doch wurden auch Todesfälle während der Dialyse beobachtet.

2.2.2 Intrakranielle Blutung

Differentialdiagnostisch kommt bei zerebralen Erscheinungen während der Hämodialyse, vor allem wenn Herdsymptome vorliegen, eine intrakranielle Blutung in Betracht, die möglicherweise durch die Heparinisierung ausgelöst ist. Die Entscheidung kann u. U. nur durch eine subtile neurologische Untersuchung getroffen werden. Am Bett des Patienten kann mittels Ultraschall eine Verschiebung des Mittelechos festgestellt und damit eine größere Blutung wahrscheinlich gemacht werden. Im EEG finden sich Herdzeichen; die Diagnose wird durch Computertomographie gesichert. Folgende Übersicht gibt die wesentlichen Kriterien zur Differentialdiagnose Disäquilibriumsyndrom/intrakranielle Blutung wieder:

Disäquilibriumsyndrom	*Intrakranielle Blutung*
Fast nie zu Beginn der Dialyse	Zu jedem Zeitpunkt der Dialyse
Fast nur bei hohem Ausgangswert der harnpflichtigen Substanzen im Serum	Unabhängig vom Grad der Azotämie
Klinisch und im EEG generalisierte Erscheinungen	Klinisch und im EEG Herdzeichen
Bevorzugt Kinder, ältere Personen und Hypertoniker	Bevorzugt ältere Personen und Hypertoniker, selten bei Kindern
Erscheinungen verschwinden meist nach Beendigung der Dialyse	Erscheinungen persistieren nach Beendigung der Dialyse
Computertomogramm unauffällig	Nachweis im Computertomogramm

Ist eine intrakranielle Blutung eingetreten oder sehr wahrscheinlich, muß die Dialyse beendet werden. Sind Dialysen in den folgenden Tagen weiter notwendig, so müssen Hämodialysen mit Minimalheparinisierung, evtl. mit Plattendialysatoren kurzzeitig ohne Heparin, oder Peritonealdialysen durchgeführt werden, um das Risiko einer heparinbedingten Nachblutung auszuschalten. Die Beibehaltung des üblichen Hämodialyseverfahrens ist unter regionaler Heparinisierung (Heparininaktivierung durch gleichzeitige Protamininfusion in die venöse Leitung) ebenfalls möglich, hat sich uns aber weniger bewährt; eine optimale Gerinnungsverzögerung nur im extrakorporalen System bei normaler intrakorporaler Gerinnung gelang vielfach nicht. 4–6 Wochen nach dem akuten Ereignis wird man gefahrlos wieder auf das gewohnte Verfahren zurückgreifen können.

2.2.3 Ischämischer Insult und transitorische ischämische Attacke

Bei übermäßiger Ultrafiltration mit Abnahme des zirkulierenden Blut- bzw. Plasmavolumens können zerebrale Ischämien mit Herdsymptomen auftreten, wie sie erstmals 1965 von Maher et al. [1611] und 1967 von Hampers u. Schupak [1042] beschrieben wurden. Abnahme des Körpergewichts und vor allem ein vorausgehender Blutdruckabfall sowie das Auftreten von Herdzeichen machen die Abgrenzung gegenüber dem Disäquilibriumsyndrom möglich, während die Differentialdiagnose gegenüber der intrakraniellen Blutung zunächst schwierig sein kann, mit der Computertomographie aber sicher zu entscheiden ist [1175].

2.2.4 Tetanische Erscheinungen

Neurologische Komplikationen während der Hämodialyse treten gelegentlich in Form von tetanischen Erscheinungen auf, wenn eine Azidose rascher als eine Hypokalzämie beseitigt wird. Injektion von Kalziumglukonat und Erhöhung der Kalziumkonzentration in der Spüllösung beheben solche Zustände rasch.

2.3 Blutungen

Blutverluste aus dem extrakorporalen System, z. B. durch Ruptur von Dialysemembranen oder Lecks der blutführenden Schlauchsysteme, werden später erörtert. Hier stehen patientenseitige Blutungen zur Diskussion, die während oder nach einer Hämodialyse beobachtet werden. Sie spielen sich vorwiegend im Magen-Darm-Trakt ab. Tödliche Verläufe wurden vor allem aus der Frühzeit der Dialyse [66, 1279, 2516] berichtet. Es wäre unzulässig vereinfacht, wollte man stets die Dialyse bzw. die damit verbundene Heparinisierung als Ursache verantwortlich machen; eine Kausalität wird sich kaum je sicher beweisen lassen. Denn Blutungen, auch mit tödlichem Ausgang, treten bei Patienten mit fortgeschrittener Urämie mit oder ohne Hypertonie ohnehin spontan auf. Gerinnungsdefekte, Thrombozytopenien und qualitative Defekte der Blutplättchen sowie Störungen der Kapillarpermeabilität sind als Ursachen urämischer Blutungen bekannt. Hinzu kommen gängige Blutungsquellen und -ursachen, die nicht für den chronisch Nierenkranken spezifisch sind, z. B. Ulcus duodeni oder hämorrhagische Gastritis durch Antirheumatika. Eine mechanische Alteration der Thrombozyten durch die extrakorporale Zirkulation ist demgegenüber bedeutungslos. Die Gefahr der Blutung ist erhöht, wenn Hämodialysepatienten wegen Shuntkomplikationen oder aus anderer Ursache unter einer Antikoagulanzientherapie stehen.

Wenn auch keine strenge Korrelation zwischen dem Grad einer Azotämie einerseits und der Blutungsbereitschaft andererseits besteht, so nimmt diese doch (im ganzen gesehen) mit der Schwere einer Niereninsuffizienz bzw. Urämie zu. Das drückt sich auch in der Häufigkeit von Blutungen im Verlauf von Dialysen aus; so wies Thaysen [2474] bereits 1964 darauf hin, daß er keine intestinalen Hämorrhagien mehr beobachtete, seit er die Dialyseindikation beim akuten Nierenversagen bei einem Harnstoffspiegel bis zu 300 mg/dl (50 mmol/l) als gegeben ansah, während er solche Blutungen in 12% aller Fälle beobachtete, solange er die Indikation zur Hämodialyse erst bei Harnstoffwerten über 400 mg/dl (66,6 mmol/l) stellte.

Diese Beobachtung ist ein weiteres Argument für die frühzeitige Dialyse. Zu bedenken ist auch, daß durch Resorption von Blutabbauprodukten aus dem Intestinaltrakt die Azotämie verstärkt wird, so daß ein Circulus vitiosus entsteht.

Das klinische Bild der Blutung unterscheidet sich bei Hämodialysepatienten nicht von dem anderer Patienten. Blutdruckabfall, Zunahme der Herzfrequenz, schließlich feuchtkühle Haut, typische Schocksymptomatik, Absinken von Hämoglobin, Hämatokritwert und Erythrozytenzahl sind die Erscheinungen des großen Blutverlustes. Umschriebene Blutungen, z. B. ins Perikard, intrazerebral oder subdural, haben ihre lokalisationsbedingte typische Symptomatik.

Blutungen während der Hämodialyse betreffen meist Patienten mit akuter Niereninsuffizienz. Sie haben als Folge ihres Grundleidens, z. B. eines Polytraumas oder einer Sepsis, oft vorbestehende komplexe Gerinnungsstörungen. Bei Hämodialysen im Rahmen der Dauerbehandlung der terminalen Niereninsuffizienz sind Blutungen eine ausgesprochene Rarität, die nach unseren Beobachtungen mit einer Häufigkeit von unter 1:10000 auftritt. Dennoch wurden auch im Rahmen von Dauerdialysebehandlungen Blutungen aller Art gesehen.

Blutungen nach außen, z. B. aus den Punktionsstellen von arteriovenösen Fisteln oder den Gefäßpräparationen eines Scribner-Shunts, sind leicht erkennbar. Das gilt auch für die intestinale Blutung, wenn sie mit Bluterbrechen und/oder Absetzen von blutigem Stuhl einhergeht.

Blutungen in den Pleuraraum oder Herzbeutel sind vor allem als Folge von V.-subclavia-Punktionen zur Gewinnung eines Gefäßzugangs beschrieben worden [23, 583, 968, 2533]. Sie sind durch die rasche Entwicklung eines klinisch und röntgenologisch nachweisbaren Pleura- bzw. Pericardergusses, Dyspnoe sowie Blutdruckabfall zu vermuten und durch die Probepunktion zu bestätigen.

Retroperitoneale oder intraperitoneale Blutungen wurden nicht nur nach Punktionen der V. femoralis [843], sondern auch unabhängig davon während der Hämodialyse beobachtet, bei Frauen auch als Blutung aus dem Ovar, sogar mit tödlichem Ausgang [904, 1867]. Dabei entwickelt sich neben zunehmenden abdominellen Schmerzen und Schocksymptomen oft ein abdomineller Tumor. Die Darmperistaltik nimmt ab. Die Diagnose der intraperitonealen Blutung kann durch Probepunktion oder peritoneale Lavage gesichert werden. Bei der Retroperitonealblutung sind röntgenologisch die Psoasschatten oft verstrichen.

Massive Blutungen in den Herzbeutel werden schnell diagnostiziert, wenn man die Symptome der Herzbeuteltamponade (s. S. 272) rechtzeitig erkennt und richtig deutet. Meist geht eine urämische Perikarditis voraus.

Eine intrazerebrale oder subdurale Blutung kann zunächst mit einem Disäquilibriumsyndrom verwechselt werden, das bei Dauerdialysepatienten allerdings selten ist. Klinisch kann die Differentialdiagnose schwierig sein. Entscheidend sind die Echoenzephalographie, das EEG und vor allem die Computertomographie (s. S. 284). - Raritäten sind subkapsuläre Leberblutungen [294].

An sich harmlose Blutungen aus den Schleimhäuten im Nasen-Rachen-Bereich oder den Wundrändern eines Tracheostomas [1387] können dadurch fatal werden, daß sie bei bewußtlosen Patienten zunächst unbemerkt zur Verlegung des Bronchialsystems führen.

Das Problem der Blutungen hat wegen der heute meist rechtzeitig durchgeführten Dialyse an Aktualität eingebüßt. Der Heparinbedarf wurde durch die Verwendung moderner Dialysatoren und neuer Kunststoffe bei den zu- und abführenden Schlauchleitungen sowie durch die Verkürzung der Dialysezeit erheblich reduziert. Man benötigt heute etwa 5000-10000 I.E. Heparin für eine 4stündige Dialyse, bei Minimalheparinisierung noch weniger. Damit handelt es sich um Dosen, die erheblich niedriger liegen als bei anderen Indikationen einer Heparintherapie, z. B. dem Herzinfarkt. Schließlich können bei blutungsgefährdeten Patienten Behandlungen mit Plattendialysatoren bis zu 3 h auch ohne jede Heparinmedikation versucht werden.

Keinesfalls sollte das Risiko einer Blutung durch eine Hämodialyse überbewertet und einem Patienten deshalb eine u. U. lebensrettende Chance vorenthalten werden. Dialysen bei Frischoperierten stellen kein eigentliches Problem dar, wenn nach großen chirurgischen Eingriffen bis zur Anwendung der Hämodialyse 2 Tage abgewartet werden und diese mit minimaler, kontrollierter Heparinisierung [2441] durchgeführt wird.

Somit können heute auch blutungsgefährdete Patienten (z. B. mit Leberschäden, Thrombozytenzahlen unter 60000, Ulkusanamnese oder Frischoperierte) einer Hämodialyse zugeführt werden. Besteht eine Kontraindikation zu einer Heparinmedikation, wie beispielsweise extreme Hypertonie (über 300 mmHg systolisch), bakterielle Endokarditis, blutendes Ulkus, kurz zurückliegende zerebrale Blutung, so kann die Technik der regionalen Heparinisierung angewandt werden, wenn eine Peritonealdialyse kontraindiziert oder nicht durchführbar ist und Kurzzeithämodialysen von nur 3 h ohne Verwendung von Heparin mit dem Plattendialysator nicht ausreichen, weil z. B. ein hyperkataboles Nierenversagen vorliegt.

Das Verfahren der regionalen Heparinisierung erfordert exakte und häufige Gerinnungskontrollen und setzt erhebliche Erfahrung voraus, wenn es seinen Zweck, Verlängerung der Gerinnungszeit ausschließlich im extrakorporal zirkulierenden Teil des Blutes, erfüllen soll. Die Versagerquote ist relativ hoch. Auch bei regionaler Heparinisierung sind daher Blutungszwischenfälle im zeitlichen Zusammenhang mit einer Hämodialyse verzeichnet worden [1279].

Selbst bei bestehender Blutung kann bei vitaler Indikation eine Hämodialyse durchgeführt werden, wie eine Reihe von Beobachtungen [1695, 1741, 2176, 2471, 2516] bewiesen hat. Doch wird man heute bei bestehender Blutung nur dann eine Hämodialyse vornehmen, wenn eine Peritonealdialyse als Alternative wegen absoluter Kontraindikation oder Undurchführbarkeit ausscheidet.

Nach wie vor ist die beste Prophylaxe gegen Blutungszwischenfälle beim akuten Nierenversagen die rechtzeitige Dialyse und die adäquate Heparinisierung.

Urämisch bedingte, zu Beginn einer Dialyse bereits vorhandene Schleimhautblutungen stehen einer Hämodialyse, auch mit üblicher Technik der Heparinisierung, nicht entgegen. Sie kommen oft schon während, fast immer aber kurz nach der Dialyse zum Stehen, auch wenn sie vorübergehend etwas zugenommen haben.

Die Therapie von Blutungen während der Dialyse richtet sich nach Art und Schwere. Ebenso wie leichte Schleimhauthämorrhagien im Verlauf der Hämodialyse sind auch geringe Sickerblutungen an den Gefäßpräparationen oder Einstichstellen der Kanülen harmlos. Sie erfordern meist keine besonderen Maßnahmen, allenfalls einen Druckverband. Blutet es jedoch kräftig, so kann die Ursache im unkorrekten Sitz eines Scribner-Shunts oder der Kanülen zu suchen sein. Sogar ihr Herausrutschen aus dem Gefäß mit folgendem schweren Blutverlust oder erhebliche subkutane Sugillationen oder Hämatome bei unkorrektem Sitz wurden beobachtet. In solchen Fällen ist eine Revision und Korrektur der Kanülenlage notwendig, denen ggf. eine Unterbrechung der Dialyse, Infusionen oder Transfusionen und bei arterieller Blutung als erste Notmaßnahme eine Gefäßkompression proximal der Blutungsquelle durch Aufblasen einer Blutdruckmanschette über den systolischen Druck voranzugehen haben.

Wird bei schweren Blutungen die Transfusion notwendig, so sollte möglichst Erythrozytenkonzentrat verwendet werden. Im übrigen ist bei allen Blutungen die Gerinnung und die Heparindosierung zu überprüfen; ggf. muß Protamin injiziert werden, das im Übermaß allerdings selbst gerinnungshemmend wirken kann. Besteht Veranlassung zu einer differenzierten Gerinnungsanalyse und deckt diese spezifische Defekte, z. B. eine Hypo- oder Afibrinogenämie post partum oder eine Verminderung anderer Gerinnungsfaktoren, als wesentliche Teilursache einer Blutung auf, so ist entsprechend zu substituieren.

Im übrigen sind die üblichen Maßnahmen durchzuführen: Bei gastrointestinaler Blutung Notfallendoskopie nach Abbruch der Dialyse, Therapie eines blutenden Ulkus mit Nahrungskarenz, Ranitidin (Sostril, Xantic) in reduzierter Dosis (75-100 mg täglich) und Pirenzepin (Gastrozepin).

Wichtig ist die Ableitung des Blutes durch eine Magensonde zur Reduktion des intestinalen Eiweißzerfalls und des dadurch bedingten Harnstoffanstiegs. Blutungen in den Pleuraraum erfordern die Entlastungspunktion, wenn die Atmung beeinträchtigt wird. Bei Perikardtamponade ist die Punktion ebenfalls angezeigt; da die Blutung fast immer auf dem Boden einer Perikarditis erfolgt, empfiehlt sich die Instillation eines Kortikosteroids (s. S. 275).

Chirurgisches Vorgehen kann notwendig werden. Die konservativ nicht beherrschbare Intestinalblutung erfordert die operative Ausschaltung der Blutungsquelle. Wir sahen uns dazu mehrmals und mit gutem Erfolg gezwungen. Reicht die Punktion und Katheterdrainage des Hämoperikards nicht aus, ist die Fenestration oder Ektomie des Perikards angezeigt. Ein subdurales Hämatom sollte ausgeräumt werden.

Zur Prophylaxe von Blutungen während der Dialyse sollen invasive diagnostische und therapeutische Maßnahmen (Biopsien, Arteriographien usw.) 12 h vor bis 6 h nach einer Hämodialyse unterlassen werden, soweit keine zwingende Indikation vorliegt. So beobachteten wir eine heftige Blutung während der Dialyse nach einer 8 h zuvor durchgeführten Feinnadelbiopsie eines kalten Strumaknotens.

2.4 Sonstige patientenseitige Komplikationen

2.4.1 Muskelkrämpfe

Nicht selten treten heftige Muskelschmerzen von krampfartigem Charakter oder tonische Kontraktionen, fast ausschließlich an den unteren Extremitäten, während der Hämodialysebehandlung auf. Abweichungen in den Serumelektrolytkonzentrationen der Patienten sind dabei nicht festzustellen, doch treten die Erscheinungen bei niedrigen Natriumkonzentrationen der Spüllösung häufiger auf als bei hohen [2403]. Forcierte Ultrafiltration fördert das Auftreten von Muskelkrämpfen. Bei hohem Natriumgehalt (145 mmol/ml) der Spüllösung soll dies jedoch erst bei einer Ultrafiltration von mehr als 800 ml/h der Fall sein [2403]. Reduktion des Plasmavolumens und Verschiebungen des osmotischen Gradienten zwischen intrazellulärem und extrazellulärem Raum werden als Ursache der Muskelkrämpfe angesehen.

Durch Infusion oder orale Gabe [426] von Kochsalz können diese Erscheinungen in der Mehrzahl der Fälle behoben oder gebessert werden. Wir bevorzugen wie andere [1713, 1728] die Injektion von 1 ml 50%iger Glukose pro kg Körpergewicht, was effektiver ist und eine evtl. unerwünschte Natriumchloridbelastung vermeidet. Gegebenenfalls ist eine starke Ultrafiltration zu reduzieren. Reichen diese Maßnahmen nicht aus, lassen sich Muskelkrämpfe durch zusätzliche Injektionen von 10-20 ml 20%iger Kalziumchloridlösung (kontraindiziert beim digitalisierten Patienten) oder Injektion von Metamizol (Novalgin) nach unseren Beobachtungen fast immer beseitigen.

In vielen Fällen wiederholter Muskelkrämpfe unter der Hämodialyse läßt sich nach unserer Erfahrung eine Prophylaxe mit Chininäthylcarbonat per os (200-400 mg ½ h vor Dialysebeginn) erreichen. Neuerdings wird Nifedipin (Adalat), 10 mg p.o., empfohlen [1917].

Gelegentlich treten unwillkürliche Muskelzuckungen oder das „restless leg syndrome" als unangenehme Begleitsymptome der Dialysebehandlung auf oder verstärken sich dabei. Wahrscheinlich sind sie Ausdruck einer peripheren Neuropathie. Zur Therapie werden niedrige Dosen von Clonazepam (Rivotril) empfohlen [2040].

2.4.2 Übelkeit und Erbrechen

Übelkeit und Erbrechen treten gelegentlich während der Hämodialyse auf. Die Ursachen können mannigfaltig sein. Zum Teil dürfte es sich um rudimentäre Erscheinungen eines Disäquilibriumsyndroms (s. S. 279) handeln, teilweise um Symptome eines Blutdruckabfalls (s. S. 270). Bei manchen Patienten werden psychische Ursachen vermutet [2294].

Soweit keine kausalen Maßnahmen (z. B. Volumenzufuhr bei Blutdruckabfall) in Betracht kommen, können symptomatisch mit gutem Erfolg Phenothiazine, insbesondere Triflupromazin (Psyquil), gegeben werden.

2.4.3 Allergische Reaktionen und Hypersensitivitätssyndrom

Bekannt, wenn auch äußerst selten, sind allergische Reaktionen gegenüber Heparin. Sie können eine Hämodialysebehandlung unmöglich machen und zu tödlichen Zwischenfällen führen. Wir sahen 1 Fall, bei dem es infolge einer Heparinallergie innerhalb weniger Minuten zu einem Glottisödem und folgendem Herzstillstand kam.

Möglicherweise bietet die Verwendung von niedermolekularem Heparin [2224a] oder von Prostacyclin [2521, 2721] in Zukunft eine praktikable Alternative beim Vorliegen einer Allergie gegen konventionelles Heparin.

Treten zu Beginn einer Hämodialyse, insbesondere bei der ersten Anwendung, Schmerzen in der Brust, im Rücken oder Abdomen, Tachykardie, Erbrechen, Übelkeit, Urtikaria oder Flush, Kopfschmerzen, Atemnot und insbesondere ein deutlicher Blutdruckabfall bis zum Schock auf, so handelt es sich wahrscheinlich um eine Hypersensitivitätsreaktion, die auch als First-use-Syndrom [1211] bezeichnet wird. Eine solche Reaktion tritt gelegentlich auch beim Wechsel von einem zum anderen Dialysatortyp auf.

Die Angaben über die Häufigkeit einer solchen Reaktion schwanken zwischen 3 pro 100000 [1365] und 3 pro 1 Mio. Dialysen [743], einer vermutlich zu gering eingeschätzten Inzidenz [1031]. Die Beobachtung, daß eine derartige Reaktion bei unzureichender Spülung der Dialysatoren häufiger auftritt [1365, 1963], läßt vermuten, daß sie auch durch Substanzen ausgelöst werden kann, die sich noch in der Membran oder im Blutschlauchsystem finden. Hier werden insbesondere Glycerin, organische Lumenfüller bzw. Lösungsmittel und vor allem das Sterilisationsagens Ethylenoxid angeschuldigt [634, 742, 1645, 1795]. Möglicherweise kommt die Hypersensitivitätsreaktion über eine Aktivierung des Komplementsystems (s. S. 193) zustande. In der Diskussion ist auch eine Sensibilisierung der Patienten gegen Ethylenoxid mit der Ausbildung von IgE-Antikörpern [742, 960]. Die häufig angeführte Eosinophilie kann sowohl Ausdruck eines derartigen Geschehens, aber auch die Folge der wiederholten Komplementaktivierung sein, da Eosinophile in ihren Granula Substrate enthalten, die einer Komplementaktivierung entgegenwirken sollen.

Vereinzelt könnte auch die Kontaminierung von Dialysematerialien mit Bakterien, Viren bzw. Pyrogenen eine Hypersensitivitätsreaktion auslösen, was insbesondere für die Wiederverwendung von Materialien zur extrakorporalen Blutreinigung zu bedenken ist.

Eine ausgeprägte Hypersensitivitätsreaktion mit Schock zwingt zum sofortigen Abbruch der Dialyse und kann intensivmedizinische Maßnahmen notwendig machen. Wesentlich ist zur Prophylaxe in jedem Fall eine ausgiebige Spülung der Dialysatoren, insbesondere von solchen, die mit Ethylenoxid sterilisiert worden sind. Vor allem bei der ersten Dialyse, bei der die Reaktion des Patienten noch unbekannt ist, sollte in den ersten 15–30 min nur eine sehr langsame Blutflußgeschwindigkeit eingestellt werden. Hat sich die Reaktion beim Einsatz eines Dialysators mit Membranen auf Zellulosebasis ereignet, sollte auf einen Dialysator mit Membranen gewechselt werden, die keine oder eine nur geringe komplementaktivierende Wirkung besitzen (Polyacrylnitril, Polysulfon, Polymethylmethacrylat, AN-69-S-Membran). Allerdings ist die Verwendung der Polysulfon- bzw. AN-69-S-Membran an Hämodialysegeräte mit gesteuerter Ultrafiltration gebunden. Die von manchen Autoren vorgeschlagene Wiederverwendung von Dialysatoren ist nur dann ratsam, wenn durch Wechsel auf eine andere Membran die Erscheinungen der Hypersensitivitätsreaktion nicht vermindert werden können.

2.4.4 Temperaturanstieg

Ab und zu steigt während oder nach einer Hämodialyse die Temperatur der Patienten. Die Häufigkeit wurde mit 0,5% bei 10000 Dialysen angegeben [1284]. Ursächlich kommen pyrogene Effekte durch Substanzen aus dem Dialysator oder dem übrigen blutführenden System oder Infektionen mit Septikämie in Betracht.

Allerdings konnten Robinson u. Rosen [2095] bei 450 Fieberreaktionen nur in 38 Fällen Bakterien in der Blutkultur nachweisen, was sich nicht von einer Kontrollgruppe unterschied. Andererseits wurde berichtet [1612, 2226], daß eine urämisch bedingte Hypothermie bei bereits bestehendem Infekt durch die Dialyse beseitigt wird, so daß die anschließende Temperatursteigerung gar keiner Neuinfektion entspricht. Diskutiert wird auch der Durchtritt von Endotoxinen aus kontaminierter Spüllösung über den Dialysator in das Blut von Patienten mit der Folge eines dialyse-assoziierten Fiebers. Doch ist dies bei intakter Membran aufgrund der Molekülgröße der Endotoxine und der notwendigen Menge, die zur Auslösung pyrogener Reaktionen benötigt wird, eher unwahrscheinlich [212, 1969].

Bakteriämien gehen bei Patienten mit akutem Nierenversagen vorwiegend vom Gastrointestinaltrakt und von den Lungen aus und sind meist durch gramnegative Erreger verursacht, während bei Dauerdialysepatienten vor allem die Gefäßzugänge als Infektionsquelle in Betracht kommen und Staphylokokken dabei die häufigsten Keime sind [877]. Auch wurde über den Ausbruch pyrogener Reaktionen bei den Patienten eines Dialysezentrums infolge einer bakteriellen Kontamination der Heparinlösung berichtet [1284].

Schüttelfrost kann die gleichen Ursachen haben, aber auch durch Untertemperatur des aus dem Dialysator rückfließenden Blutes infolge technischer Störungen (s. S. 297) bedingt sein. Temperatursteigerung und Schüttelfrost werden durch Antihistaminika oder eine Phenothiazin-Pethidin-Mischspritze meist rasch kupiert. Besteht der Verdacht einer bakteriellen Infektion, sollte zusätzlich ein Antibiotikum gegeben werden, nachdem zuvor sowohl arteriell als auch venös Blut entnommen und zu kulturellen Untersuchungen weitergeleitet wurde.

Generell müssen Septikämien als Folge der Dialysebehandlung, insbesondere als Folge der Gefäßpunktion zur Dialyse, als selten angesehen werden. Flynn [792] weist darauf hin, daß er bei 36000 Gefäßpunktionen bei 20000 Dialysen innerhalb von 3 Jahren nur 1 Fall einer Staphylokokkenseptikämie beobachtete, ohne daß dabei eine Infektion der arteriovenösen Fistel feststellbar war. Die Prophylaxe der Shuntinfektion durch sorgfältige Hautdesinfektion bei der Gefäßpunktion (s. S. 231) ist dementsprechend eine wesentliche Voraussetzung zur Verhinderung von Septikämien, wie auch wir sie immer wieder einmal, und sogar mit folgender Endokarditis, gesehen haben.

2.4.5 Störungen der Lungenfunktion

Bei Patienten mit grenzwertiger Lungenfunktion muß während einer Hämodialyse u. U. mit einer kritischen Verschlechterung gerechnet werden. In den ersten 30 min einer Hämodialyse nimmt nämlich die Diffusionskapazität der Lunge ab und sinkt das pO_2 um 10–20% [381, 537, 1608, 1748]. Auch wurden Asthmaanfälle beobachtet [42].

Als Ursache wurde eine Sequestration von Granulozyten in den Lungenkapillaren diskutiert [318, 537, 451]. Ein Abfall der im Blut zirkulierenden Granulozyten zu Beginn der Hämodialyse, der dem entsprechen könnte, ist vielfach beschrieben [383, 959, 1157, 1220, 1427, 1506, 1508, 2358]. Der Abfall der Gesamtleukozytenzahl ist mit einem relativen Ansteigen der Stabkernigen verbunden [1427]. Während sich die hämatologischen Veränderungen innerhalb von wenigen Stunden normalisieren und sogar eine Leukozytose im späteren Verlauf der Dialyse beobachtet wurde [383], bleiben die pulmonalen Diffusionsstörungen und insbesondere die Verminderung des pO_2 bestehen. Das Ausmaß dieser Störungen soll in direkter Relation zum primären Leukozytenabfall stehen [381]. Der Abfall der Leukozyten soll mit Erhöhung der Ultrafiltrationsrate zunehmen [2307].

Als Auslöser der Leukozytensequestration im pulmonalen Kapillarsystem wird eine Aktivierung der Komplementkaskade (s. S. 194) durch die Cellophanmembran des Dialysators angenommen [381, 448, 450, 537, 538, 952, 1220]. Beobachtungen bei Verwendung unterschiedlicher Dialysemembranen zeigten, daß das Ausmaß der Leukopenie und der Komplementaktivierung jedoch nicht korrelieren [41, 2570].

Außer der ortsständigen Leukozytensequestration wurden auch Mikroembolien in der Lunge, ausgehend von der Bildung feinster Thromben im Dialysator [232], als Ursache einer Beeinträchtigung der Lungenfunktion diskutiert. Schichtenartige Ablagerungen von Leukozyten, insbesondere Monozyten, an der Dialysemembran wurden berichtet [383], doch liegt eine leukophorese-ähnliche Sequestration der Granulozyten im Dialysator nicht vor, da ihre Zahl im Blut des arteriellen und venösen Schenkels gleich bleibt [959]. Die Leukopenie und ebenso die Komplementaktivierung zu Beginn der Dialyse sollen bei Wiederverwendung der Dialysatoren geringer als bei der Erstanwendung [658, 1577, 2425], andererseits aber unabhängig vom Ausmaß der Vorspülung sein [1159].

Nach neueren Untersuchungen haben Leukozytenabfall und Komplementaktivierung einerseits und Hypoxämie andererseits während der Hämodialyse offenbar nichts miteinander zu tun. So ließ sich keine Korrelation zwischen dem Grad der Hypoxämie und der Intensität der Komplementaktivierung feststellen [2570]. Die Phänomene gehen auch zeitlich nicht parallel; während sich Leukopenie und Komplementverlust innerhalb 60 min ausgleichen, hält die Hypoxämie über die Dauer der Dialyse an [537, 538, 1427, 1508, 1608].

Dumler u. Levin [658] stellten 1979 fest, daß bei Erstbenutzung von Hämodialysatoren mit Zellulosemembran Leukozytenabfall und Hypoxämie gemeinsam auftraten. Bei Wiederverwendung von Dialysatoren mit Zellulosemembran oder bei Erstbenutzung von Dialysatoren mit Polyacrylnitrilmembranen kam es zu Hypoxämie ohne Leukopenie. Bei ausschließlicher Ultrafiltration wurde eine Leukopenie ohne Hypoxämie beobachtet, während sich bei der nachfolgenden Dialyse mit Azetat eine Hypoxämie trotz Ansteigens der Leukozytenzahl um 50% entwickelte. De Vinuesa et al. [2570] zeigten 1982, daß eine Leukopenie innerhalb der ersten Minuten sowohl bei Hämodialyse als auch bei Hämofiltration bzw. Ultrafiltration auftritt, dieser Effekt aber bei Cuprophanmembranen am ausgeprägtesten, bei Zelluloseazetatmembranen geringer und bei Polyacrylnitrilmembranen praktisch nicht vorhanden ist; auch konnte keine Korrelation mit der Komplementaktivierung festgestellt werden, und eine Hypoxie stellte sich nur bei Verwendung von azetathaltiger Spüllösung unabhängig von der Art der Dialysemembran ein.

Die Abhängigkeit des Leukozytensturzes, auch der Komplementaktivierung, vom Material der Dialysemembran wurde vielfach bestätigt [113, 448, 449, 1157, 1158, 1220, 1508] und muß heute als gesichert angesehen werden. Dabei ist der Leukozytenabfall am ausgeprägtesten bei Cuprophan- bzw. Cupramonium-, geringer bei Zelluloseazetat- und praktisch nicht vorhanden bei Polyacrylnitrilmembranen (s. Abb. 91).

Der Abfall des pO_2 während der Hämodialyse muß als Folge einer Hypoventilation durch Kohlendioxid- und Bikarbonatverlust über den Dialysator und einen dadurch verminderten zentralen Atemantrieb aufgefaßt werden [94, 2298], doch ist damit die Abnahme der Diffusionskapazität nicht erklärt. Neuere Untersuchungen [571, 633, 804, 1851] haben ergeben, daß die alveoläre Hypoventilation an die Verwendung von azetathaltiger Spüllösung bei der Hämodialyse geknüpft ist, während bei Verwendung von Bikarbonat die Hypoventilation ausbleibt.

Man kann zusammenfassen, daß der Leukozytenabfall zu Beginn der Hämodialyse membranabhängig, die Ventilationsstörung in ihrem Verlauf jedoch spüllösungsabhängig ist.

Verschlechterungen der Lungenfunktion unter der Azetathämodialyse, die klinisch meist bedeutungslos und asymptomatisch sind, steht in vielen Fällen eine Verbesserung gegenüber, nämlich dann, wenn durch Dialyse mit Ultrafiltration eine pulmonale Überwässerung mit gestörtem Gasaustausch beseitigt wird.

2.4.6 Luftembolie

Bei richtiger Technik der Hämodialyse sollten Luftembolien nicht vorkommen. Dennoch treten sie immer wieder auf. Ward et al. [2601] berichten über 2 tödliche und 5 nichttödliche Fälle bei 14000 Dialysen. Sicher besteht eine nicht geringe Dunkelziffer. Luft gelangte durch Infusionsflaschen, Heparinpumpe oder Blutpumpenschlauch in das blutführende System. Äußerste Vorsicht und Aufmerksamkeit sind geboten, wenn am Ende der Hämodialyse die Entleerung des Dialysators durch Nachpumpen von Luft erfolgt. Während dieses Vorgangs muß eine Klemme am venösen Schenkel der künstlichen Niere etwa 10 cm vor der Punktionsstelle der Vene angelegt sein, um sofort geschlossen zu werden, wenn die Luftsäule diesen Punkt erreicht. Wir haben infolge von Unaufmerksamkeit des Pflegepersonals hierbei 3 Luftembolien erlebt, die keine ernsteren Nachwirkungen hatten. Wir verzichten heute auf den Abschluß der Hämodialyse mit Luft (s. S. 236).

Die Symptome der Luftembolie treten erst auf, wenn mehr als 1 ml Luft pro kg Körpergewicht und Minute in das venöse System gelangen. Die Symptome sind Blutdruckabfall bis zum Schock, Dyspnoe bis zur Schnappatmung, Bewußtlosigkeit. Über dem Herzen hört man das sog. Mühlradgeräusch als Folge der Luftansammlung in der rechten Kammer. Bei größeren Luftembolien wird diese durch Verlegung der Lungenausflußbahn mit Luft akut überdehnt. Im EKG finden sich Zeichen des akuten Cor pulmonale. Auch kann röntgenologisch Luft im rechten Herzen nachweisbar sein.

Die notwendigen Maßnahmen sind:

1. sofortiges Abklemmen der venösen Schlauchleitung und Stop der Blutpumpe;
2. Patienten in Kopftief- und linke Seitenlage bringen; damit soll die Blockade der A. pulmonalis durch Luft und Schaum verhindert werden;
3. in verzweifelten Fällen Punktion des rechten Ventrikels durch den 2. oder 3. Interkostalraum links, um Luft zu entfernen und die Kammer zu entlasten;
4. Sauerstoff(be)atmung;
5. Schocktherapie, wenn erforderlich.

Zusätzlich werden Glukokortikoide, z. B. Dexamethason, empfohlen, ebenso die Infusion von niedermolekularem Dextran zur Erhöhung des kolloidosmotischen Drucks im Blut zur Kompensation einer durch die Luftembolie erhöhten Kapillarpermeabilität. Es fragt sich jedoch, ob es bei schweren Embolien durch die Dextraninfusion nicht zu einer zusätzlichen Belastung des rechten Herzens kommt.

Zu den prophylaktischen Maßnahmen gegen die Luftembolie gehört die ausschließliche Verwendung von Infusionsbeuteln mit geschlossenen Infusionssystemen anstelle von Infusionsflaschen, die einen Luftzugang erfordern, zur Substitution von Flüssigkeit in den extrakorporalen Kreislauf. Eine Luftfalle sollte unabdingbarer Bestandteil eines jeden Hämodialysegeräts sein.

2.4.7 Priapismus

Wiederholt wurde über das Auftreten eines Priapismus während der Hämodialyse berichtet [750, 1970, 2050, 2150]. Er stellt sich jedoch auch zwischen einzelnen Dialysebehandlungen ein. Die Ursachen sind letztlich unklar; diskutiert wird eine Erhöhung des Gerinnungspotentials, Hypovolämie und Zunahme der Blutviskosität während der Dialyse, insbesondere bei gleichzeitiger Androgentherapie wegen nephrogener Anämie.

Nach einer Erhebung der EDTA aus den Jahren 1975-1979 ist mit 1-4 Fällen von Priapismus pro 1000 dialysierter Männer zu rechnen. Bei 51 von 69 Patienten trat der Priapismus während der Dialyse auf, bei 5 davon während gleichzeitiger Masturbation oder Geschlechtsverkehrs. Bei über 61% der Patienten blieb eine Impotenz zurück [1231].

Zur Behandlung wurden Phenothiazine, Atropin, zahlreiche andere Medikamente und Lumbalanästhesie empfohlen. Die Ergebnisse sind schlecht. Auch ein sofortiges chirurgisches Eingreifen ist nicht immer erfolgreich.

2.4.8 Hypokaliämie

Lebensbedrohliche Hypokaliämien können sich während einer Hämodialyse entwickeln, sogar wenn die Spülflüssigkeit eine Kaliumkonzentration aufweist, wie sie zu Beginn der Dialyse im Blut des Patienten besteht. Dazu scheint es nach Beobachtungen von Wiegand et al. [2650] besonders leicht bei Patienten zu kommen, die vor der Dialyse chronisch kaliumverarmt sind, z. B. durch Diarrhöen, Mißbrauch von Diuretika, und bei denen überdies eine ausgeprägte Azidose besteht. Die Korrektur dieser Azidose durch die Hämodialyse führt zu einer raschen Verlagerung von Kalium aus dem extrazellulären in den intrazellulären Raum; der Nachstrom von Kalium aus der Spülflüssigkeit in den extrazellulären Raum hält damit nicht Schritt. Es kann zu lebensbedrohlichen Herzrhythmusstörungen und den übrigen Erscheinungen der Hypokaliämie, insbesondere Lähmungen, kommen.

Es ist daher notwendig, Patienten, bei denen eine Kaliumverarmung aus der Vorgeschichte zu vermuten ist, bei denen das Serumkalium erniedrigt oder an der unteren Grenze der Norm liegt und bei denen eine Azidose mit erheblich erniedrigtem Bikarbonat besteht, gegen eine Spülflüssigkeit mit hohem Kaliumgehalt zu dialysieren. Wiegand et al. [2650] empfehlen eine Kaliumkonzentration von 6,5 mmol/l. Die Serumkaliumwerte sind während der Dialyse stündlich zu überwachen; ggf. ist zusätzlich Kalium zu infundieren. Die Korrektur der Azidose sollte langsam erfolgen.

2.5 Apparative Komplikationen

2.5.1 Allgemeines

Komplikationen von seiten der Apparatur können zu Symptomen und erheblicher Gefährdung des Patienten führen. Oft werden apparative Komplikationen erst durch die Reaktion des Patienten erkannt. Insofern liegt auch der auf S. 293 besprochenen Luftembolie eine Störung auf technischer Seite zugrunde, wobei Unaufmerksamkeit des Personals hinzu kommt.

Apparative Komplikationen werden bei sorgsamer Beobachtung rasch erkannt und sind meist einfach zu beheben. Durch Überwachungssysteme, die bei Druckanstieg oder -abfall im blutführenden System, bei Temperaturabweichungen, Änderungen der Leitfähigkeit der Spüllösung, Luft im „venösen" Schenkel der extrakorporalen Zirkulation und bei Blutübertritt in die Spülflüssigkeit Alarm geben, den Dialysevorgang unterbrechen und die Leitungen zu und von der künstlichen Niere zum Kreislauf des Patienten sperren, sind apparatespezifische Zwischenfälle selten geworden.

2.5.2 Blutlecks

Unter den apparativen Dialysekomplikationen sind Lecks der Dialysemembranen oder -kapillaren am häufigsten, sei es als Folge von Fabrikationsmängeln oder eines überhöhten Transmembrandrucks. Diese Störung wird glücklicherweise rasch erkannt, da infolge des Druckgefälles zwischen blutführendem System und Spüllösung sich diese sofort blutig verfärbt. Der Blutleckdetektor löst Alarm aus und stoppt die Blutpumpe. Anschließend erfolgt nach Abklemmen der arteriellen und venösen Schlauchleitung das Auswechseln des Dialysators, der in üblicher Weise vorgespült werden muß.

Da infolge des höheren Drucks im blutführenden System die Spüllösung nicht in den Kreislauf gelangt, ist die Gefahr der Infektion durch Leckagen außerordentlich gering. Allerdings ist 1 Fall berichtet [700], bei dem es mit aller Wahrscheinlichkeit durch Ruptur eines Dialyseschlauchs zu einer tödlichen Septikämie mit Serratia marcescens kam.

Lösen sich Verbindungen zwischen Gefäßkanülierungen, zu- und abführenden Schlauchsystemen und Dialysator, kann es rasch zur Verblutung kommen. Steckverbindungen müssen entsprechend gesichert werden; Klemmen müssen griffbereit sein, um ggf. sofort an den betroffenen Leitungen angelegt zu werden. Verbindungen lösen sich weniger leicht an Schläuchen aus Silikon als an solchen aus PVC, da dieses Material infolge der Erwärmung durch das Blut weich wird und sich dehnt. Durch die heute meist übliche Verwendung von Luer-Lock-Systemen mit Schraubsicherung kommen Kontinuitätstrennungen der blutführenden Systeme jedoch kaum mehr vor.

Kommt es durch Lecks am Dialysator oder Kontinuitätstrennungen oder Undichtigkeit des zu- oder abführenden Schlauchsystems zu stärkeren Blutverlusten, kann ein Blutdruckabfall bis zum Schock erfolgen, der sofortige Volumensubstitution, ggf. die Zufuhr von Blut, erforderlich macht.

2.5.3 Gerinnung im extrakorporalen blutführenden System

Thrombenbildung im Dialysator bzw. den zu- und abführenden Schlauchsystemen ist fast immer die Folge ungenügender Heparinisierung. Ein solches Ereignis tritt meist erst nach mehrstündiger Dialyse auf und beginnt vorwiegend auf der blutabführenden Seite des Dialysators, wo die Blutviskosität als Folge der Ultrafiltration erhöht ist. Wird eine solche Gerinnung nicht rechtzeitig erkannt, kann es zur Ruptur der Dialysemembran kommen. Üblicherweise erfolgen aber durch die Kontrollsysteme Warnsignal und Abschalten der Blutpumpe.

2.5.4 Fehlerhafte Zusammensetzung der Spüllösung

Durch fehlerhafte Zusammensetzung der Spüllösung, eine nicht nur bei der Hämodialyse mögliche Komplikation, können schwere Dyselektrolytämien entstehen.

Fehlender oder zu niedriger Natriumgehalt der Spüllösung, die dadurch hypoton wird, führt zur Hämolyse des Patientenblutes. Man erkennt es an seinem lackfarbenen Aussehen auf der venösen Seite der extrakorporalen Zirkulation. Es kommt zu Atemnot und Kreislaufschock. Wir sahen dabei 1 Todesfall. Auch ist über einen tödlichen Zwischenfall infolge eines übermäßig hohen Natriumgehalts der Spüllösung berichtet worden [1922]. Solche Zwischenfälle kommen heute praktisch nicht mehr vor, da in nahezu alle Kontrollgeräte der künstlichen Nieren Leitfähigkeitsmesser eingebaut sind, die bei Hyper- oder Hyponatriämie der Spülflüssigkeit Alarm geben und die Dialyse unterbrechen. Dennoch gehört die Kontrolle der Leitfähigkeit der Spüllösung vor jeder Dialyse zu den Pflichten der Personals. Beim geringsten Zweifel muß die Spüllösung auf die Konzentration der Einzelelektrolyte exakt überprüft werden.

Enthält die Spüllösung kein Kalzium, treten tetaniforme Zustände auf [1077]. Häufiger wurden akute Hyperkalzämiesyndrome mit Blutdruckanstieg, Bradykardie, Kopfschmerzen, Übelkeit, Erbrechen und pektanginösen Beschwerden beobachtet, wenn es infolge einer Störung in der Wasseraufbereitungsanlage zu einem erhöhten Kalziumgehalt in der Spüllösung und damit zur Hyperkalzämie kam (Hartwassersyndrom [814 a]). Dabei wurden Serumkalziumwerte bis zu 4,05 mmol/l beobachtet.

Zwischenfälle, sogar mit tödlichem Ausgang, sind auch infolge einer übermäßig hohen Kaliumkonzentration in der Spüllösung, und zwar auf Grund eines zu hohen Kaliumgehalts des Konzentrats, beobachtet worden. Die Diagnose der Hyperkaliämie ergab sich aus den typischen klinischen Erscheinungen (s. S. 358) und charakteristischen Veränderungen im EKG.

Als Sofortmaßnahme bei festgestellter fehlerhafter Zusammensetzung der Spüllösung ist die Dialyse zu unterbrechen; anschließend ist mit normal zusammengesetzter Spüllösung weiter zu dialysieren. Bei Hämolyse kommen Austauschtransfusion und Plasmaaustausch in Betracht. Bei den übrigen Störungen können symptomatische, u. U. auch intensivmedizinische, Maßnahmen angezeigt sein.

2.5.5 Sonstige apparative Komplikationen

Der Ausfall der Blut- oder Spüllösungspumpe der künstlichen Niere ist zwar ein unliebsamer Zwischenfall, bringt aber keine akuten Gefahren für den Patienten mit sich. Bedeutungsvoller kann ein Defekt in der Temperaturregulation sein. Fließt unterkühltes Blut in den Patienten zurück, stellt sich Frösteln ein, wird das Blut über 46-51 °C erwärmt, kommt es zur Hämolyse [1037, 1593, 2264].

Manzler u. Schreiner [1642] berichteten über drei akute hämolytische Anämien, von denen eine tödlich verlief, infolge einer Kupferkontamination der Spülflüssigkeit. Charakteristisch war, daß sich diese blau-grün verfärbte. In diesen Fällen war das Metall aus kupferhaltigen Rohren des spüllösungsbereitenden Systems frei geworden, nachdem die Ionen-Enthärtung ausgefallen und Wasser mit einem pH von 5 oder weniger zugeflossen war. Kupferleitungen sollten daher bei Dialyseanlagen nicht verwendet werden. Eastwood et al. [673] beobachteten eine Heparin-Inaktivierung, Azidose und Kupfervergiftung infolge einer technischen Störung, welche die Zufuhr übersäuerten Wassers zur Folge hatte; einer der drei betroffenen Patienten starb.

Eine Kontamination mit Eisen aus Konzentrat zur Bikarbonathämodialyse wurde beschrieben [2442].

Eine akute Intoxikation durch Nickel während der Hämodialyse, das aus einem rostfreien Wassertank frei geworden war, ging mit Übelkeit, Erbrechen, Schwäche, Kopfschmerz und Palpitationen der betroffenen Patienten einher; 3-13 h nach Abbruch der Dialyse verschwanden diese Symptome [2612].

Zwischenfälle, z. T. mit tödlichem Ausgang, wurden auch durch Kontamination von Schlauchleitungen und Dialysatoren mit Desinfektionsmitteln (Chloramin, Formaldehyd) hervorgerufen. Ursache war mangelndes Nachspülen bei der Desinfektion von Leitungen aus zentralen Wasseraufbereitungsanlagen zu den Dialysegeräten.

3 Peritonealdialyse

3.1 Komplikationen bei der Peritonealkatheterimplantation und bei der Durchführung der Peritonealdialyse

Im folgenden sollen zunächst akute Komplikationen bei der Katheterimplantation und bei der Durchführung der Peritonealdialyse dargestellt werden. Anschließend wird die schwerstwiegende Komplikation, die Peritonitis, behandelt.

3.1.1 Abdominelle Schmerzen [1876, 2543, 2545]

Nach der Implantation des Katheters verspürt der Patient im Wundbereich Schmerzen, die jedoch häufig ohne Analgetika toleriert werden. Halten die Schmerzen an oder werden sie stärker, muß an eine primäre Wundheilungsstörung (Serom oder bakteriell) gedacht werden. Eine Infektion erfordert antibiotische Behandlung und/oder chirurgische Versorgung mit Explantation des Katheters. Diese Komplikation ist extrem selten.

Die Mehrzahl der Patienten gibt Schmerzen suprapubisch oder im Steißbeinbereich an, die sich bei drainiertem Abdomen verstärken können, während sie bei gefülltem Bauch wieder nachlassen. Diese Beschwerden sind zu Beginn der Dialysebehandlung häufig und durch Verminderung des Auslaufgefälles günstig zu beeinflussen. Etwa 50% der Patienten verspüren bei zunehmender Füllung des Bauches Schmerzen subkostal, in den Schultern und zwischen den Schulterblättern. Ursache ist eine Dehnung der Zwerchfellmuskulatur und/oder des Rectus abdominis. Krampfartige Schmerzen werden auch beim Einlauf angegeben; sie verschwinden mit der Dauer der Verweilzeit. Die Ursache dürfte im sauren pH (5,5) der Spüllösung liegen.

Versuche mit Xylocain oder Alkalisierung der Spüllösung (bei stationärer Peritonealdialyse) waren z. T. erfolgreich [1912]. Auch ein Mißverhältnis zwischen Fassungsvermögen der Bauchhöhle und Einlaufmenge der Spüllösung (z. B. schwere Obstipation, starker Meteorismus, große Dialysatretention durch Meßfehler der Peritonealdialysemaschine, ausgeprägte Luftinsufflation beim Einlauf) kann zu Schmerzen führen [2437, 2463]. Nach Behebung der Ursache ist der Patient beschwerdefrei. Schmerzen können auch durch hypertone zuckerhaltige Spüllösung und durch Medikamente, die ihr ggf. zugesetzt werden (z. B. Oxacillin, Sulfamethoxazol/Trimethoprim), hervorgerufen werden. Bei jeder Schmerzangabe durch den Patienten ist an eine Peritonitis zu denken, und sie sollte durch bakteriologische Untersuchung sowie Bestimmung der Leukozytenzahl des Dialysats ausgeschlossen werden. Mit der Verordnung von Analgetika ist so lange zu warten, bis eine chirurgisch zu versorgende Ursache für die abdominellen Schmerzen eindeutig ausgeschlossen ist.

3.1.2 Blutungen [1612, 1659, 1876, 2075, 2543, 2545]

Eine geringe Blutung nach außen tritt in der Regel nach der Implantation auf (evtl. wiederholt blutiger Verband), erweist sich in den meisten Fällen als unbedeutend und kommt entweder spontan oder durch einen lokalen Druckverband zum Stehen. Bei anhaltender Blutung in den Verband ist allerdings eine Öffnung des Insertionskanals mit Aufsuchen des blutenden Gefäßes notwendig, um es zu unterbinden. Zu größeren Bauchdeckenhämatomen kommt es in der Regel nicht. Bei einer Blutung vom Insertionskanal nach intraperitoneal verfärbt sich die Spüllösung rötlich. Nach einigen Wechseln klart sie wieder auf. Im Falle einer starken intraabdominellen Hämorrhagie durch Verletzung von großen Gefäßen oder Organen muß je nach klinischer Entwicklung ggf. eine Notfall-Laparotomie vorgenommen werden.

3.1.3 Dialysatleckage [1612, 1876, 2543, 2545]

Eine Leckage im Bereich der Katheter-Hautdurchleitung fällt durch Austritt von Spüllösung in den Bauchverband auf. In der Regel handelt es sich um ein kurzfristiges Problem nach Katheterimplantation. Eine erfolgreiche Behandlung kann durch strenge Bettruhe, Unterbrechung der Dialyse für einige Tage oder Reduktion des Dialyseeinfüllvolumens erreicht werden. Hilft dies nichts, muß die Fasziennaht erneuert werden.

Auch nach vollständigem Einheilen des Katheters kann eine Flüssigkeitsleckage auftreten (z. B. nach stumpfem Bauchtrauma). In diesem Falle sollte durch Unterbrechung der Peritonaldialyse für 7–10 Tage eine erneute Einheilung des Katheters versucht werden. Die Katheter-Hautdurchleitung sollte trocken und steril gehalten werden, um eine Tunnelinfektion oder Peritonitis zu vermeiden. Die Behandlungserfolge sind bei der Spätleckage erheblich schlechter als bei der Frühleckage.

3.1.4 Dialysatretention [1612, 1876, 2543, 2545]

Bei einer intraabdominellen Dialysatretention handelt es sich in der Regel um eine Auslaufstörung, die durch eine mechanische Verlegung der äußeren Systeme, durch eine Katheterdislokation oder durch eine mehr oder weniger ausgeprägte Katheterobstruktion hervorgerufen wird. Zunächst sollten Katheter- und Anschlußsysteme auf Durchgängigkeit geprüft werden. Zum Nachweis einer Katheterdislokation ist eine röntgenologische Katheterdarstellung notwendig. Im Falle einer Dislokation kann der Versuch, durch kräftiges Abführen (mehrmals Sorbitlösung trinken lassen) und durch forcierte Bewegung des Patienten die Katheterspitze in eine neue Position zu bringen, erfolgreich sein. Bei fehlendem Erfolg ist, wie auch bei Katheterobstruktion durch Blut- und Eiweißgerinnsel, ein Austausch des Peritonealkatheters notwendig. Manipulationen mit einem Mandrin oder einem Fogarty-Katheter haben sich bei der Behebung einer Obstruktion nicht bewährt.

Nach der Implantation von Peritonealkathetern können auch abnorme Dialysatretentionen im Skrotum, in den Labien, den Flanken, in der Pleurahöhle und im schweren Falle als ausgeprägte Anasarka auffallen. Dies tritt besonders dann ein, wenn die peritoneale Durchleitung des Katheters zu groß ausgefallen ist, dabei keine Vernähung des Peritoneums mit einer Kathetermanschette vorgenommen wurde oder die Fasziennaht nicht wasserdicht ist. Zur Vermeidung solcher Probleme wird empfohlen, mit geringeren abdominellen Füllvolumina zu beginnen. Schwere abnorme Dialysatretentionen treten nach unseren Erfahrungen nur bei Peritonealdialysen auf, die akut nach Bauchoperationen mit möglicher Verletzung des Peritoneums durchgeführt werden mußten. Zur Behandlung wird die Dialyse unterbrochen oder mit höherosmolarer Spüllösung (z. B. 4,25%ige Glukosekonzentration) fortgesetzt. Darüber hinaus sind Umlagerungen und Bettruhe notwendig. Eine gleichzeitige Hypalbuminämie muß behoben werden, um das Dialysat erfolgreich aus dem Gewebe zu mobilisieren.

Bei Patienten mit akutem Nierenversagen, die vor der Einweisung in das Krankenhaus viele Stunden lang regungslos in einer Körperposition gelegen hatten, beobachteten wir ebenfalls abnorme Dialysatretentionen in den druckgeschädigten Weichteilpartien. Ein Hydrothorax tritt bei Verletzung des Zwerchfells auf und erfordert in der Regel den Abbruch der Peritonealdialyse.

3.1.5 Harnblasenperforation [1395, 1612, 1876, 2337]

Eine Harnblasenperforation kann bei der Implantation eines Peritonealkatheters entstehen und fällt durch Harndrang beim Spüllösungseinlauf mit oder ohne Harnflut auf. Eventuell kann blutiger Urin beobachtet werden. Die Komplikation ist harmlos. Die Therapie besteht in der Einlage eines neuen Peritonealkatheters mit nachfolgender kontinuierlicher Peritonealdialyse und ggf. Einführen eines Harnblasenkatheters für 1-2 Tage. Im Falle einer gleichzeitigen akuten oder chronischen bakteriellen Harnwegsinfektion ist eine gezielte antibiotische Therapie intraperitoneal für 3 Tage indiziert.

3.1.6 Darmperforation [1099, 1612, 1876, 2337, 2543, 2545]

Bei der Implantation eines Peritonealkatheters kann es zu einer unterschiedlich schweren Verletzung des Darms kommen. Die Diagnose läßt sich durch Nachweis von Stuhlpartikeln im Dialysat und durch Stuhldrang mit wäßrigen Stühlen stellen. Schon bei dem Verdacht einer Darmperforation wird der Peritonealkatheter entfernt und ein neuer in die Bauchhöhle eingelegt. Nachfolgend erhält der Patient eine kontinuierliche Spülung mit Antibiotikazusatz. Der Patient bedarf einer strengen klinischen Überwachung während der nächsten Stunden. Bei Entwicklung eines akuten Abdomens muß eine sofortige Laparotomie zur chirurgischen Versorgung vorgenommen werden. Nach der Laparotomie kann die Peritonealdialyse unter Antibiotikazusatz wieder weitergeführt werden. Mit einer schweren, diffusen Peritonitis muß gerechnet werden, wenn die Diagnose zu spät gestellt wird und somit eine chirurgische Versorgung unnötig lange unterblieben ist.

3.1.7 Ileus

Infolge von Verwachsungen durch vorangegangene Bauchoperationen und/oder Peritonitiden kann es unter der Peritonealdialyse zu einem mechanischen Ileus kommen. Differentialdiagnostisch ist daran vor allem zu denken, wenn der Patient durch klinische Zeichen eines akuten Abdomens wie bei diffuser Peritonitis auffällt, ohne jedoch eine signifikante Leukozytose im Dialysat aufzuweisen. Im Vollbild des mechanischen Ileus kann sie allerdings auftreten, ohne daß es schon zu einer Durchwanderungs-Peritonitis gekommen ist. Ein mechanischer Ileus unter der Peritonealdialyse kann in seltenen Fällen auch durch einen Konglomerattumor im distalen Bereich des Peritonealkatheters entstehen. Wir konnten in 1 Falle durch Laparotomie diese Diagnose stellen; der Patient konnte danach die Peritonealdialyse mit einem neuen Katheter fortsetzen.

Im Falle eines mechanischen Ileus entscheidet grundsätzlich der intraabdominelle Befund darüber, ob eine Peritonealdialyse fortgeführt werden kann oder ob eine Umstellung auf die Hämodialyse vorgenommen werden muß.

3.1.8 Haut-Exit- und Tunnelinfektion ohne Peritonitis [180, 503, 1458, 1876, 2259, 2353, 2393]

Die Hautdurchleitung des Katheters stellt eine Eintrittspforte für Bakterien in das Unterhautgewebe dar. Die mögliche Keiminvasion wird durch Mobilität des Katheters und durch Fremdkörperreaktionen im Bereich der Hautdurchleitung begünstigt, wodurch feine Gewebsverletzungen auftreten können. Die Entzündung kann auf die Epidermis beschränkt sein. In diesem Falle besteht die Therapie in wiederholter Desinfektion der Hautdurchleitung und täglichem Verbandwechsel. Eine antibiotische Behandlung sollte nicht vorgenommen werden. Heilt die Entzündung nicht ab - insbesondere beim Auftreten von pyogenen Gewebsgranulationen und/oder Kathetermanschettenprolaps -, kann davon ausgegangen werden, daß eine Tunnelinfektion mit Keimeinnistungen in der Dacron-Velour-Manschette vorliegt. Eine konservative Therapie ist meist erfolglos. Die Explantation des Katheters ist die Therapie der Wahl, um eine Peritonitis zu vermeiden. Der kausale Zusammenhang zwischen Haut-Exit-Infektion, Tunnelinfektion und Peritonitis ist allgemein anerkannt. Ein neuer Peritonealkatheter sollte einige Tage später an entfernter Bauchdeckenposition implantiert werden, wenn die lokale Entzündung abgeheilt ist. Bei einer ausgedehnten Tunnelinfektion empfiehlt sich eine antibiotische Behandlung; die Neuimplantation des Katheters ist erst nach einigen Wochen möglich. In der Zwischenzeit muß der Patient hämodialysiert werden.

3.2 *Hyperglykämie*

Als osmotisch wirksame Substanz wird der Spüllösung in der Regel Glukose zugesetzt. Dies hat in einzelnen Fällen bei akuter oder auch bei intermittierender Peritonealdialyse zu bedrohlichen oder letalen Zuständen von Hyperglykämie mit nicht-ketoazidotischem hyperosmolarem Koma geführt [871, 1056], wenn eine stark hypertone Spüllösung (4,5- oder 7%ige Glukose) über einen längeren Zeitraum benutzt wurde. Deshalb ist von der längeren Anwendung einer solchen Lösung auch dann abzuraten, wenn keine manifeste diabetische Stoffwechsellage besteht [2568].

Sorbit hat sich anstelle von Glukose als osmotisch wirksame Substanz in Peritonealspüllösungen nicht bewährt; entsprechende Versuche wurden aufgrund gefährlicher Zwischenfälle, insbesondere des hyperosmolaren Komas, und vermuteter Toxizität wieder aufgegeben [229, 871, 1995, 2015, 2020]. Auch Dextran [902] und Fruktose [2097] zeigten gegenüber Glukose bisher keine eindeutigen Vorteile.

3.3 *Hämodynamische und pulmonale Komplikationen*

Die akute Instillation von Spülflüssigkeit in das Abdomen erhöht nicht nur den intraabdominellen Druck, sondern auch den in der V. cava inferior [2246]. Während einige Untersucher [18, 2246] bei Volumina von 2–3 l keine Änderung des Herzzeitvolumens und des pulmonalarteriellen Drucks feststellten, fanden andere ein Absinken des Herzzeitvolumens und eine Erhöhung des Pulmonalarteriendrucks [1894, 2440].

Berlyne et al. [211] berichteten 1966 als erste über eine Beeinträchtigung der Lungenfunktion bei einem intraabdominalen Spüllösungsvolumen von 2 l. Nach anderen Untersuchungen [2525] werden jedoch unter den Bedingungen der CAPD vielfach Volumina von 3 l pro Wechsel ohne Beeinträchtigung der Lungenfunktion toleriert, allerdings kam es bei einem Teil der Patienten, besonders in liegender Position, doch zu einer Herabsetzung der Vitalkapazität.

Berlyne et al. [211] beschrieben 1966 auch basale Atelektasen, Bronchitis, Pneumonie und Pleuraergüsse bei Peritonealdialyse. Ein- oder doppelseitige Pleuraergüsse wurden wiederholt bei intermittierender Peritonealdialyse [45, 1439, 2136] und bei CAPD [2339] beobachtet. Diese Komplikation bildet sich meist nach einigen Tagen des Aussetzens der Peritonealdialyse zurück, und bei ihrer Wiederaufnahme kommt es nicht zum Rezidiv.

3.4 Gastrointestinale Beschwerden

Inappetenz, Nausea und Erbrechen werden bei Peritonealdialysen relativ häufig angegeben. Offenbar ist dies durch die Anwesenheit der Spüllösung in der freien Bauchhöhle bedingt [1550, 1719]. Wird die Peritonealdialyse über Nacht durchgeführt (intermittierende Peritonealdialyse), bessern sich diese Nebenerscheinungen vielfach.

Bei der CAPD sind gastrointestinale Beschwerden häufig, so daß die Nahrungs- und insbesondere Eiweißaufnahme darunter leiden kann [117, 118, 855, 859]; gelegentlich mußte deshalb die CAPD beendet werden.

3.5 Peritonitis

3.5.1 Allgemeines

Die Peritonitis ist die Hauptkomplikation der CAPD. Eine Peritonitis liegt bis zum Beweis des Gegenteils vor, wenn im Dialysat eine Leukozytose von mehr als 100/µl nachzuweisen ist. Bei rascher Diagnosestellung und gezielter medikamentöser Behandlung verläuft die Peritonitis ohne schwere klinische Auswirkungen, weshalb sie vielerorts auch ambulant behandelt wird. Doch gibt es auch ernste Krankheitsverläufe mit tödlichem Ausgang.

3.5.2 Häufigkeit der Peritonitis

Im Gegensatz zur intermittierenden Peritonealdialyse [860] wurde nach Einführung der CAPD durch Moncrief u. Popovich [1735, 1967] bei Verwendung von Glasflaschen als Spüllösungscontainer ein deutlicher Anstieg der Peritonitisrate beobachtet. Mit der Verwendung von flexiblen Plastikbeuteln durch Oreopoulos et al. [1879] verringerten sich die Konnektionen/Diskonnektionen am Verbindungsschlauch und damit die Kontaminationsmöglichkeiten während des Beutelwechsels. Eine deutliche Verringerung der Peritonitishäufigkeit stellte sich in den nachfolgenden Jahren ein [1816, 1821]. Nach 5 Jahren weltweiter Anwendung der CAPD liegen die von den Zentren angegebenen Raten bei einer Peritonitis auf 2–36 Patienten-Behandlungsmonaten [181, 182, 1463, 1816, 1821, 1879, 2657]. Provant et al. [1988] berichten für das Jahr 1982 nach 6 Jahren Erfahrung mit der CAPD über eine Peritonitishäufigkeit von 1,2 Episoden pro Patientenjahr, während die 4 CAPD-Zentren in Toronto eine gemeinsame Peritonitisrate von 1,1 Peritonitisepisoden pro Patientenjahr über einen Zeitraum von 5 Jahren bei 8648 Patienten-Behandlungsmonaten mitteilen [2656]. Allerdings konnten diese Zentren von 1977–1982 eine stete Verbesserung von 1,8 auf 0,85 Episoden pro Patientenjahr erzielen. Im „Report of the National Registry of the National Institutes of Health“ (USA) wird für den Zeitraum von Januar 1981 bis August 1984 eine Peritonitisrate von 1,4 bis 1,7/Patientenbehandlungsjahr (bei 8829 Patienten und 9028 Patientenbehandlungsjahren) mitgeteilt [2393]. Nach der Berechnung mit der „life table method“ muß bei CAPD damit gerechnet werden, daß 63% der Patienten ihre erste Peritonitis innerhalb von 12 Monaten und 80% innerhalb von 24 Monaten akquirieren. Eine Berechnung der

Peritonitisrate* für die Bundesrepublik Deutschland ergab für die Zeit vom 1.1. 1979 bis 31.12. 1982 eine Inzidenz von 1,8 Peritonitiden pro Patientenjahr. Große Unterschiede zwischen den einzelnen CAPD-Zentren dürften an der unterschiedlichen Praxis der CAPD liegen, vor allem aber an der Auswahl der Patienten.

Allerdings ist die bisher meist verwandte Berechnungsart der Peritonitishäufigkeit für einen qualitativen Vergleich weitgehend ungeeignet, da zu viele undefinierbare und ungenannte Variablen in die Berechnung eingehen. Die „life table method" dürfte am geeignetsten sein, um die Qualität einer Behandlungsmethode und ihre Vergleichbarkeit darzustellen [521, 522, 536, 552, 1877].

3.5.3 Chronisch rezidivierende Peritonitis

Es fällt immer wieder auf, daß ein Teil der Patienten wiederholt, ein anderer Teil nur selten eine Peritonitis akquiriert. Oft treten 3-14 Tage nach Beendigung einer antibiotischen Therapie erneut klinische Symptome einer Peritonitis, trübes Dialysat mit erhöhten Leukozytenzahlen auf, wobei derselbe Keim oder auch ein Keimwechsel zu beobachten ist. Aus diesem Grunde wird empfohlen, den Peritonealkatheter auch ohne sichtbare Tunnelinfektion auszuwechseln, wenn eine Peritonitis nicht saniert werden kann oder sie in kurzer Zeit rezidiviert [1818, 1873, 2232, 2554].

In einigen Fällen konnte nachgewiesen werden, daß „Bakteriennester" am Peritonealkatheter „angewachsen" waren. Eine antibiotische Sanierung kann dabei nicht erwartet werden [2232]. Doch gibt es Patienten, die trotz Auswechseln des Peritonealkatheters alsbald wieder eine Peritonitis bekommen, weshalb weitere Ursachen eine Rolle für die chronisch rezidivierende Peritonitis spielen müssen. Anstrengungen auf dem Gebiet der Peritonitisprävention sind deshalb von großer Bedeutung. Bei chronischer Peritonitis muß die CAPD zugunsten der Hämodialyse aufgegeben werden.

3.5.4 Akute, sterile Peritonitis

Bei einer eindeutigen Peritonitis gelingt es in etwa 5-50% der Fälle nicht, einen Keim nachzuweisen [8, 226, 1877]. Ein Grund dürfte in der unterschiedlichen Entnahmetechnik des für den Nachweis nötigen Materials, ein anderer in seiner unterschiedlichen Bearbeitung im Labor liegen. Ein geringer Anteil wird als chemisch induzierte akute Peritonitis einzustufen sein.

3.5.5 Sterile, eosinophile Peritonitis

Bei einem Teil steriler Peritonitiden fällt im Differentialausstrich des Dialysats eine Dominanz von eosinophilen Leukozyten auf [1200, 1967, 2379, 2394, 2659]. Inwieweit chemische Noxen, wie z. B. Weichmacher der Plastikmaterialien, Sterilisationsreaktionsprodukte, Plastikmaterial oder Substanzen aus dem Fabrikationswasser für die eosinophile Reaktion von Bedeutung sind, kann z. Zt. nicht entschieden werden. Es handelt sich in der Regel um eine leichte Peritonitis, die ohne antibiotische Therapie spontan abheilt [34, 916].

---

* Peritonitisrate: Patientenbehandlungszeit in Jahren dividiert durch Zahl der Peritonitisepisoden

3.5.6 Sterile, sklerosierende Peritonitis

Slingeneyer et al. [2355] sowie Rottembourg et al. [2121] berichteten erstmals über eine größere Zahl von CAPD-Patienten, die wiederholt durch Subileus auffielen. Dabei imponierte eine abnehmende Ultrafiltrationsleistung, anfangs ohne Clearance-Einbuße; und klinisch standen Übelkeit, Erbrechen, Mangelernährung, Anorexie sowie rezidivierende abdominelle Schmerzen im Vordergrund. Die Diagnose einer sklerosierenden obstruktiven Peritonitis wurde durch Laparotomie makroskopisch und mikroskopisch gestellt. In fast allen beschriebenen Fällen war die Oberfläche des Peritoneums opaque, deutlich verdickt und sklerotisch. Das gesamte Dünndarmkonvolut wies ausgedehnte Verwachsungen auf. Alle Patienten waren mit azetatgepufferter CAPD-Lösung behandelt worden, während routinemäßig Laktat verwandt wird. In 2 Fällen entwickelte sich erst nach 6-12 Monaten nach Überwechseln der Patienten von CAPD auf Hämodialyse eine sklerosierende Peritonitis. Die Therapie besteht im Abbruch der Peritonealdialysebehandlung. Die Prognose muß angesichts 5 Verstorbener von 9 Fällen als schlecht bezeichnet werden. Solange die Ursache nicht eindeutig geklärt ist, sollte auf Azetat als Pufferlösung bei der CAPD verzichtet werden.

3.5.7 Akute, bakterielle Peritonitis

Die Peritonealdialyse-Peritonitis wird in 50-95% der Fälle durch Bakterien hervorgerufen. Im Gegensatz zur Peritonitis bei IPD lassen sich unter CAPD in etwa 50-70% der Fälle Staphylokokken nachweisen [762, 1987, 2551, 2553]. Tabelle 32 zeigt die Verteilung der Erreger bei CAPD. Aufgrund der Dominanz von Hautkeimen bietet die Peritonitis bei CAPD von bakteriologischer Seite keine Besonderheiten. In erster Linie müssen hygienische und technische Probleme verantwortlich gemacht werden. In nachfolgender Übersicht sind die Ursachen der Peritonitis bei CAPD dargestellt:

1. Kontamination beim Beutelwechsel
2. Kontamination bei der Applikation von Medikamenten in die Dialysebeutel, z. B. Insulin
3. Hautexit-Infektion und Kathetertunnelinfektion

Tabelle 32. Keimnachweis und prozentuale Verteilung von 61 Peritonitiden bei 42 CAPD-Patienten (in 1 Falle wurden 2 verschiedene Bakterien isoliert) in der Zeit von Januar 1979 bis Februar 1982

Erreger	Anzahl	%
Staphylococcus epidermidis	18	29,0
Staphylococcus aureus	15	24,2
Streptococcus	2	3,2
Enterobacter	3	4,9
Pseudomonas aeruginosa	3	4,9
Escherichia coli	2	3,2
Enterokokken	2	3,2
Proteus	2	3,2
Andere	2	3,2
Kein Keimnachweis	13	21,0

4. Defekte im Bereich der Katheterhautdurchleitung, z. B. Prolaps der Kathetermanschette oder Leckage
5. Materialermüdung des Peritonealkatheters, z. B. Risse im Bereich des Katheteradapters oder „Bakterieneinnistungen" im Material des Katheters
6. Unsteriles Dialysematerial, z. B. Kontamination des Beutels (Produzent bis zum Endverbraucher)
7. Endogen durch hämatogene Streuung? durch enterogene Durchwanderung (Divertikulitis, Kolitis)? durch lymphogene Durchwanderung (von basalem Bronchialsystem zum Zwerchfell)? oder per continuitatem (Durchbruch eines retroperitonealen Abszesses)?
8. Aszension über die Tuba uterina (bei auffälligem Fluor vaginalis)
9. Chemische Noxen (Weichmacher der Plastikmaterialien, Sterilisationsprodukte der Plastikmaterialien oder toxische Substanzen im Fabrikationswasser, Azetat in der Spüllösung, Chlorhexidin als Desinfektionsmittel)

3.5.8 Frühzeichen der Peritonitis bei CAPD

Im Gegensatz zur sog. chirurgischen Peritonitis kann die CAPD-Peritonitis früh vom Patienten erkannt werden, was prognostisch günstig ist. Das wichtigste Frühzeichen ist die Trübung des drainierten Dialysats infolge Leukozytose. Leukozytenzahlen von über $100/mm^3$ Dialysat sind eindeutig pathologisch, eine Zahl unter $50/mm^3$ ist als unauffällig anzusehen. Bei fraglicher Zellzahlerhöhung empfiehlt sich eine Kontrolle nach 4 h Verweilzeit des Dialysats im Abdomen. Sollten die Leukozyten nicht über $100/mm^3$ ansteigen, liegt keine Peritonitis vor. Manche Autoren berichten von einer einmaligen Zellzahlerhöhung mit geringer Trübung des Dialysats, aus der sich erst einige Tage später eine eindeutige Peritonitis entwickelte oder die durch andere Ursachen wie Menstruation, Ovulation, Diarrhö oder nach vaginaler Untersuchung hervorgerufen worden war [1877].

3.5.9 Diagnosesicherung bei Verdacht auf Peritonitis

Die Diagnose wird gesichert durch sterile Entnahme von Dialysat entweder aus dem CAPD-Beutel oder direkt am Peritonealkatheter. Ausreichendes Material sollte gewonnen werden

a) für die Bestimmung der Leukozyten im Dialysat,
b) für einen Differentialausstrich und ggf. quantitative Auszählung der Eosinophilen im Dialysat,
c) zur Anfertigung eines Nativpräparats vom Dialysatsediment zum schnellen Nachweis von grampositiven oder gramnegativen Bakterien bzw. Pilzen (Methylen-Blaufärbung),
d) zur mikrobiologischen Untersuchung (einschließlich spezieller Konservierung für den Nachweis von Anaerobiern) [1756, 2554].

3.5.10 Therapie der Peritonitis

Im Falle einer signifikanten Leukozytenerhöhung im Dialysat ($>100/mm^3$), insbesondere bei Bestätigung durch eine Kontrolle, wird sofort mit einer antibiotischen Therapie begonnen, auch wenn noch keine klinischen Symptome einer Peritonitis vorhanden sind. Aufgrund des hohen Anteils von 50–70% Staphylokokken als Erreger einer Peritonitis unter CAPD kann schon vor Kenntnis des Antibiogramms eine Therapie mit Oxacillin oder Cephalosporinen begonnen werden, da annähernd 100% der Staphylokokken gegenüber diesen Substanzen empfindlich sind. Die Therapie wird entweder nach Kenntnis des Antibiogramms oder bei fehlender klinischer Besserung nach 48stündiger Behandlung bzw. bei unveränderter Leukozytose im Dialysat geändert. Bei jeder Peritonitis muß unabhängig vom Schweregrad nach 7 Tagen erfolgloser Antibiotikatherapie oder bei erneuter Leukozytose im Dialysat nach Absetzen der Antibiotika nochmals eine intensive Suche nach Ursachen, wie z. B. versteckte Tunnelinfektion, Pilzinfektion, Anaerobierinfektion bei angeblich abakterieller Peritonitis, Salpingitis, erfolgen. Angaben über Pharmakokinetik, Auswahl* und Dosierung der Antibiotika zur Behandlung der Peritonealdialyseperitonitis sind S. 599 zu entnehmen. Die Therapiekonzepte bei Peritonitis unter CAPD unterscheiden sich z. T. erheblich. Insbesondere in Flächenstaaten wird der Patient nach Anweisung des Arztes bei einer leichten Peritonitis ambulant behandelt, während andere Zentren eine stationäre Behandlung für 1-3 Tage und eine anschließende ambulante Weiterbehandlung für sinnvoll halten [1820]. Voraussetzung für die ambulante Therapie ist die Fähigkeit des Patienten, eigenständig ein Antibiotikum der Spüllösung zusetzen zu können. Die Meinungen sind unterschiedlich, ob eine lange Verweilzeit des Dialysats im Abdomen [2658] gegenüber einer kurzen Verweilzeit mit hohem Dialysatfluß (etwa 100 ml/min) und raschem Dialysatwechsel [82, 83, 85, 182, 1412] besser ist. Letzteres wäre aus praktischen Gründen maschinell durchzuführen. Für die Verlängerung der Verweilzeit spricht die geringere Störung des immunologischen Abwehrprozesses, für die kurze Verweilzeit die rasche quantitative Verminderung der Bakterien und Toxine.

Unabhängig vom Schweregrad einer Peritonitis erfolgt stets ein Wechsel des Verbindungsschlauchs und ein Austausch des Peritonealkatheteradapters. Falls poröse Undichtigkeiten im Bereich der Adapterhaftstelle nachweisbar sind, muß der entsprechende Teil unter sterilen Bedingungen abgeschnitten werden. Außerdem sollte der Arzt die Katheterhautdurchleitung gründlich untersuchen, um eine Hautexit- bzw. eine Tunnelinfektion oder einen Kathetermanschettenprolaps auszuschließen.

Bei jeder Peritonitis wird eine eiweißreiche Ernährung wegen des erhöhten peritonealen Eiweißverlustes und des gesteigerten Stoffwechselkatabolismus verordnet. Bei der schweren Peritonitis erfolgen darüber hinaus bis zur ausreichenden oralen Nahrungsaufnahme täglich Infusionen mit Glukose (8 g/kg KG) und Aminosäurengemischen (2 g/kg KG). Elektrolyt- sowie Säure Basen-Korrekturen müssen ggf. vorgenommen werden, da bei Peritonitis häufig Hypokaliämien und Hypophosphatämien zu beobachten sind. Aus diesem Grunde ist eine Aluminiumhydroxidtherapie anzupassen bzw. vorübergehend auszusetzen.

Nachfolgend sollen die verschiedenen Schweregrade der Peritonitis und deren spezielle Therapie systematisch vorgestellt werden:

---

* Vor dem Einsatz eines Aminoglykosids sollte stets streng abgewogen werden, ob nicht ein Antibiotikum neuerer Generation einen gleichwertigen Ersatz darstellt, so daß Aminoglykoside wegen der Gefahren ototoxischer Komplikationen nur bei vitaler Indikation verordnet werden sollten

Leichte Peritonitis

Diagnostik und Therapie sind den zwei folgenden Übersichten zu entnehmen:

Kriterien der leichten Peritonitis bei CAPD

1. Trübung des Dialysats
2. Leukozytose im Dialysat ($>100/mm^3$)
3. Geringe Schmerzen bei Palpation des Abdomens
4. Stuhlunregelmäßigkeiten (Diarrhö/Obstipation)

Therapie der leichten Peritonitis

1. Stationäre oder ambulante oder kombinierte stationäre/ambulante Behandlung
2. Klarspülung des Abdomens mit schnellen Wechseln (2-3 „CAPD"-Beutel) ohne Antibiotika, aber mit 1000 I.E. Heparin/l
3. C(A)PD mit 1,5 oder 2 l Füllvolumen. 500 I.E. Heparin/l Spüllösung. 1. und 2. Dialysebeutel mit Verweilzeit erhalten 250 mg Flucloxacillin pro Liter Spüllösung und als Erhaltungsdosis 125 mg/l Spüllösung über 7-10 Tage. Verweilzeit anfangs 3-4 h, später 4 Btl./24 h
4. Wenn nach 48 h das Dialysat nicht klar ist, die abdominellen Schmerzen anhalten oder stärker geworden sind, erfolgt die Behandlung wie bei mittelschwerer Peritonitis

Aufgrund der frühen Diagnosestellung mit nachfolgender gezielter antibiotischer Therapie heilt die leichte Peritonitis, die ohne subfebrile Temperaturen oder Leukozytose im peripheren Blut einhergeht, schnell aus, weshalb eine ambulante Behandlung vertretbar ist.

Mittelschwere Peritonitis

Bei fehlender Empfindlichkeit der Bakterien gegenüber dem eingesetzten Antibiotikum entwickelt sich eine mittelschwere Peritonitis, die in unserem Patientengut die häufigste Verlaufsform darstellt, nach den in der folgenden Übersicht aufgeführten Kriterien diagnostiziert werden kann und in der Regel stationärer Behandlung bedarf:

Kriterien der mittelschweren Peritonitis bei CAPD

1. Trübung des Dialysats
2. Leukozytose im Dialysat ($>100/mm^3$)
3. Verschlechterung der Ultrafiltrationsleistung
4. Drainagestörung
5. Subfebrile Temperaturen
6. Leukozytose mit Linksverschiebung im peripheren Blut
7. Inappetenz, Übelkeit und u. U. Erbrechen
8. Abdominelle Schmerzen mit deutlicher Verstärkung bei schon geringer Palpation der abwehrgespannten Bauchdecken
9. Stuhlunregelmäßigkeiten (Diarrhö/Obstipation)

Neben den schon erwähnten allgemeinen sind folgende zusätzliche Maßnahmen sinnvoll:

- *Peritoneallavage.* Während der ersten 2 Tage kann die maschinelle Lavage mit Verweilzeiten von 15-30 min gegenüber der Beutelbehandlung vorteilhafter sein. Die abdominellen Füllvolumina richten sich nach der Verträglichkeit und betragen zwischen 750 und 2000 ml. Bei klinischer Besserung der Peritonitis erfolgt die Verlängerung der Verweilzeit und eine Umstellung auf Beutel.
- *„Beuteltherapie".* Beim Einsatz der CAPD-Beutel werden entweder von Anfang an oder bei Besserung der Peritonitis folgende Zusätze pro Liter Spüllösung empfohlen (Erhaltungsdosis): 500 I.E. Heparin, 125 mg Flucloxacillin; zusätzlich

150 mg Mezlocillin oder 125 mg Amoxicillin. Zu Beginn der Antibiotikabehandlung erfolgt eine einmalige intravenöse Gabe von 30 mg/kg KG Flucloxacillin; zusätzlich 100 mg/kg KG Mezlocillin oder 15 mg/kg KG Amoxicillin. Wenn nach 48 h das Dialysat nicht klar ist und die abdominellen Schmerzen noch anhalten oder stärker geworden sind, erfolgt bei Nachweis von gramnegativen Bakterien ein Austausch von Flucloxacillin auf Cefotaxim in einer intravenösen Bolusgabe von 30 mg/kg KG und einer Erhaltungsdosis in der Spüllösung von 100 mg/l [2248].

Schwere Peritonitis

Die schwere Peritonitis unter CAPD kann u. U. schon bei der Erstuntersuchung des Patienten diagnostiziert werden, sich jedoch auch trotz Therapie aus jeder leichten oder mittelschweren Peritonitis entwickeln. Dies kann insbesondere dann eintreten, wenn ein Bakteriennachweis nicht gelungen und folglich eine gezielte Antibiotikatherapie unterblieben ist. Ein schwerer Krankheitsverlauf kann auch auftreten, wenn bei der antibiotischen Behandlung einer primär bakteriellen Peritonitis eine Pilzbesiedelung des Peritoneums mit oder ohne generalisierte Pilzausbreitung entsteht. Auch Anaerobier, die leicht dem Nachweis entgehen können, verursachen bei einer ineffektiven Antibiotikatherapie eine schwere Peritonitis. Nicht zuletzt sollte bei einer therapierefraktären Peritonitis an Mykobakterien [1320] und vor allem an eine primär chirurgisch zu versorgende Ursache gedacht werden. Die wichtigsten Symptome sind in der folgenden Übersicht zusammengestellt:

Kriterien der schweren Peritonitis bei CAPD

1. Massive Trübung bis hin zu rahmigem Dialysat mit oder ohne irreversible Drainagestörungen
2. Massive Leukozytose im Dialysat.
   Leukozytose (initial evtl. Leukopenie) im peripheren Blut
3. Häufig Nachweis von gramnegativen Bakterien oder Mischinfektion verschiedener Keime
4. Nachweis von Endotoxinen im Dialysat, u. U. auch im Blut
5. Symptome und Zeichen eines Ileus, in der Regel paralytisch
6. Fieber und wechselnde Bewußtseinslage (Somnolenz)
7. Toxische Herz- und Kreislaufinsuffizienz
8. Pulmonale Insuffizienz mit oder ohne generelle Hyperhydration
9. Blutgerinnungsstörung bis zur Verbrauchskoagulopathie
10. Störung des Kohlenhydratstoffwechsels
11. Evtl. toxische Enterocolitis

Die leichte oder mittelschwere Peritonitis kann auf jeder internistischen Station behandelt werden, die schwere nur auf einer Intensivstation. Die einzelnen Maßnahmen sind in der folgenden Übersicht zusammengefaßt:

Therapie der schweren Peritonitis

1. Maschinelle, kontinuierliche Peritonealdialyse ohne Verweilzeit, abdominelle Füllvolumina von 750–1000 ml.
   Zusätze zur Spüllösung/l: 500 IE Heparin, 125 mg Flucloxacillin in Kombination mit 100 mg Cefotaxim und 60 mg Metronidazol*
2. Zentralvenöser Zugang zur parenteralen Ernährung und systemischen Arzneimitteltherapie: initial 30 mg/kg KG Flucloxacillin, 30 mg/kg KG Cefotaxim und 14 mg/kg KG Metronidazol*. Als Erhaltungsdosis 12stündlich 15 mg/kg KG Flucloxacillin, 15 mg/kg KG Cefotaxim und 7 mg/kg KG Metronidazol*.

---

* Metronidazol beim Nachweis von Anaerobiern

Systemische Heparinisierung mit 500 IE/h, Sympathikomimetika, z. B. Dopamin, nach Kreislaufverhalten

3. Genaue Flüssigkeitsbilanzierung und Gewichtskontrolle, da wegen der parenteralen Ernährung und aufgrund des schweren Krankheitsprozesses Probleme der Hyperhydration auftreten können (100-300 g Substanzverlust/Tag sind trotz ausreichender kalorischer Ernährung bei einem Patienten zu erwarten und folglich beim Gewichtsverlauf zu berücksichtigen). Aus diesen Gründen ist der Einsatz höherprozentiger Glukosekonzentrationen in der Spüllösung wiederholt notwendig
4. Ausreichende Darmregulierung als Prophylaxe eines paralytischen Ileus (anfangs u. U. Magenablaufsonde, Schaukeleinläufe)
5. Ausreichende krankengymnastische Behandlung, insbesondere zur Pneumonieprophylaxe, ggf. intermittierend positives „pressure-breathing" (IPPB)

Eine intensive Peritoneallavage ist bei der schweren Peritonitis notwendig, um einerseits die Erreger durch Herausspülen drastisch zu vermindern und andererseits toxische Substanzen, wie z. B. Endotoxine [184, 185, 186, 1411], kontinuierlich zu eliminieren, da diese Stoffe maßgeblich an der Entwicklung eines irreversiblen Herz-Kreislauf-Versagens beteiligt sein können.

Behandlung der Peritonitis bei gleichzeitiger Tunnelinfektion
Im Falle einer Tunnelinfektion kann die Peritonitis nur erfolgreich behandelt werden, wenn der infizierte Katheter explantiert wird. Liegt zum Zeitpunkt der Diagnosestellung eine leichte oder mittelschwere Peritonitis vor, so wird vor Explantation die antibiotische Initialdosis verabreicht (z. B. 30 mg/kg KG Flucloxacillin bzw. Cefotaxim, ggf. in Kombination mit 100 mg/kg KG Mezlocillin oder 15 mg Amoxicillin je kg Körpergewicht). Die Erhaltungsdosis entspricht den Dosierungsrichtlinien auf S. 597. Bei einer leichten oder mittelschweren Peritonitis wird die Peritonealdialyse für etwa 7-10 Tage unterbrochen, um dann an anderer Stelle einen neuen Katheter zu implantieren. Liegt eine schwere Peritonitis vor, so erfolgt die Behandlung durch einen mit der CAPD-Peritonitis vertrauten Chirurgen. Dieser legt je nach intraabdominellem Befund mehrere Peritonealkatheter ein, wodurch trotz Tendenz zu Verklebungen und/oder Eiterhöhlenbildung alle intraabdominellen Räume drainiert und gespült werden können. Nach der Operation erfolgt eine kontinuierliche, maschinelle Peritoneallavage mit 15minütiger Verweilzeit. Einlauf und Auslauf erfolgen jeweils gleichzeitig über alle Katheter [182, 184, 185, 186, 1411]. Die darüber hinaus notwendigen Therapiemaßnahmen entsprechen denen bei schwerer Peritonitis ohne Tunnelinfektion.

3.5.11 Pilzperitonitis bei CAPD

Eine Peritonitis durch Pilze ist relativ selten. Neben der primären wird auch eine sekundäre Pilzbesiedlung des Peritoneums bei einer bakteriellen Peritonitis unter Antibiotikatherapie beobachtet. Bei Nachweis einer Pilzperitonitis ist sofort der Peritonealkatheter zu explantieren und ein neuer in anderer Position einzusetzen. Antibiotika sind, soweit vertretbar, abzusetzen. Bei Ileus, meist paralytisch und mechanisch, sollte laparotomiert werden, um u. a. mehrere Peritonealkatheter in der Bauchhöhle gezielt zu plazieren. Hierdurch kann sonst therapieunzugänglichen Abszedierungen begegnet werden. Die intravenöse und intraperitoneale Antibiotikatherapie ist nach Tabelle 33 zu dosieren.

Tabelle 33. Vorschlag zur lokalen antibiotischen Therapie einer Candida-Peritonitis. *MHK:* minimale Hemmkonzentration (Schurig et al. [2244])

I. Mit 5-Flucytosin (Ancotil)		
MHK für verschiedene Candida-Spezies	0,2–2,0	mg/l
Subtherapeutische Plasmakonzentration	25	mg/l
Toxische Plasmakonzentration	> 100	mg/l
Peritonealdialysatkonzentration	50	mg/l
II. Mit Amphotericin B		
MHK	0,2–2,0	mg/l
Therapeutische Plasmakonzentration	2–6	mg/l
Dialysatkonzentration	2–4	mg/l

3.5.12 Prophylaxe der Peritonitis

Eine Senkung der Peritonitishäufigkeit bei der CAPD muß durch geduldiges Training und wiederholte Aufklärung des Patienten und seines evtl. Partners immer wieder vom Dialysepersonal angestrebt werden [479]. Die Unterweisung in der sterilen Handhabung des Beutelwechsels einschließlich allgemeiner Körper- und Umgebungshygiene gilt als der wichtigste Beitrag zur Prophylaxe der Peritonitis.

Die trotz Einführung der Plastikbeutel und Schraubkonnektoren immer noch stark schwankenden Peritonitisraten in den verschiedenen Dialysezentren wie auch innerhalb ein und desselben CAPD-Zentrums dürften u. a. auf die sehr unterschiedliche Auswahl der Patienten zurückzuführen sein. Vor Beginn der Dialysebehandlung ist die Eignung des Patienten herauszufinden.

Verbesserungen der Dialysetechnologie haben bisher Fortschritte in der Prophylaxe der Peritonitis erbracht: Plastikdialysebeutel statt anfänglich benutzter Glasflaschen [1967], Schraubverbindungen zwischen Verbindungsschlauch und Peritonealkatheter bzw. Dialysebeutel anstelle von einfachen und ungeschützten Steckverbindungen [178, 179, 839, 1735], Verwendung von Bakterienfiltern im Einlaufsystem [2352, 2354], spezielle Ein- und Auslauftechnik der Spüllösung [168] sowie Verbesserungen der Peritonealkatheter zur Vermeidung von Flüssigkeitsleckagen und von Hautexit- und Kathetertunnelinfektionen [180, 503, 1458, 1876, 1881, 2259, 2353]. Neben diesen Maßnahmen wurde von verschiedenen Zentren untersucht, ob durch das Einbringen von Jod-PVP in die Spüllösung [2397] oder tägliche orale Einnahme eines Breitbandantibiotikums (z. B. Cephalexin) die Peritonitishäufigkeit gesenkt werden kann [2555]; die Ergebnisse waren nicht überzeugend, weshalb diese Maßnahmen heute allgemein abgelehnt werden.

Hingegen könnte ein Fortschritt mit dem 1983 kommerziell angebotenen geschlossenen Konnektionssystem (Travenol) erzielt werden, bei dem in einer Spezialkammer die Konnektionselemente direkt vor dem Konnektionsvorgang mittels ultravioletten Lichts dekontaminiert werden [1817].

Ob durch die Verwendung eines Ersatzstoffes anstelle der bisher verwendeten osmotisch wirksamen Glukose in der Spüllösung eine prophylaktische Wirkung erzielt werden kann, bleibt weiterhin Spekulation [1874].

Somit wird die Peritonitis auch in Zukunft ein ernstes Problem darstellen, so daß die Unterweisung des Patienten in ihrer Früherkennung zur Vermeidung von schweren Krankheitsverläufen für den Patienten u. U. lebensrettend ist. Indem er immer wieder ermahnt wird, sich bei der geringsten Trübung des Dialysats sofort mit seinem CAPD-Zentrum, das jederzeit für ihn erreichbar sein muß, in Verbindung zu setzen, kann durch frühzeitige Therapie häufig ein leichter Krankheitsverlauf erreicht und damit ein Krankenhausaufenthalt vermieden oder zumindest verkürzt werden. Verspürt der Patient während des Verweilens der Spüllösung im Bauchraum Schmerzen, so sollte nicht die beabsichtigte Verweilzeit eingehalten werden, sondern es ist durch einen vorzeitigen Auslauf zu prüfen, ob eine Trübung des Dialysats vorliegt. Diese Trübung ist häufig das erste Zeichen einer Peritonitis, das der Patient selbst feststellen kann. Insofern ist die Information des Patienten eine notwendige Voraussetzung für die CAPD, um vermeidbare Komplikationen auszuschalten. Dies beinhaltet seine volle Aufklärung über alle Risiken der CAPD-Behandlung.

4 Hämofiltration

4.1 Unspezifische Komplikationen

Die bei der Hämodialyse bekannten akuten patientenseitigen Komplikationen, insbesondere im Bereich des Kreislaufs, und Nebenwirkungen, die unter dem Begriff des Disäquilibriumsyndroms zusammengefaßt werden, können prinzipiell auch unter der Hämofiltration auftreten; sie sind hierbei jedoch seltener und weniger intensiv.

Wie bei der Hämodialyse können Komplikationen als Folge übermäßiger oder ungenügender Heparinisierung, durch Lecks im blutführenden System oder durch Störungen an den Punktionsstellen entstehen. Dies gilt vor allem für die kontinuierliche arteriovenöse Hämofiltration (CAVH).

4.2 Spezifische Komplikationen

Im Vordergrund stehen Komplikationen am Gerät und Infektionen durch die Substitutionslösung.

4.2.1 Apparative Komplikationen

Während in den ersten Jahren nach Einführung der Hämofiltration Probleme der Flüssigkeitsbalance bei einer kontinuierlichen Volumenreduktion im Vordergrund standen, sind diese inzwischen durch volumetrisch oder gravimetrisch gesteuerte Systeme (s. S. 122) selten geworden. Insbesondere, seitdem Geräte mit Mikroprozessorsteuerung und -kontrollen überwiegend auf gravimetrischer Basis zur Verfügung stehen, ist ein hoher Grad der Zuverlässigkeit erreicht. Es ist jedoch darauf zu achten, daß die Maschinen folgende Sicherheitsfaktoren aufweisen:

1. Das Behandlungsprogramm muß jederzeit vom Bedienungspersonal kontrollierbar sein.
2. Die Maschine muß fähig sein, alle Ausführungsschritte selbst zu überprüfen und anzuzeigen, und bei Fehlern optischen und akustischen Alarm geben.

Bei falscher Recheneingabe oder Fehlerhaftigkeit des Geräts kann es zu einer Dehydration kommen, d. h. es wird zu viel Filtrat entzogen, oder es kann eine Hyperhydration eintreten, d. h. der Zulauf des Infusats übersteigt den Auslauf des Filtrats. Deshalb ist eine ständige Kontrolle der Anzeigen des Geräts und Protokollierung der entsprechenden Werte angezeigt (s. S. 242).

Bei Entzug von mehr als 3 l pro Behandlung wegen ausgeprägter Überwässerung kann eine negative Elektrolytbilanz, insbesondere ein Natriumentzug mit entsprechenden klinischen Zeichen, wie Wadenkrämpfen, auftreten. In solchen Fällen ist eine Kontrolle der Natriumkonzentration und ggf. eine entsprechende Substitution erforderlich. Da die Hämofiltration ohnehin zumeist bei Patienten mit erheblicher Überwässerung angewandt wird, wurde von uns bereits eine verhältnismäßig hohe Natriumkonzentration des Infusats von 145 mmol/l vorgeschlagen (s. S. 241).

4.2.2 Septikämie durch Infusat

Vor einigen Jahren haben Berichte über Septikämien als Komplikation der Hämofiltration erhebliches Aufsehen erregt [576]. Daraufhin hat die Arbeitsgemeinschaft für klinische Nephrologie in der Bundesrepublik Deutschland 1981 eine Umfrage über die Häufigkeit und Schwere derartiger Nebenwirkungen veranstaltet. 75% der angeschriebenen Zentren antworteten, und von 88 Zentren, die Hämofiltration oder Hämodiafiltration verwandten, sahen 49 keine febrilen Reaktionen, während 33 Zentren sie beobachteten. Dabei waren Reaktionen um so häufiger, je höher die Zahl der Behandlungen pro Zentrum war. Insgesamt ergaben sich 254 febrile Episoden (=0,19% oder 1 auf 531 Hämofiltrationen bzw. Hämodiafiltrationen). 24 von 254 Reaktionen (=0,19‰ oder 1 auf 5625 Behandlungen) waren so schwer, daß eine Intensivtherapie notwendig wurde, insbesondere infolge zirkulatorischen Schocks. 12 von 24 Patienten (=0,09‰ oder 1 auf 11250 Behandlungen) starben [1125, 1126].

Bei kulturellen Überprüfungen des Infusats konnte hauptsächlich Enterobacter agglomerans nachgewiesen werden. Als Ursache wurden insbesondere Mikroleckagen der Infusatbeutel während Transport und Lagerung angenommen. Inzwischen werden die Infusionslösungen in Doppelbeuteln transportiert und gelagert, wobei die äußere Hülle erst unmittelbar vor Gebrauch entfernt wird. Zusätzlich empfehlen wir die Durchleuchtung der Beutel und Verwerfen derselben bei Trübung. Darüber hinaus wurde die Verwendung von Bakterienfiltern vorgeschlagen [1126], die jedoch keine Verbreitung gefunden haben, da inzwischen die Sicherheit der Infusionslösungen seitens der Hersteller wesentlich erhöht werden konnte. Unseres Wissens sind seit der erwähnten Umfrage auch keine Berichte über derart schwerwiegende Komplikationen mehr erschienen.

5 Hämoperfusion

5.1 Unspezifische Komplikationen

Wie bei der Hämodialyse, der Hämofiltration und der Plasmapherese können im Verlauf einer Hämoperfusion Blutungen infolge von Lecks im blutführenden System auftreten; hierbei handelt es sich um methodenunabhängige Komplikationen. Sie wurden bereits abgehandelt (s. S. 295). Das gleiche gilt für die Folgen einer übermäßigen Heparinisierung. Unspezifisch sind auch Komplikationen bei der Kanülierung zentraler Venen (s. S. 155) oder der Punktion von arteriovenösen Shunts (Cimino-Fistel, Scribner-Shunt).

Analog zur Hämodialyse wurden vorübergehende Leukozytenabfälle (s. S. 189) verzeichnet, wahrscheinlich als Folge des Oberflächenkontakts zwischen Leukozyten und Adsorbermaterial.

5.2 Spezifische Komplikationen

In der Frühzeit der Hämoperfusion wurden Verschleppungen von Kohlepartikeln in den Körper des Patienten, ausgeprägte Thrombozytenstürze und häufige Gerinnungen in der Hämoperfusionskartusche beobachtet. Durch Verbesserungen der Mikroverkapselung von Kohlepartikeln oder die Verwendung von Amberlite als Adsorbersubstanz konnten solche Komplikationen, insbesondere der Thrombozytenabfall, deutlich vermindert werden [437, 439, 441, 442, 443].

Blutdruckabfall unter der Hämoperfusion geht häufig mit einem Abfall der Thrombozyten parallel, vielleicht infolge der vasodilatierenden Wirkung von Serotonin, das aus den Thrombozyten frei wird. Eine andere Ursache des Blutdruckabfalls könnte die Bindung pressorischer Substanzen, z. B. von Dopamin, an die Aktivkohle sein [1184].

Bei der Hämoperfusion wegen hepatischem Koma wurden Thrombozytenaggregate im Kreislauf der Patienten und ein Sinken des Blutdrucks festgestellt; auch hierbei wird das Freiwerden vasoaktiver Amine diskutiert [2640]. Um eine derartige Aktivierung der Thrombozyten bei der Therapie des Leberversagens mit der Kohlehämoperfusion zu verhindern, werden Prostazykline empfohlen [887].

6 Plasmapherese

6.1 Unspezifische Komplikationen

Überwiegend werden für die Plasmaseparation zentralvenöse Gefäßzugänge (V. subclavia, V. jugularis interna, V. femoralis) benützt. Die Kanülierung der zentralen Venen mit weitlumigen Kathetern ist mit dem Risiko der Fehlpunktion und dadurch ausgelösten Zwischenfällen (Blutungen, perivaskulären Hämatomen, Luftembolie, Pneumothorax, Hämatothorax, retroperitoneales Hämatom) belastet. Hierbei handelt es sich um Komplikationen der Kanülierung per se, nicht der Plasmafiltration. Bei guten peripheren Armvenen, die einen konstanten Blutfluß von ca.

40 ml/min gewährleisten, kann die Behandlung auch allein mit diesem Gefäßzugang bei Verwendung von Zellseparatoren oder bestimmten Membranplasmaseparationsgeräten (z. B. Cobe TPE) durchgeführt werden. Zweifellos weist dieser peripher-venöse Zugang das geringste Risiko auf, doch ist er nur bei wenigen Patienten möglich, und er führt bei häufig wiederholter Behandlung zu einer meist irreversiblen Schädigung der Unterarmgefäße durch Sklerosierung oder Thrombose. Dies sollte besonders bei der Plasmapheresebehandlung von Nierenkranken beachtet werden, da dann bei fehlendem Therapieeffekt (Entwicklung einer dialysepflichtigen Niereninsuffizienz) eine funktionstüchtige arteriovenöse Fistel, die für das langfristige Überleben des Patienten notwendig ist, nicht mehr oder nur unter Verwendung von Gefäßprothesen hergestellt werden kann.

6.2 Komplikationen durch die Substitutionslösung

Die zum Ersatz des bei der Plasmapherese verworfenen Patientenplasmas verwendeten eiweißhaltigen Substitutionslösungen können zu zahlreichen Komplikationen führen. Dazu gehören Fieber, Schüttelfrost, Blutdruckabfall, hypokalzämisch bedingte Beschwerden, allergische Reaktionen, anaphylaktischer Schock, Herzrhythmusstörungen und Lungenödem (letztere drei Komplikationen gelegentlich sogar mit letalem Ausgang). Über Nebenwirkungen der Plasmapheresebehandlung, meist durch die Substitutionslösung verursacht, wurde bei 4,5-25% der Behandlungen [90, 289, 392, 721, 2158, 2382, 2435, 2496] berichtet, während andere Autoren keine Nebenwirkungen beobachteten [1929]. Die Inzidenz der Nebenwirkungen hängt von der Art und Qualität der verwendeten Substitutionslösung, von der gewählten Antikoagulation und von der Begleittherapie, aber auch vom Zustand des Patienten und von der Erfahrung des behandelnden Teams ab. Die relativ weite Streuung der Nebenwirkungshäufigkeit wird z. T. aber auch dadurch erklärt, daß bestimmte Reaktionen, besonders bei der Verwendung von frisch gefrorenem Plasma (FFP), als nicht zu vermeidende Nebenwirkungen angesehen und demnach nicht erfaßt werden [1835].

Humanalbumin, das meist als 4- bis 5%ige Lösung verwendet wird, enthält eine physiologische Natriumkonzentration, aber nur wenig Kalzium (maximal 0,5 mmol/l), Kalium (maximal 0,5 mmol/l) und Magnesium. Besonders bei Zitratantikoagulation sollte Kalzium in ausreichender Menge der Albuminlösung zugesetzt werden, um hypokalzämisch bedingten Beschwerden vorzubeugen. Bei kardiovaskulären Risikopatienten ist auch eine Einstellung der Albuminlösung auf physiologische Kaliumkonzentrationen angeraten. Besonders bei rascher und herznaher (V.-jugularis-, V.-subclavia-Katheter) Rückführung der Substitutionslösung mit unphysiologischer Elektrolytzusammensetzung muß mit Herzrhythmusstörungen gerechnet werden [2435].

Bedingt durch den Herstellungsprozeß können Humanalbuminpräparate Makroaggregate, denaturierte Proteine und Präkallikreinaktivatoren enthalten, denen schwere Sofortreaktionen zugeschrieben werden. Die Aktivierung des Kininsystems kann über eine Freisetzung von histaminähnlichen Substanzen zu einer Reaktion ähnlich einer vasovagalen Reizung führen, mit Bradykardie, Hypotension und gastrointestinalen Beschwerden (Übelkeit, Erbrechen). Die Behandlung erfolgt

Tabelle 34. Vor- und Nachteile eiweißhaltiger Substitutionslösungen, die bei der Plasmapherese Verwendung finden

Lösung	Vorteil	Nachteil
Humanalbumin	Relativ gut verträglich (chargen- und herstellerabhängig)	Immunglobuline, Komplement und Gerinnungsfaktoren nicht enthalten
	Kein Infektionsrisiko	(Selten) Reaktionen durch Makroaggregate und Kallikreinaktivatoren Kalzium (und gelegentlich Kalium) müssen substituiert werden
Frischplasma, FFP („fresh frozen plasma")	Enthält alle Plasmabestandteile in physiologischer Konzentration	Häufig (allergische) Reaktionen Infektionsrisiko nicht 100%ig ausgeschlossen

durch intravenöse Gabe von Atropin, Steroiden, Antihistaminika und Volumensubstitution. Die entsprechende Humanalbumincharge sollte für Plasmapheresezwekke nicht mehr verwendet werden.

Allergische Reaktionen (Exanthem, Fieber, Juckreiz, evtl. gastrointestinale Beschwerden) werden bei der Gabe von FFP häufiger als bei Albuminsubstitution beobachtet. Außerdem enthält FFP Zitrat, so daß es bei sehr rascher Infusion zu Symptomen der Hypokalzämie und Zitratintoxikation (periorales Kribbeln, Tremor, Kältegefühl, Übelkeit, Erbrechen, Muskelzuckungen) kommen kann. Wird eine Infusionsrate von 1,0-1,5 ml FFP/kg KG/min für mehr als 15-20 min überschritten, so reicht auch die Eliminationskapazität der gesunden Leber für Zitrat nicht aus [2540]. In diesem Zusammenhang muß aber auch das Zitrat berücksichtigt werden, das als Antikoagulans bei Zentrifugationssystemen und einigen Membranplasmapheresegeräten (z. B. Dideco Separa BT 796, Cobe TPE) eingesetzt wird.

Routinemäßig wird meistens die Substitution mit Humanalbuminlösung vorgenommen. In Ausnahmefällen, z. B. bei blutungsgefährdeten Patienten, ist jedoch die Gabe von FFP notwendig, das neben den Gerinnungsfaktoren auch Immunglobuline und Komplement enthält. Die Vor- und Nachteile der verschiedenen Substitutionslösungen sind in Tabelle 34 aufgeführt.

6.3 Komplikationen durch den extrakorporalen Kreislauf

Auch bei Gesunden, bei denen Blutkomponenten mit Hilfe von Blutzellseparatoren gewonnen werden, können Beschwerden während der Zeit des extrakorporalen Kreislaufs auftreten. In erster Linie werden Müdigkeit und ein nicht näher zu definierendes Gefühl des Unwohlseins beklagt. Erst recht sind solche Beschwerden bei den meist schwerkranken Plasmapheresepatienten zu erwarten, die häufig zusätzlich mit Steroiden und Immunsuppressiva behandelt werden [1195]. Blutdruckabfälle und vasovagale Reaktionen scheinen besonders bei großem extrakorporalem Volumen, z. B. bei diskontinuierlichen Zentrifugationssystemen, vorzukommen. Weiterhin können technische Probleme die Behandlung komplizieren und evtl. deren Abbruch veranlassen. Die Rate dieser Probleme steigt mit der Größe des ausgetauschten Volumens [220]. Unterkühlung des Patienten kann durch adäquate Anwärmung der Substitutionslösung und evtl. auch des extrakorporalen Kreislaufs vermieden werden.

Hämolysen werden bei unsachgemäßer Anwendung von Membranplasmaseparatoren beobachtet. Dabei wird das freie Hämoglobin im separierten Plasma in signifikanter Menge nachgewiesen, nicht aber im rückgeführten Blut. Obwohl eine Gefährdung von Patienten durch dieses Phänomen bisher nicht publiziert wurde, sollte die Membranplasmaseparation bei transmembranen Drücken erfolgen, bei denen keine Hämolyse auftritt (Transmembrandruck maximal 70 mm Hg) [2160]. Hämolysen sind aber auch bei der Plasmapherese mit Zentrifugationssystemen beschrieben worden, als deren Ursache unangemessen hohe Blutflüsse bei Vorhandensein von Engstellen im Schlauchsystem (z. B. Knickstellen) erkannt wurden [1649].

6.4 *Akute Folgekomplikationen der Plasmapheresebehandlung*

Im Intervall zwischen den Einzelbehandlungen und in der Zeit nach einer Behandlungsserie können Komplikationen auftreten, die im Zusammenhang mit der Plasmapherese stehen. Zum Teil resultieren diese Probleme aus der unbeabsichtigten, aber bei unselektivem Plasmaaustausch nicht zu vermeidenden Entfernung von Plasmabestandteilen, die in keinem direkten Zusammenhang mit dem Krankheitsprozeß stehen, wie z. B. der Verminderung der Gerinnungsfaktoren oder der nicht pathologisch veränderten Immunglobuline. So können bei prädisponierten Patienten (Ulkusanamnese, Steroidtherapie, Streß durch ungewissen Krankheitsverlauf usw.) schwere und u. U. letale gastrointestinale Blutungen auftreten. Als Vorsichtsmaßnahme hat sich bewährt, bei Fibrinogenspiegeln von weniger als 120 mg/dl (3,53 μmol/l) [2158] die Behandlung aufzuschieben bzw. den Fibrinogenspiegel unter der Behandlung nicht unter 60 mg/dl (1,76 μmol/l) [220] absinken zu lassen oder bei zwingender Behandlungsindikation die Volumensubstitution wenigstens z. T. mit FFP vorzunehmen. - Ein erhöhtes Thromboserisiko durch verminderte Antithrombin-III-Spiegel scheint mehr von theoretischem Interesse als von praktischer Relevanz zu sein. (Über Infektionen als Spätfolge von Plasmapheresebehandlungen s. S. 459.)

6.5 *Todesfälle*

In den letzten Jahren sind über 23 Todesfälle als direkte oder indirekte Folge der Plasmapherese publiziert worden [682]. Nach einer Untersuchung in Frankreich sind bei ca. 6200 Behandlungen 20 Todesfälle vorgekommen, so daß statistisch ein letales Ereignis bei ca. 900 Behandlungen bzw. bei 150 Patienten beobachtet wird [91]. Todesfälle unter der Behandlung wurden verursacht durch plötzliches Herz-Kreislauf-Versagen (z. B. durch Rhythmusstörungen), Lungenödem, Lungenembolie oder anaphylaktischen Schock.

Auch in einem zeitlichen Intervall zur Plasmapheresebehandlung können Pa-

Tabelle 35. Nebenwirkungen und Risiken der Plasmapherese

Allergische Reaktionen	0-12%
Hypotension	0,5-8,5%
Herzrhythmusstörungen	~2,5%
Technische Probleme	1-18%
Todesfälle	1/500 Patienten 1/3300 Behandlungen

tienten durch Ursachen ad exitum kommen, die in einem Zusammenhang mit der Behandlung stehen, so durch fulminante Hepatitis (Übertragung der Virusinfektion mit der Substitutionslösung), Sepsis (infolge des humoralen Antikörpermangelsyndroms und der meist durchgeführten immunsuppressiven Behandlung) oder schwere gastrointestinale Blutungen (Steroidtherapie und Verminderung der Gerinnungsfaktoren).

Da bisher nur für eine umschriebene Zahl von Erkrankungen ein gesicherter Einfluß der Plasmapheresebehandlung auf den Krankheitsverlauf angenommen werden kann und diese Therapie z.Zt. noch vielfach als experimentelle Behandlung durchgeführt wird, sollte der zu erwartende Nutzen in einem vertretbaren Verhältnis zum abschätzbaren Risiko (Tabelle 35) stehen.

C Therapeutischer Einsatz von Dialyse und verwandten Verfahren

I Vor- und Nachteile der verschiedenen Dialyseverfahren (Differentialindikation)

Die Dialysebehandlung wird jetzt seit über 40 Jahren klinisch angewandt, und die Zahl der Patienten, die mit einer derartigen Behandlung lebt, wird bald eine halbe Million erreichen [2208]. In den letzten 20 Jahren konnten nicht nur konventionelle Dialysemethoden perfektioniert, sondern auch neue Konzepte in die klinische Praxis eingeführt werden. Wie aus Abb. 5 hervorgeht, hatte interessanterweise aber keine der letzten Innovationen, wie Hämofiltration, Hämoperfusion, Hämodiafiltration usw., tatsächlich Einfluß auf die Zahl der behandelten Patienten oder auf deren Überlebensrate im Vergleich zur konventionellen Dialyse [2685]. In der ganzen Welt hängt die Behandlung von Niereninsuffizienten im Terminalstadium manchmal mehr von den verfügbaren finanziellen Mitteln sowie von unterschiedlichen ethischen, religiösen, politischen und persönlichen Standpunkten ab als von medizinischen Erfordernissen und Kenntnissen. Heute werden weltweit 85% aller Patienten mit einem konventionellen Hämodialyseprogramm behandelt. In Europa werden z. B. weniger als 3% der Dialysepatienten mit Hämofiltration, etwa 5% mit CAPD und nur 10% durch Bikarbonatdialyse behandelt. Alle übrigen speziellen Behandlungsformen, wie z. B. Hämodiafiltration, High-sodium-Dialyse, kombinierte Dialyse/Hämoperfusion usw., betreffen nur 3% aller Dialysepatienten [2668]. Daraus wird deutlich, daß die Errungenschaften bezüglich der Überlebensrate und Lebensqualität zum Großteil der konventionellen Hämodialyse zuzuschreiben sind.

Das breite Spektrum an Behandlungsmethoden stellt die Autoren vor die Schwierigkeit, bezüglich des Werts der z. Zt. verfügbaren Dialysemethoden Übereinstimmung zu erzielen.

Unsere Meinung über Vor- und Nachteile der z. Zt. gebräuchlichsten Behandlungsmethoden und damit ihre Differentialindikation ist in Tabelle 36 zusammengefaßt.

Mit den derzeit zur Verfügung stehenden technischen Mitteln können unserer Ansicht nach bei 80% aller Dialysepatienten mit einer Langzeitbehandlung durch Hämodialyse mit azetathaltiger Spüllösung gute klinische Ergebnisse erzielt werden. Die heutige Renaissance der Dialyse mit bikarbonathaltiger Spüllösung hängt hauptsächlich mit den positiven Ergebnissen zusammen, die bei einer relativ kleinen Gruppe von Problempatienten mit kardiovaskulärer Instabilität und bestimmten Stoffwechselproblemen erzielt werden konnten [1050, 1051, 1311, 2196, 2619]. Wenn man berücksichtigt, daß die Bikarbonatdialyse zwar für den Patienten von Nutzen sein kann, aber die Geräte stärker abnutzt, wird auch die günstigste Prognose nicht über einen 25%igen Anteil der Bikarbonatdialysen an allen angewandten Verfahren hinausgehen. Bei prädialytischer metabolischer Azidose sollte dieses Verfahren jedoch angewandt werden, und deshalb ist es auch bei Patienten mit aku-

Tabelle 36. Vor- und Nachteile der verschiedenen Dialyseverfahren

Dialysetechnik	Vorteile	Nachteile
Azetatdialyse	Allgemein anerkanntes und etabliertes Behandlungsverfahren Relativ einfaches Verfahren mit ausgereifter Technik Gute klinische Ergebnisse bei Langzeittherapie	Komplikationen bei: a) Dialysatoren mit großer Oberfläche b) kardiovaskulärer Labilität c) pulmonaler Dysfunktion Mangelhafte Korrektur des Säurebasenhaushalts Azetatunverträglichkeit (Ungelöste Frage der Membranbiokompatibilität)
Bikarbonatdialyse	Alternatives, der Physiologie besser angepaßtes Therapieverfahren Vermeidung von Komplikationen durch Korrektur des Säurebasenhaushalts cardiovaskuläre Stabilität	Zusatzgerät für Bikarbonat
Sequentielle Ultrafiltration	Bessere Toleranz gegenüber Flüssigkeitsentzug Einfaches Therapieverfahren ohne zusätzlichen apparativen Aufwand	Längere Behandlungsdauer
Hämofiltration	bessere Toleranz gegenüber Flüssigkeitsentzug durch lineare Ultrafiltration Weniger Probleme mit Bioinkompatibilität der Membranen	Spezieller apparativer Aufwand, Kontaminationsrisiko durch die Substitutionsflüssigkeit. Geringere Mittelmolekülclearance, hoher Blutfluß erforderlich. Derzeit hohe Kosten
Kontinuierliche AV-Hämofiltration	Kontinuierliche Behandlung von Störungen des Flüssigkeitshaushalts und des Stoffwechsels Einfache Methode	Nur für Akuttherapie; kontinuierliche Gerinnungshemmung erforderlich; Infektionsrisiko
Hämodiafiltration	Kein wesentlicher Vorteil gegenüber den oben erwähnten Verfahren Bessere Clearance? Verkürzte Behandlungszeit?	Spezieller apparativer Aufwand Zusätzliches Personal erforderlich
Kontrollierte Natrium-(„high sodium"-)dialyse	Bessere Kontrolle des humoralen Äquilibriums. Bessere Beherrschung hypo- und hypertensiver Krisen während der Hämodialyse	Spezieller apparativer Aufwand und Programmierung erforderlich
High-flux-Dialyse	Sehr gute Clearance für große und kleine Moleküle Bessere Simulation des physiologischen Flüssigkeitsentzugs durch die Niere Effiziente Kombination von Konvektion und Diffusion	Volumengesteuerte Apparatur erforderlich. Vermehrter Verlust von Vitaminen, Hormonen usw.
CAPD	Kein Gefäßzugang erforderlich Durchgehende Behandlung Unabhängig von Technik und Hilfspersonen Geringe Kosten	Derzeit noch keine Langzeiterfahrung. Hohe Peritonitisrate (?). Zeitaufwendig

Tabelle 36. Vor- und Nachteile der verschiedenen Dialyseverfahren (Fortsetzung)

Dialysetechnik	Vorteile	Nachteile
CCPD	Niedrigere Infektionsrate Keine Einschränkung der Tätigkeit während des Tages	Eingeschränkte Bewegungsfreiheit während der Nacht Maschine erforderlich
IPD	Einfache Methode	Gleich wie bei CAPD, zusätzlich längere Behandlungsdauer bei geringerer Effizienz. Hauptsächlich für Akutbehandlung

ter Niereninsuffizienz die Methode der Wahl. Da auch Kreislaufinstabilität eine klare Indikation für Bikarbonat im Dialysat darstellt, wird dieses Verfahren bevorzugt bei älteren Patienten angewandt. Schließlich ist auch bei Patienten mit unzureichendem Leberstoffwechsel und bei Patienten mit einer durch eine Lungenfunktionsstörung verursachten Hypoxie eine Bikarbonatdialyse erforderlich, wenn auch in vielen Fällen nur während der ersten akuten Phase der Komplikation.

Seit Hämofilter oder High-flux-Dialysatoren erhältlich sind, ist die sequentielle Ultrafiltration und Dialyse nur noch für jene von Interesse, die ausschließlich zu konventionellen Dialysatoren Zugang haben [2619].

Obwohl der konvektive Stofftransfer offensichtlich viele Vorteile hat, besonders für Patienten mit kardiovaskulärer Instabilität, umfaßt die klinische Anwendung der Hämofiltration heute nicht mehr als 5% aller Dialysebehandlungen [1999, 2668]. Sollte es einmal ein zuverlässiges On-line-Hochleistungsgerät zur Hämofiltration geben, so würde das wahrscheinlich die Behandlungszeit verkürzen, ein zufriedenstellendes Entfernen toxischer Substanzen ermöglichen und Kreislaufstabilität gewährleisten [1114, 1372]. Das könnte für alle derzeit gebräuchlichen Behandlungsmethoden eine wirkliche Herausforderung darstellen.

Die kontinuierliche arteriovenöse Hämofiltration (CAVH - continuous arteriovenous hemofiltration) zur Dauerbehandlung von Störungen des Stoffwechsels und des Flüssigkeitshaushalts verhilft auf der Intensivstation zu einem Höchstmaß an Flexibilität bei der Ernährung und der Wiederherstellung des Flüssigkeitsgleichgewichts.

Die CAVH sollte bei Patienten mit komplikationsloser akuter Niereninsuffizienz und stabilem Kreislauf nicht als Alternative zur Behandlung durch Hämodialyse betrachtet werden. In solchen Fällen bleibt die venovenöse volumetrisch kontrollierte Hämodialyse mit Bikarbonatspüllösung die Methode der Wahl [1285, 1426].

Nach der konventionellen Terminologie beinhaltet der Begriff Hämodiafiltration die Notwendigkeit einer Flüssigkeitssubstitution.

Der Begriff High-flux-Dialyse wird für eine äußerst wirksame Dialyse mit hoher Ultrafiltration gebraucht, bei der Membranen mit hoher Permeabilität verwendet werden, die einen Konvektions- und einen Diffusionstransportmechanismus verbinden. Auch der Begriff „Hämodiafiltration ohne Substitutionsflüssigkeit" wurde für diese Methode vorgeschlagen [2676].

Im Vergleich zu anderen Techniken gibt es z. Zt. keine Indikation mehr für die Anwendung der konventionellen Hämodiafiltration mit Flüssigkeitssubstitution. Die High-flux-Dialyse jedoch vereint die Vorteile von Hämodialyse und Hämofiltration. Sie könnte nicht nur die Methode der Wahl zur Behandlung von Problempatienten werden, sondern auch zum Standardverfahren in der Behandlung von Niereninsuffizienten im Terminalstadium. Diese Methode kommt im Prinzip unserer Zielvorstellung sehr nahe, nämlich: weitestgehende Entfernung von urämischen Toxinen, Kreislaufstabilität, kürzestmögliche Behandlungsdauer und größtmögliche physische und psychische Unabhängigkeit des Patienten.

Obwohl seit 1978 wiederholt Berichte über den Nutzen der kontrollierten High-sodium-Dialyse veröffentlicht wurden [847], hat sich diese Methode bis jetzt nicht allgemein durchgesetzt.

Wiederholte schwere intradialytische hypotonische Episoden und Hypertonie aufgrund eines Natriumdisäquilibriums rechtfertigen diese Behandlungsmethode als klinischen Versuch [1628]. Die hohe Natriumkonzentration ist auch der Grund für eine extreme Flüssigkeitsaufnahme mit entsprechender Gewichtszunahme zwischen den Dialysen. Mit Rücksicht auf die Lebenserwartung der Dialysepatienten sollten derartige Extreme vermieden werden.

Die Peritonealdialyse, die theoretisch eine physiologischere Behandlungsmethode ist als die Hämodialyse, da plötzliche Veränderungen des humoralen Gleichgewichts des Organismus vermieden werden, hat seit der Entwicklung der ambulanten Peritonealdauerdialyse (CAPD - continuous ambulatory peritoneal dialysis) durch Popovich 1976 [1967] und deren Modifikationen durch Oreopoulos 1978 [1879] eine Renaissance erlebt. Trotz schwerwiegender medizinischer Komplikationen und Kritik und obwohl bis zu 50% der Patienten, die mit einer CAPD-Behandlung beginnen, innerhalb 1 Jahres ausfielen, nimmt ihre Popularität nach wie vor zu [1821, 1879]. Die Gründe für ihre Ausbreitung sind unterschiedlich; sie reichen von der Zuteilung finanzieller Mittel, wie in Großbritannien, über rationale Entscheidungen, wie bei den Diabetikern [1503], bis zur kommerziellen Werbung.

Abgesehen davon, daß CAPD eine Dauerbehandlung ist, ist auch der Patient wesentlich unabhängiger von Geräten und Zusatzpersonal als bei allen anderen Methoden zur Behandlung der terminalen Niereninsuffizienz. Es ist kein vaskulärer Zugang erforderlich. CAPD ist derzeit die einzige tatsächlich „tragbare" Nierensubstitutionstherapie. Sie konfrontiert den Träger jedoch ständig mit seinem Leiden, auch wenn sie ihm weitestgehende Unabhängigkeit verschafft.

Seit jeher war die bakterielle Peritonitis die Hauptkomplikation bei der Peritonealdialyse [2355]. Obwohl die Peritonitis aufgrund von technologischen Fortschritten, wie z. B. der Verwendung von Plastikbehältern statt Glasflaschen für die Spüllösung, Verbesserung der Peritonealkatheter, Verwendung antibakterieller Filter usw., heute wesentlich seltener auftritt, ist sie mit ca. 1-2 Episoden pro Jahr noch immer relativ häufig.

Eine allgemein akzeptierte Indikation für die CAPD ist die diabetische Nephropathie [1503]. Auch für ältere Menschen, besonders solche mit kardiovaskulären Störungen, scheint diese Behandlungsmethode von Vorteil zu sein [1821]. Sozioökonomische Probleme (verfügbare Mittel), psychologische Gründe (Unabhängigkeit von Maschinen) und die Tatsache, daß kein vaskulärer Zugang erforderlich ist, machen die CAPD zu einer Alternative zur konventionellen Dialysebehandlung.

Die Frage, ob die chronische Peritonealdialysebehandlung jemals dieselben Langzeitresultate erzielen kann wie eine andere Dialysetechnik, ist noch offen. Man wird sie erst in etwa 5 Jahren beantworten können.

Seit es die Dialyse gibt, wird die Frage nach Häufigkeit und Dauer der Behandlung immer wieder diskutiert. Die Antwort auf diese Frage hängt i. allg. von der Dialysemethode und der Verfügbarkeit der Dialyseeinrichtungen ab. Einen Überblick über die Geschichte der wechselnden Auffassungen und Dialyseschemata findet man bei Cambi [406].

Die Begriffe „Kurzzeit- oder Langzeitdialyse" scheinen heute überholt zu sein, die wirkliche Herausforderung liegt in der Frage, ob die Dialyse den Erfordernissen entspricht oder nicht. Der Begriff Kurzzeitdialyse wird heute i. allg. für Hämodialysen gebraucht, die 3mal pro Woche für je 3-4 h durchgeführt werden; das kann mit entsprechenden Geräten eine durchaus angemessene Behandlung darstellen. Das Dilemma der Wahl zwischen einer hochwirksamen Dialyse, die mit Kreislaufinstabilität verbunden ist, oder einer längeren, sicheren Dialyse, könnte bald durch die Anwendung eines hochwirksamen Dialysator-Hämofilters mit volumetrischem Kontrollsystem behoben sein. Das Dialyseschema sollte aber in jedem Fall den individuellen Bedürfnissen des Patienten angepaßt sein. Trotz des technischen Fortschritts ergibt ein Vergleich zwischen der durchschnittlichen Behandlungszeit von 1974 und 1984 das erstaunliche Ergebnis, daß sie sowohl 1974 als auch 1984 meist 3mal wöchentlich 4-6 h betrug.

Wenn man die Nierentransplantation außer Betracht läßt, ist es gar nicht einfach, dem Urämiepatienten einen Rat zu geben, welche Therapie vorzuziehen ist. In der ganzen Welt ist die Wahl der Therapie meist durch die verfügbaren Mittel bestimmt und nach wie vor ein emotionsgeladenes Unterfangen für Patient und Arzt. Die meisten Nierenspezialisten werden jedoch darin übereinstimmen, daß die Wahl des Dialyseschemas „nach Gefühl" alles andere als befriedigend ist und die individuellen Bedürfnisse des Patienten unbedingt berücksichtigt werden müssen.

Wenn man sämtliche Vor- und Nachteile aller derzeit verfügbaren Dialysemethoden betrachtet, kommt man zu folgendem Schluß: Die wichtigsten Ziele bei der Behandlung chronischer Niereninsuffizienzen bleiben die weitgehende Entfernung der Toxine in der kürzestmöglichen Zeit, kardiovaskuläre Stabilität und größtmögliche physische und psychische Unabhängigkeit des Patienten. Unserer Meinung nach kommt folgendes Dialyseregime diesem Ziel am nächsten: 3mal wöchentlich je nach individuellen Erfordernissen 4-6 h Behandlung mit einem biokompatiblen High-flux-Hämodialysator mit volumetrischem Kontrollsystem, möglichst mit Bikarbonatspüllösung.

II Akute Niereninsuffizienz

Der plötzliche Zusammenbruch der Nierenfunktion war früher ein Ereignis mit meist tödlichem Ausgang. Die metabolischen Folgen der akuten Niereninsuffizienz (Azotämie, Entgleisung des Wasser-, Elektrolyt- und Säure-Basen-Haushalts) führten innerhalb von Tagen, seltener Wochen, zum klinischen Bild der Urämie.

Die Niere besitzt jedoch eine erhebliche Potenz zur funktionellen und morphologischen Restitution nach einer akuten Schädigung. Die Reparation bedarf eines längeren Zeitraums. Er steht in vielen Fällen nur dann zur Verfügung, wenn die Entwicklung der letztlich zum Tode führenden Urämie verhindert wird. Mit Hilfe der Dialyse und verwandter Verfahren ist dies möglich. Ihre Anwendung setzt Kenntnisse der Ätiologie, Pathogenese und Pathophysiologie sowie der Klinik des akuten Nierenversagens voraus.

1 Definition

Unter der Bezeichnung „akute Niereninsuffizienz" werden alle Zustände zusammengefaßt, bei denen es plötzlich zum Zusammenbruch einer bis dahin offenbar ungestörten Nierenfunktion gekommen ist.

Die akute Niereninsuffizienz stellt keine nosologische Einheit dar, sondern eine Komplikation, die vorwiegend im Verlauf und als Folge nichtrenaler Grunderkrankungen auftritt und dabei auch als „akutes Nierenversagen" im engeren Sinne, analog der „acute tubular necrosis" [362, 363] im anglo-amerikanischen Sprachgebrauch, bezeichnet wird. Weniger häufig ist die akute Niereninsuffizienz eine Komplikation primär renaler Erkrankungen, z. B. einer Glomerulonephritis.

Wenig treffend ist es, akute Verlegungen der harnableitenden Wege mit Anurie, Azotämie und Elektrolytstörungen als sog. „postrenale Form" der akuten Niereninsuffizienz zuzuordnen. In ätiologischer und pathogenetischer Hinsicht liegt hier etwas völlig anderes vor, dem auch die Therapie Rechnung zu tragen hat; eine nach Beseitigung des Abflußhindernisses prompt wieder einsetzende Diurese beweist, daß keine Niereninsuffizienz, sondern eine „Harnsperre" vorgelegen hat.

2 Ätiologie, Pathogenese, Pathophysiologie

Die Ursachen der akuten Niereninsuffizienz können mannigfaltig sein:

Akute Niereninsuffizienz (pathologisch-anatomisches Substrat und Ursachen)

Akute Tubulusschädigung (akutes Nierenversagen im engeren Sinne, akute Tubulusnekrose) durch:
1. renale Mangeldurchblutung (Schock, Dehydration, Blut- oder Plasmavolumenmangel),
2. typische Nephrotoxine,
3. fakultative Nephrotoxine (allergisch-toxische Reaktion auf Medikamente, Eiweiß, bakterielle Endotoxine)

Bilaterale Nierenrindennekrose durch:
1. renale Mangeldurchblutung mit Gerinnungsstörung (z. B. bei vorzeitiger Plazentalösung)
2. allergische Medikamentenreaktion,
3. Fettembolie (?)

Akute Glomerulonephritis durch:
Reaktion auf bakterielle oder nichtbakterielle Antigene

Akute interstitielle Nephritis durch:
1. hämatogene, lymphogene, urogene Keiminvasion (Pyelonephritis),
2. allergische Medikamentenreaktion,
3. Toxine (Eiweiß?)

Verschluß der Nierenhauptarterien durch:
Embolie, Gefäßwandprozesse, Dissektion der Aorta

Entsprechend verschieden ist das pathologisch-anatomische Substrat. Primär kann der tubuläre, glomeruläre oder vaskuläre Apparat oder das Interstitium der Niere betroffen werden.

Am weitaus häufigsten ist die akute Niereninsuffizienz Folge einer renalen Mangeldurchblutung, also zirkulatorisch und damit ischämisch-hypoxisch bedingt. Sie dürfte als gemeinsames pathogenetisches Prinzip dem akuten Nierenversagen nach Schock, Blutverlust, Dehydration, bei Verbrennungen, schweren Durchfällen, nach diabetischem Koma, post partum oder abortum, nach Herzinfarkt, nach Nierentransplantation usw. zugrundeliegen. Die meisten Fälle von akutem Nierenversagen sind in diesem Sinne zirkulatorisch bedingt.

Unter den Ursachen des akuten Nierenversagens stehen an zweiter Stelle toxische Schädigungen der Nieren. Sie können durch Parenchymgifte, z. B. Tetrachlorkohlenstoff, hervorgerufen sein, die dosisabhängig obligat die Nierenfunktion beeinträchtigen, aber auch durch fakultativ nephrotoxische Substanzen, die nur bei entsprechend disponierten Individuen wirksam sind. Eine Übersicht gibt Tabelle 37.

Auch können verschiedene Substanzen indirekt zum akuten Nierenversagen führen, indem sie durch systemische Wirkungen, z. B. auf den Stoffwechsel, den Nierenschaden auslösen. (Beispiel: akutes Nierenversagen durch Hyperurikämie bei zytostatischer Behandlung maligner Lymphome.)

Nur in wenigen Prozenten sind primäre Nephropathien Ursache einer akuten Niereninsuffizienz; in Frage kommen die akute bzw. rapid progressive Glomerulonephritis und die akute interstitielle oder Pyelonephritis.

Auch im Rahmen sich vorwiegend an den kleineren und kapillären Gefäßen abspielender Systemerkrankungen (Lupus erythematodes disseminatus, Panarteriitis nodosa, Wegener-Granulomatose) kann eine akute Niereninsuffizienz auftreten.

Tabelle 37. Als Ursache einer akuten Niereninsuffizienz bekannte Substanzen

Acetazolamid	Dextran	Naproxen	Tetracyclin
Aescin	Dieselöl	Natriumchlorat	Tetrachlorkohlenstoff
Allopurinol	Diflunisal	Oxalsäure	Thiazide
Aminoglykoside	EDTA	Paraaminosalicylsäure	Ticrynafen
Aminopyrin	Essigsäure	Paracetamol	Trichloräthylen
Amphetamin	Fenoprofen	Penicilline	Vancomycin
Amphotericin B	Furosemid	Phenazon	Wismuthsalze
Arsenverbindungen	Glafenin	Phenazopyridin	
Äthylenglykol	Glykole	Phenol	
Azathioprin	Goldsalze	Phenylbutazon	
Bacitracin	Halothan	Phenytoin	
Barbiturate	Indometacin	Phosphor	
Bleisalze	Insektizide (DDT,	Pilzgifte	
Cantharidin	Chlordan)	Piromidsäure	
Captopril	Jodsalze	Platinverbindungen	
Carbol	Kaliumbichromat	Polymyxin B	
Cephalosporine	Kaliumbromat	Propylthiouracil	
Chinin	Kaliumchlorat	Quecksilberverbindungen	
Chloroform	Kaliumoxalat	Rifampicin	
Cimetidin	Kresol	Röntgenkontrastmittel	
Cis-Platin	Lysol	Salicylsäure	
Clofibrat	Methotrexat	Sulfonamide	
Colistin	Minocyclin	Sulfonylharnstoffe	
Co-Trimoxazol			

Interessant ist, daß aufgrund einer malignen Hypertonie ein akutes Nierenversagen auftreten kann, das bei entsprechender Behandlung durchaus reversibel ist [159, 230, 613, 692, 1332, 1626].

Eine Sonderform des akuten Nierenversagens ist das vorwiegend bei Kindern und Jugendlichen beobachtete hämolytisch-urämische Syndrom mit der Trias: mikroangiopathische hämolytische Anämie, Thrombopenie und Urämie.

Schließlich kommt als Ursache des akuten Zusammenbruchs der Nierenfunktion der Verschluß der Nierenhauptarterien durch Embolie oder Gefäßwandprozesse in Betracht (vaskuläre akute Niereninsuffizienz).

Beim zirkulatorisch bedingten akuten Nierenversagen sinken zunächst die Nierendurchblutung und zwangsläufig auch die glomeruläre Filtration ab, u. U. bis auf wenige Prozent der Norm [518, 909, 1413, 1477, 2270]. Entscheidend scheint dabei zu sein, daß bei Verkleinerung des zirkulierenden Blut- bzw. Plasmavolumens oder drohendem bzw. beginnendem Abfall des arteriellen Blutdrucks reflektorisch eine überproportionale Drosselung der renalen Zirkulation im Rahmen einer Zentralisation des Kreislaufs erfolgt [909, 1168, 1477, 2270, 2454]. Tierexperimentelle [139, 1979] und klinische [1978, 2644 a] Beobachtungen ergaben, daß es bei Denervierung der Niere oder der Anwendung von Ganglienblockern trotz erheblicher Hypotonie nicht zum akuten Nierenversagen kam. Die reflektorische renale Vasokonstriktion ist dementsprechend für die Entstehung eines akuten Nierenversagens offenbar von besonderer Bedeutung. Auch die Dauer der zirkulatorischen Störung wird eine Rolle spielen, was durch die Beobachtung erhärtet wird, daß das akute Nierenversagen nach Nierentransplantation mit Zunahme der Ischämie und in der Kardiochirurgie mit zunehmender Dauer der extrakorporalen Zirkulation [2645] häufiger wird.

Gelegentlich, z. B. beim diabetischen Koma oder starken enteralen Wasserverlusten, liegen neben dem Schockgeschehen eine Eindickung und eine Viskositätszunahme des Blutes vor, die sich auf Nierendurchblutung und Filtration zusätzlich verschlechternd auswirken [2069].

Unmittelbare Folge einer renalen Minderdurchblutung ist als erstes eine Abnahme oder ein Sistieren der Primärharnbildung, eine sekundäre Nierenfunktionsstörung noch ohne pathologisch-anatomisches Substrat, die voll reversibel ist (funktionelle Oligurie," „funktionelle Niereninsuffizienz", „Niere im Schock") und durch geeignete therapeutische Maßnahmen (z. B. Schockbehandlung) rasch behoben werden kann. Mit weiterer Dauer der Zirkulationsstörung entwickeln sich jedoch zunehmend offenbar herdförmig-hypoxisch bedingte Alterationen von Funktion und Struktur der Tubuli. Das daraus resultierende Krankheitsbild läuft nun auch nach Normalisierung der ursprünglich gestörten Kreislaufsituation eigengesetzlich ab. Es wird, vor allem in der angloamerikanischen Literatur, als akute Tubulusnekrose [362, 363] bezeichnet. Ihr entspricht der Begriff Schockniere [2356], der den pathogenetischen Faktor mehr als die morphologischen Veränderungen ausdrückt, wobei zu bemerken ist, daß Nekrosen des Tubulusepithels ohnehin nur beim kleineren Teil der Fälle zu beobachten sind.

Auf welche Weise die tubuläre Schädigung zu den nachfolgenden Hauptsymptomen Oligurie und Azotämie führt, ist nocht nicht völlig geklärt.

Nierenphysiologische Erkenntnisse [2218 a, 2491 a] lassen es möglich erscheinen, daß Azotämie und Oligurie nicht auf einer unmittelbaren Schädigung des Tubulusepithels beruhen, sondern indirekt zustandekommen: Infolge der Mangeldurchblutung werden proximaler Tubulus und aufsteigender Teil der Henle-Schleife zumindest funktionell derart alteriert, daß es dort zu einer verminderten Natriumrückresorption kommt. Der Tubulusinhalt weist daher im frühdistalen Bereich an der Macula densa einen erhöhten Natriumgehalt auf [2218 a]. Diese als Rezeptor für die Freisetzung von Renin durch den juxtaglomerulären Apparat fungierende Zone veranlaßt daraufhin eine vermehrte Inkretion des Enzyms in das Vas afferens, das infolge der Bildung von Angiotensin aus Angiotensinogen verengt wird. Verschiedene Beobachtungen machen wahrscheinlich, daß gleichzeitig eine Dilatation des Vas efferens erfolgt [1192]. Das Filtrat wird entsprechend reduziert, so daß Azotämie und Oligurie resultieren. Mit der späteren Regeneration des geschädigten Tubulusepithels normalisiert sich die Natriumkonzentration im Tubulus wieder. Der Stimulus für einen Spasmus der Vasa afferentia fällt weg, das Filtrat steigt wieder an, die Azotämie geht zurück. Obwohl sie also auch beim akuten Nierenversagen Ausdruck einer Reduktion des Glomerulusfiltrats wäre, ließe sich auf diese Weise die Parallelität zwischen Degeneration und Regeneration des Tubulusepithels einerseits und der Verschlechterung und Besserung des Krankheitsbilds andererseits erklären.

Diese Theorie würde auch verständlich machen, warum beim akuten Nierenversagen die Geringfügigkeit histologischer Befunde gelegentlich zur Schwere des klinischen Bildes kontrastiert: Es bedarf gar keiner ausgesprochenen Nekrose der Tubulusepithelien, sondern nur der nachhaltigen Alteration ihres aktiven Natriumtransports, um über die geschilderte Reaktionskette zu den Erscheinungen der hochgradigen Niereninsuffizienz zu führen. Manches spricht dafür, daß für das Zustandekommen des akuten Nierenversagens und den Grad seiner Ausprägung nicht nur das Renin-Angiotensin-System, sondern auch die intrarenal antagonistisch, d. h. gefäßerweiternd, wirkenden Prostaglandine eine Rolle spielen [1855, 2506]. Ein Mangel an diesen oder die Hemmung ihrer Synthese durch Medikamente (z. B. Antiphlogistika) könnte die Entwicklung eines akuten Nierenversagens fördern.

Neueren tierexperimentellen Untersuchungen [2504, 2680] zufolge setzt die eigentliche Schädigung der Tubuli erst ein, wenn nach der Ischämie beim Wiederingangkommen der Zirkulation Erythrozyten in den medullären Gefäßen aggregieren und den Blutfluß im Mark behindern. Die daraus resultierende Ischämie des Nierenmarks führt zur Schwellung und evtl. Nekrose des Tubulusepithels, wodurch zumindest vorübergehend das Tubuluslumen mechanisch obstruiert sein könnte.

Bei nichtoligurischen Verlaufsformen des akuten Nierenversagens beschränkt sich die Schädigung der Tubuli wahrscheinlich auf die Alteration ihres Metabolismus und ihrer Schranken- und Transportfunktion.

Beim toxisch bedingten akuten Nierenversagen können die pathogenetischen Wege, die zu Oligurie/Anurie und Azotämie führen, unterschiedlich sein. Viele Substanzen schädigen als Parenchymgifte das tubuläre System unmittelbar und konzentrationsabhängig obligat. Teils sind die Schäden, die mit Nekrosen der Tubuluszellen und Einrissen der tubulären Basalmembran einhergehen können, mehr im proximalen, teils mehr im distalen Tubulus lokalisiert. Die Folge dieser Schädigung ist letztendlich wohl die gleiche wie beim ischämisch-hypoxisch bedingten Tubulusschaden: Reduktion oder Sistieren der glomerulären Filtration infolge gestörter Natriumrückresorption via Renin-Angiotensin (s. oben).

In anderer Weise kann eine toxisch bedingte akute Niereninsuffizienz durch eine akute interstitielle Nephritis ausgelöst werden, der eine immunologisch bedingte Reaktion, vorwiegend auf Arzneimittel, aber auch auf Erreger, im Sinne einer Hypersensitivitätsreaktion zugrunde liegt. Eine Reihe von Antibiotika, unter ihnen vor allem Methicillin, führt dabei wahrscheinlich als Hapten durch Konjugation mit zirkulierenden oder Strukturproteinen zu typischen Erscheinungen der allergischen Reaktion (Eosinophilie, Erhöhung des IgE-Spiegels) und zu einer entzündlichen Infiltration des Niereninterstitiums [64, 291]. Die Tubulusepithelien sind dabei alteriert, gelegentlich nekrotisch, so daß letztendlich der pathogenetische Mechanismus, der zur Oligurie und Azotämie führt, auch hierbei der gleiche wie beim ischämisch-hypoxisch oder unmittelbar toxisch bedingten akuten Nierenversagen sein dürfte.

Umstritten ist die Rolle endogener Toxine, insbesondere von Hämoglobin und Myoglobin, in der Pathogenese des akuten Nierenversagens. Zwar werden bei Hämolysen und Myolysen, insbesondere Rhabdomyolysen, akute Niereninsuffizienzen beobachtet, doch ist Hämoglobin als solches, ohne einen konditionierenden Faktor (Schock?, Sepsis?), offenbar nicht nierentoxisch. Die Feststellung Zollingers aus dem Jahre 1952, daß Tierversuche „die Unmöglichkeit bewiesen haben, eine schwere Nierenläsion allein durch Injektion von Hämoglobin oder Myoglobin zu erzeugen“ [2718], konnte auch für intravenös injiziertes Methämoglobin oder Hämatin oder intravasal gebildetes Methämoglobin bestätigt werden [1733]. Anders verhält es sich, wenn experimentelle Hämolysen mit Schock oder Dehydration verbunden werden [115, 518, 709, 985, 1733, 2705]. Eigene klinische Beobachtungen entsprechen dem: Bei 2 Patienten waren intraoperativ 1000 ml gruppenungleichen Blutes transfundiert worden; es kam zu schwerer Hämolyse, jedoch infolge tiefer

Narkose weder zum Schock noch zum akuten Nierenversagen. 1-2 Wochen später stellte sich bei beiden Patienten bei erneuter Fehltransfusion schon nach wenigen Millilitern Blut ein schwerer Schock ein, der von einer akuten Niereninsuffizienz gefolgt war. Hasselbacher [1070] konnte ebenfalls die Schutzwirkung einer tiefen Narkose bzw. einer Querschnittslähmung in Höhe D3 bis D5 gegenüber einem akuten Nierenversagen nach Fehltransfusion mit Hämolyse feststellen. Hämo- oder Myoglobinzylinder in den Harnkanälchen sind bei der akuten Niereninsuffizienz wohl nicht die Ursache, sondern die Folge der Abnahme des Glomerulusfiltrats und damit der Anurie. Auch das häufige Zusammentreffen von Rhabdomyolyse mit einem akuten Nierenversagen [217, 343, 948, 1393, 1534, 2137] ist kein Beweis für eine nephrotoxische Eigenschaft von Myoglobin; vielmehr liegt möglicherweise der Schädigung der Muskulatur und der Nieren die gleiche Noxe (Infektion, Medikamente) zugrunde. Eine primäre Verstopfung der Tubuli spielt aber wahrscheinlich bei der Auskristallisation von schwerlöslichen Sulfonamiden, von Oxalaten oder von Harnsäure eine Rolle in der Pathogenese der akuten Niereninsuffizienz.

Die gestörte Nierendurchblutung bei Schock oder Volummangel kann zu einer Sonderform der akuten Niereninsuffizienz, der bilateralen Nierenrindennekrose führen, wenn intravasale Gerinnungsprozesse als zusätzliches pathogenetisches Moment bestehen. Es finden sich dann thrombotische Verschlüsse der Aa. corticales radiatae und der Vasa afferentia mit konsekutiven ausgedehnten Nekrosen der Nierenrinde bis auf eine schmale subkapsuläre Zone, die den Ausfall der Nierenfunktion zwanglos erklären. Bilaterale Nierenrindennekrosen sind bei septischen Zuständen beobachtet worden, bei denen neben dem Schock eine Verbrauchskoagulopathie bestand. Bei Pankreatitis sind Nierenrindennekrosen [655a, 2644] auf die Aktivierung von Prothombin und Thrombin durch Trypsin [1206], bei vorzeitiger Plazentalösung und Fruchtwasserembolie [1836, 2295, 2517] auf die Einschwemmung von Thrombokinase in die Blutbahn [2556] zurückgeführt worden. Arteriosklerotische Vorschädigung der Niere scheint die Entwicklung einer Rindennekrose zu begünstigen [1836]. Sie wird auch beim „hämolytisch-urämischen Syndrom" gefunden, das überwiegend Kinder betrifft und durch die Trias akutes Nierenversagen, hämolytische Anämie und Thrombopenie gekennzeichnet ist. Bei Erwachsenen scheint das Syndrom durch Kontrazeptiva ausgelöst werden zu können [339].

Eine akute Niereninsuffizienz kann auch auf einer akuten Harnsäurenephropathie beruhen. Dies wurde bei 0-Diät zur Gewichtsabnahme [1207] wie auch bei Zellzerfall infolge zytostatischer Therapie von Malignomen [1430, 1758] beobachtet. Steigt die Harnsäurekonzentration im Plasma über 20 mg/dl (1190 μmol/l), kommt es zur Präzipitation unionisierter Harnsäure in den distalen Tubuli und den Sammelrohren, die nicht nur funktionell geschädigt, sondern offenbar auch verstopft werden.

Beim Nierenversagen im Verlauf einer akuten oder rapid progressiven Glomerulonephritis sind Anurie und Azotämie durch die Verminderung des Filtrats infolge der sich in den Glomerula abspielenden Veränderungen hinreichend erklärt. Hier handelt es sich um primäre Nierenerkrankungen immunologischer Art, vorwiegend im Sinne der Immunkomplexnephritis, die durch belebte (z. B. Streptokokken) und unbelebte (z. B. D-Penicillamin) Noxen ausgelöst werden können. Dazu zählen auch immunologisch bedingte akute Glomerulonephritiden im Rahmen eines paraneoplastischen Syndroms. Insofern kann im weiteren Sinne die akute Niereninsuffizienz auch bei Glomerulonephritis als toxisch bedingt angesehen werden.

Ausfall der glomerulären Filtration infolge einer entzündlichen Mitreaktion der Glomerulusschlingen ist auch die Ursache des akuten Nierenversagens bei Systemerkrankungen wie dem Lupus erythematodes disseminatus, Hypersensitivitätsangiitiden und dem Goodpasture-Syndrom, bei dem Antikörper gegen alveoläre und glomeruläre Basalmembran gebildet werden. Im Zuge einer akuten interstitiellen oder Pyelonephritis kann ein akutes Nierenversagen durch bakterielle Zerstörung des Parenchyms mit multiplen Einschmelzungen bedingt sein. Es können aber auch interstitielle Infiltrate und Exsudate durch Kompression von Glomerula und Tubuli oder durch funktionelle Schädigung des Epithels der Harnkanälchen zur Oligurie und Azotämie führen.

Die akute Niereninsuffizienz durch Verschluß der großen Nierenarterien (Embolie, Thrombose, Endangiitis) ist nur selten durch gleichzeitigen Befall beider Seiten bedingt. Häufiger handelt es sich um Einzelnieren, oder es bestand bereits zuvor ein Verschluß der kontralateralen A. renalis, meist infolge degenerativer Gefäßveränderungen. Auch wurde die Abklemmung der Nierenarterie mit folgendem Nierenversagen durch ein Aneurysma dissecans der Bauchaorta beobachtet [1092]. Interessant ist ein Fall von akutem Nierenversagen als Folge einer diffusen Embolisation von Cholesterinkristallen, wahrscheinlich ausgelöst durch eine Streptokinasetherapie [2081].

Das sog. hepatorenale Syndrom, das gelegentlich mit einer akuten Niereninsuffizienz vergesellschaftet ist, stellt keine eigentliche Krankheitseinheit dar. Es wird unterschiedlich definiert. Beim intrahepatisch bedingten Ikterus, z. B. bei Virushepatitis, tritt ein akutes Nierenversagen nur ausnahmsweise auf. Dabei bleibt offen, ob es überhaupt als unmittelbare Folge des Leberparenchymschadens oder vielmehr sekundärer Komplikationen (Kreislaufstörungen, Elektrolytverschiebungen) anzusehen ist. Häufiger besteht eine gleichzeitige Erkrankung von Leber und Niere durch die gleiche toxische oder infektiöse Noxe (z. B. Tetrachlorkohlenstoff, Leptospiren), oder es tritt ein akutes Nierenversagen bei einer primär entzündlichen Erkrankung der Gallenwege mit Verschlußikterus auf. In solchen Fällen spielen offenbar der septische Prozeß als solcher, sekundäre Elektrolytstörungen, Wasserverlust und Gerinnungsstörungen eine pathogenetisch entscheidende Rolle [374].

3 Klinik

3.1 Häufigkeit

Konkrete Angaben über die Häufigkeit des akuten Nierenversagens liegen kaum vor. Übelhör u. Figdor [2529] schätzten 1955, daß mit etwa 4 Kranken mit akuter Niereninsuffizienz pro Jahr und 100000 Personen zu rechnen sei. Aus Israel wird für die Jahre 1965/1966, in denen keine militärischen Operationen stattfanden, die Zahl von 5 pro 100000 Einwohner angegeben. Diese Zahlen entsprechen einer zusammenfassenden Angabe [1341] aus dem Jahre 1983 von 30–60 Fällen von akuter Niereninsuffizienz pro Jahr und Million Einwohner. Eine Statistik für die Jahre 1972 bis 1977 aus der DDR kommt zu dem Schluß, daß etwa 18 Fälle von akutem Nierenversagen pro Jahr und Million Einwohner auftreten [1457].

Etwa 70-80% aller Fälle von akuter Niereninsuffizienz sind zirkulatorisch bzw. ischämisch-hypoxisch und 15-25% toxisch bedingt, wie unsere eigenen Beobachtungen in Übereinstimmung mit der Literatur [51, 140, 817, 1455, 1457, 1947] zeigen. Nur in 5-10% liegen primäre Nierenerkrankungen, Systemerkrankungen oder noch seltenere Ursachen vor. Daß Kombinationen, z. B. von Kreislauf- und toxisch bedingtem Nierenversagen, vorliegen können, ergibt sich von selbst.

In größeren Statistiken [51, 140, 816, 817, 1457, 1947, 2423] zeigt sich als bevorzugtes Lebensalter der akuten Niereninsuffizienz das 4.-6. Dezennium, offenbar mit einer Verschiebung zum höheren Alter im Laufe der Zeit. So stellte Pilgrim [1947] eine Zunahme des durchschnittlichen Lebensalters seiner Patienten mit akuter Niereninsuffizienz von 45 Jahren 1966-1969 auf 55 Jahre 1976-1979 fest. Akute Niereninsuffizienzen sind bei höchstbetagten Menschen ebenso beobachtet worden wie in früher Kindheit, auch bei Neugeborenen [57].

Vereinzelt trat bei demselben Patienten 2- oder 3mal eine akute Niereninsuffizienz auf [252, 828, 1645 a, 1884]. Vorwiegend lag dabei eine immunologisch im Sinne einer Hypersensitivitätsreaktion ausgelöste interstitielle Nephritis zugrunde.

Die Mehrzahl aller Fälle von akuter Niereninsuffizienz, insbesondere des zirkulatorisch bedingten akuten Nierenversagens, stammt aus dem Krankengut der operativen Fächer. Ob chirurgische Eingriffe an bestimmten Organen oder Organgebieten mit einer besonders hohen Frequenz des akuten Nierenversagens belastet sind, bleibt offen. Zuverlässige Statistiken fehlen. Zwar sind bei der Mehrzahl der Fälle mit postoperativem Nierenversagen Abdominaloperationen vorausgegangen, doch übertrifft deren Häufigkeit die der Eingriffe an anderen Körperbereichen ohnehin. Immerhin fällt auf, daß in größeren Übersichten das akute Nierenversagen nach Eingriffen an den Gallenwegen einen relativ großen Anteil hat, der bis zu 31% der Fälle betrug [140]. Auch im primär internistischen Krankengut nehmen unter den Erkrankungen des Oberbauchs Cholelithiasis, Cholezystitis und Cholangitis und/ oder Pankreatitis eine vordere Stelle unter den Ursachen des akuten Nierenversagens ein [1457, 1947].

Für die Kardiochirurgie wird die Häufigkeit des postoperativen Nierenversagens mit 0,8-30% bei erwachsenen Patienten angegeben [863, 1171, 1428, 1429, 2699]. Die große Spanne erklärt sich aus der unterschiedlichen Zusammensetzung des Krankenguts und den differenten Operationstechniken (teils mit, teils ohne Anwendung der extrakorporalen Zirkulation); auch scheinen Fälle von reversibler akuter Niereninsuffizienz erfaßt worden zu sein, die den Kriterien des eigentlichen akuten Nierenversagens nicht entsprechen. Eine Analyse von 5175 Eingriffen eines Zentrums ergab bei 1034 in Hypothermie ohne Herz-Lungen-Maschine durchgeführten Eingriffen nur in 0,1% ein akutes Nierenversagen, während es bei 2964 Operationen ohne Hypothermie und extrakorporale Zirkulation in 0,6% und bei 1117 Operationen mit Hypothermie und Anwendung der Herz-Lungen-Maschine in 2,7% der Fälle auftrat [1428]. Diese Aufstellung umfaßt allerdings nur die Korrektur von Vitien, nicht die Bypass-Chirurgie bei koronarer Herzerkrankung.

Bei Eingriffen an der abdominalen Aorta soll nach einer Übersicht von mehr als 1500 Fällen in etwa 3,8% mit einer postoperativen akuten Niereninsuffizienz zu rechnen sein [1409 a].

In der Chirurgie tritt neben das postoperative vor allem das posttraumatische Nierenversagen. Grundsätzlich wächst mit zunehmender Schwere des Traumas die

Gefahr des akuten Nierenversagens. Teshan et al. [2470, 2471] sahen es im Korea-Krieg bei 40% der schweren und 0,5% aller Verwundungen. Bei Verbrennungen ist es offenbar nicht zu befürchten, wenn weniger als 15% der Körperoberfläche betroffen sind. Während früher in der Chirurgie der hypovolämische oder kardiogene Schock die häufigste Ursache eines postoperativen oder posttraumatischen akuten Nierenversagens war, ist es heute vor allem der septische Schock (Literatur bei Schuster [2250]).

Nach Nierentransplantationen tritt eine akute Niereninsuffizienz in etwa 15-35% der Fälle auf [1502, 1989, 2165]; dabei ist zu unterscheiden zwischen dem ischämiebedingten eigentlichen akuten Nierenversagen, dem Verschluß der Nierenarterie und der akuten oder hyperakuten Abstoßung als Ursache. Das ischämisch bedingte akute Nierenversagen hängt in seiner Häufigkeit und Ausprägung offenbar von der Dauer der warmen und kalten Ischämiezeit der transplantierten Niere, der verwendeten Perfusionslösung [188] und der Art der Aufbewahrung der explantierten Niere ab. So soll ein verzögertes Anspringen der Nierenfunktion nach Transplantation seltener sein, wenn das Transplantat pulsatil perfundiert und nicht nur hypotherm aufbewahrt wird [2374]. Die tierexperimentelle Beobachtung, eine Splenektomie schütze vor einem akuten Nierenversagen [1631, 1632], fand in vergleichenden Beobachtungen bei nichtsplenektomierten und splenektomierten menschlichen Transplantatempfängern keine Bestätigung [1988].

In der Gynäkologie und Geburtshilfe tritt ein akutes Nierenversagen häufig nach septischem Abort auf. Es bestehen allerdings erhebliche Unterschiede zwischen einzelnen Staaten. 1966 wurde er z. B. für 75% aller Fälle von akuter Niereninsuffizienz in Chile verantwortlich gemacht [873]; ähnlich war die Situation in Frankreich [605 a], während der Anteil in den angloamerikanischen Ländern, im deutschsprachigen Raum oder in Skandinavien deutlich geringer war [140, 252, 2356, 2423]. Im Laufe der letzten Jahre ist infolge der zunehmenden Freigabe des Schwangerschaftsabbruchs - unter bestimmten Voraussetzungen bis zu seiner Legalisierung - das akute Nierenversagen nach Abort in vielen Ländern zahlenmäßig bedeutungslos geworden.

Gelegentlich liegt bei der akuten Niereninsuffizienz im Zusammenhang mit einer Schwangerschaft oder Geburt ein akutes Nierenversagen in Form der bilateralen Nierenrindennekrose vor. In 60-80% der Fälle soll eine vorzeitige Lösung der Plazenta die Ursache sein [1836, 2147 a]. Eine vorausgegangene Schwangerschaftsnephropathie oder eine arteriosklerotisch vorgeschädigte Niere wirken offenbar disponierend [1836]. Eine Niereninsuffizienz in der Schwangerschaft kann auch bei präexistenter Nierenschädigung im Sinne einer Pfropfgestose auftreten; in diesen Fällen handelt es sich aber nicht um eine eigentliche akute Niereninsuffizienz, sondern um akute Schübe einer chronischen Nephropathie.

Nach urologischen Operationen ist eine akute Niereninsuffizienz wider Erwarten relativ selten.

Bei intravenöser Applikation von Kontrastmitteln zur Uro-, Chole-, Vaso- und Kardiographie, aber auch nach oraler Cholezystographie [398], wurden akute Niereninsuffizienzen beobachtet. Die Angaben über die Häufigkeit schwanken zwischen 0 und 13% [398, 2709]. Dies beruht auf der Inhomogenität des Krankenguts und den unterschiedlichen Arten und Mengen der benutzten Kontrastmittel. Offenbar sind Schädigungen der Nieren, wie auch andere Zwischenfälle, durch die Verwendung der modernen trijodierten Röntgenkontrastmittel seltener geworden. Doch besteht kein Zweifel darüber, daß auch dabei eine Reihe von Faktoren das Risiko eines akuten Nierenversagens erhöht:

- Paraproteinämie (Plasmozytom)
- Diabetes mellitus
- Hohes Alter
- Präexistente Nierenschäden mit erhöhtem Serumkreatinin und/oder Proteinurie
- Ausgeprägte Hyperurikämie
- Hypalbuminämie?
- Vorbehandlung mit potentiell nephrotoxischen Medikamenten (z. B. Gentamycin)

Dies gilt in erster Linie für die Paraproteinämie beim Plasmozytom, das aber bei ausreichender Hydratation des Patienten heute keine absolute Kontraindikation zur intravenösen Kontrastmittelanwendung mehr abgibt [1932]; sie bleibt dabei aber nach wie vor Ausnahmefällen vorbehalten. Auch für die übrigen aufgeführten Risikofaktoren gilt, daß sie weniger als solche, vor allem aber zusammen mit einer Dehydration, zu einem akuten Nierenversagen führen können.

3.2 Verlauf

Unabhängig von ätiologischen und pathogenetischen Faktoren ist das klinische Bild der akuten Niereninsuffizienz, insbesondere des akuten Nierenversagens im engeren Sinne, im wesentlichen gleichförmig und durch den Ausfall der Hauptfunktionen der Niere geprägt. Es kommt in der Mehrzahl der Fälle zunächst zu einer Oligurie oder Anurie*. Gleichzeitig entwickelt sich eine meist rasch zunehmende Azotämie und als typischstes Zeichen einer Störung des Elektrolythaushalts eine Hyperkaliämie. Stellt sich die Nierentätigkeit schließlich wieder ein, so nimmt als erstes die Harnmenge zu und geht sprunghaft oder allmählich in eine Polyurie über, die sogar 5000-10000 ml/24 h betragen kann und sich nur langsam wieder zurückbildet. Die Azotämie nimmt fast regelmäßig so lange zu, bis die Harnmengen ihr polyurisches Maximum erreicht haben, und fällt erst dann ab. Das Plasmakalium steigt dagegen i. allg. nicht mehr, sobald die 24-h-Diurese 1000 ml überschreitet. Während der Polyurie entwickelt sich meist sogar eine Hypokaliämie.

Abbildung 117 gibt das typische Verhalten der Diurese, des Kreatinins und des Kaliums im Plasma beim akuten Nierenversagen schematisch wieder. Der gesamte Verlauf erstreckt sich vielfach über einen wesentlich längeren Zeitraum; die Beziehungen zwischen Diurese, Azotämie und Hyperkaliämie bleiben prinzipiell jedoch gleichartig.

Entsprechend wurden im Ablauf der akuten Niereninsuffizienz üblicherweise folgende Stadien unterschieden:

1. Schädigungs- oder Initialstadium. (In ihm bildet sich die Läsion der Niere erst aus. Es erstreckt sich vom schädigenden Ereignis - Schock, Intoxikation - bis zum Auftreten der manifesten, organisch bedingten Insuffizienz.)
2. Anurisch-oligurisches Stadium
3. Polyurisches Stadium

---

* Begriffsbestimmung. 24-h-Diurese: 0 ml = komplette Anurie, unter 100 ml = Anurie, 100-500 ml = Oligurie, über 2000 ml = Polyurie

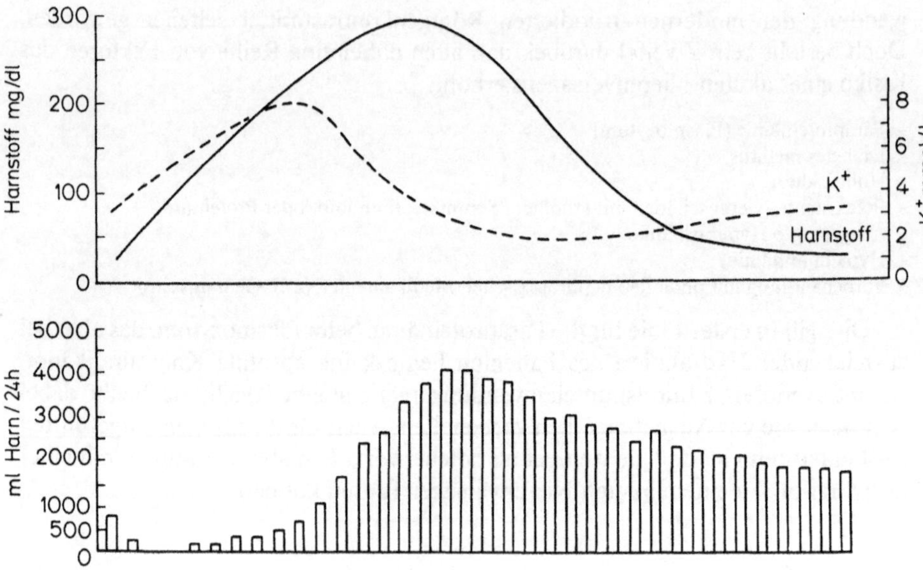

Abb. 117. Typisches Verhalten von Harnstoff, Plasmakalium und Diurese bei akutem Nierenversagen (schematisch)

Diese Verlaufseinteilung berücksichtigt allerdings nicht, daß sich der Übergang von der oligurischen zur polyurischen Phase über eine mengenmäßig normale Ausscheidung vollzieht und läßt das Verhalten der harnpflichtigen Substanzen im Plasma außer acht. Außerdem berücksichtigt es nicht jene Fälle von akutem Nierenversagen, bei denen eine initiale Reduktion der Harnmengen fehlt oder sogar von Beginn an eine Polyurie vorliegt (nichtoligurisches akutes Nierenversagen). Solche Formen wurden im Laufe der Zeit mit zunehmender Häufigkeit beobachtet; ob sie tatsächlich häufiger sind oder einfach besser erkannt werden, sei dahingestellt. Zu bezweifeln ist, daß sie Folge der heute vielfach üblichen frühzeitigen Therapieversuche mit Furosemid beim akuten Nierenversagen sind.

Berücksichtigt man überdies, daß bei der akuten Niereninsuffizienz infolge Glomerulonephritis oder der akuten Nierenrindennekrose die Wiederherstellung der Nierenfunktion oft gar nicht oder nur unvollständig erfolgt, ein polyurisches Stadium sich dabei gar nicht erst einstellt, so erweist sich die herkömmliche Stadieneinteilung, die auf die Diurese abhebt (anurisch-oligurische Phase/polyurische Phase) als nur beschränkt geeignet. Wetzels u. Herms [2644a] schlugen deshalb ein Einteilungsprinzip für den Verlauf der akuten Niereninsuffizienz vor, das sich ausschließlich am Verhalten der harnpflichtigen Substanzen im Serum orientiert, damit die wesentlichste Funktionsstörung der Niere in den Vordergrund stellt und folgende Phasen unterscheidet:

1. Schädigungs- oder Initialphase
2. Insuffizienzphase mit kontinuierlichem Anstieg der harnpflichtigen Substanzen im Blut
3. Restitutionsphase mit Rückbildung der Azotämie.

Die Dauer der Anurie/Oligurie beträgt meist 7-20 Tage, der fortschreitenden Azotämie 11-24 Tage. Etwa 10-18 Tage entfallen auf die Zeit vom Einsetzen des spontanen Rückgangs der Retention harnpflichtiger Substanzen bis zur Normalisierung ihrer Serumwerte [252, 363, 670, 873, 1355, 1573, 2439, 2643]. Im Einzelfall können jedoch erhebliche Abweichungen auftreten; im Extrem wurde ein Wiederingangkommen der Nierenfunktion erst nach 11 Monaten beobachtet [2674].

Während des Stadiums der zunehmenden Azotämie kommt der Patient in schweren Fällen ohne Behandlung infolge der toxischen Wirkung der retinierten harnpflichtigen Substanzen in den Zustand der Urämie mit Übelkeit, Erbrechen, schließlich Somnolenz und Koma, petechialen Hautblutungen, Gastroenterokolitis, Perikarditis, Pleuritis. Gleichzeitig entwickelt sich eine nephrogene Anämie. Infolge der Störungen des Elektrolyt- und Säure-Basen-Haushalts treten insbesondere Symptome der Kaliumtoxikation auf (Schwäche oder Fehlen der Sehnenreflexe; Kribbeln und Taubheit an Händen und Füßen, Lippen und Zunge; Lähmung der Extremitäten; Herzrhythmusstörungen). Als Folge einer zunehmenden Azidose beschleunigt und vertieft sich die Atmung (Kussmaul-Atmung).

Ödeme entwickeln sich beim akuten Nierenversagen, von der akuten Glomerulonephritis abgesehen, allenfalls erst nach einigen Tagen, wenn die Flüssigkeitszufuhr nicht einer verminderten Ausscheidung angepaßt worden ist. Sie sind also Ausdruck eines Therapiefehlers. Das gleiche gilt für die sog. „fluid-lung" (s. S. 365). Eine Blutdrucksteigerung kann vorkommen, ist aber nicht die Regel.

Es finden sich oft eine geringe Hyponatriämie, Hypochlorämie und Hypokalzämie. Soweit Harn ausgeschieden wird, liegt sein spezifisches Gewicht um 1010. Beim akuten Nierenversagen im eigentlichen Sinne zeigt der Urinstatus allenfalls eine unbedeutende Proteinurie und wenige Erythrozyten, Leukozyten und Zylinder im Sediment. Für eine Hämolyse ist die Rotfärbung des Urins, für eine Myolyse seine Braunfärbung typisch. Bei primär renalen Ursachen (Glomerulonephritis, Pyelonephritis) der akuten Niereninsuffizienz entspricht er der Grundkrankheit.

Nach der anurisch-oligurischen Phase oder bei primär polyurischem Nierenversagen besteht die Gefahr der Dehydration und der Hypokaliämie, wenn keine entsprechende Substitution erfolgt.

Ist das akute Krankheitsbild überwunden und haben sich Diurese, Azotämie und Elektrolytstörungen normalisiert, folgt über Monate noch eine Periode der weiteren Erholung der Nierenfunktion. Entsprechende Untersuchungen (Konzentrationsversuch, osmolare Clearance, Inulin- und PAH-Clearance) ergeben zunächst noch deutliche Leistungseinbußen, lassen mit der Zeit aber eine stetige Besserung erkennen. Schließlich stellt sich nach dem akuten Nierenversagen im engeren Sinne eine weitgehende morphologische und funktionelle Restitution ein, während bei der Niereninsuffizienz nach Glomerulonephritis häufig und nach bilateraler Nierenrindennekrose fast immer Dauerschäden bis zur terminalen Niereninsuffizienz zurückbleiben [51, 283, 606, 669, 678, 685, 828, 1315, 2544, 2643]. Abbildung 118 zeigt anhand der Inulinclearance die mit der Zeit fortschreitende Besserung der Nierenfunktion mit Ausnahme 1 Falles von bilateraler Nierenrindennekrose.

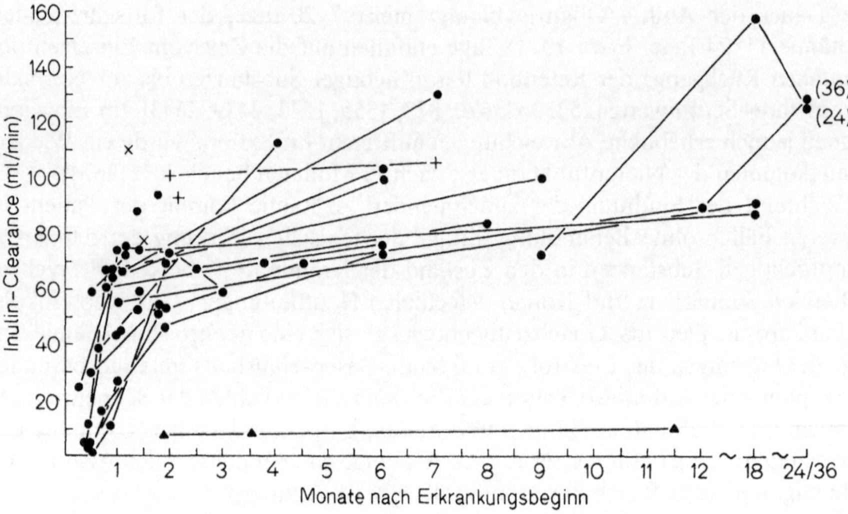

Abb. 118. Verhalten der Inulinclearance bei 31 Patienten nach akutem Nierenversagen. ▲ Bilaterale Nierenrindennekrose

3.3 *Diagnose und Differentialdiagnose*

Ein plötzlich beginnender und rascher Anstieg der harnpflichtigen Substanzen im Blut ist das obligate und charakteristische Kennzeichen der akuten Niereninsuffizienz und der wesentliche Ausdruck der eingetretenen Funktionsstörung. Oligurie bzw. Anurie ist zwar das häufigste und oft alarmierendste Leitsymptom, doch ist es nicht obligat (polyurisches akutes Nierenversagen). Da es überdies auch bei intakter Nierenfunktion (z. B. durch Wasserentzug, starkes Schwitzen postoperativ) physiologischerweise vorkommen, durch kurzfristige Störung der Kreislauffunktion als reversibles Ereignis eintreten oder durch eine mechanische Verlegung der harnableitenden Wege vorgetäuscht sein kann, ergibt sich, daß eine reduzierte Harnausscheidung allein kein Symptom der akuten Niereninsuffizienz darzustellen braucht. Dennoch ist bei jeder plötzlich eingetretenen Oligurie oder Anurie eine solche Störung in Betracht zu ziehen.

Gegen die akute Niereninsuffizienz sind differentialdiagnostisch abzugrenzen:
1. die Verlegung der harnableitenden Wege (Harnsperre),
2. die funktionelle (reversible, „prärenale") Niereninsuffizienz bzw. die extrarenale Azotämie;
3. die akute Dekompensation einer chronischen Nephropathie,
4. das Terminalstadium einer chronischen Niereninsuffizienz.

Gerade im Hinblick auf die Indikation zur Dialysebehandlung ist eine sichere Diagnose erforderlich. So kann bei der akuten Niereninsuffizienz eine Dialyse sofort notwendig sein, während sie – trotz gleichartiger Laborbefunde – bei den differentialdiagnostisch erwähnten Zuständen noch nicht, nicht mehr oder überhaupt nicht in Betracht zu kommen braucht.

Eine Abflußbehinderung des Harns kann oft schon aus der Anamnese (vorangegangene Nierenkolik; imperativer aber erfolgloser Harndrang) oder die unmittelbare Untersuchung (klopfempfindliches Nierenlager, gefüllte Blase) erkannt werden. Allerdings ist ein stummer Steinverschluß der Harnleiter nicht selten; vielfach liegt dabei eine reflektorische Darmatonie vor, und die Patienten werden unter Verwechslung von Ursache und Wirkung mit „Nierenversagen bei Subileus" eingewiesen. Umauerungen und Verlegungen der Harnleiter durch fortgeschrittene Genitalkarzinome sind bei Frauen als Ursache einer sich zwar langsam entwickelnden, aber dann plötzlich auftretenden Harnsperre nicht selten. Die früher zur Differentialdiagnose als obligat angesehene Katheterisierung und retrograde Ureterensondierung ist durch die Sonographie praktisch überflüssig geworden, die bei jedem Patienten mit Oligurie angewandt werden sollte und die in Zweifelsfällen durch eine Perfusionsszintigraphie ergänzt werden kann.

Schwierig kann es sein, das akute Nierenversagen gegen eine extrarenale Azotämie oder eine funktionelle Niereninsuffizienz abzugrenzen. Allein schon durch übermäßige alimentäre Eiweißzufuhr kann beim völlig Nierengesunden eine Azotämie erzeugt werden [2642]. Postoperativ und nach Unfällen, insbesondere mit ausgedehnten Weichteilverletzungen, findet sich ein gesteigerter Abbau von Eiweiß [1738, 1907]. Derartige Zustände sind nicht selten kombiniert mit Dehydration und Blutdruckabfall. Erscheinungen einer Niereninsuffizienz können dementsprechend extrarenal bedingt oder Folge einer herabgesetzten Nierendurchblutung und damit einer reduzierten Filtration sein. Im letzteren Fall ist es aber nur eine Frage von Dauer und Intensität der Störung und konditionierender Faktoren (Vorschädigung der Nieren, Aktivität des Reninsystems, Zusatzerkrankungen, medikamentöse Therapie), ob und wann sich ein typisches akutes Nierenversagen entwickelt. Die funktionelle Nephropathie kann also der Schädigungs- bzw. Initialphase des akuten Nierenversagens entsprechen.

Vielfach machen Zeichen des Volummangels (trockene Haut, Hypotonie, niedriger zentraler Venendruck, erhöhter Hämatokritwert, hohes Gesamteiweiß) eine funktionelle Niereninsuffizienz wahrscheinlich, die sich bestätigt, wenn nach Ausgleich eines Flüssigkeits- oder Elektrolytdefizits sich die Diurese rasch normalisiert und die Azotämie zurückgeht.

Die Frühdiagnose einer funktionellen wie auch einer echten akuten Niereninsuffizienz wird erleichtert, wenn man bei allen Ereignissen, die einen solchen Zustand zur Folge haben können, nicht nur die Diurese über mehrere Tage und dabei möglichst stündlich verfolgt, sondern auch die harnpflichtigen Substanzen im Serum zunächst täglich bestimmt. Steigen sie an, so läßt sich zwischen funktioneller Störung und etablierter Schädigung der Niere nach unseren Erfahrungen am besten anhand des Konzentrationsindex für Harnstoff (Urinkonzentration/Plasmakonzentration) unterscheiden. Beim akuten Nierenversagen liegt der U/P-Harnstoff regelmäßig unter 10, meist unter 5 [362, 363, 1856, 1925 a, 2643], bei der funktionellen Nephropathie bzw. bei extrarenaler Azotämie höher. Das U/P-Kreatinin ist meistens größer als 15, solange noch eine funktionelle Nephropathie vorliegt [1856]. Analog verhalten sich spezifisches Gewicht bzw. Osmolarität des Harns. Sie liegen beim akuten Nierenversagen unter 1015 oder 400 mosmol/l und sind bei der funktionellen Niereninsuffizienz oft auf über 1025 bzw. 600 mosmol/l erhöht. Die Bestimmung der Natriumkonzentration des Harns, die in den ersten Tagen eines akuten Nierenversagens meist unter 30 mmol/l erniedrigt sein soll [811 a, 2572], halten wir demgegenüber für diagnostisch weniger zuverlässig, zumal außer niedrigen auch hohe [1695 a] und wechselnde [2643] Natriumkonzentrationen gefunden wurden.

Zieht man die Natriumkonzentration zur Differentialdiagnose heran, so sollte man die fraktionelle Natriumausscheidung bestimmen [163, 1856]. Sie gibt das im Harn ausgeschiedene Natrium in Prozent des glomerulär filtrierten an und wird folgendermaßen bestimmt:

$$FE_{Na} = \frac{U_{Na} \times P_{Kr}}{P_{Na} \times U_{Kr}} \cdot 100 \qquad \text{(Gl. 66)}$$

FE_{Na} = fraktionelle Natriumausscheidung
U_{Na} = Natriumkonzentration im Urin
P_{Na} = Natriumkonzentration im Plasma
U_{Kr} = Kreatininkonzentration im Urin
P_{Kr} = Kreatininkonzentration im Plasma

Bei funktioneller Niereninsuffizienz beträgt die fraktionelle Natriumausscheidung meist weniger als 1%, beim akuten Nierenversagen liegt sie darüber. Ausnahmen wurden bei Nierenversagen infolge Myolyse gefunden [2395].

Schwierig kann es gelegentlich sein, eine akute Niereninsuffizienz von der akuten Dekompensation einer chronischen Nephropathie abzugrenzen. Wesentlich sind in diesen Fällen die Vorgeschichte und das klinische Bild. Meistens handelt es sich um frische pyelonephritische Schübe, die auch einmal einer chronischen Glomerulonephritis aufgepfropft sein können. Wesentlich zur Entscheidung tragen auch der Urinbefund und die Sonographie der Nieren bei. Während bei akuten Nierenerkrankungen, einschließlich des akuten Nierenversagens, die Nierengröße die Normalwerte von 11 × 5 cm oder 3-4 Wirbelhöhen überschreitet und der Parenchymsaum dabei verbreitert ist, weisen kleinere Maße auf eine chronische Nierenerkrankung hin. Nicht zu vergessen ist jedoch, daß sich ein akutes Nierenversagen durchaus auf eine chronisch vorgeschädigte Niere aufpfropfen kann, so daß Mischbilder entstehen; ein Beispiel ist das akute Nierenversagen nach Kontrastmittelgabe bei einer präexistenten diabetischen Nephropathie.

Bei leerer Anamnese bietet auch das oligurische Terminalstadium einer chronischen Niereninsuffizienz gelegentlich Anlaß zur Verwechslung mit der akuten Niereninsuffizienz. Ausgeprägte Anämie spricht für den chronischen Prozeß. Bei akuter Niereninsuffizienz ist sie initial nicht vorhanden, es sei denn, daß eine Blutung vorausgegangen ist. Ausgeprägte Hypokalzämie und ein stark erhöhtes Serumkreatinin machen ebenfalls das Terminalstadium einer chronischen Nephropathie wahrscheinlich, während bei der akuten Niereninsuffizienz hohe Harnstoffwerte vielfach zu einer nur mäßigen Retention von Kreatinin kontrastieren. Auch hier hilft die Sonographie weiter: Kleine Nierenschatten finden sich bei chronischen Prozessen mit Reduktion des Parenchyms, typische Veränderungen mit zahlreichen echoleeren Strukturen bei Zystennieren.

Nur selten ist zur Klärung eine Punktionsbiopsie der Niere notwendig, deren Indikation streng zu stellen ist und die unter allen Umständen zu unterbleiben hat, wenn eine hämorrhagische Diathese besteht. In den ersten beiden Tagen nach einer solchen Punktion sollte möglichst keine Hämodialyse mit Heparinisierung durchgeführt werden, um eine evtl. Nachblutung zu verhindern.

Das intravenöse Urogramm spielt bei der Diagnose und Differentialdiagnose der akuten Niereninsuffizienz keine Rolle. Bei ausgeprägter Azotämie kommt eine Darstellung des Nierenbeckenkelchsystems nicht zustande; ein nephrographischer Effekt, der einen Verschluß der Nierenarterien ausschließt und die Größe der Organe erkennen läßt, wurde zwar bei sehr hohen Dosen beobachtet [424], doch dürfte das Risiko einer solchen Maßnahme nicht in der rechten Relation zu ihrem Nutzen stehen. Nur in Ausnahmefällen, bei dringendem Verdacht auf einen Verschluß der Nierenarterien, kommt die Aortorenographie in Betracht. Die Computertomographie erbringt gegenüber den anderen diagnostischen Verfahren, insbesondere der Sonographie, bei Verdacht auf akute Niereninsuffizienz meist keine zusätzliche Information. Keine Bedenken bestehen gegen eine routinemäßige Abdomenleeraufnahme, die röntgendichte Konkremente und vielfach auch die Nierengröße erkennen läßt.

Ist die Diagnose einer akuten Niereninsuffizienz gesichert, bleibt zu klären, welcher Art sie ist. Aufgrund von Vorgeschichte und Verlaufsbeobachtung ist dies meist leicht zu entscheiden.

Finden sich Schock, Volummangel, Sepsis, operative Eingriffe oder Exposition gegenüber Nephrotoxinen bzw. nephrotoxischen Medikamenten in der unmittelbaren Vorgeschichte, so macht dies ein akutes Nierenversagen im engeren Sinne wahrscheinlich. Beim akuten Nierenversagen nach Rhabdomyolyse ist die erhebliche Erhöhung der Kreatinkinase, beim urämisch-hämolytischen Syndrom neben der Thrombozytopenie die Erhöhung der LDH typisch.

Ein Nierenversagen im Verlauf einer Pankreatitis, nach Fruchtwasserembolie oder vorzeitiger Plazentalösung, bei Verbrauchskoagulopathie und auch beim hämolytisch-urämischen Syndrom muß an eine bilaterale Nierenrindennekrose denken lassen. Bei ihr findet sich meist eine besonders lang anhaltende komplette Anurie oder Oligurie, und eine polyurische Phase wird im weiteren Verlauf vermißt [669, 2631, 2644].

Die akute bakterielle Pyelonephritis mit akuter Niereninsuffizienz ist aufgrund ihres meist foudroyanten Verlaufs mit hohen Temperaturen, ausgeprägter Leukozytose, deutlicher Schmerzhaftigkeit der Nierenlager, Leukozyturie und Bakteriurie i. allg. leicht zu diagnostizieren. Leicht zu erkennen ist auch die interstitielle Nephritis im Verlauf von Infektionskrankheiten, während sie als Hypersensitivitätsreaktion, z. B. auf Arzneimittel, aus dem klinischen Verlauf kaum diagnostiziert werden kann. Hier helfen anamnestische Hinweise und - jedoch bei weitem nicht in allen Fällen - die Bestimmung von IgE und die Zählung der Eosinophilen.

Die akute Glomerulonephritis als Ursache einer Niereninsuffizienz ist beim klassischen Krankheitsbild mit Hochdruck, Ödemen, Veränderungen am Augenhintergrund, Proteinurie und Erythrozyturie kaum zu verkennen, erst recht, wenn sich eine kurz zurückliegende typische Racheninfektion in der Vorgeschichte findet. Häufiger sind aber Formen mit Fehlen des einen oder anderen Symptoms. Sie sind nicht nur gegenüber der rapid progressiven Glomerulonephritis mit konsekutiver akuter Niereninsuffizienz, sondern auch gegenüber dem akuten Nierenversagen im engeren Sinne oft nur schwer abgrenzbar. Ist die Ursache der akuten Niereninsuffizienz nicht offensichtlich, muß die rapid progressive Glomerulonephritis unbedingt in Betracht gezogen werden. Um sie auszuschließen oder zu bestätigen, bedarf es der Nierenbiopsie mit licht-, elektronenmikroskopischer und nach Möglichkeit immunhistologischer Untersuchung des Punktats sowie immunologischer Untersuchungen des Blutes (Antistreptolysin, antinukleäre Faktoren, Basalmembran-Antikörper, Immunkomplexe).

An einen Verschluß der Nierenhauptarterien muß vor allem gedacht werden, wenn ein Vorhofflimmern - z. B. infolge einer Mitralstenose - besteht, Embolien in anderen Bereichen vorangegangen oder Hinweise für eine arterielle Angiopathie, insbesondere eine generalisierte Sklerose, vorhanden sind. Heftiger Flanken- oder Oberbauchschmerz und anschließende kurzfristige Makrohämaturie sind gelegentlich Begleiterscheinungen des Nierenarterienverschlusses. Sonographisch sind die Nieren normal groß oder verkleinert, szintigraphisch stumm. Bei dringendem Verdacht auf einen Verschluß der Nierenhauptarterien ist ein Aortorenogramm indiziert, da hiervon wichtige therapeutische Entscheidungen abhängen (s. S. 347).

Schwierigkeiten kann die Differentialdiagnose des akuten Nierenversagens bzw. der Anurie/Oligurie nach Nierentransplantation bereiten. Neben dem ischämisch bedingten akuten Nierenversagen kommen eine akute Abstoßungsreaktion und ein Gefäßverschluß sowie eine postrenale Abflußstörung in Betracht. Allein schon aus dem klinischen Befund kann vielfach eine Wahrscheinlichkeitsdiagnose gestellt werden; Schwellung des Organs, Umgebungsödem und Temperaturanstieg sprechen für eine akute Abstoßung. Hilfreich sind vor allem die Sequenzszintigraphie bei der Abgrenzung eines Gefäßverschlusses und die Sonographie zum Ausschluß einer postrenalen Abflußstörung. In Zweifelsfällen kann die Biopsie des Transplantats, insbesondere in Form der Feinnadelbiopsie, notwendig sein [373, 740, 1385]. Neuerdings wird die intrarenale Feinnadelmanometrie empfohlen [2369]; bei Abstoßung sei der Druck hoch, beim Nierenversagen im Sinne der akuten Tubulusnekrose niedrig, ebenso bei einer Schädigung des Organs durch Ciclosporin.

3.4 Komplikationen

Komplikationen der akuten Niereninsuffizienz sind vor allem

- Überwässerung in der anurisch-oligurischen Phase mit „Flüssigkeitslunge“, einem interstitiellen Lungenödem, das sich röntgenologisch vorwiegend in Form einer schmetterlingsförmigen perihilären Verschattung darstellt
- Herzstillstand durch Hyperkaliämie (in Diastole) in der anurisch-oligurischen Phase oder durch Hypokaliämie (in Systole) vor allem bei gleichzeitiger Digitalismedikation in der polyurischen Phase
- Sekundäre bakterielle Infektion in der polyurischen Phase, in der eine allgemeine Resistenzminderung besteht.

Zu bedenken ist, daß das akute Nierenversagen als solches bereits eine Komplikation eines andersartigen Grundleidens darstellt und sich häufig anderen Komplikationen dieses Leidens hinzugesellt. Gerade beim akuten Nierenversagen chirurgischer Patienten finden sich oft zusätzliche Vitalfunktionsstörungen, z. B. der Atmung und des Gastrointestinaltrakts (Ileus).

Drohende oder eingetretene Komplikationen der akuten Niereninsuffizienz sind für die therapeutischen Maßnahmen, insbesondere auch den Einsatz der extrakorporalen Detoxikation, von besonderer Bedeutung. Darauf wird später noch näher eingegangen werden (s. S. 354).

4 Basistherapie

In der Behandlung der akuten Niereninsuffizienz nehmen die Dialyse und verwandte Verfahren derzeit eine zentrale Stellung ein. Noch vor 2 Jahrzehnten wurden sie lediglich als Ergänzung zur konservativen Therapie, vielfach sogar als Ultima ratio, angesehen. Jetzt ist die Situation eher umgekehrt: Konservative Behandlungsmaßnahmen dienen als Basis der Dialysetherapie, auf die man nur bei wenigen Patienten mit leichten Verlaufsformen der akuten Niereninsuffizienz verzichtet.

Dem phasenhaften Verlauf des akuten Nierenversagens sind die therapeutischen Maßnahmen anzupassen. Daraus ergeben sich folgende Ziele:

1) Schädigungs- oder Initialphase
   Alle Noxen sollten beseitigt werden (Kreislaufstörungen, Toxine, Medikamente).
2) Insuffizienzphase
   Der Ausfall der Nierenfunktion muß überbrückt werden (Dialyse, Hämofiltration, Bilanzierung, Ernährung).
3) Restitutionsphase
   Wasserhaushalts- und Elektrolytstörungen müssen verhindert bzw. korrigiert werden.

Die in der Schädigungs- bzw. Initialphase der akuten Niereninsuffizienz, speziell des akuten Nierenversagens im engeren Sinne, notwendigen Maßnahmen können hier nur in großen Zügen dargestellt werden. Da sich in diesem Stadium die eigentliche, insbesondere morphologisch determinierte Niereninsuffizienz erst entwickelt, gilt das ärztliche Handeln viel mehr der Prophylaxe als der Therapie.

Der *Prophylaxe* des zirkulatorisch ischämisch-hypoxisch bedingten akuten Nierenversagens dient die sofortige Behandlung von Schock- und Volummangelzuständen und insbesondere einer dadurch ausgelösten funktionellen Niereninsuffizienz, letztendlich die Prophylaxe von Schock und Volummangel per se. Das erfordert die Überwachung der Hämodynamik und des Wasser- und Elektrolythaushalts bei allen potentiell gefährdeten Patienten auf chirurgisch-anästhesiologischen und internistischen Intensivstationen. Wesentlich ist auch die Herstellung eines ausgeglichenen Wasser- und Elektrolythaushalts 1-2 Tage vor einer geplanten Operation.

Ist ein Schockzustand erst eingetreten, muß er - seiner Genese entsprechend (Volummangel, septisch, kardiogen, zentral) - so rasch wie möglich nach den üblichen Regeln behandelt werden.

Die Zufuhr von Blut, Plasma, sog. Plasmaexpandern oder sonstigen Infusionslösungen steht bei Volummangel im Vordergrund. Dabei ist es wesentlich, zwischen hypo-, iso- oder hypertoner Dehydration anhand des Serumnatriums und/oder der Serumosmolarität zu unterscheiden und die Infusionstherapie entsprechend anzupassen. Die Menge des notwendigen Volumens ist oft schwer abzuschätzen; am besten richtet man sich nach dem zentralen Venendruck, der 4-10 cm H_2O betragen soll. Ist das Gesamteiweiß erniedrigt, ist die Indikation für Plasmaproteinlösungen gegeben; ist es normal oder sogar erhöht, kommen in Abhängigkeit vom Natriumgehalt bzw. der Osmolarität des Plasmas Elektrolytlösungen oder die Zufuhr freien Wassers in Form von Glukose in Betracht. Bei der hypotonen Dehydration mit Hyponatriämie läßt sich das Natriumdefizit, das auszugleichen ist, nach folgender Formel berechnen:

$$\frac{(140 - \text{Serumnatrium}) \cdot \text{Körpergewicht (kg)}}{5} = \text{Natriumdefizit in mmol.} \quad \text{(Gl. 67)}$$

Man ersetzt eine Hälfte des Defizits durch 0,9%ige NaCl-Lösung (entsprechend 154 mmol/l), die andere durch zugesetztes 10- oder 20%iges NaCl-Konzentrat (entsprechend 1,7 oder 3,4 mmol/ml).

Da über eine ungünstige Wirkung von Dextranen auf die Nierenfunktion berichtet wurde und wiederholt Fälle von akuter Niereninsuffizienz beschrieben [75, 95, 228, 806, 1745, 2210] und auch von uns beobachtet wurden, halten wir Dextrane zur Behandlung des Volummangels, insbesondere des hypovolämischen Schocks, für wenig geeignet.

Gleichzeitig mit der Auffüllung des Gefäßsystems können bei Schockzuständen infolge Volummangels, die längere Zeit bestanden haben, peripher vasodilatierende Substanzen, z. B. Hydergin oder Dihydrobenzperidol, appliziert werden. Sie wirken der Zentralisation des Kreislaufs entgegen, verbessern die Mikrozirkulation und bauen damit die Gewebsazidose ab, die im Verlauf jedes längerwährenden Schocks entsteht.

Beim kardiogenen Schock, z. B. infolge Herzinfarkts, ist die spezifische Herztherapie vordringlich. Im Hinblick auf die Funktion der Niere ist unter den über eine β_1-Rezeptorenstimulation positiv-inotrop wirkenden Substanzen das Dopamin von besonderem Interesse; es setzt den Gefäßwiderstand der Niere herab [92, 1750, 2023, 2458], wobei die Durchblutung im Nierenmark stärker als in der Nierenrinde zunimmt [1687]. Die glomeruläre Filtration steigt nur gering, die Natriumausscheidung, aufgrund einer verminderten tubulären Resorption, jedoch deutlich an. Zu einem großen Teil dürften diese Effekte durch einen unmittelbaren Angriffspunkt von Dopamin an der Niere und nicht über eine Stimulation von β_1-Rezeptoren zustande kommen. Die Dosierung von Dopamin sollte 1,5–3 µg/kg KG/min betragen; bei höheren Dosen tritt zunehmend eine nichterwünschte α-Rezeptorenstimulation auf [2279].

Im Gegensatz zu Dopamin besitzt der β_1-Stimulator Dobutamin ausschließlich Wirkungen am Herzen; er hat keinen direkten Einfluß auf die periphere, insbesondere renale Hämodynamik. Besserung der Nierenfunktion unter Dobutamin bei kardiogenem Schock ist ausschließlich eine indirekte Folge der positiv-inotropen Wirkung der Substanz und des dadurch verbesserten Herzzeitvolumens. In der Therapie des kardiogenen Schocks ist im Hinblick auf die Prophylaxe des akuten Nierenversagens die Kombination des kardioselektiv wirkenden Dobutamins mit dem am Herzen und an der Niere angreifenden Dopamin besonders günstig [2279].

Beim septischen Schock (Endotoxinschock), der besonders häufig durch gramnegative Erreger hervorgerufen wird, steht die antibiotische Therapie im Vordergrund. Er kann mit Volummangel und Zentralisation des Kreislaufs, aber auch mit einer Gefäßdilatation einhergehen, die durch zentralen oder peripheren Angriff der Toxine hervorgerufen ist. Die spezielle Therapie des Schocks ist dementsprechend situationsbedingt.

Der neurogene Schock tritt als Folge einer Schädigung der Vasomotorenzentren, z. B. durch zerebrale Blutungen, Intoxikationen (auch bakterielle Endotoxine) auf und geht mit einer peripheren Gefäßdilatation einher. Er erfordert α-Rezeptoren-stimulierende und damit vasokonstriktiv wirkende Substanzen wie Noradrenalin oder Etilefrin. Die Befürchtung, durch solche Pharmaka über eine renale Gefäßdrosselung die Nierendurchblutung und die Filtration weiter zu verschlechtern und damit einem akuten Nierenversagen sogar Vorschub zu leisten, ist dabei nicht berechtigt, da verschiedene Untersuchungen [198, 820, 1752, 2478] das Gegenteil ergaben.

Der anaphylaktische Schock wird im wesentlichen mit Kortikosteroiden in hoher Dosierung, Adrenalin und Antihistaminika therapiert.

Bei jeder Art des Schocks, erst recht wenn er längere Zeit besteht, tritt die Gefahr thromboembolischer Komplikationen auf, so daß Heparin in niedriger Dosierung (z. B. 3 × 5000 I. E. s. c.) angezeigt ist. Vor allem beim septischen Schock ist eine Verbrauchskoagulopathie nicht selten, so daß Heparin in höherer Dosis notwendig wird.

Liegt eine Vergiftung mit nephrotoxisch wirkenden Substanzen vor, so wird man versuchen, sie zu inaktivieren oder zu eliminieren und damit einem manifesten akuten Nierenversagen vorzubeugen. Dementsprechend ist bei Schwermetallintoxikationen Penicillamin oder Sulfactin zu geben. Bei Vergiftungen mit organischen Lösungsmitteln oder Pilzen kann versucht werden, durch eine sofortige Dialyse, Plasmapherese oder Hämoperfusion das Toxin zu entfernen, noch ehe es zu einer wesentlichen Alteration des Nierenparenchyms kommt (s. auch S. 605).

Neben den erwähnten allgemeinen Maßnahmen zur Bekämpfung von Volummangel, Schock oder Vergiftungen soll versucht werden, die Nierenfunktion selbst durch Verbesserung der intrarenalen Zirkulation günstig zu beeinflussen. Auf die Wirkung von Dopamin wurde bereits beim kardiogenen Schock hingewiesen. Zwei weitere Substanzen stehen zur Diskussion: Mannit und Furosemid. Mannit verbessert - wahrscheinlich durch Dilatation der Vasa afferentia - über eine Verminderung des intrarenalen Gefäßwiderstands die Nierendurchblutung; diese Wirkung soll auch bei arterieller Hypotension vorhanden sein [1931]. Als osmotisch aktive und, jedenfalls im intakten Tubulus, nicht rückresorbierbare Substanz setzt Mannit außerdem die tubuläre Wasserrückdiffusion herab und erhöht über die dadurch bedingte osmotische Diurese die tubulären Durchflußvolumina. Eine Wirkung von Mannit ist daher zu erwarten, solange noch eine glomeruläre Filtration stattfindet und funktionelle Störungen Ursache einer reduzierten Harnbildung sind. Sein Effekt ließ sich insbesondere bei Anwendung der extrakorporalen Zirkulation bei herzchirurgischen Eingriffen demonstrieren [656, 1277, 2648]. Die dabei vorliegende Abnahme der Nierendurchblutung wurde durch Mannit zwar nicht aufgehoben, aber wesentlich gemildert; sein Einfluß auf die Reduktion des Glomerulusfiltrats war weniger ausgeprägt, die Diurese hingegen eindeutig gesteigert. Um so mehr verwundert es, daß die gleichen Untersucher bei mehr als 1000 Operationen mit extrakorporaler Zirkulation, bei denen in der Hälfte der Fälle Mannit gegeben wurde, ein akutes Nierenversagen in beiden Gruppen gleich häufig sahen.

Dennoch halten wir es in Übereinstimmung mit Heinze [1093] und anderen Autoren [1515 a, 2228 a] auch heute noch für berechtigt, bei Zuständen, welche die Gefahr einer akuten Niereninsuffizienz in sich bergen, insbesondere vor eingreifenden Operationen, Mannit zu geben. Bei noch bestehender Diurese lassen wir 500 ml einer 20%igen Lösung in einem Zeitraum von 6-12 h intravenös einlaufen.

Besteht bereits eine Oligurie oder Anurie im Sinne eines funktionellen Nierenversagens, so kann man in Anlehnung an ein Schema von Barry u. Malloy [157] beim Erwachsenen 0,2 g Mannit je kg Körpergewicht in Form einer 10- oder 20%igen Lösung innerhalb von 5-10 min intravenös geben. Kommt eine Diurese nach dieser Testdosis nicht in Gang, wird sie nach 2 h nochmals appliziert. Spricht die Niere auch jetzt nicht an, unterbleibt die weitere Zufuhr von Mannit. Stellt sich jedoch die Harnproduktion nach der ersten oder zweiten Mannitinfusion ein, wird 20%ige Mannitlösung weiter infundiert, wobei die Infusionsgeschwindigkeit derart reguliert wird, daß die stündliche Harnproduktion etwa 80-100 ml beträgt. Läßt sich kein größeres Volumen als 40-80 ml/h erreichen, so dürfen nicht mehr als 100 g Mannit (500 ml oder 20%igen Lösung) innerhalb 24 h verabfolgt werden, da sonst Komplikationen drohen. Auch andere Applikationsschemata für Mannit sind bekannt. Absolute Kontraindikationen zu Mannit sind kardiale Dekompensation, schwere Hypertonie und sowohl De- als auch Hyperhydration. Die unkritische Anwendung von Mannit kann zu lebensbedrohlichen Intoxikationen führen [293].

Über die Wirkung von Furosemid zur Prophylaxe des akuten Nierenversagens sind die Meinungen geteilt. Wir verwenden, ähnlich wie Brass [312], Furosemid im Sinne einer Testsubstanz. Kommt es unter der Infusion von 15 mg Furosemid je kg Körpergewicht innerhalb von 4 h zu einer Diurese von wenigstens 40 ml/h, so liegt wahrscheinlich nur ein funktionelles Nierenversagen vor, und es ist sinnvoll, in der Folge die Diurese gegebenenfalls mit Furosemid und Volumenzufuhr weiter aufrechtzuerhalten. Bleibt die Testdosis erfolglos, geben wir einmalig 1000 mg Furosemid innerhalb 24 h. Führt dies zu keinem Erfolg, werden keine weiteren Versuche mit Furosemid unternommen, andernfalls jedoch weiterhin hohe Dosen der Substanz (500-1000 mg täglich) gegeben. Kontraindiziert ist Furosemid, solange eine Dehydration, insbesondere mit Hyponatriämie besteht, die vor seiner Anwendung ausgeglichen werden muß. Wirkungslos ist die Substanz, wenn aus hämodynamischen oder anderen Gründen kein Glomerulusfiltrat mehr gebildet wird, da sie von der luminalen Seite am Tubulusepithel angreift, wo sie vorwiegend im aufsteigenden Teil der Henle-Schleife die Natriumrückresorption bremst.

Fehlender Effekt von Mannit oder Furosemid zeigt an, daß die Schädigungsphase einer akuten Niereninsuffizienz bzw. eine funktionelle Nephropathie nicht mehr vorliegt, sondern daß das akute Nierenversagen bereits etabliert ist. Kommt die Diurese in Gang oder steigert sie sich gar, so ist insbesondere bei Anwendung von Furosemid eine akute Niereninsuffizienz jedoch keineswegs ausgeschlossen. Möglicherweise ist nämlich lediglich ein oligurisches in ein nichtoligurisches akutes Nierenversagen transformiert worden. Tägliche Kontrollen von Harnstoff und Kreatinin sind daher notwendig, um eine falsch positive Furosemidantwort zu erkennen. Eine evtl. diuretikainduzierte Hypovolämie, -kaliämie oder -natriämie ist zu beachten und rechtzeitig zu korrigieren.

Berichte über die Wirkung von Furosemid beim manifesten akuten Nierenversagen [340, 413, 706, 818, 864, 867, 1716, 1767] sind widersprüchlich. Es wurden Tagesdosen von Furosemid zwischen 20 und 2000 mg angewandt. Kleinknecht et al. [1355] konnten in einer randomisierten Studie keinen Einfluß von Furosemid auf die mittlere Dauer der Oligurie und der Azotämie oder die Zahl der notwendigen Dialysen bei akutem Nierenversagen feststellen.

Der Einsatz von Schleifendiuretika, insbesondere von Furosemid, in der Therapie des manifesten akuten Nierenversagens ist dementsprechend umstritten. Wahrscheinlich läßt sich in einem Teil der Fälle zwar das Ausmaß der Oligurie, nicht aber der Azotämie vermindern. Dies würde immerhin die Regulation der Flüssigkeitsbilanz erleichtern. Wir selbst sind in der Anwendung von Furosemid bei manifester akuter Niereninsuffizienz zurückhaltend, zumal seine Ototoxizität in hohen Dosen zu bedenken ist.

Eine neuere Veröffentlichung [964] berichtet, daß bei 24 oligurischen Patienten mit akuter Niereninsuffizienz, bei denen Mannit und Furosemid allein keine Diurese in Gang bringen konnten, die Kombination von Dopamin (3 µg/kg KG/min) in Kombination mit Furosemid (10-15 mg/kg KG/h) in 19 Fällen die Harnausscheidung in Gang setzte. Die beiden Pharmaka wurden den Patienten für die Dauer von 6-24 h infundiert.

Ist die Schädigungsphase des Nierenversagens bereits durchlaufen und das Insuffizienz- bzw. oligurisch-anurische Stadium erreicht, so sind die Möglichkeiten, den Krankheitsprozeß in der Niere selbst und die dadurch bedingte Funktionsstörung unmittelbar zu beeinflussen, praktisch nicht mehr gegeben, sieht man von der fraglichen Wirkung von Furosemid, evtl. in Kombination mit Dopamin, ab. Nur bei akuter Insuffizienz infolge Pyelonephritis, bestimmter Formen der Glomerulonephritis und beim bilateralen Nierenarterienverschluß gibt es Möglichkeiten kausal an der Niere anzugreifen.

Die akute Pyelonephritis muß gezielt antibiotisch behandelt werden. Wegen der Gefährdung des Patienten durch die akute Niereninsuffizienz kann nicht bis zum Vorliegen des Ergebnisses der Erregertestung und des Antibiogramms aus dem sofort zu untersuchenden Urin gewartet werden. Bis dahin muß ungezielt mit einer breiten Kombination, z. B. Cefoxitin und Azlocillin, das Erregerspektrum abgedeckt werden.

Die kausale Behandlung der akuten oder rapid progressiven Glomerulonephritis ist meist erst nach Klärung der Diagnose durch Nierenbiopsie und serologische Untersuchungen (Nachweis von Immunkomplexen, Antibasalmembran-Antikörpern, antinukleären Faktoren, Antistreptolysintiter) möglich. Penicillin G (1,5 bis 2 Mio. I. E. täglich) kommt bei der Glomerulonephritis nach Streptokokkeninfekten in Betracht; ansonsten kann - wenn hohe Titer von Antibasalmembran-Antikörpern, Immunkomplexen oder antinukleären Antikörpern nachgewiesen werden - die sofortige Therapie mit Cyclophosphamid (beim Erwachsenen 100 mg/Tag) und Prednisolon (Beginn mit 50 mg/Tag) und insbesondere ein wiederholter Plasmaaustausch (Plasmapherese s. S. 521 u. 526) in einem Teil der Fälle eine irreversible Niereninsuffizienz verhindern und zur klinischen Heilung führen. Je höher das Serumkreatinin und je ausgeprägter die Oligurie, um so weniger ist bei den rapid-progressiven Glomerulonephritiden ein Erfolg zu erwarten.

Der bilaterale Nierenarterienverschluß als Ursache einer akuten Niereninsuffizienz kann, wenn er frühzeitig erkannt wird, durch Streptokinasetherapie [1089], Angioplastie (Ballondilatation) oder gefäßchirurgische Intervention erfolgreich angegangen werden, wie Einzelbeobachtungen zeigten. Nach operativer Beseitigung einer sogar 14 h bestehenden Nierenarterienokklusion wurde ein Wiederingangkommen der Nierenfunktion beobachtet [713].

Selbstverständlich sind Störungen des Säure-Basen-Haushalts bei Schockzuständen oder Vergiftungen zu korrigieren. Kopp [1398] ist der Auffassung, daß durch eine schnelle Anhebung des Bikarbonats im Blut über den physiologischen Wert von 28 mmol/l und des Basenexzeß auf 6-8 mmol/l durch Infusion von Natriumbikarbonat ein akutes Nierenversagen in vielen Fällen verhindert oder sein Verlauf günstig beeinflußt werden kann. Bikarbonat wird dabei in einer 1molaren Lösung in Portionen von 50-100 ml über einen zentralen Venenkatheter zugeführt. Ist ein Basenexzeß von +4 bis +8 mmol/l erreicht, werden zusätzlich 50 mg Etacrynsäure gegeben. Wird unter diesem Regime ein bislang saurer Urin alkalisch, scheint das akute Nierenversagen abgewendet. Erfolgt dieser Umschlag nicht, werden stärkere Schädigungen der Tubuli im Sinne der akuten Nekrose angenommen. Diese nicht allgemein akzeptierte Alkalitherapie halten wir wegen der möglichen Hypernatriämie und -volämie für risikobelastet.

Nach all dem kann das Prinzip der *Therapie* der manifesten akuten Niereninsuffizienz nur darin bestehen, die metabolischen Folgen des Zusammenbruchs der Nierenfunktion zu beseitigen oder zu mildern, um damit die Zeit bis zum spontanen Wiederingangkommen der Nierentätigkeit zu überbrücken. Wenn dies auch im wesentlichen Aufgabe der Dialysetherapie ist, so wird diese jedoch durch konservative Behandlungsmaßnahmen ergänzt, die vor allem auf drei Punkte abzielen:
1. den Ausgleich der Flüssigkeitsbilanz,
2. die Regulierung der Elektrolyt- und Säure-Basenverhältnisse,
3. die Reduktion des Anfalls an Schlackensubstanzen.

Der Ausgleich der *Flüssigkeitsbilanz* gelingt leicht. Der erwachsene Patient erhält pro Tag etwa 600 ml Flüssigkeit zuzüglich jener Menge, die in den vorausgegangenen 24 h an Harn ausgeschieden worden und ggf. durch Erbrechen, Fisteln, Diarrhöen usw. darüber hinaus verlorengegangen ist. In der heißen Jahreszeit und bei Fieber muß die Basismenge von 600 ml/24 h wegen der größeren insensiblen Wasserverluste erhöht werden (250-300 ml/24 h/°C Körpertemperatur über 38°). Wenn möglich, wird die notwendige Flüssigkeit per os zugeführt. Die Kontrolle der Flüssigkeitsbilanz ist denkbar einfach und besteht im täglichen Wiegen des Patienten, der weder zu- noch abnehmen soll. Beim unterkalorisch ernährten Schwerkranken ist allerdings Gewichtskonstanz auf eine Wassereinlagerung verdächtig, da bei ihm eine Reduktion des Gewichts um mehrere 100 g pro Tag zu erwarten ist. Die Faustregel einer 600 ml über der Ausfuhr vom Vortag liegenden Einfuhr gilt auch, wenn eine Polyurie besteht. Nichts ist verfehlter als der Versuch, bei einer Oligurie oder Anurie durch forcierte Flüssigkeitsbelastung („Wasserstoß") die Harnproduktion in Gang bringen oder sie im polyurischen Stadium durch Drosselung der Zufuhr reduzieren zu wollen. Daß zu Beginn einer akuten Niereninsuffizienz vorliegende Flüssigkeitsdefizite oder -überschüsse zu korrigieren sind, ehe die vorerwähnten Regeln Platz greifen, liegt auf der Hand. Ein Dehydrationszustand muß durch Infusionen beseitigt werden. Bei Überwässerung (periphere Ödeme, Flüssigkeitslunge, Hirnödem) ist die Flüssigkeitszufuhr zunächst rigoros zu beschränken, bis normale Verhältnisse vorliegen.

Voraussetzung für eine exakte Anpassung der Flüssigkeitszufuhr an die Bedürfnisse des Patienten ist neben dem täglichen Wiegen die sorgfältige klinische Beobachtung: Man achtet auf den Hautturgor, die Füllung der Halsvenen, den pulmonalen Befund und Trockenheit oder Feuchtigkeit der Zunge. Ein- und ausgeführte Flüssigkeitsmengen müssen sorgfältig protokolliert werden. Die Bestimmung des zentralen Venendrucks erleichtert die Beurteilung des Hydrationszustands. Signalisieren diese Kontrollen eine Überwässerung, muß zusätzlich eine Röntgenaufnahme des Thorax im Hinblick auf eine evtl. „fluid-lung“ angefertigt werden. Diese Röntgenuntersuchung routinemäßig täglich durchzuführen, wie dies gelegentlich empfohlen wird, halten wir allerdings für überflüssig, wenn zu Beginn der Niereninsuffizienz der Wasserhaushalt ausgeglichen und der pulmonale Röntgenbefund unauffällig waren und in der Folge keine Hinweise auf eine Überwässerung, kardiale Dekompensation oder eine zusätzliche pulmonale oder pleurale Affektion bestehen. Kontrollen in mehrtägigen bis 1wöchigen Abständen dürften dabei ausreichend sein.

Muß der Patient im Laufe der Erkrankung dialysiert oder hämofiltriert werden, braucht die Flüssigkeitszufuhr weniger drastisch eingeschränkt zu werden. Gewichtszunahmen bis zu 2 kg zwischen den einzelnen Behandlungen können bei guter kardialer Funktion toleriert werden, da das dabei retinierte Wasser leicht entzogen werden kann.

Stets sollte bedacht werden, daß bei der akuten Niereninsuffizienz die Niere hinsichtlich der Wasserzufuhr übergeordneten Regulationsmechanismen entzogen ist und sich dem Hydrationszustand des Körpers nicht anpaßt. In der polyurischen Phase handelt es sich dabei um einen typischen, wenn auch passageren ADH-refraktären Diabetes insipidus. Grundsätzlich muß also die Flüssigkeitszufuhr der gestörten Ausfuhr angeglichen werden.

Die Veränderungen im *Elektrolythaushalt* sind beim akuten Nierenversagen komplex. Es kommt im Blutplasma und entsprechend im gesamten Extrazellularraum bei Anurie oder Oligurie neben dem Anstieg der Kaliumkonzentration zu einer Anhäufung von Magnesium, anorganischem Phosphat und Sulfat. Dagegen sind die Natrium-, Chlorid- und Kalziumkonzentrationen meist etwas erniedrigt.

Besondere Aufmerksamkeit erfordert die Kaliumkonzentration im Blut. Bei der Hyperkaliämie handelt es sich, vorwiegend wegen der Wirkungen auf das Herz, um die folgenschwerste und gefährlichste Elektrolytentgleisung. Wann die Hyperkaliämie zur eigentlichen Kaliumintoxikation mit Parästhesien, Hypo- und Areflexien und erheblichen Veränderungen im EKG wird, ist im Einzelfall verschieden. Einen feststehenden Grenzwert gibt es nicht, da auch die Konzentrationen der übrigen Elektrolyte und vor allem der Gradient zwischen intra- und extrazellulärem Kaliumgehalt für die Ausbildung von Intoxikationszeichen von Bedeutung sind.

Die Kaliumintoxikation wird im Zusammenhang mit dem Einsatz der Dialyseverfahren besprochen (s. S. 358), da sie für diese eine absolute Indikation abgibt. Grundsätzlich gilt, daß man Serumkaliumspiegel von mehr als 7 mmol/l auch bei Fehlen von klinischen Erscheinungen der Kaliumvergiftung verhindern sollte. Die früher übliche, absolut kaliumfreie Ernährung wurde weitgehend verlassen. Die Zufuhr einer hochwertigen und kalorisch ausreichenden Kost, die wir nach Möglichkeit einer parenteralen Ernährung vorziehen, läßt sich mit der Forderung nach völliger Kaliumfreiheit nicht in Einklang bringen. Selbstverständlich müssen besonders kaliumreiche Nahrungsmittel (z. B. Trockenobst) vermieden werden. Überdies soll ein erhöhter Anfall von endogenem Kalium reduziert werden, indem eine katabole Stoffwechsellage durch hochkalorische enterale oder parenterale Ernährung (s. S. 352) verhindert wird.

Verringert man auf diese Weise das exogene und endogene Kaliumangebot, so läßt sich bei anurisch-oligurischer akuter Niereninsuffizienz der Anstieg der Kaliumkonzentration im Serum zwar verlangsamen, aber nicht verhindern. Erreicht sie

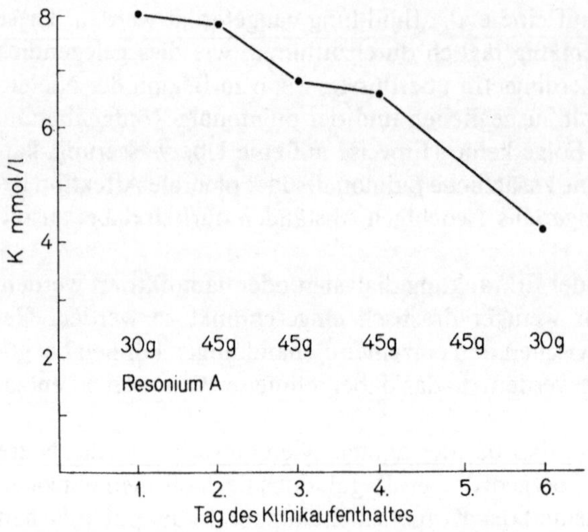

Abb. 119. Wirkung von Resonium A auf das erhöhte Serumkalium einer Patientin mit bilateraler Nierenrindennekrose. Während des dargestellten Zeitabschnittes bestand komplette Anurie. Außer einer Beschränkung der Kaliumzufuhr wurden keine sonstigen Maßnahmen zur Beeinflussung der Hyperkaliämie vorgenommen

6 mmol/l (täglich kontrollieren!), so ist der Zeitpunkt für die Anwendung von oral oder rektal applizierbaren Kunstharzionenaustauschern gekommen, die Kalium im Wechsel gegen Natrium (Resonium A) oder Calcium (Sorbisterit) im Darm adsorbieren. Die Dosis liegt im allgemeinen zwischen 3 und 4 mal 20 g täglich. Abbildung 119 demonstriert die Wirkung von Resonium A bei Hyperkaliämie.

Bei nichtoligurischem akutem Nierenversagen und insbesondere in der Phase der Polyurie nach vorangegangener Anurie/Oligurie kann es durch renale Kaliumverluste zur Hypokaliämie kommen. Die zu substituierende Menge an Kalium richtet sich am besten nach dem Verhalten der Plasmakonzentration (täglich überprüfen), die zumindest im unteren Bereich der Norm gehalten werden sollte. Einen besseren Anhalt für die benötigten Mengen gibt die Bestimmung der 24 h-Ausscheidung von Kalium im Harn. Die zuzuführenden Mengen können bis zu 200 mmol Kalium pro Tag betragen.

Im Gegensatz zur Hyper- und Hypokaliämie bedürfen die übrigen Veränderungen der Elektrolyte bei der akuten Niereninsuffizienz nur selten gezielter Maßnahmen. Die Plasmakonzentrationen repräsentieren im übrigen nicht den Bestand im Gesamtorganismus; dementsprechend ist es bei der akuten Niereninsuffizienz auch sinnlos, anhand der Plasmawerte Elektrolytdefizite oder -überschüsse nach Formeln quantitativ exakt zu bestimmen und entsprechend zu korrigieren. Derartige Korrekturen gelten nur für die Prophylaxe bzw. die Schädigungsphase des akuten Nierenversagens (s. S. 343 u. 344).

Eine Hyponatriämie geringen Grades (Serumnatrium nicht unter 130 mmol/l) kann im anurisch-oligurischen Stadium des akuten Nierenversagens ignoriert werden. Sie beruht z. T. auf einer Natriumverlagerung aus dem extra- in den intrazellulären Raum, vorwiegend aber auf einer Verdünnungshyponatriämie im Sinne der hypotonen Hyperhydration, weil den Patienten relativ mehr freies Wasser als Natrium zugeführt worden ist. Sie muß durch stärkere Drosselung der Flüssigkeitszufuhr ausgeglichen werden. Infusionen von Kochsalz sind nur in den Ausnahmefällen indiziert, in denen eine hypotone Dehydration, die für die Entstehung des Nierenversagens verantwortlich war, noch weiterbesteht.

Die Kost soll in der Phase der Oligurie wegen der damit zwangsläufig verbundenen Verminderung der Natriumausscheidung nach Möglichkeit kochsalzarm (unter 5 g/Tag) sein. Dies gilt vor allem, wenn kaliumbindende Ionenaustauscher verabfolgt werden, die Natrium freisetzen. Die Hypochlorämie ist i. allg. bei der akuten Niereninsuffizienz asymptomatisch und bedeutungslos.

In der Phase der Polyurie können die Natrium- und Chloridkonzentrationen im Plasma stark absinken; der tägliche Kochsalzverlust mit dem Harn kann über 30 g betragen [2643]. Substitution von Kochsalz per os oder i. v. wird notwendig, wenn die täglichen Kontrollen einen kontinuierlichen Abfall unter 130 mmol/l ergeben; wie beim Kalium sollten die Serumkonzentrationen im untersten Bereich der Norm gehalten werden; auch hier liefert die quantitative Bestimmung der Urinausscheidung von Natrium das beste Maß für die benötigte Menge. Stärkere NaCl-Verluste stellen sich bei Ableitung des Magensaftes und wiederholtem Erbrechen ein. Man berechnet sie mit 50 mmol Na bzw. Cl pro Liter Magensekret.

Die Hypokalzämie beim akuten Nierenversagen führt wegen der gleichzeitig bestehenden Azidose fast nie zu tetaniformen Erscheinungen. Nur wenn der Serumkalziumspiegel 1,75 mmol/l unterschreitet, geben wir Kalzium, entweder intravenös als 20%iges Kalziumglukonat (bis zu 100 ml/24 h) oder oral (bis zu 3 × 1000 mg täglich). Hypokalzämien wirken sich auf Reizbildung und -leitung im Herzen gleichsinnig wie Hyperkaliämien aus und verstärken damit deren Risiko. Das gleiche trifft für die Hypermagnesiämie zu; spezielle Maßnahmen zu ihrer Beeinflussung sind nicht bekannt. Hyperkalzämien kommen bei akutem Nierenversagen in Zusammenhang mit einer Rhabdomyolyse vor.

Die Azidose der akuten Niereninsuffizienz kann in vielen Fällen vernachlässigt werden. Korrekturversuche mit Natriumbikarbonat oder -laktat beinhalten die Gefahr der Natrium- und Flüssigkeitsüberlastung des Organismus und der Auslösung eines tetanischen Anfalls, sind nur symptomatische Maßnahmen und reduzieren nicht die sauren Valenzen, welche die Azidose verursachen. Sie ist bei der akuten Niereninsuffizienz ja im wesentlichen Folge der aufgehobenen oder schwer reduzierten renalen Elimination von H-Ionen bzw. der Anhäufung von organischen Säuren, anorganischem Phosphat und Sulfat. Der Anfall dieser Substanzen wird allenfalls durch die Dämpfung des Eiweißkatabolismus reduziert; mit der Dialyse werden sie teilwese aus dem Organismus entfernt; diese ist erfahrungsgemäß ohnehin indiziert, ehe die Retention der sauren Valenzen ein bedrohliches und als solches behandlungsbedürftiges Ausmaß erreicht. Besondere konservative Maßnahmen im Hinblick auf die metabolische Azidose können damit in der Regel entfallen; es sei denn, das Serumbikarbonat liegt unter 15 mmol/l und/oder der pH-Wert unter 7,30, ohne daß der klinische Zustand und andere Laborparameter die Dialysebehandlung notwendig machen. Die Azidose soll in derartigen Fällen langsam und nicht unbedingt vollständig mit Natriumbikarbonat ausgeglichen werden. Einem kompletten Ausgleich der Azidose läge folgende Formel zugrunde:

Defizit von $NaHCO_3$ in mmol = Basenüberschuß · kg KG : 3. (Gl.68)

Es empfiehlt sich, zunächst allenfalls ¾ der errechneten Menge über mehrere Stunden zu infundieren und dann den Säure-Basen-Status erneut zu überprüfen. Um die Kompensation der Azidose zu erhalten, genügt häufig die weitere Gabe des Zitratgemisches Acetolyt in der Dosis von 2- bis 3mal täglich 2,5 g per os.

Im Gegensatz zur chronischen ist bei der akuten Niereninsuffizienz die Gabe von Aluminiumhydroxid zur Beeinflussung der Hyperphosphatämie überflüssig, da diese als vorübergehende Erscheinung nicht nachhaltig auf die Nebenschilddrüse und das Skelettsystem einwirkt. Es braucht nur dann gegeben zu werden, wenn sich das Wiederingangkommen der Nierenfunktion über 4 Wochen hinauszögert.

Den Anfall von Endprodukten des *Eiweißstoffwechsels*, d.h. den Proteinkatabolismus, bei akuter Niereninsuffizienz zu dämpfen, ist Sinn diätetischer Maßnahmen, deren Bedeutung in den letzten Jahren zunehmend erkannt wurde. Glaubte man früher, in nahezu völlig eiweißfreien Kostregimen oder in der ausschließlichen Infusion hochkonzentrierter Glukose- oder Lävuloselösungen über zentralvenöse Katheter das Problem gelöst zu haben, so wurden inzwischen folgende Grundsätze für die Ernährung bei akuter Niereninsuffizienz aufgestellt:

Gestattet der Zustand des Patienten die normale orale Nahrungsaufnahme und liegt kein hyperkataboles akutes Nierenversagen mit täglichem Anstieg der Harnstoffkonzentration im Serum um mehr als 60 mg/dl (10 mmol/l) vor, so kann eine Wunschkost konzediert werden, die wenigstens 40 kcal/kg KG/Tag und dabei wenigstens 1 g Eiweiß je kg Körpergewicht enthalten sollte. Solange eine Oligurie besteht, sollten dabei kaliumreiche Nahrungsmittel vermieden und das Kochsalz auf unter 5 g/Tag beschränkt werden. Wunschkost setzt selbstverstänldlich voraus, daß das zur akuten Niereninsuffizienz führende Grundleiden keine speziellen diätetischen Einschränkungen erfordert, wie es z.B. bei Pankreatitis, in den ersten Tagen nach intraabdominellen Operationen usw. der Fall ist.

Die Mehrzahl der Patienten mit akuter Niereninsuffizienz, insbesondere mit postoperativem und posttraumatischem Nierenversagen, kann oral quantitativ und qualitativ nicht ausreichend versorgt werden, so daß eine parenterale Ernährung Platz greift. Man geht folgendermaßen vor:

- Der Bedarf an Kohlenhydraten von 6–8 g/kg KG/Tag wird durch die Infusion von 20- bis 70%iger Glukose über einen zentralvenösen Katheter gedeckt. Die Infusionsgeschwindigkeit soll etwa 0,3 g/kg KG/h betragen. Es empfiehlt sich der Zusatz von 1 I.E. Insulin pro 4 g Glukose (beim Diabetiker mehr).
- Aminosäuren, davon 50% essentielle, werden mit etwa 1 g/kg KG/Tag infundiert. Dies muß unbedingt simultan mit der Infusion von Kohlenhydraten geschehen, mit einer Infusionsgeschwindigkeit von etwa 0,02 g Aminosäuren je kg Körpergewicht und Stunde.
- Auf die Infusion von Fetten kann verzichtet werden. Sie ist allenfalls notwendig, wenn nach 2–3 Wochen die akute Niereninsuffizienz noch nicht überwunden und der Patient zu oraler Nahrungsaufnahme noch nicht in der Lage ist. Dann werden 2mal wöchentlich 2 g Fett je kg Körgergewicht mit einer Infusionsgeschwindigkeit von 0,15 g/kg KG/h simultan mit Kohlenhydraten gegeben.

Zu bedenken ist, daß im Verlauf jeder Dialyse bis zu 30 g Aminosäuren entzogen werden können, so daß sich anschließend eine entsprechend erhöhte intravenöse

Zufuhr zur Kompensation empfiehlt. Andererseits können durch Zusatz von Glukose zur Spüllösung nennenswerte Mengen an Kalorien zugeführt werden.

Der Kohlenhydratbedarf sollte bei parenteraler Zufuhr ausschließlich durch Glukose gedeckt werden. Fruktose erhöht den Anfall von Laktat und Harnsäure; das gleiche gilt für Sorbit und Xylit [793]. Überdies wurden Ablagerungen von Oxalat in Niere und Hirn nach Infusionen von Xylit bei akutem Nierenversagen beschrieben [2231].

Es erscheint heute kaum zweifelhaft, daß durch eine hoch- bis überkalorische Ernährung, die bei parenteraler Zufuhr auf Glukose und Aminosäuren basiert, der Eiweißkatabolismus vermindert werden kann. Der Allgemeinzustand der Patienten mit akutem Nierenversagen wird damit weniger beeinträchtigt, ihre Anfälligkeit für Infekte und Wundheilungsstörungen wird vermindert. Möglicherweise werden auch die Reparationsvorgänge in der Niere selbst dadurch günstig beeinflußt, wie Abel et al. [7] annehmen, die in einer Doppelblindstudie eine Senkung der Letalität des akuten Nierenversagens von 56 auf 24% fanden, wenn die übliche Therapie um die intravenöse Infusion von essentiellen Aminosäuren und hochprozentiger Glukoselösung erweitert wurde. Demgegenüber konnten Feinstein et al. [756] in einer ähnlichen Studie nicht bestätigen, daß durch Infusionen von Glukose und essentiellen Aminosäuren bei akutem Nierenversagen die Nierenfunktion schneller wiederhergestellt und die Mortalität gesenkt wurde, obwohl sich in dieser Untersuchung eine geringere Harnstoffproduktion bestätigte.

Die Infusionen werden über zentralvenöse Katheter (V. subclavia, V. jugularis) zugeführt, die sich auch für den Anschluß des extrakorporalen Kreislaufs zur Dialysebehandlung sehr bewährt haben (s. S. 142).

Die zur Deckung des kalorischen Bedarfs notwendigen Infusionsvolumina können bei Anurie/Oligurie zu einer positiven Wasserbilanz mit Überwässerung führen. Dies muß durch die Dialyse oder Hämofiltration ausgeglichen werden.

Neben der akuten Niereninsuffizienz bzw. ihren Folgen müssen selbstredend auch das ursächlich zugrunde liegende Leiden und sekundäre Komplikationen behandelt werden. Die dabei notwendige medikamentöse Therapie muß der veränderten Pharmakokinetik renal ausgeschiedener Medikamente Rechnung tragen. Auch muß bedacht werden, daß eine Reihe von Medikamenten durch Dialyse eliminiert wird (s. S. 575).

Die fast regelmäßig zwischen dem 5. und 10. Tag des akuten Nierenversagens auftretende Anämie ist ihrer renalen Genese entsprechend medikamentös nicht zu beeinflussen. Sinkt das Hämoglobin unter 8 g/dl (4,96 mmol/l) ab, ist die Infusion von Erythrozytenkonzentrat angezeigt. Ist infolge Blutverlustes ein Eisenmangel an der Pathogenese der Anämie beteiligt, so wird man diesen entsprechend korrigieren.

Entwickelt sich bei akuter Niereninsuffizienz eine Hyperurikämie von mehr als 10 mg/dl (595 μmol/l), empfiehlt sich Allopurinol (täglich 300 mg), um eine zusätzliche Schädigung der Niere zu vermeiden. Ausgeprägte Hyperurikämien kommen vor allem bei Patienten mit Polytraumen und entsprechendem Gewebezerfall vor.

Bei intensivmedizinisch betreuten Patienten, zu denen die mit akuter Niereninsuffizienz in aller Regel gehören, ist es üblich geworden, zur Prophylaxe von Blutungen aus dem oberen Gastrointestinaltrakt H_2-Antagonisten zu geben. Da diese Substanzen einerseits bei Niereninsuffizienz kumulieren, andererseits durch die

Dialyse entfernt werden, sollten die Patienten an dialysefreien Tagen die Hälfte der üblichen Dosis, an Dialysetagen die normale Dosis von Ranitidin oder Cimetidin erhalten.

Der viel geübte Brauch, bei der akuten Niereninsuffizienz die tägliche Harnproduktion über einen Blasendauerkatheter laufend zu verfolgen, leistet einem Harnwegsinfekt Vorschub und sollte unterlassen werden. Es genügt, die Harnausscheidung zu erfassen, indem man den Patienten mehrmals täglich zur Miktion auffordert und bei negativem Ergebnis einmal in 24–48 h mit einem sterilen Einmalkatheter die Blase entleert. Bei inkontinenten oder bewußtlosen Kranken kann ausnahmsweise ein Dauerkatheter gelegt werden; wegen der Gefahr späterer Harnröhrenstrikturen sollte jedoch die suprapubische Harnableitung (z. B. mittels Zystofix-Katheter) in diesen Fällen bevorzugt werden.

5 Einsatz von Dialyse oder Hämofiltration

5.1 Allgemeines

Das akute Nierenversagen stellt eine ideale Indikation für Detoxikationsverfahren dar. Es handelt sich darum, durch Hämo- oder Peritonealdialyse oder durch Hämofiltration einen absehbaren Zeitraum bis zur spontan wieder einsetzenden Nierentätigkeit zu überbrücken, ohne daß der Patient in dieser Zeit der Urämie bzw. den Störungen des Elektrolyt- und Säure-Basen-Haushalts erliegt. Die heute übliche prophylaktische Dialysebehandlung zielt darauf ab, das Auftreten der urämischen Intoxikation und nennenswerter Abweichungen im Wasser-, Elektrolyt-und Säure-Basen-Haushalt von vornherein zu verhindern. Keineswegs wird durch solche Verfahren jedoch der krankhafte Prozeß in der Niere und die daraus resultierende Funktionsstörung beeinflußt, sieht man von der Plasmapheresetherapie der akuten und rapid progressiven Glomerulonephritis ab.

Prinzipiell sind Hämodialyse, Hämofiltration und Peritonealdialyse für die Behandlung der akuten Niereninsuffizienz geeignet, soweit keine absolute Kontraindikation für das eine oder andere Verfahren besteht (s. S. 362). Die Wahl der Methode wird meist durch die Art der zugrunde liegenden Krankheit beeinflußt.

Hämodialysen und Hämofiltrationen werden bei akuter Niereninsuffizienz in der Regel venovenös vorgenommen, wobei genügende Blutflußvolumina im extrakorporalen Kreislauf nur erreicht werden können, wenn die Blutentnahme aus einer weitlumigen Vene erfolgt. Dazu dienen die Katheterisation der V. jugularis interna, V. subclavia oder V. anonyma mit Hilfe entsprechender Kunststoffkatheter, z. B. des Shaldon-Katheters (s. S. 143). Auch kann die V. femoralis benutzt werden, doch ist die Gefahr der Thrombenbildung und der bakteriellen Kontamination dort größer. Zum Rückfluß des Blutes aus dem Dialysator eignet sich vielfach eine Kubitalvene. Findet sich keine periphere Vene für den Rücklauf, kann mit Hilfe der Single-needle-Technik (s. S. 83) allein über den Shaldon-Katheter dialysiert werden.

Die früher bei akuter Niereninsuffizienz übliche arteriovenöse Dialysetechnik mit PVC- oder Silastic-Schläuchen, die in die A. radialis und die benachbarte Vene eingelegt und zwischen den einzelnen Dialysen kurzgeschlossen wurden, wird heute nicht mehr angewandt. Das gleiche gilt für den Scribner-Shunt (s. S. 157). Wegen

der erhofften Reversibilität der Nierenfunktionsstörung wird auch keine arteriovenöse Fistel angelegt. Dies kommt allenfalls in Betracht, wenn sich nach mehrwöchigen Dialysen keine Besserung der Nierenfunktion abzeichnet und zu befürchten ist, daß die akute unmittelbar in die chronische Niereninsuffizienz übergehen wird.

Die Hämofiltration kann konventionell mit Verwendung einer Pumpe und den üblichen Geräten (s. S. 121) oder als kontinuierliche arteriovenöse Hämofiltration (CAVH; [1421, 1426]) durchgeführt werden. Dabei werden die A. femoralis für die arterielle Zuleitung und die V. femoralis für den Abfluß des Blutes aus dem Hämofilter benutzt. Die CAVH setzt einen ausreichenden arteriellen Perfusionsdruck beim Patienten voraus.

Die Peritonealdialyse kann bei akuter Niereninsuffizienz in Form von Einzeldialysen eingesetzt werden, aber auch nach Art der kontinuierlichen Peritonealdialyse, wie sie als CAPD bei der chronischen Niereninsuffizienz durchgeführt wird (s. S. 255).

Wenn der Patient mit Serumkonzentrationen des Harnstoffs über 200 mg/dl (33,3 mmol/l) und des Kreatinins über 10 mg/dl (889 μmol/l) zur Behandlung kommt, muß die Hämodialyse schonend durchgeführt werden, um kein Disäquilibriumsyndrom zu provozieren (s. S. 279). Es kommt nicht darauf an, Stoffwechselstörungen so rasch wie möglich, sondern über Tage langsam zu kompensieren; dies gilt nicht für die akut lebensbedrohliche Hyperkaliämie.

Bei Patienten mit besonders ausgeprägtem Katabolismus kann die Peritonealdialyse oder die kontinuierliche arteriovenöse Hämofiltration wegen ihrer im Vergleich zur konventionellen Hämodialyse geringeren Effektivität gelegentlich nicht ausreichen, um die Azotämie wirksam zu beeinflussen oder sogar ihre Zunahme zu verhindern. In solchen Fällen muß auf die Hämodialyse umgestellt werden.

Wegen der häufigen Kreislauflabilität von Patienten mit akuter Niereninsuffizienz empfiehlt sich bei ihnen die Verwendung von Bikarbonat anstelle von Azetat in der Spüllösung. Eine hohe Glukosekonzentration (750-2000 mg/dl; 41,6-111 mmol/l) dient bei Harnstoffwerten über 300 mg/dl (49,9 mmol/l) als zusätzliche Prophylaxe eines Disäquilibriumsyndroms. Bei ausgeprägter Hyperkaliämie (über 8 mmol/l) sollen während der ersten 2-3 h einer Hämo- oder 4-6 h einer Peritonealdialyse kaliumfreie Lösungen verwendet werden. Hochosmolare Peritonealdialyselösungen (s. S. 256) sind angezeigt, wenn eine Überwässerung beseitigt werden soll, während dies bei der Hämodialyse über eine vermehrte Ultrafiltration durch Steigerung des Transmembrandrucks erreicht wird.

5.2 Indikation

Die Kriterien zum Einsatz der Dialyse bei akuter Niereninsuffizienz haben sich seit der Einführung dieses Verfahrens wesentlich geändert. So wurde früher vorgeschlagen, den Grad der Azotämie unberücksichtigt zu lassen und sich allein nach dem klinischen Bild zu orientieren, d. h. beim Auftreten erster urämischer Intoxikationserscheinungen die Indikation zur Dialyse zu stellen. Tatsächlich besteht auch keine strenge Parallelität zwischen der urämischen Symptomatik und der Retention der routinemäßig bestimmten harnpflichtigen Substanzen. Patienten mit Harnstoffwerten über 400 mg/dl (66,6 mmol/l) können durchaus klar und ansprechbar sein und

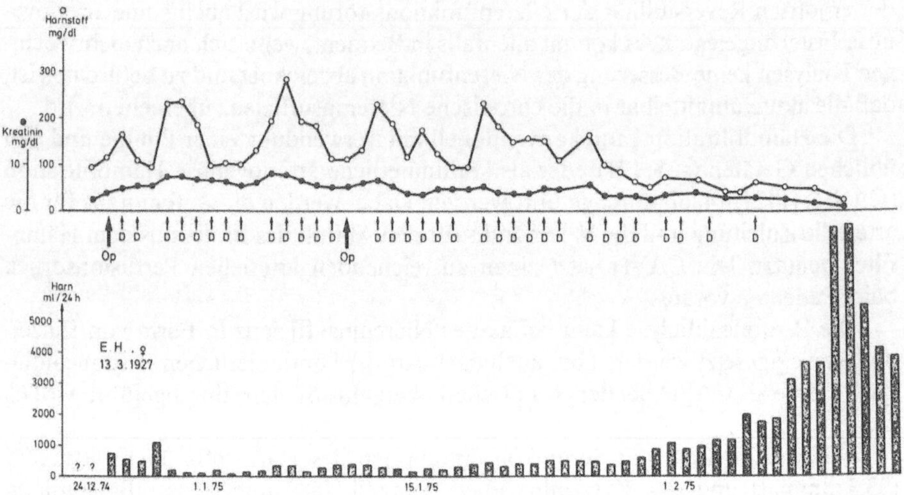

Abb. 120. Einsatz der Dialyse bei akutem Nierenversagen (Einzelheiten s. Text)

nur diskrete klinische Zeichen der Urämie bieten, während andere Kranke noch unterhalb einer Konzentration von 200 mg/dl (33,3 mmol/l) komatös sein können, stark erbrechen und offensichtlich schwer intoxikiert sind.

Abbildung 120 gibt 1 Fall wieder, der das heute verbreitete Vorgehen demonstriert. Es handelt sich um eine 32jährige Patientin, die mit einem Dünndarmvolvulus, einer Gangrän des Darms und einer Peritonitis zur Aufnahme kommt, sofort operiert und am nächsten Tag wegen des eingetretenen akuten Nierenversagens hämodialysiert wird. Die Dialysen von jeweils 4–6 h Dauer werden fast täglich wiederholt; insgesamt sind es 33 bei einer 45 Tage dauernden akuten Niereninsuffizienz. Fällt eine der täglichen Dialysen aus, kommt es sofort zu einem deutlichen Anstieg des Harnstoffs im Serum, doch wird dieser im großen und ganzen unter 200 mg/dl (33,3 mmol/l) gehalten. Im weiteren Verlauf ist eine Relaparotomie notwendig; schließlich kommt es zur polyurischen Phase und zur völligen Normalisierung der Harnstoff- und Kreatininwerte.

Das in Abbildung 120 dargestellte und auf Scribner et al. [2264] und Teschan et al. [2470] zurückgehende Prinzip der prophylaktischen Dialyse hat sich allgemein durchgesetzt. Ihnen kam es darauf an, das Verfahren nicht erst einzusetzen, wenn sich Anzeichen der urämischen Intoxikation einstellten, sondern eben diese zu verhindern und unabhängig vom klinischen Zustand des Patienten durch tägliche Dialysen den Harnstoff-Stickstoff im Serum nicht über 100 mg/dl (35,7 mmol/l) ansteigen zu lassen. Andere Arbeitsgruppen (s. bei [515]) setzten Grenzen für Harnstoff von 90, 70 oder 60 mg/dl (14,98; 11,65; 9,99 mmol/l) und für Kreatinin von 10 oder 5 mg/dl (884 oder 442 μmol/l). Ob derartige Forderungen und die daraus resultierende hochintensive Dialysetherapie in allen Fällen berechtigt sind, muß bezweifelt werden. So wird darauf hingewiesen [515], daß ein zu aggressives Dialyseregime die Möglichkeit von Komplikationen zirkulatorischer (Hypotension, Arrhythmien) und metabolischer Art (Hypokaliämie, Hypophosphatämie, Hypomagnesiämie, Malnutrition) ebenso wie die Gefahr von Blutungen und Sepsis erhö-

Tabelle 38. Indikationen zur Dialyse bei akutem Nierenversagen

Kreatinin	6- 10 mg/dl (530-884 µmol/l)
Harnstoff	100-200 mg/dl (16,66-33,3 mmol/l)
Harnstoffzuwachs	> 60 mg/dl/24 h (10 mmol/l/24 h)
Diurese	< 300 ml/24 h
Kalium	> 7 mmol/l
Ausgeprägtes Hyperkaliämie-EKG	
Nichtkorrigierbare schwere Azidose	
Schwere Überwässerung	

hen kann. In der Praxis wird daher meist jeden zweiten Tag und nur in besonderen Fällen, z. B. bei hyperkatabolen Zuständen, täglich hämodialysiert.

Häufigkeit und Dauer der Dialysen oder verwandter Therapieverfahren hängen dementsprechend vom Umfang des täglichen Zuwachses an harnpflichtigen Substanzen ab, der wiederum von der zugrunde liegenden Erkrankung bestimmt wird. So wurde bei traumatisierten Patienten ein mittlerer täglicher Anstieg des Harnstoff-Stickstoffs von 28, bei nichttraumatisierten Patienten von 12, bei febrilen Kranken von 25 und bei afebrilen von 16 mg/dl festgestellt [515].

Im deutschsprachigen Raum wird das Prinzip der prophylaktischen Dialyse i. allg. entsprechend den in Tabelle 38 aufgeführten Indikationen zum Einsatz des Verfahrens gehandhabt. Bildet dabei ein Serumkreatinin von 10 mg/dl (884 µmol/l) bzw. ein Serumharnstoff von 200 mg/dl (33,3 mmol/l) einerseits die Grenze, oberhalb derer bei akuter Niereninsuffizienz regelhaft dialysiert werden sollte, erscheint andererseits die Dialyse wenig sinnvoll, solange sich das Kreatinin unter 6 (530 µmol/l) und der Harnstoff unter 100 mg/dl (16,66 mmol/l) bewegen. Wann zwischen den Grenzwerten mit der Dialyse begonnen wird, hängt von den Umständen des Einzelfalls ab. Hohes Alter, Infektionen, Herzinsuffizienz, Überwässerung und vor allem zusätzliche Vitalfunktionsstörungen jedweder Art sind Grund, den „Schwellenwert" niedriger anzusetzen, während er bei steigender Diurese heraufgesetzt werden kann.

Unabhängig von meßbaren Laborparametern ist die Dialyse indiziert, wenn sich auch nur diskrete Zeichen einer urämischen Intoxikation, z. B. Singultus (ein häufiges Frühsymptom!), Apathie, Benommenheit, Übelkeit und Brechreiz bemerkbar machen. Eine Reihe klinischer Situationen kann allerdings ein urämisches Bild vortäuschen oder verstärken. Die differentialdiagnostische Klärung kann schwierig sein. Nach Schreiner u. Maher [2226] kommen in Betracht: 1. begleitende Gefäßkrankheiten (z. B. Zerebralsklerose), 2. septische Infektionen, 3. Wasserintoxikation, 4. begleitendes hepatisches Koma, 5. medikamentöse Nebenwirkungen infolge verminderter Toleranz, 6. akute Angstzustände oder reaktive Depressionen, 7. begleitende Anämie, 8. tetanische Erscheinungen, 9. Unterernährung oder Hypovitaminosen, 10. zerebrale Erkrankungen (z. B. Epilepsie).

Berücksichtigt man die angegebenen Indikationsregeln, so kann es durchaus notwendig sein, täglich zu dialysieren, zumal Zuwachsraten des Harnstoffs über 60 mg/dl (10 mmol/l) pro 24 h vorkommen. Ein derart rascher Anstieg des Harnstoffs im Sinne eines hyperkatabolen akuten Nierenversagens stellt übrigens von vorneherein eine Indikation zur Dialyse dar.

Die Realisation des Prinzips der prophylaktischen Dialyse setzt voraus, daß von Krankenanstalten, die über diese Therapiemöglichkeit selbst nicht verfügen, Patienten mit akuter Niereninsuffizienz rechtzeitig zu entsprechenden Abteilungen verlegt werden. Es empfiehlt sich, diese sofort zu benachrichtigen, wenn die Diagnose gestellt ist, damit dort die Aufnahme und die Dialysebehandlung des Patienten in Ruhe erfolgen kann. Erfreulicherweise erlebt man es heute kaum noch, daß eine akute Niereninsuffizienz nicht rechtzeitig erkannt, mit untauglichen Mitteln zu behandeln versucht oder in ihrer Entwicklungstendenz, vor allem bei nichtoligurischem Verlauf oder dem Einsatz von Diuretika, falsch beurteilt wurde, so daß die Patienten erst mit hochgradiger Azotämie und den Teilerscheinungen oder dem Vollbild eines Urämiesyndroms an Dialyseabteilungen verbracht werden.

Urämiesyndrom bei akutem Nierenversagen
- Gastroenterokolitis
- Perikarditis
- Pleuritis
- Hämorrhagien
- Somnolenz, Koma
- Agitiertheit, Krämpfe

Eine vorrangige Indikation zum Beginn der Dialysebehandlung stellt die Kaliumintoxikation dar, unabhängig vom Ausmaß der Azotämie bzw. den Zeichen der Urämie. Tatsächlich bedroht die Kaliumvergiftung wesentlich unmittelbarer als die Retention von harnpflichtigen Substanzen das Leben des Patienten.

Die klinischen Erscheinungen der Kaliumintoxikation sind in der folgenden Übersicht zusammengefaßt:

Klinische Symptome der Kaliumintoxikation
1. Schwäche oder Fehlen der Sehnenreflexe
2. Kribbeln und Taubheit an Händen und Füßen, Lippen und Zunge (Gefühl der Schwellung, „schwere Beine")
3. Lähmung der Extremitäten
4. Herzrhythmusstörungen

Sie brauchen in ihrer Ausprägung im Einzelfall keineswegs streng mit dem Grad der Hyperkaliämie zu korrelieren. Das gleiche gilt für die elektrokardiographischen Veränderungen, wenn sich auch im großen und ganzen eine Beziehung zwischen ihnen und der Höhe des Serumkaliums erkennen läßt (Abb. 121). Erstes Zeichen ist eine Überhöhung der T-Welle, vor allem in den Brustwandableitungen V_3 bis V_5. Später kommt es zur Verbreiterung der QRS-Gruppen, so daß das Bild einer ausgeprägten Verzögerung der intraventrikulären Erregungsausbreitung resultiert. Die P-Welle verschwindet, und schließlich besteht nur eine sinusförmige Kurve, in der Kammerhaupt- und -endteile voneinander nicht mehr zu differenzieren sind und die dem elektrokardiographischen Bild des sterbenden Herzens entspricht.

Im Einzelfall können allerdings die Höhe des Serumkaliums einerseits und das EKG andererseits von der erwähnten schematischen Beziehung abweichen. So sahen wir bei Werten von mehr als 8 mmol/l normale Kurvenverläufe und bei Konzentrationen um 6 mmol/l typische Veränderungen. Selbst bei einem Wert von 10,7 mmol/l ist ein praktisch unauffälliges EKG verzeichnet worden [829]. Solche Beobachtungen sind verständlich, denn bei der intrakardialen Reizbildung und -ausbreitung spielen außer Kalium auch die Konzentrationen des synergistisch wir-

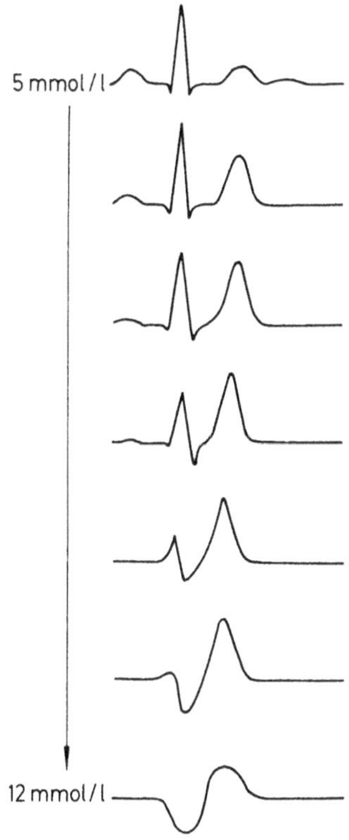

Abb. 121. Beziehung zwischen Serumkalium und Elektrokardiogramm (schematisch)

kenden Magnesiums und des antagonistisch agierenden Natriums und Kalziums eine Rolle. Schließlich hängt das Kurvenbild auch vom Gradienten zwischen den extra- und den intrazellulären Elektrolyt-, insbesondere Kaliumkonzentrationen ab, wobei sich die letzteren nicht routinemäßig feststellen lassen. Die intraerythrozytäre Elektrolytbestimmung läßt nur bedingt Rückschlüsse auf die Verhältnisse in anderen Organen, wie z. B. dem Herzmuskel, zu. Die Überhöhung der T-Welle als erstes Zeichen einer Kaliumintoxikation kann überdies nicht nur durch ischämische oder digitalisbedingte, sondern bei Niereninsuffizienz auch durch urämisch-perikarditische Kammerendteilveränderungen überlagert werden. Abbildung 122 gibt hierfür ein Beispiel. Des weiteren wurde beschrieben, daß sich negative T-Wellen infolge einer Linksherzbelastung unter einer Hyperkaliämie aufrichteten und jetzt erst eine „normale Herzstromkurve" entstand [676].

Von seiten des Kaliumhaushalts halten wir die sofortige Dialyse in folgenden Situationen für notwendig, die jede für sich allein, erst recht aber in Kombination eine absolute Dialyseindikation abgeben:

1. ausgeprägte klinische Erscheinungen der Kaliumintoxikation,
2. Serumkalium über 7 mmol/l,
3. deutliche hyperkaliämische EKG-Veränderungen (die Überhöhung der T-Wellen allein veranlaßt noch keine Dialyse; es sollte bereits eine QRS-Verbreiterung vorhanden sein).

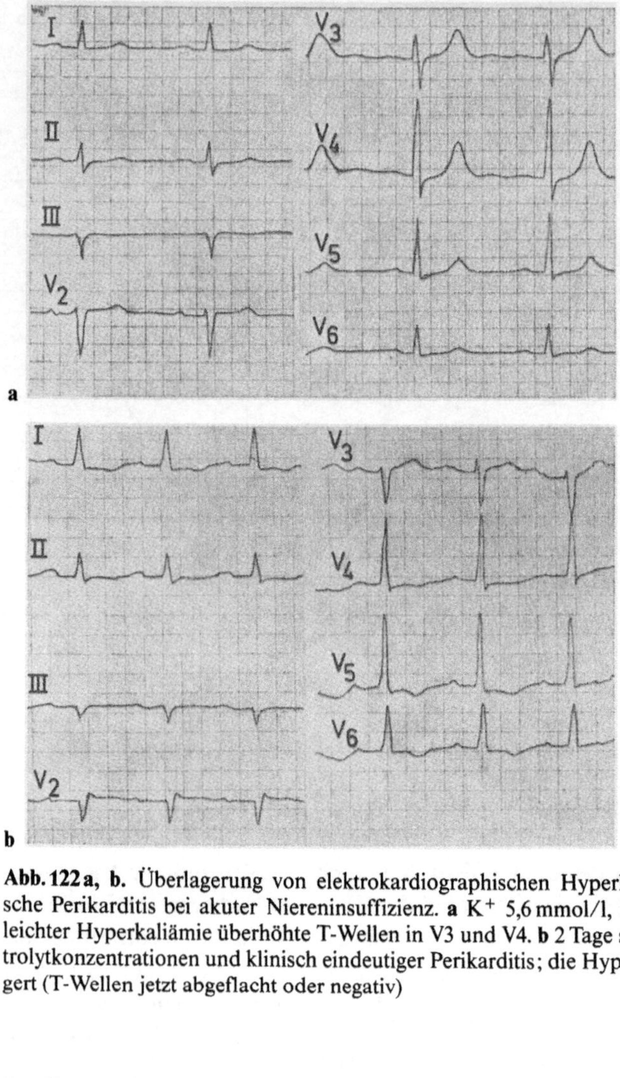

Abb. 122 a, b. Überlagerung von elektrokardiographischen Hyperkaliämiezeichen durch urämische Perikarditis bei akuter Niereninsuffizienz. **a** K^+ 5,6 mmol/l, Na^+ 120 mmol/l; als Zeichen leichter Hyperkaliämie überhöhte T-Wellen in V3 und V4. **b** 2 Tage später bei unveränderten Elektrolytkonzentrationen und klinisch eindeutiger Perikarditis; die Hyperkaliämiezeichen sind überlagert (T-Wellen jetzt abgeflacht oder negativ)

In allen anderen Fällen, z. B. Serumkalium 6–7 mmol/l, jedoch ohne ausgeprägte EKG-Veränderungen und ohne klinische Zeichen der Kaliumintoxikation, beschränkt man sich auf die Applikation kaliumbindender Ionenaustauscher.

Bei rechtzeitiger Diagnose einer akuten Niereninsuffizienz und exakt durchgeführter konservativer Basisbehandlung ergeben sich von seiten des Kaliumhaushalts die genannten Indikationen für eine Dialyse nur in Ausnahmefällen, bei denen eine hyperkatabole Stoffwechsellage besteht oder infolge von ausgedehnten Weichteilnekrosen und Gewebszertrümmerungen ein besonders hoher Anfall von Kalium erfolgt. Bei nichtoligurischen Verläufen des akuten Nierenversagens kommen Hyperkaliämien ohnehin kaum vor.

Sind die erwähnten Indikationen von seiten des Kaliumhaushalts zur Dialysebehandlung gegeben, muß diese sofort durchgeführt werden. Vergeht bis zu ihrem Beginn aus äußeren Gründen noch kurze Zeit, wird diese mit der Infusion einer

Glukose-Insulin-Lösung überbrückt (16 I.E. Altinsulin auf 500 ml 10%ige Glukose). Damit läßt sich eine vorübergehende Senkung des Plasmakaliums durch Verlagerung von Kaliumionen aus dem Extra- in den Intrazellulärraum erreichen. Das gleiche gelingt durch Infusion von Natriumbikarbonat (50 mg einer 8,40%igen Lösung). Bei akut lebensbedrohlicher Kaliumintoxikation wird bis zum Herrichten bzw. bis zur Infusion der erwähnten Lösungen sofort 20 ml 10%iges Kalziumglukonat langsam i.v. gegeben.

Eine Azidose mit Bikarbonatwerten unter 10–13 mmol/l, pH unter 7,2 und Kussmaul-Atmung gilt ebenfalls als Dialyseindikation; doch spielt sie praktisch keine wesentliche Rolle mehr, da i.allg. die Höhe der Kreatinin- oder der Harnstoffkonzentration im Serum bereits die Dialyse notwendig macht, noch ehe derart schwere Entgleisungen im Säure-Basen-Haushalt vorliegen.

Schließlich kann der Einsatz der Dialyse bzw. der Hämofiltration unabhängig von Azotämie und Elektrolytentgleisung indiziert sein, wenn eine erhebliche Überwässerung mit Lungen-, Hirn- oder peripherem Ödem besteht. Eine Hyperhydration ist bei akuter Niereninsuffizienz freilich meist der Ausdruck eines Therapiefehlers, der bei sorgfältiger Überwachung des Wasser- und Elektrolythaushalts zu vermeiden gewesen wäre. Oft war dabei versucht worden, durch übermäßige Infusion von sog. „Nierenstartern" bei Anurie/Oligurie die Diurese zu erzwingen.

Während ausschließlich periphere Ödeme die Dialyse kaum je erforderlich machen und das Hirnödem nur bei entsprechenden klinischen Äquivalenten eine Dialyseindikation abgibt, ist bei einer pulmonalen Flüssigkeitsretention die Hämo- oder Peritonealdialyse bzw. die Hämofiltration frühzeitig einzusetzen, um durch Volumenentzug diese Komplikation zu beseitigen. Bei Patienten mit akuter Niereninsuffizienz muß daher am Aufnahmetag eine Röntgenaufnahme des Thorax angefertigt und ggf. kurzfristig wiederholt werden. Das Lungenödem ist bei der akuten Niereninsuffizienz, falls keine begleitende Linksherzinsuffizienz vorliegt, nahezu immer interstitiell lokalisiert. Entsprechend zeigt sich röntgenologisch eine zentral dichtere, zur Peripherie sich auflösende, schmetterlingsförmige streifig-fleckige Lungenverschattung (s. Abb. 124), zu der ein fehlender oder nur geringer auskultatorischer Lungenbefund kontrastiert. Das klassische alveoläre Lungenödem oder Mischformen sind in diesen Fällen von „Flüssigkeitslunge" [50] deutlich seltener. Bei ihrer Pathogenese scheinen nicht nur ein vergrößertes extrazelluläres Volumen, sondern auch die Retention harnpflichtiger Substanzen und dadurch bedingte Änderungen der Zell- bzw. Membranpermeabilität eine Rolle zu spielen.

Kaum je erfolgreich sind Dialyse und ähnliche Verfahren, wenn ein akutes Nierenversagen im Terminalstadium eines toxischseptischen Prozesses auftritt und Teilerscheinung eines generalisierten Geschehens mit gleichzeitiger kardialer, hepatischer, zerebraler, intestinaler und pulmonaler Insuffizienz ist. Liegen bei Patienten mit akutem Nierenversagen vier oder mehr Vitalfunktionsstörungen vor, hat der Patient kaum eine Überlebenschance [1333, 1947]. Oft bestehen in diesen Fällen schwere Intoxikationszeichen, ihrer extrarenalen Genese entsprechend bereits vor Eintritt der Nierenfunktionsstörung bzw. bei nur mäßiger Retention harnpflichtiger Substanzen. Der Nephrologe wird gedrängt, durch eine Dialyse eine Wende zum Besseren zu versuchen. Hier sollte er mit Nachdruck von der Sinnlosigkeit einer solchen Maßnahme überzeugen und auf die entsprechenden Ergebnisstatistiken verweisen.

Setzt die Nierenfunktion nach der ersten Dialysebehandlung noch nicht oder nur unzureichend ein, wie es bei den meisten Fällen von akuter Niereninsuffizienz der Fall ist, so werden die Dialysen u. U. vielfach wiederholt. Die Fälle, bei denen eine einzige Dialyse ausreicht, sind zweifellos in der Minderheit oder erforderten diese Therapie gar nicht. Selbst noch 11 Monate nach Beginn einer akuten Niereninsuffizienz wurde die Wiederherstellung einer ausreichenden Nierenfunktion beobachtet [2674]. Eventuell muß durch eine Punktionsbiopsie 3-4 Wochen nach Eintritt der akuten Niereninsuffizienz geklärt werden, ob noch ein reparationsfähiges akutes Nierenversagen vorliegt oder ob es sich um eine Dauerschädigung infolge Nierenrindennekrose oder Glomerulonephritis handelt. Je nach dem Ausfall der bioptischen Untersuchung muß entschieden werden, ob das bisherige Dialyseregime beibehalten oder der Patient einem chronischen Dialyseprogramm zugeführt wird.

5.3 Wahl des Verfahrens

Zur Behandlung der akuten Niereninsuffizienz ist die Hämodialyse das Standardverfahren, wenn auch an einzelnen Zentren der Peritonealdialyse der Vorzug gegeben wird. So haben Jung et al. [1267] von 154 Fällen akuten Nierenversagens 113 mit der Peritonealdialyse, 10 mit der Hämodialyse und 31 Patienten mit beiden Verfahren behandelt. Überwiegend handelte es sich dabei um nichtchirurgische Patienten. Demgegenüber hielten Pilgrim et al. [1947] in einem ähnlich zusammengesetzten Krankengut selbst bei großzügiger Indikation nicht mehr als 14% aller Patienten für die Peritonealdialyse geeignet.

Wir empfehlen die Hämodialyse mit Bikarbonat als Regelbehandlung und geben anderen Verfahren nur dann den Vorzug, wenn sie im Einzelfall unter der Nutzen-Risiko-Abwägung, u. U. auch aus technischen Gründen, geeigneter erscheinen oder Kontraindikationen zur Hämodialyse bestehen.

So bevorzugen wir die Peritonealdialyse unter Verwendung eines Verweilkatheters beim akuten Nierenversagen stets dann, wenn Heparin kontraindiziert ist, z. B. nach neurochirurgischen Eingriffen oder bei Schädel-Hirn-Traumen. Berücksichtigt werden muß allerdings, daß auch Hämodialysen ohne Heparinisierung bis zu etwa 3 h Dauer oder mit minimaler Heparinisierung auch länger durchgeführt werden können und daß bei hyperkatabolem Nierenversagen die Peritonealdialyse gelegentlich nicht ausreicht, die Konzentrationen der harnpflichtigen Substanzen zu senken, in einzelnen Fällen nicht einmal ein „steady state" einzustellen. Andererseits kann beim nichthyperkatabolen akuten Nierenversagen mit gleichzeitig vorliegender diffuser Peritonitis die Peritonealdialyse unter Zusatz entsprechender Antibiotika den entzündlichen Prozeß als solchen sogar günstig beeinflussen [184, 186].

Auf die respiratorische Insuffizienz als mögliche Kontraindikation der Peritonealdialyse sei in diesem Zusammenhang besonders hingewiesen.

Die konventionelle Hämofiltration bietet u. E. bei der Behandlung der akuten Niereninsuffizienz gegenüber der Hämodialyse mit Bikarbonat keinen wesentlichen Vorteil, da der Wasserhaushalt mit beiden Verfahren exakt bilanziert werden kann, eine weitgehende Kreislaufstabilität ebenfalls mit beiden Methoden erreicht wird, die Dialysance der Hämofiltration derjenigen der Hämodialyse aber unterlegen ist. Wir bevorzugen die Hämofiltration jedoch, wenn vordringlich eine Überwässerung bei akuter Niereninsuffizienz beseitigt werden muß und die Behandlung einer weniger ausgeprägten Azotämie demgegenüber zurücktritt.

Die kontinuierliche arteriovenöse Hämofiltration (CAVH) halten wir für angebracht, wenn ein Volumenentzug vordringlich ist und/oder Patienten mit akuter Niereninsuffizienz auf Intensivstationen behandelt werden müssen, auf denen aus räumlichen oder technischen Gründen die Installation eines Hämodialyse- oder Hämofiltrationsgeräts nicht möglich ist. Die wenig umfangreiche Apparatur erfordert bei Patienten mit ausreichendem arteriellen Blutdruck weder einen elektrischen noch einen mechanischen Antriebs- oder Steuerteil. Um so mehr benötigt die exakte Bilanzierung bei der oft tagelang laufenden Filtration erfahrenes Personal. Der Heparinverbrauch ist im Vergleich zur Hämodialyse höher. Um die Azotämie befriedigend zu kontrollieren, bedarf es in der Regel einer Filtration von wenigstens 8-10 l/24 h [1421, 1857, 1858]. Ungenügend sind trotz ausreichenden arteriellen Drucks die Filtrationsraten vor allem bei Patienten mit einem Hämatokritwert über 45% [1421]. Es kann daher notwendig sein, einzelne Hämodialysen bei laufender CAVH zwischenzuschalten, um die Azotämie ausreichend zu beeinflussen [629]. Wir sind nicht der Meinung, daß die Handhabung der CAVH derart einfach ist, daß sie kein spezialisiertes Pflegepersonal erfordere [1421].

Die Plasmapherese hat, in der Regel alternativ mit der Hämodialyse eingesetzt, ihre Indikation bei akuter Niereninsuffizienz durch immunologisch bedingte Glomerulopathien (s. S. 524), aber auch zur Entfernung nicht dialysabler endogener und exogener Toxine, wenn sie wahrscheinlich ursächlich am Zustandekommen des akuten Nierenversagens beteiligt sind [144].

Die Hämoperfusion ist in Ergänzung zu anderen Detoxikationsverfahren beim akuten Nierenversagen stets dann indiziert, wenn es darum geht, gleichzeitig ein (nieren-)toxisches Agens zu entfernen, das sich an den Adsorber binden läßt.

5.4 Ergebnisse

Der korrektive Effekt der verschiedenen Detoxikationsverfahren bei akuter Niereninsuffizienz auf Azotämie und Entgleisungen des Wasser-Elektrolyt- und Säure-Basen-Haushalts ist bei der einzelnen Anwendung unterschiedlich. Maßgebend sind die Ausgangswerte zu Beginn der einzelnen Behandlung, deren Dauer, die Wahl des Verfahrens, bei der Hämodialyse speziell des Dialysators, das Körpervolumen des Patienten, der Anfall an Stoffwechselprodukten, der Blutfluß durch den Dialysator, die Zusammensetzung der Spüllösung. Bei richtiger Indikation und Technik ist die normalisierende Wirkung in bezug auf Azotämie und Elektrolytentgleisung unbestritten. So läßt sich insbesondere ein erhöhtes Serumkalium stets zur Norm senken. Regelmäßig kommt es unter der Dialyse zur Verschiebung eines sauren Blut-pH zur alkalischen Seite und zur Anhebung des verminderten Standardbikarbonats, wie es bei der Hämofiltration durch entsprechende Substitutionslösung ebenfalls zu erreichen ist.

Gelegentlich kann bei Hämodialysen ein erniedrigter Natrium- oder Chloridspiegel unbeeinflußt bleiben oder ein normaler sogar geringfügig abfallen, obwohl

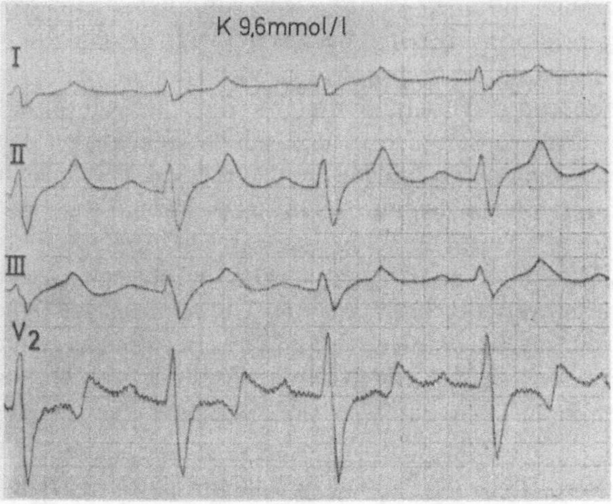

a

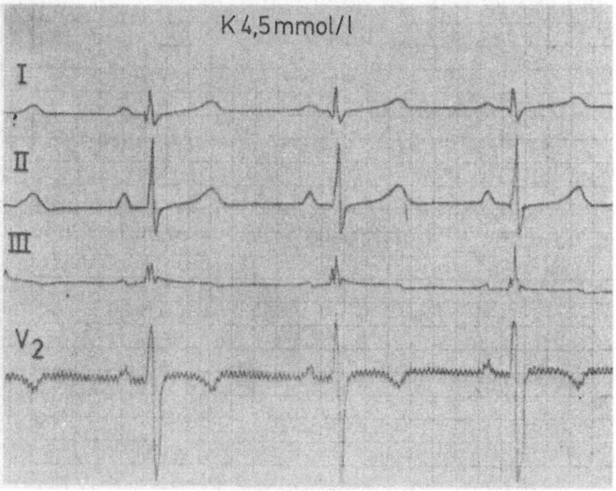

b

Abb. 123 a, b. Elektrokardiogramm. 5jähriger Junge mit akutem Nierenversagen bei Varizellen und Arzneimittelreaktion. **a** Zu Dialysebeginn bei einem Serumkalium von 9,6 mmol/l. Atrioventrikuläre Überleitung auf 0,22 s verlängert; QRS zugunsten plumper S-Zacken auf 0,14 s verbreitet. T-Wellen vor allem in Ableitung II überhöht. **b** 6 h später bei Dialyseende bei einem Serumkalium von 4,5 mmol/l. Weitgehende Normalisierung

die Natrium-Chlorid-Konzentration der Spüllösung über der des Serums liegt. Dabei spielen Ionenverschiebungen in den Intrazellulärraum eine Rolle [2229].

Die Normalisierung hyperkaliämischer Veränderungen des Elektrokardiogramms durch die Dialyse ist überzeugend (Abb. 123), wenngleich andererseits formale und rhythmische Abweichungen primär normaler Stromkurven im Verlauf von Dialysen beobachtet worden sind (s. S. 276). Vor allem beim glykosidbehandelten Patienten besteht eine gewisse Gefahr, daß sich unter dem Abfall der Plasma-Kalium-Konzentration bei gleichzeitigem Anstieg des Kalziums und der Normalisierung der Azidose Rhythmusstörungen als Ausdruck einer nun manifest werdenden Glykosidintoxikation einstellen. Elektrolytverschiebungen sollen unter

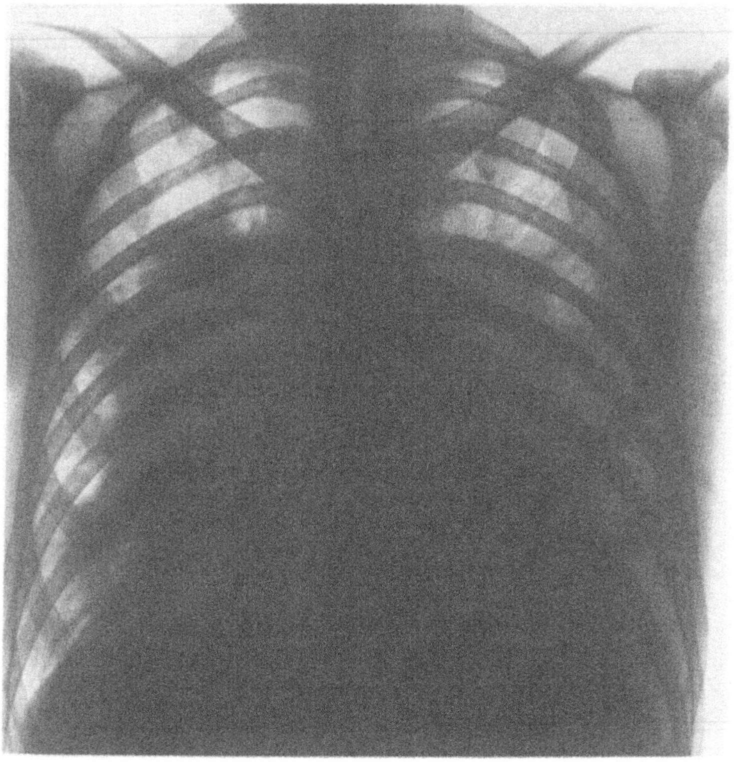

Abb. 124. „Flüssigkeitslunge" bei einer 22 Jahre alten Patientin mit akutem Nierenversagen vor Dialyse

der Dialyse nicht möglichst rasch, sondern über die Dauer der einzelnen Sitzung gestreckt korrigiert werden.

Eine Hyperhydration läßt sich durch Ultrafiltration bei Hämodialyse oder Hämofiltration, auch durch Wasserentzug mittels hyperosmolarer Spüllösungen bei der Peritonealdialyse, sicher beseitigen. Die Abb. 124 und 125 zeigen die Rückbildung einer Flüssigkeitslunge bei akuter Niereninsuffizienz durch Hämodialyse, Abb. 126a und b das Verschwinden von Gesichtsödemen.

Liegen klinische Erscheinungen der Urämie vor, so ist auch deren Besserung unter der Dialyse oder Hämofiltration oft dramatisch: Verwirrtheitszustände, Brechreiz, Somnolenz, verschwinden. Bei der Hämodialyse können allerdings bei Ausgangswerten des Harnstoffs über 200 mg/dl (33,3 mmol/l) zentralnervöse Störungen unter der Behandlung zunehmen, wenn die Azotämie zu rasch normalisiert und dadurch ein Disäqilibriumsyndrom (s. S. 279) ausgelöst wird. Spätestens am folgenden Tag ist dann aber die Besserung zu erkennen.

Trotz der unumstrittenen günstigen Effekte der einzelnen Dialysebehandlungen ist die Letalität der akuten Niereninsuffizienz auch heute noch hoch. Vergleicht man die Situation mit der vor 20 Jahren, so wäre eine Reihe von Faktoren zu vermuten, welche die Prognose des akuten Nierenversagens heute günstiger gestalten müßte: Die betroffenen Patienten werden frühzeitiger zu entsprechenden Zentren

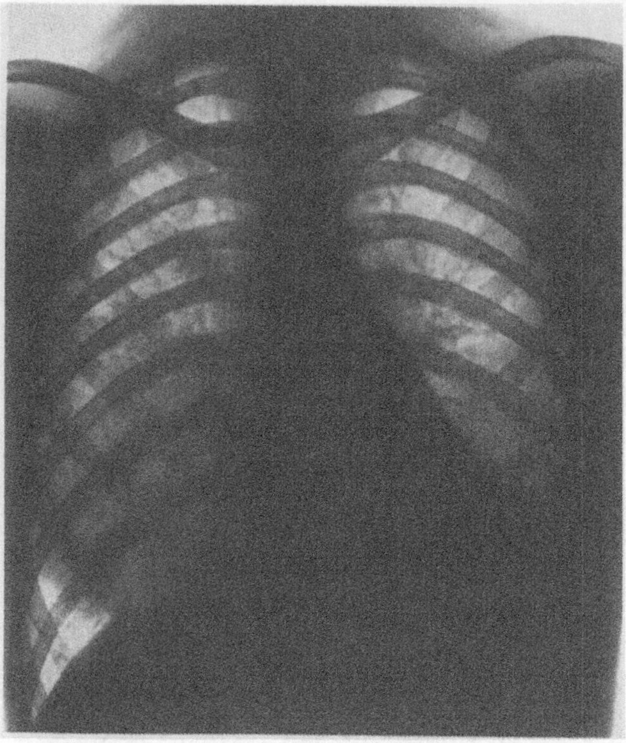

Abb. 125. Nach 6stündiger Hämodialyse weitgehende Beseitigung der Veränderungen

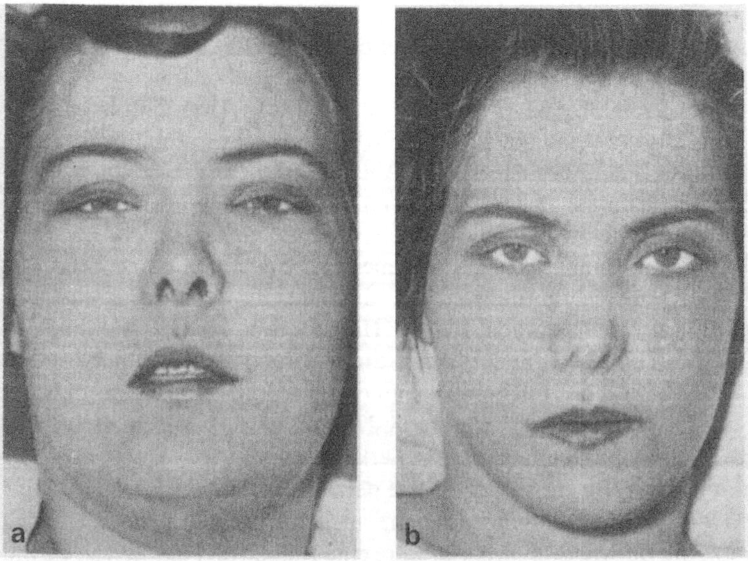

Abb. 126 a, b. Rückbildung von Gesichtsödemen durch Wasserentzug mittels Peritonealdialyse. 24jährige Patientin mit akutem Nierenversagen, **a** bei Dialysebeginn, **b** bei Dialyseende

eingewiesen, auf Intensivstationen durch erfahrenes ärztliches und Pflegepersonal überwacht; der Gefäßzugang ist erleichtert; die parenterale Ernährung - soweit diese notwendig ist - wurde optimiert; das Prinzip der prophylaktischen Dialyse wird mit perfektioniertem technischen Gerät fast allgemein befolgt. Doch was ist das Ergebnis all dieser Verbesserungen?

Die Einführung der prophylaktischen Dialyse stimmte zunächst hoffnungsvoll. Kleinknecht et al. [1356] fanden 1972 einen Rückgang der Letalität beim akuten Nierenversagen von 42 auf 29%. Schon früher hatten Balsløv u. Jørgensen [140] eine signifikante Abnahme der Letalität von 73 über 54 auf 43% beobachtet, wenn die maximalen Harnstoffkonzentrationen im Serum über 500 mg/dl, zwischen 300 und 500 mg/dl und unter 300 mg/dl betrugen. Es zeichnete sich eine Verringerung der Letalität der akuten Niereninsuffizienz ab.

Berichte aus den letzten Jahren zeigen jedoch, daß eine entscheidende Verbesserung der Prognose der akuten Niereninsuffizienz tatsächlich nicht eingetreten ist [816, 1267, 1455, 1947, 2178]. Kein wesentlicher Unterschied fand sich in der Letalität des akuten Nierenversagens bei Verwundeten des Korea- und des Vietnam-Krieges [1572].

Wetzels u. Musselmann [2647] fanden beim Vergleich von je 50 Patienten mit akuter Niereninsuffizienz aus den Jahren 1958-1968 mit einer gleichen Zahl aus den Jahren 1974-1978 keine Verringerung der Letalität, obwohl den betreffenden Patienten die Fortschritte der Dialysetechnik, die Erfahrungen der Vorjahre und eine intensivmedizinische Betreuung zugute kamen; die Dauer der Niereninsuffizienz war bei den Patienten der Jahre 1958-1968 länger, die Zahl der Dialysen geringer, die Maximalwerte des Harnstoffs deutlich höher. Die Situation der Patientengruppe aus den Jahren 1974-1978 war unter dem nephrologischen Aspekt also günstiger. Es zeigt sich aber, daß das Alter und der Anteil von Patienten mit komplizierenden weiteren Vitalfunktionsstörungen zugenommen hatten.

Aus einer Zusammenstellung über 21681 Fälle von akuter Niereninsuffizienz aus 124 Literaturangaben aus den Jahren 1951-1972 durch Sieberth [2317] geht ein deutlicher Anstieg der Letalität des akuten Nierenversagens im Laufe der Jahre hervor (Abb. 127). An einem Krankengut von 1102 Patienten aus den Jahren 1966 bis 1977 konnten Freiberg et al. [816] feststellen, daß die Letalität des akuten Nierenversagens 76,9% bei Schocknieren und 36,6% bei toxisch bedingter akuter Nierenschädigung betrug. Eindeutig war im gleichen Kollektiv die Beziehung der Letalität bei dialysierten Patienten zu zusätzlich bestehenden weiteren Vitalfunktionsstörungen. Sie betrug 18,9% ohne Vorliegen einer zusätzlichen Störung, erreichte 66,0% bei einer zusätzlichen Vitalfunktionsstörung, 92,7% bei zwei und 96% bei drei weiteren Störungen der Vitalfunktionen [1333]. Ähnlich sind die Ergebnisse anderer Untersuchungen [1947].

Der Einfluß des Alters wird unterschiedlich beurteilt: Während einzelne Autoren [337, 492, 1444] die Prognose des akuten Nierenversagens für altersunabhängig halten, stellten andere [1455, 1947, 2321] zumindest bei über 70jährigen Patienten eine höhere Letalität fest.

Die Wahl des Dialyseverfahrens (Hämo- oder Peritonealdialyse) scheint für die Prognose nicht von Bedeutung zu sein [816, 817, 1266].

Kein Zweifel kann angesichts der heute perfektionierten Dialysetechnik darüber bestehen, daß die unmittelbaren metabolischen Folgen der Niereninsuffizienz

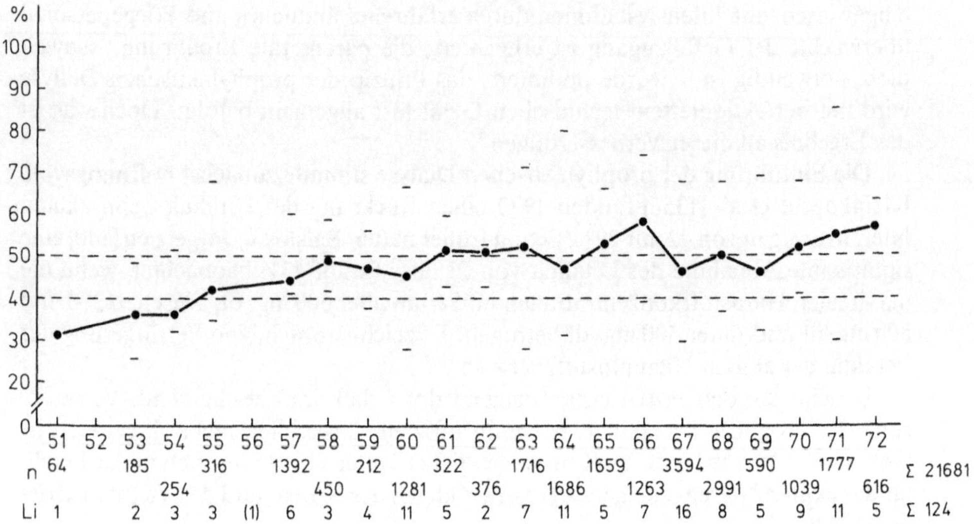

Abb. 127. Änderung der Letalität in den Literaturangaben von 1951–1972. Die Striche oberhalb und unterhalb der gepunkteten Linie geben die von den verschiedenen Autoren gefundenen minimalen und maximalen Werte an (*n* Zahl der ausgewerteten Patienten, *Li* Zahl der Literaturstellen) (Sieberth [2317])

(Azotämie, Elektrolytentgleisungen, Azidose) für die nach wie vor hohe Sterblichkeit nicht ausschlaggebend sind. Die Gründe für die im Laufe der Jahre angestiegene Letalität des akuten Nierenversagens dürften im wesentlichen folgende sein:

1. Infolge intensivmedizinischer Betreuung erleben Kranke mit Vitalfunktionsstörungen anderer Organe heute ihr akutes Nierenversagen, während Patienten vor der Ära der Intensivmedizin bereits vorher verstorben waren.
2. Die Patienten sind im Durchschnitt älter.
3. Fälle von völlig unkomplizierter akuter Niereninsuffizienz durch Zirkulationsstörungen sind infolge der verbesserten Schockprophylaxe seltener geworden; ebenso hat die Häufigkeit des akuten Nierenversagens durch tubulo-toxische Substanzen abgenommen. Aborte als Ursache eines akuten Nierenversagens mit ihrer relativ günstigen Prognose sind weitgehend verschwunden.
4. Zunahme therapieresistenter Infektionen.

Hohes Lebensalter ist aber kein Grund, bei akuter Niereninsuffizienz von der Dialysebehandlung abzusehen. Schon 1961 wurde über die erfolgreiche Dialysebehandlung eines 83jährigen Patienten berichtet [1210a].

So wird denn nach wie vor die Prognose bei Patienten mit akuter Niereninsuffizienz von den zugrundeliegenden Erkrankungen geprägt. Legrain et al. [1501] hatten dies schon 1960 an einem großen Krankengut überzeugend dargestellt. Bereits damals zeigte sich die besonders schlechte Prognose des Nierenversagens bei chirurgischen Patienten. Daran hat sich im Laufe der Zeit nichts geändert, wie neuere Aufstellungen zeigen (Tabelle 39). Solche primär-chirurgischen Fälle stellen heute einen zunehmenden, stellenweise sogar den überwiegenden Anteil an Patienten mit akutem Nierenversagen. Dessen hohe und teilweise heute sogar höhere Letalität beruht nicht auf Veränderungen der therapeutischen Methodik, sondern allein darauf,

Tabelle 39. Zusammenstellung von 433 Fällen mit akutem Nierenversagen der Zentren Magdeburg, Berlin-Buch, Rostock aus den Jahren 1966-1976. (Lachheim [1455])

Ursache	Vorkommen		gestorben in %
	n	%	
1. Chirurgische Erkrankungen	143	33,0	60,8
2. Oberbaucherkrankungen (Gallenstein/Pankreatitis)	65	15,0	49,2
3. Urologische Erkrankungen	63	14,6	47,6
4. Intoxikationen mit Urämie	42	9,7	31,0
5. Intravasale Hämolyse	31	7,2	54,8
a) Seifenabort	25	5,8	68,0
b) Transfusionszwischenfälle	6	1,4	0,0
6. Schock	23	5,3	52,4
7. Infektionserkrankungen (Leptospirosen!)	20	4,6	50,0
8. Glomerulonephritis	13	3,0	38,5
9. Varia	33	7,6	39,4
Gesamt	433	100	50,3

Mittleres Lebensalter 42,1 (2-83 Jahre)

daß die therapeutischen Bemühungen bei vital gefährdeten Patienten bis an die Grenzen der Intensivmedizin vordringen und jede, auch die kleinste Chance zu nutzen versuchen.

Es ist vielfach kaum möglich, den Tod isoliert auf das Grundleiden und seine Komplikationen und Begleitkrankheiten, zu denen vor allem Septikämien gehören, zurückzuführen, die konkurrierend oder sich gegenseitig potenzierend am letalen Ausgang beteiligt und deren Wechselbeziehungen nicht zu übersehen sind. Insofern müssen auch gegen Statistiken Bedenken erhoben werden, die eine entsprechende Trennung der Todesursachen vornehmen. Sicher ist aber, daß Infekte für die hohe Letalität maßgeblich verantwortlich sind [699, 1572, 1686, 1947], die entweder primär bestanden oder sekundär hinzutraten. Wird die akute Erkrankungsphase überstanden, so ist die Langzeitprognose der akuten Niereninsuffizienz, insbesondere des akuten Nierenversagens im engeren Sinne, außerordentlich günstig, und renale Leistungseinbußen bleiben fast nur bei primär glomerulären oder vaskulären Nephropathien - dabei in etwa 50% der Fälle [283] - sowie der bilateralen Nierenrindennekrose zurück (s. S. 338). Die Behandlung der akuten Niereninsuffizienz bleibt daher lohnend und rechtfertigt nach wie vor den ganzen Einsatz.

5.5 Besonderheiten in verschiedenen Fächern

5.5.1 Chirurgie

Beim akuten Nierenversagen in der Chirurgie steht ursächlich seltener die Operation als solche - mit evtl. nachfolgendem Schocksyndrom - im Vordergrund, sondern häufiger dürften Krankheitsprozesse für ein akutes Nierenversagen verantwortlich sein, die selbst erst Veranlassung für einen operativen Eingriff gaben, wie Ileus, Peritonitis, Perforationen der Appendix, der Gallenblase, des Magens oder des Darms. Das Nierenversagen ist also eine ernste Komplikation bei meist schon schwer vorgeschädigtem Organismus und vielfach mit weiteren Komplikationen, wie Sepsis, Schocklunge und zerebralen Störungen im Sinne eines „multiple organ failure“ [688] kombiniert.

Bei einer anderen Gruppe von chirurgischen Patienten mit akutem Nierenversagen liegen schwere Unfälle oder Verwundungen mit Muskel- und Weichteilzertrümmerungen, multiplen Knochenbrüchen und u. U. auch Verletzungen der inneren Organe (Leber, Milz, Lunge) vor. Infektionen der Wundgebiete und Fettembolien können das Bild komplizieren. In diese Kategorie fallen auch ausgedehnte Verbrennungen.

Schon normalerweise findet sich postoperativ ein gesteigerter Abbau von Eiweiß, der 200–250 g täglich beträgt [1738]. In den beiden vorgenannten Gruppen von Patienten ist der Katabolismus aber besonders ausgeprägt, und der Anstieg des Harnstoffs im Plasma nimmt bei akuter Niereninsuffizienz um mehr als 60 mg/dl (10 mmol/l) in 24 h zu (hyperkataboles akutes Nierenversagen [1907]). Auch der Anfall von Kalium ist entsprechend erhöht.

Der Einsatz von Detoxikationsverfahren wird daher beim postoperativen bzw. posttraumatischen Nierenversagen oft schon außerordentlich frühzeitig notwendig, wenn das Prinzip der prophylaktischen Dialyse gewahrt werden soll. Champion et al. [433] fanden, daß die Überlebenschance unter 10% sinkt, wenn bei polytraumatisierten Patienten das Serumkreatinin 4 mg/dl (354 µmol/l) und der -harnstoff 80 mg/dl (13,3 mmol/l) überstieg.

Die Kreatinin-, Harnstoff- und Kaliumwerte müssen bei solchen Patienten täglich kontrolliert werden, damit man sich ein Bild über die Entwicklungstendenz der Azotämie und der Elektrolytveränderungen machen kann. Stark erhöhter Katabolismus kann zu täglichen Hämodialysen zwingen und eine Behandlung mit der Hämofiltration oder der Peritonealdialyse wegen der geringeren Effektivität von vorneherein nicht indiziert erscheinen lassen.

Frühzeitige radikale Beseitigung nekrotischer Gewebsbezirke bei Verletzungen und Verbrennungen oder die operative Ausschaltung von Sepsisherden reduziert den Anfall von Stoffwechselprodukten und Kalium, wirkt somit der beschleunigten Entwicklung der Urämie entgegen und kann die Frequenz oder Dauer der Dialysen vermindern. Auf die Notwendigkeit einer hochkalorischen, in den meisten Fällen parenteral durchzuführenden Ernährung wurde bereits hingewiesen (s. S. 352).

Das klinische Bild der Urämie wird bei schwer traumatisierten Patienten oft durch eine Sepsis vorgetäuscht oder verstärkt und ist daher nur mit Vorbehalt heranzuziehen, um die Indikation zur Dialyse zu stellen oder ihren Erfolg zu beurteilen. Meronoy [1694] berichtete aus dem Korea-Krieg, daß bei 19% der unter der klinischen Diagnose Urämie eingelieferten Verwundeten in Wirklichkeit eine Sepsis ohne stärkere Azotämie vorlag. Daraus ergibt sich, daß die Forderung nach frühzeitiger Dialyse nicht zu einer mangelnden diagnostischen Abklärung bei vermeintlichen oder tatsächlich akut niereninsuffizienten chirurgischen Patienten führen darf. Durch Fixation des ärztlichen Handelns auf die Niere kann die notwendige Behandlung der Grunderkrankung versäumt werden. In Zweifelsfällen, z. B. bei gleichzeitigem Vorliegen einer ausgeprägten Azotämie und einer Sepsis mit toxischen Allgemeinerscheinungen, spricht das Ausbleiben einer klinisch erkennbaren Besserung nach effektiver Dialyse gegen das Prävalieren der Urämie beim Zustandekommen des Zustandsbildes.

Um eine heparininduzierte Nachblutung zu vermeiden, sollte eine Hämodialyse oder Hämofiltration nach Möglichkeit nicht vor dem 2. postoperativen Tag vorgenommen werden. Stellt sich die Indikation bereits früher, so ist in der Regel die Peritonealdialyse angebracht, oder es muß mit minimaler Heparinisierung hämodialysiert werden. Bei Plattendialysatoren läßt sich manchmal sogar eine heparinfreie Dialyse praktizieren, bis es nach 3-4 h zur Gerinnung im Dialysator kommt. Das deshalb extrakorporal verbliebene Blut sollte anschließend möglichst durch Erythrozytenkonzentrat ersetzt werden. Allerdings schließen auch Eingriffe oder Verletzungen im Bauchraum eine Peritonealdialyse nicht unbedingt aus. So wurde über einen Schwerverwundeten des Vietnam-Krieges berichtet, bei dem trotz Perforation von Blase, Ileum, Kolon und Magen eine Peritonealdialyse wegen einer Hyperkaliämie bei akutem Nierenversagen erfolgreich durchgeführt und damit erst ein operatives Vorgehen unter Narkose möglich wurde. Wegen schwerer Gerinnungsstörungen - der Soldat hatte 25 Blutkonserven erhalten - war die Peritoneal- der Hämodialyse vorgezogen worden [156].

Beim akuten Nierenversagen nach kardiochirurgischen Eingriffen wird die Hämodialyse wegen der damit verbundenen „erheblichen Kreislaufbelastung" [563, 2222] für ein wenig geeignetes Verfahren gehalten, dem die Peritonealdialyse oder die kontinuierliche arteriovenöse Hämofiltration vorzuziehen sei. Tatsächlich ist bei Patienten mit postoperativem Low-output-Syndrom oder kardiogenem Schock von einer arterio-venös durchgeführten Hämodialyse wegen ihres Einflusses auf das Herzzeitvolumen und den peripheren Widerstand eine Verschlechterung der Kreislaufsituation zu erwarten, erst recht, wenn Azetat in der Spüllösung verwendet wird, das offenbar eine kardiodepressive Wirkung besitzt [2569].

Wir halten die Hämodialyse auch beim akuten Nierenversagen nach kardiochirurgischen Eingriffen für die Methode der ersten Wahl, wenn sie in venovenöser Technik und mit Verwendung von Bikarbonat durchgeführt wird. Als Alternative - vor allem, wenn es um einen gleichzeitigen schonenden Volumenentzug geht - kommt die Hämofiltration in Betracht. Die Peritonealdialyse erscheint uns wegen ihrer gelegentlichen Rückwirkungen auf die Atemmechanik bei erst kürzlich thorakotomierten Patienten für weniger geeignet, und wir setzen sie nach herzchirurgischen Eingriffen nur bei besonders blutungsgefährdeten Patienten ein. Auch Krian et al. [1428] bevorzugen die Hämodialyse in der Therapie des akuten Nierenversagens nach kardiochirurgischen Eingriffen und sahen dabei eine geringere Letalität als beim Einsatz der Peritonealdialyse.

Gleichgültig, welche Methode benutzt wird, es ist darauf zu achten, daß Elektrolytkorrekturen nicht zu brüsk erfolgen, da die Gefahr von Rhythmusstörungen am vorgeschädigten Herzen erhöht ist.

Auf die Häufigkeit des akuten Nierenversagens in der Kardio- und großen Gefäßchirurgie und die Therapieergebnisse wurde bereits an anderer Stelle eingegangen (s. S. 333 und S. 367).

Bei Massenkatastrophen muß mit dem gleichzeitigen Auftreten zahlreicher Fälle von akuter Niereninsuffizienz gerechnet werden, wie es sich beispielsweise beim Erdbebenunglück von Agadir 1960 zugetragen hat [1721]. Für chirurgische und Dialyseabteilungen können sich daraus erhebliche organisatorische und technische Schwierigkeiten ergeben. Das Prinzip muß sein, die am Katastrophenort oder ihm am nächsten liegende Dialyseabteilung soweit als möglich zu entlasten, da sie nicht nur durch die Masse der Patienten überfordert ist, sondern außerdem mit Versorgungsschwierigkeiten (Wasser- und Stromausfall) rechnen muß. Soweit oder sobald die Patienten transportfähig sind, sollten sie an entferntere Dialyseabteilungen verbracht werden. Für die verbleibenden Kranken müssen notfalls Improvisationen getroffen werden, um die Behandlung sicherzustellen. Dazu bieten sich die energieunabhängigen Verfahren der Peritonealdialyse und der spontanen arteriovenösen Hämofiltration geradezu an. Die Peritonealdialyse und in beschränktem Umfang auch die spontane Hämofiltration lassen sich sogar während des Transports von Erkrankten oder Verletzten mit Eisenbahn, Flugzeug oder Kraftwagen fortführen. Beide Verfahren reichen jedoch bei hyperkatabolem Nierenversagen oft nicht aus, um Azotämie und Hyperkaliämie zu beherrschen.

Nicht selten stellt sich die Frage, ob Patienten mit dialysepflichtiger akuter Niereninsuffizienz - gleich welcher Ursache - narkose- und operationsfähig sind. Nichtdringliche Eingriffe sollen selbstverständlich verschoben werden. Alle chirurgischen Maßnahmen, die Komplikationen des Nierenversagens entgegengerichtet sind, wie die Ausräumung von Abszessen, Amputation von zertrümmerten oder verkohlten Gliedmaßen, Abtragung nekrotischer Gewebsteile, Ausschaltung von Sepsisherden, sind jedoch indiziert. Sie werden am besten wenige Stunden nach Abschluß einer Dialyse oder Hämofiltration bei bestmöglicher Korrektur von Azotämie und Säure-Basen-Elektrolyt-Haushalt durchgeführt. Dringliche Eingriffe, vor allem solche mit vitaler Indikation, können nicht verschoben werden. Dies gilt auch in der Abdominalchirurgie, z. B. für die konservativ nichtbeherrschbare Blutung bei Patienten mit akuter Niereninsuffizienz. Schwierig ist dabei die Wahl des operativen Eingriffs: Übernähung, Resektion, Vagotomie [1269]. Wir geben wegen der besonderen Situation der Patienten mit akuter Niereninsuffizienz der Magenresektion den Vorzug.

In einer Analyse von 138 Fällen konnte gezeigt werden, welchen Einfluß die Nierenfunktion bzw. das akute Nierenversagen auf den Verlauf akuter abdomineller Erkrankungen hat; die Letalität ist dabei nicht nur vom Ausmaß der Nierenfunktionsstörung, sondern vor allem auch vom Hinzutreten weiterer Vitalfunktionsstörungen neben dem akuten Nierenversagen abhängig [2250]. Die schlechte Prognose solcher Patienten wurde bereits an anderer Stelle erörtert (s. S. 367). Es zeigte sich [2250], daß die Chancen solcher Patienten um so besser sind, je frühzeitiger ggf. eine Laparotomie oder Relaparotomie erfolgt. Obwohl gastrointestinale Blutungen beim Patienten mit akuten abdominellen Erkrankungen die niedrigste Letalität aufweisen [2250], ist sie bei Patienten mit akuter Niereninsuffizienz immerhin mehr als doppelt so hoch als bei intakter Nierenfunktion [1269].

Das Serumkalium sollte vor Einleitung der Narkose unter 5,0 mmol/l liegen, und elektrokardiographisch dürfen keine Zeichen einer Hyperkaliämie vorhanden sein. Es sollte auch keine Überwässerung mit „fluid-lung" bestehen. Es gibt für den funktionell-anephrischen Patienten kein Narkotikum und keine Narkosemethode der Wahl [912]. Zur intravenösen Einleitung der Narkose eignen sich besonders Neuroleptika und Diazepam (-Abkömmlinge). Unter den Muskelrelaxanzien wird Pancuronium oder d-Tubocurarin bevorzugt, die in unterschiedlichem Ausmaße einer Inaktivierung durch die Leber unterliegen [396 a, 489 a]. Durch Succinylcholin soll es zu einem Anstieg des Serumkaliums bis zu 1 mmol/l kommen können [1559 a]. Als besonders geeignete Narkotika gelten Halothan und Enfluran; Stickoxidul kann stets verwendet werden. Im Gegensatz zu Patienten mit chronischer Niereninsuffizienz sind diejenigen mit akutem Verlust der Nierenfunktion nicht an eine lange bestehende Anämie adaptiert. Während dialysepflichtige Patienten mit terminaler Niereninsuffizienz mit einem Hämatokrit von 15-25% oder einem Hämoglobin von 6-8 g/dl (3,7-5,0 mmol/l) als durchaus operationsfähig gelten können, sollte bei akuter Niereninsuffizienz das Hämoglobin prä- und intraoperativ nicht unter 10 g/dl (6,2 mmol/l) liegen. Wenn nötig müssen Erythrozytenkonzentrate oder gewaschene Erythrozyten transfundiert werden.

In manchen Fällen erscheint eine regionale Anästhesie auf den ersten Blick als Mittel der Wahl, zumal dabei auf Muskelrelaxanzien verzichtet werden kann. Sie ist als Plexusanästhesie, z. B. bei Eingriffen am Arm, indiziert. Werden jedoch größere Körpergebiete regional blockiert, so kommt es in diesen durch Sympathikolyse zur Sequestrierung von extrazellulärer Flüssigkeit, deren Volumen substitutiert werden muß. Nach Abschluß der Narkose muß dieses zusätzlich zugeführte Volumen durch Dialyse bzw. Ultrafiltration dem Körper wieder entzogen werden.

Daß von der Einleitung der Narkose bis zum völligen Wiederaufwachen des Patienten mit akuter Niereninsuffizienz das EKG am Monitor überwacht und Blutdruck und bei größeren Eingriffen auch der zentrale Venendruck ständig kontrolliert werden sollten, liegt auf der Hand. Die notwendigen postoperativen Kontrollen der Blutgase, der Elektrolyte und der harnpflichtigen Substanzen erfolgen bei den unter intensivmedizinischen Bedingungen betreuten Patienten mit akutem Nierenversagen ohnehin.

5.5.2 Gynäkologie und Geburtshilfe

Für das akute Nierenversagen und die Indikation zur Dialyse oder anderen Detoxikationsverfahren nach gynäkologischen Operationen gilt im Grundsatz das gleiche wie für das postoperative Nierenversagen in der allgemeinen Chirurgie. Gelegentlich entwickelt sich auch nach gynäkologischen Eingriffen ein Hyperkatabolismus, der zu einer besonders intensiven Dialysetherapie zwingt. Beim toxischen Schocksyndrom, das fast ausschließlich bei jüngeren Frauen und dabei wiederum fast nur während der Menstruation - vorwiegend bei Verwendung von Tampons - vorkommt, und durch koagulasepositive Staphylokokken hervorgerufen wird, tritt ein oligurisches oder nichtoligurisches akutes Nierenversagen bei etwa 70% der Fälle auf [451]. Als Ursache kommen der Schock als solcher oder Staphylokokkentoxine in Betracht. Obwohl die Azotämie meist nicht sehr ausgeprägt ist, kann in Einzelfällen die Dialysebehandlung notwendig werden; bei einer unserer Patientinnen war der Einsatz der künstlichen Niere über die Dauer von 2 Wochen erforderlich, bis es zur spontanen Besserung der Nierenfunktion kam.

Eine größere Rolle als im Gefolge gynäkologischer Eingriffe spielt das akute Nierenversagen im Zusammenhang mit einer Schwangerschaft (s. auch S. 334). Ursächlich liegen vor allem artifizielle Aborte, vorzeitige Plazentalösung sowie postpartale Blutungen vor. Die Indikation zu Detoxikationsverfahren ist nach den üblichen Regeln zu stellen. Voraussetzung ist auch hierbei, daß die Nierenschädigung frühzeitig erkannt wird. Geburtshilfliche Abteilungen sollten es sich zur Regel machen, nach Aborten und Geburten in den ersten Tagen das Serumkreatinin und die Harnmengen routinemäßig zu bestimmen.

Die Prognose des im deutschsprachigen Bereich heute seltenen postabortalen Nierenversagens ist günstig, da es sich meist um jüngere, vorher gesunde Frauen in gutem Allgemeinzustand handelt. Die Letalität wird im wesentlichen durch das evtl. Hinzutreten einer Sepsis bestimmt. Günstig sind auch die Ergebnisse bei akuter Niereninsuffizienz im Verlauf von Gestosen, obgleich dabei meist eine Vorschädigung der Niere besteht (Pfropfgestose). Relativ schlecht ist die Prognose beim Nierenversagen nach retroplazentarer Apoplexie mit vorzeitiger Plazentalösung und Fruchtwasserembolie, vor allem wenn sich solche Ereignisse im Verlaufe einer Gestose eingestellt haben. In diesen Fällen liegt vergleichsweise häufig keine Tubulusnekrose, sondern eine irreparable bilaterale Nierenrindennekrose vor. Sie muß diagnostisch in Betracht gezogen werden, wenn sich 3-4 Wochen nach Einsetzen eines anurisch-oligurischen Nierenversagens keine ausreichende Diurese einstellt. Läßt sich die Diagnose punktionsbioptisch sichern, muß die Patientin einer Dauerdialysebehandlung zugeführt werden. Nur in Ausnahmefällen stellen sich nach partieller bilateraler Rindennekrose Diurese und Ausscheidung harnpflichtiger Substanzen wieder genügend ein, aber auch dann verbleibt fast immer eine erhebliche Funktionseinbuße.

Intravasale Gerinnungsvorgänge, ähnlich wie bei der Nierenrindennekrose, scheinen auch beim hämolytisch-urämischen Syndrom eine Rolle zu spielen, das gelegentlich postpartal, aber auch unter oralen Antikonzeptiva [339] auftritt und mit einer glomerulär bedingten akuten Niereninsuffizienz verbunden ist.

Ein akutes Nierenversagen post abortum oder post partum ist in der Regel kein Grund, von einer späteren Schwangerschaft abzuraten. Dies gilt nicht für Pfropfgestosen, Rindennekrosen oder persistierende Nierenschäden und Hypertonien. Selbstverständlich muß die geburtshilflich-gynäkologische Vorgeschichte bei der Frage nach folgenden Schwangerschaften berücksichtigt werden. In jedem Fall sollte jedoch im ersten Jahr nach einer akuten Niereninsuffizienz eine Konzeption vermieden werden. Neben normalen Funktionsparametern kann im Zweifelsfall auch eine Nierenbiopsie mit normalem Ergebnis die Furcht von Patientinnen vor nephrologischen Komplikationen während einer erneuten Schwangerschaft nehmen.

Hier sei auch erörtert, ob die Gravidität als solche eine Kontraindikation zu bestimmten Dialyseverfahren darstellt. Mit zunehmender Zeit der Schwangerschaft wird eine Peritonealdialyse technisch schwierig werden und schließlich unmöglich sein. Etwa vom 4. Monat ab halten wir sie nicht mehr für indiziert. Hämodialysen oder -filtrationen sind auch bei fortgeschrittener Gravidität durchführbar, ohne daß sich die Frucht unter der Heparinisierung löst. Dennoch wird man bestrebt sein, mit der geringstmöglichen Menge an Heparin auszukommen. Von ihm sind im Gegensatz zu den Cumarinderivaten auch keine Schädigungen der Frucht bekannt geworden.

Wiederholt wurden Fälle beschrieben, bei denen Vergiftungen in der Schwangerschaft erfolgreich durch Hämodialyse behandelt wurden; die Patientinnen wurden termingerecht von völlig gesunden Kindern entbunden [315, 1450, 2475]. Kopsa et al. berichteten über eine 19jährige Erstgebärende, die in der 30. Schwangerschaftswoche eine fulminante Pyelonephritis beiderseits mit akuter Niereninsuffizienz durchmachte, so daß 10 Hämodialysen notwendig wurden, von denen 7 vor und 3 nach dem Partus erfolgten; in der 32. Woche wurde ein gesundes Kind geboren [1407].

Tritt ein akutes Nierenversagen noch vor der Geburt, aber bei bereits lebensfähigem Kind auf, so ist zu entscheiden, ob zunächst die Geburt eingeleitet und dann die Detoxikationsbehandlung durchgeführt oder umgekehrt vorgegangen werden soll. In der Regel wird man zunächst die Dialyse vornehmen. Nach Abklingen der Heparinwirkung besteht keine Gefahr einer erhöhten Nachblutung mehr, und die Geburt kann in Gang gebracht werden. Wir halten es demgegenüber für risikoreicher, innerhalb der ersten 3 Tage post partum eine extrakorporale Detoxikation durchzuführen, da unter der Heparinisierung mit verstärkten uterinen Blutungen gerechnet werden muß.

5.5.3 Urologie

Die akute Niereninsuffizienz spielt auffälligerweise in der Urologie keine besondere Rolle, obwohl bei vielen urologischen Patienten mit einer Vorschädigung der Nieren zu rechnen ist. Soweit die Niereninsuffizienz unter dem Bild des akuten Nierenversagens im engeren Sinne postoperativ bzw. schockbedingt auftritt, ist wie bei sonstigen chirurgischen Fällen zu verfahren.

Besonders dramatisch kann eine akute Niereninsuffizienz infolge einer aszendierenden eitrigen Infektion nach beidseitiger Ureterenkatheterisierung verlaufen, wobei es zu ausgedehnten Abszedierungen in beiden Nieren kommen kann. Die Prognose dieser fast immer mit einer allgemeinen Sepsis einhergehenden Fälle ist außerordentlich ungünstig. Die frühzeitige Detoxikationsbehandlung muß mit einer massiven antibiotischen Therapie einhergehen. Solche Fälle sind jedoch in den letzten Jahren seltener geworden, da durch Verbesserung und Einführung nichtinvasiver Untersuchungsverfahren (z. B. Sonographie, Szintigraphie, Computertomographie) die beidseitige Ureterensondierung als diagnostische Maßnahme kaum mehr notwendig ist.

Postrenale Abflußverlegungen mit folgender Azotämie/Urämie zählen wir nicht der akuten Niereninsuffizienz zu. Die Anwendung der Detoxikationsverfahren ist bei solchen Zuständen fast nie notwendig. Erforderlich ist die schnellstmögliche Beseitigung der Harnabflußstörung auf instrumentellem oder operativem Wege.

5.5.4 Innere Medizin

In der Inneren Medizin sind die Ursachen der akuten Niereninsuffizienz besonders vielfältig. Für die durch Schock, Volummangel und ähnliche Zustände ausgelösten Fälle des zirkulatorisch, d. h. ischämisch-hypoxisch, bedingten akuten Nierenversagens gelten die üblichen Behandlungsrichtlinien. Ein begleitender Hyperkatabolismus ist seltener als bei chirurgischen Grunderkrankungen.

Bei der akuten Niereninsuffizienz nach Herzinfarkt, die außerordentlich selten ist, empfiehlt sich im Hinblick auf die Kreislaufsituation die venovenöse Bikarbonathämodialyse, die Hämofiltration oder die Peritonealdialyse. Allerdings wird die Auffüllung des Bauchraums von kardial insuffizienten Patienten wegen der Beeinträchtigung der respiratorischen Funktion gelegentlich schlecht toleriert. Das gleiche gilt für Zustände nach großen Lungenembolien oder für ein ausgeprägtes Lungenemphysem. Die Füllvolumina des Bauchraums sollten dementsprechend klein sein (1-1,5 l).

Bei akutem Nierenversagen durch Gifte, die nicht nur nephro-, sondern auch hepatotoxisch wirken, besteht meist eine ausgeprägte Blutungsneigung infolge Verminderung der Gerinnungsfaktoren; daher ist in solchen Fällen die Peritonealdialyse zu bevorzugen.

Mit schweren intestinalen Blutungen ist im Verlauf eines akuten Nierenversagens nach oraler Ingestion von Säuren und Laugen zu rechnen. Die Peritonealdialyse bietet sich ggf. als Methode der Wahl an, auch wenn einzelne Fälle erfolgreich hämodialysiert wurden. Wir waren in 1 Fall von Essigsäure-Intoxikation gezwungen, trotz dialysepflichtigem oligurischen akuten Nierenversagens eine Magenresektion durchführen zu lassen, um die hauptsächliche Blutungsquelle auszuschalten; die Patientin überlebte.

Wie in der Geburtshilfe liegt auch bei internistischen Grunderkrankungen gelegentlich eine bilaterale Nierenrindennekrose als pathologisch-anatomisches Substrat des akuten Nierenversagens vor. Die fehlende oder ungenügende Restitution der Nierenfunktion macht es in diesen Fällen notwendig, die Patienten ggf. in die Dauerdialyse zu überführen. Dies braucht nicht unbedingt im unmittelbaren Anschluß an das akute Ereignis zu erfolgen. Ähnlich anderen Beobachtungen mußten wir 1 Patientin 4 Jahre nach einer akuten Pankreatitis mit konsekutiver Nierenrindennekrose, die damals nur drei Hämodialysen erforderte, in ein Dauerdialyseprogramm übernehmen. Auch beim hämolytisch-urämischen Syndrom sind ähnliche Fälle mit partiell eingeschränkter Nierenfunktion nach Überstehen der akuten Phase beschrieben, die Jahre später die Dauerdialyse erforderlich machten [1962].

Wenn bei Infektionskrankheiten eine Dialysebehandlung notwendig wird, so ist aus seuchenhygienischen Erwägungen der Peritonealdialyse oder der spontanen arteriovenösen Hämofiltration der Vorzug zu geben, da beide Verfahren in der Isolierstation im Krankenzimmer des Patienten durchgeführt werden können, es sich um ausschließlich einmal verwendetes Material handelt und die Kontamination von Dialyse- oder Filtrationsgeräten entfällt. Sind die Methoden nicht durchführbar oder ineffektiv, werden Hämodialysegeräte mit individueller Spüllösungsversorgung eingesetzt, die gründlich zu desinfizieren sind, ehe sie später wieder innerhalb einer zentralen Dialyseabteilung verwendet werden können.

Zum typischen Krankengut des Internisten zählen auch die akuten Niereninsuffizienzen bei primären Nierenerkrankungen und Systemerkrankungen mit Nierenbeteiligung. Das diagnostische Vorgehen und die Basistherapie wurden bereits besprochen (s. S. 338 und S. 343).

Eine akute Niereninsuffizienz wird beim Plasmozytom oft durch eine intravenöse Urographie ausgelöst; wir konnten dabei in einigen Fällen durch Dialysen Zeit bis zur Wiederherstellung einer ausreichenden Nierenfunktion gewinnen. Auch moderne trijodierte Kontrastmittel schützen nach unserer Erfahrung beim Plasmozytom nicht vor einem akuten Nierenversagen (s. auch S. 335).

Dem Internisten begegnet häufig ein akutes Nierenversagen zunächst unklarer Genese. Häufig steckt dahinter eine nichttraumatisch bedingte Rhabdomyolyse, die sich stets durch eine initial erhöhte Kreatinphosphokinase und oft durch eine auffällige Hyperkalzämie auszeichnet [755, 948, 1393, 2138]. Bei weiteren Recherchen wird als letztendliche Ursache häufig ein Alkohol-, Analgetika- oder Hypnotika-Abusus eruiert. Seltener sind Infekte, Überanstrengung oder McArdel-Syndrom.

Das Nierenversagen infolge massiven Anfalls von Harnsäure bei der Strahlen-

oder zytostatischen Therapie von Malignomen bzw. Hämoblastosen erfordert ebenfalls gelegentlich die Überbrückung durch Dialysen.

Die Inhomogenität des Krankenguts, bei dem eine akute Niereninsuffizienz im Zusammenhang mit intern-medizinischen Primärerkrankungen auftritt, bringt es mit sich, daß für die Prognose des Einzelfalls und für die Beurteilung des Werts der Detoxikationsmaßnahmen generelle Feststellungen über die Letalität wenig bedeutsam sind.

5.5.5 Pädiatrie

Die Ursachen der akuten Niereninsuffizienz decken sich in der Kinderheilkunde weitgehend mit denen in der Inneren Medizin, auch bei Kleinkindern und Neugeborenen [57, 530, 2055]. Bei einer Beobachtungsgruppe von 70 Patienten zeigten sich als Ursachen in fallender Häufigkeit renale Minderperfusion, hämolytisch-urämisches Syndrom, Glomerulonephritis, Sepsis und kongenitale Anomalien [530]. Bei Herzoperationen von Kindern fand sich eine Häufigkeit des akuten Nierenversagens von 8% [452, 1250].

Die Indikationen zur Detoxikationstherapie sind in der Pädiatrie im wesentlichen die gleichen wie beim Erwachsenen; aus vorwiegend technischen Gründen wird vor allem im Säuglings- und Kleinkindesalter bei akuter Niereninsuffizienz die Peritoneal- gegenüber der Hämodialyse bevorzugt.

Die Prognose des akuten Nierenversagens unterscheidet sich bei Kindern nicht wesentlich von der der Erwachsenen. Lediglich beim hämolytisch-urämischen Syndrom, das bei Kindern offenbar relativ häufiger vorkommt, ist die Prognose in der Pädiatrie besser. Neuerdings wird empfohlen, schwere Formen des hämolytisch-urämischen Syndroms bei Kleinkindern mit der Peritonealdialyse, jedoch entgegen früheren Ansichten ohne Heparin zu behandeln [229].

Hinsichtlich der Technik der Dialysen ergeben sich bei Kindern Besonderheiten, die in einem eigenen Kapitel (s. S. 262) beschrieben sind.

III Chronische Niereninsuffizienz

1 Einführung

Als chronische Niereninsuffizienz bezeichnet man ein irreversibles, über mehrere Monate bis viele Jahre sich entwickelndes Nierenversagen. Das zugrundeliegende Nierenleiden kann angeboren oder erworben sein und verursacht letztendlich einen glomerulären und tubulären Schaden. Die Einteilung dieser chronisch-progredienten Krankheit in einzelne Verlaufsstadien wäre müßig, stellten sie nicht einen Wegweiser für diagnostische und insbesondere therapeutische Maßnahmen dar. Daher soll hier kurz auf die Phasen der chronischen Niereninsuffizienz eingegangen werden.

Von einer kompensierten Niereninsuffizienz spricht man, solange bei eingeschränkter Nierenfunktion die Serumwerte von Harnstoff und Kreatinin im Normbereich liegen [2169]; die Angelsachsen sprechen von „first stage renal failure" [167]. Sinkt das Glomerulusfiltrat unter 30 ml/min, steigen Harnstoff und Kreatinin über die Norm an (Abb. 128) und stabilisieren sich auf einem höheren Niveau; man spricht von „kompensierter Retention". Bei einem Filtrat unter 10 ml/min mit ständig ansteigenden Harnstoff- und Kreatininwerten liegt eine „dekompensierte Retention" vor. Dieses Stadium der Erkrankung wird im englischen Schrifttum als „second stage failure" bezeichnet. Fällt das Glomerulusfiltrat unter 5 ml/min, so treten erhebliche Organstörungen als Folge der Harnvergiftung in Erscheinung: Diese Phase des Leidens wird als urämisches Endstadium bezeichnet. Identische Begriffe sind die „terminale Niereninsuffizienz" bzw. „endstage renal disease".

Die terminale Niereninsuffizienz erfordert den Einsatz der Dialyse oder verwandter Verfahren, wenn das Leben des Patienten erhalten werden soll. Da aber Verfahren wie die Hämodialyse eine Vorbereitung etwa im Anlegen eines Gefäßzugangs voraussetzen, ist die Phase vor Eintritt der Urämie bedeutsam; sie wird als „Präurämie", Suburämie oder heute besser als „präterminale Niereninsuffizienz" bezeichnet. Der Terminus „Azotämie" umschreibt einen Anstieg harnpflichtiger Substanzen - speziell des Harnstoffs - über die Norm, unabhängig von klinischen Symptomen. Mit der Verfeinerung der Untersuchungstechnik lassen sich aber Organstörungen am Skelettsystem, Nervensystem und blutbildenden System in immer früheren Stadien des Nierenleidens nachweisen, so daß dieser Begriff der Beschreibung der chronischen Niereninsuffizienz entbehrlich geworden ist.

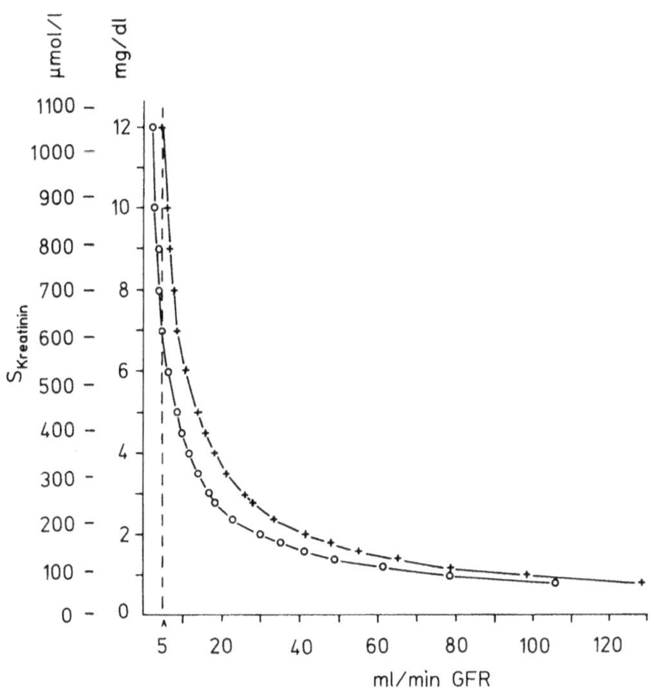

Abb. 128. Korrelation zwischen Serumkreatininwerten und Kreatininclearance bei Mann (+) und Frau (O). Die gestrichelte Linie zeigt die Grenze von 5 ml/min an. Entsprechende Serumgrenzwerte sind bei der Frau 7 mg/dl (620 µmol/l), beim Mann 11,9 mg/dl (1050 µmol/l)

2 Renales Grundleiden

Der chronischen Niereninsuffizienz liegen die verschiedensten Nephropathien zugrunde. Seit über 1 Jahrzehnt liefert die Statistik der Europäischen Gesellschaft für Dialyse und Transplantation (EDTA) detaillierte Angaben über die Häufigkeit dieser Grundleiden, die nach Altersklassen [343] und Regionen [2668] unterschiedlich ist (Tabelle 40).

Am häufigsten, in einem Drittel der Fälle, liegt bei chronisch Dialysierten eine Glomerulonephritis als Grundleiden vor [355]. An zweiter Stelle steht die Pyelonephritis (21%), gefolgt von Systemerkrankungen mit 10%. Ausdruck der regionalen Unterschiede ist z.B. die Häufigkeit der Analgetika-Nephropathie in der Schweiz mit 18% gegenüber 1,2% in Großbritannien. Es gehört zur optimalen Planung, die renale Grundkrankheit eines Patienten mit chronischer Niereninsuffizienz zum frühestmöglichen Zeitpunkt abzuklären, um einerseits therapeutische Maßnahmen noch rechtzeitig einleiten zu können und andererseits mit der Vorbereitung für die Dialysebehandlung nicht unter Zeitdruck zu geraten. Überdies nimmt das Risiko für eine bioptische oder röntgenologische Diagnostik mit fortschreitender Niereninsuffizienz zu.

Die frühe Erfassung chronisch-progredienter Nephropathien ist mitunter schwierig, weil sie in der Mehrzahl lange Zeit oligosymptomatisch verlaufen. Gele-

Tabelle 40. Häufigkeit der renalen Grundkrankheit bei Patienten mit terminalem Nierenversagen in Europa, der Bundesrepublik Deutschland, der Schweiz und den USA

Erkrankung	EDTA 1974	EDTA 1979	BRD 1979	CH 1979	Medicare USA 1978[1]
Glomerulonephritis	45,2	30,7	26,6	21,1	20,0
Pyelonephritis	19,6	21,2	26,2	17,5	8,0
Analgetikanephropathie	3,5	3,5	5,0	17,5	1,0
Zystennieren	9,0	9,2	7,3	11,9	7,0
Heredo-fam. Nephropathien	3,5	2,5	1,6	0,5	2,0
Nephrosklerose	5,3	7,6	4,8	4,6	29,0
Systemerkrankungen	5,0	10,8	12,1	11,3	19,0
Unklare und andere Nephrop.	9,0	14,5	16,4	15,5	11,0

[1] Latos [1476]

gentlich gelingt dies beim Eintritt in den Wehrdienst oder in eine Sozialversicherung, bei Heredopathien im Rahmen einer Familienuntersuchung. Beginnt das Leiden, so werden nur gewissenhafte Nachkontrollen seine chronisch-progrediente Natur aufdecken, Maßnahmen also, die eine zielgerichtete Zusammenarbeit von Patient und Hausarzt voraussetzen.

In einem hohen Prozentsatz wird leider die Diagnose einer chronischen Niereninsuffizienz erst im Stadium des terminalen Nierenversagens gestellt. In dieser Phase des Leidens ist jedoch die Abklärung erschwert; einmal drängen sich vorrangig Behandlungsmaßnahmen auf, andererseits sind invasive Untersuchungen wie die Nierenbiopsie mit einem erhöhten Risiko behaftet und in dieser Spätphase weniger aussagekräftig. So können Superinfekte das Bild der Analgetikanephropathie überdecken [497], oder die fortschreitende Destruktion der Nephrone läßt keinen Schluß auf die ursprüngliche Nephropathie mehr zu.

In dieser Situation stützt man sich auf eine sorgfältige Anamnese. So sprechen rezidivierende Streptokokkeninfekte des Rachens und der Haut eher für eine Glomerulonephritis, während Koliken, Steinleiden, Instrumentationen der Harnwege und Enuresis eher auf eine Pyelonephritis hinweisen. Beim Vorliegen eines Diabetes mellitus, einer Kollagenose, Amyloidose oder Neoplasie wird man in erster Linie an eine glomeruläre Erkrankung im Rahmen dieser Systemaffektionen denken. Die Angaben chronischer Schwermetallexposition oder eines langjährigen Schmerzmittelkonsums deuten auf eine chronisch-interstitielle Nephritis hin, während eine Familienanamnese zunächst an Zystennieren, jene mit gehäufter Schwerhörigkeit an das Alport-Syndrom und schließlich jene mit Hand- und Fußschmerzen an ein Fabry-Syndrom denken läßt.

Die Untersuchung des Patienten mit präterminaler und terminaler Niereninsuffizienz ergibt zwar zahlreiche Befunde, die das fortgeschrittene Stadium des Leidens bestätigen, aber nur wenige Hinweise zu seiner Natur. Zystennieren sind in dieser Phase in der Regel palpabel, bakterielle Infekte äußern sich in einer druck- oder klopfdolenten Nierenloge, und die Hautveränderungen bei Systemaffektionen sollten die entsprechende Assoziation hervorrufen. Auch die Angiokeratose im Beckengebiet beim Morbus Fabry erlaubt bei ausgeprägten Fällen eine Blickdiagnose.

Erhebung der Anamnese und Aufnahme des Status werden durch einen Blick auf die Morphologie des Urins ergänzt. Der Sedimentbefund kann im terminalen Nierenversagen untypisch sein, weil die Polyurie mit ihrer Verdünnung die Beurteilung erschwert oder weil eine „ausgebrännte Nephropathie“ ohne wesentlichen Sedimentbefund vorliegt. Ansonsten aber ist das Sediment des frisch gelösten Urins diagnostisch äußerst hilfreich. Oft läßt sich ein „glomeruläres“ Sediment mit Erythrozyten, Erythrozytenzylindern, Lipidtropfen und Lipidzylindern vom „tubulär-interstitiellen Sediment“ mit vielen Leukozyten, Leukozytenzylindern und zahlreichen Bakterien gut unterscheiden.

Die Abklärung einer chronischen Nephropathie sollte so früh wie möglich erfolgen, wenn Röntgenaufnahmen und Biopsie noch möglich sind, die trotz der Fortschritte der Sonografie ihre diagnostische Bedeutung behalten haben. Zu einem frühen Zeitpunkt ist im Einzelfall die Ausschaltung einer Noxe und eine konservative Behandlung der Grundkrankheit möglich. Schließlich läßt sich die Progredienz des Leidens bei Früherfassung am besten dokumentieren und die Dialysebehandlung zum optimalen Zeitpunkt planen [505].

3 Progredienz

Zur Beurteilung der Progredienz der Niereninsuffizienz dient in der klinischen Praxis das Serumkreatinin. Je höher der Wert mit zunehmender Insuffizienz ansteigt, um so besser ist die Korrelation zur Kreatininclearance. Dabei ist aber eine Abhängigkeit vom Geschlecht [1087], Alter und Körpergewicht zu beachten.

Die Umrechnungsformel von Cockcroft u. Gault [485] berücksichtigt diese Faktoren:

$$C_{Kreatinin} = \frac{(140 - \text{Alter}) \times \text{Körpergewicht}}{72^{*} \times S_{Kreatinin}} \qquad \text{(Gl. 69)}$$

* Männer 72, Frauen 85 [1476]; Körpergewicht in kg

Will man den Zeitpunkt der terminalen Niereninsuffizienz vorausbestimmen, so trägt man nach der Empfehlung von Rutherford et al. [2139] am besten die reziproken Werte des Serumkreatinins graphisch auf. Der Schnittpunkt mit der Abszisse entspricht dann dem Beginn der Urämie (Abb. 129).

4 Klinik der chronischen Niereninsuffizienz

Eine kurze Beschreibung der chronischen Niereninsuffizienz scheint gerechtfertigt, gilt es doch bei Dialyseerwartungspatienten und Dialysierten alle evtl. Beschwerden dahin zu prüfen, inwieweit sie Ausdruck der Urämie sind und daher eine Änderung der bisherigen Behandlung erfordern.

Während Latos et al. [1476] schon bei glomerulären Filtrationsraten zwischen 25 und 40 ml/min üblicherweise Symptome wie Nykturie, Nausea, rasche Ermüdbarkeit, Muskelschwäche und Gewichtsverlust beobachteten, muß betont werden, daß viele Patienten selbst spät in der präterminalen Phase noch relativ beschwerdefrei sind.

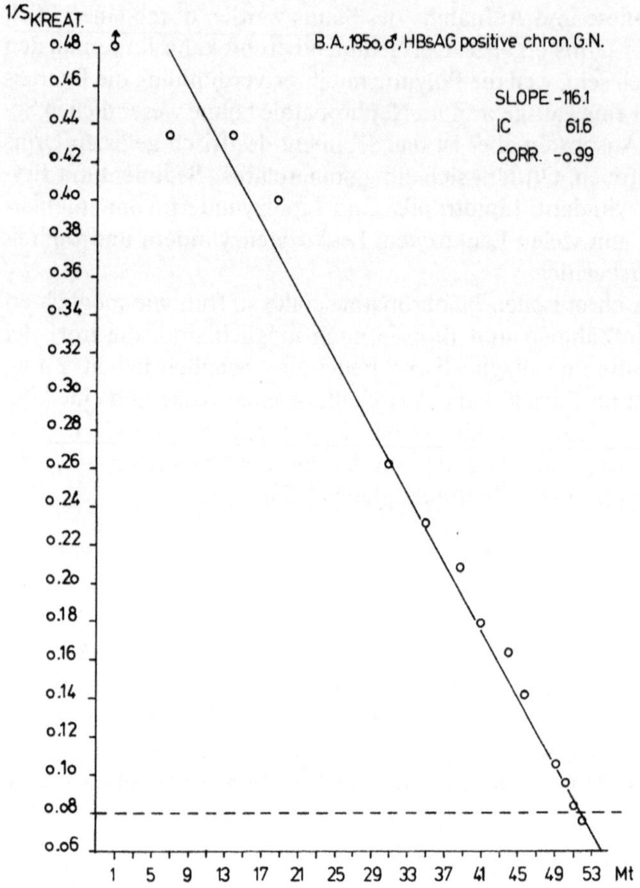

Abb. 129. Progredienz des Nierenversagens bei einem jungen Mann mit HBsAG-positiver chronischer Glomerulonephritis. Der erste Serumkreatininwert von 1,9 mg/dl (168 μmol/l) wurde anläßlich der militärischen Musterung erhoben. -- = 5 ml/min Glomerulusfiltrat

Symptome von seiten des *Magen-Darm-Kanals* führen Patienten mit fortgeschrittener Niereninsuffizienz am häufigsten zum Arzt. Durch Inappetenz, Nausea und Erbrechen nimmt die Körpersubstanz und damit das Gewicht ab, erst recht, wenn in den ersten Stadien der terminalen Niereninsuffizienz eine Polyurie mit Wasserverlusten besteht. In fortgeschrittenen Stadien mit Oligurie wird eine Abnahme der Körpersubstanz von einer Zunahme des extrazellulären Volumens begleitet, so daß das Gewicht konstant bleiben oder sogar ansteigen kann. Viele Patienten klagen über einen metallischen Geschmack, der besonders bei Hyperkaliämie vorhanden sein soll. Der dem Untersucher stets auffallende ammoniakalische Foetor uraemicus wird von den Patienten selbst oft nicht bemerkt. Gastritischen Beschwerden folgen bei terminaler Niereninsuffizienz Durchfälle, die zunächst wäßrig, später hämorrhagisch und durch eine urämische Schleimhautschädigung des Darms bedingt sind.

Kardiovaskuläre Störungen finden sich bei chronischer Niereninsuffizienz häufig und sind vor allem durch eine Volumen- oder reninabhängige Hypertonie und eine beschleunigte Arteriosklerose bedingt. Eine durch Hochdruck, ischämische Kardiomyopathie und evtl. Überwässerung bedingte Herzmuskelinsuffizienz ist häufig. Umstritten ist, ob es eine spezifische, durch Urämietoxine bedingte Schädigung des Myokards gibt.

Herzrhythmusstörungen als Folge von Hypertonie, Koronarsklerose, Anämie und Elektrolytverschiebungen sind nicht selten.

Die urämische Perikarditis ist eine der gefährlichsten Komplikationen der terminalen Niereninsuffizienz, weil sie jederzeit einen Perikarderguß und eine Herztamponade verursachen kann.

Bei Patienten mit chronischer Niereninsuffizienz ist auf *Veränderungen der Haut* zu achten, weil diese nicht nur Hinweise auf das Stadium der Erkrankung, sondern oft auch auf die Grundkrankheit geben. Die trockene, schuppende Haut ist charakteristisch für den Urämiker und besagt nichts über seinen Hydrationszustand. Petechiale Blutungen und Hämatome haben ihre Ursache in der urämischen Thrombopathie und der erhöhten Gefäßfragilität. Der urämische Juckreiz manifestiert sich in Form typischer Kratzspuren.

Charakteristisch sind die Hauterscheinungen beim Lupus erythematodes, bei hämolytisch-urämischem Syndrom, der Sklerodermie, der Dermatomyositis, der Kryoglobulinämie und beim Morbus Schönlein-Henoch, die alle mit einer Niereninsuffizienz vergesellschaftet sein können. Die Hautfarbe von Patienten mit fortgeschrittener Niereninsuffizienz ist fahlbraun mit gelblichem Unterton, der von der Einlagerung von Urochromen herrührt. Besonders ausgeprägt ist die Braunfärbung bei Patienten mit Analgetikanephropathie; Einlagerungen von Lipofuszin wurden nachgewiesen. Während Phasen der Hyperhydration mit interstitiellem Ödem tritt das braune Hautkolorit zugunsten einer fahlen Blässe zurück. Sie ist besonders eindrucksvoll an den Schleimhäuten und hängt vom Grad der Anämie ab.

Die Haare des Urämikers sind rarefiziert und strähnig. Messungen haben auch eine signifikante Verdünnung der Haarschäfte im Vergleich zu jenen von Gesunden ergeben.

Das sog. Red-eye-Syndrom, das bei terminaler Niereninsuffizienz gelegentlich beobachtet wird, beruht auf einer Irritation der Conjunctiva sclerae durch ausgefällte Kalziumkristalle bei hohem Kalziumphosphatprodukt.

Vielschichtig in ihren Ursachen und in ihren Erscheinungsbildern sind die *Knochenveränderungen* bei terminaler Niereninsuffizienz. Hier kann es sich um fibroosteoklastische, osteomalazische, osteopenische oder osteosklerotische Veränderungen bzw. ihre Kombinationen handeln (s. S. 442). Die Patienten klagen über Knochen- und Gelenkschmerzen; gelegentlich kommt es zu Spontanfrakturen und Weichteilverkalkungen (Abb. 140). Manche Patienten haben jedoch kaum Beschwerden, so daß sich die Diagnose der renalen Osteopathie im wesentlichen aus Laborbefunden (Kalzium, anorganisches Phosphat, alkalische Phosphatase, Parathormon), dem Röntgenbild und evtl. der Knochenbiopsie ergibt.

Zentralnervöse Störungen sind bei chronischer Niereninsuffizienz häufig. Sowohl ein rascher Anstieg als auch ein Abfall des Harnstoffs kann Kopfschmerzen durch osmotische Gradienten an der Blut-Hirn-Schranke verursachen. Häufiger aber ist der erhöhte Blutdruck für Kopfschmerzen verantwortlich.

Die Symptome der urämischen Enzephalopathie weichen kaum von jenen aufgrund einer anderen metabolischen Störung ab. Es kommt zu verwaschener Sprache, Gangunsicherheit, Tremor, Bewußtseinstrübung, schließlich zum zerebralen Koma. Auch Krämpfe können sich einstellen. Während solche Erscheinungen vom Patienten und seiner Umgebung in der Regel wahrgenommen werden, sind die Frühsymptome sehr diskret und bestehen schon in der Phase der präterminalen Niereninsuffizienz in Konzentrationsschwäche, verminderter Merkfähigkeit, rascher Ermüdbarkeit und Apathie. Elektroenzephalographische Korrelate der urämischen Enzephalopathie sind „low-voltage"; später Abnahme der α-Aktivität, bei weiterem Fortschreiten Verlangsamung und Desorganisation mit intermittierenden Paroxysmen langsamer Wellen [888, 2528]. Häufig tritt bei terminaler Niereninsuffizienz eine hartnäckige Schlaflosigkeit auf, die psychische Grundlagen haben, aber auch metabolisch bedingt sein kann [238].

Das Sehen wird beim urämischen Menschen infolge hypertensiver Veränderungen am Augenfundus und durch Änderungen des intraokularen Drucks in Abhängigkeit vom Hydrationszustand eingeschränkt. Geruchs- und Geschmacksempfindungen sind ebenfalls herabgesetzt [471]. Vreman et al. [2578] fanden, daß diese Empfindungen bei Männern ausgeprägter eingeschränkt waren als bei Frauen. In der Genese dieser Störungen wird ein Zinkmangel diskutiert.

Die urämische *Polyneuropathie* wurde zwar schon 1963 von Ashbury et al. [80] beschrieben, erlangte aber erst in den 70er Jahren große Bedeutung in der Beurteilung des urämischen Syndroms, und zwar als Parameter zur Prüfung der Effektivität einer Dialysebehandlung [1799]. Das klinische Bild ist durch motorische und sensible Störungen gekennzeichnet (s. S. 424).

Auf die Existenz einer Neuropathie des autonomen Nervensystems wurde erst 1974 von Kersh et al. [1310] aufmerksam gemacht, und zwar anhand des gestörten Kreislaufverhaltens chronischer Dialysepatienten. Es äußerte sich in einem Abfall des systemischen Widerstands und einem Ausbleiben des Pulsanstiegs während hypovolämischer Blutdruckabfälle.

Hör- und Gleichgewichtsstörungen, besonders Innenohrschwerhörigkeit, bei fortgeschrittener Niereninsuffizienz werden vielfach der urämischen Neuropathie zugeordnet, zumal sie nach Nierentransplantation teilweise reversibel sein können [1724, 1725]. Sie sind insofern von Bedeutung, als dabei nicht nur wiederholt eine audiometrische Untersuchung stattfinden, sondern insbesondere die Gabe potentiell ototoxischer Substanzen (z. B. Aminoglykoside) unbedingt vermieden werden sollte.

Neuromuskuläre Störungen manifestieren sich beim Patienten mit terminaler Niereninsuffizienz in Form von Muskelzuckungen, Fibrillationen und in einer Muskelatrophie, die z. T. Folge eines Katabolismus bei ungenügender Ernährung, z. T. durch eine urämische Neuropathie, bedingt ist. Davon abzugrenzen sind ischämische Myopathien, die bei terminaler Niereninsuffizienz infolge eines Hyperparathyreoidismus analog zu Haut- und Darmnekrosen auftreten können. Solch schwere Komplikationen setzen neben der Einlagerung von Kalziumkristallen in der Gefäßmedia lokale Ischämien voraus; röntgenologisch sieht man entsprechende Kalkeinlagerungen; die CPK ist infolge der Degeneration der Muskulatur erhöht.

Typisch sind für die Niereninsuffizienz verschiedene *Veränderungen des Blutbilds*. Die nephrogene Anämie ist eine charakteristische Erscheinung der fortgeschrittenen Niereninsuffizienz; eine Ausnahme hiervon machen Patienten mit Zystennieren. Verschiedene pathogenetische Faktoren führen zu dieser normochromen Anämie, wobei ein Mangel von renalem erythropoetischem Faktor im Vordergrund stehen dürfte (s. S. 431).

Während Veränderungen der Leukozyten beim Urämiker weniger augenfällig sind (s. S. 442), ist die Störung der Plättchenfunktion bedeutsamer. Dabei handelt es sich vor allem um eine Verminderung der Thrombozytenaggregation und -adhäsivität (s. S. 441). Die Störung der Plättchenfunktion spielt bei der Blutungsneigung der Urämiker eine Rolle.

Schließlich finden sich bei chronischer Niereninsuffizienz *Störungen der endokrinen Funktionen* (s. S. 468), ohne daß dies zu manifesten klinischen Erscheinungen führt.

Die urämiebedingten Störungen der verschiedenen Organsysteme werden durch die Dialyse oder verwandte Behandlungsverfahren nicht oder nur unzureichend beseitigt. Hier zeigt sich, daß diese Behandlungsmethode noch weit davon entfernt ist, die gesunde Niere in all ihren Funktionen zu ersetzen. So schleppen sich denn viele Störungen von Organen während der Dauerbehandlung der chronischen Niereninsuffizienz mit Entgiftungsverfahren weiter hin oder verstärken sich sogar. Sie werden damit zu mehr oder minder ausgeprägten Komplikationen bei der Dauerbehandlung solcher Patienten. Diesen Komplikationen und möglichen Nebenwirkungen der Dauerdialysetherapie ist ein eigener Abschnitt gewidmet (s. S. 410 ff.).

5 Dauerdialysebehandlung

5.1 Organisationsformen

Die Organisation und Leitung eines Dialysezentrums ist eine regionale Aufgabe. Vom Krankenhausträger sollte ein entsprechend ausgebildeter Nephrologe mit dieser Aufgabe beauftragt werden. Der Verpflichtung seitens der Behörden, diesem Arzt die notwendigen Mittel zur Verfügung zu stellen, steht dessen Pflicht gegenüber, allen Patienten die optimale Therapie zukommen zu lassen. Als ideal wäre ein Einzugsgebiet von 0,2-0,5 Mio. Einwohner pro Dialysezentrum zu betrachten. Dabei sollten nicht nur die politischen, sondern auch die geographischen und verkehrstechnischen Gegebenheiten berücksichtigt werden. Für den Patienten und die Öffentliche Hand können sich prestigegeleitete Maßnahmen negativ auswirken. So wünschenswert eine große Dichte von Dialysezentren ist, sie sollten regional einem größeren Konzept unterstellt sein, damit alle Formen der Behandlung wie Heimdialyse, Self-care-Dialyse, Limited-care-Dialyse und Transplantation jedem geeigneten Patienten angeboten werden können.

Der EDTA-Statistik kann entnommen werden, daß die Resultate größerer Dialysezentren bezüglich Überlebensraten besser sind als jene kleiner Stationen [417]. Auch aus diesem Grunde sollte eine allzu starke Zersplitterung in kleine Behandlungszentren vermieden werden. Dialysezentren, und damit auch Zentrumsdialysen (s. S. 386), sind inzwischen kein Reservat von Krankenanstalten mehr, sondern können auch der Praxis niedergelassener Nephrologen zugehören.

Schon bald nach Einführung der Dauerdialysebehandlung bei chronischer Niereninsuffizienz wurde versucht, dem Patienten eine aktive Rolle in der Behandlung zuzuweisen [550, 2263]. Gründe dafür waren zunächst die hohen Behandlungskosten und die großen Anreisewege zum Dialysezentrum. Später zeigte sich, daß der aktiv in die Behandlung einbezogene Dialysepatient bessere Behandlungsresultate erwarten darf [1003].

In Europa, wo Kranken- und Sozialversicherungen schon bei Einführung der chronischen Dialysebehandlung praktisch allen Patienten die Finanzierung der Behandlung garantierten, sind es neben langen Anfahrtswegen hauptsächlich das Kostenbewußtsein von Arzt und Patient sowie die statistisch belegte bessere Prognose, welche die Heimbehandlung förderten. Die Motivation von Patienten zur Selbstbehandlung setzt eine ebensolche des Nephrologen zugunsten dieser Behandlungsmethode voraus [1241]. Es sollte alles unternommen werden, um die Attraktivität der Heimbehandlung zu fördern und gleichzeitig die Serviceleistung am Zentrum so zu begrenzen, daß die Kluft zwischen dem auf sich selbst angewiesenen Heimpatienten und dem Zentrumspatienten nicht zu groß wird. Finanzielle Erleichterungen für den Heimdialysepatienten einerseits und eine zumutbare aktive Mitarbeit des Zentrumspatienten andererseits gehören in dieses Konzept. Als Zwischenstufe zwischen Zentrums- und Heimdialyse hat sich die Limited-care-Dialyse entwickelt, bei der die Patienten zentral, aber in Mitverantwortung bei der praktischen Durchführung behandelt werden.

Die „Arbeitsgemeinschaft für klinische Nephrologie" der Bundesrepublik Deutschland definiert die verschiedenen Behandlungsformen für chronische Dialysepatienten folgendermaßen:

- Durch die Heimdialyse können solche Patienten versorgt werden, die fähig und trainiert sind, die unkomplizierte Dialyse in ihrem Heim unter Assistenz eines hierzu geeigneten und trainierten Partners durchzuführen. Sie werden dabei von qualifizierten Nephrologen betreut.
- Durch die Limited-care-Dialyse werden Patienten versorgt, bei denen in der Regel eine unkomplizierte Dialyse möglich ist und die fähig und trainiert sind, die Dialyse unter Assistenz ausgebildeter Personen durchzuführen. Sie werden dabei von qualifizierten Nephrologen betreut.
- Durch die Zentrumsdialyse in Krankenhaus und Praxis werden solche Patienten versorgt, die aus medizinischen, somatischen und psychischen Gründen nicht in Dialyseverfahren zu trainieren sind und auch beim Dialysevorgang selbst dauernder ärztlicher Betreuung bedürfen.
- Durch Intensivdialyse (akute Dialyse) werden Intensivpflegepatienten mit akutem Nierenversagen, Vergiftete oder Dauerdialysepatienten mit intensivpflegebedürftigen Zweiterkrankungen behandelt.

Im folgenden soll auf die verschiedenen Organisationsformen näher eingegangen werden.

5.1.1 Zentrumsdialyse

Zu den Aufgaben der Zentrumsdialyse gehört die Überwachung der initialen Dialysephase, in der Komplikationen häufiger auftreten und in der es darum geht, das geeignete Dialysematerial für den Patienten auszuwählen. Beim Heimdialysekandi-

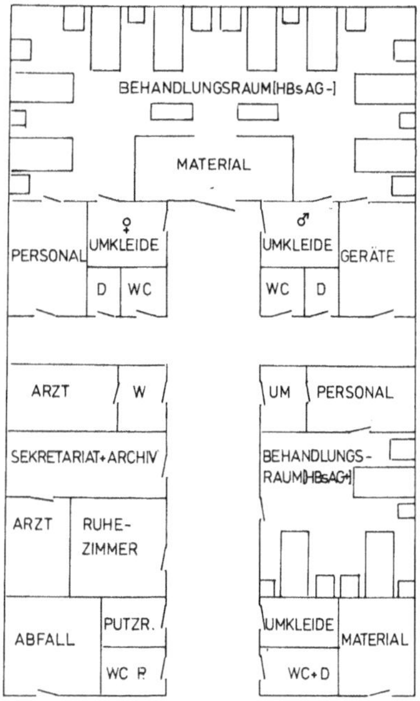

Abb. 130. Beispiel einer Zentrumsdialyse mit getrennten Behandlungsblöcken für HBsAG-positive und HBsAG-negative Patienten

daten sollte diese Phase 2 Wochen nicht überschreiten; ein möglichst frühzeitiger Wechsel ins Heimdialyse-Schulungszentrum bewahrt den Patienten vor der Hepatitis und vor jenem „Erreger", der Passivität und Desinteresse verursacht. In Praxen, Kliniken und Krankenhäusern werden ferner all jene Patienten dialysiert, die nicht fähig sind, die Behandlung selbst durchzuführen. Des weiteren muß das Krankenhauszentrum in der Lage sein, jederzeit Heimpatienten mit medizinischen oder sozialen Komplikationen aufzunehmen. Schließlich gehört jede Form akuter Dialysebehandlung zum Pflichtenheft der Zentrumsdialyse. Unter „akuter Dialyse" sei hier jede Behandlung mit intensiver Überwachung verstanden.

5.1.1.1 Bauplanung

Die Planung eines Dialysezentrums hat zum jetzigen Zeitpunkt getrennte Behandlungsräume für HBsAG-positive und -negative Patienten vorzusehen. Wesentlich wichtiger als ein zentrales Überwachungspult mit reichlich Elektronik sind eine gute Übersicht vom Arbeitsplatz der Dialyseschwester und kurze Gehstrecken zu allen Behandlungsplätzen (Abb. 130). Auch das Materialmagazin soll möglichst zentral und überdies so geräumig sein, daß es die Verbrauchsmaterialien für wenigstens 2 Wochen faßt. Ver- und Entsorgungswege für Material zu den Dialyseräumen sollten getrennt sein. Umkleideräume und WC für beide Geschlechter sowie für das Personal sind den Behandlungsräumen vorgelagert, ebenso die Diensträume von Arzt und Pflegepersonal. Eine kleine Kochnische sollte vorhanden sein, um den Patienten im Bedarfsfall eine warme Suppe oder ein Getränk zubereiten zu können. Schließlich ist ein Raum zur Wartung der Geräte, zur Reinigung der Dialysatoren und zur Ausführung von Reparaturarbeiten dienlich. Es versteht sich von selbst, daß dieser Raum über Medienanschlüsse verfügt, die jenen des Behandlungsraums entsprechen. Nicht vergessen sollte man auch einen Raum für die Patienten, wo sie nach erfolgter Dialyse und vor der Heimreise etwas ausruhen können.

Der Einbau von Schleusen hat vorwiegend symbolische Bedeutung. Mehr Gewicht sollte auf eine saubere Arbeitsweise und auf eine regelmäßige und gründliche Reinigung der Räume gelegt werden.

5.1.1.2 Personaletat

Richtlinien für die personelle Besetzung eines Dialysezentrums wurden von der Deutschen Arbeitsgemeinschaft für klinische Nephrologie zuletzt 1983 ausgearbeitet.

Schlüssel für ärztliches und pflegerisches Personal für Dialyseabteilungen (1983)

Ärzte

1 Arzt für 250 Zentrumsdialysen pro Monat
1 Arzt für 100 Zentrumsdialysen bei Risikopatienten pro Monat
1 Arzt für 100 Trainingspatienten pro Monat
1 Arzt für 350 Heimdialysen pro Monat
1 Arzt für 300 Limited-care-Dialysen pro Monat
1 Arzt für 30 Dialysen bei Intensivpflegepatienten pro Monat

Pflegepersonal

1 Pflegekraft für 40 Zentrumsdialysen pro Monat
1 Pflegekraft für 20 Zentrumsdialysen bei Risikopatienten pro Monat
1 Hilfskraft für 100 Zentrumsdialysen pro Monat
1 Techniker für 500 Zentrumsdialysen pro Monat
1 Pflegekraft für 70 Limited-care-Dialysen pro Monat
1 Hilfskraft für 300 Limited-care-Dialysen pro Monat
1 Pflegekraft für 25 Trainingsdialysen (Heimdialyse und Limited-care-Dialyse) pro Monat
1 Pflegekraft für die Überwachung von 600 Heimdialysen pro Monat
1 Techniker für 300 Heimdialysen pro Monat
1 Pflegekraft für 20 Dialysen bei Intensivpflegepatienten pro Monat.

Diese Empfehlungen sollten auch der Klinikadministration bekannt sein; denn bei einem Zwischenfall infolge personeller Unterbesetzung haftet in der Regel nicht der zuständige Nephrologe, sondern der Träger der Dialyseeinrichtung, der bei der Praxisdialyse allerdings mit dem Arzt identisch ist.

5.1.1.3 Funktionelle Beziehungen

Für die Planung einer Dialysestation sind die Beziehungen zu anderen Abteilungen der Klinik zu berücksichtigen. Die Zusammenarbeit mit der chirurgischen Klinik betrifft einerseits chirurgische Eingriffe bei Dialysierten und Nierentransplantierten, andererseits aber auch die Hilfeleistung des Dialyseteams bei chirurgischen Patienten mit akuter oder chronischer Niereninsuffizienz. Ähnliche Verhältnisse kennzeichnen die Zusammenarbeit mit der medizinischen Intensivpflegestation. Erfüllt die Zentrumsdialyse ihre Funktion einer Auffang- und Triagestation, so ist ihre Beziehung zu einer entsprechenden Bettenstation bedeutungsvoll. Sowohl die frisch ins Dialyseprogramm aufgenommenen Patienten als auch hospitalisierte Dialysierte mit Komplikationen profitieren von einer freundnachbarlichen Zusammenarbeit zwischen Dialyse- und Bettenstation, die mit 8-12 Betten den Anforderungen genügen würde. Eine gewisse Spezialisierung des Personals dieser Bettenstation in der Behandlung renal insuffizienter Patienten, in der postoperativen Pflege von Shunts und Peritonealkathetern, in der korrekten Durchführung der CAPD und in der Betreuung von Transplantierten kommt in erster Linie den Kranken zugute.

Eine enge Kollaboration zwischen nephrologischem Ambulatorium und Dialysestation hat sich in mehrfacher Hinsicht bewährt. Sie fördert die planmäßige Einführung des Dialysekandidaten und dessen psychologische Führung ins Dialyseprogramm, den Kontakt zwischen ihm und den bereits dialysierten Leidensgenossen und auch den Kontakt zwischen Dialysierten und Transplantierten.

Schließlich ist die Dialysestation abhängig von einer reibungslosen Kollaboration mit den Laboratorien und den Instituten für physikalische Untersuchungen.

5.1.1.4 Aufgaben des Arztes

In den Aufgabenbereich des für die Dialyse verantwortlichen Nephrologen fällt die Entscheidung, ob und wann ein Patient ins Dialyseprogramm aufgenommen wird, nach welcher Methode er behandelt wird, mit welchen Dialysatoren und wie lange die Behandlung erfolgt. Eine weitere Aufgabe des zuständigen Arztes stellt die regelmäßige Kontrolle des Gesundheitszustands und die Verordnung medikamentöser Ergänzungstherapien dar. Auch die Punktion besonders schwieriger AV-Fisteln, Anordnung von Maßnahmen während oder nach Zwischenfällen obliegt dem Arzt. Rechtlich trägt er die Anordnungsverantwortung, während das Pflegepersonal die Durchführungsverantwortung übernimmt. Nach Rücksprache mit dem Dialysepersonal bestimmt der Arzt die Art des verwendeten Materials, und es versteht sich, daß er diese Wahl nach dem Kosten/Nutzen-Prinzip trifft.

Weitere Aufgaben des „Dialysearztes" beziehen sich auf die Planung der künftigen Behandlung, insbesondere die Eignungsabklärung für Limited-care-Dialyse, Heimdialyse oder Transplantation. In seiner Stellung als verantwortlicher Leiter einer Dialyseeinheit koordiniert der Arzt die Maßnahmen des Behandlungsteams, zu dem neben dem Pflegepersonal auch die Sozialarbeiterin und die Diätassistentin gehören. Regelmäßige Teambesprechungen sind von größtem Wert.

Schließlich gehört die Einführung neuer, besserer Methoden und die Anpassung der Station an neue Erkenntnisse zu den Pflichten des zuständigen Arztes. Er muß auch für die Weiterbildung seiner Mitarbeiter sorgen, indem er den Besuch von Fortbildungskursen ermöglicht und wichtige neue Erkenntnisse im Rahmen regelmäßiger Visiten und interner Fortbildungen vermittelt.

5.1.1.5 Aufgaben des Pflegepersonals

Den Dialyseschwestern oder -pflegern obliegt die technische Durchführung und Kontrolle des Behandlungsablaufs, unter Weisung des zuständigen Arztes. Sie bereiten das Gerät vor und legen die Kanülen ein.* Beim Auftreten von Zwischenfällen leiten sie unverzüglich und selbständig die notwendigen Maßnahmen ein und ziehen schnellstmöglich den zuständigen Arzt hinzu; denn von der Geschwindigkeit, mit der die ersten Maßnahmen – etwa im Falle einer Luftembolie, akuten Hä-

* Die rechtlichen Voraussetzungen dazu sind in Österreich z. Zt. noch nicht gegeben

molyse oder eines Disäquilibriumsyndroms - ergriffen werden, hängt das Leben des Patienten ab.

Von besonderer Bedeutung ist für die Dialyseschwester oder den -pfleger die ihnen auferlegte Beobachtungspflicht. Sie zwingt die Schwester zur Beobachtung des Patienten, seines Gefäßzugangs, des Geräts und der blutführenden Systeme und verpflichtet sie, evtl. Veränderungen dem Arzt zu melden.

Gutes Pflegepersonal nimmt sich auch die Zeit, mit dem Patienten gelegentlich zu plaudern, hört sich geduldig an, wenn er über seine persönlichen Probleme berichtet. Ist ein solches Verhalten der Schwester oder des Pflegers in der Akutpflege wünschenswert, so stellt es in der Betreuung chronisch kranker Menschen eine absolute Notwendigkeit dar.

Da die Ausbildung einer Dialyseschwester wenigstens ein Jahr dauert, sollten sich für diese Spezialausbildung nur Schwestern entscheiden, welche einige Jahre auf diesem Gebiet zu arbeiten gedenken.

5.1.2 Limited-care-Dialyse (LCD)

Während in der Zentrumsdialyse mit Vorteil Patienten mit gehäuften Komplikationen, schwierigen Fisteln und schweren familiären Problemen dialysiert werden, sowie Patienten, die nicht in der Lage sind, die Behandlung selbst durchzuführen, können Kranke, die fähig sind, das Dialysegerät selbst vorzubereiten und die Behandlung selbständig zu überwachen, im kostengünstigeren Limit-care-Zentrum dialysieren. Hier wird mit minimalem Personalbestand gearbeitet, was die Kosten z. B. in der Schweiz auf beinahe 50% jener der Zentrumsdialyse senkt. Voraussetzung ist eine Instruktion des Patienten, die weitgehend jener des Heimdialysierten entspricht. Dabei kann die Fistel von der LCD-Schwester punktiert werden.

Die Vorteile der LCD für den Patienten liegen in einer gewissen Selbständigkeit, ohne daß die Angehörigen in die Behandlung einbezogen sind. Die Vorteile für den Kostenträger sind finanzieller Natur und jene für den Träger betreffen die Personaleinsparung.

5.1.3 Self-care-Dialyse* (SCD)

Noch größer ist die Selbständigkeit des Patienten in der Self-care-Dialyse [1241]. Hierzu eignen sich Heimdialysekandidaten ohne geeignete Partner oder ohne genügenden Raum in ihrer Wohnung für das Dialysegerät und nicht zuletzt extrem ängstliche Patienten. Es muß aber betont werden, daß jeder normale Mensch ein gewisses Maß an Ängstlichkeit zeigt, wenn es um seine eigene, noch dazu recht komplizierte Behandlung geht. Es sollte daher im Verlauf der Ausbildung erst entschieden werden, ob Heim- oder Self-care- bzw. Limited-care-Dialyse in Frage kommt.

Self-care-Dialyse setzt eine Ausbildung voraus, die genau jener für die Heimdialyse entspricht. An die Stelle des Dialysepartners, der zudienende Funktion hat, tritt hier eine angelernte, aber nicht ausgebildete Krankenschwester oder Pflegerin. Sie

---

* Diese Organisationsform wird derzeit nur in der Schweiz praktiziert

macht die notwendigen Handreichungen beim Einstechen der Kanülen sowie in der initialen und terminalen Phase der Dialyse. Unsere Erfahrungen haben gezeigt, daß Self-care-Patienten eher bessere Voraussetzungen mitbringen müssen als Heimdialysepatienten; denn der ständige Wechsel zudienender Schwestern fordert eine größere Selbständigkeit seitens des Patienten. In der Heimdialyse ist der Partner rasch bereit, zusätzliche Aufgaben zu übernehmen, und er kennt das Verhalten des Dialysierten wesentlich besser als eine Abteilungsschwester.

Für den Patienten liegen die Vorteile der Self-care-Dialyse in der größtmöglichen Selbständigkeit, verbunden mit minimaler Mitbeteiligung der Familienangehörigen, die Nachteile in der Anreise zur Klinik und in der Einhaltung einer von der Klinik diktierten Dialysezeit. Für den Kostenträger besteht kein Unterschied zwischen LCD und SCD; für die betreffende Klinik stellt die SCD eine noch weitergehende Entlassung bezüglich des Personalaufwands als die LCD dar. Besonders geeignet erscheinen für diese Behandlungsart peripher gelegene Krankenhäuser, die mit einer Behandlungsmethode bereichert werden, ohne die Last komplikationsreicher Dialysen tragen zu müssen.

5.1.4 Heimdialyse

Die erste Mitteilung über Heimhämodialyse stammt von Merrill aus dem Jahre 1964 [1698], weitere folgten [131, 550]. In den seither vergangenen 20 Jahren hat eine große Anzahl von Patienten diese Selbstdialyse zu Hause durchgeführt. Laut EDTA-Statistik [2668] waren es Ende 1982 insgesamt 9313 Patienten in Europa, das sind 16,5% aller Dialysierten dieses Kontinents. Es bestehen allerdings gewaltige Unterschiede im Prozentsatz heimdialysierter Patienten in den einzelnen Ländern. So wird die Heimdialyse in Griechenland, der Türkei und in einigen osteuropäischen Staaten nicht durchgeführt, während in Irland 23%, in Großbritannien gar 60% der Patienten zu Hause dialysieren.

Zu den Voraussetzungen für ein erfolgreiches Heimdialyseprogramm gehört ein entsprechendes Schulungszentrum, nach Möglichkeit vom eigentlichen Dialysezentrum örtlich und personell getrennt, und ein zur Heimbehandlung motiviertes Team. Wenngleich mit jedem Dialysegerät Heimdialyse gemacht werden kann, bieten doch einfache und übersichtliche Proportionalmischsysteme Vorteile. Die Raumansprüche für die Heimbehandlung sind nicht groß, so daß Platzmangel nur selten eine Kontraindikation zur Heimdialyse darstellt.

Echte Kontraindikationen zur Heimdialyse seitens des Patienten sind schwere kardiovaskuläre Komplikationen, erhebliche audiovisuelle Behinderung, problematische Gefäßzugänge, Mangel am geeigneten Dialysepartner, stark verminderte Intelligenz und unüberwindbare Ängstlichkeit. Besonders empfehlenswert ist diese Behandlungsform für all jene Patienten, die keine Aussicht auf eine Nierentransplantation haben.

Die Schulung eines Heimpatienten dauert 1-6 Monate, entsprechend seinem Auffassungsvermögen. Dabei ist von entscheidender Bedeutung, daß der Patient selbst geschult wird; die Angehörigen werden deshalb von vielen Zentren erst in der allerletzten Phase ins Training einbezogen und lernen dann das Zudienen. Wird der Partner zu weitgehend geschult, so besteht die Gefahr, daß der Heimpatient ihm zusehends mehr überträgt und dadurch seine eben gewonnene Selbständigkeit wieder verliert. Der Abhängigkeit vom Spital eben entronnen, wird jene vom Dialysepartner um so größer sein, und die Folgen in Form von Insuffizienzgefühlen, Spannungen und Aggressionen werden nicht auf sich warten lassen. Bei älteren Ehepaaren mit besonders harmonischem Zusammenleben fallen diese Argumente weniger ins Gewicht. Ähnlich ist es bei Kindern vor der Pubertät. Doch haben wir gelegentlich mit dem Überprotektionismus und der Ängstlichkeit der Eltern schlechte Erfahrungen gemacht, so daß sich die Behandlung der Kinder im LC-Zentrum als notwendig erwies.

Heimdialyseschulung umfaßt die selbständige Handhabung des Dialysegeräts, dessen Vorbereitung, Kontrolle während der Behandlung und dessen Reinigung. Mit der Instruktion zur Punktion der AV-Fistel sollte möglichst frühzeitig im Training begonnen werden, damit der Patient in dieser schwierigen Manipulation größtmögliche Sicherheit erlangt. Besonders wichtig ist ferner die Erklärung hygienischer Maßnahmen, die zur Vermeidung bakterieller Infektionen dienen. Es versteht sich von selbst, daß der Patient auch über die Natur seines Leidens und über weitere Möglichkeiten der Behandlung, etwa über die Nierentransplantation, aufgeklärt werden sollte. Weiter muß er lernen, seine Beschwerden richtig zu deuten und die Laborresultate zu interpretieren, damit Änderungen der Therapie auf partnerschaftlicher Ebene besprochen werden können. Eventuell lehren wir dem Patienten die Methode des Spülens und der Desinfektion des Dialysators für den möglichen Wiedergebrauch.

Schon beim ersten Gespräch mit geeigneten zukünftigen Dialysepatienten und seinen Angehörigen soll die Heimdialyse als Methode der Wahl erwähnt werden.

Zweifellos gibt es verschiedene brauchbare Methoden der Heimdialyse-Instruktion. Es sollen im folgenden nur einige wenige Hinweise gegeben werden. Am besten erfolgt die Schulung stets durch dieselbe Schwester, die neben großer Dialyseerfahrung über besonders große Geduld und über didaktisches Können verfügen sollte. Die Instruktion sollte in kleinen Dosen und schrittweise erfolgen und stets Repetitionen umfassen. Ob viel oder wenig Hilfsmittel wie Dias, Skizzen, Merkblätter, Filme oder Videobänder verwendet werden, ist nicht entscheidend, wohl aber die Forderung, daß stets Theorie und praktische Instruktion in einem abgewogenen Maß zueinander vermittelt werden.

Immer geht es auch darum, das Vertrauen des Patienten in die Behandlung zu stärken. Aus diesem Grunde ist es wichtig, das verwendete Material nicht gedankenloser Kritik auszusetzen und dem Patienten die Gewißheit zu geben, daß er auch zu Hause jederzeit mit der Hilfe des Dialyseteams rechnen kann. Doch sollen während des Trainings sogar Zwischenfälle, etwa plötzlicher Stromausfall, simuliert werden, damit der Patient lernt, damit selbst fertig zu werden.

Der Installation im Heim des Patienten geht ein Besuch voraus. Er dient der Beratung, welcher Raum sich für die Dialyse am besten eignet. Dabei sollten alle, Arzt, Schwester und Techniker, daran denken, daß die Dialyse der Einladung eines ungebetenen Gastes entspricht, eine Situation, die äußerstes Taktgefühl erfordert [130]. Im übrigen geht es darum, den idealen Standort der Enthärter- bzw. Umkehrosmoseanlage, Wasserzu- und Abfluß, Stromanschluß und die telefonische Verbindung zum Dialysezentrum zu erkunden.

Für den Aufwand an Installationsarbeiten sollte die Behandlungsdauer insofern berücksichtigt werden, als Patienten, die für eine Nierentransplantation vorgesehen

Tabelle 41. Kostenvergleich verschiedener Behandlungsarten bei terminaler Niereninsuffizienz

Behandlungsart	Kosten in DM (Patient pro Jahr)
Zentrumsdialyse	90000,-
Limited-Care-Dialyse	60000,-
Heimdialyse	50000,-
Transplantation 1. Jahr	40000,-
Transplantation Folgejahr	5000-12000,-

sind, eher eine provisorische Installation erhalten. Natürlich ist ein separates Dialysezimmer ein Idealzustand, keineswegs aber eine Voraussetzung.

Die jährlichen Kosten der Heimdialyse, Material, Amortisation und Kontrollen inbegriffen, betragen z. B. in der Bundesrepublik Deutschland ca. 60% der Zentrumsdialyse. Tabelle 41 vergleicht den Kostenaufwand verschiedener Behandlungsmethoden.

Trotz ihrer Vorzüge lauern auf die Heimdialyse verschiedene Feinde: Ein sehr dichtes Netz von Dialysezentren, wie etwa in der Schweiz [355], verkürzt die Anreisewege und entzieht der Heimdialyse eine wesentliche Motivation. Naturgemäß hemmt auch das System privater Dialyseanstalten die Entwicklung der Heimdialyse aus naheliegenden Gründen. Hinzu kommt die zunehmend mangelnde Bereitschaft der Patienten und der Angehörigen zur Mithilfe, verbunden mit einer erhöhten Anspruchshaltung gegenüber den Trägern der sozialen Sicherheit. So hat in den USA die gesetzliche Einführung der vollen Kostendeckung durch den Staat dazu geführt, daß der Prozentsatz Heimdialysierter von 36% im Jahre 1972 auf 24% im Jahre 1976 sank [610].

5.1.5 Feriendialyse

Gastdialysen werden während Geschäfts- oder Ferienreisen erforderlich. Einige Berufe, die mit besonders intensiver Reisetätigkeit verbunden sind, eignen sich überhaupt nicht für den dialysepflichtigen Patienten, so etwa der des Fernfahrers, Vertreters oder Einkäufers. Patienten, die aus geschäftlichen Gründen gelegentlich ins Ausland reisen müssen, finden in der Regel ohne große Mühe einen Dialyseplatz für ein oder zwei Behandlungen.

Schwieriger ist die Suche nach einem Feriendialyseplatz. Sowohl das Bedürfnis als auch das Recht des Dialysepatienten auf Urlaub ist unbestritten. So sollten Patienten in stabiler, komplikationsarmer Situation einen Ferienaufenthalt in einem fremden Zentrum planen. Die schlechteste Indikation für eine Feriendialyse stellt der „schwierige Patient, der nicht gut geht“ dar, bloß um mal zu sehen, ob es ihm andernorts besser ginge. Auf die strengste Trennung HBsAg-positiver und -negativer Patienten ist zu achten.

Nach einer längeren Periode physischer und psychischer Depression zu Beginn seiner Behandlung sehnt sich der Dialysierte oft nach einem Ortswechsel. Manche Patienten fühlen auch gegenüber ihrer Familie eine Verpflichtung zum Tapetenwechsel. Nach Davison [575] stehen verschiedene Möglichkeiten offen:

1. Verlängerung des Dialyseintervalls auf 4-5 Tage
2. Ortswechsel mit Fortsetzung der Dialyse am eigenen Zentrum
3. Gastdialyse am fremden Zentrum
4. Ferien-Heimdialyse (Gerät in Ferienwohnung)
5. Mobile Feriendialyse (Campingwagen mit Dialysegerät)
6. Portables Dialysegerät
7. Feriencamp (für Dialysepatienten organisiert).

Die Verlängerung des Dialyseintervalls kommt nur bei Patienten mit erheblicher Restdiurese und wenig erhöhten Kaliumwerten in Frage. Man wird zudem die beiden Behandlungen vor und nach diesem langen Intervall etwas ausdehnen.

Für Gastdialysen an einem fremden Zentrum existieren verschiedene Listen, jene der EDTA (1981), jene der Interessenverbände der Dialysepatienten der Bundesrepublik Deutschland, der Schweiz, Österreichs, Hollands und Frankreichs [2679] und schließlich die amerikanische Liste der Firma Saksco. Die Anfragen bezüglich Feriendialyse sollten möglichst frühzeitig erfolgen, und zwar mittels eines Anmeldeformulars, das die wichtigsten Angaben über den Patienten, die Natur seines Leidens, Dialysefrequenz, Dialysator und Zusammensetzung der Spüllösung sowie Blutwerte und Pharmakotherapie enthält. Die schriftliche Bestätigung des angeschriebenen Gastzentrums ist verbindlich; daher sollten evtl. Änderungen der Ferienpläne mitgeteilt werden.

Auf allgemein geringes Interesse stößt die Idee der Selbstdialyse am Ferienort wohl deswegen, weil der Heimdialysepatient während der Ferien auch Urlaub von der Eigenverantwortung sucht. Einzelnen Heimdialysepatienten dient sogar eine 2- bis 3wöchige Zentrumsdialyse am Mutterzentrum als Urlaub.

Auch für die Dialysepatienten sollte der Ferienaufenthalt weder zu kurz noch übertrieben lang sein; 2-3 Wochen sind als ideal zu betrachten. Am besten läßt sich der Patient vor der Wahl des Ferienortes vom zuständigen Arzt beraten; denn es genügt wie Brech u. Piazolo [322] schreiben, nicht „eine schöne Landschaft, ein Dialysegerät und ein Kurort mit für Nierenkranke angeblich gutem Quellwasser". Wesentlich wichtiger ist das Vorhandensein eines gut ausgebildeten Nephrologen und erfahrenen Dialysepersonals. Entschieden abzuraten ist von jener Art Urlaub, der bei Amerikanern so beliebt ist und darin besteht, in rasendem Tempo von Metropole zu Metropole zu eilen. Abgesehen vom zweifelhaften Nutzen, bergen solche Trips multiple Gefahren. Infektionsmöglichkeiten nehmen zu, Korrekturen bei nachfolgenden Dialysen können nicht vorgenommen werden und Verantwortlichkeiten werden auf das nachfolgende Zentrum abgeschoben.

Die Risiken für den Dialyseurlauber sind sehr gering, wenn er folgende Ratschläge beherzigt: Lebens-, Eß- und Trinkgewohnheiten wie zu Hause beibehalten, Medikamente wie gewohnt einnehmen und keine sportlichen Exzesse betreiben. Für das Dialyseteam ist die Gastdialyse eine willkommene Abwechslung und Bereicherung. Die Konfrontation mit ungewohten Methoden und unbekannten Patienten erfordert zwar vermehrten Einsatz, ist aber sehr lehrreich. Im Gespräch mit dem

Gastpatienten werden wertvolle Erfahrungen ausgetauscht. Fragen des Ferienpatienten bezüglich Behandlungsmethode, Heimdialyse, Transplantation oder medikamentöser Therapie sollten mit Vorbedacht und hauptsächlich mit Takt und Kollegialität beantwortet werden. Für das angestammte Zentrum des Patienten wird es gelegentlich schwierig, wenn der Patient von der Feriendialyse zurückkommt und erklärt, daß es ihm dort mit diesem oder jenem Dialysator („der neue japanische") besonders gut gegangen sei. In Wirklichkeit war es der Urlaub als solcher, weshalb er sich besser fühlte.

5.2 *Allgemeine Indikation/Patientenauswahl*

Stand in den Anfängen der chronischen Dialysebehandlung der Mangel an verfügbaren Dialyseplätzen als Ursache für eine Selektion der Patienten im Vordergrund, so sind es heute eher ethische Gesichtspunkte, die uns veranlassen, einzelne Patienten mit terminalem Nierenversagen nicht ins Dialyseprogramm aufzunehmen. Um die Verantwortung von Rückweisungen leichter tragen zu können, wurde zunächst nach dem Prinzip „wer zuerst kommt, mahlt zuerst" bzw. „first come first serve" ausgewählt [2286]. In Seattle erfolgte damals die Auswahl durch ein Ärzte- und Laienkomitee. Die medizinischen Auswahlkriterien, wie sie 1962 von der Gruppe um Scribner [1765] festgelegt wurden, erscheinen heute fast unverständlich:

1. psychisch stabiler Erwachsener unter 45 Jahren mit urämiebedingter Einschränkung der Arbeitsfähigkeit,
2. ohne maligne Hypertonie, Herzinsuffizienz oder Systemaffektion,
3. intelligenter, kooperativer Patient, speziell bezüglich Diätvorschriften,
3. ohne rasche Progredienz des Nierenleidens,
5. Ausschluß von Kindern.

Inzwischen ist die obere Altersbegrenzung an vielen Zentren auf 65 und mehr Jahre gestiegen [225, 245] oder ganz aufgehoben. In jedem Falle zählt das biologische Alter. Wenn man über die Aufnahme älterer Patienten entscheiden muß, so sollte man sich vor allem die Frage beantworten, ob durch die Behandlung das Leben oder eher das Sterben des Patienten verlängert wird.

Gerade beim betagten Patienten sollte man sich die Entscheidung nicht zu einfach machen, und der einfachste Weg ist stets die Befürwortung der Behandlung. Wer den Beruf eines Nephrologen gewählt hat, kommt um solche Verantwortung nicht herum.

Psychologische Faktoren bestimmen nicht nur das Befinden und die Rehabilitation unter chronischer Dialysebehandlung, sondern auch das Behandlungsergebnis selbst. Eine psychologisch fragliche Konstellation stellt die mangelnde Bereitschaft zur Unterordnung, die Tendenz zur Selbstzerstörung und der Mangel an sozialen Aufgaben dar. Anhand einer größeren Gruppe von Patienten, die mehr als 10 Jahre dialysiert wurden, beschrieb Levy [1520, 1522, 1524] folgende Eigenschaften, die den Patienten mit langer Überlebenszeit charakterisieren: Er ist relativ unabhängig, kritisch, egoistisch, niemals hoffnungslos, sondern aktiv die eigenen Geschicke leitend, eher Ulkusverursacher als Ulkusempfänger. Forster et al. [799] fanden beim Vergleich einer Gruppe Überlebender und an der Dialyse verstorbener Patienten nur drei signifikante Unterschiede: Überlebende hatten häufiger wenigstens einen Elternteil, waren häufiger katholisch und zeigten öfters Gleichgültigkeit gegenüber Mitpatienten.

Die Einschränkungen bezüglich renaler Grundkrankheit sind weitgehend aufgegeben worden. Überlegungen wegen einer Langzeitdialysebehandlung sind aber noch gerechtfertigt bei einzelnen Patienten mit Systemerkrankungen (Amyloidose, Periarteriitis nodosa, Oxalose und Lupus erythematodes) oder mit Malignomen und kurzer Lebenserwartung. Der Befall verschiedener Organsysteme bringt nicht nur eine verminderte Lebensqualität, sondern auch eine verminderte Lebenserwartung mit sich.

Besondere Probleme bietet wegen seiner Häufigkeit und wegen der kardiovaskulären und okularen Komplikationen der Diabetes mellitus. Würde man alle Patienten mit Niereninsuffizienz aufgrund einer diabetischen Nephropathie dialysieren, so würden sie 20% aller Dialysepatienten ausmachen [1338]. Große Erfahrung mit der Dialysebehandlung dieser Patientengruppe haben in den USA die Zentren von Minnesota [1369, 1722, 2033, 2684]. Ihre Beobachtungen ergaben eine schlechtere Toleranz der Urämie, so daß Diabetiker früher als andere Patienten mit chronischer Niereninsuffizienz dialysiert werden sollten [1653]. Da sich bei diesen Patienten die urämische zur diabetisch bedingten peripheren und autonomen Neuropathie gesellt, mag die Frühdialyse diese schweren Komplikationen reduzieren. Im übrigen empfehlen Kjellstrand et al. eine frühzeitige Nierentransplantation, da die Visusverschlechterung unter Hämodialysebehandlung deutlich akzeleriert wird [1338]. An der Hämodialyse beträgt die mittlere Überlebenszeit für Diabetiker 3 Jahre. Die intermittierende Peritonealdialyse brachte hinsichtlich Überlebensrate keine Verbesserung [1722], wohl aber die CAPD (kontinuierliche ambulante Peritonealdialyse) [1500]. Todesursachen stellen in der überwiegenden Mehrzahl dialysierter Diabetiker kardiale und zerebrovaskuläre Komplikationen dar (Tabelle 42).

Die chronische Dialysebehandlung von Kindern im schulpflichtigen Alter ist heute nicht mehr umstritten. Die Zahl von 823 dialysierten und 646 transplantierten Kindern in der EDTA-Statistik [636] beweist diese Tatsache. Bei Säuglingen und Kleinkindern dagegen bestehen auch heute noch berechtigte Bedenken gegenüber einer Dauerdialysebehandlung, und zwar eher aus technischen als aus ethischen Gründen. Ziel bei der Behandlung von Kindern ist stets die möglichst rasche Transplantation.

Tabelle 42. Todesursachen bei Diabetikern mit unterschiedlicher Behandlung der Niereninsuffizienz (EDTA-Statistik 1980)

Ursachen	Hämodialyse [%]	IPD und CAPD [%]	Transplantation [%]
Kardiovaskulär	71,7%	60,5%	43,6%
Infektionen	13,9%	27,0%	45,7%
Kachexie	6,7%	9,2%	2,1%
Andere Ursachen	7,7%	3,3%	8,5%
Zahl der Fälle	1012	218*	94

* Nur 21 Patienten mit CAPD

5.3 Zeitpunkt des Dialysebeginns

5.3.1 Allgemeines

Die Wahl des geeigneten Zeitpunkts für den Beginn der Dialysebehandlung ist schwierig. Wird damit erst begonnen, wenn der Patient mehrere Urämiekomplikationen aufweist, z.B. Perikarditis, hämorrhagische Gastroenterokolitis, periphere Neuropathie oder urämische Pleuraergüsse, so muß mit einem längeren Krankenhausaufenthalt und schlechterer Rehabilitation gerechnet werden [505]. Wird umgekehrt die Behandlung zu früh begonnen, so setzt man den Patienten unnötigerweise den Risiken dieser Therapie aus. Der erfahrene Nephrologe berücksichtigt nicht nur die Laborwerte, sondern auch anamnestische und klinische Daten, um den Beginn der Dialysebehandlung festzulegen.

Seit den Anfängen der chronischen Dialysebehandlung wird allgemein ein Behandlungsbeginn bei einer glomerulären Filtration unter 5 ml/min gefordert. Dabei stützen sich mehrere Untersucher auf die Serumkreatininwerte [500, 1609]. Mit Hilfe der erwähnten Formel von Cockcroft u. Gault (s. S.381) kann von diesem Wert auf die Clearance geschlossen werden.

Für einen wesentlich früheren Beginn der Behandlung, d.h. schon bei Clearancewerten zwischen 15 und 21 ml/min, hat sich die Gruppe um Bonomini in Bologna ausgesprochen [282, 283]. Damit sollten die renale Osteopathie, periphere Neuropathie und urämiebedingte Störungen des Kohlenhydrathaushalts vermieden werden. Einer solchen Dialysepolitik wurde aber widersprochen [1609, 2261], und sie hat sich in der Folge auch nicht durchgesetzt.

In der Regel kann durch die Eiweißrestriktion auf 0,3 g/kgKG bei gleichzeitiger Bevorzugung biologisch hochwertiger Eiweiße der Zeitpunkt des Dialysebeginns etwas hinausgeschoben werden [891, 1367, 2598]. Da diese Patienten zwar die urämischen Magen-Darm-Symptome verlieren, aber in eine katabole Stoffwechsellage geraten, sollte zu dieser Maßnahme nur noch bei Mangel an Dialyseplätzen oder bei Ablehnung der Dialysebehandlung durch den Patienten gegriffen werden.

Allgemein akzeptiert ist der frühzeitige Dialysebeginn aus den bereits erwähnten Gründen (s. S.396) beim Diabetiker [1338, 1653]. Massry et al. empfehlen, die Dialysebehandlung bei diesen Patienten zu beginnen, wenn das Glomerulusfiltrat unter 10 ml/min gesunken ist. Auf diese Weise sollen die hypertoniebedingten Komplikationen und die rasche Progredienz der Retinopathie vermieden werden [2033].

Neben diesen Laborwerten zeigen urämiebedingte Beschwerden die Notwendigkeit des Dialysebeginns an, etwa Epistaxis, Inappetenz, Nausea, Erbrechen, Thoraxschmerzen und Fieber als Ausdruck einer Perikarditis. Schließlich weist ein ansteigender, zusehends schlechter einstellbarer Hochdruck auf die Notwendigkeit hin, die konservative Therapie durch die Dialyse zu ersetzen. Nicht selten macht auch eine urämiebedingte Leistungsminderung auf diesen Zeitpunkt aufmerksam. In der Regel ist diese Angabe des Patienten anhand des sinkenden Hämatokritwerts objektivierbar.

5.3.2 Psychische Vorbereitung

Die Früherfassung des Patienten mit chronisch-progredienter Niereninsuffizienz erlaubt es, ihn über Jahre psychisch auf die kommende Dialysebehandlung vorzubereiten. Bei der Oligosymptomatik chronischer Nierenleiden ist diese psychische Vorbereitung besonders wichtig; denn nur die volle Einsicht in das Wesen der Krankheit und die Notwendigkeit einer so aufwendigen Behandlung befähigt den Patienten zur erforderlichen Mitarbeit. Gelegentlich benötigen Patienten in der Vorbereitungsphase vor der Dialyse die Hilfe von Schicksalsgenossen, die sie mit ihren persönlichen Erfahrungen aufmuntern und unterstützen [587]. Es ist gut verständlich, daß jüngere Dialysekandidaten und solche, deren Leiden erst in der terminalen Phase entdeckt wurde, größere Mühen bekunden, ihre Krankheit zu akzeptieren. Einzelne Patienten lassen sich von der Notwendigkeit einer Dialysebehandlung nur bei Auftreten erheblicher Beschwerden überzeugen. Wir haben einen 35jährigen Familienvater mit chronischer Glomerulonephritis beobachtet, der während 5 Monaten die Beschwerden einer urämischen Perikarditis und zunehmender Invalidisierung ertrug, bis er sich endlich für die Dialyse entschloß und diese als Heimdialysepatient ausgezeichnet durchführte. So sehr das Abwarten solch schwerwiegender Komplikationen den ärztlichen Bemühungen zuwiderläuft, muß man es in Einzelfällen akzeptieren. Läßt sich der Patient auch durch solche Beschwerden von der Notwendigkeit einer Dialysebehandlung nicht überzeugen, so muß auf diese Therapie zugunsten konservativer Maßnahmen verzichtet werden.

5.3.3 Anlage des Gefäßzugangs

Wenn immer möglich, sollte die arteriovenöse Fistel bereits bei einem Serumkreatininwert von 8-10 mg/dl (707-884 μmol/l) angelegt werden, um vor der ersten Punktion eine möglichst ungestörte Entwicklung der Shuntvene zu ermöglichen. Mit Vorteil wird schon in einer frühen Phase des Leidens der vorgesehene Arm geschont, indem an ihm keine Blutentnahmen, Injektionen oder Infusionen vorgenommen werden. Drängt die Behandlung, noch ehe der Patient eine brauchbare arteriovenöse Fistel hat, so kann zunächst über Jugularis- oder Subklaviakatheter entsprechender Lumenweite dialysiert oder die CAPD angewandt werden.

5.4 Durchführung der Dauerdialysebehandlung

5.4.1 Erste Dialysen

Um Komplikationen, insbesondere ein Disäquilibriumsyndrom zu vermeiden, werden anfänglich kurze, aber häufige Dialysen durchgeführt [1612]. Man dialysiert 3-4 h lang, 3- bis 4mal während der 1. Woche. Dabei sollte man in dieser initialen Phase möglichst schonungsvoll vorgehen. Durch maßvollen Volumenentzug sollten Blutdruckabfälle vermieden und trotzdem das Idealgewicht zielstrebig ausgelotet werden, um baldigst normale Blutdruckwerte zu haben. Je geringer die Nebenwirkungen in dieser Anfangsphase, desto schneller erfolgt die Rehabilitation. Eine aufmerksame Beobachtung des „frisch eindialysierten Patienten", häufige Messungen der Kreislaufparameter und eine sorgsame Instruktion des Patienten, evtl. Beschwerden unverzüglich zu melden, sind wesentlich wichtiger als häufige Bluntuntersuchungen. Wenngleich schwierig nachzuweisen ist, welchen Einfluß die ersten Dialysen auf das psychische Verhalten des Dialysierten haben, darf man davon ausgehen, daß sie dieses Verhalten mitprägen - im Sinne gesteigerter Ängstlichkeit, Furcht oder Ablehnung im Falle von Komplikationen.

In dieser initialen Dialysephase geht mit der Senkung des Harnstoffs die Diurese zurück. Der Patient muß seine Flüssigkeitszufuhr den geringeren Ausscheidungsmengen anpassen. Auch die Natrium- und Eiweißzufuhr muß den neuen Gegebenheiten angeglichen werden. Die medikamentöse Behandlung der Hypertonie kann in der Regel ausschleichend sein; denn bei 4 von 5 Patienten ist eine Blutdrucknormalisierung mit der Dialyse allein erreichbar. Ein kurzgefaßter Ratgeber orientiert den Patienten über alle dialysebedingten Veränderungen und über das Verhalten beim Auftreten von Beschwerden. Selbstverständlich ist aber das aufklärende Gespräch zwischen Arzt oder Schwester und Patient die wichtigste Informationsquelle für diesen.

5.4.2 Dialysezeit

Über den Bedarf an wöchentlichen Dialysestunden wurde viel geschrieben [111]. Auf der Basis der Mittelmolekülclearance hat die Gruppe um Scribner einen Dialyseindex erarbeitet, der für beliebige Dialysatoren anwendbar ist [111]. Als repräsentatives Mittelmolekül wählten die Autoren Vitamin B_{12}. Dabei wird die Nierenrestfunktion in die Berechnung einbezogen. Zwischen Regenerations- und Eliminationsrate herrscht danach ein Gleichgewicht, wenn der Index 1,0 ist. Die von den Autoren gefundene Formel lautet:

$$D_I = (3{,}5)(10^{-3})\left[\frac{T_D K_B + 168\ K_K}{S}\right] \qquad \text{(Gl. 70)}$$

Hierbei gibt T_D die Zahl der Dialysestunden/Woche, K_B die Dialysatorclearance (ml/min), K_K die Nierenrestfunktion (Kreatininclearance ml/min) und S die Körperoberfläche an. Bei bekanntem K_B, K_K und S errechnet sich die Dialysedauer wie folgt:

$$T_D \approx 289\left(\frac{S}{K_B}\right) - 168\left(\frac{K_K}{K_B}\right) \qquad \text{(Gl. 71)}$$

Letztlich aber entscheidet das Spätresultat darüber, ob die gewählte Dialyseform und Dialysedauer adäquat gewesen sind. Mit Dialysatoren der Größenordnung 1-1,8 m^2 Membranoberfläche wird in der Regel 3mal 4-5 h pro Woche dialysiert. Kurzdialysen erfordern größere Dialysatoren, dauern 3mal 3-4 h und eignen sich nur für besonders junge Patienten mit großem Shuntminutenvolumen und stabilen Kreislaufverhältnissen. Bei dieser Dialyseform ist die Ultrafiltrationstoleranz allerdings gelegentlich so gering, daß es zu ständigen Überwässerungen von Patienten kommt, so daß die Dauer der Einzeldialysen wieder heraufgesetzt werden muß.

5.4.3 Wahl des Dialyseverfahrens

In den letzten 10 Jahren hat sich eine ganze Reihe alternativer Behandlungsmethoden zur chronischen Hämodialyse gesellt: IPD (intermittierende Peritonealdialyse), CAPD (kontinuierliche ambulante Peritonealdialyse), CCPD (kontinuierliche zyklische Peritonealdialyse), Hämofiltration, sequentielle Ultrafiltration und Hämoperfusion. Mit Ausnahme der CAPD werden diese Verfahren nur für eine Minderzahl von Patienten echte Vorteile bieten [2291]. Ein relativ häufiges Problem stellt die systemische Hypotension während der Dialysebehandlung dar [2282]. Läßt sie sich mit konventionellen Mitteln, wie Überwachung der Ultrafiltration mittels Bettenwaage, programmierter Ultrafiltration, Glukose- oder Kochsalzinfusion [1420], erhöhter Natrium- [1971] oder Glukosekonzentration in der Spüllösung [1513] oder durch Mannit [2100] nicht beheben, so gelingt dies unter Bikarbonat-Hämodialyse, Hämofiltration [135, 1997, 1998] oder sequentieller Ultrafiltration [201, 502, 1052]. Die Verfahren werden an anderer Stelle besprochen.

Seit einigen Jahren sind Hämodialysegeräte mit kontrollierter Ultrafiltration auf dem Markt (Cotral, MTS Fresenius, Seratron u. a.), die nach unserer Erfahrung die Anschaffung teurer Bettenwaagen sowie den Einsatz von Hämofiltration oder sequentieller Ultrafiltration erübrigen.

Die Peritonealdialyse ist seit der Einführung der CAPD durch Popovich et al. [1967] und Oreopoulos et al. [1879] zu einer echten Alternative zur Hämodialyse in der Behandlung der terminalen Niereninsuffizienz geworden. Es eignen sich dazu alle Patienten mit intaktem Peritoneum ohne wesentliche Verwachsungen, die die Fähigkeit besitzen, sauber, sicher, exakt und regelmäßig ihre Dialysatwechsel durchzuführen. Da es sich um eine ausgesprochene Heimdialyseform handelt, sind weitere Voraussetzungen eine entsprechende Schulungsmöglichkeit mit Schulungsschwestern am Zentrum. Nicht zuletzt setzt die CAPD geeignetes, bakteriologisch und mechanisch sicheres Dialysematerial voraus.

5.4.4 Verlaufskontrollen

Verlaufskontrollen bei Patienten im chronischen Dialyseprogramm umfassen eine klinische Untersuchung beim Auftreten von Beschwerden. Mindestens einmal pro Jahr sollte zudem ein vollständiger Status gemacht werden. Dabei gilt die besondere Aufmerksamkeit evtl. Urämiesymptomen, Zeichen der Überwässerung, Organmanifestationen der Grundkrankheit und des Hypertonus und dem Zustand des Gefäßzugangs.

Laborwerte werden in der Initialphase der Dialysebehandlung in kürzeren Abständen kontrolliert, erst 1 Woche, dann 2 und schließlich 4 Wochen nach Behandlungsbeginn. Danach genügen Kontrollen alle 4–6 Wochen jener Werte, deren Resultate direkte therapeutische Konsequenzen haben.

Liste regelmäßiger Kontrollen bei Patienten im Langzeitdialyseprogramm

Kontrollen bei chronischer Dialyse

Bei jeder Dialysebehandlung:

vor Behandlungsbeginn	- Klagen des Patienten anhören
	- Aussehen des Patienten prüfen
	- Gefäßzugang prüfen
	- Blutdruck stehend und liegend
	- Puls messen
	- Gewicht bestimmen
während der Behandlung	- Aussehen des Patienten prüfen
	- Blutdruck und Puls stündlich (bei Problemen häufiger)
nach der Behandlung	- Aussehen des Patienten prüfen
	- Blutdruck stehend und liegend
	- Puls messen
	- Gewicht bestimmen

Laborkontrollen 1- bis 2monatlich: - Natrium, Kalium, Kalzium
- anorganisches Phosphat, GOT, GPT
- Harnstoff, Kreatinin
- Hämatokrit resp. Hämoglobin

Laborkontrollen 6monatlich: - Harnsäure
- alkalische Phosphatase

Laborkontrollen 12monatlich: - Blutfette, Ferritin
- Parathormon

Physikalische Untersuchungen (alle 12 Monate)
- EKG
- Röntgen Thorax und Hände
- Nervenleitgeschwindigkeit

Mit der Durchimpfung von Patienten und Personal der Dialysestationen entfallen regelmäßige Kontrollen des HBs-Antigens

Bei längeren Intervallen besteht die Gefahr, daß der Patient außer Kontrolle gerät (z. B. infolge von Unterdialyse oder Diätfehlern). Bei hohen Harnstoffwerten erinnert man den Patienten an die Diätvorschriften bezüglich Eiweißzufuhr. Übersteigt das Kreatinin das obere Limit (Tabelle 43), so wird man die Dialysebehandlung intensivieren. Im Falle überhöhter Phosphatspiegel wird die Dosis an Phosphatbindern erhöht und bei tiefen Kalziumwerten jene der Kalziumsupplemente bzw. der Vitamin-D-Abkömmlinge. Tabelle 43 gibt die wünschbaren Bereiche der Laborwerte bei Dauerdialysepatienten wieder.

Für Lipide, alkalische Phosphatase, Serumeisen, Eisenbindungskapazität und Thrombozyten kann ein Intervall von 2-6 Monaten gewählt werden. Für physikalische Untersuchungen, insbesondere Röntgenaufnahmen der Hände (Hyperparathyreoidismus), des Thorax (Herzgröße, Lungendurchblutung), Elektrokardiogramm (Linkshypertrophie, Rhythmusstörungen, Ischämiezeichen) und die Nervenleitgeschwindigkeit können Abstände von 6-12 Monaten gewählt werden. Beim Auftreten von Komplikationen sind natürlich kürzere Intervalle angezeigt. Es lohnt sich, alle diese Kontrollen routinemäßig vorzunehmen, und zwar vorwiegend aus organisatorischen Gründen und um im Fall einer Nierentransplantation die entsprechenden Untersuchungen aus jüngerer Zeit zur Hand zu haben.

Die Dialysebehandlung darf dann als ausreichend betrachtet werden, wenn der Patient in gutem Allgemeinzustand ist, keine organischen oder metabolischen

Tabelle 43. „Normal"werte einiger Laborparameter, gemessen vor Dialysebeginn (nach zweitägigem Intervall)

		Werte vor Dialyse
Hämatokrit		0,22-0,44
Leukozyten		über 4,5
Natrium		134-140 mmol/l
Kalium		4- 6 mmol/l
Kalzium		2,0-2,6 mmol/l
Phosphat		unter 2,0 mmol/l
Harnstoff	Männer	unter 210 mg/dl (35 mmol/l)
	Frauen	unter 180 mg/dl (30 mmol/l)
Kreatinin	Männer	unter 14 mg/dl (1240 μmol/l)
	Frauen	unter 11,5 mg/dl (1015 μmol/l)

Komplikationen urämischer Natur aufweist und voll rehabilitiert ist [1268]. Im einzelnen sollten folgende Bedingungen erfüllt sein [148, 1898]:
1. guter Allgemein- und Ernährungszustand
2. Normotonie ohne blutdrucksenkende Medikamente
3. gut tolerierte Anämie
4. keine wesentliche Störung des Kalzium/Phosphathaushalts
5. keine urämische Polyneuropathie
6. Harnstoff und Kreatinin vor Dialyse im Optimalbereich
7. Elektrolyte und Plasmavolumen im Optimalbereich
8. gute Lebensqualität, soziale und berufliche Rehabilitation.

5.4.5 Shuntpflege

Seitdem der arteriovenöse Shunt nach Scribner [2264] nur noch bei akuten Dialysen und auch dann nur noch in Ausnahmefällen angelegt wird, ist die Pflege des Gefäßzugangs beim Dialysierten einfacher geworden. Sie beschränkt sich bei der arteriovenösen Fistel auf die Kontrolle der Durchgängigkeit, auf die Vermeidung traumatischer Schädigungen des Shuntarmes und verhindert die Austrocknung der Haut mittels Cremen. Das besondere Augenmerk vor der Punktion der Fistel gilt den Zeichen eines Infekts und der Thrombosierung. Man sollte sich zur Gewohnheit machen, vor der Punktion das Shuntgefäß gestaut und ungestaut zu betrachten und zu palpieren.

5.5 Ernährung des Patienten mit terminaler Niereninsuffizienz

5.5.1 Einleitung

Seit Beginn der chronischen Dialysebehandlung zu Anfang der 60er Jahre haben sich die Ansichten über die diätetischen Maßnahmen bei der betroffenen Patientengruppe stark gewandelt. Unter dem anfänglichen Mangel an Dialyseplätzen wurden Anstrengungen unternommen, um den Behandlungsbeginn möglichst weit hinauszuschieben. Dazu gehörten streng eiweißarme Formen der Ernährung. Südlich der Alpen entwickelten Giovannetti u. Maggiore [899] eine solche Kost vorwiegend aus Zerealien, die aus eiweißarmem Stärkemehl zubereitet wird. Nördlich der Alpen fanden Kluthe et al. [1367] in der Kartoffel-Ei-Diät eine entsprechende Kost, die ebenfalls eiweißarm denselben Gehalt an biologisch hochwertigen Proteinen enthielt und den Eßgewohnheiten der Mitteleuropäer entgegenkam. Es konnte in der Tat vielfach belegt werden, daß unter solchen Maßnahmen nicht nur der Serumharnstoff absank, sondern gleichzeitig auch die urämischen Beschwerden, insbesondere von seiten des gastrointestinalen Systems, verschwanden.

Während der 70er Jahre jedoch wurden in weiten Teilen der Welt genügend Dialyseplätze geschaffen, um alle geeigneten Patienten ohne Verzug behandeln zu können. Damit trat eine zunehmende Liberalisierung der Diätvorschriften ein. Dies bedeutet freilich nicht, daß man auf jegliche Diätvorschriften verzichtet, sondern daß man sie den individuellen Bedürfnissen des Patienten anpaßt. So sind Einschränkungen der Wasser- und Salzzufuhr dort indiziert, wo ein erhöhtes Extrazellulärvolumen und/oder eine Hypertonie besteht, jene der Kaliumaufnahme bei

Tendenz zur Hyperkaliämie und jene der Eiweißzufuhr im Falle urämischer Beschwerden. Andererseits wird man sich hüten, dem Patienten mit Salzverlustsyndrom die Kochsalzeinnahme oder jenem mit nephrotischem Syndrom eine eiweißreiche Kost zu verbieten.

Die Liberalisierung der Diätvorschriften sollte auch verhindern, daß der künftige Dialysepatient mit Mangelerscheinungen, wie Kachexie, Hypoproteinämie, tiefen Serumwerten essentieller Aminosäuren, Osteo- und Neuropathie, die chronische Dialysebehandlung antritt.

Der chronisch Niereninsuffiziente zeigt eine Anzahl metabolischer Störungen, welche die Verordnung von Diätvorschriften erschweren. So bestehen eine Glukoseverwertungsstörung bei peripherer Insulinresistenz [837], eine Hyperglukagonämie mit gesteigerter Glukoneogenese [758], abnorme Aminosäurenwerte in Serum und Muskel [844], Vitamin-D-Mangel, Hyperparathyreoidismus und Hypokalzämie [2347] sowie Hypertriglyzeridämie. Eine interkurrente Erkrankung verschlimmert diese Störungen zusätzlich [977] infolge Kalorien- und Eiweißmangels [261, 262]. Zu den Folgen solcher Mangelzustände zählen eine gesteigerte Infektanfälligkeit, verzögerte Wundheilung, Muskelschwäche und damit verbunden eine schlechte Rehabilitation und Lebensqualität.

So erhält die Beurteilung des Ernährungszustands eines Dialysepatienten besondere Bedeutung. Aufschlußreich ist hierfür das 3-Tage-Protokoll der eingenommenen Nahrung und die Befragung der Angehörigen; sodann die Frage nach dem Körpergewicht 1 Jahr vor Dialysebeginn. Schließlich ergibt die Medikamentenanamnese und die Befragung nach gastrointestinalen Symptomen wesentliche Anhaltspunkte. Bei hypokalorischer Ernährung muß mit einem täglichen Gewichtsverlust von 50-300 g gerechnet werden. Meßgrößen des Ernährungszustands sind die Hautfaltendicke, die über das subkutane Fettgewebe orientiert [663] und die Messung des Oberarmumfangs als Maß der Muskelmasse [376]. Schließlich wird die Bestimmung der Serumeiweiße, insbesondere des Albumins, und zuverlässiger noch jene des Transferrins, zur Beurteilung des Ernährungszustands empfohlen [1259, 2005].

5.5.2 Konservative Therapie, keine Dialyse

Eine Besserung des Befindens und das Verschwinden urämischer Symptome unter eiweißarmer Diät vom Typus „Giovannetti", „Kluthe" oder vom Typus der Schweden-Diät wurde mehrfach glaubhaft belegt. Heute werden diese Diäten ergänzt durch die Substitution einzelner essentieller Aminosäuren und Ketoanalogen von Aminosäuren [832, 833, 1404, 2566]. Eine solche Mischung stellt das im Handel befindliche Ketosteril dar. Bei Patienten, die aus irgendeinem Grund nicht oder noch nicht dialysiert werden können, ist eine solche Diät immer noch indiziert. Vetter et al. [2566] fanden unter AS-substituierter eiweißarmer Kost nicht nur eine Verbesserung des AS-Status, sondern auch der N-Bilanz, des Kalziumphosphatstoffwechsels, ein Absinken der PTH-Werte im Serum und nicht zuletzt einen deutlichen Knick in der 1/Kreatinin-Regressionsgeraden nach oben. Diese Regressionsgerade aus den reziproken Serumkreatininwerten (s. S. 381/382) zeigt bekanntlich die Progredienz der Niereninsuffizienz an. Ein Knick nach oben bedeutet demnach eine Verlangsamung des Fortschreitens.

Umstritten ist, ob eine Einschränkung der Proteinzufuhr schon in frühen Stadien einer Niereninsuffizienz, insbesondere bei Glomerulonephritis, das Fortschreiten funktioneller und morphologischer Veränderungen in der Niere verlangsamt. Brenner und Mitarbeiter [324, 325] meinen, daß eine durch hohe Eiweißzufuhr bedingte Hyperperfusion und Hyperfiltration der Glomeruli diese schädige und damit die Niereninsuffizienz beschleunige. Italienische und skandinavische Untersucher [158, 890, 891, 1650, 2598] sind dementsprechend der Auffassung, daß durch Eiweißrestriktion das Fortschreiten der chronischen Niereninsuffizienz verlangsamt werden könne. Dem stehen kontroverse Beobachtungen gegenüber [46, 87].

5.5.3 Initialphase der Dialyse

In der Zeit bis zur Verfügbarkeit der arteriovenösen Fistel kann dem Dialysekandidaten während einer limitierten Zeitspanne eine 40-g-Eiweißdiät mit Zusatz von Aminosäuren verordnet werden. An vielen Zentren, in denen heute als erste Behandlung die CAPD gewählt wird, entfällt auch diese Übergangslösung. Zudem wurden in den letzten 10 Jahren mehrere brauchbare temporäre Gefäßzugänge vorgeschlagen, wie z. B. der Shaldon-Katheter. Damit kann der Patient während mehrerer Wochen ohne Shunt hämodialysiert werden. Mit dem Subklaviakatheter ist sogar eine ambulante Behandlung möglich. Über die Probleme im Zusammenhang mit der Wahl des geeigneten Zeitpunkts für den Dialysebeginn wurde oben bereits berichtet.

5.5.4 Hämodialyse

Wesentlich in der Ernährung von Patienten mit chronischer Hämodialysebehandlung ist eine ausreichende Energiezufuhr von 33 bis 39 kcal/kg KG/Tag [1764]. Dieser Kalorienbedarf ist jedoch abhängig vom Alter, Geschlecht und von der körperlichen Aktivität des Dialysierten und nimmt während interkurrenter Erkrankungen zu. Ferner sollte die Nahrung des Hämodialysierten nach heutigen Erkenntnissen mindestens 1,0–1,2 g Eiweiß pro kg Körpergewicht enthalten. Stark kaliumhaltige Speisen sollten je nach Tendenz zur Hyperkaliämie eingeschränkt oder ganz gemieden werden. Dies betrifft vor allem Früchte, Fruchtsäfte, Nüsse und Schokolade. Es versteht sich, daß die leider noch immer unter der Bezeichnung „Diätsalze" angebotenen Kaliumsalze streng kontraindiziert sind.

Bei genügender Zufuhr von Vitaminen mit der Nahrung brauchen Vitaminverluste über das Dialysat nicht speziell substituiert zu werden (s. S. 225). Auch die 2000 mg Eisen, die in den blutführenden Systemen und im Dialysat pro Jahr verlustig gehen, sollten nur dann peroral oder parenteral am Ende der Dialysen ersetzt werden, wenn zusätzliche Blutverluste zu deutlicher Erniedrigung des eisenbindenden Globulins oder Ferritins geführt haben. Dagegen erscheint eine zusätzliche Verabreichung von Aminosäuren nur dort angezeigt, wo entweder die Ernährung ungenügend oder niedrige Serumwerte belegt sind [1258, 1544]. Der Verlust an Aminosäuren im Dialysat beträgt 2–3 g/h [1084], eine Menge, die mit ausgeglichener Ernährung reichlich kompensiert werden kann. Unter Hämofiltration ist der Verlust an Aminosäuren größer als bei Hämodialyse, was eine großzügigere Substitution rechtfertigt [890, 1363, 1406].

5.5.5 Peritonealdialyse

Der Proteinverlust unter intermittierender Peritonealdialyse wird mit 20-200 g/24-48 h angegeben [147, 209]. Darin enthalten sind bis zu 20 g Immunglobulin [1685].

Unter CAPD wird der Eiweißverlust bei vier Dialysatwechseln mit durchschnittlich 8,8 g/Tag angegeben [265]. Dabei sind die individuellen Unterschiede sehr groß und schwanken im 8-h-Dialysatauslauf zwischen 60 und 250 mg/dl. Messungen beim gleichen Patienten ergeben jedoch sehr konstante Werte, solange kein peritonealer Infekt vorliegt [2415]. Der Bedarf wird mit einer Zufuhr von 1,2-1,5 g/kg KG gedeckt [265]. Nach Lindholm [1547] ist die N-Bilanz bei allen CAPD-Patienten positiv. Blumenkrantz [262] konnte diesen Befund bei einer Kalorienzufuhr von 42 kcal/kg KG und einer Eiweißzufuhr von 1,0-1,4 g/kg KG bestätigen.

Leider bereitet gerade die Eiweißzufuhr während einer Peritonitisepisode mit gastrointestinalen Beschwerden große Schwierigkeiten; dabei ist just unter diesen Umständen der Eiweißverlust besonders groß und erreicht nicht selten 30 g/Tag. Hier muß gelegentlich zur Sondenernährung bzw. zur Plasmatransfusion gegriffen werden.

Kohlenhydrate sind die wesentlichste Energiequelle des chronisch peritonealdialysierten Patienten. Trotz Resorption von 80-300 g Glukose aus dem Dialysat erschöpft sich aber das Pankreas nicht [1547], wie dies von Fuchs et al. zunächst befürchtet wurde [841]. Die große Menge zusätzlich auf diesem Weg zugeführter Glukose ist aber oft verantwortlich für eine Steigerung der Triglyceridsynthese [1321, 1824]. Es konnte ferner gezeigt werden, daß eine Reduktion der Glukosezufuhr die Triglyceridwerte senkt. Nach Untersuchungen von Baeyer et al. [118] schränkt der CAPD-Patient unbewußt die Einnahme von Kohlenhydraten ein.

Über die Vitaminverluste unter CAPD liegen noch keine gesicherten Angaben vor. Die Verluste dürften aber eher höher sein als jene unter Hämodialyse [1401], so daß die tägliche Substitution von 100 mg Vitamin C, 1 mg Folsäure und 10 mg Pyridoxin adäquat erscheint.

5.6 Besonderheiten bei kontinuierlicher ambulanter Peritonealdialyse (CAPD)

5.6.1 Allgemeines

Nachdem Popovich et al. 1978 über die klinische Erfahrung mit dieser Methode berichtet hatten [1967], erfuhr die CAPD rasch weltweite Verbreitung. Zur Zeit werden über 10000 Patienten auf der ganzen Welt mit dieser Form der Dialyse behandelt. Allein in Europa waren es laut EDTA-Statistik 1983 insgesamt 5563 Patienten [1417]. Besonders groß war der Prozentsatz von CAPD-Patienten in Großbritannien und in der Schweiz, wo 80 bzw. 70% aller Zentren diese Behandlung durchführten und 17,5 bzw. 12,5% aller Patienten mit dieser Therapieform dialysiert wurden.

Die primären Voraussetzungen für eine erfolgreiche Durchführung der CAPD sind: gut funktionierender Dauerkatheter, sterile Anschlußtechnik, bakteriologisch sicheres Dialysematerial und eine kompetente Schulung und Betreuung der Dialysierten. Mit diesen Voraussetzungen stellt die CAPD eine echte Alternative zur Heimhämodialyse dar, die dem Patienten nach umfassender Information angeboten werden kann. Dennoch ist der Einsatz der CAPD umstritten. Wegen der noch immer relativ häufigen Peritonitis (s. S. 302) scheuen viele Ärzte vor dem Verfahren zurück.

Außerdem: Man weiß inzwischen, daß mit der Hämodialyse Patienten über viele, ja über mehr als 10 Jahre, in einem befriedigenden Zustand gehalten werden können. Ob aber das Peritoneum seine Funktion als wirksame Austauschmembran über so lange Zeit beibehalten wird, ist noch offen und angesichts des Reizes durch teils hyperosmolare Lösungen und wiederholte Entzündungen eher fraglich (s. auch S. 408).

5.6.2 Elektrolyt- und Wasserhaushalt

Bei normaler Katheterfunktion, Einhaltung der maximalen Verweilzeiten und 4 Dialysatwechseln pro Tag beträgt das Ultrafiltrat 500-1000 ml, vorausgesetzt, daß eine Spüllösung verwendet wird, deren Glukosegehalt 1,5 g/100 ml beträgt. Die Flüssigkeitszufuhr beim Patienten muß der Ultrafiltration und seiner Restdiurese angepaßt werden. Die Liberalisierung der Flüssigkeitszufuhr beim anurisch-oligurischen Patienten durch Verwendung von Spüllösungen mit hohem Glukosegehalt (3,5 oder 4,5%) ist ein zweischneidiges Schwert; denn die dadurch vermehrte Zufuhr von Glukose erhöht das Kalorienangebot mit der Konsequenz zunehmender Adipositas und steigert die an sich schon erhöhten Plasmatriglyceride des Niereninsuffizienten [2519]. Daß bei Verwendung hochosmolarer Spüllösung das Ultrafiltrat relativ natriumarm (Natriumkonzentration um 110 mmol/l) [1814, 2013] ist, so daß eine Hypernatriämie resultieren kann, trifft im Gegensatz zur IPD für die CAPD nicht zu.

Mit einem Ultrafiltrat von 800 ml beträgt die konsekutiv eliminierte Natriummenge 112 mmol (0,8 × 140 mmol). Dazu kommen 10-20 mmol diffusiv ausgeschiedenen Natriums, so daß bei Anurie mit einer Ausfuhr dieses Ions von 120-140 mmol/Tag gerechnet werden darf. Eine ausgeglichene Bilanz setzt daher die Einschränkung der Natriumzufuhr voraus. Jeder dl ausgeschiedenen Urins lokkert diese Restriktion um ca. 7 mmol Natrium. Daß einzelnen Patienten die milden Restriktionen Schwierigkeiten bereiten, mag an der ihnen empfohlenen eiweißreichen Diät liegen, die automatisch mit höherem Natriumgehalt verbunden ist.

Bezüglich des Kaliumstoffwechsels muß man beim Wechsel von Hämodialyse auf CAPD umlernen. Bei der Langzeithämodialyse sind es Hyperkaliämien, bei der CAPD vorwiegend Hypokaliämien, die Probleme bieten. Sie können diätetisch nur mangelhaft korrigiert werden, weil die Kaliumzufuhr auf diesem Weg stets mit erheblicher Kalorienzufuhr (Früchte) verbunden ist. Daher wurden für diese Patienten kaliumhaltige Spüllösungen eingeführt.

5.6.3 Mineralstoffwechsel

Bei einem Spüllösungskalzium von 1,75 mmol/l weisen CAPD-Patienten ein normales Serumkalzium auf [506, 1321]. Eine zusätzliche Verabreichung von Kalziumsupplementen ist selten erforderlich, es sei denn, es bestehe ein erheblicher Verlust infolge Restdiurese oder großem Ultrafiltratvolumen. Hyperkalzämien sind bei CAPD-Patienten seltene Befunde [1451]. Auch das Serumphosphat läßt sich in der

Mehrzahl der Fälle ohne Phosphatbinder auf Werte unter 1,8 mmol/l einstellen [913, 508].

Khanna et al. [1321] fanden bei CAPD-Patienten zwar auch erhöhte PTH-Werte, welche aber unter der Behandlung nicht weiter anstiegen. Die 25(OH)D_3-Werte waren in dieser Studie im Normbereich, während andere Untersucher absinkende Serumwerte fanden [2492]. Eine sehr sorgfältige Untersuchung von Gokal et al. [913] ergab unter CAPD eine deutliche Verbesserung der Ostitis fibrosa. Die Toronto-Gruppe [1321] stellte nach 12-24 Monaten CAPD einen nur gering verminderten Mineralgehalt des Knochens und eine leichte Verschmälerung der Kortikalis fest. Auf Grund der bisherigen oft divergierenden Resultate läßt sich jedoch noch nichts Endgültiges über den Verlauf der nephrogenen Osteopathie unter CAPD aussagen.

5.6.4 Stoffwechselendprodukte

Mit wenigen Ausnahmen gelingt unter CAPD die Stabilisierung des Serumharnstoffs auf Werte unter 120 mg/dl (20 mmol/l) und dies über mehrere Jahre [508, 1321]. Unverhältnismäßig tiefe bzw. absinkende Harnstoffwerte erregen allerdings den Verdacht auf Eiweiß-Mangelernährung. Auch die Serumkreatininwerte sind unter CAPD über Jahre konstant; der Mittelwert bei Patienten beträgt $9{,}3 \pm 2{,}6$ mg/dl (822 ± 230 μmol/l) [508]. Die Vitamin-B_{12}-Clearance beträgt unter CAPD 50 l/Woche und liegt damit deutlich über jener der konventionellen Hämodialyse.

5.6.5 Hernien

Durch die Erhöhung des intraabdominellen Drucks, speziell bei der CAPD, bilden sich nicht selten abdominale Hernien aus [2133]. Dies gilt besonders für ältere Patienten und solche mit schlaffen Bauchdecken, wie z. B. infolge früherer Schwangerschaften. Die Häufigkeit abdominaler Hernien wird mit ca. 15% angegeben [620, 2133]. Die Behandlung entspricht der üblichen konservativen, vorzugsweise aber chirurgischen Therapie, wobei nach operativer Korrektur die CAPD i. allg. fortgesetzt werden kann. Nach unseren Erfahrungen ist eine Beendigung der CAPD wegen evtl. Größenzunahme der Hernien sowie wegen Schmerzen und hartnäckiger Obstipation gelegentlich nicht zu umgehen, wenn der Patient in eine Operation nicht einwilligt oder diese kontraindiziert ist.

Manchmal treten Hernien an der Insertionsstelle des Katheters auf oder im Gebiet älterer Operationsnarben (z. B. Cholezystektomie, Nephrektomie). Kommt hier eine operative Therapie nicht in Frage, empfiehlt sich ein Stützmieder. Digenis et al. [620] beobachteten Hernien an der Katheter-Implantationsstelle vor allem bei medialer Plazierung des Katheters; dementsprechend empfehlen diese Autoren den paramedialen Zugang durch den M. rectus abdominis.

Gelegentlich kommt es nicht zu einer regelrechten Hernienbildung, sondern zu einer allgemeinen Distension der Bauchdecken mit kompensatorischer Hyperlordose.

Die Differentialdiagnose der Hernien bei CAPD hat vor allem ein subkutanes bzw. intramuskuläres, gelegentlich rezidivierendes Ödem der Bauchdecken zu berücksichtigen. Zu dieser i. allg. harmlosen und rückbildungsfähigen Komplikation kommt es offenbar durch kleine Einrisse des parietalen Peritoneums und der Faszie bei Steigerung des intraabdominalen Drucks.

5.6.6 Sekundärwirkungen

Besonders wichtig für die gute Rehabilitation des CAPD-Patienten erscheint der Hämatokritanstieg, der ebenso beim Patienten mit vorgängig konservativer Therapie wie bei jenem mit vorausgehender langjähriger Hämodialysebehandlung erfolgt. In unserem Krankengut zeigen gerade die aus dem Hämodialyseprogramm übernommenen Patienten den stärksten Hämatokritanstieg. In diesem Zusammenhang erstaunt daher nicht, daß Lamperi et al. [1465] keine Änderung der Serumerythropoietinwerte finden konnten. Als Ursache für die Besserung der Anämie unter CAPD kommt somit in erster Linie eine Verminderung eines knochenmarkhemmenden Prinzips in Frage, d.h. eine bessere Elimination von Urämietoxinen. Freilich mag in den ersten Monaten der Behandlung neben der gesteigerten Erythropoese noch eine deutliche Verminderung des Plasmavolumens den Hämatokritwert ansteigen lassen [1896]; auch fallen bei vorangegangener Hämodialyse die Blutverluste über den Dialysator weg, selbst wenn dieser stets einwandfrei gereinigt wurde.

Andere Hinweise für die Folgen des durch CAPD verbesserten Stoffwechsels sind die Rückkehr sexueller Funktionen [2666], der Anstieg der Nervenleitgeschwindigkeit [1946] und die Tatsache, daß bisher das Auftreten von Perikarditiden unter CAPD nicht glaubhaft belegt werden konnte.

5.6.7 Effektivitätsverlust

Besonders infolge rezidivierender Peritonitiden kann es zu Adhäsionen im Bauchraum mit Reduktion der effektiven Peritonealoberfläche kommen. In Einzelfällen führte dies bei intermittierender Peritonealdialyse zu einer klinisch relevanten Herabsetzung sowohl der Ultrafiltration als auch der Clearance, was die Aufgabe der Peritonealdialyse erforderte [2463]. Rezidivierende Peritonitis mit konsekutiver Herabsetzung der Clearance ist der wesentlichste Grund für die gelegentlich notwendige Umstellung von CAPD auf Hämodialyse [2668].

Die bisher vorliegenden wenigen intraindividuellen mittelfristigen Clearance-Verlaufsstudien bei intermittierender Peritonealdialyse und CAPD erbrachten unterschiedliche Resultate [770, 2032, 2131]. Während teilweise keine Veränderung der Clearance im Verlauf nachgewiesen wurde [2131], fanden andere Autoren durchaus eine Reduktion der peritonealen Clearance bzw. des Massentransfer-Koeffizienten [2032]. Offenbar auch ohne klinisch manifeste Peritonitis ist eine mit der Behandlungsdauer allmählich fortschreitende Herabsetzung der Peritonealdialyse-Effektivität möglich. Die zitierten, nur wenige Patienten betreffenden Untersuchungen über relativ kurze Zeiträume lassen die Frage unbeantwortet, wieviele Jahre, abgesehen von Einzelfällen, das Peritoneum ausreichend effektiv bleibt, d.h. ob die Peritonealdialyse wirklich eine Alternative zur Hämodialyse über lange Zeit darstellen kann.

Faller u. Marichal [736] berichteten 1981 über eine Herabsetzung der Ultrafiltration bei allen ihren CAPD-Patienten, die um so ausgeprägter war, je länger die Patienten behandelt wurden. Auch Slingeneyer et al. [2351] beobachteten in einer sorgfältigen epidemiologischen Studie bei intermittierender Peritonealdialyse und CAPD bei 45 von 295 Patienten eine ebenfalls mit der Behandlungsdauer korrelierende Verminderung der Ultrafiltration. Beiden Berichten gemeinsam war die Verwendung azetathaltiger Spüllösung, entgegen der überwiegenden Praxis, bei der Laktat als Puffersubstanz verwandt wird. Faller et al. [736] wiesen inzwischen bei ihren Patienten eine weitgehende Reversibilität der gestörten Ultrafiltration nach, nachdem Azetat durch Laktat in der Dialyselösung ersetzt worden war.

Wiederholt wurde bei CAPD über eine sklerosierende Peritonitis berichtet [2121, 2351]. Diese zeichnet sich durch eine massive Verdickung mehr oder weniger des gesamten viszeralen Peritoneums aus, häufig verbunden mit der Verklebung einzelner Darmschlingen oder des gesamten Dünndarmkonvoluts. Klinisch kommt es zunächst zu einer Herabsetzung der Ultrafiltrationskapazität, später vor allem zu gastrointestinalen Symptomen wie Inappetenz, Nausea, Erbrechen, Malnutrition, sowie u. U. zu rezidivierendem Subileus oder Ileus. Die Ursache dieser schwerwiegenden Komplikation ist bislang unklar; wahrscheinlich ist sie nicht Folge einer unvollkommen ausgeheilten vorhergehenden bakteriellen Peritonitis. Auffallend ist eine Korrelation mit der Dauer der CAPD. Teilweise wurde ein Zusammenhang der sklerosierenden Peritonitis mit der Verwendung von Azetat als Puffersubstanz der CAPD-Lösung vermutet, weswegen Azetat inzwischen durch Laktat ersetzt wurde. Die Komplikation erfordert das sofortige Ende der Peritoneal- und den Übergang zur Hämodialyse. Aber auch nach Behandlungswechsel ist offenbar ein Fortschreiten der sklerosierenden Peritonitis mit Todesfolge möglich [2121].

5.6.8 Überwachung

Im großen und ganzen entspricht die Überwachung von Patienten, die mit der CAPD oder intermittierender Peritonealdialyse behandelt werden, der von Dauerhämodialysepatienten. Es geht in erster Linie um die Feststellung, ob die Dialysebehandlung adäquat ist, gemessen an klinischen und Laborparametern.

Die Besonderheiten der Peritonealdialyse erfordern jedoch einige spezielle Untersuchungen, die unterschiedlich häufig zu wiederholen sind: Überprüfung der Serumproteine (Gesamteiweiß, Albumin, Immunglobuline) und des Blutzuckers. Der Ernährungszustand bzw. der Gewichtsverlauf sind besonders gründlich zu überwachen, da eine Zunahme an Körpersubstanz, evtl. durch übermäßige Kohlenhydratzufuhr via Peritoneum, oder eine Abnahme durch Eiweißverluste bei mangelnder oraler Kompensation erfolgen kann.

Wesentlich ist ferner die ständige Überprüfung der Ultrafiltrationsleistung, insbesondere durch genaue Durchsicht der erwähnten Protokolle. Eine Abnahme der Ultrafiltration äußert sich zunächst oft nur in der Notwendigkeit, höherosmolare Spüllösungen zu benutzen, um die Flüssigkeitsbilanz ausgeglichen zu halten.

Besondere Aufmerksamkeit ist eventuellen gastrointestinalen Symptomen zuzuwenden, z. B. Inappetenz, Übelkeit, Brechreiz, Erbrechen, Schmerzen bis zu rezidivierenden Subokklusionssyndromen infolge von Hernien, Adhäsionen oder sklerosierender Peritonitis.

Vielfach werden regelmäßige bakteriologische Kontrollen und Bestimmungen der Leukozytenzahl im Dialysat zur Überwachung empfohlen. Besondere Sorgfalt ist geboten bei Patienten nach einer Peritonitis und vornehmlich nach rezidivierenden Peritonitisepisoden, da anschließend am ehesten die Dialyseeffektivität und die Ultrafiltration nachlassen.

Die Katheterfunktion wird durch Feststellung der Ein- und Auslaufzeiten überprüft. Außerdem ist die Katheteraustrittsstelle anzusehen; hier bietet sich der 4-6wöchige Wechsel des Überleitungssystems an.

Die Überwachung wird erleichtert, wenn der Patient entsprechend Protokoll führt (s. S. 260): Zahl und Verweildauer der einzelnen Wechsel, Glukosekonzentration der Spüllösung, Ultrafiltration pro Wechsel, Körpergewicht, Blutdruck, Zustand der Katheterimplantationsstelle sollten ebenso vermerkt werden wie technische Manipulationen (z. B. Wechsel des Überleitungssystems) und Auffälligkeiten des auslaufenden Dialysats (Trübung, Fibringerinnsel, Blutbeimengung).

Grundsätzlich muß, da es sich bei der CAPD um eine Sonderform der Heimdialyse handelt, ein Arzt des zuständigen Dialysezentrums für Rückfragen der Patienten jederzeit erreichbar sein.

5.6.9 Indikationen/Kontraindikationen

Die Indikationen zur CAPD decken sich mit jenen der Heimhämodialyse. Darüber hinaus bietet diese Behandlung Diabetikern, Patienten über 60 Jahren, Patienten mit Shuntproblemen und solchen mit erheblichen kardiovaskulären Zweiterkrankungen manche Vorteile. Sind die Resultate eines Dialysezentrums so, daß die Peritonitisrate unter 1,0 Infekten pro Behandlungsjahr liegt, die Früherfassung eines Infekts gewährleistet ist, schwere Peritonitiden äußerst selten sind und die infektbedingte Hospitalisationsdauer weniger als 5 Tage/Behandlungsjahr beträgt, darf die CAPD als echte Alternative zur Hämodialyse betrachtet werden.

Als Kontraindikationen für die CAPD gelten mangelnde Zuverlässigkeit und Fähigkeit, den Dialysatwechsel gewissenhaft durchzuführen, ausgedehnte abdominelle Verwachsungen und Katheterprobleme.

5.6.10 Kosten

Der Kostenaufwand für die CAPD beläuft sich derzeit auf etwa die Hälfte der Heimhämodialyse, wobei die initiale Hospitalisation bzw. die 3 Monate dauernde Schulungsphase nicht berücksichtigt sind. Im Vergleich zur Zentrumshämodialyse kostet die CAPD rund ein Viertel, immer vorausgesetzt, daß eine Technik zur Anwendung gelangt, die hinsichtlich interkurrenter Hospitalisationen mit der Hämodialyse vergleichbar ist.

6 Spezielle Komplikationen bei Dauerdialysebehandlung

6.1 Komplikationen am Gefäßzugang

Komplikationen am Gefäßzugang sind nicht selten. Sie werden in den Abschnitten über die verschiedenen Arten der Gefäßzugänge besprochen (externe Shunts S. 164, arterio-venöse Fisteln S. 173, Prothesen-Interposition S. 179).

6.2 Kardiovaskuläre Komplikationen

6.2.1 Allgemeines

Kardiale bzw. kardiovaskuläre Komplikationen haben entscheidenden Einfluß auf Morbidität und Mortalität bei Dauerdialysepatienten. Die Bedeutung dieser Faktoren wurde immer wieder betont [239, 853, 1208, 1435, 1549, 2103, 2119]. Aus den jährlichen Sammelstatistiken der EDTA geht hervor, daß trotz insgesamt wesentlich verbesserter Überlebensraten unverändert ca. 60% aller Dialysepatienten durch kardiale, kardiovaskuläre oder zerebrovaskuläre Komplikationen ad exitum kommen [342, 350, 355, 2669].

Diese Komplikationen bei Dauerdialysepatienten unterscheiden sich damit deutlich von anderen speziellen Komplikationen, die im wesentlichen die restliche Morbidität bestimmen, aber keinen entscheidenden Einfluß auf die Mortalität haben. Sie sind zumeist auf vorbestehende vaskuläre Schäden, insbesondere bei Patienten im fortgeschrittenen Alter und eine arterielle Hypertonie zurückzuführen. Deshalb müssen Hypertonie und Herz-Kreislauf-Komplikationen in einem engen Zusammenhang gesehen und gemeinsam erörtert werden. Da zudem in der internationalen Literatur und in Statistiken kardiale und vaskuläre Komplikationen, wie chronische oder akute Herzinsuffizienz, Herzinfarkt, apoplektischer Insult, Perikarditis und Endokarditis, gemeinsam aufgeführt werden, müssen sie auch zusammen besprochen werden.

Aus den meisten Berichten geht klar die vielfach höhere Sterblichkeit von Dialysepatienten an den Folgen der Koronar- und Zerebralsklerose im Vergleich zu nichturämischen gleichaltrigen Normalpersonen hervor [1208, 1485, 1549]. Lindner et al. [1549] vermuteten 1974, daß die Dialyse zu einer Akzeleration der Arteriosklerose führe. Diese Hypothese wurde jedoch später durch sorgfältige epidemiologische Studien eher in Frage gestellt [377, 1793, 2103, 2119]. Werden nämlich urämische und nichturämische Hypertoniker der gleichen Altersgruppe verglichen, so ist der Unterschied zwischen beiden Gruppen hinsichtlich der kardiovaskulären Komplikationen wesentlich weniger deutlich [1485, 2191]. Burke et al. [377] fanden 1978 bei einer Analyse von verstorbenen Dialysepatienten nach Ausschluß besonderer Risikofaktoren, wie akzelerierte Hypertonie, Diabetes oder symptomatische Koronarsklerose, daß kein Patient an einer arteriosklerotischen Komplikation gestorben war. Eine neuere französische Multicenterstudie [585] weist aus, daß Hypertonie

Tabelle 44. Todesursachen infolge kardiovaskulärer Ursachen bei unterschiedlichen Altersgruppen in Prozent. (Brynger et al. [355])

Ursachen	Alle Altersgruppen	15-34	35-54	55+
Myokardischämie und Infarkt	11,3	3,9	12,7	13,1
Hyperkaliämie	4,0	6,5	4,1	2,3
Hämorrhagische Perikarditis	1,8	2,6	1,9	1,1
Andere Ursachen von Herzinsuffizienz	8,8	8,7	8,2	9,7
Herzstillstand, unbekannter Ursache	9,6	10,3	8,5	10,6
Hypertensive Herzinsuffizienz	4,4	8,5	4,1	2,6
Zerebrovaskulärer Insult	12,1	9,6	12,5	12,6

und schlechter Ernährungszustand wesentliche Faktoren für hohe kardiovaskuläre Mortalität und insbesondere für zerebrovaskuläre Komplikationen bei Dialysepatienten darstellen. Auch beträgt die Mortalität von Patienten mit vorbestehender Koronarkrankheit im ersten Dialysejahr 25% gegenüber 10% ohne koronare Anamnese [513]. Hinsichtlich der Altersverteilung zeigt sich eine Zunahme von Myokardinfarkten und zerebrovaskulären Insulten im höheren Lebensalter, während der Tod infolge anderer kardialer Schäden und bei hypertensiven Krisen auch jüngere Patienten betrifft (Tabelle 44). Letzteres ist sicher auf die Schwere der vorbestehenden Krankheit zurückzuführen. Abgesehen von der Mortalität bieten diese Komplikationen auch im Sinne der Morbidität und bei der Durchführung der jeweiligen Einzelbehandlungen über längere Zeiträume nicht unerhebliche Probleme.

6.2.2 Hypertonie

Eine der häufigsten Komplikationen der terminalen Niereninsuffizienz ist die Hypertonie. Ihre Inzidenz wird im Schrifttum mit 69-100% angegeben [510, 551, 2621, 2623, 2654]. Eine nichtbeherrschte Hypertonie ist zugleich eine der entscheidenden pathogenetischen Faktoren bei der Entstehung der Arteriosklerose und ihrer Komplikationen, die langsam und schleichend auftreten können (Arteriosklerose der peripheren Gefäße, Koronarsklerose) oder akut als Myokardinfarkt oder zerebrale Blutung. Die verschiedenen Hypertonieformen und hypertonen Komplikationen während der Dauerdialysetherapie werden deshalb folgendermaßen eingeteilt:

1. Salz- und volumenabhängige Hypertonie, die sich allein durch Natrium- und Flüssigkeitsbilanzierung normalisiert und bei konsequenter Ultrafiltration und diätetischer Kochsalz- und Flüssigkeitskontrolle beherrscht werden kann.
2. Durch Dialyse mit Ultrafiltration und Kochsalz- und Flüssigkeitsrestriktion sowie milde Antihypertensiva beherrschbare Hypertonie.
3. Durch Dialyse, Ultrafiltration, Kochsalz- und Flüssigkeitsrestriktion und stärker wirksame Antihypertensiva nur schwer oder nicht beherrschbare Hypertonie.
4. Hypertensive Krise.

Die erste Form gehört nicht zu den eigentlichen speziellen Komplikationen. So gelingt bei etwa 60-70% aller Patienten im Verlauf der ersten 3-6 Dialysemonate die Normalisierung des Blutdrucks durch Natrium- und Wasserentzug und entsprechende diätetische Maßnahmen im dialysefreien Intervall [258, 512, 1079]. Demnach ergibt sich aus der Beobachtung vom Anfang der Dauerdialyse bis zu 6 Monaten die Diagnose dieser Hypertonieform, bei der die Plasmareninkonzentration fast stets normal ist. Stärkere Ultrafiltration nach Erreichen des sog. „Trockengewichts" führt zu Wadenkrämpfen und hypotonen Zuständen.

Die zweite Form kann entweder von vornherein bestehen oder später im Laufe einer Dauerdialysetherapie auftreten. So gibt es zahlreiche Berichte aus denen hervorgeht, daß bei mindestens 10-20% der Patienten die Hypertonie durch Dialyse, Ultrafiltration, Natrium- und Flüssigkeitsrestriktion und ggf. milde antihypertensive Medikation nicht oder nur schwer zu beheben ist [966, 967, 1484, 2235, 2565, 2621, 2623]. Die unterschiedlichen Häufigkeitsangaben resultieren aus der Patientenwahl, der Konsequenz diätetischer und dialysetherapeutischer Maßnahmen der einzelnen Zentren und unterschiedlicher Definitionen der Hypertonie. Unter einer milden antihypertensiven Therapie, vorzugsweise mit β-Rezeptorenblockern, Kalziumantagonisten, Furosemid und α-Methyldopa, ist bei gleichzeitiger Wasser- und Salzrestriktion und Dialyse mit Ultrafiltration der Blutdruck im Normbereich zu halten. Allerdings kann es auch hier schon während der Dialysen zu häufigeren Blutdruckabfällen und nach den Dialysen zu orthostatischen Regulationsstörungen kommen.

Die dritte Form, die nur schwer beherrschbare Hypertonie, wird bei etwa 5-10% der Patienten angegeben. Die Plasmareninaktivitäten sind meist hoch, klinisch fallen die Patienten häufig durch Appetitlosigkeit, Gewichtsverlust und starkes Durstgefühl auf. Zumeist ist noch eine mehr oder minder schwere Herzinsuffizienz zu beobachten. Dialyse und Ultrafiltration werden oft schlecht vertragen, sei es infolge hypotoner Reaktionen oder wegen Blutdruckkrisen während der Dialysen. Eine Dosiserhöhung der Antihypertensiva bringt oft nur wenig mehr Erfolg als eine konsequente, in den Anfangsstadien ggf. tägliche Dialysetherapie mit jeweils nur geringen Ultrafiltrationsraten. Zudem ist bei der Gabe von Antihypertensiva besonders in hohen Dosen zu beachten, daß die an sich notwendigen Kreislaufregulationsmechanismen unter der Dialyse, wie Herzfrequenzanstieg und adäquate Erhöhung des peripheren Gefäßwiderstands, weitgehend medikamentös blockiert werden, so daß diese Patienten dann als Risikopatienten anzusehen sind.

Bei etwa 5-10% dieser Patienten mit der schweren Form der Hypertonie wurde früher die bilaterale Nephrektomie vorgenommen, die häufig innerhalb weniger Tage zur völligen Normalisierung des Blutdrucks führte [966, 1482, 1865, 2620]. Wegen des Operationsrisikos sowie der postoperativ erheblichen Zunahme der Anämie und renalen Osteopathie ist in den letzten Jahren die Indikation zur bilateralen Nephrektomie wesentlich zurückhaltender gestellt worden. Sie dürfte weniger durch Anwendung neuerer und stärker wirksamer Antihypertensiva als vielmehr durch einen Wechsel der Dialyseverfahren vermeidbar sein und ist deshalb unseres Erachtens heute als obsolet anzusehen.

Dabei bieten sich als Möglichkeiten an:

a) Sequentielle Ultrafiltration. Etwa eine Stunde isolierte Ultrafiltration vor einer nachfolgenden Dialyse, allerdings mit dem Nachteil der dadurch bedingten längeren Behandlungsdauer.
b) Hämofiltration. Die günstigen Auswirkungen besonders bei sog. „dialyse- und medikamentenresistenter Hypertonie" wurden von Anfang an beobachtet [1109, 2002] und von zahlreichen weiteren Autoren bestätigt [135, 2000, 2214]. Als gewisse Nachteile bestehen auch hier eine längere Behandlungsdauer, besonders beim Postdilutionsverfahren, und eine geringere Effektivität hinsichtlich der Elimination kleinmolekularer harnpflichtiger Substanzen.
c) Bikarbonathämodialyse. Da therapieresistente Hypertonien häufig mit anderen kardiovaskulären Komplikationen vergesellschaftet sind, empfiehlt sie sich wegen ihrer besseren Kreislaufverträglichkeit und Verminderung dialysespezifischer Nebenwirkungen.
d) Peritonealdialyse bzw. CAPD. Auch hier wurde ein günstiger Einfluß auf Hypertonien, insbesondere durch CAPD, beschrieben, wobei als gewisser Nachteil angesehen werden muß, daß es sich um ein Heimdialyseverfahren handelt.

Schließlich können vornehmlich bei Patienten mit schwerer Hypertonie hypertensive Krisen auftreten, und zwar sowohl im dialysefreien Intervall, vorwiegend aber während einer Hämodialyse. Dies kommt auch häufig bei Patienten während der ersten Dialysen vor, die im fortgeschrittenen urämischen Stadium in ein Dialyseprogramm aufgenommen worden waren. Bei manchen Patienten können sich diese Zustände aber auch während der weiteren Dauerdialyse wiederholen. Nach eigenen Beobachtungen scheint das Auftreten hypertensiver Episoden während der Dialyse seltener, seit man die Natriumkonzentration des Dialysats auf 140 mmol/l eingestellt hat. Über Klinik und Therapie der hypertensiven Krise s. S. 275.

Gegenüber dem vorgeschlagenen Wechsel der Verfahren möchten wir wegen der hohen Nebenwirkungsrate von einer massiven medikamentösen Therapie, insbesondere einer hochdosierten antihypertensiven Kombinationstherapie warnen, bei der das periphere Reaktionsvermögen der Gefäße wesentlich beeinträchtigt wird, so daß es bei der Dialyse nicht zu der bei Volumenentzug zur Blutdruckaufrechterhaltung erforderlichen Erhöhung des peripheren Widerstands kommt.

Obwohl es im Stadium der terminalen Niereninsuffizienz bei allen zugrundeliegenden Nierenkrankheiten zur Hypertonie kommen kann, wiesen einige Autoren [2622, 2623] eine eindeutige Abhängigkeit des Blutdrucks von der renalen Grunderkrankung nach. So waren auch bei einem Patientenkollektiv von Gahl [853] die mittleren systolischen Blutdruckwerte bei Patienten mit Nephrosklerose signifikant höher als bei Patienten mit Glomerulonephritis, bei diesen wiederum höher als bei Patienten mit Zystennieren. Die bei letztgenannter Erkrankung besseren Überlebensraten [1003], die auch im genannten Kollektiv nachweisbar waren, wurden teilweise auf diesen Umstand der geringeren Hypertonieinzidenz zurückgeführt [453, 1481, 1484]. Über ein möglicherweise unterschiedliches Blutdruckverhalten je nach Art der Nierenerkrankung im Verlauf der Dauerdialysebehandlung ist bisher nur vereinzelt berichtet worden.

6.2.3 Herzinsuffizienz

Die Pathogenese der Herzinsuffizienz bei chronischer Niereninsuffizienz und bei Dauerdialysepatienten ist zweifellos multifaktoriell. Eine Übersicht der Faktoren und umfangreiche weiterführende Literatur der zahlreichen experimentellen und hämodynamischen Studien finden sich bei Comty u. Shapiro [513]. So werden bei der Urämie erhöhte pulmonale Kapillarpermeabilität, Störungen des myokardialen Muskelmetabolismus und abnormale Antwort der Barorezeptoren diskutiert, wobei in diesem Zusammenhang der Neuropathie des autonomen Nervensystems teilweise große Bedeutung zugemessen wird. Die Existenz einer spezifischen urämischen Myokardiopathie wird kontrovers diskutiert. Schon frühzeitig wurde darauf hingewiesen, daß Patienten mit einer langdauernden Diät mit niedrigem Eiweißgehalt sich durch Perikarditis, Kardiomegalie, Hypotension, Arrhythmie und besondere Sensibilität auf Digitalis auszeichnen; Zustände, die durch eine reguläre Hämodialyse mit Besserung des Ernährungszustands reversibel waren [128, 1470]. In diesem Zusammenhang ist auch ein Vitamin-B_1-Mangel zu sehen [945]. Während einige Fälle von Herzinsuffizienz infolge einer Cimino-Fistel beschrieben worden waren, neigen die meisten Beobachter dazu, ihr generell keine wesentliche Bedeutung beizumessen [640, 1916].

Besonders bei Patienten mit erhöhtem Extrazellulärvolumen als Folge ungenügender Ultrafiltration und/oder übermäßiger Flüssigkeitszufuhr zwischen den Dialysen finden sich als hämodynamische Konsequenz eine Erhöhung der Vorlast mit Stauung im kleinen Kreislauf und eine relative Mitralklappeninsuffizienz. Das typische systolische Geräusch über der Herzspitze ist dabei vielfach nur zu Dialysebeginn hörbar; es verschwindet bei entsprechendem Wasserentzug schon während der einzelnen Dialysebehandlung.

Über den Einfluß der Anämie hinsichtlich einer Herzinsuffizienz besteht kein Zweifel. So finden sich direkte Korrelationen zwischen dem Ausmaß einer Anämie und einer Herzinsuffizienz bzw. entsprechenden hämodynamischen Veränderungen. Gesichert ist ebenfalls der Einfluß einer Hyperhydration mit Hypervolämie und Hypertonie. Ebenso steht eine koronare Herzkrankheit als Ursache einer Herzinsuffizienz außer Frage. Demzufolge sind je nach Vorherrschen der einzelnen ätiologischen Faktoren die hämodynamischen Auswirkungen unterschiedlich. Schließlich ist darauf hinzuweisen, daß bei Systemerkrankungen mit Niereninsuffizienz gleichzeitige kardiale Manifestationen der verschiedensten Arten und Ursachen eine Herzinsuffizienz zusätzlich beeinflussen oder verstärken können. Hier seien nur Diabetes mellitus mit Makro- und Mikroangiopathie, Amyloidose mit Kardiopathie sowie Autoimmunerkrankungen wie systemischer Lupus erythematodes, Periarteriitis nodosa, Angiitis, Sklerodermie u. a. genannt.

Insgesamt kann jedoch festgestellt werden, daß als Hauptursachen einer Herzinsuffizienz bei Dauerdialyse Hypertonie, koronare Herzkrankheit, Hyperhydration mit Hypervolämie und Anämie anzusehen sind und als zusätzlicher Faktor noch eine Mangelernährung hinzukommen kann.

Daraus ergeben sich bereits die wesentlichsten prophylaktischen und therapeutischen Maßnahmen, die demzufolge in erster Linie in der Beseitigung der Hypertonie, der Hyperhydration, der Verbesserung des Ernährungszustands und einer Besserung der Anämie bestehen. Effektive Hämodialyse, mindestens 3mal wöchentlich mit ausreichender Zeit und Ultrafiltration, Salz- und Wasserrestriktion auch im dialysefreien Intervall sind die wesentlichsten Maßnahmen.

Entsprechend den Eliminationsverhältnissen bei Niereninsuffizienz bzw. Anurie wird wegen der hepatischen Elimination von den meisten Autoren Digitoxin als Herzglykosid bevorzugt. Aber auch Digitoxin ist (vielfach unter Anpassung an das Körpergewicht) bei Dauerdialysepatienten niedrig zu dosieren (0,07 mg/Tag), ggf. noch mit 1–2 Tagen Pause pro Woche. Die Kaliumkonzentration der Spüllösung muß dabei wenigstens 2–3 mmol/l betragen, um einer stärkeren postdialytischen Hypokaliämie und der Gefahr erhöhter Digitalistoxizität vorzubeugen. Generell sollte man mit der Verabreichung von Digitalisglykosiden zurückhaltend sein und vornehmlich die erstgenannten prophylaktischen und therapeutischen Verfahren anstreben. Der Anteil digitalisierter Patienten schwankt zwischen einzelnen Dialysezentren von 4–35% [1420]. Als Hauptindikation für Digitalis gilt das „low output failure“.

Die akute Linksherzdekompensation mit „fluid lung“ oder Lungenödem infolge Hypertonie und/oder Hyperhydration erfordert neben den entsprechenden intensivmedizinischen Maßnahmen einen konsequenten Wasserentzug, am besten mit sequentieller Ultrafiltration oder Hämofiltration. Die „fluid lung“ mit ihrer charakteristischen zentral betonten schmetterlingsförmigen Zeichnungsvermehrung der Lungenfelder im Röntgenbild (s. Abb. 124) kann auch ohne Vorliegen einer muskulären Herzinsuffizienz allein als Folge einer Überwässerung vorliegen.

6.2.4 Koronarinsuffizienz (Angina pectoris)

Nicht selten werden insbesondere bei älteren Patienten pektanginöse Beschwerden, vorwiegend auch während der Dialyse, angegeben. Zumeist ist bei diesen Patienten vielfach schon vor Einleitung der Dauerdialysebehandlung eine koronare Herzkrankheit festzustellen. Zu beachten ist, ob die genannten Beschwerden mit Herzinsuffizienz oder Rhythmusstörungen kombiniert sind, oder ob eine schwere Anämie vorliegt und ob der Ernährungszustand ausreichend ist. Nitroglyzerin, Isosorbiddinitrat und β-Blocker können die Beschwerden lindern, wobei z. B. Propranolol, 30-160 mg/Tag, bei Herzinsuffizienz mit Digitalis zu kombinieren ist. Bei Isosorbiddinitrat sind hohe Dosen wegen der Gefahr einer Hypotonie ebenso zu vermeiden wie Nitroglyzerin während der Dialysen. Treten die Beschwerden im Zusammenhang mit anderen Symptomen eines „Dialyse-Dyskomforts" oder „Disäquilibriums" auf, so ist ein Wechsel der Dialyseverfahren zu überlegen.

Über koronare Bypass-Operationen bei Patienten unter Dauerdialyse ist verschiedentlich berichtet worden [808 a, 815 a, 1887 a, 1960 a, 2122, 2198]; bei mehreren unserer Patienten verliefen die Eingriffe komplikationslos. Auch wurde die transluminale koronare Angioplastie erfolgreich bei Dauerdialysepatienten angewandt [1370].

6.2.5 Myokardinfarkt

Der Myokardinfarkt als Todesursache bei Dialysepatienten weist mit 13% in der Gruppe der über 55jährigen gegenüber 3,9% der 15- bis 34jährigen Patienten eine deutliche Altersabhängigkeit auf (vgl. Tabelle 44). Dies steht im Zusammenhang mit den vorher erörterten Problemen bei alten Patienten. So hat auch die statistische Beobachtung einer höheren Frequenz des Myokardinfarkts als Todesursache besonders bei alten (und männlichen) Patienten unter den Bedingungen einer „Kurzzeitdialyse" (1-13 h/Woche) gegenüber „Langzeitdialyse" (14-40 h/Woche) des EDTA-Reports von 1981 [342] Aufmerksamkeit gefunden. Bei der erwähnten gesteigerten Intoleranz alter und kardiovaskulär vorgeschädigter Patienten gegenüber den hämodynamischen Auswirkungen der Dialyse und der Ultrafiltration ist dies nicht verwunderlich. Klinisch kann der Infarkt sowohl akut ohne vorherige pektanginöse Beschwerden auftreten als auch nach einer Phase der stabilen oder instabilen Angina pectoris.

Die Therapie des akuten Infarkts wird wie üblich durchgeführt. Wenn möglich sollte eine Dialyse auf 24-28 h nach dem Infarkt verschoben werden. Andererseits sind Flüssigkeitsrestriktion oder Entzug durch Ultrafiltration zur Verhinderung einer akuten Herzinsuffizienz besonders wichtig. Kann daher mit einer Dialyse bzw. Ultrafiltration nicht gewartet werden, so empfiehlt sich eine Peritonealdialysebehandlung in Form der kontinuierlichen Peritonealdialyse (CPD), zumal sie keine ungünstigen hämodynamischen Auswirkungen hat [2246] und eine schonende Ultrafiltration gewährleistet.

6.2.6 Herzrhythmusstörungen

Eng verknüpft mit vorbestehender oder im Laufe der Dialysebehandlung zunehmender Koronarinsuffizienz sind Herzrhythmusstörungen. Sie können als sog. „benigne Rhythmusstörungen" in Form einzelner ventrikulärer oder supraventrikulärer Extrasystolen auftreten und sind oft ohne hämodynamische Auswirkungen. Supraventrikuläre und ventrikuläre Tachykardien können dagegen zum Abbruch der Dialyse und zu spezifischer Behandlung zwingen (s. S. 277). Rhythmusstörungen gehen gelegentlich mit pektanginösen Beschwerden einher. Die Ursachen sind vielfältig und können nicht nur auf Elektrolytstörungen wie Hypo- oder Hyperkaliämie, Hypo- oder Hyperkalzämie, Azidose, Alkalose beruhen, sondern auch auf akuten Volumenänderungen mit konsekutiver myokardialer Hypoxämie und Ischämie, besonders bei Anämie. Sind die Rhythmusstörungen konstant auftretend und insbesondere von Hypotonie und anderen Symptomen eines Disäquilibriums begleitet, so wird von einigen Autoren die Anwendung der Bikarbonathämodialyse empfohlen [113, 950, 1045, 1047, 1049, 1054, 1216].

6.2.7 Perikarditis

Während das Auftreten einer Perikarditis insgesamt in bis zu etwa 15% der Dauerdialysepatienten angegeben wird, ist die hämorrhagische Perikarditis in Europa bei 2% für einen Tod durch Herzbeuteltamponade, Arrhythmie oder Herzinsuffizienz verantwortlich. Eine im Beginn der Hämodialyse auftretende Perikarditis kann auf die Urämie zurückgeführt werden. Als spezielle Komplikation ist ihr Auftreten noch nach Jahren einer Hämodialysetherapie möglich. Als verursachende Faktoren werden dabei angesehen: inadäquate Dialyse; hyperkatabole Zustände bei akuten Infektionen, insbesondere Sepsis, oder nach chirurgischen Eingriffen; Unterernährung; Diabetes mellitus; Heparin (?) sowie besonders Infektionen bakterieller und auch viraler Genese [511] bei einem hohen Durchseuchungsgrad der Dauerdialysepatienten beispielsweise mit Zytomegalieviren.

Gelegentlich verlaufen Perikarditiden leicht, und der Verdacht wird nur durch röntgenologisch sichtbare Herzvergrößerungen auf sie gelenkt, wobei Perikardergüsse erst bei etwa 250 ml erkennbar sind. Nach allen Infektionen, auch grippaler Art, sollte vorsorglich an die Entstehung einer Perikarditis gedacht werden. Als diagnostisches Verfahren der Wahl steht heute die Echokardiographie zur Verfügung, mit der schon ein Perikarderguß von nur 50–100 ml erkannt werden kann.

Andererseits kann die Perikarditis dramatisch – mit schneller Entwicklung eines zumeist hämorrhagischen Perikardergusses – auftreten. Die Diagnose ist dann aus Anamnese, Brustschmerzen, dem typischen Auskultationsbefund, paradoxem Puls und EKG-Veränderungen relativ schnell zu stellen und durch Echokardiographie zu sichern.

Die Therapie der Perikarditis ist abhängig vom Zustand des Patienten, dem Ausmaß eines Perikardergusses und insbesondere der Frage, ob es sich um einen hämorrhagischen Erguß handelt, sowie den hämodynamischen Auswirkungen. In jedem Fall sollte die Therapie unter intensivmedizinischer Kontrolle erfolgen, da sich auch aus einem anfänglich geringen Perikarderguß schnell ein großer und hämorrhagischer entwickeln kann. Bei geringen Ergüssen sind tägliche Dialysen für kürzere Zeiten mit kleinen Dialysatoren und in der Zeiteinheit geringer, aber insgesamt intensiver Ultrafiltration zu bevorzugen. Dabei muß berücksichtigt werden, daß bei der Ultrafiltration häufig das Extrazellularvolumen zwar stark vermindert werden, der Perikarderguß jedoch schwer mobilisierbar über längere Zeit bestehen bleiben kann. Bei hämorrhagischen und großen Ergüssen mit hämodynamischen Auswirkungen, die an unstabilem Blutdruck und vermehrter Hypotension sowie evtl. Arrhythmien und Herzinsuffizienz erkennbar sind, ist die Peritonealdialyse in Form der kontinuierlichen Dialyse (CPD) zu bevorzugen. Hierbei fällt die Anwendung von Heparin fort, und eine bessere, langsamere Kontrolle der Dehydration ohne akute Veränderungen im intravasalen Volumen ist gut möglich. Unter Peritonealdialyse wurde die Häufigkeit von Tamponaden reduziert [490]. Martin et al. [1646] halten die Kombination von intensiver Dialyse und Hämoperfusion für eine besonders effektive Behandlungsmethode der urämischen Perikarditis. Medikamentös wird die Gabe von Indometacin 25 mg 4mal täglich sowie von Prednison 40-50 mg täglich oral vorgeschlagen. Dagegen ist die lokale Applikation von Prednison in den Perikardspalt umstritten, da eine zusätzliche bakterielle Infektion möglich erscheint. Schließlich bleiben Perikardfensterung oder totale Perikardektomie als letzte Maßnahme bei Herzbeuteltamponade mit hohem Operationsrisiko [815].

6.2.8 Endokarditis

Die Endokarditis mit regelmäßigem Befall der Aortenklappe allein oder in Kombination mit anderen Klappen und konsekutiver Herzinsuffizienz oder Klappenperforation stellt eine Komplikation mit hoher Mortalität dar. Sie wurde als bakterielle Endokarditis früher zweifellos häufiger bei Infektionen eines externen Shunts beobachtet, kann aber auch heute noch bei schweren AV-Fistelinfektionen vorkommen. Die häufigere Endocarditis lenta wird oft zu spät erkannt, zumal funktionelle systolische Herzgeräusche nicht selten bei Herzinsuffizienz und Hypertonie vorhanden sind. So ist bei unklaren konstanten Temperaturerhöhungen auch im dialysefreien Intervall oder bei Zeichen der Herzinsuffizienz stets an die Endokarditis zu denken, und es sollte eine zweidimensionale Echokardiographie durchgeführt werden. Sie erlaubt die Beurteilung der Klappen und der linksventrikulären Funktion, also der hämodynamischen Auswirkungen eines Klappenfehlers, und ist in der Lage, in etwa 70% die Diagnose der Endokarditis zu stellen. Danach ist - nach Abnahme von Blutkulturen - eine parenterale hochdosierte Antibiotikatherapie einzuleiten. Die rasche Zerstörung einer Klappe mit akuter kardialer Dekompensation kann zum sofortigen operativen Ersatz zwingen. Mehrfach waren wir bei Dauerdialysepatienten zu einem solchen Eingriff gezwungen, der erfolgreich verlief. - Da bakterielle Infekte von viralen gebahnt sein können, ist im Anschluß an solche eine sorgfältige klinische Überwachung auch im Hinblick auf eine mögliche nachfolgende Endocarditis notwendig.

6.2.9 Zerebrovaskuläre Komplikationen

Hier sind das subdurale Hämatom, das bei etwa 3% der Dauerdialysepatienten beobachtet wird, sowie die ischämischen und hämorrhagischen apoplektischen Insulte zu unterscheiden. Die gesamte Todesrate durch diese Komplikationen ist mit 12% (s. Tabelle 44) die zweithöchste aller kardiovaskulären Komplikationen. In der französischen Multicenterstudie [585] überstiegen die Schlaganfälle als Todesursache mit 17,7% sogar den Myokardinfarkt mit 11,1%. In der genannten Studie war die Mortalität infolge Schlaganfalls nicht sicher signifikant mit zunehmendem Alter über 50 Jahre, jedoch einwandfrei signifikant mit erhöhtem Blutdruck korrelierbar. Dies weist auf die arteriosklerotische Pathogenese hin. So können schwere hypertensive Zustände zu hämorrhagischen Insulten, schwere Hypotensionen, insbesondere bei alten Patienten, zu ischämischen Insulten führen. Subdurale Hämatome treten auch bei jüngeren Patienten auf.

Während die klinische Diagnose der zerebralen Insulte einfach ist, fällt sie bei subduralen Hämatomen schwer. Anhaltende Kopfschmerzen, auch außerhalb der Dialysen, plötzlich auftretende Kopfschmerzen, anamnestisch eruierbare auch geringe Traumen können besonders bei Patienten mit erhöhter Blutungsneigung hinweisend sein. Neurologischer Status, EEG und insbesondere Computertomographie und ggf. Angiographie sind bei kurzer Anamnese und gutem Allgemeinzustand des Patienten wegen neurochirurgischer Konsequenz indiziert. Zur Vermeidung weiterer heparinbedingter Einblutungen ist die Peritonealdialyse angezeigt.

Demgegenüber bestehen bei hämorrhagischen und ausgedehnten ischämischen Insulten naturgemäß nur geringe therapeutische Folgerungen, woraus sich die insgesamt hohe Mortalität ergibt.

6.2.10 Persistierende Hypotonie

Im Gegensatz zur Hypertonie wurde der persistierenden, d. h. unabhängig von der einzelnen Dialyse auch im Dialyseintervall bestehenbleibenden konstanten Hypotonie bei Dauerdialysepatienten vielfach nur eine untergeordnete Bedeutung zugemessen. Sie kann jedoch Wohlbefinden, Leistungsfähigkeit und Rehabilitation erheblich beeinträchtigen und stellt dann einen wesentlichen Morbiditätsfaktor dar. Bei einer Gruppe von 146 Heimdialysepatienten wurde eine Hypotonieinzidenz von etwa 25% gefunden, wenn die Patienten länger als 5 Jahre dialysiert worden waren [853].

Die Pathogenese ist mit Ausnahme bei doppelseitig nephrektomierten Patienten unklar. Nach Ausschluß kardiovaskulärer Ursachen, insbesondere Perikarderguß oder Dehydration bzw. Hypovolämie bei zu niedrig angesetzten sog. „Trockengewicht", können schlechter Ernährungszustand mit Vitamindefizit ebenso bestimmende Faktoren sein, wie der Abusus von Analgetika und Psychopharmaka. Unseres Wissens sind die letztgenannten Faktoren bisher nicht systematisch untersucht worden. Von einigen Autoren wurde eine Insuffizienz des autonomen Nervensystems im Rahmen einer allgemeinen Neuropathie für die Hypotonie verantwortlich gemacht. Jedoch finden sich bei den entsprechenden Untersuchungen häufig Überschneidungen mit der während der Dialyse akut auftretenden Hypotonie. Andere Autoren [719, 1804] sprachen sich eher gegen die Existenz einer Insuffizienz des autonomen Nervensystems als Erklärung für die Hypotonie bei Dialyse aus (s. auch S. 272).

Die Dialysebehandlung primär hypotoner Dauerdialysepatienten stellt ein nicht unerhebliches Problem dar. Auffüllung des Dialysesystems (Dialysator und Schlauchsystem) unter höherem Druck vor Anschluß an den extrakorporalen Kreislauf, Benutzung von Dialysatoren ohne große Oberfläche sowie geringe Ultrafiltration pro Zeiteinheit sind erforderlich. Demgegenüber sind Medikamente zumeist wenig erfolgreich. Besserung des Ernährungszustands, Vitamingaben und krankengymnastische Übungen können eher hilfreich sein.

Die bei der CAPD beschriebene orthostatische Hypotonie [412, 1873] ist möglicherweise auf eine vorübergehend zu starke Dehydrierung mit konsekutiver Hypovolämie zurückzuführen. Sie tritt am ehesten in den ersten Wochen bis Monaten der CAPD-Behandlung auf und läßt sich durch Rehydrierung und eine liberale diätetische Kochsalzzufuhr oft beheben [1499].

6.2.11 Hyperkaliämie

Die Hyperkaliämie wird als kardiovaskuläre Todesursache in der EDTA-Statistik mit 4% im Durchschnitt verhältnismäßig hoch angegeben (s. Tabelle 44). Möglicherweise verbergen sich jedoch hierunter auch andere plötzliche kardial bedingte Todesursachen, besonders bei Heimdialysepatienten, bei denen man gelegentlich auf Vermutungen angewiesen ist. Unter den Bedingungen der Hämodialyse mit Azetat und hochleistungsfähigen Dialysatoren ist allerdings zu berücksichtigen, daß ein Ausgleich des Säure-Basen-Haushalts nicht immer gelingt. So beginnen manche Patienten die Dialysen mit einem „base-excess" von –8 bis –12 und beenden sie mit –4 bis –5 im Mittel. Unter diesen Umständen kann es infolge der Azidose zu einem vermehrten Austritt von Kalium von intra- nach extrazellulär und damit zu einer Hyperkaliämie auch bei Einhaltung exakter diätetischer Anweisungen kommen. Bei wiederholt stark azidotischen und gleichzeitig prädialytisch hyperkaliämischen Patienten, von denen die kaliumarme Diät eingehalten wird, wäre ein Wechsel zur Bikarbonathämodialyse zu erwägen.

Bei guter Ernährung des Patienten ist wegen der Kaliumaufnahme der Nahrung eine Kaliumkonzentration in der Spüllösung von 1-2 mmol/l anzustreben, und nur bei notwendiger Digitalisierung ist eine Erhöhung auf höchstens 3 mmol/l erforderlich. Dabei sind häufigere Kaliumkontrollen und Überwachung der Einhaltung der diätetischen Anweisungen erforderlich. Bei festgestellter Hyperkaliämie sind ggf. noch vor Beginn einer Dialyse die bekannten konservativen Maßnahmen einzuleiten (s. S. 361). Sodann ist die sofortige Hämodialyse mit einer Spüllösung von 1,0 mmol/l Kalium in den ersten 1-2 h unter laufender Kontrolle der Kaliumkonzentration im Serum und EKG-Monitoring durchzuführen.

6.2.12 Besonderheiten bei alten Patienten

Ein besonderes Problem stellen alte Patienten zumeist mit schwerer Koronararteriensklerose nach langjähriger Hypertonie oder bei Diabetes mellitus dar. Sie haben eine hohe Intoleranz bereits gegenüber mäßiger Hyperhydration und reagieren bei Ultrafiltration mit ausgeprägter Hypotonie, vermehrten Arrhythmien und pektanginösen Beschwerden. Auch Übelkeit und Erbrechen infolge einer Minderung des zerebralen Blutflusses konnten häufiger beobachtet werden. Bei diesen Patienten ist es besonders wichtig, die Dialysatoren vor Anschluß mit physiologischer Kochsalzlösung zu füllen und Dialysatoren mit geringerer Oberfläche und Ultrafiltrationsleistung zu verwenden, um damit nur eine vorsichtige und mäßige (ggf. „getrennte") Ultrafiltration während nicht zu kurzer Dialysen durchzuführen. Ferner ist die Bikarbonatdialyse ebenso angezeigt wie die Verwendung „volumengesteuerter" Ultrafiltrationsgeräte, bei denen gerade diese Patientengruppe eine bessere Ultrafiltrationstoleranz zu zeigen scheint. Sicher aber stellt bei diesen Patienten die

Peritonealdialyse mit ihrer geringen Ultrafiltration pro Zeiteinheit, insbesondere die kontinuierliche ambulante Peritonealdialyse, eine Alternative zur Hämodialyse dar.

Im Verlauf einer Dialysebehandlung über 8-10 Jahre schreitet naturgemäß auch die biologische Alterung fort, zumal bei alten Patienten, die etwa im 60. Lebensjahr ihre Behandlung begonnen haben und deshalb von vornherein nicht transplantiert wurden. Bei ihnen kann nicht selten eine allmähliche Verschlechterung des Allgemeinzustands beobachtet werden. Ihre Überlebensraten werden von einigen Autoren [492], als nicht schlechter als die von jüngeren Patienten angesehen. Gleiches gilt für Sammelstatistiken [355], bei denen allerdings der Vorbehalt der geringeren Vergleichszahl geltend zu machen ist. Das steigende Alter der Dauerdialysepatienten führt jedenfalls zunehmend zu Problemen, insbesondere im Hinblick auf arteriosklerotisch bedingte Beschwerden und Komplikationen. Ob die alternativen Dialyseverfahren gegenüber der konventionellen Hämodialyse hier Fortschritte bringen, bleibt abzuwarten, ist aber anzunehmen.

6.3 Neurologische Komplikationen

6.3.1 Einleitung

Auch 25 Jahre nach Einführung der intermittierenden Dialysebehandlung für Patienten mit einer terminalen Niereninsuffizienz durch Scribner 1960 sind neurologische Komplikationen während der Dialyse ein häufig auftretendes und vielschichtiges Problem. Standen im Anfang der regelmäßigen Dialysebehandlung die *akute* Auswirkung der schweren fortgeschrittenen Urämie auf das Nervensystem, verbunden mit einer zeitlich und technisch noch unvollkommenen maschinellen Entgiftung, im Vordergrund, so ist das Spektrum neurologischer Komplikationen heutzutage in Richtung der *chronischen* Nebenwirkungen einer langjährigen Urämie unter Dialysebedingungen verschoben. Da heute Alter, Zweit- oder Dritterkrankungen keine Kontraindikation zur Aufnahme in ein Dialyseprogramm bedeuten, stellen die häufig multimorbiden Patienten mit zusätzlichen nicht urämiebedingten Schädigungen des Nervensystems eine besondere Risikogruppe dar. Ärztliche Maßnahmen, die im Zusammenhang mit der Dialysetherapie durchgeführt werden, wie die Gabe von aluminiumhaltigen Phosphatbindern und chirurgische Probleme des Gefäßzugangs, können ihrerseits zu einer weiteren Schädigung des zentralen oder peripheren Nervensystems führen.

Im folgenden werden zunächst die typischen urämiebedingten Erkrankungen des Nervensystems, später ihre geänderte Problematik unter Dialyse, abgehandelt.

6.3.2 Neuropathologie und Neurophysiologie der Urämie

6.3.2.1 Urämische Enzephalopathie

Klinik

Das Auftreten zentralnervöser Erscheinungen ist abhängig von der Schnelligkeit und dem Ausmaß der sich entwickelnden Urämie. Die Beeinflussung komplexerer Hirnfunktionen führt zu einer Beeinträchtigung der Bewußtseinslage. Erste Zeichen sind nachlassende Aufmerksamkeit und mangelnde Konzentrationsfähigkeit; es folgen Desorientiertheit, Eintrübung, Halluzinationen, delirhafte Zustände und als Endstadium das urämische Koma [2035].

An motorisch betonten Störungen treten auf:

1. Irregulärer *Tremor* bei Willkürbewegungen, Frequenz 8-10/s.
2. *Asterixis*, die Unfähigkeit, eine eingenommene Streckhaltung einzuhalten; Streckung der oberen oder unteren Extremitäten führt nach einer kurzen Latenz (8 bis 30 s) zu einer arrhythmischen Flexion-Extension („flapping") der Hände und Füße.
3. *Myoklonus* - irreguläre asymmetrische Zuckungen von Extremitäten, Stamm und Kopf. In Ruhe nur leichte faszikuläre Zuckungen, Verstärkung durch Willkürbewegung, sensorische Reize. Ausgehend von einer Muskelgruppe auch generalisiertes Auftreten möglich [432].
4. *Zerebrale Krampfanfälle* in Form von generalisierten oder fokal betonten motorischen Entäußerungen treten meist erst spät im Verlauf der Urämie auf. Obwohl ihr Vorkommen auch als ein präterminales Ereignis beschrieben ist [2035], deuten zerebrale Anfälle bei einer eher mäßig fortgeschrittenen urämischen Stoffwechsellage auf eine begleitende, nicht urämiebedingte Schädigung (Hypertonie, zerebraler Gefäßprozeß, Überwässerung) hin [1242]. Die Muskeleigenreflexe können anfangs gesteigert, im Endstadium abgeschwächt sein oder fehlen.

Laborbefunde

Eine typische Laborkonstellation ist bei der urämischen Enzephalopathie *nicht* anzutreffen. Der Liquordruck ist nicht, der Liquoreiweißgehalt nur leicht erhöht [1242]. Eine leichte Pleozytose ist nur bei 10% aller urämischen Patienten und ohne Beziehung zum Grad der Azotämie nachzuweisen. Entsprechend der guten Membrangängigkeit ist die Liquor- gleich der Plasmaharnstoffkonzentration.

Neurophysiologische Befunde (EEG)

Die hirnelektrischen Befunde zeigen eine verlangsamte Hintergrundsaktivität mit dem Auftreten von Theta- und Deltawellen, gelegentlich Paroxysmen steiler Wellen aus dem Thetabereich [646, 1242, 2035]. Mitteilung über computergestützte EEG-Frequenzanalysen zur Verlaufsbeobachtung liegen vor [299].

Pathologie

Die klassischen lichtmikroskopischen Untersuchungen von Olssen [1864] zeigen eine neuronale Degeneration unterschiedlicher Ausprägung mit Betonung der sensorischen Hirnstammkerne, der Formatio reticularis und der Hirnrinde sowie nekrotisierende Veränderungen der granulären Kleinhirnrindenschicht. Ein urämietypisches Muster der beobachteten Degeneration fand sich jedoch nicht.

Pathophysiologie

Zusammen mit dem erwähnten Fehlen faßbarer morphologischer Veränderungen spricht die rasche Reversibilität bzw. das völlige Schwinden zentralnervöser Störungen unter adäquater Dialysetherapie bzw. Transplantation für eine *funktionelle* Beeinträchtigung des Zerebrums, wobei Unterschiede zum peripheren Nervensystem bestehen. Folgende Möglichkeiten werden dabei diskutiert:

1. eine urämiebedingte Hemmung intrazerebraler Enzyme,
2. intrazerebrale Elektrolytverschiebungen bzw. Störungen des Säure-Basen-Haushalts (Natrium, Kalzium, Phosphat, Bikarbonat),
3. eine Akkumulation organischer Säuren bzw. spezifischer Urämietoxine,
4. eine ultrastrukturelle Schädigung der Zellmembran mit erhöhter Permeabilität.

Zu 1: Die Hemmung der Na/K-ATPase im Hirn der urämischen Ratte bzw. ihre Hemmbarkeit durch urämisches Serum bzw. anorganisches Phosphat und Methylguanidin wurde nachgewiesen [1715], ebenso konnte die Beeinflussung verschiedener zerebraler Enzyme durch Dialysatbestandteile von Urämikern beobachtet werden [1140].

Zu 2: Eine *rasche* Änderung des peripheren Natriumgehalts mit begleitender Hypoosmolalität kann ein sonst nicht für die urämische Enzephalopathie typisches Hirnödem auslösen, da bei hohem intrazerebralem Natriumgehalt ein osmotischer Gradient entsteht [71]. Entsprechende Natriumverschiebungen werden auch im Rahmen des Disäquilibriumsyndroms diskutiert [1635]. Die klinischen Zeichen einer Hyponatriämie - rascher Spiegelabfall <130 mmol/l, langsamer Abfall <120 mmol/l - sind unspezifisch und z.T. mit den Symptomen der urämischen Enzephalopathie identisch (Kopfschmerz, Übelkeit, Erbrechen, Muskelkrämpfe, „restless legs“, Asterixis, Myoklonus, Verwirrtheits- und delirante Zustände, Stupor, Koma, generalisierte und fokale Krampfanfälle [1242].

Trotz metabolischer Azidose ist der Liquor-pH von urämischen Patienten überwiegend normal [1974], jedoch können schnelle Schwankungen des Blut-pH bei rascher Korrektur einer metabolischen Azidose oder einer sich rasch entwickelnden metabolischen Azidose mit kompensatorischer Hyperventilation und CO_2-Verlust aus Blut und Liquor zu Verschiebungen des Liquor-pH in den sauren oder alkalischen Bereich führen. Auch diese Schwankungen wurden für zentralnervöse Störungen mit Verwirrtheitszuständen, Koma und Krampfanfällen verantwortlich gemacht [1242].

Die Rolle des intrazerebralen Kalziums - 50%ige Erhöhung in der grauen und weißen Substanz bei der experimentellen Urämie des Hundes (mit und ohne Dialyse) [72] - wurde in Zusammenhang mit neurotoxischen Effekten des Parathormons gebracht [1655]. Auch beim Menschen konnte bei hohem PTH-Spiegel ein erhöhtes Hirnkalzium nachgewiesen werden [517]. Die Liquorkalziumkonzentration ist indessen gegenüber Schwankungen des Plasmakalziums relativ stabil [1242]. Die Bedeutung dieser Befunde für das Zustandekommen zentralnervöser Störungen ist jedoch noch unklar [2035].

Hinweise für den Einfluß eines gegenüber dem Plasma erhöhten Liquorphosphats, insbesondere für das Auftreten eines gesteigerten Myoklonus mit sog. „Jerks“ und ballistischen Schleuderbewegungen („uremic twitching“) sind widersprüchlich [432, 814, 1242].

Zu 3: Die Ähnlichkeit der Neurotoxizität organischer Säuren (z.B. Penicillin, Phenolsulfonphtalein, Aminohippurat, Probenecid) bei Überdosierung bzw. intrathekaler Anwendung mit den Symptomen der urämischen Enzephalopathie (Krämpfe, myoklonische Jerks) haben die Akkumulation toxischer organischer Säuren nahegelegt. Unterstellt man eine urämiebedingte Hemmung des aktiven intrachorioidalen Transportsystems, das für die organischen Säuren besteht (sog. intrakranieller proximaler Tubulus), so kann die folgende Anhäufung dieser Stoffe wiederum Abbauwege für Neurotransmitter (z.B. Gammaamino-Buttersäure) intrachoroidal und innerhalb der Glia blockieren [2562].

Die spezifischen sog. Mittelmoleküle (s. S. 208) - MG 500-2000 - scheinen für die zentralnervösen im Gegensatz zu den periphernervösen Veränderungen keine entscheidende Rolle zu spielen [106].

Zu 4: Eine tierexperimentell belegte unspezifische urämische Permeabilititätssteigerung der Hirnzelle [781] bedeutet eine zusätzliche Exposition gegenüber toxisch kumulierenden Substanzen.

6.3.2.2 *Urämische Polyneuropathie*

Klinik

Die Inzidenz einer urämiebedingten Schädigung des peripheren Nervensystems hat mit zunehmender Etablierung, verbesserter Technik, Einführung neuerer Dialysemembranen und zunehmender Zahl von Dialyseplätzen, d.h. frühzeitigem Behandlungsbeginn, im Laufe der Jahre deutlich abgenommen. Wurde das Auftreten einer klinisch manifesten urämischen Polyneuropathie Ende der 60er Jahre noch mit 60-80% angegeben, so wurde Mitte der 70er Jahre nur noch eine Inzidenz von 15-28% beobachtet [646, 2400].

Erste Symptome sind *Muskelkrämpfe* (Frühsymptom des Befalls des zweiten Motoneurons) und *„restless legs“*, wohingegen brennende Füße im Gegensatz zu Polyneuropathien anderer Genese nur in einer Minderzahl auftreten [1242, 1627, 2035]. Weitere Frühsymptome sind verminderte oder nicht auslösbare Muskeleigenreflexe der unteren Extremität und ein vermindertes Vibrationsempfinden der Großzehe. Der weitere Verlauf mit sensiblen, distal betonten strumpf- und handschuhartigen Hypästhesien für alle Empfindungsqualitäten und späterem Auftreten der Beteiligung des zweiten motorischen Neurons bis hin zur manifesten Parese mit Muskelatrophien variiert beträchtlich [1242, 1627, 2035]. Während die letztere Entwicklung bei rechtzeitiger Dialysebehandlung kaum noch beobachtet wird, ist die Bevorzugung des männlichen Geschlechts weiterhin unklar [2035]. Klinische Zeichen der Neuropathie an den oberen Extremitäten treten nur spät und bei sehr schwerem Verlauf auf - im Gegensatz zu den später beschriebenen Veränderungen der Nervenleitgeschwindigkeit [1242].

Laborbefunde

Untersuchungen des Liquors lassen keine signifikante Korrelation zum Ausmaß und Verlauf einer nephrogenen Polyneuropathie erkennen. Begleitende Elektrolytstörungen wie Hyper-/Hypokaliämie, Hypermagnesiämie oder Hyponatriämie mit Beeinflussung der Erregbarkeit peripherer Nerven dürfen nicht i.S. einer Polyneuropathie fehlinterpretiert werden [646].

Neurophysiologische Befunde

Die Verlangsamung der motorischen und sensiblen Leitungsgeschwindigkeit wurde ebenso wie die Bestimmung der Schwelle für Vibrationsempfinden oder die Bestimmung der relativen Refraktärzeit zur Verlaufskontrolle der urämischen Neuropathie herangezogen [558, 683, 1280, 1576, 1903]. Die Inzidenz einer motorisch/sensiblen verzögerten Nervenleitung wird mit 60–80% bereits im Prädialysestadium angegeben [646, 1627]. Obwohl sich die routinemäßige Bestimmung der Nervenleitgeschwindigkeit als Verlaufsparameter für die fortschreitende Neuropathie und als Kontrolle einer adäquaten Dialysebehandlung eingebürgert hat, ist die Aussage wegen intraindividueller Schwankungen und einer möglicherweise vorliegenden Diskrepanz zum klinischen Grad der Neuropathie nur bedingt brauchbar [1242, 2035]. Eine Nervenleitgeschwindigkeit über 40 m/s gilt als normal.

Pathologie
Die ursprüngliche morphologische Beschreibung struktureller degenerativer Veränderung von Axonen *und* Myelinscheiden [80] bei urämischen Patienten wurde durch weitere Untersuchungen [578, 664] bestätigt, wobei die These einer *primären* axonalen Schädigung mit sekundärer Degeneration der Schwann-Zellen vertreten wurde. Offensichtlich sind besonders die großen und distalen Nerven betroffen, wobei sowohl markhaltige als auch nichtmarkhaltige Nerven beteiligt sind (sog. Dying-back-Neuropathie).

Neuere Untersuchungen von Ahonen [29] mit Elektronenmikroskopie und morphometrischer Analyse zeigen als ersten Befund bei noch präurämischen Patienten eine deutliche axonale Degeneration. Jedoch sprechen Beobachtungen von ausgeprägter axonaler Degeneration ohne Veränderung der Schwann-Zelle und schwere Strukturveränderungen der Myelinscheide ohne axonale Degeneration für die Annahme, daß beide Prozesse auch unabhängig voneinander auftreten können. Die Abnahme des axonalen Durchmessers und die Verzögerung der Nervenleitgeschwindigkeit sind eng korreliert. Eine dysproportionale Verringerung der Leitungsgeschwindigkeit, die über die von der Durchmesserabnahme her zu erwartende Leitungsverzögerung hinausgeht, wurde auf funktionelle urämiebedingte Einflüsse zurückgeführt.

Pathophysiologie
Im Gegensatz zu der bereits besprochenen urämischen Enzephalopathie, die nach Dialysebehandlung rasch reversibel und daher überwiegend funktioneller Natur ist, wird damit bei der urämischen Polyneuropathie nur eine gewisse Stabilisierung und graduelle Besserung erreicht. Schwere bis zur Parese fortschreitende motorisch betonte Polyneuropathien, wie sie im Anfang der Dialyseära beobachtet wurden, sind nicht mehr rückbildungsfähig. Eine erhaltene Restfunktion der Nieren (Kreatininclearance >6 ml/min bzw. >3 ml/min) scheint die Manifestation einer Polyneuropathie zu verhindern [106, 1242]. Neurophysiologische Studien vor und nach Einzeldialyse können zwar generell keinen Effekt auf die globale Nervenleitgeschwindigkeit, wohl aber ein geringes Absinken der Vibrationsschwelle [683], eine Amplitudenzunahme von Muskel- und Nervenpotentialen und eine Verkürzung der relativen Refraktärzeit [1576] zeigen – ein Hinweis für die dialysebedingte Elimination eines Urämietoxins. Offensichtlich reichen die Bedingungen einer Standarddialyse nicht aus, um eine weitgehende Reduktion neurotoxischer Substanzen zu erzielen. Der nachgewiesene rasche positive Effekt einer erfolgreichen Nierentransplantation auf die Nervenleitung [1852] ist nicht durch Regeneration von Schwann-Zellen oder Axonen (ein viel langsamerer Prozeß) zu erklären. Entsprechend sind die histologischen Befunde nach Nierentransplantation, die eine nur langsame Regeneration bei noch deutlichen Schäden zeigen [29].

Pathogenetisch muß daher eine kombinierte Schädigung funktioneller Natur, verbunden mit morphologisch faßbaren Strukturveränderungen, vorliegen.
Ähnlich wie bei der Enzephalopathie werden
1. eine toxisch bedingte Enzyminhibition,
2. hormonelle Faktoren und
3. ein urämie- oder dialysebedingtes Mangelsyndrom
ursächlich für die Neuropathie verantwortlich gemacht.

Zu 1: Beobachtungen an Peritonealdialysepatienten und Untersuchungen des Peritoneums hinsichtlich seiner Eigenschaft als „Dialysemembran" führten in den 70er Jahren zur Mittelmolekülhypothese. Urämische Toxine mit einem Molekulargewicht von 500-2000 sollen für die Neuropathie bedeutsam sein [106, 112]. Bislang konnten jedoch derartige neurotoxische Substanzen nicht chemisch definiert werden, so daß auch angesichts widersprüchlicher klinischer Erfahrungen unter verlängerten Dialysezeiten gesicherte Daten zur Stützung dieser Hypothese fehlen [1633, 2035]. Darüber hinaus konnten neurotoxische Effekte verschiedener Substanzen, die nicht dem Mittelmolekülbereich zuzuordnen waren - wie Methylguanidin und Myoinositol - nachgewiesen werden. Allerdings fand sich für beide Substanzen beim Menschen keine Korrelation zwischen Serumspiegel und klinischem Verlauf [133, 255]. Die Bedeutung verschiedener durch die Urämie hemmbarer Enzyme wie Transketolase und Pyridoxalphosphatkinase konnte nicht bestätigt [1400] oder klinisch im Sinne einer Vitamin-B_6-Substitution belegt werden [627]. Die tierexperimentell beobachtete urämische Hemmung der Na/K-ATPase [1715] kann durch Bremsung des Natriumtransports eine Leitungsverzögerung der Nervenzellmembran verursachen. Eine Nierentransplantation führt zu einem raschen Anstieg der ATPase [1800]. Diesem Mechanismus könnte auch die rasch reversible Komponente der verminderten Nervenleitgeschwindigkeit zugrundeliegen.

Zu 2: Die Rolle des Parathormons (PTH) als neurotoxischer Faktor über eine erhöhte Kalziumkonzentration in peripheren Nerven mit positivem Einfluß einer Parathyreoidektomie beim Hund [929] konnte ebenfalls beim Menschen nicht eindeutig bestätigt werden. Weder ließ sich eine Korrelation zwischen vier immunchemisch definierten PTH-Formen und der Nervenleitgeschwindigkeit nachweisen [2181], noch verbesserte eine Parathyreoidektomie die motorische Nervenleitung [649].

Zu 3: Ein Vitamin-B_1-Mangel konnte bei Dialysepatienten nicht nachgewiesen werden, eine Substitution beeinflußt die Polyneuropathie nicht [79].

Von den Spurenelementen wurde der Einfluß erniedrigter Zinkspiegel beim Dialysepatienten auf den intraaxonalen Stoffwechsel und axonalen Transport diskutiert. Insbesondere wurde klinisch ein positiver Einfluß einer Zinksubstitution auf Geschmacksstörungen und Sexualfunktion angenommen. Mehrere klinische Studien sind jedoch widersprüchlich und belegen nicht eindeutig die primäre Bedeutung eines Zinkmangels [681]. In einer neueren Arbeit wurde von einem positiven Einfluß eines allerdings individuell unterschiedlichen Zinkzusatzes zur Spüllösung auf die Geschmacksfunktion und die motorische Nervenleitgeschwindigkeit berichtet [2383].

6.3.2.3 Autonomes Nervensystem

Eine Beteiligung des autonomen Nervensystems an der urämischen Neuropathie lassen Befunde wie verminderte Schweißsekretion [1121], pathologische Reaktionen auf Amylnitrit und Valsalva-Versuch [1310] erkennen. Bei einer genaueren Untersuchung mittels verschiedener Testverfahren lassen sich bei etwa der Hälfte aller Dialysepatienten pathologische Reaktionen des autonomen Nervensystems nachweisen [719]. Mindestens 30% aller Patienten neigen bei der Hämodialyse zu zeitweiligen hypotensiven Episoden unter Volumenentzug [2134], die auf eine Störung der autonomen Kreislaufregulation bezogen werden können.

6.3.3 Spezielle Probleme der Dialysebehandlung

6.3.3.1 Einfluß der Dialysebehandlung auf die urämische Enzephalopathie

Bei frühzeitigem Dialysebeginn mit einem Kreatinin um 10 mg/dl (884 μmol/l) entsprechend einer GFR von 8 ml/min werden die klinischen Erscheinungen einer schweren urämischen Enzephalopathie nur noch selten beobachtet. Sie sind unter adäquater Dialysetherapie rasch rückläufig und innerhalb weniger Tage oder Wochen nicht mehr nachweisbar. Ebenso sind die EEG-Veränderungen rückbildungsfähig, allerdings ist eine Verlangsamung der Grundfrequenz weiterhin vorhanden. Zur intraindividuellen Verlaufsbeobachtung wurden computergestützte Frequenzanalysen (Spektralanalysen) herangezogen [299]. Zusammen mit dem geschilderten Fehlen morphologischer Hirnveränderungen deutet die rasche Reversibilität auf eine funktionelle stoffwechselbedingte Störung der Hirnzelle hin. Intraindividuell unterschiedliche diffuse EEG-Veränderungen reflektieren eine auch unter Standarddialysebedingungen nachweisbare subklinische Enzephalopathie.

Abgesehen von dialysetypischen Komplikationen (Disäquilibriumsyndrom und Dialyseenzephalopathie, s. S. 428) müssen in Anbetracht des zunehmend höheren Patientenalters und bestehender Zweit- oder Dritterkrankungen bei einer zerebralen klinischen Verschlechterung differentialdiagnostische Erwägungen angestellt werden: transitorische ischämische Attacke, intrazerebrale Thrombose und Embolie, intrazerebrale Blutungen, subdurales Hämatom, generalisierte Erkrankungen wie das Wernicke-Syndrom, die hypertensive Enzephalopathie mit ihren Spielarten der Multiinfarktdemenz (Status lacunaris) oder der subkortikalen arteriosklerotischen Enzephalopathie (Binswanger) [1242, 2035]. Unter Berücksichtigung der Vorerkrankung (Alter, langdauernde Hypertonie, Diabetes mellitus) bedeutet die Dialysebehandlung *per se* kein erhöhtes zerebrovaskuläres Risiko [377, 1586].

Neben intrazerebralen Raumforderungen, die außer mit einer Herdsymptomatik auch mit diffusen Wesensveränderungen und zerebralen Krampfanfällen einhergehen können, muß ferner ein normotensiver Hydrozephalus erwogen werden [19]. Hohe Penicillindosen und Antiemetika auf Phenothiazinbasis sind bei der Differentialdiagnose zerebraler Krämpfe bzw. bei extrapyramidal betonten neurologischen Störungen zu berücksichtigen.

6.3.3.2 Einfluß der Dialysebehandlung auf die urämische Polyneuropathie

Irreversible Schäden, wie sie bei langdauernder, schwerer, unbehandelter Urämie mit motorischen Paresen bis hin zur Quadriplegie in der Vergangenheit beobachtet wurden, kommen heute praktisch nicht mehr vor. Diese schweren Schädigungen waren auch unter adäquater Dialysetherapie nicht mehr rückläufig. Generell wird eine leichte Besserung insbesondere der sensiblen Nervenleitgeschwindigkeit beobachtet [558]. Überwiegend läßt sich aber eher ein nur protektiver Effekt hinsichtlich eines weiteren Fortschreitens der Neuropathie unter Standarddialysebedingungen konstatieren [29]. Bleibt diese Stabilisation aus, sollte zunächst die wöchentliche Dialysedauer verlängert werden. Eine eigentlich kurative Behandlung mit nachgewiesener Regeneration der Nervenzellen ist in therapieresistenten Fällen nur von einer raschen Nierentransplantation zu erwarten. Die durch die Dialyse gebesserte klinische Symptomatik wird von dialyseinduzierten Symptomen wie Muskelkrämpfen überlagert, die auf Salz-/Wasserverschiebungen beruhen und ein peripheres Disäquilibrium darstellen. Sie sind bei Verwendung neuerer Dialysegeräte mit volumengesteuerter Ultrafiltration wesentlich seltener geworden und reagieren auf Flüssigkeits- bzw. Kochsalzzufuhr. Auch unter Einsatz neuerer Behandlungsverfahren mit einer theoretisch erwarteten höheren Mittelmolekül-Clearance (Hämofiltration, CAPD, kombinierte Dialyse - Hämoperfusion) sind keine substantiellen Besserungen gezeigt worden [1005, 1551, 1627, 1633].

6.3.3.3 Einfluß der Dialysebehandlung auf die autonome Neuropathie

Orientierende Funktionsuntersuchungen des autonomen Nervensystems (Pupillenreaktion auf Tyramin, Valsalva-Versuch, Orthostasereaktion) zeigten unter Dialysebehandlung keine Besserung [2101]. Die dialyseinduzierte Hypotension korreliert mit dem Grad des Volumenentzugs, der peripheren Neuropathie (Nervenleitgeschwindigkeit) und anderen autonomen Funktionsstörungen. Besonders schwere Verläufe werden beim diabetischen Urämiker (autonome diabetische Neuropathie) beobachtet [586]. Bei Patienten mit schweren, klinisch eindrucksvollen und bedrohlichen Blutdruckabfällen unter der Dialyse wurde eine autonome Neuropathie mit Störungen des afferenten Schenkels bzw. der Baro- und kardiopulmonalen Rezeptoren [1123, 1535] oder eine verminderte postsynaptische Ansprechbarkeit auf adrenerge Neurotransmitter [297] diskutiert.

Therapeutisch bietet sich in schweren Fällen ein Übergang auf Verfahren mit schonender Ultrafiltration (volumengesteuerte Ultrafiltration, Hämofiltration, CAPD) an.

6.3.3.4 Disäquilibriumsyndrom

Das Disäquilibriumsyndrom ist als akute und nicht von der Dauer einer Niereninsuffizienz oder Dialysebehandlung abhängige Komplikation ab S. 279 besprochen.

6.3.3.5 Dialyseenzephalopathie

Klinik

Nach ersten Berichten von Alfrey [37] über ein neues zentralnervöses Krankheitsbild unter Dialysebehandlung wurden zahlreiche ähnliche Fälle mitgeteilt. Im einzelnen bestanden *Hirnwerkzeugstörungen* (Beeinträchtigung des Alt- und Neugedächtnisses, Desorientiertheit und Verwirrtheitszustände), *Verhaltens-* (Agitation, Lethargie, Depression), *Sprach-* (Stottern, Dysarthrie) und *motorische Störungen* (myoklonische Jerks, Asterixis, Tremor und zerebrale Krampfanfälle). Aus ungeklärter Ursache führte diese Erkrankung innerhalb von Monaten zum Tode (meist durch Kachexie oder zusätzliche Infektionen). Im Endstadium bestanden eine therapeutisch nicht beeinflußbare Demenz und ein mutistisches Syndrom [1224, 1614, 1770].

Neurophysiologische Befunde
Im Gegensatz zu den bekannten urämischen EEG-Veränderungen zeigte sich eine Kombination einer langsamen Hintergrundsaktivität mit frontalen intermittierenden rhythmischen δ-Aktivitäten sowie dem Auftreten von frontal akzentuierten Spike-Waves. Diese Veränderungen, obschon isoliert und vereinzelt auch bei der urämischen Enzephalopathie vorkommend, fanden sich signifikant häufiger bei Patienten mit einer klinisch eindeutigen Dialyseenzephalopathie [462, 463].

Pathologie - Pathophysiologie
1976 wurde vom Erstbeschreiber der Zusammenhang einer Aluminiumtoxizität aufgrund erhöhter Gewebespiegel im Muskel, Knochen und Hirn aufgezeigt [2673]. Mittlerweile konnte eine Beziehung zu einer chronischen Aluminiumintoxikation sowohl durch Aluminium im Spüllösungswasser als auch durch die Einnahme von aluminiumhaltigen Phosphatbindern nachgewiesen werden [1459, 1614, 2599, 2673]. Makroskopisch zeigten sich keine Auffälligkeiten; mikroskopisch wurden Zelluntergänge in der Großhirnrinde und degenerative Veränderungen der Astrozyten im Bereich von Kortex und Hirnstamm gesehen. Im Kleinhirn fand sich ein vermehrter Untergang von Purkinje-Zellen [2599]. Zusammen mit der Enzephalopathie - aber auch isoliert auftretend - ist die Existenz einer aluminiuminduzierten Vitamin-D-resistenten Osteomolazie anerkannt. Weitere myelotoxische Effekte im Sinne einer mikrozytären Anämie sind beschrieben [1906].

Therapie
Die Behandlung besteht in der Vermeidung einer weiteren Aluminiumexposition durch das Wasser der Spüllösung (Umkehrosmose), Absetzen aluminiumhaltiger Phosphatbinder und gegebenenfalls diätetischen Restriktionen zur Vermeidung eines erhöhten Phosphatspiegels und Verlängerung der Dialysezeit [840, 1224]. Bereits unter alleinigem Absetzen der Noxe wurde im Gegensatz zu den früher beobachteten fatalen Verläufen eine deutlich anhaltende Besserung der klinischen Symptome einer Dialyseenzephalopathie gefunden, jedoch blieben die beschriebenen EEG-Veränderungen weiterhin nachweisbar. Im Frühstadium der Erkrankung scheinen die Veränderungen noch nicht irreversibel zu sein, so daß auch eine aktive aggressive Therapie mit dem Chelatbildner Desferrioxamin (Desferal: 5 g in 500 ml 0,9% NaCl-Lösung 2mal pro Woche während der Dialyse) zur Elimination von Aluminium empfohlen wird. Unter dieser Therapie wird auch eine rasche Normalisierung der pathologischen EEG-Veränderungen gefunden [1711].

6.3.3.6 Antikonvulsive Therapie unter Dialysetherapie

Zerebrale Anfälle im Endstadium der terminalen Niereninsuffizienz oder unter Dialysetherapie sind in der Regel Ausdruck einer urämischen Enzephalopathie (s. S. 421), eines Disäquilibriumsyndroms (s. S. 279) oder einer Dialyseenzephalopathie (s. S. 428). Im ersteren Fall ist die Dialyse oder ihre Modifikation bereits die Behandlung; eine spezifische antikonvulsive Therapie ist nicht erforderlich. Zur Kupierung des Anfalls hat sich Diazepam (5-10 mg i. v.) bewährt.

Die Prophylaxe oder Behandlung der Dialyseenzephalopathie besteht in erster Linie in einer Vermeidung oder Elimination der auslösenden Noxe (Aluminium, s. oben). Zur Behandlung der begleitenden zerebralen Anfälle wurde über unterschiedliche symptomatische Wirkungen von Diazepam, Clonozepam, Phenobarbital und Diphenylhydantoin (DPH) berichtet [1224]. Falls eine antikonvulsive Dauerbehandlung eines Anfalleidens erforderlich ist, ergeben sich beim Dialysepatienten für die Benzodiazepine infolge ihrer hohen Eiweißbindung und ihres Lebermetabolismus keine Dosisänderungen. Die unter einer Standardtherapie mit DPH erreichten Serumspiegel sind beim Urämiker deutlich erniedrigt, was auf eine kompetitive Hemmung am Albumin durch Urämietoxine [1843] oder auf die Kumulation des DPH-Abbauprodukts HPHH (5-Phenyl-5-Parahydroxylphenylhydantoin) zurückgeführt wird. Entscheidend für die antikonvulsive Wirkung ist jedoch der freie ungebundene kompensatorisch erhöhte DPH-Anteil [1514]. Ein nennenswerter Verlust unter Dialyse mit der Notwendigkeit einer Dosiserhöhung findet nicht statt [25]. Bei der Valproinsäure liegen ebenfalls eine hohe Eiweißbindung und eine vollständige Metabolisierung in der Leber vor. Eine verminderte Eiweißbindung beim Urämiker mit erniedrigter Steady-state-Konzentration wird auch hier durch einen erhöhten Anteil des freien nichtgebundenen Medikaments kompensiert. Ein weiterer Abfall unter Dialyse durch die mögliche Wirkung einer heparinaktivierten Lipoproteinlipase und einer kompetitiven Hemmung an den Bindungsstellen durch freie unveresterte Fettsäuren wurde beschrieben [348]. Zusammenfassend ist bei den genannten Antiepileptika auch unter Dialysebedingungen keine Dosisanpassung erforderlich.

6.3.3.7 Neurologische Komplikationen des peripheren Gefäßzugangs

Eine geringfügige Reflexasymmetrie mit leicht betonten Muskeleigenreflexen des Shuntarms wird auf eine durchblutungsbedingte Temperaturerhöhung zurückgeführt [2563]. Ein Karpaltunnelsyndrom mit Parästhesien, nächtlich auftretenden Schmerzen und einer motorischen Schwäche der Hand wird gehäuft auf der Seite der arteriovenösen Fistel beobachtet. Ähnlich wie beim nichtniereninsuffizienten Patienten ist besonders das weibliche Geschlecht betroffen. Die Inzidenz wird bei Dialysepatienten mit etwa 5% angegeben. An objektiven Untersuchungsbefunden imponieren eine Hypästhesie bzw. Hyperalgesie, später Muskelatrophien im Versorgungsgebiet des N. medianus (Mm. abductor pollicis brevis und opponens pollicis). Ätiologisch liegt eine Kompression des Medianus-Endastes unter dem Lig. carpi volare zugrunde. Die verlangsamte motorische und sensible Nervenleitgeschwindigkeit und später auftretende Denervierungszeichen der betroffenen Muskeln im EMG sind typische neurophysiologische Befunde. Ein gehäuftes Auftreten im Zusammenhang mit einer ausgeprägten urämischen Neuropathie besteht nicht. Ursächlich werden ein erhöhter Blutfluß des betroffenen Arms durch die AV-Fistel, ein erhöhter Venendruck sowie eine steal-bedingte lokale Ischämie verantwortlich gemacht. Die Häufigkeit vorausgegangener operativer Fistelanlagen bzw. Revisionen hat keinen Einfluß auf die Häufigkeit des Karpaltunnelsyndroms. Eine Besserung nach Nierentransplantation wird im Gegensatz zur urämischen Polyneuropathie nicht beobachtet. Ein ähnliches Syndrom im Ausbreitungsgebiet des Endastes des N. ulnaris wird ebenfalls beschrieben. Die Therapie besteht in einer Spaltung des Lig. carpi volare [592].

Gelegentlich können auch Hämatome oder Aneurysmen Kompressionssyndrome im Bereich der Punktionsstellen oder der Anastomose hervorrufen. Die Symptome einer peripheren Nervenschädigung machen eine operative Revision erforderlich [2056].

6.4 Hämatologische Komplikationen

6.4.1 Nephrogene Anämie

Die Pathogenese der Anämie bei chronischer Niereninsuffizienz konnte zwar größtenteils geklärt werden, doch ergab sich daraus bislang kein wesentlicher therapeutischer Fortschritt.

Von Bright 1836 erstmals beschrieben [332], konnten erst 1929 Scarlet [2177] und 1947 Callen et al. [405] einen Zusammenhang zwischen der Retention harnpflichtiger Substanzen und der Anämie feststellen.

Bock et al. [269] fanden 1962 ebenfalls eine signifikante Korrelation von Harnstoffretention und Anämie. Mertz u. Koschnick [1701] untersuchten 1965 den Zusammenhang von Nierenhämodynamik und nephrogener Anämie und fanden, daß zwischen der renalen Inulin- und PAH-Clearance einerseits und dem Hämoglobingehalt des peripheren Blutes andererseits eine hochsignifikante hyperbolische Beziehung und, gemessen am peripheren Hämoglobingehalt des Blutes, kein Unterschied hinsichtlich der Anämie zwischen Patienten mit chronischer Pyelonephritis und solchen mit chronischer Glomerulonephritis bei gleich stark verminderten Clearancewerten besteht. Emerson u. Burrows [701] konnten 1949 eine gesteigerte Hämolyse bei chronisch Nierenkranken beobachten. In den 50er Jahren fanden Markson u. Rennie [1643] eine toxische Hemmung der Erythroblastenreifung, Joske et al. [1262] eine extrakorpuskuläre Hämolyse, Kaye [1296] eine reduzierte Eisenutilisation; Gallagher u. Lang [865] beschrieben 1959 erstmals einen Erythropoietinmangel. Dieser erscheint nach heutiger Kenntnis der ausschlaggebende Faktor für das Entstehen der nephrogenen Anämie zu sein. Wie bedeutungsvoll der Anämisierungsgrad für den Patienten ist, läßt sich aus den Untersuchungen über die kompensatorische Kreislaufhyperzirkulation ersehen, die zu einer verstärkten kardialen Volumenbelastung führt. Je nach Ausmaß der Anämie resultiert daraus eine Einschränkung der körperlichen Leistungsfähigkeit bei Belastung oder bereits in Ruhe. Dieser Mangel an Sauerstoffträgern führt nicht nur zu der erwähnten Einschränkung der körperlichen Leistungsfähigkeit, sondern im Laufe der Zeit auch zu einer hypoxämischen Schädigung praktisch aller Organsysteme.

6.4.1.1 Pathogenese

Bei chronischer Niereninsuffizienz tritt eine Anämie praktisch regelmäßig auf. Sie ist um so ausgeprägter, je höher das Serumkreatinin ist (Abb. 131). Es müssen verschiedene pathogenetische Ursachen in Betracht gezogen werden (Abb. 132). Der

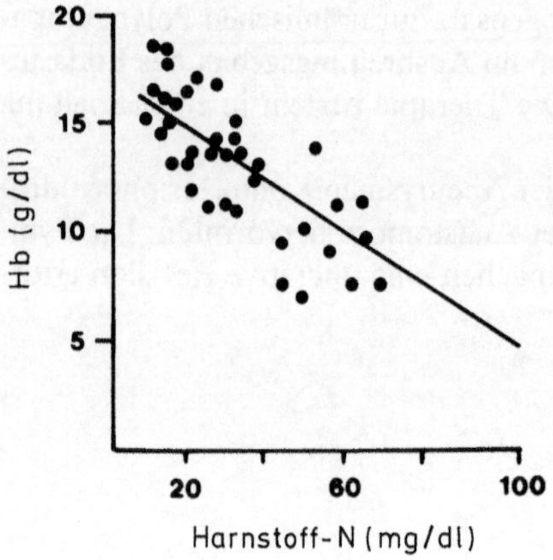

Abb. 131. Beziehung zwischen Hämoglobin und Harnstoffsstickstoff im Blut (nach Kaye [1296])

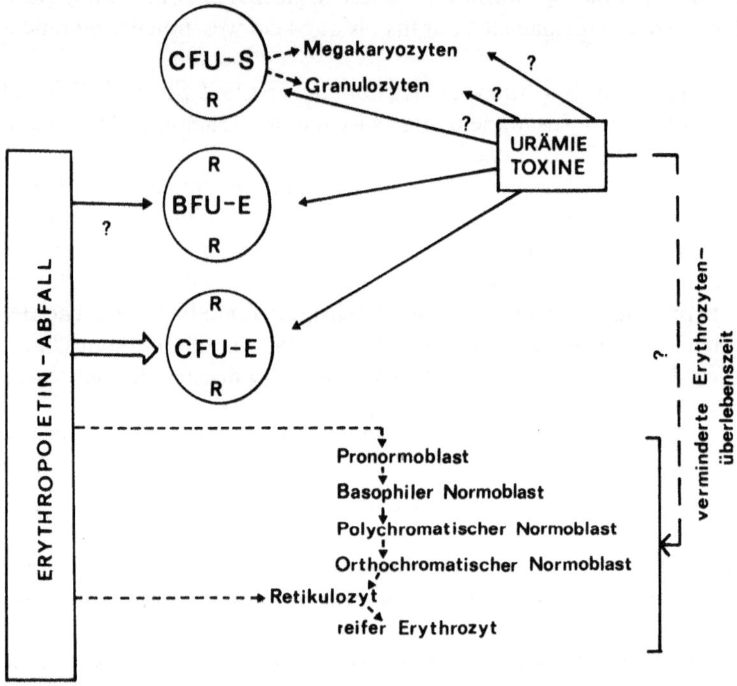

Abb. 132. Pathogenese der nephrogenen Anämie (Erklärung im Text)

Erythropoietinmangel stellt dabei den wesentlichen ätiologischen Faktor dar. Die Niere ist nicht mehr befähigt, Erythropoietin in ausreichender Menge zu bilden, um die Erythropoese so zu steigern, daß ihre toxische Inhibition und die verkürzte Erythrozytenüberlebenszeit kompensiert werden. Als zweiter ätiologischer Faktor kommen Inhibitoren der Erythropoese in Betracht, die die Hämsynthese und die erythrozytären Vorläuferzellen betreffen. Die verkürzte Erythrozytenüberlebenszeit infolge retinierter urämischer Toxine dürfte der dritte wesentliche ätiologische Faktor der nephrogenen Anämie sein.

Erythropoietinmangel

Erythropoietin wird vor allem in der Niere infolge Gewebshypoxie, entweder bei erhöhtem Sauerstoffverbrauch oder verminderter Sauerstoffabgabe, vermehrt gebildet [865]. Eine der Hauptdeterminanten für die Sauerstoffkapazität stellt die Hämoglobinkonzentration des Blutes dar. Daher wird bei Anämien, die durch eine primäre Dysfunktion der Erythropoese oder beschleunigte Zerstörung von roten Blutzellen gekennzeichnet sind, ein erhöhter Erythropoietinspiegel gefunden, der eine Korrelation zum Grad der Anämie zeigt [665]. Bei nierengesunden Patienten mit Anämie findet man eine reziproke Beziehung zwischen dem Hämatokritwert und der Erythropoietinkonzentration im Harn, d.h. mit sinkendem Hämatokritwert kommt es zum Anstieg der Erythropoietinkonzentration.

Erythropoietin, ein Glykoprotein mit einem geschätzten Molekulargewicht von ca. 39000 [1729], kann sowohl im Serum als auch im Harn durch In-vivo- und In-vitro-Bioassays nachgewiesen werden. Bei der In-vivo-Standardmethode verwendet man als Testtier die Maus, deren endogene Erythropoese durch Hypertransfusion oder durch hypoxämieinduzierte Polyzythämie vollkommen unterdrückt wurde. Die erythropoetische Aktivität wird im Eiseneinbau in die zirkulierenden Erythrozyten gemessen [1460]. Mit dieser Methode wurde eine Erythropoietinkonzentration im Harn bei Männern von 1–3 Einheiten/Tag beschrieben. Bei Frauen liegen die Werte um die Hälfte niedriger. Mit Sicherheit können aber nur Werte bestimmt werden, die um das 3fache erhöht sind. Neuere immunologische Verfahren, wie der Hämagglutinin-Hemmtest [1260], radioimmunologische Techniken [1512] und die In-vitro-Leberzellkultur [1358], scheinen als Screeningmethoden empfindlicher zu sein und ermöglichen auch die Erfassung von erniedrigten Serumerythropoietinkonzentrationen, wie sie häufig bei chronischer nephrogener Anämie gefunden werden.

Obwohl die Niere die Hauptproduktionsstätte von Erythropoietin ist, war es bisher schwer, Erythropoietin direkt aus perfundierten Nieren bzw. aus Extrakten von Nierengewebe zu gewinnen. Man nimmt an, daß wahrscheinlich eine Substanz, als renaler erythropoetischer Faktor oder Erythrogenin bezeichnet, in der Niere gebildet und erst durch einen in der Leber produzierten Stoff zum aktiven Erythropoietin umgewandelt wird [865]. Da sich der erythropoetische Faktor immunologisch vom Erythropoietin unterscheidet, kann dieses durch die herkömmlichen Techniken aus perfundierten Nieren nicht nachgewiesen werden. Eine alternative Hypothese wurde aufgestellt, derzufolge die Niere neben dem Erythropoietin einen Lipidinhibitor bildet [715]. Erst durch die Zugabe von Plasma könne das Erythropoietin aus diesem Erythropoietin-Lipidkomplex freigesetzt werden. Es wäre daher für die Aktivierung dieses lipidgebundenen Erythropoietins noch ein zirkulierender Plasmafaktor erforderlich. Möglicherweise spielen bei der Erythropoietinproduktion beide Mechanismen eine Rolle.

Aufgrund zahlreicher In-vitro-Versuche konnte gezeigt werden, daß Erythropoietin auf eine Stammzellpopulation eine proliferierende und differenzierende Wirkung ausübt [865]. Dieses „erythropoietin-sensitive Kompartment" liegt in der Hierarchie zwischen der pluripotenten Stammzelle und den morphologisch erkennbaren Erythroblasten. Axelrad [105] konnte mindestens zwei Klassen von erythropoietinabhängigen Vorläuferzellen unterscheiden. Eine primitivere Zelle, als BFU-e („burst-forming unit") bezeichnet, benötigt zur Differenzierung in-vitro ho-

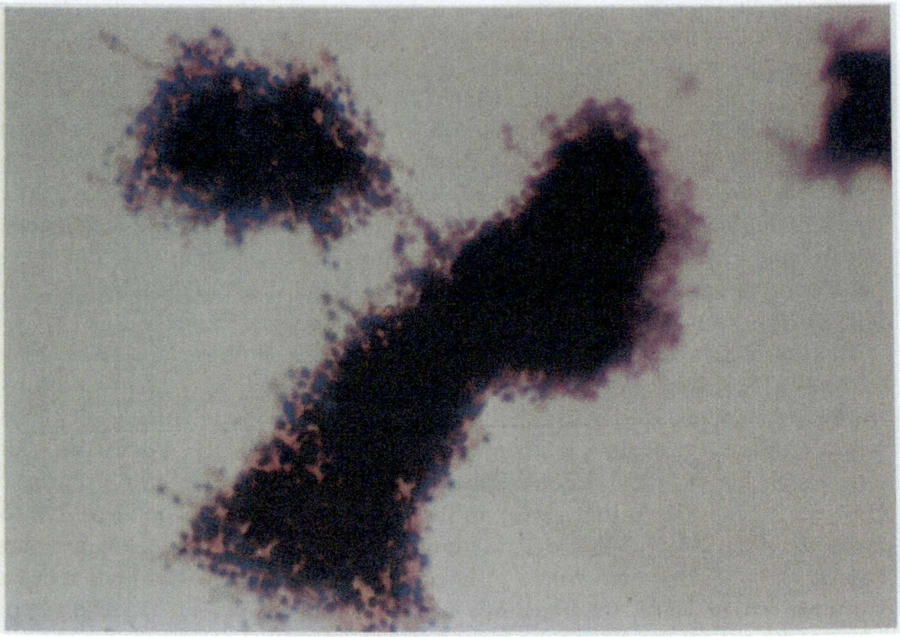

Abb. 133. Aggregationen von BFU-e-Zellen

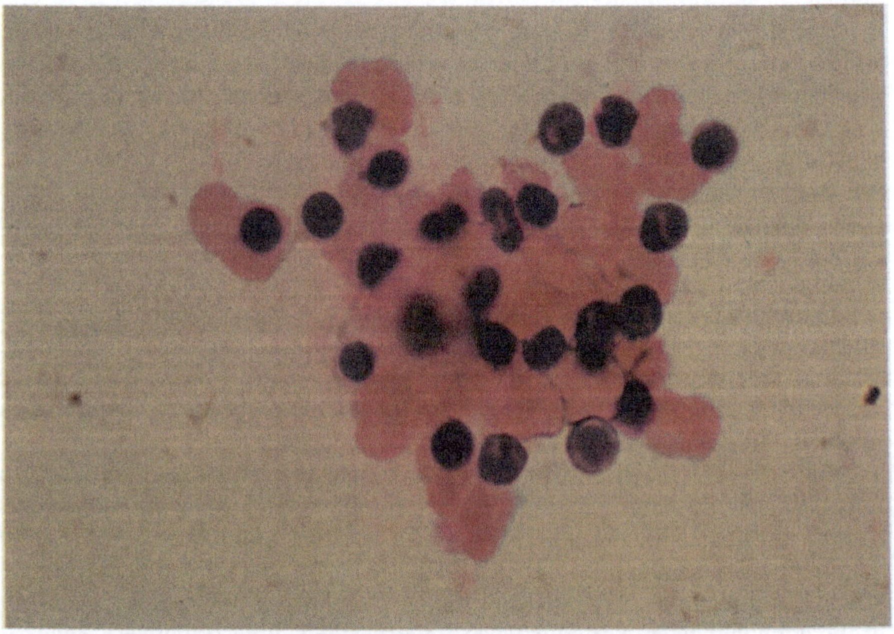

Abb. 134. Aggregate von CFU-e-Zellen

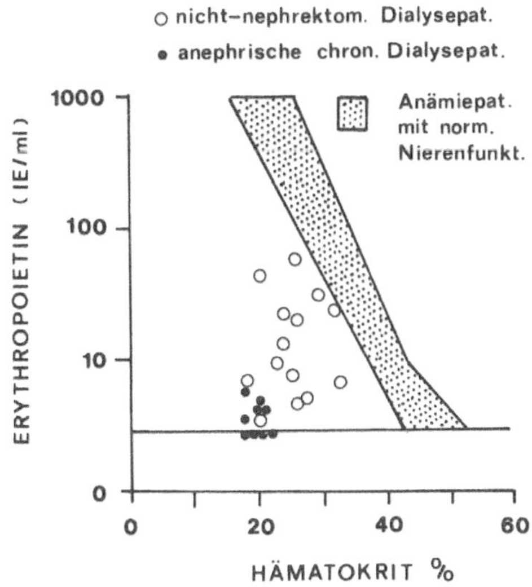

Abb. 135. Beziehung zwischen Erythropoietinspiegel und Hämatokritwert bei anephrischen und nephrektomierten Dialysepatienten sowie anämischen Patienten mit intakter Nierenfunktion (nach Caro et al. [419])

he Dosen von Erythropoietin und eine lange Inkubationszeit. Unter diesen Bedingungen kommt es zu riesigen Aggregaten, die aus zahlreichen Subkolonien zusammengesetzt sind (Abb. 133). Die differenziertere erythropoetische Vorläuferzelle (CFU-e) hingegen bildet bereits in Gegenwart geringer Mengen von Erythropoietin kleine Aggregate von 8-64 Zellen nach kurzer Inkubationszeit (Abb. 134).

Obwohl der exakte Wirkmechanismus von Erythropoietin bisher nicht bekannt ist, gibt es experimentelle Hinweise, daß es an der Zellmembran angreift und die RNS- und DNS-Synthese in Gang setzt [435]. Erythropoietin kann aber auch an den reiferen erythrozytären Vorläuferzellen eine Verkürzung der Generationszeit sowie eine vorzeitige Kernausstoßung von nicht vollständig ausgereiften Normoblasten bewirken [2273]. Dies führt zur Bildung von makrozytären hypochromen und polychromatischen Erythrozyten mit relativ kurzer Überlebenszeit. Es ist seit langem bekannt, daß die endokrine erythropoietin-sekretierende Funktion der Niere parallel mit der exkretorischen Leistung abnimmt. Mit den sensitiven radioimmunologischen Nachweisverfahren und der In-vitro-Leberzellkulturmethode konnten aber teilweise normale bis deutlich erhöhte Erythropoietinspiegel in Serum und Harn von Patienten mit nephrogener Anämie gefunden werden [419, 1512, 2007]. Die Werte entsprechen in ihrer Höhe jedoch nicht dem Grad der Anämie, und die negative Korrelation zwischen Serumerythropoietin und Hämoglobinwerten, wie sie für den nierengesunden Patienten mit Anämie typisch ist, wird nicht gefunden (Abb. 135). Dieser relative Erythropoietinmangel wird ausgeprägter mit fortgeschrittener Niereninsuffizienz, vor allem wenn die Kreatininclearance unter 20 ml/min pro 1,73 m^2 KO absinkt. Da bei Patienten mit einer Kreatininclearance zwischen 20 und 40 ml/min/1,73 m^2 KO bereits bei gering erniedrigtem Hämatokritwert der Erythropoietinspiegel gegenüber dem Normwert signifikant erhöht ist, dürfte der relative Erythropoietinmangel nicht alleinige Ursache für die Entwicklung einer nephrogenen Anämie sein [2007]. Es spielen offenbar noch andere Faktoren eine Rolle, wie z. B. die noch zu besprechende Retention toxischer und die

Erythropoese hemmender Faktoren. Da bei Patienten mit hohem Erythropoietinspiegel ein ausgeprägter Hyperparathyreoidismus festgestellt wurde, könnte pathogenetisch auch eine verminderte Erythropoietinsensitivität des Knochenmarks infolge hoher Parathormonspiegel eine Rolle spielen [419].

Bei Patienten mit bilateraler Nephrektomie hingegen sind stets niedrige Serumerythropoietinkonzentrationen nachweisbar [2008, 2010] (Abb. 137). Bei diesen Patienten können die Hämatokrit- und Serumerythropoietinkonzentrationen positiv korreliert werden, d. h. eine sinkende Hämoglobinkonzentration ist von fallenden Erythropoietinkonzentrationen begleitet. Die Ursache dieser Anämie kann daher allein mit dem absoluten Erythropoietinmangel erklärt werden. Da geringe Serumerythropoietintiter auch bei anephrischen Patienten nachweisbar sind, unterhalten offensichtlich die extrarenalen Erythropoietinproduktionsstätten [1720] eine kontinuierliche, aber subnormale Produktion von normalen Blutzellen. Diese extrarenale Erythropoietinsekretion kann aber in Relation zur Anämie nur gering gesteigert werden, so daß die fehlende Erythropoietinbildung der Niere nicht kompensiert wird. Es wäre daher denkbar, daß die Zufuhr von Erythropoietin bei anephrischen Patienten und Patienten mit terminaler Niereninsuffizienz die Anämie deutlich bessern würde. Im Tiermodell konnte eine Anämie infolge subtotaler Nephrektomie durch die Gabe von Erythropoietin signifikant gebessert werden [2410]. Erste Arbeiten deuten darauf hin, daß beim Menschen absolut und relativ höhere Dosen von Erythropoietin zur Behandlung der nephrogenen Anämie benötigt werden, wahrscheinlich infolge der im Plasma vorhandenen urämischen Toxine [718].

Inhibitoren der Hämsynthese und der erythropoetischen Vorläuferzellen (BFU-e und CFU-e)

Verschiedene Autoren haben eine Hemmung der Hämsynthese, gemessen am Einbau von ^{59}Fe, mit Serum und Plasma von anämisch-urämischen Patienten beschrieben [1543]. Da der Eisengehalt der urämischen Seren und der Seren von Kontrollpersonen annähernd gleich war, konnte dieser die Resultate nicht beeinflussen.

In weiteren Studien wurde im Plasmakoagelsystem der Einfluß von verschiedenen Konzentrationen von urämischen Seren der Patienten mit chronischer nephrogener Anämie und von normalen Kontrollseren auf das Wachstum der erythropoetischen Vorläuferzellen des Knochenmarks und von fetalen Leberzellen untersucht [779, 1854, 2009, 2596]. Da sich dosisabhängig die erythropoetischen Kolonien nur bei Verwendung von urämischen Seren verminderten, wurden in diesen Inhibitoren angenommen. Diese, urämischen Toxinen entsprechend, konnten teilweise durch Hämodialyse beseitigt werden, da die Seren dieser Patienten nach 16- bis 20wöchiger Dialyse eine signifikant geringere Hemmung der erythropoetischen Vorläuferzellen (BFU-e und CFU-e) bewirkten. Ähnliche Befunde wurden erhoben, wenn die Seren für 48 h in vitro dialysiert und dann an fetalen Leberzellen getestet wurden [2009]. Diese Untersuchungen stützen die Hypothese, daß die urämischen Inhibitoren der Erythropoese auf dem Niveau der erythropoetischen Vorläuferzellen angreifen und durch Hämodialyse beseitigt werden können. Als Inhibitoren konnten in den urämischen Seren Polyamine, und zwar Spermine [410, 2009, 2444], chemisch identifiziert werden. Spermine hemmten dosisabhängig die erythrozytäre Kolonienbildung in der fetalen Leberzellkultur, wenn sie normalen Kontrollseren zugefügt wurden [2009]. Dieser Effekt konnte durch Behandlung mit Spermin-Antiserum komplett neutralisiert werden.

Es gibt Hinweise, daß die Plasmakonzentration der Inhibitoren mit dem Grad der renalen Anämie korreliert ist. Dies kann aus der Beobachtung abgeleitet werden, daß die Anämie mit zunehmender Einschränkung der Nierenfunktion zunimmt, und daß diese nach mehreren Wochen einer adäquaten Hämodialyse gebessert werden kann, obwohl die Erythropoietinkonzentration weiterhin abfällt. Es ist in diesem Zusammenhang von Interesse, daß die kontinuierliche ambulante Peritonealdialyse einen höheren Hämoglobinanstieg bei Patienten mit renaler Anämie bewirkt als die Hämodialyse.

Die Rolle der verkürzten Überlebenszeit von Erythrozyten
Ein weiterer pathogenetischer Faktor der nephrogenen Anämie ist die verkürzte Überlebenszeit der Erythrozyten, die mit der ^{51}Cr-Technik gemessen wurde [1296, 2012]. Die mittlere Überlebenszeit betrug 44 Tage (Normalwert 52-68 Tage) bei urämischen Patienten [1570]. Transfusionsstudien haben gezeigt, daß der hämolytische Faktor, wenn vorhanden, extrakorpuskulär ist. So war die Überlebenszeit von normalen Erythrozyten, die Patienten mit Urämie injiziert wurden, verkürzt, während die Zellen von Urämikern in Normalpersonen eine normale Überlebenszeit zeigten [607]. Es scheinen metabolische oder mechanische Zustände bei Patienten mit Urämie vorzuliegen, welche die Überlebenszeit der roten Blutzellen beeinflussen. Die Gegenwart eines metabolischen Defekts wird vor allem aus der Beobachtung einzelner Autoren angenommen, die eine lineare Beziehung zwischen dem Harnstoffgehalt des Blutes und der Überlebenszeit der roten Blutzellen fanden [1262, 2293, 2410] und die zeigen konnten, daß sich die Überlebenszeit der Blutzellen nach intensiver Dialyse normalisieren kann [213]. Untersuchungen der Enzyme des Embden-Meyerhof-Weges zur Metabolisierung der in die roten Blutzellen aufgenommenen Glukose zeigten eine normale bis erhöhte Aktivität bei Urämie. Deshalb werden auch die Hauptprodukte dieses Abbauweges, nämlich ATP und 2,3-Diphosphoglycerate (2,3 DPG), in den Blutzellen von Patienten mit chronischer Niereninsuffizienz in normaler bis erhöhter Konzentration gefunden. Bei 10 bis 25% der urämischen Patienten wird aber ein erworbener Defekt des Hexosemonophosphatshunts beschrieben, ohne daß ein spezifischer Enzymdefekt festgestellt werden konnte [2697]. Die verminderte Reaktion des Hexosemonophosphatshunts bewirkt eine besondere Empfindlichkeit des Hämoglobins und der Blutzellmembran gegenüber oxidierenden Medikamenten und Chemikalien. So kann z. B. Leitungswasser, das mit Chloramin behandelt wird, die Bildung von Heinz-Körperchen und eine hämolytische Anämie bewirken [675]. Wahrscheinlich sind die toxischen Substanzen, die für diese Störungen des Hexosemonophosphatshunts verantwortlich sind, dialysabel. Einzelne Autoren [897] haben gezeigt, daß Guanidinderivate, vor allem Methylguanidin, das in den urämischen Seren in erhöhter Menge gefunden wird, die Ursache der Hämolyse bei chronischer nephrogener Anämie sein könnten.

Neben diesen Daten, die eine metabolische Ursache der Hämolyse zeigen, gibt es Untersuchungen, welche die vorzeitige Zerstörung der roten Blutzellen auf ein mechanisches Trauma zurückführen [305, 361]. In einigen Fällen von maligner Hypertonie wurde ja eine extensive Fragmentation der Blutkörperchen gefunden, die eine schwere hämolytische Anämie induziert [404]. Andererseits werden bei den meisten Fällen von chronischer nephrogener Anämie nur eine geringe Hämolyse und geringe morphologische Veränderungen der Erythrozyten festgestellt. Beim gegenwärtigen Stand des Wissens scheinen sowohl mechanische als auch metabolische Faktoren für die frühzeitige Zerstörung der roten Blutzellen verantwortlich zu sein.

6.4.1.2 Klinik und Laborbefunde

Die klinische Symptomatik der nephrogenen Anämie ist unspezifisch und wird nicht von der zugrundeliegenden Erkrankung bestimmt. Blässe, Tachykardie und Leistungsschwäche sind typische Erscheinungen.

Die typische Anämie bei chronischer Niereninsuffizienz ist normozytär und normochrom [404, 1296]; die Zahl der Retikulozyten ist normal oder nur geringgradig erniedrigt. In Blutausstrichen scheinen einige Erythrozyten deformiert; teilweise findet man Stechapfelformen und Zellen mit mehreren Spitzenfortsätzen („burr-cells") [2252]. Diese Erythrozytenanomalien sind vor allem auf Artefakte im gefärbten Blutausstrich zurückzuführen und nicht ein typisches Kennzeichen der nephrogenen Anämie.

Schwer deformierte Erythrozyten sowie die Akanthozyten mit wenigen großen Spitzenfortsätzen oder fragmentierte Schistozyten werden jedoch bei gestörter Mikrozirkulation in vivo gebildet. So werden beim hämolytisch-urämischen Syndrom die Erythrozyten durch Fibrinfäden so fragmentiert, daß sog. Eierschalenerythrozyten (Fragmentozyten) auftreten. In kleiner Menge können solche Fragmentozyten in gefärbten Blutausstrichen von Patienten mit Urämie nachgewiesen werden.

Die Funktion der Erythrozyten als Sauerstoffträger scheint bei der Urämie nicht eingeschränkt zu sein. Die intrazelluläre Konzentration von 2,3-Diphosphoglycerat ist entsprechend dem Ausmaß der Anämie und der Hyperphosphatämie gesteigert und die Sauerstoffaffinität des Hämoglobinmoleküls entsprechend vermindert. Bei einer schweren metabolischen Azidose infolge der Urämie wird diese Abnahme der Sauerstoffaffinität durch eine Rechtsverschiebung in der Sauerstoffbindungskurve verstärkt (Bohreffekt). Andererseits führt die Azidose zu einer verminderten Glycolyse und zu einer Abnahme der intrazellulären Konzentration von organischem Phosphat. Dadurch wird die Sauerstoffabgabe im Gewebe erleichtert, was das Fehlen von schweren Anämiesymptomen bei Langzeitdialysepatienten teilweise erklärt. Andererseits hat Chillar [456] in einer Studie an 17 schwer urämischen Patienten, die chronisch hämodialysiert wurden, zeigen können, daß es infolge Dialyse zu kontinuierlichen Veränderungen des Blutzellmetabolismus mit Abfall der 2,3-DPG-Konzentration kommen kann, wodurch die Sauerstoffabgabe an die Gewebe gehemmt wird. Da dieser 2,3-DPG-Abfall in Erythrozyten mit einem absinkenden Serumphosphatwert einherging, wurde angenommen, daß die Sauerstoffaffinität des Hämoglobinmoleküls nicht nur durch den pH-Wert, sondern auch durch ein erniedrigtes Serumphosphat beeinflußt wird [2505]. Einige Aspekte des Disäquilibriumsyndroms, Muskelkrämpfe während und einige Stunden nach Hämodialyse könnten auf einen derartigen Mechanismus zurückgeführt werden [2505]. Das Knochenmark ist bei der nephrogenen Anämie leicht hyperzellulär. Das Verhältnis von Granulo- zu Erythropoese ist mit ca. 2,5 : 1 normal. In Anbetracht der erniedrigten Hämoglobinkonzentration würde man eher eine kompensatorische erythrozytäre Hyperplasie erwarten. Bei akuter Niereninsuffizienz wird durch eine deutliche Hypoplasie der erythrozytären Zellen sogar eine starke Verschiebung des granulo-erythropoetischen Verhältnisses zugunsten der Granulopoese gefunden [1911].

Die Serumeisenwerte können bei der chronischen Niereninsuffizienz stark variieren [691]. Im allgemeinen ist der Wert jedoch normal, wenn die Einschränkung der Nierenfunktion gering ist; mit zunehmender Nierenerkrankung haben einzelne Kliniker einen erniedrigten Serumeisenspiegel beobachtet, während andere einen erhöhten Ferritingehalt feststellen konnten [1449]. So kommt für einen erhöhten Ferritinwert eine Transfusionshämosiderose oder ein chronischer Infekt als Ursache in Frage. Andererseits wird man einen erniedrigten Serumferritinspiegel vor allem bei Patienten unter Langzeitdialyse finden. Als Ursache kommen dabei in Frage: Blutverlust durch die Dialyseprozedur oder über den Gastrointestinaltrakt, wiederholte Blutentnahmen und evtl. Bindung von Eisen durch peroral eingenommenes Aluminiumhydroxid. Die Erfassung eines Eisenmangels mittels Serumeisen und Eisenbindungskapazität ist unzuverlässig. Die Knochenmarkspunktion zur Beurteilung der Eisenreserven ist zwar eine gute Methode, jedoch als Kontrollverfahren unbrauchbar. Es hat sich aber gezeigt, daß die Bestimmung des Serumferritins gut mit dem Gesamtkörpereisen korreliert. Deshalb sollte zur Überwachung des Eisen status unter Langzeithämodialyse das Serumferritin regelmäßig untersucht werden.

6.4.1.3 Therapie

Die ideale Behandlung der chronischen renalen Anämie wäre die Zufuhr von Erythropoietin, das von den geschädigten Nieren nicht mehr in ausreichender Menge produziert wird. Dieses Hormon konnte bisher nicht derart rein hergestellt werden, daß es bei Dialysepatienten anwendbar ist. Bevor dieser Hormonersatz praktisch durchführbar wird, kann nur durch eine adäquate Dialysebehandlung die Erythropoese verbessert und die Hämolyse vermindert werden.

Die Dialyse sollte bereits vor dem Auftreten schwerer Komplikationen begonnen werden (s. S. 397). Nach Beginn einer adäquaten Dialysebehandlung bessert sich die Anämie in der Mehrzahl der Fälle innerhalb von 6–12 Monaten [716], vor allem dann, wenn Bluttransfusionen vermieden werden. Eine Erklärung dafür wäre, daß die Dialysebehandlung die urämischen Inhibitoren entfernt und dadurch eine stärkere erythrozytäre Stimulation durch das noch vorhandene Erythropoietin erfolgt. Die meisten Patienten mit einer schweren chronischen nephrogenen Anämie haben Hämatokritwerte zwischen 15 und 25% vor Beginn der Dialyse und steigen während der Behandlung auf Werte zwischen 20 und 35%.

Eine ausreichende Eiweißzufuhr (s. S. 402) ist ebenfalls von Bedeutung, da eine Eiweißrestriktion bei Patienten mit chronischer Niereninsuffizienz zu einem signifikanten Abfall der Hämoglobinkonzentration führt. Als Ursache wurde ein Mangel einer essentiellen Aminosäure, wie z. B. Histidin, angenommen. Da Histidin Eisen an das Globinmolekül bindet, hat man dieser Aminosäure eine wesentliche Bedeutung für die Erythropoese zugemessen. Giordano et al. [896] beschrieben Dialysepatienten, die einen Histidinmangel aufwiesen und auf Histidinzufuhr mit einem Hämoglobinanstieg reagierten. Spätere Arbeiten [1258] haben gezeigt, daß Histidinmangelzustände Folge ungenügender Eiweißzufuhr waren.

Zur Besserung der Anämiesymptome ist es gelegentlich notwendig, Blut zu transfundieren. Lange Zeit war man mit dieser Therapie relativ zurückhaltend, da

Transfusionen die Bildung lymphozytotoxischer Antikörper provozieren, die im Hinblick auf eine Transplantation als ungünstig angesehen wurden. In den letzten Jahren hat sich aber gezeigt, daß Transfusionen die Überlebenszeit der Nierentransplantate verbessern [1866], so daß man sogar eine Transfusionsvorbehandlung routinemäßig in einigen Nierentransplantationszentren durchführt. Wenn aber bei Dialysepatienten die Zeichen der Gewebshypoxie fehlen, so wird man mit Transfusionen zurückhaltend sein, da sie die patienteneigene Erythropoese unterdrücken und das Risiko einer Hämosiderose erhöhen.

Besonders wichtig ist bei der Behandlung von Patienten mit chronischer Anämie, daß Eisenverluste infolge von Blutrückständen im Dialysator ausreichend ersetzt werden. Aus einem Blutverlust von 7 ml pro Dialyse ergibt sich ein jährlicher Eisenverlust von 1100 mg [254]. Den besten Test zur Bestimmung der Eisendepots stellt das Serumferritin dar. Ein Wert unter 30 mg/l gibt eine Indikation für eine Eisensubstitution ab [227]. Parenterale Eisenpräparate werden dann empfohlen, wenn die Eisendepots stark entleert sind. Für die Routinebehandlung haben sich orale Präparate wie Eisensulfat und Eisenglukonat bewährt. Die Dosen schwanken zwischen 60 und 900 mg Eisen pro Tag. Da es oft schwierig ist, einen Eisenmangel frühzeitig nachzuweisen, werden häufig auch Eisenpräparate prophylaktisch verordnet. Folsäure ist dialysabel und muß ebenfalls ersetzt werden.

Eine Behandlung mit Androgenen wird vor allem bei männlichen Patienten in Betracht gezogen werden, deren Hämatokritwert trotz einer normalen Eisenbilanz nach einer 6monatigen Dialysetherapie weniger als 25% beträgt. Die meisten, aber nicht alle Studien mit verschiedenen Androgenpräparaten haben gezeigt, daß sich die Hämatokritwerte vor allem bei Patienten mit einer exokrinen Nierenrestfunktion deutlich bessern. Bei nephrektomierten Patienten war der Effekt geringer. Najean et al. [1775] untersuchten 17 Patienten mit schwerer renaler Anämie unter Dialysetherapie. Sie erhielten hohe parenterale Dosen von Androgenen über 10 Monate (7 mg/kg KG/Woche). Kinetische Studien der Erythrozytenstammzellen, der Erythropoese und der Hämolyse wurden vor und nach Behandlung durchgeführt. Bei 6 Patienten versagte die Therapie komplett; eine leichte Besserung gab es bei 4 und eine deutlich zufriedenstellende Beeinflussung der Anämie bei 7 Patienten. 3 Fälle verschlechterten sich nach Unterbrechung der Behandlung. Die Wirksamkeit beruhte auf einer Korrektur des Erythropoietindefekts, nicht auf einer Beeinflussung der Hämolyse. Als einzige Nebenwirkung wurde eine Virilisierung festgestellt. Bei allen Patienten, deren Anämie sich besserte, sogar bei denen mit nur leichter Besserung, kam es zu einer subjektiven Steigerung des Allgemeinbefindens. Folgende Parameter waren maßgebend für die Androgenwirksamkeit: fehlende bilaterale Nephrektomie, jugendliches Alter und relativ geringer Erythropoietinmangel. Die klinischen Ergebnisse der Autoren waren unabhängig von der primären Anzahl der Stammzellen und ihrem Anstieg unter der Androgentherapie. Diese Untersuchungen stimmen mit anderen Beobachtungen [1116] überein. Zur Therapie kommen im wesentlichen drei Klassen von Androgenen in Frage: Testosteron in einer Dosierung von 250-500 mg i. m. pro Woche; 17-methylierte Androgene wie Fluoxymesteron 10-60 mg per os pro Tag, 19-Nortestosteron-Derivate, wie Nandrolondekanoat, 100-150 mg intramuskulär pro Woche [254]. Die Therapie muß mindestens 3-6 Monate durchgeführt werden, bevor ein Anstieg des Hämatokritwerts zu erwarten ist. Die Nebenwirkungen hängen von der Wahl des Präparats ab.

Fluoxymesterone führt bei nichturämischen Patienten mit aplastischer Anämie zu einer ausgeprägten Cholostase. Diese Komplikation konnte bei Dialysepatienten nicht beobachtet werden, aber hepatotoxische Wirkungen wurden beschrieben [819]. Fluoxymesteron kann bei Frauen zu einem verstärkten Bartwuchs führen. Die häufigste Nebenwirkung der Androgenpräparate besteht in der Induktion einer Hypertriglyzeridämie [2046]. Aufgrund der Nebenwirkungen sollten Androgene vorwiegend bei Patienten eingesetzt werden, die zur Besserung der ausgeprägten symptomatischen Anämie zahlreiche Transfusionen benötigen.

Wenn Dialysepatienten unter der oben beschriebenen Therapie stark anämisch bleiben oder die Anämie sogar zunimmt, so muß nach einer Hämolyse als Ursache gesucht werden. Jedes Medikament, das eine Hämolyse auslösen kann, sollte abgesetzt werden. Die Spüllösung sollte hinsichtlich Chloramin, Kupfer [1642] und Nitrat [416] untersucht werden. Besteht eine auffällige Splenomegalie, so muß man an einen Hypersplenismus denken [231], der möglicherweise durch eine chronische Hepatitis oder eine Transfusionshämosiderose induziert worden ist. Durch Isotopenuntersuchungen mit ^{51}Cr kann eine erhöhte Erythrozytensequestration in der Milz nachgewiesen werden. Eine Splenektomie ist aber nur in den seltensten Fällen notwendig und von Nutzen.

Interessant ist, daß es bei terminal niereninsuffizienten Patienten gelegentlich zu einer spontanen Besserung der erniedrigten Erythrozyten-, Hämoglobin- und Hämatokritwerte kommt, wenn sich das restierende Nierengewebe zystisch umwandelt [926].

Nach Nierentransplantation kommt es zur Normalisierung sowohl der erythropoetischen als auch der exkretorischen Nierenfunktion [2]. Man findet normale Serumerythropoietinspiegel, verbunden mit normalen Hämatokrit- und Hämoglobinwerten. Die Nierentransplantation stellt daher die beste und zuverlässigste Therapie der nephrogenen Anämie dar.

6.4.2 Gerinnungsstörungen

Die hämorrhagische Diathese bei Patienten mit akuter und chronischer Urämie war früher auf eine erhöhte Gefäßfragilität und Permeabilität zurückgeführt worden. Neuere Studien haben gezeigt, daß ein qualitativer reversibler Defekt in der Thrombozytenfunktion besteht [693]. So haben In-vitro-Untersuchungen der Thrombozytenfunktion eine Verminderung der Adhäsivität, der Aggregation und der Ausbreitung nachgewiesen [1253]. Der entscheidende Defekt scheint darin zu bestehen, daß die Blutplättchen nach Adhäsion und Aggregation nur zu einer verminderten Freisetzung von Plättchenfaktor 3 befähigt sind. Dieses Phospholipid ist bei Patienten mit Urämie auch in der Plättchenmembran in verminderter Aktivität enthalten. Charakteristischerweise ist die Blutungszeit bis zu 60 min verlängert (normal 3–6 min) [1062]. Es gibt Hinweise, daß diese Störungen durch einen dialysablen Faktor bedingt sind. Dessen Identifizierung ist bisher nicht gelungen. In vitro führen Guanidinsukzinat, ein Metabolit von Harnstoff, und verschiedene Phenolderivate zu den charakteristischen Gerinnungsstörungen [1183, 2006]. Auch die Hypermagnesiämie, die häufig bei Urämie vorhanden ist, soll pathogenetisch involviert sein [578]. Wahrscheinlich beeinträchtigen mehrere Plasmametaboliten einzeln oder gemeinsam die Thrombozytenfunktion.

Es wurden aber auch Veränderungen der Prostaglandinsynthese in den Blutplättchen und in der Venenwand bei niereninsuffizienten Patienten beschrieben. So ist die Produktion von Prostaglandin in den Thrombozyten reduziert, während in der Venenwand die Produktion von Prostazyklin (Prostaglandin 12), einem potenten Hemmstoff der Plättchenaggregation, erhöht ist [2062].

Beide Veränderungen beeinträchtigen die Plättchenfunktion. Im Gegensatz zu den oben erwähnten Metaboliten ist der für diese Prostaglandinstörungen verantwortliche Plasmafaktor nicht dialysabel [2063]. Weitere Untersuchungen sind erforderlich, um die Beziehungen zwischen der Blutungsneigung und dem Prostaglandinsystem zu klären.

Blutungen können bei Patienten mit Urämie beträchtliche Ausmaße annehmen. So werden, wenn auch selten, ausgedehnte Ekchymosen, unstillbare gastrointestinale Blutungen und Blutungen in die Körperhöhlen beobachtet. Hämo- und Peritonealdialyse sind dabei von großem therapeutischem Wert. Die Blutungszeit wurde bei den meisten niereninsuffizienten Patienten durch wiederholte Peritonealdialyse besser als mit der Hämodialyse beeinflußt, da größere Moleküle offensichtlich durch die Peritonealmembran effektvoller als mit der Cuprophanmembran entfernt werden können. Neuere Studien haben gezeigt, daß die Gabe von Kryopräzipitaten [1238] die Blutungszeit verkürzt und dadurch größere Blutungen unter Kontrolle gebracht werden können.

6.4.3 Störungen der Leukozyten

Die erhöhte Anfälligkeit gegenüber bakteriellen Infektionen bei Patienten mit chronischer Niereninsuffizienz wird einerseits auf eine verminderte Chemotaxis der Neutrophilen [556], andererseits auf eine Störung des Immunsystems zurückgeführt [654]. Dafür spricht, daß bei der Urämie konstant eine absolute Verminderung der zirkulierenden Lymphozyten gefunden wird, die sowohl die T- als auch die B-Lymphozyten in gleicher Weise (die Prozentsätze der Zellen zueinander bleiben gleich) betrifft, wodurch das Immunsystem beeinträchtigt wird. So kommt es u.a. zu einer Verminderung der Abstoßungsfähigkeit nach Allotransplantation und der allergischen Reaktion vom Spättyp.

Die Antikörperproduktion der Plasmazellen ist hingegen nicht beeinträchtigt [1885]. Es wurden normale Immunglobulinspiegel bei den meisten Dialysepatienten gefunden. Eine Änderung im Prozentsatz der Helfer- und Suppressor-T-Lymphozyten konnte ebenfalls nicht nachgewiesen werden. Es bestehen jedoch experimentelle Hinweise, daß die pectininduzierte T-Lymphozytenproliferation bei dialysierten Patienten signifikant supprimiert ist. Dies wird auf ein urämisches Toxin wie das „middle molecul C 7“ von Bergström und Fürst [203] zurückgeführt, das Lymphozyten in der Kultur zu hemmen vermag.

6.5 Nephrogene Osteopathie

6.5.1 Pathogenese

Für die Entwicklung der nephrogenen Osteopathie (n.O.) haben als Teilmechanismen Störungen des Vitamin-D-Stoffwechsels und der Kalzium-Phosphat-Homöostase, verbunden mit einem sekundären Hyperparathyreoidismus (HPT), tragende

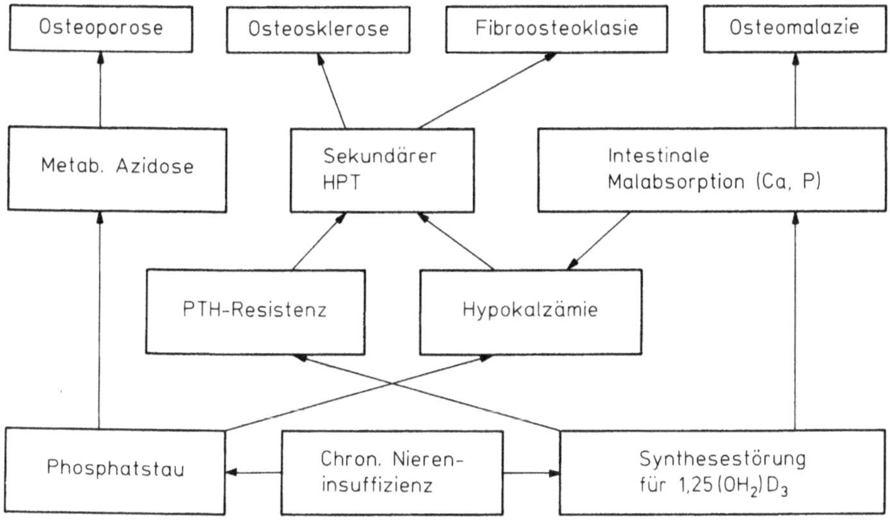

Abb. 136. Pathomechanismus der nephrogenen Osteopathie

Bedeutung (Abb. 136). Für die entstehenden Knochenveränderungen sind Osteomalazie und Fibroosteoklasie getrennt oder nebeneinander charakteristisch.

Vitamin D

Der zunehmende Untergang von funktionstüchtigem Nierengewebe bei der chronischen Niereninsuffizienz führt zur Bildungsstörung von 1,25-Dihydroxycholecalciferol (1,25$(OH)_2D_3$), des am Skelett und Darm wirksamsten Metaboliten des Vitamins D. Die Stoffwechselwege des Vitamins D von der Photolyse der Haut und der Aufnahme mit der Nahrung über 25-Hydroxycholecalciferol (25(OH)-D_3), das in der mikrosomalen Leberzellfraktion gebildet wird, zu den dihydroxylierten, in der Niere entstehenden Metaboliten werden in der Abb. 137 aufgezeigt. Für den renalen Metabolisierungsschritt ist die 1,25$(OH)_2$-D_3-1-Hydroxylase zuständig, die durch hormonale und metabolische Faktoren gesteuert wird. Vor allem Parathormon (PTH) und Kalziummangel, aber auch Östrogene und Prolaktin, wirken aktivitätssteigernd; Phosphatanstieg und Kalzitonin wirken hemmend. 1,25$(OH)_2$-D_3, das als Hormon anzusprechen ist, fördert unter normalen Bedingungen vor allem die enterale Kalzium- und Phosphatabsorption und setzt Kalzium aus dem Knochen frei. Die PTH-Sekretion wird gehemmt, desgleichen die renale Phosphatausscheidung. Die kalziummobilisierende Wirkung des 1,25$(OH)_2$-D_3 am Knochen überschreitet die des 25(OH)-D_3 um das 100fache. Täglich werden 1 µg 1,25$(OH)_2$-D_3 benötigt. Die Anwesenheit von PTH ist für die kalzämische Wirkung dieses Hormons erforderlich. Noch umstritten ist die biologische Bedeutung des zweiten dihydroxylierten Vitamin-D-Metaboliten, des 24,25$(OH)_2$-D_3, der ebenfalls in der Niere gebildet und von einigen Autoren als erste Abbaustufe im Vitamin-D-Stoffwechsel angesehen wird. Allein übt dieser Metabolit nur einen geringen Einfluß auf die intestinale Kalziumaufnahme und die ossäre Kalziumfreisetzung aus; in Verbindung mit 1,25$(OH)_2$-D_3 ist ein osteomalazieverhütender Effekt am Skelett

Vit. D_3 ⟵ Haut, Nahrung

25-(OH)-D_3 ⟵ Leber

1,25(OH)$_2$-D_3 ⟵ Niere
24,25(OH)$_2$-D_3

25,26(OH)$_2$$D_3$ ⟵ ?

Abb. 137. Stoffwechselwege des Vitamin-D-Aufbaus

Tabelle 45. Serumkonzentration der Vitamin-D-Metaboliten bei Normalpersonen. (Nach Offermann [1846])

Metabolit	Serumkonzentration (ng/ml)
Vit. D	3,5
25(OH) D	26,9
1,25(OH)$_2$ D	0,03
24,25(OH)$_2$ D	2,1
25,26(OH)$_2$ D	0,8

sehr wahrscheinlich. Beide Metaboliten zusammen fördern die Kalzifizierung des Osteoids. Die Sulfateinlagerung in Knorpelzellen wird durch 24,25(OH)$_2$-D_3 ebenso gesteigert wie durch 1,25(OH)$_2$-D_3. PTH hemmt die Entstehung von 24,25(OH)$_2$-D_3.

Noch völlig unklar sind Bildungsort und biologische Wirkungen des 25,26(OH)$_2$-D_3. Am Darm und am Knochen lassen sich ähnliche Effekte erzielen wie mit 24,25(OH)$_2$-D_3 allein.

Durch die isolierte Bestimmung der Vitamin-D-Metaboliten (Tabelle 45) mittels kompetitiver Eiweißbindungsanalyse ist eine differenziertere Beurteilung des gestörten Vitamin-D-Stoffwechsels bei der chronischen Niereninsuffizienz und der urämischen Osteopathie möglich geworden. Störungen des Vitamin-D-Stoffwechsels auf der Stufe der dihydroxylierten Metaboliten haben bisher nur für das 1,25(OH)$_2$-D_3 pathogenetische Bedeutung. Für das 24,25(OH)$_2$-D_3 divergieren die Angaben erheblich. Graham et al. [957] konnten bei Urämie meßbare Spiegel nachweisen. Lambrey et al. [1461, 1462] beschrieben eine Steigerung der Mineralisation und eine Verminderung der Knochenresorption. Muirhead et al. [1761] konnten eine Besserung histologischer Knochenveränderungen in der Urämie bei therapeutischer Gabe von 24,25(OH)$_2$-D_3 nicht nachweisen.

Die überragende Bedeutung von 1,25(OH)$_2$-D_3 für die urämische Osteopathie wird dadurch relativiert, daß trotz erniedrigter oder nicht meßbarer Spiegel einige Patienten keine Knochenveränderungen aufweisen. Zu bedenken ist ferner, daß die intestinale Kalziumabsorption schon lange vor Einsetzen der Knochenveränderungen beeinträchtigt ist, in einer Phase also, in der die 1,25(OH)$_2$-D_3-Spiegel noch nicht erniedrigt gefunden werden. Die ossären Störungen treten in der Regel erst bei einem Rückgang der glomerulären Filtration unter 30 ml/min auf. Eastwood et al. [674] messen den erniedrigten 25(OH)-D_3-Plasmaspiegeln ebenfalls Bedeutung für die Entstehung der Osteomalazie bei chronischer Niereninsuffizienz bei. Während Avioli et al. [100] in der Urämie eine normale Absorptionsfähigkeit des Dünndarms für Vitamin D nachwiesen, werden die 25(OH)-D_3-Spiegel in unterschiedlicher Größenordnung angetroffen. Nach Lund [1584] korrelieren diese nicht mit der glomerulären Filtrationsrate, wohl aber mit den Serumkalziumwerten. Erniedrigte 25(OH)-D_3-Spiegel und Hypokalzämie führen zu erhöhter PTH-Sekretion. Jahreszeitliche Schwankungen der 25(OH)-D_3-Spiegel sind zu berücksichtigen. Eine mögliche Ursache für das Absinken der 25(OH)-D_3-Spiegel stellt nach Wake u. Maddox [2590] die urämiebedingte Aktivitätssteigerung mikrosomaler Leberenzyme dar, wodurch ähnlich wie bei der Langzeittherapie mit Antikonvulsiva die Inaktivierung von Vitamin-D-Metaboliten gefördert wird. Offermann et al. [1847] denken auch an eine mangelnde Vitamin-D-Zufuhr im Rahmen der eiweißarmen Diät.

Zusammengefaßt müssen osteomalazische Skelettveränderungen bei chronischer Niereninsuffizienz somit auf komplexe Störungen des Vitamin-D-Stoffwechsels zurückgeführt werden.

Kalzium-Phosphat-Homöostase

Mit der sich entwickelnden Störung der Kalzium-Phosphat-Homöostase in der chronischen Niereninsuffizienz und den sich herausbildenden ossären Veränderungen sind zwei Vorgänge maßgeblich verknüpft: die intestinale Malabsorption von Kalzium und die Entstehung eines sekundären Hyperparathyreoidismus.

Die Störung der intestinalen Kalziumabsorption kann als eine der frühesten Veränderungen in der Genese der n. O. angesehen werden. Ursächlich kommt dafür die erworbene Vitamin-D-Resistenz chronisch Nierenkranker gegenüber den biologischen Wirkungen der Vitamin-D-Metaboliten in Betracht, die pathogenetisch nicht endgültig geklärt ist.

Der äußerst komplexe Vorgang der intestinalen Kalziumaufnahme läßt sich in einen aktiven, hauptsächlich durch 1,25$(OH)_2$-D_3 und PTH-gestützten Transportmechanismus und in einen passiven Diffusionsvorgang bei hohem Kalksalzgehalt in der Nahrung unterteilen. Für den aktiven Kalziumtransport vom Darmlumen in die Blutbahn ist ein kalziumbindendes Protein (CaBP) verantwortlich, dessen Bildung Vitamin-D-abhängig ist. Die Kalziumabsorption wird außerdem durch eine alkalische Phosphatase des Bürstensaums und durch eine kalziumstimulierbare ATPase gefördert. Auch der intestinale Phosphattransport ist Vitamin-D-abhängig.

Die Beziehungen zwischen 25(OH)-D_3 und Serumkalziumspiegel lassen den Schluß zu, daß dieser Vitamin-D-Metabolit die intestinale Kalziumabsorption ebenso wie 1,25$(OH)_2$-D_3 fördert, wenn auch in geringerem Umfang. Da die erforderlichen therapeutischen Dosen von 25(OH)-D_3 bei chronisch Nierenkranken die des Vitamin D_3 unterschreiten, muß eine Störung in der Verteilung und Metabolisierung des Vitamins D_3 in der Urämie angenommen werden.

Parathormon (PTH), Kalzitonin

Beide Hormone wirken hauptsächlich am Skelettsystem. PTH setzt Kalzium und Phosphat aus dem Knochen frei und wird dabei von 1,25$(OH)_2$-D_3 permissiv unterstützt. Kalzitonin hemmt den Kalziumtransport aus dem Knochen. PTH und Kalzitonin wirken an der Niere gleichsinnig hemmend auf die Phosphatrückresorption,

Kalzitonin vermindert auch die Kalziumrückresorption, PTH fördert sie. Kalzium- und Magnesiumhomöostase werden gleichsinnig reguliert. Die Hypermagnesiämie wirkt ebenso wie die Azidose in der Urämie tetanieverhütend bei hypokalzämischen Zuständen.

Bereits in der Frühphase der Niereninsuffizienz wird radioimmunologisch eine erhöhte PTH-Aktivität im Serum gefunden [2059]. Im Urin ist die Ausscheidung von zyklischem AMP erhöht [1561, 1562], am Knochen wird vermehrt Faserosteoid gebildet [1624].

Nach der sog. Trade-off-Hypothese [328] läßt sich die ansteigende PTH-Aktivität im Plasma bei der Niereninsuffizienz durch eine Erhöhung der Plasmaphosphatspiegel mit gegensinnigem Abfall des ionisierten Plasmakalziums erklären. Die hypokalzämiebedingte PTH-Sekretionssteigerung stellt demnach einen Kompensationsmechanismus dar, um über eine Erhöhung der Phosphatexkretion der Niere die Normophosphatämie wieder herzustellen. Die Untersuchungen von Slatopolski [2348, 2349] am urämischen Hund liefern für die Existenz dieses Regelkreises experimentelle Beweise. Bei Hämodialysepatienten konnte die reziproke Beziehung zwischen Höhe des Serumphosphatspiegels und immunologischer PTH-Aktivität gleichfalls nachgewiesen werden [803, 2350]. Inzwischen gibt es eine Reihe von experimentellen Befunden, die dafür sprechen, daß die Niere auch ohne Steigerung der endogenen PTH-Aktivität in der Lage ist, die fraktionelle Phosphatausscheidung an die Phosphatzufuhr anzupassen. So wiesen Swenson et al. [2447] an thyreoparathyreoidektomierten Hunden sowie Steele u. DeLuca [2390] an Vitamin-D-Mangeltieren nach, daß im Initialstadium einer Niereninsuffizienz auch PTH- und Vitamin-D-unabhängige Adaptationsmechanismen die Phosphatclearance steigern. Dieser Vorgang ist auch unabhängig vom Kalzitoninspiegel, von der Plasmakalziumkonzentration und von der Größe des Extrazellulärraums.

Das Vorliegen einer Hypokalzämie trotz hoher PTH-Spiegel bei der terminalen Niereninsuffizienz läßt auf eine Resistenz gegenüber der kalzämischen Wirkung von PTH am Skelett schließen. Die Konstellation Hypokalzämie und Hypophosphatämie, die durch einen Phosphatstau nicht erklärbar ist, führt normalerweise im Verein mit einer gesteigerten PTH-Sekretion zur Stimulierung des renalen 1-α-Hydroxylasesystems mit konsekutiver 1,25$(OH)_2$-D_3-Bildung. Es liegt daher nahe, im Mangel dieses Vitamin-D-Metaboliten die Ursache der PTH-Resistenz zu sehen [1657]. Bisher konnten in der Initialphase der Niereninsuffizienz jedoch keine erniedrigten 1,25$(OH)_2$-D_3-Spiegel nachgewiesen werden [2347]. Auf der anderen Seite gehen die pathogenetischen Vorstellungen dahin, daß der Anstieg der Phosphatkonzentration bei Niereninsuffizienten zu einer funktionellen Hemmung der renalen 1-α-Hydroxylase führt. Da die Parathormonresistenz sowohl für die Entstehung der Hypokalzämie als auch für die Herausbildung des sekundären Hyperparathyreoidismus entscheidende Bedeutung hat, könnten beide Vorgänge auf dieses pathogenetische Prinzip zurückgeführt werden [1562]. Allerdings tritt die PTH-Resistenz auch bereits in der Initialphase nichthyperphosphatämischer Nierenkranker auf. Weitere Deutungsversuche der PTH-Resistenz in der terminalen Niereninsuffizienz messen der Einwirkung urämischer Toxine, der Besetzung der PTH-Rezeptoren mit nichtwirksamen PTH-Fragmenten und Störungen des Adenylzyklasesystems in den Knochenzellen Bedeutung bei.

Die komplexe Pathogenese der n.O. läßt am Knochen Mischbilder entstehen, die sich aus Einzelphänomenen zusammensetzen:

1. Die Osteomalazie als Folge eines Vitamin-D-Mangels bzw. einer Vitamin-D-Stoffwechselstörung, die morphologisch durch eine Verbreiterung und Vermehrung nichtmineralisierter Osteoidsäume und durch ein ungeordnetes Faserosteoid imponiert. Für diese Störung wird auch der Begriff der Osteoidose (Volumen- und Oberflächenosteoidose) verwendet [590, 1702];
2. die Osteoklastose oder Fibroosteoklasie ist Ausdruck des regulativen oder sekundären Hyperparathyreoidismus mit fortschreitender Rarefizierung von Skelettsubstanz;
3. die Osteoporose (Osteopenie) als Folge einer verminderten Skelett- bzw. Kalziumbilanz;
4. die Osteosklerose als in Schüben verlaufende Folge eines sekundären Hyperparathyreoidismus bei gleichzeitiger Osteomalazie durch Mineralisationsblock mit Einlagerung von Kalziumphosphat in überreichlich vorhandenes Osteoid.

6.5.2 Klinik

Im Rahmen der nephrogenen Osteopathie kommt es zu mannigfaltigen Beschwerden, die zumeist erst unter der Dialysebehandlung klinisch manifest werden. Die Mitteilungen darüber schwanken je nach Dauer der Dialysebehandlung, jedoch werden sie bei Langzeitdialyse von 3–5 Jahren von fast allen Patienten angegeben [2387]. Sie berichten über Knochen- und/oder Gelenkschmerzen. Rheumatoide Knochenbeschwerden treten besonders bei körperlicher Belastung auf und können generalisiert sein, sich aber auch auf untere Wirbelsäule, Beckenknochen und Oberschenkel bis zu den Knien erstrecken. Hinzu kommen Muskelschwäche mit Schwierigkeiten beim Treppensteigen und der typische Watschelgang bis hin zur völligen Immobilisation. Bisweilen werden Spontanfrakturen beobachtet. Der histologische Befund zeigt dann zumeist die Kombination Ostitis fibrosa und Osteopenie [1058]. Stärker als Knochenschmerzen werden jedoch oft Gelenkschmerzen geklagt, besonders der Schulter- und Kniegelenke, wobei röntgenologisch periartikuläre Verkalkungen gesehen werden können. Solche extraossären Verkalkungen manifestieren sich auch als Weichteil-, Gefäß- und Organverkalkungen (Abb. 139). Sie treten auf, wenn das Löslichkeitsprodukt aus Phosphat und Kalzium, gemessen in mg/dl, in Körperflüssigkeiten überschritten wird und Kalziumphosphat ausfällt. Die kritische Grenze liegt bei 60. Kalksalzablagerungen finden sich vorzugsweise in der Nähe großer Gelenke und führen zu schmerzhaften Bewegungseinschränkungen [1441]. Der weitgehend therapieresistente, oft unerträgliche Pruritus der Urämiker wird gleichfalls auf Kalziumeinlagerungen in die Haut zurückgeführt. Die gleichen Ablagerungen, lokalisiert in der Bindehaut des Auges, führen zum Red-eye-Syndrom. Gefäßverkalkungen vom Mediatyp, wie sie bei dialysierten und nichtdialysierten Urämikern auftreten, zeigen keine Korrelation zum Kalzium-Phosphat-Produkt und sind vorzugsweise in den Becken- und Beinarterien lokalisiert [1431], wodurch der Gefäßanschluß von Nierentransplantaten erschwert werden kann. Verkalkungen von Herz, Lunge, Magen und Nieren wurden autoptisch bei 79% der Dialysepatienten und 44% der Patienten im Stadium der kompensierten Retention harnpflichtiger Substanzen gefunden. 10% der Dialysepatienten zeig-

Tabelle 46. Morphologische, serologische und röntgenologische Merkmale der urämischen Osteopathie und daraus resultierende klinische Symptome. (Kanis [1283])

Morphologische und serologische Merkmale	Klinische Symptome
Hyperparathyreoidismus und Ostitis fibrosa	Knochendeformation, Knochenschmerzen, Pruritus, Anämie, Impotenz etc.
Osteomalazie und Vitamin-D-, Kalzium- und Phosphatstoffwechselstörung	Knochendeformation, Knochenschmerzen, Knochenerweichung, pathologische Frakturen, proximale Myopathien, hämolytische Anämie
Osteoporose	Pathologische Frakturen, Knochendeformation
Osteonekrose	Gelenkschmerzen
Osteosklerose und periostale Knochenneubildung	Unbekannt
Extraossäre Verkalkungen	In Abhängigkeit von der Lokalisation: Hautulzera, Gefäßerkrankung, Herzversagen etc.

ten derartig schwere Myokardverkalkungen, daß diese als Todesursache angenommen wurden [1454]. Infolge der Ostitis fibrosa kann es bei Langzeitdialyse zur Akroosteolyse kommen, die äußerlich an der Verkürzung der Endphalangen von Händen und Füßen sowie Deformierung der Nägel erkennbar ist (Pseudotrommelschlegelfinger).

Eine Reihe weiterer klinischer Symptome läßt sich unter dem Begriff der nephrogenen Osteopathie einordnen, obwohl sie nur mittelbar auf Kalzium- und Phosphatstoffwechselstörungen zurückführbar sind. Ursächlich scheint dafür das Parathormon verantwortlich zu sein, das bei chronischer Niereninsuffizienz in 90-100% der Fälle erhöht ist [292, 1882] und möglicherweise selbst ein multisystemisches Urämietoxin darstellt [102], da Störungen der Nervenleitgeschwindigkeit [103], der Blutbildung [218] und der Pankreasfunktion [102] nachgewiesen wurden. Auch Rupturen der Quadrizepssehne wurden darauf zurückgeführt. Eine Zuordnung von morphologischen, röntgenologischen und serologischen Merkmalen zu klinischen Symptomen geht aus Tabelle 46 hervor.

Bei hohem Aluminiumspiegel in der Spüllösung wurden in letzter Zeit gehäuft Enzephalopathien, diffuse Knochenschmerzen, Spontanfrakturen und proximale Myopathien bei normaler oder leicht erhöhter alkalischer Phosphatase beobachtet. Röntgenologisch zeigten sich hierbei Looser-Umbauzonen. Auch in den Knochen dieser Patienten wurde ein erhöhter Aluminiumgehalt nachgewiesen [35]. Auffällig ist, daß ganz vereinzelt auch bei jahrelang dialysierten Patienten keine Beschwerden oder klinische Zeichen einer Osteopathie auftreten. Die Gründe sind unklar.

6.5.3 Diagnostik

Im Vollbild der Niereninsuffizienz mit hohen Serumwerten harnpflichtiger Substanzen, Hypokalzämie, Hyperphosphatämie, Erhöhung von Parathormon (PTH) und alkalischer Phosphatase ist bei entsprechender klinischer Symptomatik die nephrogene Osteopathie leicht zu erkennen. Da es aber darauf ankommt, diese Komplikationen frühzeitig zu erfassen, um irreparable Spätschäden zu vermeiden, ist eine subtile Diagnostik schon im Stadium der kompensierten Niereninsuffizienz nötig, zumal bereits geringe Retentionswerte mit histologisch erkennbaren Knochenveränderungen ohne entsprechende Störungen im Kalzium- und Phosphatstoffwechsel einhergehen können [2623, 2624]. Mit dem Abfall des Kalziumspiegels unter den Normwert ist oberhalb eines Serumkreatinins von 2,3–2,6 mg/dl (200–230 µmol/l), mit pathologischen Phosphatwerten ab einem Serumkreatinin von 4,5 mg/dl (400 µmol/l) zu rechnen [2200], wobei Kalzium negativ und anorganisches Phosphat positiv zum PTH korreliert. Erst bei Kreatininwerten über 5,7 mg/dl (500 µmol/l) steigt das Magnesium in pathologische Bereiche.

Die alkalische Knochenphosphatase, ein Isoenzym der alkalischen Phosphatase, ist ein Parameter der Osteoklastenaktivität. Eine Erhöhung wird in der Regel nur bei röntgenologisch diagnostizierbarer Ostitis fibrosa und Osteomalazie gefunden [1058]. Somit ist die Bedeutung der alkalischen Phosphatase zur Diagnostik der Knochenkrankheit fragwürdig, eignet sich aber sehr gut zur Therapiekontrolle, wenn vor Behandlungsbeginn erhöhte Werte vorliegen [1774, 2093]. Das Hydroxyprolin korreliert gut mit der Knochenresorption [1066], und das Verhältnis anorganisches Phosphat/Hydroxyprolin dient zur Schätzung des Knochenmineralisationsgrades [2507]. Einen erheblichen Fortschritt zur Erkenntnis pathophysiologischer Zusammenhänge sowie zur Diagnostik und Therapie der urämischen Knochenkrankheit stellte die Einführung radioimmunologischer Verfahren zur quantitativen Bestimmung von PTH, Kalzitonin und Vitamin-D-Metaboliten dar.

Die Normwerte schwankten jahreszeitlich, was zu berücksichtigen ist. Der Nachweis erniedrigter 25-OH-D_3-Spiegel bedeutet für sich betrachtet noch nicht, daß eine Osteomalazie vorliegen muß. Die Untersuchungsergebnisse sollten stets in Zusammenhang mit dem Kalziumphosphatspiegel, der alkalischen Phosphatase und dem PTH-Spiegel beurteilt werden. Jedoch sind erniedrigte 25-OH-D_3-Spiegel auf jeden Fall zu vermeiden, da sie über eine Hypokalzämie zum sekundären Hyperparathyreoidismus führen. Eine direkte Übereinstimmung mit dem histologischen Knochenbefund ist, bedingt durch die jahreszeitlichen Schwankungen der Vitamin-D-Werte und durch die längeren Zeiträume des Herausbildens der Osteopathie, im Einzelfall schwer zu verifizieren. Die Verfahren der Messung dihydroxylierter Metaboliten, z. B. 1,25-$(OH)_2$-D_3, haben besonders für die Differentialtherapie der nephrogenen Osteopathie Bedeutung.

Bereits in frühen Stadien der Niereninsuffizienz sind histologische Knochenveränderungen infolge einer vermehrten PTH-Einwirkung nachweisbar. Der PTH-Radioimmunassay schuf die Voraussetzungen zur sicheren Erfassung des intakten Hormons und seiner Fragmente. Das von der Nebenschilddrüse sezernierte, aus 84 Aminosäuren aufgebaute Polypeptidhormon wird nach wenigen Minuten in der Peripherie abgebaut. Hrsuka [1191] wies nach, daß die metabolische Clearance der PTH-Immunreaktivität proportional zur renalen Clearance abfällt und daß das intakte Hormon von Leber und Niere entfernt wird, während PTH-Fragmente nur von der Niere ausgeschieden werden. Speziell die carboxyterminalen Fragmente (C-Fragmente) kumulieren bei der Niereninsuffizienz im Kreislauf. Es erweist sich daher als sinnvoll, mit Antiseren zu arbeiten, die gegen den carboxyterminalen Anteil des Moleküls gerichtet sind. Darüber hinaus gelingt es mit bestimmten Antiseren auch, das intakte PTH-Molekül zu erfassen, was insofern bedeutungsvoll ist, als das C-Fragment als biologisch inaktiv gilt. Untersuchungen von Offermann [1846] zufolge korrelieren die radioimmunologisch gemessenen PTH-Werte mit den histologischen Knochenbefunden, wenn diese nach der von Delling [590] empfohlenen Einteilung klassifiziert werden. Daraus wird klar, daß die Messung der PTH-Peptide bei der urämischen Knochenkrankheit eine wichtige ergänzende Methode darstellt, die vor allem für die Verlaufsbeobachtung unter Vitamin-D-Behandlung von Bedeutung ist.

Entscheidend für die Diagnostik von Art und Schweregrad der Knochenveränderungen ist die Knochenbiopsie, wobei sich die von Delling inaugurierte Klassifikation der renalen Osteopathie nach histomorphometrischer Analyse wegen der sich daraus ableitenden Therapiestrategie allgemein durchgesetzt hat [589, 2240, 2242]. In einem umfangreichen Biopsiematerial waren die Befunde wie folgt verteilt:

Typ I:
Ostitis fibrosa 2%

Typ II:
Osteomalazie 29%

Typ III:
Kombination Ostitis fibrosa und Osteomalazie 69%.

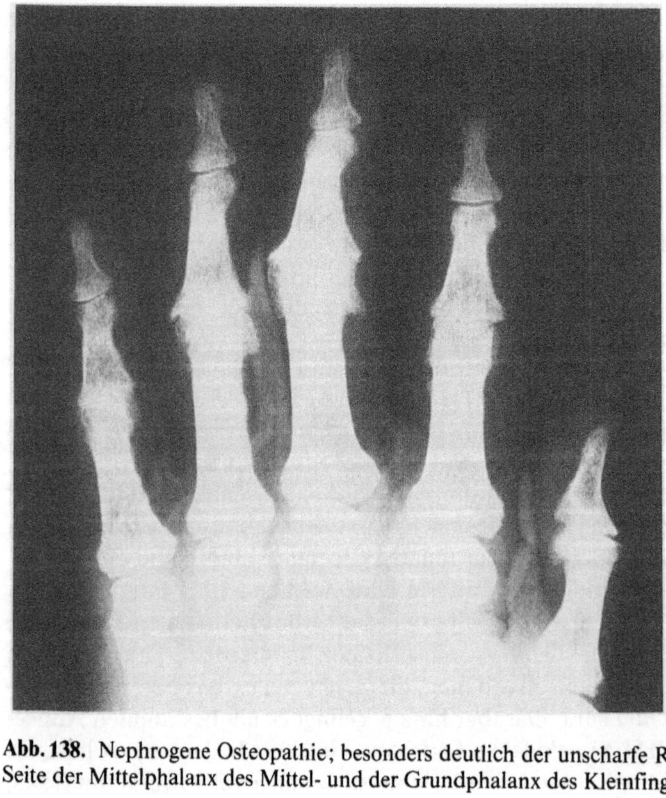

Abb. 138. Nephrogene Osteopathie; besonders deutlich der unscharfe Randsaum an der radialen Seite der Mittelphalanx des Mittel- und der Grundphalanx des Kleinfingers

Voraussetzung für eine effektive Knochenhistologie ist die histomorphologische Beurteilung. Zur gewebsschonenden Entnahme des Bioptats wird im allgemeinen eine Hohlfräse verwendet. Weiterhin hat sich die Einbettung des unentkalkten Knochens in Metacrylat bewährt. Neben der Darstellung zellulärer Bestandteile des Knochens können mit der statischen Morphometrie Parameter der Spongiosastruktur des Knochenbaus und der Knochenresorption erfaßt werden, während die dynamische Histomorphometrie nach Tetrazyklindoppelmarkierung einen Einblick in den Knochenumsatz gestattet [590]. Während man früher die Knochenbiopsie zumindest vor Beginn jeder Dialysebehandlung forderte, vertritt man heute die Meinung, dieses Verfahren vorzugsweise dann anzuwenden, wenn Hormon-, Elektrolyt- und Röntgenuntersuchungen keine sichere Aussage zur Art der Knochenveränderungen gestatten.

Nicht belastend hingegen für den Patienten sind Röntgenuntersuchungen des Skeletts, mit deren Hilfe Osteomalazie, Ostitis fibrosa, Osteosklerose, Osteopenie und extraossäre Verkalkungen diagnostizierbar sind, wobei in der Regel dorsovolare Aufnahmen der Hand genügend Informationen vermitteln (Abb. 138 und 139), insbesondere wenn sie mit dem Mammographen angefertigt werden.

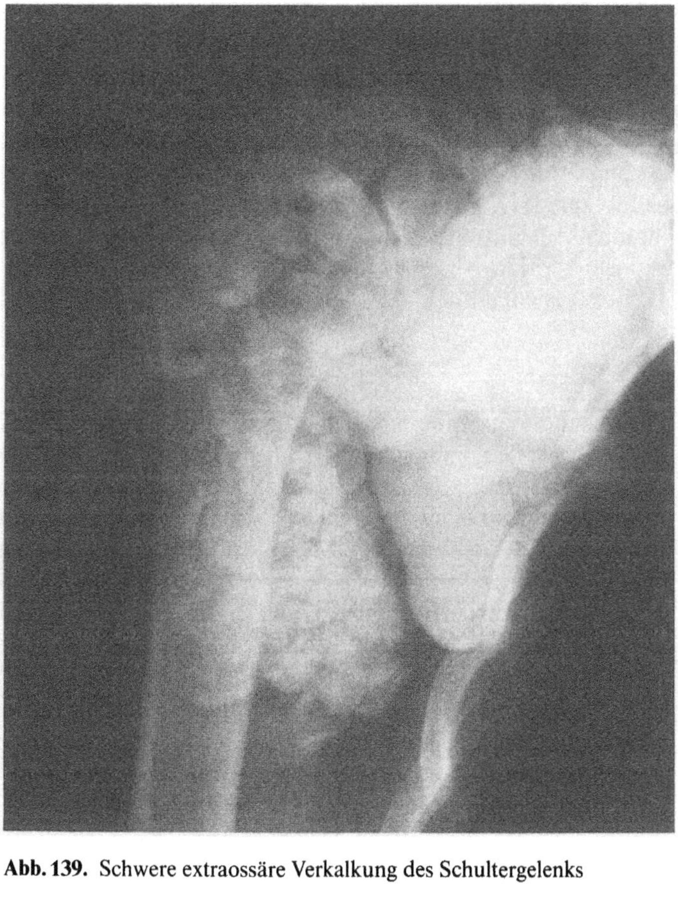

Abb. 139. Schwere extraossäre Verkalkung des Schultergelenks

Jedoch sind auch hierbei die Veränderungen abhängig von Urämiedauer, Schweregrad, Dialyse und zusätzlicher Therapie. Weitere Röntgenuntersuchungen betreffen Schädel, Akromioklavikulargelenk, Wirbelsäule, Becken mit proximalen Femores sowie den Alveolarfortsatz. Es muß jedoch kritisch eingeschätzt werden, daß die Röntgenuntersuchungen des Skeletts nicht den diagnostischen Wert der Knochenbiopsie erreichen, sondern sich nur in etwa einem Drittel der Fälle damit decken [641]. Demzufolge eignet sich die Röntgendiagnostik vorzugsweise für die Verlaufskontrolle.

Schulz [2243] empfiehlt als Screeningmethode den sog. kleinen Knochenstatus mit Röntgenbildern des Schädels, des Akromioklavikulargelenks, der Hand und des Beckens. Vor allem die weiche Aufnahme der Hand mit dem Mammographiefilm läßt bei Betrachtung mit Lupenvergrößerung Zeichen des Knochenumbaus infolge Hyperparathyreoidismus an den Phalangen erkennen. Hier ist vor allem die subperiostale aber auch eine intrakortikale und endostale Knochenresorption relativ frühzeitig zu erkennen (s. Abb. 138). Die als Osteomalazie typisch angesehenen Looser-Umbauzonen finden sich nur selten; Ritz [2090, 2091] konnte sie nur bei 2% seiner Hämodialysepatienten finden.

Allen bisher beschriebenen Methoden ist gemeinsam, daß sie nur indirekt über den Funktionszustand des Knochens informieren. Es hat daher nicht an Versuchen gefehlt, eine Aussage über den Mineralsalzgehalt zu erzielen. Bei der vergleichenden Densitometrie werden Röntgenbilder von Knochen unter Standardbedingungen zusammen mit einem Referenzsystem angefertigt. Als jederzeit reproduzierbares Referenzsystem dienen Standardknochen [1827], Aluminiumkeile [494] und Hydroxylapatittreppen [2093]. Eine weitgehende Objektivierung erfahren diese Techniken durch fotodensitometrische Auswertung der Röntgenfilme mittels eines Computers [1772]. Ein weiteres radiologisches Verfahren ist die Messung der γ-Strahlen-Adsorption durch den Knochen [408]. Dabei werden erhebliche Mineralverluste bei Hämodialysepatienten (6%) und Peritonealdialysepatienten (17%) pro Jahr festgestellt [86].

6.5.4 Therapie

Die Behandlung der nephrogenen Osteopathie orientiert sich an ihrer Pathogenese. Da es sich um ein zwar schon in frühem Stadium der Niereninsuffizienz beginnendes, aber zumindest bis zum Eintritt in die terminale Niereninsuffizienz langsam fortschreitendes Leiden handelt, ist zwischen dem Versuch einer Prophylaxe in frühen Stadien der chronischen Niereninsuffizienz und Maßnahmen zu unterscheiden, die im fortgeschrittenen Verlauf das Fortschreiten der Osteopathie und extraossäre Verkalkungen verhindern sollen. Alle therapeutischen Bemühungen zielen darauf ab, die Kalzium- und die Phosphatspiegel zu normalisieren, den Hyperparathyreoidismus zu bremsen sowie Knochenveränderungen und Weichteilverkalkungen zu korrigieren. An erster Stelle ist dabei die Negativierung der Phosphatbilanz anzustreben, wozu eine phosphatarme Diät wesentlich beitragen würde; jedoch ist es mit unseren Eßgewohnheiten nahezu unvereinbar, eine an Phosphat arme und an Kalzium reiche Diät zu entwerfen, da beide Mineralien in der Nahrung gemeinsam vorkommen. Daß eine dem Grad der Niereninsuffizienz angepaßte phosphatarme Diät die Hyperphosphatämie und einen sekundären Hyperparathyreoidismus verhindert, konnte im Tierexperiment gezeigt werden [2349]. Zur Senkung des Phosphatspiegels hat sich die orale Applikation von Aluminiumhydroxid, Aluminiumkarbonat oder Magnesiumhydroxid vor den Mahlzeiten bewährt, wobei ein Serumphosphatspiegel von 2,8–8,0 mg/dl (0,9–2,6 mmol/l) erreicht werden sollte [99, 1905]. Durch rechtzeitige Gabe von Phosphatbindern können bereits im frühen Stadium der Niereninsuffizienz auftretende Hyperphosphatämien verhindert werden, weshalb der Beginn dieser Therapie ab einem Serumkreatinin von 2,8 mg/dl (200 μmol/l) empfohlen wird. Wegen der Gefahr von toxischen Wirkungen des Aluminiums sollte aluminiumfreien Phosphatbindern der Vorzug gegeben werden, mit deren Erscheinen im Handel in Kürze zu rechnen ist. Unter ihnen zeigt die Heteropolyuronsäure eine 2- bis 3mal höhere Aktivität als Aluminiumhydroxid [2216].

Wegen der beschriebenen diätetischen Schwierigkeiten ist die orale Kalziumsubstitution oft unumgänglich, wobei mit 1,0–1,5 g/Tag ein Serumkalziumspiegel von 2,2–2,5 mmol/l zu erreichen ist. Zur Kalziumsubstitution eignen sich Kalziumglukonat, Kalziumkarbonat und Kalziumlaktat, wobei unter dieser Therapie eine engmaschige Kontrolle der Phosphat- und Kalziumspiegel im Serum erforderlich ist. Ferner darf eine Kalziumsubstitution erst nach Normalisierung des Phosphatspiegels begonnen werden, um die Überschreitung des Kalzium-Phosphat-Löslichkeitsprodukts* von 60 und damit die Entstehung extraossärer Verkalkungen zu verhindern. Unter den sogenannten Kalziumsalzen eignet sich Kalziumkarbonat zur Therapie am wenigsten, da es in kaum zumutbaren Mengen von 5–20 g/Tag eingenommen werden muß, um die Kalziumbilanz zu positivieren [1704].

Die in den letzten 10 Jahren gewonnenen Kenntnisse über den in der Urämie gestörten Vitamin-D-Stoffwechsel und die Möglichkeit, ihn durch Gabe der nicht oder ungenügend gebildeten Vitamin-D-Metaboliten zu korrigieren, stellen einen entscheidenden Fortschritt in der Behandlung der urämischen Knochenkrankheit dar. Bei der Verwendung solcher Präparate gilt es besonders, den Kalzium- und Phosphatspiegel zu kontrollieren, da nicht nur die intestinale Kalzium- sondern auch die Phosphatresorption verbessert wird, in deren Folge metastatische Verkalkungen der Niere auftreten können, die deren Funktion im Stadium der kompensierten Retention nachteilig beeinflussen.

Die Behandlung mit Vitamin D_2 und D_3 erfordert sehr hohe Dosen zwischen 600000 und 1,2 Mio. I. E./Woche. Diese Behandlung ist nicht ungefährlich, da das fettlösliche Vitamin im Organismus gespeichert wird und zu tödlichen Intoxikationen führen kann, wenn Kontrollen ausbleiben und der Patient ungenügend aufgeklärt wurde [2712]. Die Behandlung mit Vitamin-D-Metaboliten ist wegen ihrer kürzeren Halbwertszeit und rascherem Wirkungseintritt deshalb zu bevorzugen.

Das Dihydrotachysterol (DHT) ist in Dosen von 0,25–0,370 mg/Tag biologisch wirksam und zeigt gute Ergebnisse in der Behandlung [520, 569, 1142]. Die für die biologische Aktivität erforderliche Hydroxilierung am C_1-Atom ist hierbei nicht nötig, da der A-Ring um 180 Grad gedreht ist, so daß die OH-Gruppe am C_3-Atom in eine Pseudo-C_1-Position gelangt. Die Hydroxilierung am C_{25}-Atom geschieht in bekannter Weise in der Leber, so daß ein 25-OH-DHT entsteht, das in seinem Aufbau dann Ähnlichkeit zum $1{,}25(OH)_2 D_3$ aufweist, in seiner Wirksamkeit jedoch unter

* Serumkalzium × Serumphosphat in mg/dl

der des $1{,}25(OH)_2D_3$ liegt [1283], dem nach den gegenwärtigen pathophysiologischen Vorstellungen eine zentrale Position im gestörten Vitamin-D-Stoffwechsel zugesprochen wird.

Nach oraler oder parenteraler Gabe von $1{,}25(OH)_2D_3$ kommt es zum Anstieg des Serumkalziums, Normalisierung der alkalischen Phosphatase, Abfall des Parathormons im Serum, Verbesserung der histologischen Befunde und der klinischen Symptome [330, 425, 1115, 1185, 1761]. Ähnliche Ergebnisse werden auch mit dem synthetischen Metaboliten 1-α-Hydroxycholecalciferol (1-α-$(OH)D_3$) erzielt [206], jedoch hat sich gezeigt, daß die Therapie mit 1-α-hydroxilierten Metaboliten nicht in jedem Fall mit histologischen und radiologischen Zeichen der Besserung einhergeht [206, 365, 487]. Insbesondere bei 1-α-$(OH)D_3$ zeigten Langzeitbeobachtungen mittels Photonenadsorptionsmessungen keinen Anstieg der Knochenmineralisation [1357]. Man fand eine Abhängigkeit des Therapieerfolgs vom histologischen Befund, wonach die isolierte Osteomalazie besser auf 1-α-$(OH)D_3$ anspricht als die Osteomalazie in Kombination mit Ostitis fibrosa oder die isolierte Ostitis fibrosa [1283]. Versuche mit dem physiologischen Vitamin-D-Metaboliten $24{,}25(OH)_2D_3$, dessen Serumkonzentration 100mal höher als die des 1-α-$(OH)_2D_3$ liegt, zeigten, daß ein Therapieerfolg nur bei gleichzeitiger Applikation von $1{,}25(OH)_2D_3$ zu erwarten ist [1761]. Demgegenüber konnten andere Autoren einen spezifischen Effekt dieses Metaboliten auf die Knochenmineralisation und Resorption nachweisen [1400]. Es fand sich eine negative Korrelation zwischen dem $24{,}25(OH)_2D_3$-Spiegel und der aktiven Resorptionsfläche sowie der Osteoblastenzahl, woraus eine Hemmung der Knochenresorption abgeleitet wurde, und eine positive Korrelation zur Mineralisation, was für deren günstige Beeinflussung spricht. Das 25-Hydroxycholecalciferol (25 OH D_3) bewirkt ebenfalls über eine verbesserte enterale Kalziumresorption einen Anstieg des Serumkalziums und eine Verbesserung der Knochenmineralisation [1357, 2042]. Die Suche nach weiteren Vitamin-D-Metaboliten erbrachte eine große Zahl teils physiologischer, teils synthetischer Substanzen aus der Vitamin-D-Reihe, die sich durch differente lokale Angriffspunkte auszeichnen. So wirkt die 5,6-trans-Isomere des Vitamins D_3 auf Knochen und Darm, während das 5,6-trans-25-Hydroxicholecalciferol nur die enterale Kalziumresorption aktiviert, den Knochen hingegen kaum beeinflußt [100]. Gleichartig wirkt das 1,24, 25-Trihydroxicholecalciferol [99, 100]. Ein Effekt des Kalzitonins, des partiellen Antagonisten des PTH, auf die urämische Knochenkrankheit konnte nicht gefunden werden. Entsprechende Untersuchungen zeigten keine positive Wirkung auf die Serumspiegel von Kalzium und Phosphat, die alkalische Phosphatase, das PTH und die Knochenmineralisation [356, 1634].

Fest scheint heute zu stehen, daß die verschiedenen Vitamin-D-Abkömmlinge bei der nephrogenen Osteopathie keineswegs einheitliche Effekte zeigen [2573, 2574]. Nachfolgende Übersicht zeigt die derzeit gebräuchlichen Substanzen, ihre wesentlichen Wirkungen und ihre bevorzugten Indikationen und Kontraindikationen [1122].

Cholecalciferol, Ergocalciferol, Vitamin D_3, D_2	Erhebliche Schwankungen der individuellen Dosen (20000–600000 IE/Tag), schwer steuerbar, lange HWZ, *lang anhaltende* Hyperkalzämien.
25-HCC (Calcifediol)	HWZ 20–30 Tage, *Dosis:* 25–100 µg/Tag. Steigert Ca-Absorption, beeinflußt Ostitis fibrosa. Auch indiziert bei Osteomalazie. Bessert urämische Myopa-

	thie. Hyperkalzämien eher selten. Eignet sich zur Prophylaxe im Frühstadium der Niereninsuffizienz.
1,25-DHCC (Calcitriol) 1 Alpha-(OH)D_3 (Alfacalcidiol)	HWZ nur 5-20 h, *Dosis:* 0,25-0,2 μg/Tag. *Nicht* indiziert bei Osteomalazie. Anstieg des Ca, Abfall von AP und PTH. Führt zur Besserung der Ostitis fibrosa, wenn nicht ausgeprägt. Schwere Hyperkalzämien. *Verschlechterung* der Nierenfunktion!
5,6-trans-25-HCC	Steigert Ca-Absorption, führt im Gegensatz zu den anderen Präparaten kaum zu Ca-Mobilisierung aus dem Knochen. Günstiger Effekt auf Osteomalazie, weniger auf Ostitis fibrosa. *Dosis:* 5000-15000 IE/Tag. Auch unter hohen Dosen Hyperkalzämien selten.
Dihydrotachysterol	*Dosis:* 0,1-1,0 mg/Tag. Wirkt auf intestinale Ca-Absorption, aP, PTH, Ostitis fibr. Häufig Hyperkalzämien, die sich jedoch nach Absetzen rasch normalisieren. *Billiges* Präparat. Schlecht steuerbar bei gleichzeitigen Lebererkrankungen.

Von Interesse ist die Wirkung der eiweißarmen Diät zur Behandlung der Niereninsuffizienz in fortgeschrittenen Stadien. Es zeigte sich bei Langzeituntersuchungen, daß eiweißarme Diät, ergänzt durch Vitamin-D-Gaben, zur Beseitigung der Hypokalzämie, Senkung des anorganischen Phosphats, Anstieg des 25 OH D_3 und des Kalzitonins sowie Abfall des PTH führt. Dieser positive Effekt wird durch Besserung der histologischen und densitometrischen Befunde gestützt [831]. Doch fragt sich, ob diese Beobachtungen es rechtfertigen, die Nachteile einer über längere Zeit verabreichten eiweißarmen Kost im Hinblick auf die zu erwartende Dialysebehandlung in Kauf zu nehmen (s. S. 402).

Vor einiger Zeit wurde festgestellt, daß der Histamin-H_2-Rezeptorenblocker Cimetidine zum Abfall des PTH-Spiegels führt, wofür die Blockierung der histaminabhängigen Adenylzyklase in der Nebenschilddrüse verantwortlich gemacht wird [1229]. Andere Autoren konnten diesen Befund nicht bestätigen [581, 951]. Gleichfalls von Interesse ist der Einfluß des β-Rezeptorenblockers Propranolol auf den Parathormonspiegel. In Kurzzeituntersuchungen beobachtete man eine Suppression von PTH- und Kalzitoninspiegel im Serum sowie einen Abfall von Hydroxyprolin und alkalischer Phosphatase [306, 488]; Langzeituntersuchungen zeigten hingegen keinen therapeutischen Effekt.

Die oft nicht vergleichbaren Ergebnisse unter Behandlung mit Vitamin-D-Metaboliten sind auf deren unterschiedliche Angriffspunkte, Vor- und Zusatzbehandlung der Patienten, unterschiedliche Dialyseregime sowie Art und Grad der Knochenveränderungen zurückzuführen. Ferner ist die Auswahl der Erfolgskriterien von Bedeutung, wobei Histologie und Densitometrie Priorität zukommt.

Unter der Hämodialysebehandlung kommt es häufig erst zur klinischen Manifestation der nephrogenen Osteopathie bzw. deutlicher Verschlechterung schon vorher bestehender Beschwerden. Als weiterer die Knochenkrankheit beeinflussender Faktor tritt der Kalzium- und Magnesiumgehalt der Spüllösung hinzu, da dem Patienten durch deren Wahl eine bestimmte Elektrolytzusammensetzung seines Extrazellularraums aufgezwungen wird, wodurch es möglich ist, die Ganzkörperkalziumbilanz und die Aktivität der Nebenschilddrüse zu beeinflussen [76].

Die Bedeutung der Magnesiumkonzentration der Spüllösung ist umstritten. In der Regel wird ein Gehalt von 0,3-0,9 mmol/l benutzt. Bei einer Kalziumkonzentration von 1,75 mmol/l führt eine Erhöhung des Magnesiumspiegels in der Spüllösung zu keiner weiteren PTH-Suppression [2221], jedoch können dadurch extraossäre Verkalkungen begünstigt werden.

Die Dialyse mit nichtaufbereitetem Leitungswasser kann zur Osteomalazie mit fehlendem Hyperparathyreoidismus, normalen Kalzium-, Phosphat- und alkalischen Phosphatasewerten im Serum und zu schweren Myopathien sowie zur Dialysedemenz führen [803, 804]; sie wird mit Aluminium oder Fluorid in Zusammenhang gebracht, weshalb zur Hämodialyse deionisiertes Wasser oder Umkehrosmosewasser zu verwenden ist.

Sehr hohe Dosen von Heparin unter der chronischen Hämodialyse sollen eine Osteoporose fördern, was jedoch umstritten ist.

Eine unterschiedliche Dialysierbarkeit des Parathormons bei Verwendung bestimmter Dialysemembranen wurde beschrieben [803, 804].

Es ist möglich, daß trotz Anwendung aller therapeutischen Möglichkeiten der sekundäre regulative in einen tertiären, nichtregulativen Hyperparathyreoidismus übergeht, dessen Hauptsymptom eine unbeeinflußbare Hyperkalzämie ist, die dann die absolute Indikation zur subtotalen oder totalen Ektomie der hyperplastisch oder adenomatös veränderten Epithelkörperchen darstellt [1850]. Weitere Symptome sind Weichteil- und Gefäßverkalkungen, progrediente Knochenveränderungen mit Knochendeformierungen oder Frakturen, Hautulzerationen sowie unstillbarer quälender Pruritus. Nach der Epithelkörperchenoperation kann es zur dramatischen Besserung der klinischen Beschwerden, der Knochenhistologie und Normalisierung der Serumwerte von PTH, alkalischer Phosphatase und Kalzium kommen. Als Operationsverfahren hat sich die totale Parathyreoidektomie mit Autotransplantation kleiner Nebenschilddrüsenstückchen in die Muskulatur des Unterarms gegenüber der subtotalen Parathyroidektomie bewährt, bei der das belassene Gewebe nekrotisieren kann. Die totale Parathyreoidektomie ohne Autotransplantation von Nebenschilddrüsenresten verhindert zwar Rezidive, führt aber unweigerlich zum in der Niereninsuffizienz schwer behandelbaren Hypoparathyreoidismus und wurde deshalb verlassen. Ein weiterer Vorteil des erstgenannten Operationsverfahrens ist die Möglichkeit der chirurgischen Therapie bei erneuter Hyperplasie des Autotransplantats. Nach der operativen Korrektur des Hyperparathyreoidismus sollten bis zu einer Nierentransplantation 3-6 Monate vergehen, da es sonst zu dramatischen, schwer zu behandelnden Hypokalzämien mit Tetanie kommen kann. Verkalkungen der Augen, die zum Red-eye-Syndrom führen, können vom Ophthalmologen entfernt werden. Zur Behandlung des Pruritus werden Lidocain-Infusionen (200-400 mg) empfohlen [2503], die jedoch nur kurzzeitige Wirkung zeigen und mit der Gefahr des Blutdruckabfalls behaftet sind.

6.6 Infektionen (außer Hepatitis)

Zahlreiche Untersuchungen haben gezeigt, daß bei Patienten mit chronischer Niereninsuffizienz eine erworbene Störung des Immunsystems vorliegt, wozu nur einige Arbeiten angeführt seien [626, 1065, 1790, 2057, 2271, 2372, 2502, 2664], während weiterführende Literatur Keane u. Raij [1298] zu entnehmen ist.

Bekannt ist, daß die Zahl der peripheren Lymphozyten insgesamt erniedrigt ist, jedoch kommt eine qualitative Minderwertigkeit, insbesondere der T-Lymphozyten, hinzu. Von klinischer Bedeutung ist, daß mit der Schwere der Azotämie eine signifikante Abnahme der Tuberkulinempfindlichkeit einhergeht. Dazu gesellt sich

Tabelle 47. Tod infolge Sepsis und Infektion nach Altersgruppen sowie Klinik und Heimdialyse (in %). (Wing et al. [2669])

Todesursachen	Klinikdialyse			Heimdialyse		
	15-35 J.	35-54 J.	>55 J.	15-35 J.	35-54 J.	>55 J.
Sepsis	9,2	7,0	6,3	5,7	7,0	7,2
Alle Infektionen (außer Hepatitis)	16,5	13,6	11,7	10,8	13,6	11,0

offenbar eine verminderte Fähigkeit, aktiv Immunglobuline zu produzieren, während andererseits eine kritische Verminderung der Immunglobuline nicht festgestellt wurde [2206]. Insgesamt lassen alle Befunde erkennen, daß bei chronisch niereninsuffizienten Patienten eine Störung überwiegend der zellulären Immunität vorliegt und erst in zweiter Linie der humoralen.

So ist erklärbar, daß bakterielle Infektionen und Sepsis - nach den kardiovaskulären Komplikationen - mit 12-16% bzw. 5-9% die zweithäufigste Todesursache darstellen, wie aus der EDTA-Statistik von 1977 hervorgeht (Tabelle 47). Ähnliche Berichte lagen aus den USA vor, wo bei etwa 9,5% der Dialysepatienten eine Bakteriämie beobachtet wurde [628, 1833]. Noch 1979 wurde in Europa über eine jährliche Todesrate an Septikämie von 7,9 pro 1000 Patienten berichtet [355].

Eine besonders hohe Mortalität nach Infektion und Sepsis wurde bei Dialysepatienten mit Diabetes mellitus festgestellt [509]. Da nach dem EDTA-Report 1980 [1230] die jährliche Aufnahme von Patienten mit diabetischer Nephropathie in die Dialysetherapie in den letzten Jahren erheblich ansteigt, wird dieses Problem besondere Bedeutung erlangen. Dabei würden in Europa Infektionen als Todesursache diabetischer Patienten zu 13,9% bei Hospital- und Heimdialyse, zu 27% bei Peritonealdialyse und zu 45,7% bei erster Nierentransplantation vermerkt. Diabetiker müssen also als besonders infektionsgefährdet bei jeder Therapieform angesehen werden.

Auf die besondere Gefahr der Peritonitis bei Peritonealdialyse und insbesondere CAPD wird in dem entsprechenden Kapitel hingewiesen (s. S. 302), zumal die CAPD von einigen Zentren gerade bei Diabetikern bevorzugt angewendet wird.

Neben dieser zweifelsfreien Bedeutung des Diabetes werden inadäquate Dialysen und insbesondere schlechter Ernährungszustand mit möglichen Protein-, Aminosäuren- und Vitamindefiziten als Ursache erhöhter Infektionsgefahr angesehen. Bei gehäuft auftretenden Infektionen bei ein- und demselben Patienten sollte daran gedacht werden.

Schließlich sei noch auf die hohe Durchseuchung der Dauerdialysepatienten mit Herpes-, Zytomegalie und anderen Viren hingewiesen. Da virale, einschließlich sog. „grippaler", Infekte bahnend für bakterielle Infektionen sein können, ist hierbei erhöhte Aufmerksamkeit geboten.

Bei Hämodialysepatienten kommen als hauptsächliche Ausgangspunkte von Infektionen die Gefäßanschlüsse in Betracht. Wenn auch mit Einführung der arteriovenösen Fistel an Stelle der früheren externen Shunts die Häufigkeit von Infektionen aus diesem Bereich erheblich vermindert werden konnte, bergen heute die vielfach verwendeten Kunststoffprothesen wieder eine größere (zunächst häufig lo-

Tabelle 48. Jährliche Todesrate pro 1000 Hospital-Hämodialyse-Patienten infolge Infektion, Sepsis und Tuberkulose. (Brynger et al. [355])

	1978	1979			
	alle	alle	15–34 Jahre	35–54 Jahre	55+
1. Pulmonale bakterielle Infektion	3,0	2,9	2,0	2,0	5,2
2. Pulmonale virale Infektion	0,5	0,4	0,5	0,3	0,4
3. Pulmonale mykotische Infektion	0,1	0,1	1,2	0,1	0,1
4. Andere Infektionen	1,4	1,3	0,7	0,9	2,4
5. Sepsis	7,6	7,9	6,0	7,3	10,7
6. Lungentuberkulose	0,4	0,5	0,5	0,3	0,7
7. Anderweitige Tuberkulosen	0,5	0,4	0,2	0,5	0,4

kale) Infektionsgefahr in sich (s. S. 180). Aber auch bei der arteriovenösen Fistel nach Brescia u. Cimino [326] können die wiederholten Einstiche zu Infektionen führen. Dem entspricht, daß bei den durch den Gefäßanschluß hervorgerufenen Infektionen grampositive Organismen, insbesondere Staphylococcus epidermidis und Staphylococcus aureus, überwiegen [1298].

Am häufigsten wird bei systemischen Infektionen neben dem Endokard (s. S. 418) der Respirationstrakt betroffen. Hier wirken die erwähnten viralen Infekte sowie eine kardiale Insuffizienz begünstigend. Infektionen gehen häufig auch vom Urintrakt aus.

Hinsichtlich der Tuberkulose bei Dialysepatienten wird von Pradhan et al. [1981] und Sesaki et al. [2275] über eine höhere Inzidenz berichtet, während diese Befunde von Keane u. Raij [1298] nicht bestätigt werden konnten. Auch nach den EDTA-Berichten (Tabelle 48) überwogen bakterielle und andere Infektionen gegenüber der Tuberkulose als Todesursachen deutlich. Diese Todesursachenstatistiken geben natürlich nur einen Trend an und vermögen über die Morbidität nichts auszusagen.

Die Diagnose einer Infektion kann im Frühstadium schwierig sein. Fieberschübe sind von dialysebedingten Fieberreaktionen abzugrenzen durch Beobachtung der Temperaturen im dialysefreien Intervall. Eine Leukozytose wird im Anfang oftmals vermißt und erreicht auch später nicht so hohe Werte wie bei Nierengesunden. Bei zumeist stets erhöhter Blutkörperchensenkung kann nur deren zunehmende Beschleunigung verwertet werden. Beginnende pulmonale Infektionen können röntgenologisch zu Beginn gelegentlich nicht sicher erkannt werden, besonders wenn eine kardial bedingte Lungenstauung, eine „fluid lung" oder Pleuraeffusionen durch Hyperhydration vorliegen. Hier können auskultatorische Befunde wegweisender sein. Die oft nur geringen oder fast fehlenden Harnmengen erschweren die Diagnose einer Harnwegsentzündung; bei Männern ist auch an eine Prostatitis zu denken.

Jeder Verdacht eines Infekts erfordert eingehende klinische, oft stationäre Diagnostik und als erstes die genaue Inspektion der Gefäßzugänge, sodann eine gezielte Herdsuche. Denn der Dauerdialysepatient ist bei jeder bakteriellen Infektion gefährdet: Fieber, Inappetenz, Hyperkatabolismus sowie Elektrolyt- und Wasserhaushaltsentgleisungen erschweren die kontinuierliche Durchführung der Hämodialyse, abgesehen vom gehäuften Auftreten von Hypotonien während der Behandlung. Gesteigerte Nahrungszufuhr, evtl. Erhöhung der Dialysedauer und -frequenz müssen als Unterstützung der antibiotischen Therapie herangezogen werden. Möglichst gezielt oder breit wirksame Antibiotikatherapie ist unter Beachtung der Dosierung (s. S. 585) sofort erforderlich und ausreichend lange fortzusetzen.

Im Hinblick auf die besondere Gefährdung des Patienten bei Infektionen kommt der Prophylaxe vorrangige Bedeutung zu. Diese betrifft in erster Linie die allgemeine Hygiene in Dialyseeinheiten und bei der Heimdialyse, besonders aber die absolut sterile Handhabung bei allen Gefäßanschlüssen, die Pflege der AV-Fisteln sowie ausreichende Dialyse und Ernährung.

Besondere Probleme ergeben sich bei der Plasmapheresebehandlung. Bis heute ist nicht geklärt, ob das durch wiederholte Plasmapherese mit Humanalbuminsubstitution induzierte Antikörpermangelsyndrom eine Häufung bakterieller Infektionen provoziert. So ergab ein Vergleich der Häufigkeit von Infektionen bei Nierentransplantierten, die neben der immunsuppressiven Basistherapie mit der Plasmapherese behandelt wurden, keinen signifikanten Unterschied zu der Gruppe der nur immunsuppressiv behandelten Patienten [2435]. Trotz des bisher nicht gesicherten Werts einer Immunglobulinsubstitution im Rahmen der Plasmapherese wird diese bei gefährdeten Patienten, z. B. bei intubierten Patienten oder solchen mit bullösem Pemphigus, meist vorgenommen (z. B. 2,5-10 g IgG pro Behandlung), zumal die meisten Plasmapheresepatienten bereits durch die immunsuppressive Therapie eine zelluläre Immundefizienz aufweisen. Da bakterielle Infektionen bei einigen Autoantikörper- und Immunkomplexerkrankungen ein Rezidiv der Grunderkrankung triggern können [2045], müssen diese Patienten sehr sorgfältig überwacht und ggf. rechtzeitig und gezielt antibakteriell behandelt werden.

Auch Virusinfektionen sind als Spätkomplikationen der Plasmapheresebehandlung berichtet worden. Sie werden mit der Substitutionslösung übertragen, wobei die alleinige Gabe von Humanalbumin kein Infektionsrisiko darstellt. Aus diesem Grunde sollte die Indikation für die Gabe von frisch gefrorenem Plasma trotz des heute üblichen Spenderscreenings bei der Plasmapherese besonders streng gestellt werden [682]. Die häufigsten Virusinfektionen, die im Gefolge der Plasmapherese beobachtet wurden, sind die Hepatitis B und die Non-A-Non-B-Hepatitis (s. unten); denkbar sind jedoch auch eine Zytomegalie-Virusinfektion [1195] und das erworbene Immundefizienzsyndrom (AIDS), auch wenn Berichte über die beiden letztgenannten Erkrankungen bisher nicht vorliegen.

6.7 *Hepatitis*

Die Infektion mit dem Hepatitis-B-Virus (HBV) stellt nach wie vor ein ernstes Problem in der Dauerdialysebehandlung dar [870, 1231, 2449]. Eine 1973 in den USA durchgeführte Umfrage ergab, daß ca. 80% der Dialysezentren mit dem HBV verseucht waren und 57% der Patienten Zeichen einer früheren oder noch bestehenden HBV-Infektion aufwiesen. In Europa waren die Verhältnisse ähnlich. Nach der jährlichen Umfrage der EDTA waren 18% aller Patienten zu irgendeinem Zeitpunkt HB_sAg-positiv gewesen und 7% aller Heimdialysepatienten HB_sAg-Träger. Bei 34% der Patienten fanden sich Hinweise auf eine durchgemachte HBV-Infek-

Tabelle 49. Neue Fälle von Hepatitis bei Patienten und Personal (1983) in einigen Ländern. (Kramer et al. [1417])

Land	Patienten				Personal				
	Hep. B	Hep. A	Hep. Non-A-Non-B	Gesamt	Hep. B	Hep. A	Hep. Non-A-Non-B	Gesamt	Todesfälle
Belgien	52	0	16	68	1	1	3	5	0
Bundesrepublik	117	1	134	252	19	2	2	23	0
Frankreich	159	5	129	293	15	0	4	19	0
Italien	138	40	110	288	43	19	6	68	0
Niederlande	3	2	3	8	1	0	1	2	0
Norwegen	4	0	0	4	0	0	0	0	0
Spanien	162	6	159	327	27	1	3	31	0
Schweiz	11	1	14	26	0	0	2	2	0
Großbritannien	6	1	7	14	1	0	0	1	0

tion [1231]. Noch im Jahre 1983 trat bei 2286 Patienten und 328 Mitarbeitern von Dialyseeinheiten im Bereich der EDTA eine Hepatitisinfektion neu auf [1417]. Aus den Krankheitsverläufen bei Dialysepatienten früherer Endemien [1273] ist bekannt, daß die akute Hepatitis-B-Infektion bei Dialysepatienten meist wesentlich blander verläuft als bei Nierengesunden und daher nur zufällig entdeckt wird. So zeigten die Patienten kaum je die typischen Prodrome der Hepatitis, und auch die GPT-Werte urämischer Patienten lagen zum Zeitpunkt der Erstuntersuchung zwischen dem Normalbereich und 200 U/l. Danach erfolgte die Normalisierung der Transaminaseaktivitäten nur protrahiert, wenn überhaupt. Der mittlere maximale GPT-Wert lag bei den Dialysepatienten bei 164 (gegenüber 866 U/l beim Personal) und der mittlere maximale Bilirubinwert bei Dialysepatienten bei 3,6 mg/dl (61,6 µmol/l) (gegenüber 10,3 mg/dl [176,2 µmol/l] beim Personal).

Die gegenüber Normalpersonen unterschiedlichen Krankheitsverläufe demonstrieren eindeutig die Notwendigkeit der regelmäßigen Untersuchungen der Patienten auf Hepatitismarker sowie Transaminasen, ggf. Bilirubin, und eine ausführliche klinische Untersuchung bei Auftreten verdächtiger Beschwerden. Die Ursache des unterschiedlichen Verlaufs liegt im wesentlichen im Immundefekt des Urämikers, wobei hinsichtlich der pathogenetischen Vorstellungen auf Schober [2220] verwiesen sei. Auch bei Persistenz verläuft die Hepatitis-B-Erkrankung bei Urämikern i. allg. protrahiert, heilt in einem Teil der Fälle aus, nimmt jedoch häufig auch einen Verlauf vom chronisch-persistierenden Typ. Dabei kann es allerdings vorübergehend zu Steigerungen der Transaminasen gegenüber bereits erhöhten Vorwerten kommen.

Bestimmungen von Laborparametern im Hinblick auf eine evtl. Hepatitis müssen stets vor Beginn einer Hämodialyse erfolgen, da die Dialyse als solche zu einem leichten und offenbar unspezifischen Anstieg der GOT, LDH und alkalischen Phosphatase im Serum führt, was sowohl bei Patienten, die wegen Niereninsuffizienz als auch bei solchen, die wegen Psoriasis dialysiert wurden, beobachtet wurde [851].

Zumeist sind therapeutische Maßnahmen außer einer gewissen Schonung, Anpassung der Diät und Alkoholabstinenz nicht erforderlich. Insofern sei darauf hingewiesen, daß bei Heimdialyse- oder Limited-care-Patienten - in HB_sAg-positiven Einheiten - bei leichter Hepatitiserkrankung eine stationäre Krankenhausaufnahme nicht erforderlich ist. Nur bei Verlaufsformen mit Ikterus, hohem Anstieg der Transaminasen, Abfall des Quick-Werts auf unter 50% und klinischen Zeichen wie Erbrechen usw. ist eine stationäre Überwachung notwendig [2223].

Die Problematik wird noch schwerwiegender dadurch, daß die Hepatitis epidemisch in Dialysezentren auftreten und Personal sowie Patientenangehörige betreffen kann.

Man unterscheidet neben den Hepatitiden, die verschiedene Viruserkrankungen begleiten, wie z. B. Zytomegalie, infektiöse Mononukleose oder gelegentlich Röteln, Windpocken, generalisierten Herpes simplex, Mumps, Coxsackie-Infektionen, drei Formen der primären Virushepatitis: die Hepatitis A, die Hepatitis B und die sog. Non-A-Non-B-Hepatitis.

Die Hepatitis A spielt vor allem infolge der kurzen Virämie und der nur kurz dauernden Infektiösität auf Dialyseabteilungen eine untergeordnete Rolle, muß jedoch grundsätzlich erwogen werden.

Die Hepatitis B ist die typische und häufigste Form auf Dialyseabteilungen. Seit der drastischen Reduzierung der Bluttransfusionen bei Dauerdialysepatienten und bei Beachtung speziell ausgewählter, gut kontrollierter Spender zur Transplantationsvorbereitung ist die Verursachung durch Bluttransfusionen nur noch selten. Die Übertragung geschieht vor allem parenteral durch akzidentelle Inokulation von Blut oder Blutbestandteilen bzw. Körpersekreten, teilweise aber allein durch engen körperlichen Kontakt. Die Inkubationszeit liegt i. allg. bei 2-3 Monaten, dauert in Einzelfällen jedoch bis zu 8 Monaten.

In Abb. 140 ist vereinfacht der Aufbau des Hepatitis-B-Virus dargestellt. Das komplette Virus- oder Dane-Partikel weist 3 Antigendeterminanten auf: das Oberflächen- oder Surface-HB_sAg, früher Australia-Antigen genannt; das Kern- oder Core-Antigen (HB_c-Antigen) und das im Kern des Virus befindliche HB_e-Antigen. Ferner besitzt das Virus eine DNS sowie ein entsprechendes Enzym, die HBV-spezifische DNS-Polymerase. Im Blut HBV-infizierter Patienten lassen sich je nach Infektions- bzw. Krankheitsstadium HB_sAg, HB_eAg, mit Spezialmethoden auch DNS-Polymerase-Aktivität und elektronenmikroskopisch Dane-Partikel nachwei-

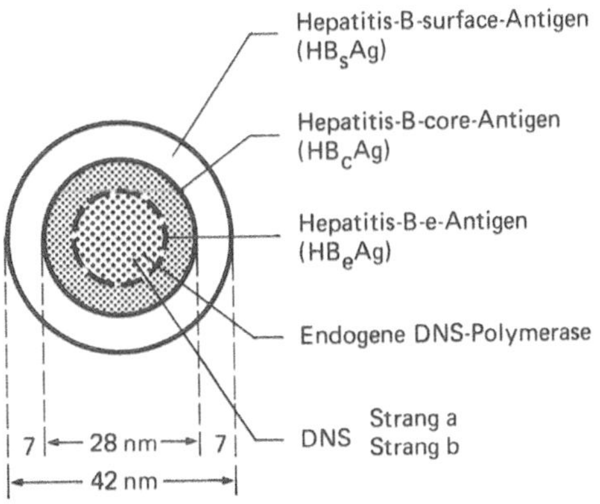

Abb. 140. Vereinfachte Darstellung des Hepatitis-B-Virus

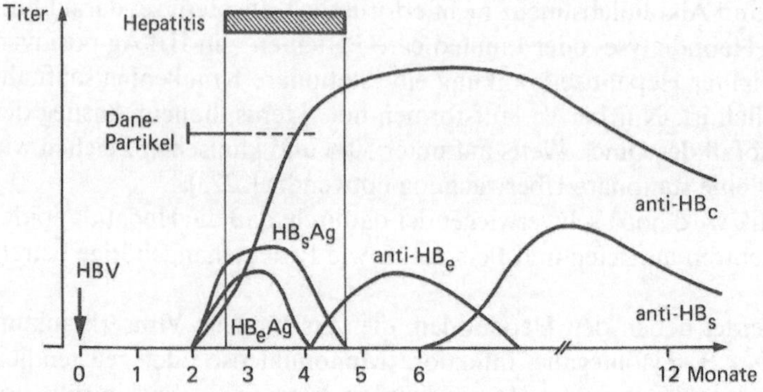

Abb. 141. Zeitlicher Verlauf der Hepatitis-B-Marker

sen. Als Ausdruck der humoralen Immunantwort findet man im Serum die Antikörper anti-HB_c, anti-HB_e und anti-HB_s. Diese spezifischen Hepatitis-B-Antigene und -Antikörper bezeichnet man als serologische Hepatitis-B-Virusmarker.

Abbildung 141 zeigt den normalen zeitlichen Ablauf einer HBV-Infektion. Das HB_sAg ist in den letzten Wochen der Inkubationsperiode im Serum, häufig auch in anderen Körpersekreten nachweisbar und wird normalerweise ca. 3 Wochen nach Krankheitsbeginn eliminiert. Meist sind in der frühen Krankheitsphase auch HB_e-Antigen und DNS-Polymerase-Aktivität positiv, was auf eine hohe Infektiösität hinweist.

Anti-HB_s wird erst 5–8 Monate nach der Infektion nachweisbar und bleibt dann in der Regel für Jahre positiv. Anti-HB_s ist ein virusneutralisierender Antikörper und bedeutet Immunität gegenüber einer erneuten Hepatitis-B-Infektion. Somit ist die Hepatitis B normalerweise eine akute Infektionskrankheit mit guter Heilungstendenz, jedoch können bei ca. 8–10% der Betroffenen das komplette Virus oder Viruspartikel, wie das HB_sAg, nicht eliminiert werden. Diese Personen werden zu HB_sAg-Trägern, und nicht selten entwickelt sich bei ihnen eine chronisch persistierende oder sogar chronisch-aktive Hepatitis.

Bei Patienten mit gestörter Immunität bilden sich ein chronisches HB_s-Antigenträgertum und eine chronische Hepatitis besonders häufig aus. Dies trifft gerade für Patienten mit fortgeschrittener chronischer Niereninsuffizienz und insbesondere Dialysepatienten zu. Diese behalten oft [1571, 2034] aufgrund eines im einzelnen noch nicht ausreichend definierten Immundefekts HB_e-Antigen und DNS-Polymerase sowie komplette Dane-Partikel in ihrem Blut. Die daraus resultierende langdauernde Infektiösität ist einer der Hauptgründe, weshalb die Hepatitis-B-Virusinfektion auf Dialyseabteilungen häufig ist.

Für die sog. Non-A-Non-B-Hepatitis gilt in vieler Hinsicht ähnliches wie für die Hepatitis B. Sie wird ebenfalls offenbar vor allem parenteral übertragen. Sie ist heute wahrscheinlich bei weitem die häufigste Form der Hepatitis nach Bluttransfusionen. Spezifische serologische Tests sind bisher noch nicht bekannt, wenn auch zu hoffen ist, daß sie bald verfügbar sein werden. Bisher kennt man durch epidemiologische Studien die ungefähre Inkubationszeit und weiß, daß mindestens 2 verschiedene Viren auslösend in Frage kommen, die verschiedene Antigeneigenschaften besitzen und gegen die offenbar keine Kreuzimmunität besteht. Die Non-A-Non-B-Hepatitis verläuft besonders oft anikterisch, und wahrscheinlich gibt es noch häufiger als bei der Hepatitis B chronische Virusträger und den Übergang in eine chronische Hepatitis. Aufgrund des bisherigen Fehlens spezifischer serologischer Tests begründet sich die Diagnose der Non-A-Non-B-Hepatitis auf den Ausschluß anderer Virushepatitisformen oder toxischer Leberschäden. Inzwischen mehren sich Anzeichen für das verstärkte Auftreten der Non-A-Non-B-Hepatitis in Dialyseabteilungen, und es ist zu befürchten, daß diese Form der Hepatitis zunächst noch häufiger wird, wobei die Liberalisierung der Transfusionspraktiken, auch im Zusammenhang mit den Empfehlungen von Eurotransplant zur Vorbereitung der Transplantation, zweifellos eine Rolle spielen dürfte [1418].

Auf die Häufigkeit der Hepatitis in Dialyseabteilungen wurde einleitend aufmerksam gemacht. Das etwas seltenere Auftreten in der Heimdialyse wurde verschiedentlich als einer deren Vorteile angegeben [239, 401]. Untersuchungen von Gahl et al. [857, 861] ergaben dagegen ein gleichmäßig hohes Risiko einer Infektion bei Heim-, Klinik- und Limited-care-Dialysepatienten und bestätigten, daß die Mehrzahl der HB_sAg-positiven Dialysepatienten als hochinfektiös anzusehen ist. Dazu zeigte die gleiche Autorengruppe, daß ca. 50% der untersuchten Angehörigen HB_sAg-positiver Patienten serologische Zeichen einer früheren oder fortbestehenden HBV-Infektion aufwiesen, wobei interessant war, daß immerhin ca. 20% der Familienangehörigen von Patienten ohne Virusmarker selbst serologische Zeichen einer Infektion mit dem Hepatitis-B-Virus aufwiesen.

Über die Bedeutung allgemeiner hygienischer Maßnahmen zur Eindämmung des Hepatitisrisikos ist wiederholt berichtet worden [1644, 1959, 1990], wobei besonders auf die Empfehlungen zur Verhütung der Übertragung von Hepatitis in Dialyseabteilungen [1371] hinzuweisen ist. Diese Maßnahmen waren in Einzelfällen außerordentlich erfolgreich [1958, 1959]. Insgesamt hat sich jedoch die Häufigkeit der Hepatitis bei Dialysepatienten in den letzten Jahren nur unwesentlich verringert [350, 1230]. Auf diese allgemeinen hygienischen Maßnahmen kann nur in Form der nachfolgenden Übersicht kursorisch hingewiesen werden.

Maßnahmen zur Verhütung der Übertragung der Hepatitis in Dialyseeinheiten

1. *Aufklärung und Fortbildung* von Ärzten, Pflegepersonal, Patienten und Angehörigen.
   Übertragung möglich durch: Blut sowie alle anderen Körperflüssigkeiten, Sekrete und Exkrete. Potentiell auch Dialysate und Filtrate.

2. *Hygienische Maßnahmen*
   Ausschließlich Verwendung von Einmalhandschuhen bei allen Dialyse-An- und Abschlüssen, Transport von Blut und den erwähnten Körperflüssigkeiten.
   Schutzkittel und Schuhe bei Betreten der Bereiche.
   Speise-, Trink- und Rauchverbot in allen Funktionsräumen. Gebrauch von Einmal- und Wegwerfartikeln auch für Eßgeräte. Gesonderte Abfallbeseitigung und Entsorgung.
   Beachtung der Reinigung, Sterilisierung und Desinfektion.

3. *Separierung HB_sAg-positiver und HB_sAg-negativer Patienten*
   Räumliche und apparative Trennung, personelle Trennung, zumindest in ein- und derselben Schicht.

4. *Regelmäßige serologische Kontrolle auf Hepatitis-Virus-Marker und Aminotransferasen*
   Patienten und gesamtes Personal gemäß Tabelle 50!

5. Dokumentation aller Befunde von Patienten und Personal.

Tabelle 50. Empfehlungen zur serologischen Hepatitis-B-Überwachung auf Dialysestationen. (Frösner et al. [834])

I. *Erstuntersuchung* (Patienten und Personal)	
HB_sAg, anti-HB_s, anti-HB_c	
Serologischer Befund:	
1. HB_sAg-positiv	Bestimmung von HB_eAg, anti-HB_e sowie Leberdiagnostik
2. Anti-HB_c-positiv (HB_sAg-negativ)	Bestimmung von anti-HB_e und anti-HB_c-IgM (sofern möglich)
3. Anti-HB_s-positiv	Bestimmung von anti-HB_e
II. *Überwachungsuntersuchung* (je nach Ausfall der Erstuntersuchung)	
1. Kein HBV-Marker nachweisbar[a]	
Personal (a): alle 3 Monate wie Erstuntersuchung	
Personal (b): alle 4 Wochen wie Erstuntersuchung	
2. HB_sAg-positiv (chronischer Träger)	
(a) (b): alle 6 Monate HB_sAg (wenn möglich HB_eAg, anti-HB_e)	
3. Anti-HB_c-positiv[b] (HB_sAg-negativ) a) b)	alle 6 Monate Kontrolle wie Erstuntersuchung
4. Anti-HB_s-positiv a) b)	alle 6 Monate Kontrolle wie Erstuntersuchung

[a] Bei besonderer vorheriger Exposition (z. B. auswärtige Dialyse, parenteraler Kontakt mit infektiösem Material) Kontrolle in kürzeren Abständen

[b] Bei Auftreten von HB_sAg, Serokonversion zu anti-HB_c oder Auftreten von anti-HB_c-IgM sofortige Kontrolle des Befunds sowie zusätzliche Untersuchung von HB_eAg etc. (vgl. I.1.)

Besondere Bedeutung kommt der engmaschigen Untersuchung der Patienten und des Personals auf Hepatitismarker zu, damit eine frühe Trennung infektiöser und nichtinfektiöser Personen möglich wird. Deshalb werden in Tabelle 50 Empfehlungen zur serologischen Hepatitis-B-Überwachung auf Dialysestationen angegeben [834]. Eventuell sollten solche Untersuchungen auch die Angehörigen von Dialysepatienten einschließen, da diese primär infiziert sein können [861].

Da es eine spezifische Therapie der Hepatitis bisher nicht gibt und alle zu fordernden hygienischen Maßnahmen vielfach nur schwer eingehalten werden können, kommt der Immunprophylaxe eine besondere Bedeutung zu. Grundsätzlich kann eine Immunprophylaxe gegen Hepatitis B mit einer von 3 Methoden erreicht werden: der passiven, der aktiven oder der kombinierten aktiv-passiven Immunisierung.

Zur passiven Immunisierung wird ein spezifisches Hepatitis-B-Immunglobulin verwendet, das hohe Antikörpertiter gegen HB_sAg enthält. Die prophylaktische Wirksamkeit scheint jedoch nur gesichert, wenn es innerhalb der ersten Stunden nach einer Exposition, z. B. Nadelstichverletzung mit infiziertem Blut, verabreicht wird. Demgegenüber ist die prophylaktische Langzeitgabe von Anti-HB_s-Hyperimmunglobulin bei sog. Risikogruppen auch aus klinisch-immunologischer Sicht äußerst problematisch [74].

Zur aktiven Immunisierung gegen Hepatitis B wurden nach ersten Versuchen von Krugmann [1434] bisher 3 Impfstoffe entwickelt: von der Arbeitsgruppe um Szmuness [2450, 2451] und den Laboratorien Merck, Sharpe & Dohme in den USA, von Maupas et al. [1665] am Institut Pasteur und schließlich von der Arbeitsgruppe um Thomssen, Göttingen [2490]. Die Impfstoffe bestehen aus hochgereinigtem und formalininaktiviertem HBs-Antigen, das an Aluminiumhydroxid als Adjuvans gebunden ist und aus dem Blutplasma von HBs-Trägern stammt. Hinsichtlich der Herstellung gibt es einige Unterschiede, deren Bedeutung noch nicht klar ist. Der Impfstoff von Merck, Sharpe & Dohme wird aus Plasma von HBeAG-positiven HBsAG-Trägern hergestellt. Vom Institut Pasteur werden Seren von HBsAG-Trägern verwendet, die den Marker HBeAG nicht enthalten, während Thomssen u. Mitarb. die Seren ausschließlich anti-HBe-positiver HBsAG-Träger bevorzugen.

Die Vakzinen der beiden erstgenannten Gruppen haben sich inzwischen in mehreren sorgfältigen, teilweise randomisierten Doppelblindstudien als wirksam erwiesen. So kam es in einer Studie von Szmuness et al. [2450] bei einer Gruppe von Probanden mit einem besonders hohen Hepatitisrisiko nach 3maliger Injektion zum Zeitpunkt 0, 1 und 6 Monaten zu einem weitgehenden Rückgang von Hepatitis-B-Erkrankungen und in über 90% der Geimpften zur Bildung von Anti-HBs, was als Serokonversion bezeichnet wird. Eine französische Studie [543] wies die Wirksamkeit der Vakzine bei Personal und Hämodialysepatienten nach; die Schutzwirkung war jedoch bei den Dialysepatienten geringer. Während bei gesunden Probanden eine 94%ige Immunantwortrate gefunden wurde, betrug diese bei Hämodialysepatienten lediglich 60%.

Zu ähnlichen Ergebnissen kommt eine Studie von Bommer et al. [276a]. Diese Untersucher empfehlen bei Dialysepatienten eine Einzeldosis von 40 mcg der MSD-Vakzine im Gegensatz zur normalen Einzeldosis von 20 mcg und eine Wiederholung nach je 1, 2, 4 und 6 Monaten. Bei diesem Impfschema ist zwar die Serokonversionsrate mit 65% ähnlich wie bei 3maliger Vakzination, jedoch wiesen die 5fach Geimpften wesentlich höhere Anti-HBs-Titer auf. Etwa ähnliche Raten der Serokonversion wie bei Hämodialysepatienten zeigten sich bei Patienten mit präterminaler Niereninsuffizienz. Die Autoren raten daher zu einer frühzeitigen Impfung potentiell dialysepflichtiger Patienten.

Allerdings stimmen die Definitionen einer Immunantwort bei den einzelnen Arbeitsgruppen nicht exakt überein. Nach Stevens [2402] war außerdem die Immunantwortrate bei weiblichen etwas höher als bei männlichen Patienten. In anderen Untersuchungen zeigte sich außerdem, daß die Anzahl der Nonresponder sowohl bei Dialysepatienten als auch bei gesunden Probanden mit zunehmendem Alter steigt. Die geringere Serokonversionsrate bei Dialysepatienten ist zweifellos auf die generell schlechtere Immunlage zurückzuführen. Welche minimalen Antikörpertiter nötig sind, um einen sicheren Infektionsschutz zu erzeugen, kann bis heute nicht genau festgelegt werden, ebensowenig in welchem Zeitraum eine Wiederimpfung notwendig wird. Nach den bisher bekannten Anti-HBs-Titerverläufen scheinen Auffrischungsimpfungen bei Immunsupprimierten, also auch bei Dialysepatienten, bereits nach 18–24 Monaten erforderlich. Primär anti-HBsAg-positive Patienten oder Personal brauchen nicht zur Impfung herangezogen zu werden.

Beim Personal von Hepatitis-B-Virus-durchseuchten Dialyseabteilungen ist ein rascher Schutz wegen der andauernden HBV-Exposition besonders wünschenswert. Hier besteht die Möglichkeit der Kombination passiv-aktiver Immunisierung (analog der kombinierten Tetanusprophylaxe) durch simultane Gabe von Hepatitis-B-Immunglobulin und Hepatitis-B-Vakzine. Erste Immunitätsstudien der Gruppe um Szmuness [2451] lassen diese Methode als besonders aussichtsreich erscheinen. Danach erzielt man die besten Ergebnisse der passiv-aktiven Immunisierung durch einmalige Injektion des Hyperimmunglobulinserums und eine 3malige aktive Vakzinierung zum Zeitpunkt 0, 1 und 6 Monaten. Bommer et. al. [276a] fanden bei passiv-aktiver Impfung gegenüber ausschließlich aktiv Geimpften vergleichbare Serokonversionsraten und Anti-HBs-Titer und folgern daraus, daß die kombinierte passiv-aktive Impfung den Impferfolg bei Dialysepatienten nicht beeinträchtigt. Weitere Studien zur Wirkung der gleichzeitigen aktiven und passiven Immunisierung bei Personal und Patienten dürften jedoch noch erforderlich sein. In jüngster Zeit wurden wiederholt Vermutungen geäußert, daß Hepatitis-B-Impfstoffe den oder die Erreger des „Acquired Immune Deficiency Syndrome" (AIDS) enthalten könnten. Bisher konnte jedoch ein Zusammenhang zwischen dem Auftreten eines AIDS und Hepatitis-B-Vakzination in keinem konkreten Fall nachgewiesen werden [2401a].

Die hohen Erwartungen, die an die Hepatitis-B-Vakzine geknüpft werden, dürfen jedoch keinesfalls zur Vernachlässigung der eingangs beschriebenen hygienischen Maßnahmen und immunserologischen Kontrollen führen, besonders im Hinblick auf die Probleme der noch nicht sicher diagnostizierbaren und nicht durch Immunprophylaxe angehbaren Hepatitis Non-A-Non-B.

Abschließend kann festgestellt werden, daß die Bedeutung der Hepatitis-B-Infektion im Sinne der Komplikationen bei Dauerdialysebehandlung weniger in der Morbidität liegt als vielmehr in der hohen und langfristigen Infektiosität der HBsAg-positiven Dialysepatienten.

6.8 Gastrointestinale Komplikationen

Gastrointestinale Symptome sind seit langer Zeit als häufige und wegweisende Zeichen der chronischen Niereninsuffizienz bekannt. Insbesondere die sog. „urämische Gastritis", klinisch gekennzeichnet durch Appetitlosigkeit, schlechten (metallischen) Geschmack, Übelkeit, Singultus, Brechreiz und Erbrechen, besonders morgens und tagsüber ohne Anlaß, ist allgemein geläufig. Als Ursache wird eine Schleimhautschädigung durch Ammoniak angesehen, das nach enzymatischer Spaltung aus Harnstoff entsteht.

Auf die häufig erhöhten Gastrinkonzentrationen bei chronischer Niereninsuffizienz wird noch eingegangen (S. 476). Außerdem fand man bei Patienten wie auch bei Tieren mit experimenteller Urämie ein erhöhtes Nüchternsekret und ein erhöhtes Sekretionsvolumen [2092, 2431]. Demgegenüber waren die Sekretionsverhältnisse nach Stimulation insofern uneinheitlich, als ein Teil der Patienten mit einer Hyposekretion, ein anderer mit Hypersekretion reagierte [938, 2235]. Nach McConnel et al. [1673] ändert sich jedoch im Verlauf der Hämodialysebehandlung das Sekretionsverhalten dahingehend, daß die Säurewerte ansteigen. Pathomorphologisch fanden sich an der Magenschleimhaut niereninsuffizienter Patienten häufig ein Ödem der Lamina propria, eine Hyperämie mit Endothelschädigung an den Gefäßen und Diapedeseblutungen sowie nicht selten Funduserosionen. Daraus ergibt sich als klinisch wichtige Komplikation eine manifeste oder okkulte Blutung aus Schleimhauterosionen [2058]. Allerdings dürften bei rechtzeitig dialysierten Patienten derartige Magenblutungen heute seltener sein als früher bei häufig spätem Beginn der Therapie. Doch sollte nach wie vor bei unklaren hochgradigen Anämien mit Eisenmangel unter der Dauerdialyse an die Möglichkeit okkulter Blutungen gedacht werden. Gastrointestinale Hämorrhagie als Todesursache bei Hospitalhämodialyse wird mit 2,5-3,2 pro 1000 Patienten mit leichter Zunahme bei über 55jährigen angegeben [355].

Andererseits ist eine der bemerkenswertesten Beobachtungen, daß bei Einleitung einer Dauerdialysetherapie die sog. gastritischen Beschwerden schnell nachlassen und der Appetit sich wieder einstellt.

Da eine überzufällige Häufung von Erosionen und Ulcera ventriculi (teilweise auch duodeni) bei der chronischen Niereninsuffizienz diskutiert wird, ist stets eine ausführliche Magenanamnese zu erheben. Dabei sollte auch auf eine evtl. Refluxösophagitis oder Hiatusinsuffizienz geachtet werden. Bei Patienten mit positiver Anamnese sollte vor Beginn einer Dauerdialysebehandlung eine röntgenologische und endoskopische Diagnostik zum Ausschluß von Erosionen und Ulzera durchgeführt werden.

Eine erhöhte Inzidenz des chronischen Ulcus ventriculi bei Urämikern ist nach Kettner u. Ritz [1317] trotz zahlreicher früherer Berichte bei Hämodialysepatienten nicht gesichert. Immerhin fanden Olmer et al. [1863] bei der radiologischen Untersuchung von 78 Dauerdiaysepatienten nur in der Hälfte keine Besonderheiten, ansonsten 6mal Ösophagusläsionen, 4mal Hyperplasie der Fundusfalten, 4mal Ulzera und 27mal pseudopolypöse Veränderungen im Bulbus duodeni. Ähnlich waren die endoskopischen Untersuchungen, die bei 32 Patienten durchgeführt wurden und 4 Ösophagusläsionen, 5 Ulzera, 3 Hyperplasien der Fundusfalten und in 15 Fällen eine pseudopolypöse Schleimhautveränderung am Bulbus ergaben.

Auf alle Fälle gehören Ulcera ventriculi et duodeni insbesondere bei Blutung, Perforation oder Penetration zu den ernsthaften Komplikationen einer Dauerdialysetherapie. Bei entsprechenden Oberbauchbeschwerden sollte deshalb stets eine intensive, am besten endoskopische Diagnostik eingeleitet werden. Die Therapie mit Cimetidin und Ranitidin hat sich zudem klinisch auch bei Dauerdialysepatienten bewährt. Die Dosierung ist der Niereninsuffizienz anzupassen (Tabelle 72).

Am Dünndarm wurden zwar eine abnorme Zottenarchitektur, eine gestörte Zellkinetik und ein pathologisches Verhalten von Transportsystemen in verschiedenen Untersuchungen gefunden [1317], jedoch wurde bisher klinisch nicht sicher beobachtet, daß bei niereninsuffizienten Patienten gegenüber Zuckern, Polypeptiden oder Aminosäuren eine Malabsorption besteht. Inwieweit allerdings beim Tod durch Kachexie langjähriger Dauerdialysepatienten ein Malabsorptionssyndrom ursächlich mitverantwortlich sein könnte, bedürfte entsprechender Untersuchungen.

Eine hämorrhagische Kolitis ist wie die urämische Gastritis im Terminalstadium der chronischen Niereninsuffizienz seit langem bekannt und wird ebenfalls auf eine erhöhte lokale Ammoniakkonzentration nach Spaltung durch bakterielle Urease zurückgeführt. Die Symptome verschwinden meist bald nach Beginn der Dauerdialysebehandlung. Demgegenüber treten nicht selten bei Patienten sowohl in der Hämodialyse- als auch in der chronischen Peritonealdialysebehandlung hartnäckige Obstipationen in den Vordergrund. Inwieweit es sich hierbei um Motilitätsstörungen, Störungen im Verlaufe des Wasserentzugs oder den Einfluß von Phosphatbindern handelt, ist nicht sicher zu beurteilen.

Von mehreren Autoren wurde über das gehäufte Auftreten einer akuten Pankreatitis berichtet. Dabei ist allerdings zu berücksichtigen, daß die Diagnose nicht nur aufgrund einer erhöhten Serumamylasekonzentration gestellt werden darf, da dieses nierengängige Enzym bei niereninsuffizienten Patienten kumuliert. Jedoch fand Avram [101] autoptisch morphologische Veränderungen bei hämodialysierten Patienten mit Gangerweiterungen, Gangproliferation, Fibrose, Epithelmetaplasie und interstitiellen Infiltraten. Insofern ist auch eine chronische Pankreatitis bei Dauerdialysepatienten nicht auszuschließen. An pathophysiologischen Mechanismen werden diskutiert: Eindickung des Sekrets bei Volumenentzug, sekundärer Hyperparathyreoidismus, Beteiligung des Pankreas bei allgemeinen Gefäßleiden, Medikamenteneinfluß sowie besonders gleichzeitiger Alkoholismus.

Eine akute nekrotisierende Pankreatitis oder chronisch rezidivierende pankreatitische Schübe stellen bei Dauerdialysepatienten stets eine der ernsthaftesten Komplikationen dar. Immerhin verstarben nach der EDTA-Statistik (1979) 0,6-0,9 von 1000 Patienten an einer Pankreatitis. In unserem eigenen Krankengut ergab sich allerdings eine eindeutige Häufung bei Dauerdialysepatienten bei gleichzeitig ausgeprägtem Alkoholismus. Selbstverständlich müssen alle anderen Ursachen einer Pankreatitis (z. B. Ulkuspenetration, Gallensteine usw.) ausgeschlossen werden.

6.9 Endokrinologische Störungen

Bei der chronischen Niereninsuffizienz und bei Hämodialysepatienten gehören multiple Störungen des Endokriniums und des Stoffwechsels zum Krankheitsbild [284, 367, 758, 771, 1377, 1541, 1676]. Von klinischer Relevanz sind vor allem Störungen des Vitamin-D-Stoffwechsels, des Kalzium-Phosphat-Stoffwechsels und der Nebenschilddrüse mit konsekutivem Hyperparathyreoidismus, des Kohlenhydrat-Fett-Stoffwechsels, der Erythropoetinproduktion, der Gonadenfunktion, des Körperwachstums sowie Störungen der Blutdruckregulation.

Weniger gravierend treten weitere endokrinologische Funktionsstörungen auf, die sich darüber hinaus nur durch spezifische und subtile Untersuchungen nachweisen lassen. Ursächlich kommen Störungen der Hormonproduktion und periphere Schädigungen der endokrinen Drüsen in Betracht [367]. Pathophysiologisch müssen eine Überproduktion von Hormonen, eine inadäquate Hormonproduktion, Hormonverluste bei der extrakorporalen Detoxikation, eine Änderung der Hormonbindung, eine veränderte Metabolisierung oder Ausscheidung durch Untergang des Nierengewebes, ein gesteigerter Abbau durch erhöhte Leberclearance, Regulationsstörungen, z. B. durch toxisch bedingte Alterationen der Rezeptoren im Hypothalamus oder peripher an den Endorganen, sowie Störungen der Feedback-Kontrolle in Betracht gezogen werden [367].

6.9.1 Renale Hormone

Die gesunden Nieren sind ein bedeutendes endokrines Organ, in dem solche Hormone wie Pro-Erythropoetin, 1,25-Dihydroxycholecalciferol, Renin-Angiotensin, Prostaglandine, Kinine und vielleicht auch das natriuretische Hormon synthetisiert werden. Es ist also zu erwarten, daß Folgen des Ausfalls dieser Hormone auch das klinische Bild der chronischen Niereninsuffizienz prägen.

Erythropoetin und 1,25-Dihydroxycholecalciferol
Hämatopoese und Vitamin-D-Stoffwechsel sind an anderer Stelle ausführlich besprochen worden (s. S. 433 u. 443). Es sei hier noch einmal unterstrichen, daß der Mangel an Erythropoetin bzw. 1,25-Dihydroxycholecalciferol, wie er bei chronischer Niereninsuffizienz stets vorliegt, einen wesentlichen Faktor in der Pathogenese der renalen Anämie bzw. der renalen Osteopathie darstellt.

Renin-Angiotensin
Trotz fortgeschrittener Niereninsuffizienz bleibt das Renin-Angiotensin-System intakt, und es ist ein wichtiges Glied im Regulationsmechanismus der Aldosteronsekretion und des peripheren vaskulären Widerstands [1377, 1378, 1452, 1887]. Diese Auffassung ist nicht einhellig, da im Stadium der terminalen Niereninsuffizienz und unter der Dialysebehandlung mit den oft nicht genau überschaubaren Veränderungen des Wasser- und Elektrolythaushalts sowie des Metabolismus unterschiedlichste Beobachtungen gemacht wurden (ausführliche Darstellung bei Osten [1887]).

Prostaglandine
Auch bei fortgechrittenem Nierengewebsschwund ist der periphere Blutspiegel von PgA und PgE normal [284, 1377, 2716]. Solange Bestimmungen dieser Prostaglandine im renalen Venenblut nicht vorliegen, kann über die pathogenetische Bedeutung dieses Befunds nichts Näheres gesagt werden. Die natriuretische und vasodilatatorische Wirkung dieser Prostaglandine könnte für die Aufrechterhaltung eines konstanten inneren Milieus von Bedeutung sein [284, 1377, 2716].

6.9.2 Extrarenale Hormone

Die Nieren sind zum einen Zielorgan vieler Hormone (Parathormon, Kalzitonin, Aldosteron, Vasopressin, Angiotensin, natriuretischer Faktor usw.), durch welche die exkretorische Funktion der Nieren signifikant beeinflußt wird, zum anderen sind sie ein wichtiges Organ der Hormonausscheidung (Hormone der Nebennierenrinde und -mark, der Keimdrüsen, Schilddrüsen usw.) und des Hormonabbaus: Daher sind bei fortgeschrittener Niereninsuffizienz mit gesteigerter exkretorischer Funktion der restlichen Nephrone ebenso kompensatorische Veränderungen der Hormonsekretion zu erwarten wie beim totalen Ausfall der Hormonelimination. Durch die Detoxikationsbehandlung unterliegt der Hormonstatus einer möglichen zusätzlichen Beeinflussung.

6.9.2.1 Hypophyse

Wachstumshormon (STH, HCH)
Das Wachstumshormon greift unter Vermittlung von Somatomedin an der peripheren Zelle an und wirkt anabol, lipolytisch und als Insulinantagonist [367, 1119, 1531]. Bei chronischen Urämikern sind erhöhte STH-Spiegel im Serum sowohl im Nüchternzustand als auch nach Stimulation durch Insulin und L-Dopa die Regel [284, 367, 1377, 1379, 2024, 2153], allerdings wurden auch normale und erniedrigte Konzentrationen beschrieben [367, 1295, 2147]. Für die erhöhten STH-Werte wer-

den Faktoren wie pathologisch veränderte Aminosäureblutspiegel, Eiweißmangelernährung, Streß und Akkumulation bei vermindertem Hormonabbau in den Nieren verantwortlich gemacht [284, 367, 1377, 1379, 2024]. Allerdings spricht gegen diese Interpretation, daß eine gesteigerte Proteinzufuhr die STH-Spiegel nicht beeinflußte [570] und keine Beziehungen zwischen STH einerseits und Kohlenhydratstoffwechsel, Serumalbuminspiegel und Aminosäurekonzentrationen andererseits gefunden wurden [284].

Die pathophysiologische Bedeutung der erhöhten STH-Spiegel bei chronischer Niereninsuffizienz ist noch unklar. Nach dem Gesagten ist die gesteigerte STH-Sekretion kein Kompensationsmechanismus bei Proteinmangel, Streß etc., sondern am ehesten Ausdruck einer Kumulation bei mangelhafter glomerulärer Filtration. Der bisherigen Vorstellung, daß die erhöhte STH-Produktion bei der Entstehung der Glukoseintoleranz chronischer Urämiker mitwirkt, wird nach neueren Untersuchungen widersprochen. Danach ist die Glukoseunverträglichkeit in der Urämie unabhängig von der Wachstumshormonsekretion, da auch nach Korrektur des Kohlenhydratstoffwechsels durch Dauerdialysebehandlung die STH-Sekretion weiterhin gesteigert ist [367, 570, 1377, 1379].

Auf eine Störung des hypothalamo-hypophysären Regulationsmechanismus des STH scheint die starke Hormonsekretion nach Gabe von L-Dopa und TRH hinzuweisen [1069, 1377, 1379, 2024, 2153], die bei Nichtdialysepatienten weniger ausgeprägt ist als bei Dialysepatienten und möglicherweise für die Elimination eines Inhibitors der Wachstumshormonsekretion durch Hämodialyse spricht [771, 1069]. Eine signifikante Beeinflussung der STH-Serumspiegel durch die Hämodialyse ließ sich nicht nachweisen [224, 284], eine STH-Supprimierung durch Glukokortikoide ist beschrieben worden [695, 1902]. Nach erfolgreicher Nierentransplantation kommt es zu einer Normalisierung der vorher erhöhten STH-Spiegel im Serum [367, 2147]. Der renale Minderwuchs bei urämischen Kindern trotz erhöhter STH-Sekretion wird neben solchen Ursachen wie verminderte Kalorienzufuhr, chronische Azidose, Osteopathie, evtl. Glukokortikoidtherapie, auf den Mangel an Somatomedin und dadurch bedingte verminderte Empfindlichkeit der STH-Rezeptoren in den Zellen zurückgeführt [367, 1377, 1379, 1531, 1532, 2147, 2511]. Somatomedin, das die STH-Aktivität im peripheren Gewebe vermittelt, wird bei urämischen Kindern deutlich erniedrigt gefunden, ist bei Erwachsenen signifikant höher und normalisiert sich ebenfalls nach erfolgreicher Nierentransplantation [367, 1531, 1532, 2147, 2455].

ACTH

Das Plasma-ACTH liegt bei Patienten mit terminaler Niereninsuffizienz in der Regel im Normbereich [14, 32, 68, 886, 1377, 1538, 1541, 1676, 2026], wurde jedoch auch hoch normal bis erhöht gefunden [215, 886, 1190]. Das Ausmaß der Niereninsuffizienz scheint keinen sicheren Einfluß auf die Höhe des ACTH-Spiegels zu haben; auch bestehen keine Unterschiede zwischen Dialysierten und Nichtdialysierten [284] und vor bzw. nach Dialysebehandlung [32, 284]. Die Funktionsfähigkeit der Zwischenhirn-Hypophysenvorderlappen-Nebennierenachse scheint auch in der terminalen Niereninsuffizienz nicht sonderlich beeinträchtigt zu sein [367, 1377, 1538, 1541, 1676].

Thyreotropin (TSH)

Im peripheren Blut werden meist normale bis subnormale TSH-Spiegel gefunden [284, 554, 1377, 1539, 1541, 2027, 2028, 2212], jedoch wurden auch signifikant erhöhte basale TSH-Konzentrationen beschrieben [1069]. Eine Abhängigkeit zum Schweregrad der Niereninsuffizienz und Unterschiede zwischen konservativ behandelten chronischen Urämikern, Dialysepatienten und Nierentransplantierten bestehen nicht [284, 1539, 1541]. Ungenügende und verzögerte Anstiege des TSH-Spiegels nach Gabe von Thyreoliberin (TRH) lassen auf einen gestörten hypothalamisch-hypophysären Rückkopplungsmechanismus bzw. eine verminderte Erregbarkeit der Hypophyse schließen [1069, 1337, 1339, 1541, 2500]. Möglicherweise können auch Glukokortikoide und endogenes Somatostatin zu dem mangelnden TSH-Anstieg bei Niereninsuffizienz beitragen, da er auch nach erfolgreicher Nierentransplantation mit kompletter Normalisierung der Schilddrüsenhormone weiterbestand [367, 1377, 1539, 1541]. Allerdings wurde auch die Normalisierung von TSH nach Nierentransplantation beobachtet [1541, 2559].

Prolaktin

Erhöhte Prolaktinspiegel sind meistens bei chronischen Urämikern nachweisbar [367, 1028, 1295, 1540, 1541, 1919, 2029, 2520, 2604, 2702] und werden durch Dopaminvorstufen sowie durch Dopamin selbst nicht oder kaum beeinflußt [1392, 1540, 1541]. Nach heutiger Auffassung stellt Dopamin den physiologischen Neurotransmitter dar, durch den vom Hypothalamus aus eine inhibierende Wirkung (PIF) auf die prolaktinsezernierenden Zellen des HVL ausgeübt wird. Beim Gesunden bewirken L-Dopa und Dopamin sowie Dopaminmetaboliten und Mutterkornalkaloide einen Abfall des Prolaktinspiegels; Dopaminantagonisten, Phenothiazine und andere Neuroleptika, Antidepressiva sowie dopaminspeichernde Substanzen wie α-Methyldopa und Reserpin, aber auch andere Medikamente, z. B. Opiate, Antiemetika und Cimetidin, stimulieren die Prolaktinsekretion über eine Hemmung von PIF (prolaktininhibierender Faktor) [366, 367].

Die mangelnde Suppression bei chronischer Niereninsuffizienz scheint eine Autonomie der Prolaktinsekretion und damit einen gestörten hypothalamisch-hypophysären Regelkreis der Hormonsekretion zu beweisen [1377, 1540, 1541]. Die erhöhte Prolaktinämie wird für die bei Urämikern vorhandenen Funktionsstörungen der Keimdrüsen und Galaktorrhö angeschuldigt [1377, 1540, 2702]. Ein prolaktinbedingter Hypogonadismus durch direkte Blockade des Gonadotropineffekts an den Leydig-Zellen wird diskutiert [1859, 2491]. Auch bei der Entwicklung der bei manchen männlichen Urämikern zu beobachtenden Gynäkomastie scheinen die erhöhten Prolaktinspiegel eine Rolle zu spielen [1377, 1540, 1541, 2491, 2702].

Als andere für die Pathogenese der Gynäkomastie bedeutungsvolle Faktoren werden Mangelernährung, Lebererkrankungen, Medikamenteneinfluß, erhöhte Gonadotropinsekretion, verändertes Östradiol-Testosteron-Verhältnis diskutiert [1773, 2175, 2209]. Nach erfolgreicher Nierentransplantation normalisierten sich die Prolaktinserumspiegel und auch die Stimulations- und Suppressionstests [1540, 1541, 1919].

Follikelstimulierendes Hormon (FSH)

Männer. Bei Männern ist das Verhalten der FSH-Plasmaspiegel in der Niereninsuffizienz different bei in der Regel erhöhten Werten [284, 366, 367, 369, 1295, 1377, 1538, 1541] -, doch wurden auch subnormale bis normale Plasmaspiegel beobachtet [554, 1295].

Bei zunehmender Niereninsuffizienz wurden sowohl ansteigende [284] als auch absinkende FSH-Spiegel [554] festgestellt. Am ehesten wird eine verminderte Clearance als Ursache für die FSH-Erhöhung diskutiert [366, 1164, 1165]. Normale Resultate von Clomiphen- und LH-RH-Tests [876, 1538, 1705, 2715] mit adäquatem Ansprechen der Gonadotropinspiegel im Serum sprechen für einen intakten Feedback-Mechanismus auch bei chronischer Niereninsuffizienz zwischen Gonaden und Hypothalamus bzw. zwischen dem Hypothalamus und dem Hypophysenvorderlappen [1538]. Allerdings fielen die genannten Tests nicht immer normal aus [1164, 1165, 2187]. In der verminderten Testosteronsynthese bei chronischen Urämikern sieht man heute primär nicht nur eine Unterempfindlichkeit des Zielorgans gegenüber FSH und LH, sondern sehr wesentlich dürfte auch eine direkte Wirkung urämischer Toxine (u.a. PTH) auf die spermatogene und endokrine Aktivität der Testes sowie auf den Rückkopplungsmechanismus zwischen Keimdrüsen und der hypothalamo-hypophysären Achse sein [1295, 1377, 1705]. Nach gelungener Nierentransplantation verbessert sich sowohl die Leydig-Zell-Funktion als auch die Spermiogenese, die FSH-Spiegel steigen erheblich an und bleiben so lange erhöht, bis die Spermatogenese normalisiert ist [771, 1377, 1541]. Der immense Anstieg der FSH-Spiegel nach Nierentransplantation wird dahingehend gedeutet, daß bei Urämie ein nichtdialysabler Faktor einen stärkeren Anstieg des FSH verhindert (Rezeptorblock) [367]. Die Dialyse per se beeinflußt den FSH-Spiegel nicht signifikant [284].

Frauen. Bei der gebärfähigen Frau mit chronischer Nireninsuffizienz finden sich meist normale oder erniedrigte FSH-Spiegel im Plasma [1377, 1861, 2604], während sie in der Menopause erhöht sind - analog gesunden Frauen vergleichbaren Alters [366, 367].

Bei einem Glomerulusfiltrat unter 4 ml/min wird häufig eine Amenorrhö beobachtet [934, 1377, 1541]; im gebärfähigen Alter liegt meist ein anovulatorischer Zyklus vor [367, 1377, 1541, 2604]. Auch bei der Frau scheint die Störung der Gonadenfunktion bei chronischer Niereninsuffizienz primär bei den Gonaden zu liegen [771, 1295, 1861], jedoch ist auch ein zentraler Defekt der Gonadotropinsekretion bei manchen Frauen nicht ausgeschlossen [1541, 2715].

Bei Clomiphengabe erfolgt ein adäquater signifikanter FSH-Anstieg [1541].

Luteinisierungshormon (LH)

Männer. Erhöhte LH-Spiegel gehören zu den typischen endokrinologischen Störungen bei Männern mit chronischer Niereninsuffizienz [366, 367, 554, 876, 1295, 1377, 1541, 1705].

Eine Beziehung zum Grad der Einschränkung des Glomerulusfiltrats kann angenommen werden [284]. Bei adäquater Dialysebehandlung normalisierten sich die LH-Spiegel [554]. Eine verlängerte Halbwertszeit von LH-RH und eine eingeschränkte Plasmaclearance von LH sowie dessen gesteigerte Sekretion sind die Ursache der erhöhten LH-Spiegel [623, 1665, 1948]. Obwohl eine positive Korrelation zwischen Testosteron- und LH-Spiegeln in der Urämie fast regelmäßig vorhanden ist, liegen die LH-Spiegel tiefer als man es bei intaktem Rückkopplungsmechanismus zwischen den Keimdrüsen und dem Hypothalamus bzw. der Hypophyse erwarten könnte (unangemessene hypothalamisch-hypophysäre Kompensation [1377, 1541]).

Andererseits spricht der signifikante LH- und Testosteronanstieg im Clomiphentest gegen eine stärkere Funktionseinschränkung [284, 1541]. Auch bei der Gabe von LH-RH ist der Anstieg von LH meist deutlich [623, 876, 1190, 1295, 1705, 2187], inadäquate Reaktionen wurden ebenfalls beobachtet [1164, 1295, 2187].

Frauen. Untersuchungen über LH bei niereninsuffizienten Frauen erbrachten keine eindeutigen Aussagen. Es wurden sowohl normale als auch erniedrigte und erhöhte LH-Spiegel im Blut registriert [1377, 1541, 1861, 2604]. Nach Verabreichung von Clomiphen steigt auch hier der Blutspiegel stark an, während er nach Östrogenen nicht reagiert oder gar abfällt, anstatt anzusteigen oder einen biphasischen Verlauf aufzuweisen. Der fehlende Feedback-Mechanismus zwischen Östrogenspiegel und LH-Sekretion scheint die Irregularitäten der Menses sowie das Vorhandensein von anovulatorischen Zyklen bei urämischen Frauen zu erklären [1377, 1541].

Melanozytenstimulierendes Hormon (MSH)

Bei Patienten mit chronischer Niereninsuffizienz und bei Dialysepatienten wurden erhöhte Konzentrationen von B-melanozytenstimulierendem Hormon gefunden, die außerdem mit der Dauer der Dialysebehandlung zunahmen [14, 215, 886].

Da in der Regel unter Streßbedingungen die Plasmaspiegel von ACTH und B-MSH gleichsinnig verlaufen, muß angenommen werden, daß die bei Urämie im Gegensatz zu Gesunden gefundene Dissoziation beider Hormone und damit die Erhöhung von B-MSH auf einen verzögerten Metabolismus dieses Hormons zurückzuführen ist [14, 771]. Es ist wahrscheinlich, aber bisher nicht eindeutig geklärt, daß die B-MSH-Erhöhung bei der Pigmentierung von Patienten mit Niereninsuffizienz eine wesentliche Rolle spielt [771]. Allerdings konnte weder eine Korrelation zwischen der photometrisch gemessenen Pigmentierung und der M-MSH-Konzentration noch zwischen der Pigmentierung und der Schwere der Niereninsuffizienz gefunden werden [2357].

Zusammenfassung

In der Regel bestehen bei chronischer Niereninsuffizienz keine gravierenden klinischen Auswirkungen einer gestörten hypothalamo-hypophysären Achse i.S. einer pluriglandulären Insuffizienz [367, 1377].

Von Bedeutung sind am ehesten die Sekretionsstörungen der Gonadotropine und des Prolaktins, die auf eine negative Beeinflussung der hypothalamo-hypophysären Achse deuten und im Zusammenhang mit der primären urämischen Schädigung der Endorgane die gonadale Dysfunktion in der Urämie erklären. Die mehr subtilen Sekretionsstörungen von ACTH, TSH und STH sind vordergründig nicht sehr bedeutend [367].

6.9.2.2 Schilddrüse

Thyroxin (T_4), Trijodthyronin (T_3), 3,3,5-Trijodthyronin (reverse-T_3, r T_3)
Die Nieren sind ein wichtiges Organ des Jodstoffwechsels und des Abbaus von Schilddrüsenhormonen. Deshalb sind eine verminderte renale Jodclearance, die der glomerulären Filtrationsrate parallel geht, und ein erhöhter anorganischer Jodspiegel im Blutplasma sowie eine Zunahme des Jodidpools bei chronischen Urämikern nicht überraschend [327, 1377, 1410, 1539, 1541, 2028]. Dies bedingt in der Regel eine abnorm große absolute Jodaufnahme durch die Schilddrüse [771]. Infolge des erhöhten Jodidpools ist jedoch die prozentuale Radiojodaufnahme verzögert, d.h. Radiojodspeicherung und Clearance in der Schilddrüse sind meist erniedrigt [175, 811, 1377, 1539].

Im peripheren Blut von Urämikern werden meist normale oder gering erniedrigte Werte für freies (FT_4), und Gesamtthyroxin (TT_4), und ein normaler Index des freien T_4 gefunden [224, 284, 562, 1377, 1539, 1541, 2027, 2028, 2212]; aber auch über signifikant erniedrigte Spiegel wird berichtet [554]. Die Konzentrationen von thyroxinbindendem Globulin (TBG) waren meist subnormal bis normal, gelegentlich aber auch erhöht [224, 464, 562, 1245, 1788, 1844, 2212].

Im Gegensatz zu T_4 und TBG ist T_3 meist signifikant erniedrigt und r T_3 signifikant erhöht [446, 554, 562, 1377, 1541, 2028, 2212], wenngleich dieses nicht generell bestätigt werden konnte [284]. Im Gegensatz zu Gesunden werden bei chronisch Niereninsuffizienten 16% statt 36–40% des T_4 in das rascher metabolisierte und eine stärkere Wirkung entfaltende T_3 im peripheren Gewebe umgesetzt. Ein bedeutender Anteil des T_4 wird in das metabolisch nichtaktive r T_3 umgewandelt. Insgesamt bleibt so der tägliche T_4-Umsatz auch in der chronischen Niereninsuffizienz normal, trotz einer gewissen extrathyreoidalen Konversionsstörung von T_4 nach T_3 bei im wesentlichen unbeeinflußter Hormonbindung [420, 464, 1377, 1539, 1541].

In dem erhöhten Umsatz von T_4 in r T_3 könnte man einen zielbewußten Mechanismus des Organismus sehen, der katabolen Stoffwechsellage beim chronischen Urämiker entgegenzuwirken [1377]. Die Schilddrüsenhormone bzw. ihre erwähnten Abnormitäten bleiben unter Hämodialyse im wesentlichen konstant [224, 284, 1337]. Bei langjähriger Hämodialysebehandlung findet sich eine Tendenz zu niedrigeren T_4-Werten und ansteigenden TSH-Spiegeln im Sinne einer Organschädigung (primäre Hypothyreose). Durch Heparin während der Hämodialyse aus seiner Eiweißbindung freigesetztes T_4 induziert möglicherweise Tachykardien und Arrhythmien [367]. Bei Langzeithämofiltrationsbehandlung wurde ein kontinuierlicher Abfall sowohl von T_4 als auch von T_3 beobachtet, ebenso von TSH [2212]. Nach gelungener Nierentransplantation normalisieren sich die Hormonprofile und die T_4/T_3-Konversion [367, 1377, 1451, 2559], ein erhöhtes T_3 kann auftreten [2559]. Trotz der beschriebenen Abnormitäten sind chronische Urämiker euthyreot. Gegen das Bestehen einer Hypothyreose sprechen annähernd normale T_4- und TSH-Werte und andere metabolische Studien [1377, 2373]. Bei einer Reihe von Dialysepatienten wird eine Vergrößerung der Schilddrüse beobachtet, für die man die Retention harnpflichtiger strumigener aromatischer Substanzen verantwortlich macht [1377, 1539, 1541, 2027, 2028].

Die Notwendigkeit therapeutischer Maßnahmen speziell der Störungen der Schilddrüse bei chronischen Urämikern ergibt sich in der Regel nicht.

Kalzitonin (CT)

Das Polypeptid Kalzitonin aus den C-Zellen der Schilddrüse greift hauptsächlich an den Nieren, am Skelett und am Magen-Darm-Trakt an. Kalzitonin hemmt vorwiegend den osteoklastischen Knochenabbau und die tubuläre Phosphatrückresorption und wirkt somit hypokalzämisch und hypophosphatämisch, ohne daß eine kompetitive Hemmung mit dem Parathormon an den Erfolgsorganen besteht [1442, 1603].

Bei chronischer Niereninsuffizienz werden regelmäßig erhöhte CT-Spiegel im Blutserum beobachtet [69, 284, 1377, 1382].

Darin könnte man einen gezielten kompensatorischen Vorgang sehen, der einer übermäßigen Wirkung des PTH auf das Knochengewebe entgegenwirkt. Eine positive Korrelation zwischen dem CT- und dem PTH-Spiegel bei chronischer Niereninsuffizienz scheint diese Meinung zu unterstützen [69, 1377, 1382].

Trotz erhöhter absoluter CT-Werte bei Urämikern konnte bei diesen Patienten eine ungenügende Sekretion des Hormons nach Kalziuminfusion nachgewiesen werden, die das Bestehen einer C-Zellinsuffizienz suggeriert [1377, 1382]. Ursache der erhöhten CT-Spiegel im Blut chronisch Niereninsuffizienter könnten eine Hyperphosphatämie, verminderter Abbau in den Nieren, Heterogenität des Hormons (Big-CT), veränderte Empfindlichkeit der C-Zellenrezeptoren gegenüber dem Serumkalziumspiegel und eine negative Kalziumbilanz [1377] sein.

6.9.2.3 Nebenschilddrüsen

Das Verhalten des Parathormons (PTH) bei chronischer Niereninsuffizienz wird ausführlich im Kapitel über die urämischen Knochenstoffwechselstörungen dargestellt (s. S. 445). Zusammenfassend sei hier betont, daß erhöhte PTH-Spiegel ein regelmäßiger biochemischer Befund einer chronischen Niereninsuffizienz sind [69, 104, 214, 284, 1381, 1382, 1652, 1654]. Es besteht eine signifikante Korrelation zwischen PTH und der Reduktion der Glomerulusfiltration [284]. Durch Langzeitdialyse wird der PTH-Stoffwechsel eher verschlechtert [284]. Die osteolytische Wirkung des PTH ist ein wichtiger Faktor in der Pathogenese der renalen Osteopathie. Neben der signifikanten negativen Korrelation zwischen der Kreatininclearance und dem PTH-Spiegel besteht eine positive Beziehung zwischen PTH-Spiegel und den urämischen Knochenveränderungen [1381, 1382, 1652, 1654]. Bekanntlich wirkt eine verstärkte PTH-Sekretion der Retention harnpflichtiger anorganischer Phosphate und der Hypokalzämie, verursacht durch 1,25 $(OH)_2$ D_3-Mangel und Hyperphosphatämie, bei chronischer Urämie entgegen. Obwohl in dem sekundären Hyperparathyreoidismus chronisch Niereninsuffizienter ein gezielter kompensatorischer Vorgang zu sehen ist, der den Kalzium-Phosphat-Stoffwechselstörungen entgegenwirkt, wird heute ein erhöhter PTH-Spiegel für das Erscheinen einiger urämischer Symptome verantwortlich gemacht [104, 1377, 1382, 1654]. Dieses „urämische Toxin“ wird als Ursache von Hautjucken, Anämie, abnormer elektrischer Aktivität der Hirnrinde, verlangsamter Nervenleitung, Impotenz, Knochennekrose und Hyperlipämie angeschuldigt. Diese Nebenwirkungen eines kompensatorischen Vorgangs, die auch Kernstück der von einigen Autoren bestrittenen Trade-off-Theorie sind, scheinen durch rechtzeitige Beseitigung des primum movens des sekundären Hyperparathyreoidismus, d.h. der Hyperphosphatämie und Hypokalzämie, vermeidbar zu sein [321, 328, 1377, 1654]. Als zusätzliche Ursachen für eine Erhöhung des PTH in der chronischen Urämie werden ein verminderter PTH-Abbau in den Nieren und eine erhöhte Resistenz des Knochengewebes gegenüber der osteolytischen Wirkung von anormalen PTH-Molekülen diskutiert [328, 1377, 1652, 1654].

6.9.2.4 Gastrin

Bei Kranken mit chronischer Niereninsuffizienz liegen die Nüchternwerte des Gastrinspiegels häufig signifikant höher als bei Gesunden [69, 284, 1377, 1378, 2431]. Es besteht eine Korrelation zwischen dem Schweregrad der Urämie und dem Ausmaß der Hypergastrinämie [284, 1408], d.h. eine negative Beziehung zwischen Gastrinspiegel und Kreatininclearance, dagegen aber eine positive Korrelation des Ausmaßes atrophischer Veränderungen der Magenschleimhaut zum Gastrinspiegel [1377, 2549].

Für die erhöhten Gastrinspiegel bei Urämikern macht man eine verminderte Nierenclearance dieses Hormons bzw. einen gestörten renalen Abbau [572, 1792] sowie die erhöhte Durchlässigkeit der Magenschleimhaut für Wasserstoffionen verantwortlich [1377]. Dadurch wird der physiologische Abschaltmechanismus der Gastrinsekretion, der bei einem pH-Wert von 4 der Magenflüssigkeit in der Antrumgegend wirksam ist, außer Funktion gesetzt. Ob erhöhte Gastrinspiegel bei chronischen Urämikern nicht auch durch anormale Gastrinmoleküle (big-Gastrin) verursacht sind, wurde bisher nicht endgültig entschieden [1377].

Hervorzuheben ist, daß bis jetzt signifikante Beziehungen zwischen Gastrinblutspiegel und Ulcus pepticum in der chronischen Niereninsuffizienz nicht bestätigt wurden [69, 1377]. Dieses scheint die Meinung zu unterstützen, daß das zirkulierende Gastrin bei diesen Kranken biologisch unwirksam ist [1377]. Andererseits besteht die Möglichkeit, daß in gewissen Fällen die Magenhypersekretion durch eine urämische Hypergastrinämie bedingt ist, daß jedoch in anderen Fällen die Hypergastrinämie durch eine primäre Anazidität ausgelöst wird, da bei Urämikern relativ häufig eine Magenhypersekretion, aber auch nicht selten eine Anazidität gefunden wurde [771]. Die klinische Beobachtung zeigt ein gehäuftes Auftreten von Ulcera ventriculi et duodeni bei Patienten mit chronischer Niereninsuffizienz.

6.9.2.5 Pankreas

Das Verhalten der Hormone der Bauchspeicheldrüse wird eingehend ab S. 490 im Beitrag über Kohlenhydratstoffwechselstörungen bei Niereninsuffizienz beschrieben, so daß hier nur eine kurze zusammenfassende Darstellung erfolgt.

Insulin

In der Regel findet man bei chronischer Niereninsuffizienz einen Hyperinsulinismus mit normalen Blutzuckerwerten [224, 284, 835, 1207, 1377, 1380, 1542, 1579, 2380]. Nach oraler Glukosebelastung kommt es bei Urämikern zu einem ungewöhnlich hohen Insulinanstieg [835, 2380]. Eine verminderte Kohlenhydrattoleranz bei Patienten mit chronischer Niereninsuffizienz ist seit Jahren bekannt [321, 771, 835, 1186, 1207, 1377, 1380, 2380]. Als Ursache wird eine Reihe von Mechanismen diskutiert, so eine verminderte Gewebeempfindlichkeit gegenüber Insulin, eine gestörte periphere Glukoseutilisation, intrazellulärer Kaliummangel, metabolische

Azidose, eine erhöhte Magnesiumretention, eine Störung der hepatischen Glukoseverwertung und -sekretion, eine Störung der Insulinsekretion bzw. ein Insulinantagonismus [321, 835, 1377, 2380].

Es besteht auch die Möglichkeit, daß Insulin in einer biologisch weniger wirksamen Form sezerniert wird, z. B. mit einem größeren Anteil von Proinsulin als beim Normalen [771].

Die verminderte Gewebeempfindlichkeit gegenüber Insulin, wahrscheinlich verursacht durch vermehrte Wachstumshormonsekretion, erhöhten Glukagonserumspiegel sowie durch „urämische“ Toxine, wie u. a. Guanidinsukzinat, ist wohl der Hauptfaktor in der Pathogenese des Hyperinsulinismus bei chronischer Niereninsuffizienz [835, 1377], ohne daß es jedoch bisher gelungen ist, eine eindeutige Klärung zu erreichen. Besonders insulinrefraktär ist das Muskelgewebe beim chronischen Urämiker, während andere Gewebe, z. B. das Fettgewebe, auf Insulin normal ansprechen [321, 1377]. Bei der Entstehung des Hyperinsulinismus in der Urämie dürften auch die verminderte Insulinclearance und der gestörte Abbau des Hormons durch die versagenden Nieren und damit eine verlängerte Halbwertszeit des Insulin eine Rolle spielen [321, 835, 1377].

Die relativ hohen Insulinspiegel in der Urämie dürften auch für die häufig beobachtete Besserung der diabetischen Stoffwechsellage und den geringeren Insulinbedarf bei Diabetikern verantwortlich sein, wenn sich eine Niereninsuffizienz entwickelt [321, 835]. Durch die Langzeithämodialyse erfolgt eine Verbesserung der Glukosetoleranz in Verbindung mit einer verbesserten Gewebssensitivität für Insulin [570, 570a, 835, 1340, 1579, 2380]. Während der Einzeldialyse sind die Insulinspiegel am Ende höher als zu Beginn [224]. Es wird vermutet, daß der Hyperinsulinismus ein wichtiges Glied in der Pathogenese der Hypertriglyzeridämie darstellt, die bei chronischen Urämikern in 30–80% vorhanden ist [1377]. Die urämische Glukoseintoleranz bedarf in der Regel keiner Therapie [321].

Glukagon

Das Glukagon ist im Blutserum chronischer Urämiker regelmäßig erhöht [222, 284, 1377, 2302], und es findet sich eine negative Korrelation zwischen Kreatininclearance und Hormonspiegel [284]. Nach Stimulation mit Aminosäuren (Alanin) bzw. Hemmung durch Glukose werden auch bei Niereninsuffizienten physiologische Veränderungen im Glukagonblutspiegel beobachtet, die allerdings ausgeprägter als bei Gesunden ausfallen [1377, 2302]. Die metabolische Clearancerate (MCR) von Glukagon bei Urämikern ist gegenüber Gesunden deutlich erniedrigt, eine erhöhte Hormonsekretion ist für die erhöhten Blutspiegel weniger verantwortlich [2302].

Es fanden sich keine signifikanten Unterschiede zwischen dialysierten und nichtdialysierten Urämikern bezüglich der Plasmakonzentration, der MCR und der Basalsekretion des Glukagons, jedoch war der Anstieg der Blutzuckerspiegel nach Glukagoninfusionen bei nichtdialysierten Patienten 3- bis 4mal größer als bei Dialysepatienten [2302]. Eine Hämodialyse verändert die erhöhten Glukagonspiegel nicht signifikant [222, 284]. Im Gegensatz dazu ist meist eine Normalisierung der vorher erhöhten Glukagonspiegel nach erfolgreicher Nierentransplantation zu beobachten [655].

Die gesteigerte Sensitivität gegenüber dem hyperglykämischen Effekt von Glukagon bei nichtdialysierten Urämikern wird durch Dialysebehandlung normalisiert [2302].

Die pathophysiologische Bedeutung erhöhter Glukagonspiegel bei chronischer Niereninsuffizienz ist noch nicht eindeutig definiert [222, 1377], scheint aber nicht relevant [1377]. Dafür spricht u. a., daß durch Hämodialyse zwar die Kohlenhydrattoleranz verbessert wird, obgleich es zu keiner signifikanten Veränderung der Glukagonblutspiegel kommt. Auch unterscheidet sich der größte Teil des zirkulierenden Glukagons bei Urämikern vom physiologischen Molekül durch ein erheblich größeres Molekulargewicht - etwa 9000 Dalton im Vergleich zu 3500 des normalen Glukagonmoleküls -, und er ist biologisch wenig oder gar nicht aktiv [1377, 1443].

6.9.2.6 Nebennieren

Glukokortikosteroide

Bei dialysierten wie bei nichtdialysierten Patienten mit einer chronischen Niereninsuffizienz liegen die Plasmakortisolspiegel in der Regel im Normbereich [32, 77, 114, 151, 224, 284, 758, 886, 1368]. Jedoch scheint die Halbwertszeit verlängert [114, 215], und es wurde auch über erhöhte Spiegel berichtet [1676, 2026].

Während der Einzeldialyse bleiben die Kortisolspiegel unbeeinflußt [224, 284, 1676] oder steigen gegen Ende der Behandlung an [224]. Auch wurde in den ersten Stunden der Behandlung ein Abfall und in der zweiten Phase der Dialyse ein Anstieg des Hormons im Plasma registriert [1368]. Dabei ist der initiale Abfall des Kortisols möglicherweise durch einen Kortisolübertritt in das Dialysat bedingt, der in der zweiten Phase über eine ACTH-Ausschüttung ausgeglichen wird [1368, 1384]. Der normale Tages-Nacht-Rhythmus der Kortisolsekretion ist bei Hämodialysepatienten nicht nur verändert im Sinne eines abendlichen Anstiegs, sondern z. T. sogar aufgehoben [224]. Die Abbauprodukte des Kortisols, vor allem 17-Hydroxy-Kortikosteroide, die normalerweise im Urin ausgeschieden werden, akkumulieren im Plasma im umgekehrten Verhältnis zur glomerulären Filtrationsrate [367]. Nach Verabreichung von ACTH, Dexamethason oder Inhibitoren der 17-Hydroxylase bei chronischer Niereninsuffizienz wurden voraussehbare physiologische Veränderungen der Kortisol- bzw. 11-Desoxykortisolspiegel wie bei Normalpersonen festgestellt [151, 1377, 1541]. Diese überwiegenden Beobachtungen sprechen für das Bestehen eines ungestörten Rückkopplungsmechanismus und einer intakten Achse zwischen der Nebennierenrinde und der Adenohypophyse [151, 367, 1377, 1541]. Unterstützt wird diese Meinung durch Untersuchungen, in denen normale ACTH-Spiegel bei Urämikern festgestellt wurden [32, 284, 886, 1541, 2026].

Im Gegensatz dazu liegen Berichte über Dialysepatienten vor, bei denen sich das Kortisol auf zugeführtes ACTH zwar normal verhielt, jedoch keine Kortisol- bzw. ACTH-Suppression nach Dexamethasongabe auftrat und auch kein Anstieg von 11-Desoxykortisol bzw. ACTH nach Metyrapone (Metapyron), so daß auf eine gestörte Kortisol-ACTH-Achse wie beim Cushing-Syndrom geschlossen wurde [1676].

Mineralokortikoide

Die Angaben über die Plasmaaldosteronkonzentrationen bei Niereninsuffizienten sind uneinheitlich und bewegen sich zwischen subnormalen und erheblich erhöhten Werten [77, 284, 1377, 1887, 2219, 2567, 2614, 2624, 2625].

Dabei sind die Spiegel bei kompensierter Niereninsuffizienz am ehesten im Sinne eines hyperreninämischen oder hyporeninämischen Hypoaldosteronismus und im Stadium der dekompensierten terminalen Niereninsuffizienz im Sinne eines sekundären Hyperaldosteronismus verändert [1887, 2614]. Nach erfolgreicher Nierentransplantation normalisieren sich die vorher erhöhten Aldosteronspiegel [1887].

Die Ursachen der uneinheitlichen und z.T. konträren Aussagen sind vielfältig. Berücksichtigt werden müssen u.a. echte Sekretionssteigerungen, Hormonverluste während der Einzeldialyse, Änderung der metabolischen Clearancerate, Veränderungen des Wasser- und Elektrolythaushalts in der Niereninsuffizienz, Wertigkeitsänderungen der physiologischen Regelgrößen (Renin-Angiotensin-System, Kalium, Natrium und ACTH), hemmende Einflüsse des Heparins, Kalium- und Natriumkonzentration in der Spüllösung, spezifische Urämiefaktoren, Azidose, hypothetische zentrale und periphere Inhibitoren oder Akzeleratoren des Renin-Angiotensin-Systems [77, 1887, 2219, 2567, 2614, 2624, 2625]. Offensichtlich scheint in der kompensierten und terminalen Niereninsuffizienz den Elektrolyten Natrium und Kalium eine größere Bedeutung in der Aldosteronregulation als bei Gesunden zuzukommen [1377, 1887, 2219, 2614]. Vor Hämodialysebehandlung sind die Beziehungen zwischen Aldosteron und der Plasmareninaktivität sowie Natrium und Kalium enger als während und kurz nach der Behandlung [1672, 1887, 2219, 2567, 2614, 2625], außerdem ist die physiologische Tagesrhythmik der Aldosteronsekretion bei Dialysepatienten aufgehoben [2088]. Bei ihnen ergab die Stimulation mit exogen zugeführtem ACTH eine signifikant höhere Aldosteronsekretion als bei Gesunden, was für eine zunehmende Bedeutung eines ansonsten untergeordneten Stimulus in der Urämie spricht [367, 2088].

Aldosteron scheint, unabhängig von der Nierenfunktion bzw. von der Einschränkung der glomerulären Filtration, vorwiegend der Aufrechterhaltung der Homöostase und weniger der Regulation der aktuellen Blutdruckhöhe zu dienen [1887]. Erst unter den Bedingungen eines Natriummangels ließen sich direkte Beziehungen zwischen Aldosteronplasmaspiegel und Blutdruck nachweisen. Andererseits kann der mit zunehmender Niereninsuffizienz ansteigende Aldosteronplasmaspiegel als ein Kompensationsmechanismus bewertet werden, welcher der Verhütung einer Hyperkaliämie dient und der auch über extrarenale Exkretionsorgane wie das Kolon wirksam wird [1887, 2614].

Die Rolle des Renin-Angiotensin-Aldosteron-Systems (RAAS) als eine Einheit, seine Regulation und seine Bedeutung für die Pathogenese und Differentialdiagnose verschiedener Formen der arteriellen Hypertonie sowie sein Stellenwert in der Pathophysiologie des Wasser- und Elektrolythaushalts und anderer mit der Niere im Zusammenhang stehender Erkrankungen ist bisher nicht endgültig geklärt und weiterhin Gegenstand intensiver und z.T. kontroverser Diskussionen [1377, 1887, 2219, 2567, 2614, 2624].

Nach neuerer Ansicht tritt offensichtlich in keinem Stadium der Niereninsuffizienz eine vollständige Dissoziation des RAAS auf. Allerdings verhalten sich die Säulen des Systems in Abhängigkeit von der Nierenfunktion unterschiedlich, seine Wechselbeziehungen sind gestört und die physiologischen Regulationsparameter ändern ihre Wertigkeit [1377, 1887].

Schlußbemerkungen

In der Regel kann man auch bei chronisch Niereninsuffizienten eine ungestörte Hypophysen-Nebennierenrindenachse bei normaler Funktionsreserve der Nebenniere annehmen [367]. Das steht in Übereinstimmung mit der klinischen Erfahrung, daß solche Patienten operative Eingriffe, Streß u.a. ohne Substitution von Nebennierenrindenhormon tolerieren. Eine toxische Schädigung bzw. eine inadäquate Reaktion der Nebennierenrinde in Form einer latenten Insuffizienz mit der bekannten Symptomatik (Adynamie, Hypotension, Anorexie, Gewichtsverlust, Elektrolytveränderungen u.a.) ist jedoch gelegentlich zu beobachten und muß Veranlassung zu subtilerer Diagnostik und entsprechender Substitutionstherapie sein.

Ein Hypertonus in der chronischen Urämie ist nur in etwa 5–10% durch Störungen im RAAS bedingt.

6.9.2.7 Keimdrüsen

Durch eine Vielzahl von Untersuchungen wurden bei Patienten mit chronischer Niereninsuffizienz erhebliche Funktionsstörungen der Gonaden dokumentiert, die sich vor allem in verringerter Libido und Potenz, Infertilität, Menstruationsstörungen, Gynäkomastie, Galaktorrhö u.a. äußern und die nicht nur ein medizinisch-therapeutisches, sondern auch ein erhebliches psychosoziales Problem darstellen.

Männer. Eine verminderte Spermatogenese und eindeutig erniedrigte Testosteronserumspiegel bei gleichzeitig mäßig erhöhten Gonadotropinspiegeln gehören zu den typischen Störungen bei chronischer Niereninsuffizienz [284, 366, 367, 554, 1295, 1377, 1541, 1705, 2404, 2604].

Die Tagesrhythmik der Testosteronsekretion scheint erhalten zu sein [1028]. Die Erniedrigung des Testosterons ist wohl auf eine verminderte Produktion zurückzuführen; die metabolische Clearancerate und die Bindungskapazität des testosteronbindenden Globulins sind nicht signifikant verändert [999, 2404]. Es besteht eine enge Beziehung zwischen der Verringerung der Kreatininclearance und dem Testosteronspiegel [284]. Man sieht in der verminderten Testosteronsynthese bei chronischen Urämikern einen direkten Einfluß der Urämietoxine auf die spermatogene und endokrine Aktivität der Testes sowie auf den Feedback-Mechanismus und als weitere Ursachen eine Unterempfindlichkeit des Zielorgans gegenüber den Gonadotropinen und einen Anstieg des Prolaktins [367, 1028, 1377, 1541, 1861].

Ein fehlender Anstieg des Plasmatestosterons nach Human-chorion-Gonadotropin (HCG) weist ebenfalls auf ein primär testikuläres Versagen hin [1705]. Weder durch exogene Verabreichung von Androgenen noch durch Langzeitdialysebehandlung mit ansonsten guter Rehabilitation wird eine anhaltende Besserung der Befunde bzw. eine Beseitigung der Störung erreicht [366, 367, 1377]. Nach Nierentransplantation verbessern sich sowohl die Leydig-Zell-Funktion als auch die Spermiogenese, die basalen Testosteronwerte sind erhöht, und der Testosteronanstieg nach HCG ist eindeutig [1165, 1705, 2559]. Die Östradiolspiegel sind bei Niereninsuffizienten im Normbereich und erklären sich durch die verminderte metabolische Clearancerate [367]. Klinisch äußert sich die gonadale Dysfunktion bei Männern in der Urämie durch Libidoverlust und Impotenz [14, 277, 279, 366, 367, 2576], wobei die Störung sicherlich komplexer Natur ist und neben hormonalen und metabolischen Ursachen auch solche wie emotionaler Streß, Depressionen und Existenzangst, medikamentöse Therapie, Neuropathie des autonomen Nervensystems, Vasosklerose der Beckengefäße in Betracht zu ziehen sind [366, 367]. Ausdruck der exkretorischen Hodeninsuffizienz ist eine schwere Fertilitätsstörung mit Oligospermie, Teratospermie, Asthenospermie und Verminderung des Ejakulatvolumens (Parvisemie), die morphologisch determiniert ist durch Hypoplasie, Rarefizierung und lipochrome Degeneration der Leydig-Zellen [366, 367]. Die Anhebung der Testosteronspiegel auf Normalwerte durch Zufuhr von HCG wird nicht von einer Besserung der Fertilitätsstörung begleitet [367]. Wie schon erwähnt, ist auch die Dialysebehandlung ohne günstigen Einfluß auf die Gonadendysfunktion einschließlich der gestörten Spermiogenese. Die Applikation von Testosteron ist im Hinblick auf die gestörte Sexualfunktion ebenfalls nicht überzeugend, unterdrückt zusätzlich die Spermatogenese und verursacht gelegentlich einen Priapismus [367, 750].

Der Effekt von Clomiphen und Zink, die beide die endogene Testosteronproduktion erhöhen und die Impotenz günstig beeinflussen sollen, bedarf noch der exakten und kritischen Auswertung [68, 366, 367, 1538]. Eine Bromocriptintherapie mit konsekutiver Senkung des Prolaktins ergab zwar Verbesserung von Libido und Potenz, war aber von ausgeprägten Nebenwirkungen wie Blutdruckabfall, Vomitus u. a. begleitet [277].

Frauen. Dysmenorrhö, Amenorrhö, Hypermenorrhö, Metrorrhagien, anovulatorische Zyklen, reduzierte Fertilität und verminderte Libido können zum klinischen Bild der chronischen Urämie der erwachsenen Frau gehören [1377, 1538, 1541, 2604].

Die Blutspiegel von Progesteron und Östradiol wurden bei chronischer Niereninsuffizienz meist erniedrigt bis normal gefunden, während die Gonadotropine sowohl erniedrigt als auch normal und erhöht sein können [366, 367, 1377, 1538, 1541, 1746, 1861, 2604]. Der Anstieg der Plasmaöstradiolspiegel zum Zeitpunkt der Ovulation fehlt, die für die zweite Zyklusphase typische Zunahme der Progesteronspiegel bleibt ebenfalls aus [366, 367, 2604], möglicherweise als Folge der Hyperprolaktinämie. Auf den fehlenden Rückkopplungsmechanismus zwischen Östrogenspiegel und LH-Sekretion und die dadurch bedingten Irregularitäten der Menses sowie das Vorhandensein von anovulatorischen Zyklen bei urämischen Frauen wurde bereits hingewiesen (s. S. 473).

Die Testosteronserumspiegel waren normal bis erhöht bei menstruierenden Frauen eines Hämodialyseprogramms, das Sexualhormonbindungsglobulin normal [2604]. Nach erfolgreicher Nierentransplantation kam es zu einem Östradiolanstieg in Zyklusmitte und zu einem Progesteronanstieg in der zweiten Zyklusphase sowie zu einem Abfall des Testosterons [2604]. Unter einer adäquaten Dialysebehandlung treten bei etwa 60–80% der Frauen im gebärfähigen Alter Regelblutungen wieder auf [367, 934, 1538, 1541, 2604, 2715].

Menstruationsabhängige und ovarielle Blutungskomplikationen können sich bei nichtdialysierten und Hämodialysepatientinnen einstellen und sollten nicht unterschätzt werden [367, 934]. Blutungskomplikationen werden durch die Heparinisierung während der Hämodialyse begünstigt. Es ist notwendig, Dialysepatientinnen in der Frage der Kontrazeption sorgfältig zu beraten, da bei ihnen sowohl über Schwangerschaften mit Mißbildungen als auch über gehäufte Aborte und in zahlreichen Fällen über Schangerschaftsunterbrechungen berichtet wurde [367], die zu zusätzlichen Komplikationen führen können. Als Methode der Wahl kommt in erster Linie eine Gestagendauertherapie in Frage, die eine Proliferation des Endometriums verhindert, damit einen sicheren Empfängnisschutz bietet und gleichzeitig durch eine Amenorrhö unnötige Blutverluste verhindert.

6.10 Stoffwechselstörungen

Der Einsatz der Hämodialyse, der Peritonealdialyse und verwandter Verfahren zur Behandlung der terminalen Niereninsuffizienz kann zu zusätzlichen Störungen des Stoffwechsels führen, die sich teilweise eindeutig von den metabolischen Veränderungen der chronischen Niereninsuffizienz in der prädialytischen Phase unterscheiden. Durch die aktive Therapie werden nicht nur die harnpflichtigen Stoffwechselendprodukte, sondern auch physiologisch notwendige Substanzen eliminiert, so daß daraus eine entsprechende Mangelsymptomatik resultieren kann. Sekundäre Komplikationen der terminalen Niereninsuffizienz, bakterielle Infekte und eine ungenügende Nahrungsaufnahme können die metabolischen Störungen verstärken. Die im Vordergrund stehenden Stoffwechselstörungen der chronischen Dialysepatienten sind Veränderungen im Protein- und Aminosäurenhaushalt, im Fett-, Kohlenhydrat-, Vitamin- sowie Spurenelementstoffwechsel.

6.10.1 Protein- und Aminosäurenstoffwechsel

Die klinische Symptomatik des Urämiesyndroms wird zu einem Großteil durch die Störungen des Eiweißstoffwechsels mitbestimmt. Die bekannten Änderungen des Aminosäurenstoffwechsels [667, 994, 1096, 1399, 2672] in der prädialytischen Phase der chronischen Niereninsuffizienz werden durch die Verluste der Aminosäuren während des Dialysevorgangs verstärkt [93, 260, 730, 1084, 1363, 1402, 1405]. Die Angaben über die Eliminationsraten sind sehr unterschiedlich und hängen im wesentlichen vom angewandten Verfahren, der Behandlungsdauer und der Oberfläche sowie den Membraneigenschaften des verwendeten Dialysators ab (s. S. 223).

Aber nicht alle Aminosäuren zeigten signifikante Erniedrigungen. Die einzige Aminosäure, die von Gulyassy [994] sowie Winkelmann [267] und Held [1096] bei Patienten mit einer chronischen Niereninsuffizienz auch unter der Dialysetherapie signifikant erhöht gefunden wurde, war Zystin. Als Ursache dafür wird ein Sulfatstau bei Niereninsuffizienz angesehen.

Neben quantitativen Veränderungen der Aminosäurekonzentrationen spielen auch Verschiebungen der Relationen der einzelnen Aminosäuren untereinander für die Proteinstoffwechselstörung in der Urämie eine entscheidende Rolle. Hervorzuheben ist die Erniedrigung des Tyrosin/Phenylalanin- und des Valin/Glycin-Quotienten sowie die Erhöhung des Glycin/Serin-Quotienten [47, 630, 1255, 1402, 1548, 2672]. Der Tyrosin-/Phenylalanin-Quotient war auch intrazellulär erniedrigt [2672]. Dies ist auf eine stärkere Abnahme des Tyrosins als des Phenylalanins in der Urämie zurückzuführen. Die bei chronischer Niereninsuffizienz gestörte Hydroxilierung von Phenylalanin trägt ebenfalls zu dieser veränderten Relation bei [1255]. Jones et al. [1255] konnten in diesem Zusammenhang zeigen, daß sowohl im prädialytischen Stadium als auch in der Dialysephase die Konversion von Phenylalanin zu Tyrosin gestört ist, wobei der Grad des Blocks mit der Höhe der harnpflichtigen Substanzen korreliert. Auch bei Patienten, die mit der CAPD behandelt wurden, konnte ein erniedrigtes Verhältnis von Tyrosin/Phenylalanin gefunden werden [1548]. Der erhöhte Glycin/Serin-Quotient scheint von klinischer Relevanz zu sein, da ähnliche Befunde bei einem Vitamin-B_6-Mangel auftreten können, der bei chronischen Dialysepatienten oft nachweisbar ist [1403, 1604]. Die Bedeutung des Vitamins B_6 für die Aminosäurensynthese und den -transport ist bekannt; Winkelmann [2672] erzielte nach der Substitution von Vitamin B_6 einen signifikanten Abfall des pathologisch erhöhten Glycin/Serin-Quotienten. Eine besondere Bedeutung mißt Kopple [1402] dem Valin/Glycin-Quotienten zu, der sowohl bei Personen mit normaler Nierenfunktion als auch bei Urämikern mit und ohne Dialysetherapie von der Höhe der Proteinzufuhr abhängig war. Bei niedriger Proteinzufuhr waren die Valin/Glycin-Relationen bei allen 3 Gruppen deutlich erniedrigt und stiegen nach Erhöhung der Eiweißzufuhr signifikant an. Die niedrigsten Werte wiesen die Dialysepatienten auf, auch wenn die Proteinzufuhr zwischen 60 und 90 g/Tag lag. Will man diesen Quotienten als Indikator für die Proteinzufuhr benutzen, muß man für den Urämiker gesonderte „Normalwerte" festlegen. Dörr [630] beobachtete bei Dialyseende eine signifikante Verbesserung des Verhältnisses Valin/Glycin von 0,45 auf 0,89.

Diese Untersuchungen zeigen, daß sich die unter der Dialysetherapie nachweisbaren Veränderungen des Aminosäurenstoffwechsels noch nicht in allen Fällen eindeutig interpretieren lassen. Unterschiedliches methodisches Vorgehen, differente Ernährung und teilweise auch zu kleine Patientengruppen erschweren den Vergleich der Resultate. Schon die Normalwerte der verschiedenen Aminosäuren werden unterschiedlich angegeben. Das Verhalten der intrazellulären Aminosäuren ist bei Dialysepatienten im wesentlichen identisch mit dem der Plasmaaminosäuren, wobei aber auch Unterschiede in Abhängigkeit vom Ernährungsstatus auftreten können [47, 2673]. So konnten Alvestrand et al. [47] bei hämodialysierten Patienten in gutem Ernährungsstatus (Proteinzufuhr von 1 g/kg KG/Tag, Kalorienzufuhr 145 kJ/kg KG/Tag) in der Muskelzelle erhöhte Lysin- und Histidinkonzentrationen feststellen.

Aber auch Harnstoff und andere noch nicht näher definierte Substanzen, die bei Patienten mit chronischer Niereninsuffizienz erhöht sind, können den Proteinmetabolismus negativ beeinflussen [588, 745]. Hohe Harnstoffkonzentrationen im Plasma wirken auf die Enzyme des Harnstoffzyklus inhibierend. Nach Senkung der Plasmaharnstoffkonzentration durch die Dialysetherapie fanden Farrell u. Hone [745] eine Reduktion der Enzyminhibition und damit einen steigernden Effekt auf den Harnstoffzyklus. Die Arbeitsgruppe um Delaporte [588] konnte bei In-vitro-Untersuchungen feststellen, daß das urämische Plasma die Proteinsynthese inhibiert. Die inhibitorische Wirkung von Plasmaproben, die nach der Hämodialyse von den Patienten abgenommen wurden, war deutlich geringer, so daß man schlußfolgern kann, daß die Proteinsynthese durch dialysable Substanzen gestört wird. Die Rate der Proteinsynthese wurde mit Hilfe von radioaktiv markiertem ^{3}H-Leucin gemessen.

Die von Saito et al. [2148] vermutete erhöhte Reutilisation von stickstoffhaltigen Metaboliten für die Proteinsynthese („nitrogen recycling") unter der Hämofiltration wird durch die stärkere Beseitigung von Mittelmolekülen durch diese Behandlungsmethode erklärt [1102].

Eine weitere Ursache des gestörten Proteinmetabolismus bei dauerdialysierten Patienten ist eine unzureichende Nahrungszufuhr, der auf Grund der bekannten Eiweißverluste und der allgemein gestörten Stoffwechsellage in der Urämie besondere Beachtung geschenkt werden muß. Hauptgründe der verminderten Nahrungsaufnahme sind eine unzureichende Dialysebehandlung, Depressionen und die

Einnahme großer Mengen von Medikamenten. Dadurch wird der Appetit oft erheblich eingeschränkt. Eine zu geringe Protein- und Kalorienzufuhr war in vielen klinischen Studien die Ursache der Malnutrition bei Dialysepatienten [288, 630, 667, 778, 1405, 1480]. Der Serumtransferrinspiegel, der ein empfindlicher Indikator für ein klinisches Eiweißdefizit ist [2202], wird bei diesen Patienten regelmäßig erniedrigt gefunden. Die Untersuchungsergebnisse von Lindenau et al. [1545] sowie der Arbeitsgruppe um Klinkmann [730, 2202, 2204] zeigten, daß die Transferrinkonzentration deutlich unter 200 mg/dl lag, wenn die Gesamtkalorienzufuhr unter 2000 cal/Tag und die Proteinaufnahme unter 1 g/kg KG/Tag bei den hämodialysierten Patienten betrug. Es konnte ein Zusammenhang zwischen der Proteinzufuhr und dem Serumtransferrin festgestellt werden [1545, 2204]. Bei einer Proteinzufuhr zwischen 1,0 und 1,4 g/kg KG/Tag stieg die Transferrinkonzentration über 200 mg/dl an. Die Patienten mit einer niedrigen Transferrinkonzentration wiesen auch eindeutig die Zeichen einer Malnutrition mit Gewichtsabnahme, Muskelschwund, körperlicher Leistungsunfähigkeit und erhöhter Infektanfälligkeit auf.

Bansal [146] konnte bei 52 chronischen Hämodialysepatienten in 60% der Fälle eine kutane Anergie beobachten, fand dabei allerdings keine Korrelation zur katabolen Stoffwechsellage.

Wenn die Serumtransferrinspiegel als Kontrollparameter des Proteinstoffwechsels herangezogen werden, ist der Serumeisenwert zu beachten, da ein Eisendefizit den Transferrinspiegel reaktiv erhöht. Gesamteiweiß und Albuminkonzentration im Serum eignen sich nicht für die Kontrolle des Proteinstoffwechsels, da beide Parameter trotz kataboler Stoffwechsellage häufig noch im Normbereich liegen und erst bei sehr langfristigen Eiweißmangelzuständen signifikant abfallen [730, 1545, 2202, 2204]. Die zuverlässigsten Aussagen über den Proteinstoffwechsel erhält man durch die Bestimmung der Stickstoffbilanz; doch ist dieses aufwendige Verfahren nicht für die Routine bei Dialysepatienten geeignet.

Anthropometrische Untersuchungen haben ihren Wert überwiegend im Rahmen einer langfristigen Beobachtung. Einmalige Untersuchungen geben wenig Aufschluß über die akute Stoffwechselsituation [987].

Aus dem bisher Dargelegten geht eindeutig hervor, daß der unzureichenden Kalorien- und Proteinzufuhr neben dem Verlust von Aminosäuren und Proteinen und der gestörten Proteinsynthese eine Schlüsselstellung bei der Entstehung einer Proteinstoffwechselstörung unter der Dialysetherapie zukommt.

Es besteht allgemein die Ansicht, daß die Substitution von essentiellen Aminosäuren bzw. deren Ketoanaloga nur dann notwendig ist, wenn keine adäquate Eiweiß- und Kalorienzufuhr möglich ist oder wenn durch urämische Komplikationen sowie nach Operationen sich ein Hyperkatabolismus entwickelt. Wir konnten bei unseren Patienten mit einer Malnutrition durch die orale Verabreichung von Amino- oder Ketosäuren eine deutliche Besserung des Allgemeinzustands, einen Transferrinanstieg und eine Senkung der Transfusionsrate erzielen [2204]. Bei gehäuftem Erbrechen und nach chirurgischen Eingriffen mit notwendiger Nahrungskarenz empfiehlt Guarnieri [988] die parenterale Zufuhr von essentiellen Aminosäuren einschließlich Histidin und Glukose. Er erzielte damit in allen Fällen eine anabole Stoffwechsellage. Die Arbeitsgruppe um Heidland [1084] konnte durch intravenöse Aminosäurensubstitution am Ende der Dialysebehandlung die Hyponutrition ihrer Patienten günstig beeinflussen. Sowohl das Transferrin als auch einige Komplementfaktoren sowie das Hämoglobin stiegen signifikant an. Die Hyponutrition war trotz einer täglichen Proteinzufuhr von 1 g/kg KG/Tag eingetreten. Gelegentlich kann die Fehlernährung bei ausreichend hoher Proteinzufuhr allein durch ein Kaloriendefizit bedingt sein [987]. Die Analyse der umfangreichen Untersuchungen offenbart die Komplexität der Proteinstoffwechselstörung der Dialysepatienten. Ernährungsanalysen sollten bei einer katabolen Stoffwechselsituation zu den ersten Kontrollmaßnahmen gehören. Nach den Angaben von Alvestrand [47], Lindholm [1547] und Fischer [778] sowie auf Grund eigener Untersuchungsergebnisse kann sowohl bei Hämodialyse- als auch bei Peritonealdialysepatienten, wenn sie ausreichende Kalorien- und Eiweißmengen erhalten, auf eine Aminosäurensubstitution verzichtet werden.

Besondere Probleme werfen die mit der Peritonealdialyse behandelten Patienten wegen des Eiweißverlustes auf, der eine obligatorische Nebenwirkung der Peritonealdialyse ist [208, 264, 939, 1899, 1900, 1967]. Der größte Anteil entfällt dabei auf die Albumine, jedoch gehen auch signifikante Mengen von Immunglobulinen [1685], Transferrin, C_3- und C_4-Komplement verloren. Während einer 10stündigen Peritonealdialyse mit einem Dialysevolumen von 4 l/h beträgt der gesamte Proteinverlust ca. 10 g [264]. Interindividuell ist das Ausmaß des Proteinverlustes stark variabel, jedoch beim gleichen Patienten relativ konstant [264]. Bei der intermittierenden Peritonealdialysebehandlung gehen ca. 30-40 g Eiweiß wöchentlich verloren. Dieser Verlust kann offensichtlich auch bei jahrelanger Dauer der Peritonealdialyse kompensiert werden, so daß es nicht zu Hypoproteinämie und Malnutrition durch Eiweißmangel kommt, solange eine tägliche Eiweißzufuhr von 1,2-1,5 g/kg KG eingehalten wird [1550]. Wesentlich höhere Proteinverluste wurden bei akuter Peritonealdialyse beobachtet [208]. Neuere Untersuchungen haben jedoch wesentlich geringere Eiweißverluste auch bei akuter Peritonealdialyse gezeigt [264].

Bei der CAPD beträgt der wöchentliche Eiweißverlust bei Verwendung eines Dialysatvolumens von 8-10 l/Tag etwa 70 g [264, 859, 1967].

Von einigen Autoren wurde bei intermittierender Peritonealdialyse mit zunehmender Dauer der Einzeldialyse ein Anstieg der Proteinkonzentration im Dialysat gefunden [418], was auf eine entzündliche Reaktion des Peritoneums mit zunehmender Dauer zurückgeführt wurde.

Für die Höhe des Proteinverlustes spielen die Temperatur der Spüllösung [2415] und ihre Osmolarität [854] eine Rolle. Regelhaft nimmt er bei einer Peritonitis zu [264, 859, 2415].

Wiederholt wurde berichtet, daß bei den ersten Zyklen bei intermittierender Peritonealdialyse die Eiweißkonzentration zunächst hoch ist und dann allmählich abnimmt. Dieser Konzentrationsabfall ist auf die Auswaschung eines im Dialysatintervall akkumulierten Aszites zurückzuführen [264, 854]. Neuere Untersuchungen [1708] lassen vermuten, daß es ebenso zu einem „Auswaschen" von Eiweiß aus den Kanälen im Interstitium des Peritoneums kommt.

Zur Kompensation der unvermeidlichen Proteinverluste bei Peritonealdialyse wird i. allg. eine hohe Eiweißzufuhr in der Größenordnung von 1,2-1,5 g/kg KG empfohlen. Bei dieser Eiweißzufuhr fanden Lindner et al. [1550] bei intermittierender Peritonealdialysebehandlung ausgeglichene Stickstoffbilanzen. Untersuchungen bei CAPD ergaben bei einer Eiweißzufuhr von 1,0 g/kg KG ein Stickstoffgleichgewicht, bei einer Zufuhr von 1,4 g/kg KG/Tag eindeutig positive Bilanzen

[264]. Einzelne Untersucher wiesen selbst bei einer täglichen Eiweißzufuhr von nur 0,7–0,9 g/kg KG bei CAPD eine ausgeglichene Stickstoffbilanz nach [854]. Auch nach jahrelanger intermittierender Peritonealdialyse oder CAPD kommt es nur ausnahmsweise zur Hypoproteinämie oder zu Eiweißmangelzuständen [1821, 2466].

6.10.2 Fettstoffwechsel

Lipidstoffwechselstörungen stellen einen entscheidenden Risikofaktor für das Entstehen einer Arteriosklerose und ihrer Komplikationen dar [1036]. Da etwa 60% der chronischen Hämodialysepatienten an kardio- und zerebrovaskulären Komplikationen versterben, wurde der Hyperlipidämie seit Einführung der aktiven Behandlungsmethoden der terminalen Niereninsuffizienz größte Beachtung geschenkt. Im Vordergrund der Fettstoffwechselstörung, die bereits in der konservativen Behandlungsphase der Niereninsuffizienz auftritt, steht die Hypertriglyzeridämie, während der Cholesterinspiegel im Normbereich liegt [1361, 2201, 2179]. Die Veränderungen im Fettstoffwechsel sind also keine Folge der Dialysetherapie, sondern durch die chronische Niereninsuffizienz bedingt. Durch die Dialysebehandlung werden diese Störungen aber modifiziert. In einer Studie konnten wir [2201] bei 61 Hämodialysepatienten mit durchschnittlich 208 mg/dl (2,4 mmol/l) signifikant höhere Triglyzeridwerte feststellen als bei 40 Niereninsuffizienten in der prädialytischen Phase (143 mg/dl; 1,6 mmol/l) und bei 22 Kontrollpersonen (109 mg/dl; 1,3 mmol/l). Die Cholesterinspiegel zeigten keine signifikanten Unterschiede (Abb. 142). Diese Konstellation der Hypertriglyzeridämie mit normalem Cholesterinspiegel entspricht Typ IV der Hyperlipidämie nach Fredrickson. Die Angaben über die Häufigkeit der Hyperlipidämie bei Hämodialysepatienten schwanken zwischen 30 und 80% [120, 127, 568, 1136, 1437]. Bei Peritonealdialysepatienten fanden sich ähnliche Verhältnisse. Mocelin [1730] beobachtete bei 50% seiner nichtdialysierten und bei 74% seiner dialysierten Patienten eine Hyperlipidämie vom Typ IV. Bei den transplantierten Patienten fielen die Triglyzeridkonzentrationen in den überwiegenden Fällen auf Normalwerte ab, und nur in 14% konnte eine Hyperlipidämie vom Typ IV beobachtet werden.

Daß sich die tierexperimentell gewonnenen Resultate nicht immer auf den Menschen übertragen lassen, zeigen Fettstoffwechseluntersuchungen an urämischen Ratten von Heuck et al. [1135]. Neben einer 10fachen Erhöhung der Triglyzeride bei den urämischen gegenüber den scheinoperierten Tieren stiegen das Cholesterin um das 3fache und die Phospholipide um das 2fache. Dialysepatienten sowohl mit einer Hypertriglyzeridämie als auch mit normalen Triglyzeridspiegeln weisen eine gestörte Zusammensetzung der Neutralfette auf; und zwar enthalten die Very-low-density-Lipoproteine (VLDL), die Low-density-Lipoproteine (LDL) sowie die High-density-Lipoproteine (HDL) einen höheren Prozentsatz an Triglyzeriden als bei Kontrollpersonen [122, 123, 434]. Im Gegensatz dazu findet man erniedrigte HDL-Cholesterinspiegel im Serum bei Niereninsuffizienten [434, 954, 1437, 1485]. Bei den Dialysepatienten wird eine Verminderung des HDL-Cholesterins besonders häufig beobachtet. Das Herzinfarktrisiko ist umgekehrt proportional dem HDL-Cholesterin, wie die bekannte Framingham-Studie ergab [940]. In diesem Zusammenhang wird das HDL-Cholesterin als protektiver Faktor gegen das Risiko einer koronaren Herzkrankheit angesehen [434]. Das Plasma-HDL spielt

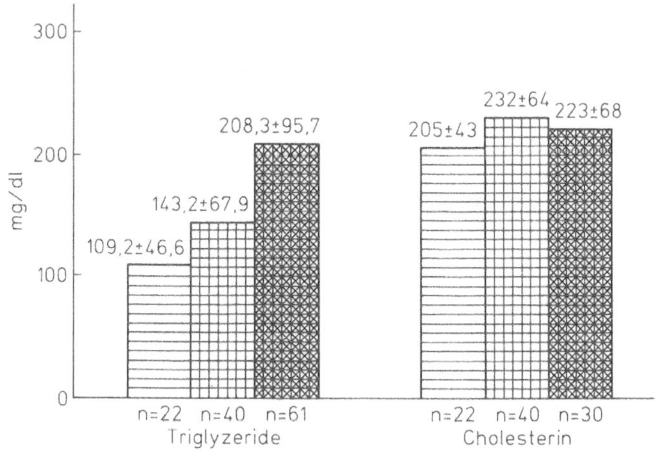

Abb. 142. Triglyzerid- und Chlolesterinkonzentrationen im Serum von Normalpersonen ▤, Patienten mit chronischer Niereninsuffizienz unter konservativer Therapie ▦, Patienten mit chronischer Niereninsuffizienz unter Dialysetherapie ▩

deshalb eine wichtige Rolle bei der Prävention der Arteriosklerose, weil es in der Lage ist, Cholesterin aus dem Gewebe zu binden [1437]. Tierexperimente von Tvedegaard u. Kampstrup [2523] zeigten, daß bei urämischen Kaninchen, bei denen die Niereninsuffizienz 8 Monate bestanden hatte, im Vergleich zu den Kontrolltieren freies und verestertes Cholesterin wesentlich stärker in der thorakalen Aorta abgelagert wurde. Diese Resultate unterstützen die oben dargelegten Ausführungen.

Es gibt erste Hinweise darauf, daß die Hämofiltration die Lipidstoffwechselstörung des Niereninsuffizienten günstig beeinflußt [901, 2420]. Als Ursache wird von Di Giulio [901] die erhöhte Elimination von Mittelmolekülen angesehen, welche die Lipoproteinlipase inhibieren. Nach der Hämofiltration wurde in einigen Fällen eine Erhöhung der heparininduzierten Lipoproteinlipase (PHLA) und eine deutliche Erniedrigung der Serumtriglyzeride festgestellt.

Obwohl die Ursachen der Hypertriglyzeridämie bei chronischer Niereninsuffizienz noch nicht endgültig geklärt sind, muß an eine erhöhte Synthese oder an einen verminderten Abbau bzw. an eine gestörte Elimination der Triglyzeride gedacht werden. Nach den ersten Untersuchungen von Bagdade [124] schien ein Zusammenhang zwischen den erhöhten basalen Insulinspiegeln und der Hypertriglyzeridämie in der Urämie zu bestehen, zumal von Reaven et al. [2041] nachgewiesen werden konnte, daß die zirkulierenden Insulinkonzentrationen mit der endogenen Triglyzeridsynthese korrelieren. Andererseits fanden aber die Arbeitsgruppen um Heuck [1135] und Gregg [973] bei urämischen Ratten keine Erhöhung der Triglyzeridproduktion in der Leber. Auch bei urämischen Patienten unter den Bedingungen der Hämodialyse und Peritonealdialyse wurden ähnliche Beobachtungen gemacht [427, 2164]. In diesem Zusammenhang muß auch erwähnt werden, daß Bagdade [124] bei urämischen Ratten mit einer Hyperlipidämie keine Erhöhung der Acetyl-CoA-Carboxylase feststellte. Dieses Enzym reguliert die hepatische Lipogenese. Es scheint demnach die gestörte Elimination der Triglyzeride die entscheidende Rolle zu spielen [122, 427, 973, 1135].

Auch die Zusammensetzung der Spüllösung hat einen Einfluß auf den Fettstoffwechsel bei Dialysepatienten. Guarnieri [986] untersuchte bei urämischen Patienten und bei Kontrollpersonen den metabolischen Effekt der akuten Azetatbelastung. Es wurde u. a. eine deutliche Erhöhung der Plasmatriglyzeride bei den Niereninsuffizienten beobachtet. Auf Grund dessen zog man die Möglichkeit in Betracht, daß durch die ständige Belastung durch Azetat in der Spüllösung beim Dialysepatienten die Hypertriglyzeridämie verstärkt und damit die Entwicklung der Arteriosklerose beschleunigt wird [986, 1480, 1549]. In dieser Richtung können auch die Ergebnisse der Heidelberger Arbeitsgruppe [1136] gedeutet werden, die einen deutlichen Abfall der Triglyzeride bei unveränderten Cholesterinkonzentrationen fand, wenn Azetat durch Bikarbonat ersetzt wurde. Außerdem kann die Glukose in der Spüllösung zur Hypertriglyzeridämie beitragen [568, 2438]. Oreopoulos [1873] äußerte die Ansicht, daß bei Peritonealdialysepatienten durch die kontinuierliche Absorption von Kohlenhydraten aus der Spüllösung ebenfalls Triglyzeride vermehrt gebildet werden könnten. Hyperlipoproteinämien wurden bei CAPD auch von Lindholm et al. [1548], Nolph et al. [1821] und Gokal et al. [915] beobachtet. Obwohl an der Entstehung der Hypertriglyzeridämie des Dialysepatienten verschiedene Faktoren beteiligt sein dürften, scheint es im Hinblick auf eine potentielle Verschlechterung einer Fettstoffwechselstörung geboten, eine 4,25% Glukose enthaltene Peritonealspüllösung nur zurückhaltend zu verwenden.

Bailey [127] konnte bei Hämodialysepatienten durch niedrigeren Glukosegehalt der Spüllösung einen Abfall der erhöhten Triglyzeride erreichen, wobei sich das Lipoproteinelektrophoresemuster nicht änderte. Wie bereits erwähnt, nimmt man heute an, daß ein Defekt der Triglyzeridklärung die Hauptursache der Hypertriglyzeridämie bei chronischer Niereninsuffizienz ist. Es ist bekannt, daß in der Urämie sowohl qualitative als auch quantitative Veränderungen der Lipoproteinlipase existieren, welche die Lipidklärung bewirkt. Die lipolytische Aktivität im Plasma kann nach der intravenösen Injektion von Heparin bestimmt werden (PHLA). Es konnte bei konservativ behandelten Niereninsuffizienten mit steigendem Kreatininwert ein kontinuierlicher Abfall der PHLA festgestellt werden (Abb. 143). Bei 18 chronischen Dialysepatienten wurde eine erniedrigte PHLA von durchschnittlich 125 μmol/l · min gegenüber einer Kontrollgruppe (153 μmol/l · min) bestimmt. Bagdade [119] fand bei urämischen Patienten eine Erniedrigung der PHLA auf durchschnittlich 40% des Normwerts. Derselbe Autor konnte nachweisen, daß die Hypertriglyzeridämie durch eine intensive Hämodialysetherapie teilweise korrigierbar ist [120]. Obwohl in Untersuchungen von Schmucker et al. [2201] während der Hämodialysetherapie durch die Heparinisierung ein Anstieg der PHLA und ein vorübergehender Abfall der Triglyzeride festgestellt wurde, blieb dabei die Hypertriglyzeridämie unabhängig von der Dauer der Dialysebehandlung bestehen (Abb. 144). Zu ähnlichen Folgerungen kamen auch Gutmann [1017] und Chan [434]. Matsui et al. [1661] schließen auf Grund ihrer Untersuchungen, daß die Ursache der Lipidstoffwechselstörung unter der chronischen Hämodialyse die chronische Niereninsuffizienz selbst und daß der Einfluß von Azetat, Glukose und Heparin auf die Störung nur gering ist.

Die Möglichkeiten zur Behandlung der Hypertriglyzeridämie werden unterschiedlich bewertet, zumal bisher nicht eindeutig geklärt ist, ob sie bei der Entwicklung der Arteriosklerose von Urämikern der entscheidende Risikofaktor ist oder ob

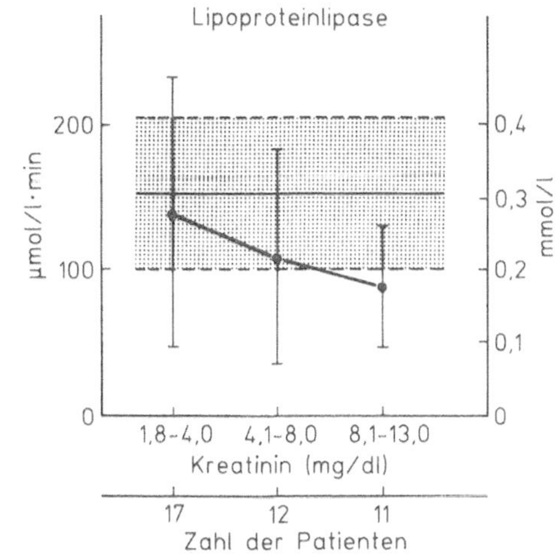

Abb. 143. Lipoproteinlipase in Relation zum Serumkreatinin

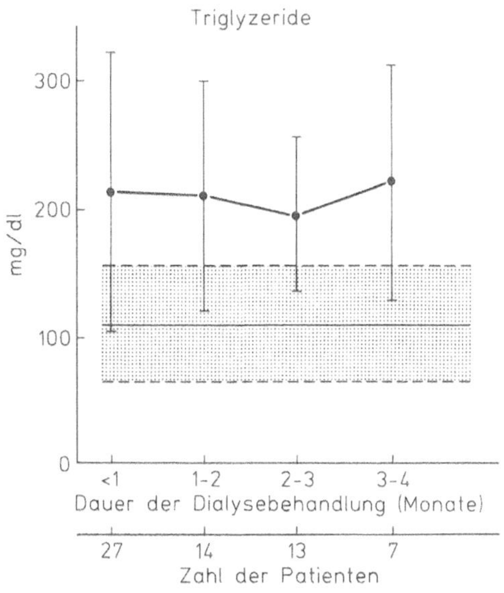

Abb. 144. Triglyzeride im Serum in Relation zur Dauer der Dialysebehandlung

andere Faktoren, wie Hypertonus und Nikotinabusus, die wesentliche Rolle spielen. Bei der Hyperlipidämie vom Typ IV nach Fredrickson handelt es sich um eine kohlenhydratinduzierte Form. Es wurden deshalb Behandlungsversuche durch eine Verminderung der Kohlenhydratzufuhr mit der Nahrung unternommen. Die Arbeitsgruppe um Sanfelippo [2163, 2164] beobachtete durch Reduktion der Kohlenhydratzufuhr von 50 auf 35% der Gesamtkalorien und durch die gleichzeitige Steigerung der Zufuhr ungesättigter Fette sowohl bei den konservativ behandelten Niereninsuffizienten als auch bei Hämodialysepatienten eine signifikante Senkung der Triglyzeride und der postprandialen Insulinspiegel. Auch Olcubo [1860] konnte eine deutliche Reduktion der Triglyzeride durch eine kohlenhydratarme Kost (Verminderung von 64 auf 47% der Gesamtkalorienzufuhr) erzielen. Die PHLA blieb während dieser Kostumstellung unverändert niedrig.

Die medikamentöse Behandlung der Hypertriglyzeridämie bei chronischer Niereninsuffizienz ist gegenwärtig umstritten. Clofibrat wird bei Patienten mit normaler Nierenfunktion zur Behandlung der Hypertriglyzeridämie seit Jahren mit Erfolg angewandt. Durch die Verlängerung der Halbwertszeit dieses Präparats bei der terminalen Niereninsuffizienz kann es bei der üblichen Dosierung von 1-2 g/Tag zu erheblichen toxischen Nebenwirkungen kommen, die sich in einer Myositis mit Anstieg der CPK, Muskelschmerzen und auch in einer Leberschädigung äußern können [1944]. Man reduzierte deshalb die Clofibratdosis auf 1-2 g/Woche. Sherrard et al. [2301] erreichten damit bei 21 Hämodialysepatienten eine durchschnittliche Senkung der Triglyzeride von 222 auf 137 mg/dl (2,53 auf 1,56 mmol/l) und einen Anstieg des HDL-Cholesterins von 27 auf 42 mg/dl (0,7 auf 1,1 mmol/l).

Da der Muskelcarnitingehalt bei Dialysepatienten sehr niedrig ist, wurde D, L-Carnitin, das für die Fettsäureoxidation notwendig ist, von verschiedenen Arbeitsgruppen zur Behandlung der Fettstoffwechselstörung eingesetzt [889, 989]. Es trat ebenfalls eine deutliche Verminderung der erhöhten Triglyzeride ein. Der gleiche Effekt wurde mit Thiadenol erreicht [889]. Andererseits wurden die Blutfette bei 6 Monate langer Zufuhr von Carnitin über die Spüllösung nicht beeinflußt, obgleich die erniedrigten Plasmakonzentrationen der Substanz dadurch normalisiert wurden [2698].

6.10.3 Kohlenhydratstoffwechsel

Zuckerstoffwechselstörungen gehören zum Bild der metabolischen Veränderungen bei chronischer Niereninsuffizienz [121, 1041, 1086, 1149]. Heimsoth [1090] stellte bei einer glomerulären Filtration unter 30 ml/min eine Störung der glomerulotubulären Balance für Glukose fest. Sowohl nach peroraler als auch nach intravenöser Glukosezufuhr wird ein gestörter Glukosetoleranztest bei niereninsuffizienten Patienten in etwa 50% gefunden [222, 1149, 1558]. Rubenfeld u. Garber [2128] beobachteten bei nichtdiabetischen urämischen Patienten (Serumkreatinin 10,7 ± 1,2 mg/dl; 946 ± 106 μmol/l) gegenüber Nierengesunden deutlich erhöhte Nüchternblutzuckerwerte und immunreaktive Insulinspiegel. Man fand gleichzeitig eine erhöhte Glukoseproduktion und -utilisation, eine gesteigerte Glukoneogenese von Alanin und eine Verminderung der Glukoseelimination. Das pseudodiabetische Verhalten des Urämikers wird nach den vorliegenden Erkenntnissen vorwiegend auf eine periphere Insulinresistenz zurückgeführt [121, 171, 835, 838, 1041, 1935, 2128]. Die schon erhöhten basalen Insulinspiegel im Plasma stiegen nach der Injektion von Insulin im Vergleich zu Patienten mit normaler Nierenfunktion eindeutig höher an. So fanden Hilpert et al. [1144] neben erhöhten Insulinspiegeln bis zur 40. min nach intravenöser Gabe von Rinderinsulin gegenüber Kontrollpersonen bei den Niereninsuffizienten auch eine verlängerte Halbwertszeit des Hormons. Bei einem Anstieg des Serumkreatinins auf über 2 mg/dl (177 μmol/l) lag die Halbwertszeit bei 14,3 ± 1,9 min gegenüber 8,8 ± 0,8 min bei der Kontrollgruppe. Als Ursache wird eine gestörte Elimination oder Inaktivierung von Insulin in Erwägung gezogen [848, 1041, 1144, 1149]. Renner [2065] diskutiert als Ursache der gestörten Glukoseutilisation in der Urämie die Blockierung der glykolytischen Abbauwege der Glukose zwischen dem Glukose-6-phosphat und dem Fruktose-1,6-diphosphat. Die Bedeutung des erhöhten Glukagonspiegels bei chronischer

Niereninsuffizienz für die Glukosestoffwechselstörung ist nicht eindeutig geklärt [222]. Es wird vermutet, daß kein direkter Zusammenhang zwischen der Hyperglukagonämie und der Glukosetoleranz besteht. Unter der Dialysebehandlung blieb der Glukagonspiegel erhöht oder stieg noch weiter an, während er nach erfolgreicher Nierentransplantation schnell zum Normalwert abfiel [222]. Eine direkte Störung der Glukoseutilisation durch die im urämischen Plasma enthaltenen toxischen Abbauprodukte wird ebenfalls diskutiert, insbesondere der hepatischen Glukoseutilisation und -sekretion [2128]. Diese wenigen Angaben zeigen, daß die Gründe der urämischen Glukoseintoleranz zum jetzigen Zeitpunkt noch nicht eindeutig geklärt sind.

Der Einfluß der Dialysetherapie auf das Verhalten der Glukoseintoleranz wurde vielfach untersucht. Während Swenson [2446] keinen sicheren Hinweis für die Verbesserung der Glukosestoffwechselstörung durch die Dialysebehandlung fand, konnte die Arbeitsgruppe um Hampers [1041] dabei eine Besserung der Störung feststellen. Da es keine biochemischen Untersuchungsmethoden gibt, die eine sichere Unterscheidung zwischen dem echten Diabetes mellitus und der urämischen Glukoseintoleranz erlauben, bietet die Änderung der Intoleranz eine Möglichkeit der Differenzierung. Beim Diabetiker wird durch die Dialyse die diabetische Stoffwechsellage nicht gebessert. Man hält es für unwahrscheinlich, daß ein zirkulierender dialysabler Insulinantagonist die Ursache der Zuckerstoffwechselstörung ist [1041]. Durch die Hämodialysetherapie kam es bei urämischen Patienten zu einer normalen Reaktion auf den intravenösen Glukosetoleranztest, was dafür spricht, daß das Pankreas des Niereninsuffizienten nach einer Teilhilfe durch die Hämodialyse fähig ist, normal zu reagieren. Am ehesten vermutet man aber eine Besserung der peripheren Gewebeinsulinresistenz durch die Dialyse, einen signifikant erhöhten Glukosemetabolismus und eine leichte Verminderung der Plasmainsulinreaktion. Das Verhältnis zwischen dem Glukosemetabolismus und der Plasmainsulinreaktion, das ein Index der Gewebeempfindlichkeit des endogenen Insulins ist, erhöhte sich postdialytisch bei allen Patienten um durchschnittlich 92%. Auch diese Untersuchungen unterstützen die Ansicht, daß die periphere Insulinresistenz der dominierende Faktor bei der Kohlenhydratstoffwechselstörung in der Urämie zu sein scheint. Die Einzeldialyse mit glukosefreiem Dialysat hat nach Czekalski [553] keinen Einfluß auf die Glukosetoleranz, auf das immunreaktive Insulin und das Wachstumshormon.

Im Gegensatz zu Hampers [1041] konnte Ferrannini [763] in Übereinstimmung mit Swenson [2446] trotz Senkung der harnpflichtigen Substanzen keine Besserung der intravenösen Glukosetoleranz beobachten. Die beiden zuletzt genannten Autoren ziehen den Schluß, daß die Hämodialyse die Glukosetoleranz wahrscheinlich nur vorübergehend beeinflußt. Weitere Untersuchungen an einem größeren Patientengut sind erforderlich, um eindeutige Aussagen über die Wirkung der Dialysetherapie auf die Glukosetoleranz zu erhalten.

Die Gefahr einer ausgeprägten Hyperglykämie während der Hämodialyse mit einer Spüllösung mit einer Glukosekonzentration von 200–400 mg/dl (11,1–22,2 mmol/l) besteht nach Brech [323] und Leski [1513] nicht. Es konnte im Gegenteil bei einer Glukosekonzentration der Spüllösung von 400 mg/dl (22,2 mmol/l) eine Verbesserung der Hämodialysetoleranz beobachtet werden [1513]. Die Nebenwirkungen der Behandlung, wie Kopfschmerz und postdialytische Ermüdung, nahmen im Vergleich mit Patienten, bei denen die Spüllösung geringere Glukosemengen aufwies, eindeutig ab.

Unter CAPD wurde trotz der kontinuierlichen Glukosezufuhr über die Peritonealhöhle ebenfalls keine Verschlechterung der Glukosestoffwechsellage gefunden [1354, 1548]. Es besteht eine enge Korrelation zwischen der Glukosekonzentration in der Spüllösung und der absorbierten Glukosemenge (s. S. 223). Die zusätzliche Energiezufuhr durch die Glukose der Spüllösung betrug bei Untersuchungen von Grodstein [978] 15–34% der Totalenergiezufuhr des Peritonealdialysepatienten. Diese zusätzliche Energiezufuhr könnte für den unter der CAPD beschriebenen anabolen Effekt und die vielfach beobachtete Gewichtszunahme verantwortlich sein [1967, 2167].

Kohlenhydrattoleranzstudien wiesen bisher keinen diabetogenen Effekt der CAPD trotz der Glukoseabsorption über das Peritoneum nach [859, 1547, 1548]. Ernährungsanalysen zeigten interessanterweise eine Umstellung der Eßgewohnheiten von Patienten bei CAPD in der Weise, daß die orale Kohlenhydratzufuhr um die über das Peritoneum absorbierte Kohlenhydratmenge reduziert wird [117].

Die pseudodiabetischen Stoffwechselstörungen bei terminaler Niereninsuffizienz bedürfen, ebenso wie die dabei häufige renale Glukosurie, keiner Therapie.

6.10.4 Vitaminstoffwechsel

Sowohl bei konservativ behandelten Niereninsuffizienten als auch bei Dialysepatienten kann es auf Grund der veränderten Ernährung, der gestörten renalen Elimination und der verminderten Resorption durch die allgemeine urämische Intoxikation zu Störungen im Vitaminstoffwechsel kommen. Bei Dialysepatienten spielt der Vitaminverlust durch die Dialysemembran in das Dialysat eine zusätzliche Rolle, besonders für die Symptomatik eines Mangels an wasserlöslichen Vitaminen. Da die Dialysepatienten meist eine kaliumarme Kost essen müssen, ist auch deren Vitamingehalt niedrig, denn die kaliumreichen Obstsorten und Gemüsearten enthalten gleichzeitig große Mengen wasserlöslicher Vitamine.

Übereinstimmung besteht darin, daß der Vitamin-C-Spiegel im Serum der Dialysepatienten erniedrigt ist [791, 1403, 2183, 2428]. Als Ursache wird die zu geringe Zufuhr mit der Nahrung und der Verlust durch die Hämodialyse angegeben. Die Untersuchungen von Mackenzie et al. [1604] zeigten, daß die tägliche Vitamin-C-Zufuhr der Dialysepatienten mit der Kost bei nur etwa 40–50 mg liegt. Von verschiedenen Autoren [791, 1403, 2428] wird eine tägliche Vitamin-C-Substitution von 100 mg empfohlen. Nach oraler Substitution mit 1 g Vitamin C täglich stiegen die Konzentrationen von Askorbinsäure im Serum um 404% und im Leukozyten um 76% an. Die Zugabe von 1 g Vitamin C zur Spüllösung ergab einen Anstieg der Plasmaspiegel um 26% sowie der Leukozytenspiegel um 11%.

Eine geringe Erniedrigung der Plasmakonzentration von Vitamin B_1 ist von Lasker [1475] bei einigen Dialysepatienten beobachtet worden. Niwa et al. [1811] hingegen fanden leicht erhöhte Thiaminkonzentrationen, so daß sie eine Substitution bei Dialysepatienten nicht für erforderlich halten. Die geringe Erhöhung der Vitamin-B_1-Spiegel wird einmal auf die niedrige Dialysance und zum anderen auf die verminderte Vitaminausscheidung bei den meist oligurischen bzw. anurischen Dialysepatienten zurückgeführt.

Von verschiedenen Untersuchern wurden erniedrigte Plasma- oder Erythrozytenspiegel des Vitamins B_6 bei Dialysepatienten beobachtet [627, 850, 1354, 1403, 1604]. Da die Verluste unter der Dialysetherapie gering waren, wird an einen alimentären Mangel gedacht [850]. Der Aktivierungsquotient der Erythrozyten-Glutamat-Oxalazetat-Transaminase diente zur Beurteilung des Vitamin-B_6-Verhaltens. Dobbelstein et al. [627] beobachteten eine Verbesserung des Aktivierungsquotienten während der Hämodialyse, was dafür sprechen könnte, daß ein Inhibitor des Vitamins B_6 im urämischen Serum existiert, der durch die Hämodialyse beseitigt wird. Wie bereits im Abschnitt über den Proteinstoffwechsel vermerkt wurde (s. S. 482), kann ein Vitamin-B_6-Defizit am Zustandekommen einer Proteinstoffwechselstörung beteiligt sein. Nach der Beseitigung eines Vitamin-B_6-Mangels konnten Kleiner et al. [1354] bei Dialysepatienten einen Anstieg der erniedrigten Aminosäuren feststellen. Außerdem muß daran gedacht werden, daß ein Vitamin-B_6-Defizit an den Störungen der immunologischen Vorgänge in der Urämie beteiligt sein kann. Bestimmte Medikamente, wie z. B. Isoniazid, Hydralazin, Penicillamin und Cycloserin können einen Vitamin-B_6-Mangel verursachen. Von besonderem Interesse ist auch das Verhalten des Vitamins B_{12} und der Folsäure bei chronischer Niereninsuffizienz. Die Vitamin-B_{12}-Konzentrationen im Serum lagen bei den Urämikern einschließlich der Dialysepatienten im Normbereich [775, 791, 1403, 1933]. Vitamin B_{12} hat ein Molekulargewicht von 1355 sowie eine große Proteinbindung, so daß es schlecht dialysabel ist [1604].

Von einzelnen Autoren werden bei chronischen Dialysepatienten erniedrigte Folsäurekonzentrationen im Plasma und in den Erythrozyten beschrieben [732, 1475, 1604, 1933]. Von einem latenten Folsäuremangel spricht man, wenn die Folsäure im Plasma erniedrigt, aber im Erythrozyten normal ist. Bei einem manifesten Folsäuredefizit sind die Konzentrationen sowohl im Plasma als auch im Erythrozyten erniedrigt [1088]. Mackenzie [1604] stellte bei seinen Dialysepatienten eine deutlich erniedrigte Aufnahme von Folsäure (20-70 μg/Tag) fest. Da Peters [1933] bei 64% der von ihm untersuchten Dialysepatienten einen latenten und bei 16% einen manifesten Folsäuremangel fand, empfiehlt er die tägliche Substitution von 0,5-1,0 mg Folsäure. Kopple [1403] und Flügel [791] empfehlen ebenfalls die Substitution von Folsäure bei Dialysepatienten. Die Arbeitsgruppe um Falkenhagen [732] sah bei ihren Dialysepatienten trotz eines durchschnittlichen Folsäureverlustes von 30-50 μg pro Behandlung keine signifikante Erniedrigung der Plasmaspiegel und keinen signifikanten Unterschied in der Folsäurekonzentration der Erythrozyten bei Dialysepatienten im Vergleich zu Kontrollpersonen. Die Patienten hatten eine kontrollierte Kost mit einem Eiweißgehalt von 1,2-1,4 g/kg KG/Tag bei hoher Kalorienzufuhr erhalten. Man schlußfolgerte deshalb in Übereinstimmung mit Fischer u. Peters [775], daß eine prophylaktische Folsäuresubstitution nur bei denjenigen Hämodialysepatienten durchgeführt werden sollte, bei denen auf Grund unzureichender Ernährung die Gefahr eines manifesten Folsäuredefizits besteht. Es muß daran gedacht werden, daß die Folsäureabsorption im Magen-Darm-Kanal durch Medikamente gestört sein kann (z. B. Methotrexat, Trimethoprim, Triamteren, Diphenylhydantoin).

Von den fettlöslichen Vitaminen wurde das Vitamin E im Serum entweder normal oder leicht erniedrigt gefunden - wahrscheinlich infolge verminderter Resorption [791, 1218] - während das Vitamin A bei Dialysepatienten immer deutlich erhöht war [791, 944, 1768, 2359, 2696]. Die Erhöhung der Plasmakonzentrationen des Vitamins A belief sich bei den meisten Untersuchern auf das Doppelte des Normalen. Unter der Hämodialyse fiel sie nur sehr gering ab [944]. Als Ursachen der erhöhten Vitamin-A-Spiegel werden eine Erhöhung des retinolbindenden Proteins sowie eine verminderte renale Exkretion diskutiert [2359, 2696].

6.10.5 Spurenelementstoffwechsel

Zu den Stoffwechselstörungen bei chronisch Niereninsuffizienten einschließlich der Dialysepatienten gehören typische Veränderungen einiger Spurenelemente, von denen einzelne als Kofaktoren für Enzyme eine wichtige Rolle spielen. Nach den bisherigen Erkenntnissen werden folgende Spurenelemente als essentiell angesehen: Eisen, Zink, Kupfer, Mangan, Chrom, Kobalt, Selen, Jod und Fluor [2161]. Diese wie auch die nichtessentiellen Spurenelemente Aluminium, Kadmium und Uran können unter der Dialysetherapie beeinflußt werden.

Besonders das *Aluminium* wurde seit dem Jahre 1972 vielfach untersucht, nachdem von Alfrey et al. [37] ein Zusammenhang zwischen der Dialysedemenz und der Aluminiumkonzentration im Körper vermutet worden war. Bei Dialysepatienten fand man erhöhte Aluminiumkonzentrationen im Plasma, im Knochen, im Gehirn, im Muskel und in der Leber [696, 697, 786, 1945, 2377, 2600], die als Ursache der Dialysedemenz bzw. Dialyseenzephalopathie vermutet wurden. Während einige Arbeitsgruppen im Aluminiumgehalt der Spüllösung die Hauptursache der Aluminiumintoxikation sehen [660, 786, 1945, 1956, 2106, 2377, 2600], schuldigen andere vor allem die Gabe von Aluminiumhydroxid zur Behandlung des Phosphatstaus in der Urämie an [953, 1957], während ein Teil der Untersucher der Ansicht ist, daß beide Faktoren eine Rolle spielen. Zumkley et al. [2720] konnten feststellen, daß die Aluminiumkonzentrationen bei den Patienten, die unter der Dialysetherapie Aluminiumhydroxid erhielten, signifikant höher sind als bei Dialysepatienten ohne dieses Medikament. Häufig wurde bei der Aluminiumintoxikation auch eine Kombination der Dialyseenzephalopathie mit einer schweren Osteomalazie gefunden [697, 1956, 2600]. Für die ätiologische Bedeutung von Aluminium bei der Entstehung der Enzephalopathie spricht nach Pogglitsch [1957], daß in den serologischen und Liquorbefunden der Patienten kein Hinweis auf eine Entzündung zu finden und auch eine Intoxikation mit Quecksilber, Blei oder Mangan auszuschließen war; außerdem trat nach Senken des erhöhten Aluminiumspiegels durch konsequente Reduktion der oralen Aluminiumhydroxidgabe bei sonst unveränderten Dialysebedingungen kein weiterer Fall einer Dialyseenzephalopathie auf. Die Gruppen um Pierides [1945] und Platts [1956] empfehlen den Einbau einer Umkehrosmose-Anlage, wenn der Aluminiumgehalt des zur Aufbereitung der Spüllösung verwendeten Wassers hoch ist, da sie dann in keinem Fall mehr eine Enzephalopathie und Osteomalazie beobachten konnten. Die erhöhten Plasmaspiegel des Aluminiums bei Hämodialysepatienten wurden durch eine Spüllösung mit sehr niedrigem Aluminiumgehalt effektiv gesenkt [953]. Man vermutet im übrigen, daß Aluminium einen kardiotoxischen Effekt hat, da bei Patienten mit einer Hyperaluminiämie gehäuft plötzlicher Herztod auftrat.

Einige Untersucher halten die Ätiologie der Dialysedemenz jedoch noch für ungeklärt [1480, 2161, 2600]. So wurden von Sandstead [2161] Dialysepatienten beobachtet, die trotz stark erhöhter Aluminiumkonzentrationen im Plasma und Gehirn kein Enzephalopathiesyndrom entwickelten. Andererseits hatten die Patienten mit einer Dialyseenzephalopathie sehr differierende Aluminiumkonzentrationen im Gehirn. Es muß also vermutet werden, daß neben dem Aluminium noch andere Faktoren eine wesentliche Rolle spielen. Dabei muß vor allem an die Hypertonie, den Hyperparathyreoidismus und an das Disäquilibriumsyndrom gedacht werden.

Sowohl bei dialysierten als auch bei nichtdialysierten Urämikern wurde ein *Zink*defizit festgestellt [514, 2161, 2720]. Als dessen klinische Zeichen werden u.a. Haarverlust, Geschmacksstörungen, Impotenz und eine gestörte Proteinutilisation angegeben. Trotz der erniedrigten Plasmazinkspiegel waren die Konzentrationen in den verschiedensten Organen normal [514]. Als Ursachen der erniedrigten Zinkkonzentrationen im Plasma werden eine ungenügende Aufnahme mit der Nahrung, eine gestörte enterale Absorption und bei Dialysepatienten auch ein Verlust durch die Dialysemembran diskutiert. Es ist bisher nicht eindeutig erwiesen, daß das Zinkdefizit die Ursache von Geschmacksstörungen oder von Impotenz bei chronischen Dialysepatienten ist [375].

Auf die Störungen des *Eisen*stoffwechsels wurde im Rahmen der nephrogenen Anämie eingegangen (s. S. 439).

Obwohl nach Sandstead [2161] eine zu geringe *Kupfer*aufnahme mit der Nahrung möglich ist, fanden die meisten Untersucher erhöhte Plasmakonzentrationen von Kupfer bei Dialysepatienten [247, 248, 394, 2720]. Die chronische Niereninsuffizienz selbst soll zu keiner Akkumulation von Kupfer im Organismus führen [724]. Die Arbeitsgruppe von Bustamente [394] konnte nach der Hämodialyse einen signifikanten Anstieg der Kupferkonzentrationen im Plasma feststellen. Aus den verwendeten Cuprophanmembranen wurden 44,4% des Membrankupfers während der Hämodialyse freigesetzt, so daß der Kupfergehalt der Membran von 21,6 μg/dl (3,4 μmol/l) auf 9,6 μg/dl (1,5 μmol/l) abfiel. Weshalb es bei den von ihnen untersuchten Peritonealdialysepatienten ebenfalls zu einem Anstieg des Kupfers kam, konnte nicht geklärt werden. Von Blomfield [247] wurde auf Grund tierexperimenteller Untersuchungen der Verdacht geäußert, daß erhöhte Kupferkonzentrationen im Organismus hepatotoxisch wirken können, aber diese Ansicht blieb nicht unwidersprochen [394].

Zusammenfassend kann festgestellt werden, daß es bis jetzt keine eindeutigen Aussagen über die verschiedenartigen Störungen des Spurenelementhaushalts in der Urämie gibt. Von Untersucher zu Untersucher gibt es häufig differente Resultate. Ausführlichere Angaben finden sich bei Alfrey u. Smythe [39].

6.11 Langzeiteffekte der Bioinkompatibilität

Der Kontakt von Patientenblut mit körperfremden Oberflächen kann nicht nur zu akuten Erscheinungen der Biounverträglichkeit (s. S. 184) führen, sondern hat, wenn er wiederholt über lange Zeit erfolgt, auch chronische Effekte. Mit diesen muß daher bei Patienten, die unter einer Dauerbehandlung mit der Hämodialyse oder Hämofiltration stehen, gerechnet werden. In diesem Zusammenhang haben sich in letzter Zeit verschiedene Arbeitsgruppen mit dem Herauslösen von Weichmachern aus Polyvinylchlorid (PVC) und den hiermit verbundenen Auswirkungen beschäftigt [278, 1309]. Die Menge an Weichmachern, die in das Blut übertritt, kann beträchtlich sein und beträgt 5–7 mg Diäthylhexylphthalat (DEHP) je 1000 ml in Blut, das 21 Tage in PVC-Beuteln gelagert wurde [1232]. Es verwundert daher nicht, daß bei Dauerdialysepatienten, bei denen PVC-Blutschläuche verwendet wurden, DEHP-Ablagerungen in der Lunge, im Herzmuskel, im Gehirn und in der Leber gefunden werden konnten [278, 280]. Bommer et al. [278, 280] führen eine Reihe von Erkrankungen bei chronischen Dialysepatienten, wie das Auftreten einer nekrotisierenden Vaskulitis oder einer Hepatitis („hepatitis-like-syndrome"), auf das ständige Freisetzen von Weichmachern bzw. auf das Ablösen feinster Partikel aus Silikon und PVC aus dem blutführenden System zurück. Neueste Entwicklungen von Blutschläuchen haben diese Einflüsse berücksichtigt; der Anteil an Weichmachern wurde reduziert oder eine Beschichtung mit blutverträglichem, hochgereinigtem Polyurethan vorgenommen [280].

Ein Problem der Langzeitbehandlung dürften auch die bei Benutzung von Zellulosemembranen gefundenen Veränderungen der Leukozytenfunktion sein. So fanden Losito et al. [1559] eine Einschränkung der Leukozytenbeweglichkeit und schlossen hieraus auf eine Verminderung der Infektabwehr, ebenso wie Wysocki [2687], der allerdings eine eingeschränkte Chemotaxis der Leukozyten bei chronisch Niereninsuffizienten schon vor Beginn der Dialysebehandlung feststellte.

Möglicherweise von größerer Bedeutung könnte die Tatsache sein, daß eine sich ständig wiederholende Komplementaktivierung über die Freisetzung von endogenen Pyrogenen (Interleukin 1) die Serum-Amyloid-A-Synthese steigert und auf diese Weise die Ablagerung von Amyloid bzw. von sogenannten „amyloid-like-substances" in den Gelenken erklärbar wird [1274]. Viele unklare Gelenkbeschwerden bzw. -entzündungen bei Dauerdialysepatienten wären dann als eine Langzeitfolge des Blut-Membran-Kontakts anzusehen.

Bemerkenswert ist auch, daß die Hämodialyse einen katabolen Effekt hat und den Abbau von Muskelproteinen sowie die Harnstoffsynthese verstärkt [200a, 1015a]. Der noch unklare Mechanismus beruht wohl auf dem Blut-Membran-Kontakt, dessen katabole Wirkung an gesunden Freiwilligen bestätigt werden konnte, die sich entsprechenden Versuchen unter Verwendung von Cuprophanmembranen unterzogen [1015a]. Bergström [200a] ist der Auffassung, daß eine auf diese Weise bedingte Malnutrition eine der häufigsten Komplikationen und Todesursachen bei Hämodialysepatienten ist. Hörl und Heidland [1160] postulieren, daß durch die Dialyse freigesetzte Granulozytenproteinasen den gesteigerten Katabolismus verursachen.

7 Psychologische Probleme der Dialysebehandlung

7.1 Einleitung

Seit über 20 Jahren zeigt sich Dialysepersonal immer wieder überrascht von der Art und Weise, wie der Psychiater die psychischen Probleme chronisch dialysierter Patienten beschreibt. Ein gutes Beispiel hierfür ist die Polemik, die zwei Arbeiten im *Lancet* 1968 und 1975 hervorgerufen haben [600, 1519]. Manchmal hat das Pflegepersonal den Eindruck, daß die beschriebenen psychiatrischen Probleme vielleicht vor 5 oder 10 Jahren im eigenen Zentrum aktuell gewesen seien. Die Psychiater andererseits sehen in dieser Auffassung eine ablehnende Haltung gegenüber ihren Bemühungen [12].

Das folgende Kapitel soll die psychologischen Probleme aus der Sicht des Dialysearztes und nicht aus jener des Psychiaters darstellen. Beide mögen die Unvollkommenheit solchen Tuns entschuldigen.

Das Folgende bezieht sich in der Regel auf den Hämodialysierten. Die speziellen Probleme im Zusammenhang mit der Peritonealdialyse werden in einem gesonderten Abschnitt (S. 511) besprochen.

7.2 Ein „neuer Kranker"

Der chronische Dialysepatient unterscheidet sich in mancher Hinsicht vom herkömmlichen Kranken. Er fühlt sich oft gleichsam zwischen Leben und Tod: „We are sort of zombies, ... sort of close death. I guess we are like the living dead ... somebody who should be dead but who isn't" [10]. Täglich sieht sich der Dialysepatient mit der Tatsache konfrontiert, daß sein Leben nur dank gründlichem medizinischen und technischen Wissen erhalten bleibt. Nur Transplantation oder Tod können ihn aus diesem Spannungsfeld führen. Während man bei allen andern Leiden mehr oder weniger chronisch krank oder aber vorübergehend oder definitiv geheilt ist, hat die Dialyse einen neuen Zustand geschaffen; er zeichnet sich durch wöchentlich 3maligen Wechsel zwischen schwerer, behandlungsbedürftiger Krankheit und guter Gesundheit aus. Umgebung und Betreuungsteam erwarten vom Dialysierten als völlig Gesundem ein volles familiäres, gesellschaftliches und berufliches Engagement. Diese ständigen Schwankungen 3mal pro Woche gehen nicht ohne einschneidende psychische Auswirkungen einher.

Die psychischen Belastungen unter chronischer Dialysebehandlung sind gekennzeichnet durch eine starke Abhängigkeit von:

1) dem Dialysegerät, an das man „auf Lebzeiten" gebunden ist, d. h. an eine komplizierte, laute und eindrucksvolle Maschine. Ferien, wie kurz sie auch sein mögen, sind nur möglich, wenn die eigene Maschine durch eine entsprechende andere Apparatur ersetzt werden kann. Das Dialysegerät, gelegentlich als „wundertätiges Monster" oder auch als „gehaßte Maschine" bezeichnet, wird vom Dialysierten als menschenähnlicher Eindringling in sein Leben betrachtet [807];
2) dem Pflegepersonal, dem der Dialysierte 3mal wöchentlich sein Leben anvertraut, einem Team, dessen Mitglieder häufig wechseln. Auf die Konflikte, die diesem Abhängigkeits-Unabhängigkeits-Verhältnis entspringen, wird später eingegangen;
3) der Familie, wo die Rollen neu verteilt werden müssen (Autorität, Image, Einkommen) und die Lebensweisen verändert werden (Freizeit, Freunde). All dies bringt oft eine Rückkehr zu sich selbst mit sich;
4) der Gesellschaft, die dem Dialysierten die Behandlung finanziell ermöglicht, obwohl der Patient dies nur ausnahmsweise zur Kenntnis nimmt. Man verspürt vielmehr ein Gefühl der Ungerechtigkeit: „Weshalb gerade ich und nicht mein Nachbar?" Dieses Fehlen von Dankbarkeit, welches das Pflegeteam täglich spürt, kommt z. B. ganz deutlich in der Diskussion um die Wiederverwendung von Dialysatoren zum Ausdruck. Dieses Verfahren wird von vielen Patienten

schlecht akzeptiert, weil es - obwohl kostensparend - dem Patienten nach der Behandlung 10-15 min zusätzliche Arbeit abverlangt [2448].

Neben diesen Abhängigkeiten bestehen die Einschränkungen des Dialysierten im wesentlichen aus Diätvorschriften, verminderter körperlicher Leistungsfähigkeit, sexuellen Störungen, gesellschaftlichen und beruflichen Problemen sowie Geldsorgen. Diese Einschränkungen sind individuell unterschiedlich und ändern sich laufend. Sie enden in einer dramatischen Zuspitzung, die von Zaner treffend geschildert wurde [2706].

7.3 Die Stufen der Anpassung an die chronische Dialyse

Abram [10], Reichsman [2047] und Levy [1522] haben vor einigen Jahren die psychologischen Stadien beschrieben, die Dialysepatienten durchlaufen. Die Richtigkeit ihrer Beobachtungen kann täglich an der überwiegenden Mehrzahl von Patienten bestätigt werden. Diese Entwicklung weist drei Phasen auf:

7.3.1 Stadium der terminalen Niereninsuffizienz

Die Patienten erreichen dieses Stadium nach einer kürzeren oder längeren Phase der chronischen Niereninsuffizienz. Sie haben zunehmend vermehrte Ermüdbarkeit festgestellt, eine Verminderung ihrer intellektuellen Leistung mit Anpassungsschwierigkeiten, Konzentrationsmangel, Gedächtnisstörung und Apathie. In den letzten Jahren wurden verschiedene Tests zur Erfassung dieser psychischen Störungen vorgeschlagen [2469]. Manchmal gehen diese den organischen voraus und treten gelegentlich in Erscheinung, noch ehe die Diagnose einer chronisch-progredienten Nephropathie gestellt wurde. Sie können zusätzlich durch biochemische Veränderungen wie etwa durch eine Hypokaliämie, Hypokalzämie, Hypermagnesiämie und durch Störungen des Natrium- und Wasserhaushalts provoziert werden. Diese Störungen können überdies durch eiweißarme Diät und medikamentöse Therapie verstärkt werden, insbesondere durch Antihypertensiva und Sedativa.

Später stellen sich eine Umkehr des Tag/Nachtrhythmus, auditive und visuelle Halluzinationen sowie zunehmende Somnolenz ein. Auf die Eröffnung der Diagnose können - als Ausdruck der Angst vor einer ungewissen Zukunft - Ängstlichkeit und reaktive Depressionen folgen.

7.3.2 „Rückkehr von den Toten“

Als „Rückkehr von den Toten“ [10], „Lazarusphänomen“ [12] oder „Honeymoon-Periode“ [2047] wird ein Zeitabschnitt bezeichnet, in dem der euphorische Patient psychisch und emotionell buchstäblich wideraufersteht. Er erfaßt nun, daß er in den vergangenen Wochen mehrfach dem Tode nahe war und sieht seine Kräfte wiederkommen, findet wieder seinen Appetit und beobachtet die Rückkehr seiner geistigen Fähigkeiten: Das Leben spricht ihn wieder an. Dialysegerät und Pflegeteam werden nun als eigentliche Lebensretter betrachtet. Noch zeigt sich keine Spur von Aggressivität, vielmehr vertraut der Dialysierte blindlings allen, die ihn pflegen. Bereitwillig akzeptiert der Kranke seine Abhängigkeit vom Pflegepersonal. Diese Zeit zurückkehrender Lebensfreude schließt jedoch Augenblicke der Angst, meist vor Shuntproblemen, vor dem Dialysator oder der ungewissen Zukunft nicht aus.

Diese Phase dauert einige Wochen bis 6 Monate. Bestehen schwerwiegende medizinische Probleme, so kann diese Periode völlig unbeachtet verstreichen.

7.3.3 „Rückkehr zu den Lebenden"

Allmählich erfaßt nun der Dialysepatient die unausweichlichen Grenzen seiner Krankheit. Er erkennt, daß die Hoffnungen seiner Umgebung und seines Pflegepersonals nicht in allen Dingen zutreffen. Die Aufgaben in Beruf und Familie müssen wieder aufgenommen werden und gleichzeitig gehen die oft ermüdenden Behandlungen weiter. Die Einschränkung der physischen Leistungsfähigkeit wird deutlich. Traurigkeit und Verzweiflung melden sich in diesem Stadium der Dialysebehandlung. Sie äußern sich in Aggressivität gegenüber dem Pflegeteam. Medizinische Komplikationen, wie etwa Shuntthrombosen, können diese streßgeladene Situation noch verschlimmern [2047].

Diese Phase beginnt i. allg. im Anschluß an eine Diskussion mit dem Pflegepersonal, wenn das Gespräch die Wiederaufnahme der Arbeit zum Thema hat, und kann mehrere Monate dauern, bis der Patient sein seelisches Gleichgewicht zwischen der Rückkehr zum normalen Leben und den krankheitsbedingten Einschränkungen gefunden hat [2048].

Es ist immer wieder erstaunlich, daß die meisten Patienten, ungeachtet ihres sozialen und intellektuellen Status und ganz unabhängig davon, wie sie auf die Dialyse vorbereitet wurden, diese Phasen durchlaufen. Intensität und Dauer der einzelnen Abschnitte aber sind sehr unterschiedlich.

In den letzten Jahren konnte man immerhin beobachten, daß die initiale Phase der terminalen Niereninsuffizienz weniger ausgeprägt erscheint, wenn die Patienten gut auf die Dialysebehandlung vorbereitet wurden, d. h. wenn die arteriovenöse Fistel frühzeitig angelegt wurde. Bei ihnen beginnt die Dialysephase ohne Hospitalisation, für Heimdialysekandidaten mag die erste Dialyse in einem solchen Fall bereits der Schulung dienen. Patienten, die diese erste Phase nur andeutungsweise zeigen, durchlaufen dennoch die Phasen 2 und 3.

7.4 Adaptation an die Dialysebehandlung

Nach diesen drei Phasen befinden sich die Patienten in einem mehr oder weniger labilen Gleichgewicht der Anpassung: Aufgeklärt können sie jederzeit Vor- und Nachteile ihrer Situation gegeneinander abwägen. Sie finden sich nach Beard [169] in der unangenehmen Lage des „fear of death-fear of life". Die Patienten fürchten den drohenden Tod insbesondere während der Dialysebehandlung und haben gleichzeitig Angst vor einem wertgeminderten Leben.

Die Anpassung an die Hämodialyse erfordert demnach eine gewisse Anzahl von Abwehrmechanismen. Es sind dies die Regression, Depression, Negation, Hoffnung auf Transplantation und die Adaptation.

7.4.1 Regression

Dieser Reaktionstyp wird sowohl in der chronischen als auch in den drei initialen Phasen beobachtet. Die Rückkehr zu einer Abhängigkeit des Patienten vom Pflegepersonal entspricht jener des Kindes von seiner Mutter. Sie zeigt sich bei Dialysierten mit unterschiedlicher Deutlichkeit [2217]. Der Patient schiebt in dieser Situation die Verantwortlichkeit des täglichen Lebens von sich in der Rolle des Kindes von einst, in weiße Tücher gehüllt, gehegt und gepflegt von aufmerksamem Personal. Diese krankheitsbedingten Vorteile scheinen die eingestandene Abhängigkeit zu kompensieren. Zwar kann der Patient gelegentlich vom Gefühl der Auflehnung erfaßt werden, die zaghaften Bestrebungen, sich unabhängig zu machen, scheitern aber bald an den äußeren Umständen. Während Zeiten akuter Erkrankung oder chirurgischer Eingriffe kann dieses Verhalten den Therapieerfolg unterstützen [11], das Fehlen der Regression kann sich andererseits unglücklich auswirken.

So nützlich sich die Regression in einer Phase akuter Erkrankung erweisen kann, so schädlich ist sie auf lange Sicht; denn sie drängt den Patienten in eine passive Haltung, in der die Dialyse zunächst die Hauptbeschäftigung, später die einzige Aufgabe darstellt.

Das Pflegepersonal unterstützt oft eine solche Einstellung [598]. Schließlich ist es sehr befriedigend, von abhängigen und folgsamen Patienten zu hören: „Thank you for saving my life". Auch bei solchen Schmeicheleien sollte das Pflegeteam immer wieder gegen die Regression ankämpfen und die Unabhängigkeit des Patienten selbst gegen seinen Willen unterstützen [11]. Die Schwierigkeit dieses Unterfangens wird noch dadurch verstärkt, daß der Patient seine Abhängigkeit gegenüber Maschine und Pflegeteam beibehalten muß. Überschießende Reaktionen in diesem oder jenem Sinn sind daher durchaus zu verstehen.

7.4.2 Depression

Sie stellt die am häufigsten beobachtete Reaktion seitens des Dialysepatienten dar [2047]. Die Depression befällt den Kranken meist in einer Phase chronischer Adaptation, gelegentlich aber auch früher. Zunehmende körperliche Funktionseinschränkungen, wie etwa Muskelschwäche, Anämie, Impotenz und verminderte Arbeitsfähigkeit, verbunden mit den unausweichlichen finanziellen Folgen, sind die Ursachen der Depression.

Nun kann eine Reihe psychoorganischer Beschwerden das klinische Bild komplizieren, insbesondere Störungen der Verdauung, des Schlafs sowie abdominelle und thorakale Schmerzen.

Der Gesunde meistert die zahlreichen täglichen Streßsituationen mit Kompensationsmechanismen, z. B. dem Essen, sportlicher Betätigung, sexueller Aktivität, Einnahme von Alkohol oder Tabakgenuß [540]. Fast alle diese Abwehrmechanismen sind dem Dialysepatienten verboten; sie trotzdem auszuüben, bedeutet fast immer physische Beschwerden in Form von Dyspnoe, Abgeschlagenheit, beschwerlicheren Dialysen und noch strengeren Diätvorschriften hinnehmen zu müssen.

7.4.3 Verleugnung

Die Verleugnung bezeichnet eine Situation, Handlung oder Aussage, mit der man einer Konfrontation oder einer unangenehmen Tatsache auszuweichen sucht [170]. Ähnlich wie die Regression stellt sie einen Abwehrmechanismus dar, der dem Patienten erlaubt, die Angst zu meistern. Dieser Reaktionstyp wird in der Dialyse sowohl von den Patienten als auch vom Pflegepersonal demonstriert. Im allgemeinen zeigen die Kranken diese Reaktion schon nach der Eröffnung der Diagnose und im Stadium der fortgeschrittenen renalen Insuffizienz. Unter der Dialyse verdrängen die Patienten weiterhin ihre Probleme und suchen ein Leben wie vordem zu führen, obwohl medizinische Komplikationen in Form von Beschwerden offenkundig sind. Sie nehmen die Haltung Gesunder an und fühlen sich wie im „flight into health" [2309]. Für sie ist die Dialyse eine sehr vorübergehende Angelegenheit, die bald zu Ende sein wird. Sie suchen den Kontakt mit andern Patienten nicht und schlafen lieber während der Behandlung.

Die Verleugnung wird gelegentlich auch von der Familie, von der Umgebung und sogar vom Pflegepersonal angewendet, das der Meinung ist, die Dialyse bringe kaum irgendwelche Einschränkungen mit sich. Patient, Familie und Pflegepersonal schirmen sich durch einen unerschütterlichen Optimismus gegen die Fülle medizinischer Probleme ab. Die Untersuchungen von Short et al. [2309] haben gezeigt, daß die Fähigkeit der Verleugnung wie jene der Repression - deren unbewußtes Äquivalent - im Laufe der chronischen Hämodialysebehandlung zunimmt; gleichzeitig sinkt der Angstpegel [2309]. Der Grad der Rehabilitation ist übrigens proportional zur Fähigkeit des Patienten zu verdrängen [969]. Andererseits sollte man daran denken, daß die Eigenschaft in gefährlicher Weise organische Störungen maskieren kann.

7.4.4 „Transplantation"

Alle Patienten benötigen ein langfristiges Ziel, um sich zu überzeugen, daß die aufwendige Behandlung dereinst ein glückliches Ende nehmen wird. Die Aussicht auf eine Nierentransplantation vermindert die psychologischen Rückschläge, die durch die Zwänge der Dialysebehandlung ausgelöst werden. Für viele Patienten ist die Nierentransplantation gleichbedeutend mit ihrer Heilung, und manche Schwestern ermuntern sie in diesem Glauben. Selbst einige Patienten, für welche die Transplantation mit großen Risiken verbunden ist und denen daher davon abgeraten wurde, klammern sich an die Hoffnung auf eine Transplantation sogar dann, wenn diese rein hypothetisch ist. Zwischen Patient und Pflegeteam besteht dann eine stille Übereinkunft: Die Transplantation ist zwar nicht wirklich erwünscht, der Gedanke daran ermöglicht aber allen Beteiligten, ein psychisches Gleichgewicht zu wahren. Andere Patienten wieder werden von der trügerischen Hoffnung gestützt, daß die eigenen Nieren eines Tages wieder arbeiten könnten und so den Abbruch der Dialysebehandlung ermöglichten. Daher wird auch der Vorschlag einer bilateralen Nephrektomie von einzelnen Patienten so schlecht akzeptiert, stellt diese Maßnahme doch einen Weg ohne Rückkehr dar.

Die Ungewißheit über Zeitpunkt und Erfolg einer Nierentransplantation wird von manchen Patienten schlecht toleriert. McKegney [1684] umschreibt mit „Christmas Eve, no Christmas morning syndrom" die Gefühle einzelner Transplantationskandidaten, die ihre Hoffnung in ein freies Wochenende setzen, das ihnen mittels eines Unfalls ein Transplantat bescheren könnte, aber ein um das andere Mal ihre Hoffnung enttäuscht sehen. Manche Patienten bedrängen regelmäßig das Pflegeteam mit der Frage, wann denn nun endlich eine Niere für sie anfalle. Diese Unterhaltungen münden immer in eine Diskussion über praktische Dialyseprobleme der letzten Wochen und enden meist mit gestärktem Vertrauen und vermehrtem Optimismus.

7.4.5 Anpassung

Wie Friedman schreibt, erreichen manche Dialysepatienten auf die Dauer einen Zustand der Anpassung, so daß die Behandlung mit ihren Einschränkungen ins tägliche Leben integriert werden konnte [822]. Der Patient hat gelernt, mit seiner Maschine zu leben. Diese Phase erreicht der Dialysierte erst nach Jahren, während denen multiple Streßsituationen und entsprechende Abwehrmechanismen sich eingespielt haben. Bei weitem nicht alle Patienten erreichen dieses Stadium, das günstige familiäre und soziale Verhältnisse voraussetzt. Naturgemäß beobachtet man diesen Zustand am häufigsten bei Heimdialysepatienten.

7.5 Einige spezielle Aspekte

7.5.1 Heimdialyse

Der Prozentsatz Heimdialysierter ist an verschiedenen Dialysezentren ganz unterschiedlich; er spiegelt wahrscheinlich die Einstellung des Pflegepersonals gegenüber der Heimbehandlung wider und ist daher weitgehend psychologisch bedingt. Dabei geht es vornehmlich um die Unabhängigkeit, die dieses Verfahren mit sich bringt. Ein wesentlicher Nachteil der Heimdialyse besteht in der Belastung der Familie, insbesondere des Ehepartners [2289]. Handelt es sich bei ihm um den Gatten, so übernimmt er i. allg. eine größere Aufgabe als ursprünglich von der Schulungsequipe zugedacht; damit nimmt die Patientin einen Status ein, der beinahe jenem des Zentrumspatienten entspricht. Ist dagegen der Mann erkrankt, so nimmt die Gattin eine eher passive Haltung ein. Nur vereinzelt haben wir ein umgekehrtes Verhalten gesehen.

Die Belastung der Familie beinhaltet u. a. die Furcht vor dem Tod des Patienten, vor medizinischen und technischen Komplikationen während der Behandlung, die Sorge um eine evtl. Verschlechterung des Gesundheitszustands, Schwierigkeiten im Zusammenhang mit Regression, sexuellen Nöten und eben dem Rollentausch innerhalb der Familie. Besonders schwer ist die Belastung während der ersten 2 Monate der Heimdialyseschulung, während der Instruktionsphase des Dialysepartners und im Verlauf interkurrenter technischer Pannen.

Psychologische Probleme des Dialysepartners können aus dieser Situation resultieren, insbesondere Angst, Depression, Schuldgefühle oder gar Ablehnung. Dadurch werden mehr oder minder bewußte Reaktionen ausgelöst, welche sich nicht selten gegen das Schulungspersonal richten. Gewisse psychologische Testmethoden wurden entwickelt, um Dialysepartner ausfindig zu machen, die wegen depressiver, ängstlicher, feindlicher oder introvertierter Haltung als Helfer des Heimpatienten ungeeignet sind [780]. Bailey et al. [129] glaubten 4 verschiedene Verhaltensformen bei Heimdialysebelastung zu erkennen: Teilen der Emotionen, obsessiv-kompulsive Beziehung, Eltern/Kind- und Herr/Knecht-Beziehung. Nur die erste dieser Verhaltensformen ist wirklich vorteilhaft für die Heimbehandlung.

Insgesamt überwiegen aber die Vorteile der Heimdialyse. Zu ihnen zählen die bessere Rehabilitation, größere Unabhängigkeit, niedrigere Mortalität. In letzter Zeit wurden verschiedene Anstrengungen mit dem Ziel der Entlastung des Ehepartners unternommen. Dazu gehören eine adäquatere Verteilung der Verantwortung, gelegentliche Entlastungsdialysen am Zentrum und der Einsatz gelegentlicher Aushilfepartner [2608]. In europäischen industrialisierten Gegenden und Ballungsgebieten mit günstigen Verkehrswegen beobachtet man in letzter Zeit eine verstärkte Ablehnung der Heimdialyse. Hier wird eine Anspruchshaltung von Patienten und Angehörigen sichtbar mit Abnahme der Bereitschaft zur Eigenverantwortung. Dem entspricht auch die insgesamt relativ zurückgehende Zahl von Heimdialysen in den USA und Europa nach der EDTA-Statistik. Wiederholt sahen wir, daß Patienten, die sich primär zur Heimdialyse bereit erklärt hatten, diese noch im Beginn des Trainings ablehnten, vielfach mit dem Hinweis, daß in Praxen und Kliniken auch für sie noch Platz sei.

7.5.2 Die Familie des Dialysepatienten

Obwohl viel über die psychologischen Probleme des Dialysepatienten geschrieben wurde, befaßten sich nur wenige Autoren mit den Auswirkungen der Dialyse auf die Familie. Offensichtlich durchschreiten die Angehörigen, wenngleich in vermindertem Maße, auch die Abschnitte der Anpassung an die Dialysebehandlung. Die Familie muß ihrerseits lernen, mit dem Gedanken an einen möglichen Tod des Patienten zu leben. Diese ungewisse Zukunft ist für viele schwer zu ertragen. Handelt es sich beim Kranken um den Vater, so muß sich die Familie oft an eine Verminderung des Einkommens anpassen. Gelegentlich kommt es zum Verlust des Arbeitsplatzes, in jedem Falle aber zu einer Einschränkung der sozialen Aktivitäten, so daß die Ehefrau oft eine Tätigkeit außer Haus aufnehmen muß. Damit tritt eine Rollenänderung innerhalb der Familie ein. Dieser Rollentausch wird in der Regel vom Patienten schlecht toleriert, wozu häufig eine deutliche Verminderung der sexuellen Potenz noch beiträgt. Diese Neuverteilung der Aufgaben im Kern der Familie kann alte oder unterschwellige Konflikte zum Ausbruch bringen.

Shambaugh et al. haben bei ⅓ der Ehepartner von Dialysierten Depressionen, Ablehnung und Überprotektion festgestellt [2288]. Bei einer großen Anzahl fanden die Autoren unbewußte Aggressionen gegen den Patienten, ja sogar gegen das Pflegepersonal. Solche Reaktionen werden sowohl im Zentrum als auch in der Heimdialyse beobachtet. Sie weisen i. allg. einen festen Ablauf auf: Der Dialysebeginn wird vom Ehepartner als Erleichterung und Hoffnungsstrahl empfunden. Danach lösen Probleme und Enttäuschungen eine aggressive Haltung aus, die alsbald in eine übertriebene Protektion umschlägt („excessive closeness"). In dieser Situation läßt der Ehepartner den Patienten nicht mehr allein, sagt stets „wir" und antwortet an Stelle des Patienten. Schließlich versagt dieser Abwehrmechanismus; Ablehnung, Depression und andere Ersatzmechanismen der Aggressivität können auftreten. Die Ablehnung äußert sich in einer Zueignung von Eigenschaften, die den Patienten von anderen unterscheiden, sowie in einer Flucht vor Kontakten mit Pflegeteam und Mitpatienten. In Einzelfällen konnte eine „vorzeitige Trauer" beobachtet werden; diese Ehepartner waren dann tatsächlich erleichtert durch den Tod des Kranken. Zwar liegen keine Scheidungsziffern vor; es wird aber immer wieder beobachtet, daß Ehen, welche vor Dialysebeginn harmonisch verliefen, auch danach so blieben, während Problemehen nach der Aufnahme von Dialysebehandlungen eher eine Tendenz zur Auflösung erkennen lassen.

Bei 7 prädialytisch schlecht funktionierenden Ehen konnten Mass et al. einen recht einheitlichen Verlauf verfolgen. Während gegenüber der Umgebung eine ablehnende Haltung eingenommen wurde, erschienen die Spannungen innerhalb der Familie eher unterdrückt [1651]. War es bei den einen anscheinend die Angst vor dem Tod, so ließen andere deutlich ein Gefühl der Rivalität gegenüber der Pflegeequipe durchblicken, die plötzlich für den Patienten wichtiger geworden war als die Familie selbst.

Die Auswirkungen der Dialyse auf die Kinder der Dialysierten sind nur schwer auszumachen. Einzelne Eltern behaupten, die Heimbehandlung habe praktisch keinen Einfluß, und die Kinder würden gerne bei den Dialysevorbereitungen behilflich sein. Andere wieder lehnen gerade der Kinder wegen die Heimbehandlung eines Elternteils ab, „um das normale Image" des Erkrankten nicht zu zerstören. Tsaltas [2515] fand bei 15 Kindern von insgesamt 6 Familien depressive Zustände. Bei ⅔ von ihnen zeigten sich Verhaltensstörungen in der Schule, welche die Zuziehung eines Psychiaters notwendig erscheinen ließen. Diese Schüler erbrachten unterdurchschnittliche Leistungen. Die am meisten betroffenen Kinder stammten von den depressivsten Patienten. Ein besonderer Nachteil der Heimdialyse konnte nicht belegt werden. Ähnlich schwerwiegende Befunde, wie sie diese amerikanische Arbeit aufzeigt, konnten bisher in anderen Ländern nicht bestätigt werden.

Wenn einerseits die Adaptation des Patienten an die Behandlung besser gelingt, wenn er jemanden hat, für den er da ist, so gilt gleichzeitig, daß die Anpassung der Familie um so leichter geschieht, je besser der Kranke mit der Behandlung fertig wird [998].

Im übrigen sollte das Dialyseteam erkennen, daß die vom Dialysepartner geforderte Mitarbeit (Unterstützung beim Einhalten der Diät, bei der Einnahme von Medikamenten, der Ansporn zur Rehabilitation und Hilfeleistung bei der Dialyse) i. allg. nur mangelhaft abgegolten wird. Die Familie stellt so gewissermaßen eine „schweigende Mehrheit" dar.

7.5.3 Sexuelle Probleme

Verschiedene Arbeiten belegen die Bedeutung sexueller Probleme beim Dialysepatienten. Nur 20% der von Abram befragten Kranken ließen keine solchen Störungen erkennen; bei den übrigen lag eine verminderte Libido entweder in Form der Impotenz oder einer Ejakulationsstörung vor [14]. Eine Verminderung der Libido wurde auch bei dialysierten Frauen beobachtet. Nach erfolgreicher Nierentransplantation persistierte eine partielle oder totale Impotenz in über ⅓ der Fälle [1517]. Eine während der Dialyse beobachtete Masturbation, die das Pflegepersonal irritiert, ist eher Ausdruck der Angst als sexueller Aktivität [1518].

Die gestörte Sexualität der Dialysierten wurde oft der Krankheit und den physischen Folgeerscheinungen, wie Angst und Depression, sowie der Wirkung von Pharmaka zugeschrieben. Daß ⅓ der Dialysepatienten eine Verschlechterung der Potenz nach dem Beginn der Dialysebehandlung durchmacht, zu einer Zeit also, in welcher der physische Zustand sich bessert, spricht für die Bedeutung psychischer

Faktoren [1517]. Eine weitere Bestätigung dessen ist die Wichtigkeit der Beziehung zum Sexualpartner. Finkelstein et al. [769] haben übrigens eine klare Relation zwischen den sexuellen Störungen und der Schwere der Depression gefunden.

Prädisponierende Faktoren sexueller Probleme sind Veränderungen des äußeren Aussehens und der Selbstachtung. Da aber die sexuelle Dysfunktion ihrerseits depressive Zustände verschlimmert, entsteht so ein Circulus vitiosus [769].

Verschiedene endokrine Störungen wurden beim chronisch dialysierten Patienten nachgewiesen und mit den sexuellen Problemen in Zusammenhang gebracht. So wurden erhöhte FSH- und LH-Werte gemessen sowie ein erniedrigtes Serum-Testosteron; allein, die Substitution von Androgenen führte in der Regel nicht zur Besserung [1538]. Auch erhöhte Prolaktinwerte wurden mitgeteilt [933]. Eine Beziehung zur Häufigkeit des Geschlechtsverkehrs konnte gezeigt und dessen Frequenz durch die Verabreichung von Bromocriptin verbessert werden [277]. Auch erhöhte PTH-Spiegel [1656] oder ein Zinkmangel [68] wurden als Ursachen angeschuldigt, aber entsprechende Behandlungsversuche blieben meist ohne Erfolg.

7.5.4 Der Jugendliche

Die psychologische Entwicklung des jugendlichen Dialysepatienten wird häufiger durch Zwischenfälle gestört als jene des Erwachsenen. Die Phase der Urämie wird in der Regel nicht erreicht, weil die Besorgnis der Angehörigen um die Gesundheit des Jugendlichen eine frühzeitige Hospitalisation fördert. Daher ist bei ihm der euphorische Abschnitt auch weniger ausgeprägt. Die dramatischen Aspekte der Behandlung, etwa die Furcht vor Venenpunktionen, der Anblick des extrakorporal zirkulierenden Blutes, die Angst hinter den Leistungen der Mitschüler zurückzustehen, werden intensiver empfunden. Gefühle der Auflehnung machen sich bemerkbar: „Weshalb passiert dies gerade mir?"

Als De-Nour die psychologische Adaptation von 18 Dialysierten im Jugendalter mit jener von 63 Erwachsenen verglich, fand er bei der jugendlichen Gruppe eine deutlich geringere Compliance, Rehabilitation und soziale Aktivität. Dagegen war die Suizidalität geringer, wohl deswegen, weil die Angst einen Ausweg in der aggressiven Haltung gegenüber Eltern und Pflegepersonal fand [597].

Der jugendliche Dialysepatient sieht in der Regel einer Transplantation entgegen. Sie stellt das Ziel dar, die Hoffnung, die man so rasch als möglich verwirklicht sehen möchte. An dieser Einstellung ändert auch die Möglichkeit einer höheren Mortalität der Transplantation und die Angst vor den Nebenwirkungen der immunsuppressiven Therapie, evtl. einem cushingoiden Habitus, wenig.

Die Schwierigkeiten der psychologischen Anpassung werden oft durch eine übersteigerte Bemutterung vermehrt. Wir konnten mehrfach die Vorzüge einer Trennung vom Elternhaus im Augenblick des Dialysebeginns beobachten. Es versteht sich, daß in dieser Situation eine überprotektive Haltung des Pflegepersonals selbst verfehlt ist. Beim jugendlichen Dialysierten das Unabhängigkeitsgefühl zu fördern, das Eigenvertrauen zu stärken und ihm das Gefühl zu geben, daß er mit der Behandlung selbst fertig wird, ist auch hier der beste therapeutische Ansatz.

7.5.5 Der ältere Patient

Noch vor 10 Jahren nahmen die Nephrologen an, daß ältere Patienten eine sowohl schlechtere Überlebensrate als auch Rehabilitation unter der Dialysebehandlung aufweisen. Neuere Erkenntnisse widerlegen dieses Urteil. Heute ist Alter allein kein Grund mehr, eine Dialysebehandlung abzulehnen. Diese Änderung der Einstellung gegenüber dem älteren Dialysepatienten erklärt das stetig ansteigende Durchschnittsalter der Dialysierten in den letzten Jahren [355]. Verglichen mit altersentsprechenden Kontrollgruppen ist die Mortalität älterer Dialysepatienten sogar geringer als jene jüngerer Dialysierter [454]. Darüber hinaus ist ihre Rehabilitation i. allg. besser; denn sie akzeptieren bereitwilliger die Unbill einer mühevollen Behandlung, haben sie doch die größte Spanne ihres Lebens schon hinter sich. Zudem sind die Beschwerden seitens der Behandlung nicht selten diesselben wie die ihres Alters: reduzierte physische, berufliche und sexuelle Aktivität.

In Einzelfällen aber mag der Verlust der Familie - niemanden zu haben, für den man lebt - und eine schlechte Aussicht auf Rehabilitation Grund genug für die Ablehnung einer Dialysebehandlung sein, zumal auch keine Aussicht auf Änderung des Zustands durch Transplantation besteht.

7.5.6 Der nichtkooperative Patient

Eine mangelhafte Kooperation äußert sich beim Dialysepatienten in inadäquater Einnahme der Medikamente, in der Mißachtung der Diätvorschriften hinsichtlich Flüssigkeitszufuhr, Salzzufuhr und Einnahme kaliumarmer Nahrungsmittel. Ungenügende Mitarbeit kann sich ferner in einer systematischen Opposition gegenüber den Anordnungen des Pflegepersonals bezüglich der Dialysezeiten und schließlich in offener Kritik am Pflegedienst bemerkbar machen. Die Angaben über den Prozentsatz nichtkollaborativer Patienten schwanken zwischen 45 und 0% [551, 602]. Er liegt unseres Erachtens eher bei 25-30% der Patienten. Man mag sich darüber wundern, daß die Noncompliance so häufig ist, zeigen sich doch dem Patienten sogleich die Folgen, und das Pflegepersonal hat keine Mühe, dies zu diagnostizieren, ganz im Unterschied etwa zur mangelhaften Mitarbeit bei der Behandlung einer Hypertonie.

Diese hohe Noncompliancerate wurde einer latenten, aus dem Abhängigkeitsgefühl erwachsenen Aggressivität zugeschrieben [1525]. Da diese Patienten weder die Möglichkeit haben, den Arzt zu wechseln noch feindselige Gefühle gegenüber dem unentbehrlichen Team zu äußern, stellt die nichtkooperative Haltung eine indirekte Möglichkeit dar, diese Aggressivität zu demonstrieren. Damit ist die Noncompliance eigentlich der Ausdruck des Konflikts zwischen Abhängigkeit und Unabhängigkeit [13]. Auch die Ablehnung kann Ursache mangelnder Kooperation sein. Hier ist dann der Patient überzeugt, daß seine Handlungsweise die Gesundheit nicht beeinflußt, und die Mißachtung der Empfehlungen des Pflegepersonals dient dazu, die dialysebedingte Angst zu vermindern [928]. Gewisse Charakterzüge, wie eine ausgeprägte Abhängigkeit und ein vermindertes Frustationsvermögen, sowie Vorteile, die durch die Krankheit erwachsen, wurden als prädisponierende Faktoren mangelhafter Kooperation erkannt [602].

Mangelnde Kooperation wurde ferner bewußten und unbewußten Selbstzerstörungstendenzen zugeschrieben; dies scheint aber eine eher seltene Ursache zu sein

[928]. Da die Noncompliance trotz entsprechenden Erklärungen nach den ersten drei Phasen der Adaptation fortbesteht, stellt sie meist einen Hilferuf an das Pflegepersonal dar, etwa im Sinne von: „Befaßt Euch intensiver mit mir!".

In den seltenen Fällen, in denen die mangelnde Zusammenarbeit suizidalen Ursprungs ist, sind noch andere Symptome erkennbar: Interessenschwund, Abbruch der mitmenschlichen Beziehungen, Aufgabe von Zukunftsplänen, depressive Stimmung und Häufung physischer Beschwerden. Umgekehrt zählen Patienten, die glaubwürdige Suizidgedanken äußern, zu den kollaborativsten Kranken [602]. In Einzelfällen ist die Einstellung der Familie der, wenn auch unbewußte, Hauptgrund für die fehlende Mitarbeit des Patienten.

Dem unkooperativen Patienten begegnen Pflegeteam und Familie oft ängstlich, ratlos, aggressiv oder mit Schuldgefühlen. Die Gruppe spaltet sich sogleich in zwei Lager, das eine verständnisvoll, tolerant, das andere repressiv und streng. Oft werden diese beiden Haltungen vom Pflegepersonal einerseits und von den Ärzten andererseits eingenommen, ganz entsprechend ihren Vorstellungen von der Rehabilitation des Patienten.

Genaue Informationen über das Wesen der Krankheit und die Einzelheiten der Behandlung verbessern oft die Kooperation, indem sie die Angst abbauen und besseres Verständnis sowie ein gutes Vertrauensverhältnis schaffen. Gewährt man dem Kranken ein Maximum an Selbständigkeit in der Behandlung, so stellt dies die beste Vorbeugung gegen eine evtl. Auflehnung dar. Gelegentlich wurden erfolgreich Methoden zur Änderung des Verhaltens angewandt („behavior modification techniques") [2633]. Das Behandlungsteam muß manchmal auch in der Lage sein, Konzessionen zu machen. Wenn schließlich die Noncompliance Ausdruck einer Ablehnung ist und für den Patienten keine direkten Nachteile bringt, kann sie sich für die Adaptation sogar günstig auswirken.

Bei einer anderen Gruppe von Patienten ist die ungenügende Mitarbeit, vor allem bei der Diät und der Arzneimitteleinnahme, das Ergebnis beschränkter geistiger Leistungs- und damit Einsichtsfähigkeit, trotz guten Willens. Einfache Vergeßlichkeit dürfte vor allem bei älteren Dialysepatienten mit zerebralen Durchblutungsstörungen oder hirnatrophischen Prozessen die Compliance schwierig gestalten.

Bemerkenswert ist, daß manche Patienten die Folgen mangelnder Kooperation (z. B. Überwässerung, Hyperkaliämie) nahezu ignorieren und einfach eine Zwischendialyse verlangen, obgleich sie sonst immer wieder auf kürzere Dialysezeiten drängen.

7.5.7 Behandlungsabbruch und Suizid

Wie bei der Besprechung der chronischen Adaptation bereits geschildert wurde (s. S. 499), wägt der Patient ständig die Vorteile gegen die Nachteile eines „Lebens mit der Dialyse" ab. Für einzelne Kranke sind die Mühsale der Therapie weit bedeutender als das Überleben. Sie sind andauernd dem Streß der Todesangst, finanzieller Sorgen, familiärer und sozialer Statusverluste, bedrückender Abhängigkeit und körperlicher Veränderungen ausgesetzt. Gelegentlich gelingt es ihnen, den Wunsch nach einem Abbruch der Behandlung auszusprechen. Eigentliche Suizidhandlungen sind aber in den letzten 10 Jahren seltener geworden. Sie bestehen im

Eröffnen des Gefäßzugangs, in einer Überdosierung der Medikamente oder in einer bewußten Mißachtung der Diätvorschriften. Letztere ist aber meist nur ein Hilferuf, um die Aufmerksamkeit auf die persönlichen Probleme zu lenken.

Vor einigen Jahren haben Abram et al. die Selbstmordrate Dialysierter auf das 100fache der Durchschnittsbevölkerung geschätzt, unter Einbeziehung schwerer Diätfehler gar auf das 400fache [15]. Die 1979 von der EDTA veröffentlichten Zahlen von 1,2‰ Behandlungsverweigerungen und 1,1‰ aktiver Suizidhandlungen sind wesentlich optimistischer [350]. Waren Therapieabbrüche häufiger bei den über 55jährigen, so waren es die eigentlichen Suizidhandlungen bei der Gruppe im Alter von 35-54 Jahren. Damit liegen die Suizidraten chronisch dialysierter Patienten in Europa etwa 6mal höher als bei der Gesamtbevölkerung. Es muß aber betont werden, daß vergleichbare Statistiken bei anderen chronisch Kranken, wie etwa den Diabetikern, Paraplegikern oder Krebskranken, nicht vorliegen. Zweifellos ist aber die Selbstmordfrequenz bei diesen Patienten höher als bei Gesunden. Die Suizidrate ist bei Zentrumspatienten auch höher als bei Heimdialysierten. Sie ist schließlich höher bei Männern, bei denen sich die Dialyseabhängigkeit sozial stärker auswirkt, als bei Frauen [2151].

Als Risikofaktoren fand man eine gestörte Gemütsverfassung und eine übertriebene Unterstützung durch Familie und Pflegepersonal [602]. Man spricht vom „Given up - giving up"-Syndrom [703]. Zudem sind dem Dialysierten die Hilfsmittel zum Suizid sehr leicht zugänglich, so etwa das Öffnen des Gefäßzugangs, letale Kaliumzufuhr in der Nahrung, übermäße Salz- und Wasserzufuhr. Dieser leichte Zugang würde auch beim Nichtdialysierten zweifelsohne die Suizidrate erhöhen. Auf Grund der komplexen Beziehung muß man stets fragen: „Aus welchem Anlaß oder wemzuleide möchte der Patient aus dem Leben scheiden?" [602]. Selbstmorde sind häufiger bei Patienten ohne optimale Unterstützung durch die Familie; daher auch der Unterschied in der Häufigkeit zwischen Heim- und Zentrumsdialysepatienten.

Ein Suizid verängstigt das Pflegeteam und schafft unweigerlich einen internen Konflikt [1683, 2342]. Wenn ein Patient bei vollem Bewußtsein den Entschluß zum Behandlungsabbruch faßt, muß dieser Entscheid vom Arzt und Pflegepersonal respektiert werden. Man kann ebensogut vom „Recht auf den Tod" wie vom „Recht auf Leben" sprechen. Diese Einstellung unterscheidet sich deutlich von der Euthanasie und hat in der christlichen Zivilisation keine Parallele; denn gewöhnlich lautet ja der ärztliche Auftrag, Leben zu erhalten und zu verlängern. So fällt denn die Akzeptanz eines solchen Entschlusses manchem Dialyseteam schwer [2265]. Es beugt Suizidtendenzen am besten damit vor, daß es die Unabhängigkeit des Patienten fördert und ihm größtmögliche Aufmerksamkeit widmet.

7.6 *Psychologie des Dialyseteams*

Die zahlreichen Streßsituationen, mit denen sich das Dialyseteam konfrontiert sieht, wurden in einer umfangreichen Literatur geschildert. In einer vieldiskutierten Arbeit haben De-Nour u. Czaczkes vier Reaktionsweisen seitens des Pflegepersonals beschrieben [600]:

1) Schuldgefühle - weil sich der Arzt oft für allmächtig hält und dann doch die Grenzen seiner Möglichkeiten eingestehen muß, sei es durch eine Selektion der Patienten oder den tatsächlichen Gesundheitszustand seiner Patienten.
2) Besitzanspruch - er wird besonders spürbar für die neuen Mitglieder eines Teams, für den Psychiater und die jungen Assistenten.
3) Überprotektion - eine Haltung, die unbewußter Gegnerschaft und Aggression entspringt. Ihnen liegt eine Frustration infolge unbefriedigender Rehabilitation und mangelnder Dankbarkeit seitens der Patienten zu Grunde.
4) Rückzug - der sich in selteneren Visiten und häufigeren Personalwechseln äußert.

7.6.1 Das Pflegepersonal

Während Schuldgefühl und Rückzug eher bei den Ärzten beobachtet werden, zeigt das Pflegepersonal eher Besitzanspruch und Überprotektion.

Obwohl diese Studie vor über 10 Jahren an einem einzelnen Zentrum zu einer Zeit strikter Selektion gemacht wurde, gelten die Beobachtungen heute noch. Besitzanspruch und Überprotektion mit Übernahme aller Probleme des Patienten werden durch den intimen Charakter und die Dauer der Langzeitdialyse ermöglicht. Sie kommen dem Bedürfnis des Personals entgegen und entsprechen auch den Wünschen mancher Patienten, die in ihrer Regression ihre Probleme willig anderen überlassen. Auf die Dauer gefährdet ein solches Verhalten die Unabhängigkeit des Patienten. Man muß Besitzanspruch und Überprotektion daher bekämpfen, wenngleich sie dem Pflegeteam Vorteile verschaffen, sogar gelegentlich auch einem Einzelpatienten nützlich sein können; denn die Mehrheit der Dialysierten wird durch diese Haltungen in ihrer Intimsphäre verletzt.

Man ist immer wieder erstaunt, wie unterschiedlich die Einstellung des Pflegepersonals ist. An einzelnen Zentren beurteilt es die Lebensqualität der Patienten als gering und möchte die Mehrzahl der Patienten lieber nicht dialysieren. Andernorts wiederum halten die Schwestern die Rehabilitation ihrer Patienten für optimal und sind der Meinung, die Dialyse sei für den Niereninsuffizienten, was die Insulinspritze für den Diabetiker ist. De-Nour spricht von einer „Gruppenmeinung" [2636]. Trotz dieser gemeinsamen Meinung gehen aber die Ansichten über einzelne Patienten stark auseinander. Manche werden mühelos akzeptiert, andere eher zurückgewiesen. Dem Pflegepersonal ist für Annahme oder Rückweisung eines Patienten ausschließlich das Verhalten des Kranken maßgeblich: Höflichkeit, Zuverlässigkeit und Dankbarkeit werden sehr geschätzt. In der Studie von De-Nour u. Czaczkes wurde ein Drittel der Patienten von den Schwestern zurückgewiesen, ein Prozentsatz der höher liegt als in einem psychiatrischen Kollektiv [603].

Die Gruppenmeinung ist häufig auch die Folge der Einstellung des verantwortlichen Arztes und festigt sich anläßlich regelmäßiger Gruppenbesprechungen. Ist die Meinung der Gruppe uneinheitlich, kann die Haltung des Patienten durch diese beeinflußt werden. Dabei spürt die Pflegeequipe ihrerseits die Folge des fehlenden Konsens. Stellt die „Gruppenmeinung" zu hohe Ansprüche an den Patienten, so entwickelt sich leicht ein Gefühl der Frustration und zwar sowohl beim Patienten als auch beim Team. Die mangelhafte Kollaboration einzelner Patienten mag auf eine solche Haltung zurückzuführen sein [598].

Der Eindruck, hinsichtlich Rehabilitation des Patienten erfolglos zu sein, kann beim Pflegepersonal sowohl Aggressionen gegenüber Teammitgliedern als auch gegenüber dem Patienten auslösen. Es besteht eine inverse Relation zwischen der Abneigung der Ärzte und der Rehabilitation einzelner Patienten [603]. Diese Abneigung mag dem psychologischen Wohlbefinden des Arztes entgegenkommen, sie schadet aber der Rehabilitation des Patienten. Diese unterschiedlichen „Gruppenmeinungen" erklären wenigstens teilweise die unterschiedlichen Rehabilitationsziffern verschiedener Dialysestationen.

Um die Funktion eines Dialyseteams zu verbessern, eignen sich regelmäßige interdisziplinäre Besprechungen [598, 2592]. Die Teilnahme der Sozialarbeiterin, der Diätassistentin und des Pflegepersonals sowie des Psychiaters ist wesentlich. Diese Besprechungen ermöglichen:

- eine bessere Information,
- eine umfassende Darstellung des körperlichen, psychischen und sozialen Zustands des Patienten,
- die Behebung psychologischer Probleme seitens des Patienten wie des Pflegepersonals,
- die Festlegung eines gemeinsamen Behandlungsplans,
- die Bildung einer ausgewogenen „Gruppenmeinung", die vom Patienten weder zu wenig noch zu viel fordert.

7.6.2 Stellung des Psychiaters

In den letzten 15 Jahren hat sich die Stellung des Psychiaters innerhalb des Dialyseteams deutlich verändert. Früher, als die psychische Ausgeglichenheit eines Dialysekandidaten als wesentliche Voraussetzung für die Aufnahme ins Dialyseprogramm galt, war die Beurteilung des Patienten durch den Psychiater oft ausschlaggebend. Mit der Lockerung der Auswahlkriterien ist diese Rolle des Psychiaters allmählich in den Hintergrund gerückt.

Unter solchen Umständen ist die Stellung des Psychiaters freilich schwieriger [12, 596]. Das Pflegepersonal verhält sich ihm gegenüber ambivalent: Einerseits sieht es in ihm eine Person, die vom „eigenen" Patienten Besitz ergreift, andererseits erwartet das Dialyseteam sofortige und wirksame Hilfe im Falle psychischer, gelegentlich sogar medizinischer Schwierigkeiten.

Der Psychiater selbst muß dem Streß der Dialyse gewachsen sein. Seine Kontakte mit Dialysierten werden von der Identifikation mit deren Problemen bestimmt: „Wäre ich selbst in der Lage, mich in eine solche Situation zu schicken?" Bleiben ihm auf diese Frage Zweifel, so wird er den Kontakt mit Dialysepatienten meiden [12].

In den letzten Jahren wurde der Begriff der „psychiatrischen Bindung" eingeführt [250, 2048]. Die entsprechende Person nimmt den Kontakt zum Dialysepatienten schon in der Vordialysephase auf, um ihn während der Dialysebehandlung sowohl zum Patienten wie zum Pflegepersonal aufrechtzuerhalten. Unserer Meinung nach fällt aber diese Aufgabe dem Nephrologen zu, der überdies eher motiviert ist und das erforderliche Verständnis für die anfallenden Probleme mitbringt.

7.7 *Psychische Probleme bei chronischer Peritonealdialyse*

Die psychologischen Probleme von Patienten, die chronisch intermittierend peritonealdialysiert werden, sind mit jenen der chronisch Hämodialysierten vergleichbar [1872]. Noch gering in dieser Hinsicht ist die Literatur bezüglich der CAPD [1552]. Auf Grund des sog. „basic personality inventory scale", eines Indikators für den Zustand der Depression, der Ablehnung, Angst, Geringschätzung und der sozialen Isolation, verhalten sich CAPD- wie Heimhämodialysepatienten.

Zumal die CAPD noch in Entwicklung ist, beschränkt sich vorerst die Literatur auf technische und metabolische Aspekte. Die außerordentlich unterschiedlichen Auswahlkriterien für dieses Procedere erschweren ihrerseits präzise Aussagen über die psychologischen Probleme. So ist der Anteil von Diabetikern und älteren Patienten in der CAPD deutlich höher als im Hämodialyseprogramm.

Gemäß eigenen Erfahrungen scheinen folgende psychologische Gesichtspunkte für die CAPD spezifisch:

- Die Angst vor der Behandlung ist geringer, weil diese weniger dramatisch verläuft; der Patient sieht nicht sein Blut in Schlauchsystemen zirkulieren. Eine unmittelbare Todesangst besteht nicht.
- Die Tatsache, daß die Behandlung im Körper selbst stattfindet, fördert eine rasche Identität zwischen Körper und Behandlung. „Man braucht keine Maschine zum Überleben".
- Das Gefühl, vom Pflegeteam abhängig zu sein, ist weniger ausgeprägt, weil es sich bei der CAPD um eine ausgesprochene Selbstdialyse handelt.
- Manche Patienten zögern zwar aus Angst vor dem Katheter die sexuellen Beziehungen wieder aufzunehmen. Einzelne jüngere Kranke ohne festen Sexualpartner bevorzugen aus diesem Grunde die Hämodialyse. Lindsay et al. [1552] konnten bezüglich sexueller Aktivität zwischen den beiden Behandlungsmethoden freilich keine gesicherten Unterschiede feststellen.
- Eine pausenlose Behandlung 4mal pro Tag und an den 7 Tagen der Woche wird in der Regel von älteren Patienten psychisch gut toleriert; für einige jüngere Kranke bedeutet die tägliche Dialyse jedoch eine stärkere Auswirkung als die Hämodialyse. Diese Patienten leiden unter dem Eindruck „ständig krank zu sein", während sie unter Hämodialyse während 4 Tagen pro Woche ihr Leiden vergessen.
- Vereinzelt haben einzelne unserer aus der Hämodialyse ins CAPD-Programm übernommenen Patienten die Zeit an der Maschine vermißt, die sie vorher „für sich" hatten; diese Zeit mußten sie in der Folge „dem Beruf, der Familie oder sozialen Verpflichtungen opfern". Wieder andere, insbesondere langjährig Hämodialysierte, vermissen an der CAPD den regelmäßigen Kontakt zum Pflegepersonal und zu den Mitpatienten.

7.8 *Neuere Entwicklungen*

In jüngster Zeit wurde die Dialysebehandlung stark modifiziert. Diese technischen Änderungen haben auch die psychologischen Probleme gewandelt.

7.8.1 Ausweitung der Selektionskriterien

Sie hat patientenseitig eine Banalisierung der Behandlung erzeugt, so daß sich der Dialysierte nicht mehr als zu einer „Elite zählend“ fühlt. Seitens des Dialyseteams hat die Ausweitung der Indikation zum Abbau von Schuldgefühlen geführt. In der Tat sind heute die Gründe, die zur Ablehnung eines Dialysekandidaten führen, viel klarer. Diese Ausweitung der Indikation wird heute mehr oder weniger in allen entwickelten Ländern beobachtet.

7.8.2 Vereinfachung der Dialysebehandlung

Im Laufe der Entwicklung wurde zwar die Dialysefrequenz gesteigert, aber die Dauer der Einzeldialyse von 12 auf 4–5 h reduziert [355]. Damit wurde die Kontaktzeit zwischen Patient und Dialyseteam verkürzt. Die Umstellung auf 3 Dialysen pro Woche erlaubte ferner eine Lockerung der Diätvorschriften. Damit wurde die Haltung des Pflegepersonals weniger mahnend.

7.8.3 Selbstdialyse

Obwohl die Einstellung gegenüber der Selbstdialyse von Zentrum zu Zentrum sehr verschieden ist, nimmt eine große Zahl von Patienten diese Behandlungsform wahr [355]. Auch ohne strenge Selektion können sich ⅔ aller Patienten selbst dialysieren, und zwar je ⅓ in der Heim- und ⅓ in der Self-Care-Dialyse [2610]. Dies hat zu erheblich größerer Unabhängigkeit vom Pflegepersonal und zu einer besseren sozialen Rehabilitation geführt.

7.8.4 Patientenvereinigungen

Dadurch, daß sich eine wachsende Zahl von Dialysierten gemeinsamer Probleme bewußt wurde, entstanden mancherorts Patientenvereine. Sie mögen in Ausnahmefällen von einzelnen Patienten zu aggressiven Haltungen gegenüber dem Dialyseteam mißbraucht worden sein; in der Mehrzahl aber fördern sie das Selbstbewußtsein der Patienten und ihrer Angehörigen.

7.8.5 Feriendialysen

Derzeit reisen etwa 20% der Dialysierten in den Urlaub. Sie lassen sich entweder an einem fremden Zentrum dialysieren oder verwenden ein transportables Dialysesystem. Feriendialysen mindern die Abhängigkeit vom Dialyseteam, fördern die Selbständigkeit des Patienten und erlauben den Angehörigen eine Unterbrechung des eintönigen Alltags.

7.8.6 Rehabilitation

Sie scheint sich in den letzten Jahren bei einzelnen Patienten verbessert zu haben. Insgesamt aber hat sie mit der Ausweitung der Dialyseindikation und dem damit verbundenen Anstieg des Durchschnittsalters eher abgenommen [1018]. In dieser

Richtung wirkt sich auch die Aufnahme von Patienten mit invalidisierender Zweiterkrankung aus. Damit wurden die sozialökonomischen Aspekte dieser Behandlung in zunehmendem Maße in Frage gestellt [825].

7.8.7 Das Behandlungsteam

Mit den kürzeren Behandlungszeiten und der Vereinfachung der Dialysen verhält sich das Team weniger besitzergreifend und weniger überprotektiv. Es hat auch gelernt, weniger unrealistische Erwartungen gegenüber den Patienten zu haben. Mit der Ausweitung der Selektionskriterien haben auch die Schuldgefühle abgenommen. Andererseits aber hat die steigende Patientenzahl die Arbeitsbedingungen verschlechtert, und dies mag da und dort zu Aggressivität gegenüber Mitarbeitern des Teams geführt haben.

7.9 *Psychologie und Prognose*

Verschiedene Autoren haben auf gewisse psychologische und psychosoziale Faktoren hingewiesen, welche die Prognose bezüglich Überleben und Rehabilitation günstig beeinflussen. Dazu gehören:

- ein fester Partner, „für den zu leben es sich lohnt“ und der für den Patienten da ist [799, 998, 1839],
- eine gewisse Gleichgültigkeit gegenüber Mitpatienten, die den Dialysierten vor den Problemen und Todesfällen anderer schützt [799, 1524],
- die Fähigkeit der Ablehnung seitens des Patienten oder deren Familie [970, 1524],
- Unabhängigkeit vom Pflegeteam [1524],
- religiöse Bindungen [970],
- längere Schulbildung, Ganzzeitarbeit mit Ausnahme schwerer körperlicher Betätigung [1018],
- langjährige Dialyseerfahrung [799].

Die Beziehung zwischen diesen Faktoren und dem Überleben des Dialysierten läßt vermuten, daß einzelne Patienten dazu prädestiniert sind, in psychischen Streßsituationen eine „Giving-up“-Reaktion zu zeigen [703]. Diese Reaktion würde ihrerseits Gesundheitszustand und Prognose beeinflussen. Farmer et al. [739] schlagen vor, daß solche Patienten eher transplantiert als für die Heimdialyse geschult werden sollten. Demgegenüber beschrieb Levy die lange überlebenden Patienten als vom Typ der „Ulkusverursacher“ und weniger der „Ulkusleidenden“ [1524].

7.10 *Therapeutische Aspekte*

Die Erkenntnisse der verschiedenen psychologischen Probleme und der Stadien der Anpassung des Dialyseteams stellen gleichzeitig den ersten Schritt zu deren Bewältigung dar. De-Nour konnte nachweisen, daß die Adaptation des Patienten besser gelingt, wenn eine Teammeinung besteht und wenn die Erwartungen gegenüber den Patienten realistisch sind [599]. Dazu sind regelmäßige Besprechungen der

Behandlungsequipe unter Einschluß des Sozialarbeiters, wenn möglich auch des Psychiaters, notwendig. Hier werden dann die Probleme jedes einzelnen Dialysierten besprochen. Es bildet sich so eine Gruppenmeinung [603, 2592].

Eine weitere Verbesserung der Adaptation kann mit maximaler Förderung der Unabhängigkeit des Patienten erreicht werden. Aus diesem Grunde sollte die Selbstdialyse in Form der Heim- oder Self-Care-Dialyse gefördert werden. Aus demselben Grunde sollten die Zentrumspatienten trotz ihrer Tendenz zur Regression vermehrt zur Mitarbeit ermuntert werden, beispielsweise indem sie die Kanülen selbst einlegen und auch die Geräte selbst herrichten [644, 2609]. Eine möglichst umfassende Information der Patienten erlaubt ihrerseits das vertrauensvolle Gespräch. Im übrigen nimmt ein kompetentes Dialyseteam dem Patienten die Angst vor der Behandlung [2074, 2609].

Trotzdem macht die Mehrheit der Dialysierten eine depressive Phase durch [1027, 1529]. In dieser Situation werden Antidepressiva empfohlen [1523]. Erfahrungsgemäß, und auch dem Wunsche einzelner Patienten entsprechend, ist jedoch ein verständnisvolles Gespräch wirksamer als eine medikamentöse Therapie [2686]. Der Patient muß fühlen, daß sein Nephrologe ihm in diesen schwierigen Zeiten beisteht.

So liegt denn die Anpassung an die Dialysebehandlung, wie dies Blagg u. Scribner [237] betonen, ausschließlich in den Händen des Dialyseteams: Eine fähige, motivierte Equipe, welche die Einstellung hat, die besten Resultate bezüglich medizinischer und sozialer Rehabilitation zu erzielen.

8 Ergebnisse der Dauerdialysebehandlung und Nierentransplantation

Dauerdialyse und Nierentransplantation sind weniger alternative als vielmehr komplementäre Behandlungsverfahren. Grundsätzlich ist wegen des palliativen Charakters der Dialysetherapie im Vergleich zur mehr kurativen Transplantation dieser der Vorzug zu geben. Ideal wäre es, alle Patienten mit terminaler Niereninsuffizienz mit einem Transplantat zu versorgen, mit Ausnahme derer, bei denen eine absolute Kontraindikation vorliegt. Denn die Dauerdialyse und die von ihr abgeleiteten Verfahren verwandeln die sonst tödliche Niereninsuffizienz nur in eine solche, die mit dem Leben vereinbar ist. Sie beschränken sich auf eine nur unvollkommene Imitation der Ausscheidungs- und Regulationsfunktion der Niere für Stoffwechselendprodukte, Wasser und Elektrolyte; vor allem ersetzen diese Verfahren in keiner Weise die endokrinen Funktionen der Niere (erythropoetischer Faktor, Renin) und ihre Beteiligung am Vitamin-D-Stoffwechsel.

So sollte denn die Dialysebehandlung möglichst nur eine Überbrückung darstellen, bis der Patient über ein funktionierendes Transplantat verfügt. Nicht aus medizinischen, vielmehr aus organisatorisch-strukturellen Gründen ist dieses Ziel noch lange nicht erreicht, so daß die Dauerdialyse in der Realität eine langfristige und zur Nierentransplantation alternative Behandlung darstellt. Die Ergebnisse der Dauerdialysebehandlung können dementsprechend nur im Vergleich mit der Nierentransplantation sinnvoll betrachtet werden.

8.1 Entwicklung der Dauerdialysebehandlung

Als die terminale Niereninsuffizienz 1960 durch die Verdienste von Scribner therapierbar wurde, bedurfte es noch einer Zeitspanne von mehr als 10 Jahren bis eine größere Zahl von Patienten durch Dauerdialysebehandlung überleben konnte (Abb. 145). Erst die Jahre 1975-1985 sind durch eine stetige Zunahme der Patientenzahlen gekennzeichnet. Die Anzahl der weltweit mit den verschiedenen Arten der Dauerdialyse behandelten Patienten dürfte 1986 250000 betragen. Davon entfallen ca. 36% auf Nordamerika, 34% auf Europa, 24% auf Japan und 6% auf die übrigen Erdteile. Hinzu kommen etwa 50000 erfolgreich transplantierte Patienten, von denen 50% in Nordamerika, 38% in Europa und 12% in anderen Kontinenten beheimatet sind.

Ende der 70er Jahre wurde die Indikation zur Dauerdialyse und Transplantation, speziell in bezug auf das Höchstalter und auf Zweitkrankheiten, zunehmend großzügiger gestellt. Dies hatte zur Folge, daß seinerzeit die jährlich zu erwartende Patientenzahl mit 68-95 pro Million Einwohner angegeben wurde [431, 671, 821]. Unter der Annahme, daß 40 bzw. 68 neue Dialysepatienten pro Million Einwohner und Jahr akzeptiert werden, sind Vorausberechnungen für verschiedene Länder durchgeführt worden, um die zu erwartende Gesamtpatientenzahl künftiger Jahre zu ermitteln. Dabei kann für die zur Frage stehende geographische Region auch der Zeitpunkt bestimmt werden, zu dem sich Zuwachs- und Sterberate die Waage halten [431, 2669].

Auf einzelne Länder bezogen läßt sich die effektive Zahl jährlich neu ins Behandlungsprogramm aufgenommener Patienten mit dem wirtschaftlichen Wohlstand des betreffenden Landes korrelieren [1014]. So wurden z. B. im Jahre 1983 in Belgien und in der Schweiz jeweils 61 neue Patienten pro Million Einwohner akzeptiert. Die Vergleichszahl für den Durchschnitt der westeuropäischen Staaten betrug 45, für alle europäischen Länder zusammen aber nur 39 neue Patienten pro Million Einwohner [1417].

Zusammenfassend kann demnach in europäischen Ländern mit hohem Bruttosozialprodukt bei großzügiger Indikationsstellung mit 60 geeigneten Patienten pro Million Einwohner und Jahr gerechnet werden [1001]. Für Kinder im Alter bis zu 15 Jahren liegt die Zahl „geeigneter" Patienten zwischen 0,75 und 4 (pro Million Einwohner und Jahr), so daß für eine Bevölkerungszahl von 5-10 Millionen ein Kinderdialyse- und Transplantationszentrum gefordert wird [2185]. Für Dialysepa-

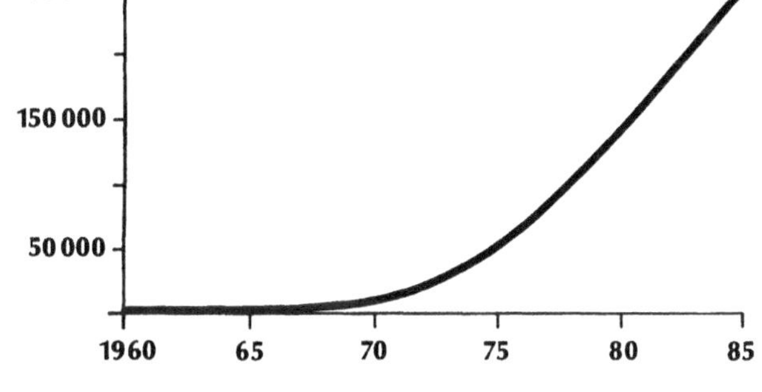

Abb. 145. Anzahl der weltweit mit Dauerdialyse behandelten Patienten

tienten im Erwachsenenalter standen 1984 im deutschsprachigen Raum 4,5 Zentren pro Million Einwohner zur Verfügung, im europäischen Durchschnitt waren es jedoch 3,7.

Wie sich die Dauerdialyse im deutschsprachigen Raum während der 70er und frühen 80er Jahre zahlenmäßig entwickelt hat, kann den Tabellen 51 und 52 entnommen werden. Die Liste der Länder, in denen die Dauerdialyse am verbreitetsten ist, wird von Japan - mit mehr als doppelt so vielen Patienten wie im europäischen Durchschnitt - angeführt; es folgen die USA und Israel.

Der Anteil der Heim- und CAPD-Patienten an der Gesamtzahl der Dialysepatienten ist von Land zu Land verschieden. Er wird weniger von medizinischen als vielmehr von versicherungsrechtlichen und sozialpolitischen Faktoren bestimmt (Tabelle 53). Die größte Verbreitung hat die CAPD in Kanada, Großbritannien, den USA und der Schweiz.

Tabelle 51. Dialysezentren im deutschsprachigen Raum; () pro Million Bevölkerung

Land	Bevölk. in Mio.	1971	1977	1984
BRD	61,2	78 (1,3)	230 (3,8)	301 (4,9)
DDR	16,8	25 (1,5)	34 (2,0)	52 (3,1)
Österreich	7,5	12 (1,6)	18 (2,4)	26 (3,5)
Schweiz	6,5	23 (3,5)	29 (4,5)	34 (5,2)
Deutschspr. Raum	92,0	138 (1,5)	311 (3,4)	413 (4,5)
Europa	457,2	415 (0,9)	1162 (2,5)	1709 (3,7)

Tabelle 52. Dialysepatienten im deutschsprachigen Raum; () pro Million Bevölkerung

Land	Bevölk. in Mio.	1971	1977	1984
BRD	61,2	989 (16)	3098 (51)	13904 (227)
DDR	16,8	138 (8)	289 (17)	1242 (74)
Österreich	7,5	78 (10)	154 (21)	1158 (154)
Schweiz	6,5	206 (32)	376 (58)	1261 (194)
Deutschspr. Raum	92,0	1411 (15)	3917 (43)	17565 (191)
Europa	457,2	5114 (11)	13974 (31)	66911 (146)

Tabelle 53. Heimhämodialyse- und CAPD-Patienten im deutschsprachigen Raum am 01.01. 1984; () prozentualer Anteil am Gesamtkrankengut der Dialysepatienten

Land	Heimdialyse	CAPD
BRD	1784 (12,8)	262 (1,9)
DDR	0 (0)	3 (0,2)
Österreich	58 (5,0)	15 (1,3)
Schweiz	201 (15,9)	177 (14,0)
	2043 (11,6)	457 (2,6)

8.2 Lebenserwartung

Die Berechnung von Überlebensraten mit Hilfe der Sterbetafelmethode ist in die Epidemiologie vor allem durch die amerikanische Krebsforschung bereits in den 50er Jahren eingeführt worden [205, 552, 680, 1696]. Für Dauerdialysepatienten wurde die Methode 1969 [1527] und für den Vergleich zwischen Dauerdialyse und Nierentransplantation 1970 [1007] erstmals angewandt. In den folgenden Jahren haben dann zahlreiche Autoren [980, 1578, 1739, 2443] Überlebensraten bei dialysierten oder transplantierten Patienten nach der Sterbetafel ermittelt, wie dies 1958 von Cutler u. Ederer [552] angegeben wurde. Die hier zitierten sowie manche späteren - meist an nur wenigen Patienten durchgeführten - Untersuchungen führten oftmals zu unterschiedlichen Ergebnissen und Schlußfolgerungen. Es muß daher angemerkt werden, daß die Sterbetafelmethode auch heute noch vielfach unkritisch und falsch (z. B. bei einer zu geringen Patientenzahl) angewandt wird. Zur Erlangung aussagefähiger Ergebnisse ist ferner zu fordern, daß das zu analysierende Patientenkollektiv mindestens 20 Todesfälle enthält und daß die Berechnung der Überlebensraten nicht über das Zeitintervall mit dem letzten Sterbefall hinaus fortgeführt wird. Anwendern der Sterbetafelmethode nach Cutler u. Ederer [552] seien die „Combined Report on Regular Dialyse and Transplantation in Europe, XIII, 1982“ und „XIV, 1983“ empfohlen [1417, 2668]. In diesen beiden Jahresberichten werden die Möglichkeiten und Schwierigkeiten der Methode dargestellt sowie die „Selwood-Analyse“ beschrieben, die die Berechnung von Überlebensraten unter Berücksichtigung wechselnder Therapieformen ermöglicht.

Werden Berechnungen der Lebenserwartung für Patienten eines einzelnen Zentrums durchgeführt, so hat dies den theoretischen Vorteil, daß die Auswahlkriterien und viele andere die Behandlung betreffende Faktoren gleich sind. In Großbritannien, wo man davon ausgehen kann, daß das zentralisierte nationale Gesundheitswesen weitgehend einheitliche Bedingungen schafft, wurde der Einfluß einzelner Zentren untersucht und festgestellt, daß die Zweijahrestransplantatüberlebensrate bei Leichennierentransplantation beim „besten“ und „schlechtesten“ Zentrum zwischen 82% und 20% differierte [2532]. Aus diesem Grunde wird bei der Suche nach verbindlichem Zahlenmaterial heute i. allg. auf die großen Sammelstatistiken (z. B. EDTA-Registry) oder Multizenterstudien zurückgegriffen.

Im wesentlichen sind es drei Faktoren, die die Lebenserwartung der Patienten bestimmen: die Behandlungsart, das Alter bei Behandlungsbeginn und das renale Grundleiden. Dagegen gibt es keine geschlechtsbedingten Unterschiede [351].

Die Analysen der frühen 70er Jahre [1004] zeigen erwartungsgemäß, daß die Lebenserwartung bei Heimdialyse oder Lebendspendertransplantation deutlich größer ist als bei Klinikdialyse oder Leichennierentransplantation. Jedoch ist ein solcher Vergleich nur bedingt aussagefähig, da Auswahlkriterien und Risikofaktoren für jede der genannten Behandlungsarten unterschiedlich sind. Dies wird bei den Heimhämodialysepatienten am deutlichsten, die zweifellos schon durch die Voraussetzungen für diese Behandlung eine positiv selektierte Gruppe darstellen. Bei den uns heute zur Verfügung stehenden unterschiedlichen Dialyseverfahren und der steigenden Transplantationsfrequenz sind häufige Wechsel der Behandlungsart keine Seltenheit. Man ist daher vielfach dazu übergegangen, Überlebensraten für integrierte Therapieformen (Selwood-Methode) zu berechnen [1417] (Tabelle 54).

Tabelle 54. Überlebensraten nach 3, 6, 12, 24 und 36 Monaten [2668] für *A* sämtliche Behandlungsarten (gepoolt) 1979-1982, *B* Leichennierentransplantation 1979-1982, *C* kontinuierliche ambulante Peritonealdialyse 1981-1982

		x	y	3		6		12		24		36	
				%	(n)	%	(n)	%	(n)	%	(n)	%	(n)
A	Nicht-Diabetiker	15-34	9372	98	(9108,5)	96	(8498,0)	93	(7774,0)	87	(5784,5)	84	(2946,5)
A	Nicht-Diabetiker	35-44	7455	98	(7252,5)	95	(6782,0)	91	(6205,5)	84	(4619,0)	78	(2347,5)
A	Nicht-Diabetiker	45-54	**	97	**	95	(9797,0)	90	(8939,5)	80	(6619,0)	72	(3292,5)
A	Nicht-Diabetiker	55-64	9720	96	(9430,5)	92	(8570,5)	85	(7723,5)	73	(5604,5)	64	(2636,5)
A	Nicht-Diabetiker	65+	7210	92	(6961,5)	86	(6103,5)	76	(5284,0)	60	(3604,5)	47	(1491,5)
A	Diabetiker	15-34	633	96	(613,5)	88	(557,5)	77	(476,0)	59	(324,5)	50	(133,0)
A	Diabetiker	35-44	674	92	(654,0)	84	(574,5)	73	(491,0)	56	(337,5)	47	(143,0)
A	Diabetiker	45-54	796	94	(774,0)	85	(698,6)	71	(602,5)	53	(402,0)	40	(161,5)
A	Diabetiker	55-64	793	93	(761,5)	86	(656,5)	70	(557,0)	50	(347,5)	37	(129,0)
A	Diabetiker	65+	499	89	(483,0)	77	(409,0)	58	(331,0)	36	(200,5)	23	(70,5)
B	Nicht-Diabetiker	15-34	3816	96	(3690,5)	95	(3351,0)	93	(3010,0)	91	(2241,0)	89	(1187,0)
B	Nicht-Diabetiker	35-44	2686	95	(2595,0)	93	(2295,5)	90	(2044,0)	86	(1517,5)	82	(789,0)
B	Nicht-Diabetiker	45-54	2159	91	(2090,0)	88	(1790,5)	84	(1565,5)	79	(1111,0)	74	(551,0)
B	Nicht-Diabetiker	55-64	728	89	(698,5)	82	(569,5)	77	(469,5)	66	(329,5)	61	(150,0)
B	Nicht-Diabetiker	65+	125	84	(118,5)	80	(89,0)	77	(74,0)	76	(56,0)	71	(30,5)
B	Diabetiker	15-34	173	87	(168,0)	79	(135,5)	72	(110,0)	59	(75,0)	55	(31,0)
B	Diabetiker	35-44	171	87	(166,0)	81	(135,5)	77	(113,5)	72	(84,0)	65	(41,0)
B	Diabetiker	45-54	94	80	(92,0)	73	(69,0)	63	(56,5)	51	(37,0)	+	(17,0)
B	Diabetiker	55-64	16	+	(15,5)	+	(10,0)	+	(6,5)	+	(5,0)	+	(2,0)
B	Diabetiker	65+	2	+	(2,0)	+	(2,0)	+	(2,0)	+	(1,0)	+	(0,0)
C	Nicht-Diabetiker	15-34	351	99	(301,5)	99	(211,0)	97	(128,0)	+	(16,0)		
C	Nicht-Diabetiker	35-44	353	99	(311,0)	98	(234,0)	96	(144,0)	+	(17,0)		
C	Nicht-Diabetiker	45-54	553	98	(481,5)	95	(356,5)	92	(223,0)	80	(30,5)		
C	Nicht-Diabetiker	55-64	775	96	(685,0)	91	(510,5)	84	(326,0)	71	(37,5)		
C	Nicht-Diabetiker	65+	698	95	(618,0)	89	(461,0)	75	(303,5)	52	(33,5)		
C	Diabetiker	15-34	104	97	(87,5)	92	(60,0)	92	(33,0)	+	(1,5)		
C	Diabetiker	35-44	107	98	(92,5)	89	(65,5)	77	(38,5)	+	(2,0)		
C	Diabetiker	45-54	104	93	(90,0)	89	(66,5)	80	(48,5)	+	(5,5)		
C	Diabetiker	55-64	140	97	(119,5)	91	(88,5)	71	(64,0)	+	(7,5)		
C	Diabetiker	65+	53	95	(43,0)	+	(29,0)	+	(21,0)	+	(1,0)		

x = Altersgruppen/Jahre
y = insgesamt beobachtete Patienten
n = unter Beobachtung stehende Patienten
** = Anzahl unter Beobachtung stehender größer als 10000
\+ = Anzahl unter Beobachtung stehender kleiner als 30

Andererseits bleibt ein Vergleich der Lebenserwartung bei Anwendung jedes einzelnen Therapieverfahrens - speziell im Hinblick auf das beratende Gespräch mit dem Patienten - von großer Wichtigkeit.

Capelli et al. [414] haben mit einem neuen statistischen Ansatz altersangepaßte Überlebensraten für 454 eigene Patienten berechnet und nach Diabetikern und Nichtdiabetikern unterschieden. Sie finden für Klinikdialyse und CAPD keinen statistisch signifikanten Unterschied. Hingegen schneidet die intermittierende Peritonealdialyse (IPD) schlechter ab. Bei ihr ist die Sterberate 2,5mal größer als bei der Klinikdialyse und 2,0mal größer als bei der CAPD. Das Risiko bei der Heimhämodialyse ist in der Anfangszeit deutlich geringer, kommt aber nach 2,4 Jahren in den Bereich der Klinikdialyse und der CAPD. Die Autoren folgern, daß hinsichtlich der Lebenserwartung Heimdialyse, Klinikdialyse und CAPD vergleichbare Behandlungsverfahren sind, sofern bei der Berechnung Alter und Diabetes berücksichtigt werden.

Für alle Behandlungsarten gilt, daß im Vergleich zum Gesamtkollektiv Patienten mit Lupus erythematodes, Amyloidose und Diabetes eine geringere Lebenserwartung haben, während diese bei Patienten mit Zystennieren größer ist [1003].

Tabelle 54 wurde von der Registratur der „European Dialysis and Transplant Association" (EDTA) veröffentlicht [2668] und enthält nach Altersgruppen sowie Diabetes und Nichtdiabetes aufgeschlüsselte Überlebensraten für

A) sämtliche Behandlungsraten (gepoolt)
B) Leichennierentransplantation und
C) kontinuierliche ambulante Peritonealdialyse (CAPD).

Durch Einführung des Cyclosporin A konnten die Einjahrestransplantatüberlebensraten bei der Leichennierentransplantation um 19,6% gegenüber der früheren Behandlung mit konservativen Immunsuppressiva (vgl. Tabelle 54 B) verbessert werden [422].

8.3 Rehabilitation

Die Ergebnisse der Dauerdialyse und Transplantation werden nicht nur an der Lebenserwartung, sondern auch an der Lebensqualität gemessen, die sich u. a. positiv in der Wiedererlangung der Arbeitsfähigkeit und negativ in der Dauer notwendiger Hospitalisierung ausdrücken läßt. Eine Analyse solcher Daten, wie sie zuletzt 1980 von der Registratur der „European Dialysis and Transplant Association" (EDTA) durchgeführt wurde [343, 355], dient neben ihrer wichtigen Aussage für sozioökonomische Planungen gleichzeitig auch als Rechtfertigung für eines der derzeit aufwendigsten und teuersten Therapieverfahren.

Generell ist der Prozentsatz Vollarbeitsfähiger bei Transplantierten und Heimdialysepatienten wesentlich höher als bei Kranken, die mit Klinikdialyse versorgt sind, da hier die Risikofälle behandelt werden und diese Behandlungsart an sich mit einer Vollbeschäftigung schwer zu vereinen ist. Trotz Dialyse im Krankenhaus können immerhin 36% der Männer und 40% der Frauen einer Ganztagsbeschäftigung nachgehen.

Werden die in Tabelle 55 angegebenen Rehabilitationsgrade nach einzelnen europäischen Ländern aufgeschlüsselt, zeigen sich besonders für die Kategorien 2–4 deutliche Unterschiede. So ist der Anteil der teilzeitbeschäftigten Klinikdialysepatienten in der DDR und in der Schweiz mit ca. 50% besonders hoch, während in der Bundesrepublik Deutschland und Großbritannien etwa 30% der Kranken arbeitslos oder Frührentner sind. Diese Beispiele machen deutlich, daß das Ausmaß der Rehabilitation – hier am Grade der Arbeitsfähigkeit gemessen – sehr stark von der jeweiligen nationalen Sozialstruktur und Rentengesetzgebung abhängig ist.

Tabelle 55. Rehabilitation bei Dauerdialyse und Nierentransplantation 1980 [355]

Behandlungsart	Anzahl Pat.	% Pat. vollbeschäftigt vor Erkrankung	% Pat. in jeweiliger Rehabilitationskategorie					
			1	2	3	4	5	6
Klinikdialyse	14278	65,5	35,7	20,6	13,2	14,5	14,2	1,9
Heimdialyse	4261	81,5	62,1	13,0	8,2	10,0	6,2	0,4
Lebendspendertranspl.	730	85,1	81,5	3,6	3,4	5,4	5,8	0,2
Leichennierentranspl.	3526	85,1	66,9	12,6	7,1	6,9	6,0	0,4
Klinikdialyse	11037	26,8	39,6	29,7	7,9	8,1	12,9	2,0
Heimdialyse	1756	33,2	67,5	20,4	4,0	2,9	5,2	0
Lebendspendertranspl.	348	53,4	82,8	6,1	3,7	1,8	5,5	0
Leichennierentranspl.	2263	44,5	67,0	17,9	6,0	3,1	5,2	0,9

Rehabilitationskategorien: *1* Arbeitsfähig und vollbeschäftigt
2 Arbeitsfähig und teilzeitbeschäftigt
3 Arbeitsfähig und unbeschäftigt, da arbeitslos
4 Arbeitsfähig und unbeschäftigt, da Frührentner
5 Arbeitsunfähig, in der Lage für sich selbst zu sorgen
6 Arbeitsunfähig, auf fremde Hilfe angewiesen

Wie bei den Erwachsenen die Ganztagsbeschäftigung, so wird bei den Kindern der regelrechte Schulbesuch durch die Klinikdialyse behindert. Er kann nur von 31% der Jugendlichen wahrgenommen werden. Dagegen ist eine normale schulische Ausbildung in 89% bei Heimdialyse und 91% bei transplantierten Kindern möglich [343].

Eine Befragung nach Häufigkeit und Dauer stationärer Behandlungen ergab, daß diese im ersten Jahr nach Beginn der Klinikdialyse oder nach Leichennierentransplantation bei 9% der Patienten mehr als 3 Monate betrug. In den folgenden 5 Jahren nahm der Prozentsatz bei den Dialysepatienten bis auf 4% und bei den Transplantierten auf 2% ab. Die häufigsten stationären Behandlungen wurden bei Patienten registriert, die nach Transplantatversagen wieder zur Dialysebehandlung zurückkehren mußten (24% der Patienten im ersten Jahr). Insgesamt kann die Hospitalisierungsrate bei Dauerdialysepatienten jedoch als gering angesehen werden.

IV Erkrankungen aus dem immunologischen Formenkreis
(spezielle Indikationen zur Plasmapherese)

1 Einführung

Seit Mitte der 70er Jahre wird die Plasmapherese in zunehmendem Maße zur Behandlung von humoral vermittelten Immunerkrankungen eingesetzt, speziell bei Krankheiten, die sich gegenüber konventionellen medikamentösen Maßnahmen als resistent erwiesen haben. Besonders günstige Behandlungsergebnisse mit Plasmapherese bei einigen Erkrankungen mit bekannt schlechter Prognose, wie dem Goodpasture-Syndrom [1564], der schweren Myasthenia gravis [1949] und der thrombotisch-thrombozytopenischen Purpura [360], bahnten den Einsatz dieser neuen Therapie auch bei anderen Erkrankungen. Inzwischen wurden weit über 100 verschiedene Krankheiten mit Plasmapherese behandelt [682], nur wenige jedoch mit reproduzierbar günstigem Ergebnis.

Bei den unterschiedlichen Erkrankungen kann der therapeutische Wert der Plasmapherese streng genommen nur durch kontrollierte Studien bestimmt werden, von denen jedoch bisher nur wenige vorliegen. Darüber hinaus können kontrollierte Studien nur Teilaspekte klären. Wenn beispielsweise die Plasmapherese keine eindeutigen Vorteile gegenüber einer aggressiven Kombinationstherapie mit Steroiden und Immunsuppressiva bietet, sollten die Langzeitkomplikationen der Steroidtherapie genauso in den therapeutischen Entscheidungsprozeß einbezogen werden wie die Risiken der Plasmapherese. Zur Zeit mangelt es jedoch noch an allgemein akzeptierten und durch aussagekräftige Studien abgesicherten Indikationen für die Plasmapheresebehandlung und deren Modifikationen (Kaskadenfiltration, Immunadsorption, Kryofiltration).

2 Rationale Basis der Plasmapheresebehandlung

Ursprünglich wurde die Plasmapherese bei Erkrankungen eingesetzt, bei denen im Blut zirkulierende Paraproteine, Antikörper und Immunkomplexe für eine funktionelle (z. B. erhöhte Blutviskosität bei Paraproteinämie, neuromuskulärer Block bei der Myasthenie) oder organische Störung (z. B. Glomerulonephritis infolge von Antibasalmembranantikörpern oder zirkulierenden Immunkomplexen) ursächlich angeschuldigt wurden (Tabelle 56). Die Verminderung des Blutspiegels eines pathologischen Proteins korrelierte häufig mit einer Besserung des entsprechenden Krankheitsbildes. Aber auch Mediatoren des Entzündungsprozesses (Fibrinogen, Komplementproteine) oder proteingebundene Toxine endogener oder exogener Provenienz können effektiv mit der Plasmapherese aus dem zirkulierenden Blut

Tabelle 56. Beispiele von Proteinen, die eine pathognomonische Bedeutung bei Erkrankungen haben, die mit Plasmapherese behandelt werden

Erkrankung	Pathologisches Protein
Systemischer Lupus erythematodes	Zirkulierende Immunkomplexe Autoantikörper - gegen ds-DNS - gegen Blutzellen und deren Vorstufen - gegen Gerinnungsfaktoren
Immunkomplex-Glomerulonephritis	Zirkulierende Immunkomplexe
IgA-Nephritis	IgA-haltige Immunkomplexe
Goodpasture-Syndrom	Anti-Basalmembran-Antikörper
Myasthenia gravis	Anti-Azethylcholinrezeptor-Antikörper
Niereninsuffizienz bei Paraproteinämie	Paraproteine

entfernt werden. Weiterhin können mit der eiweißhaltigen Substitutionslösung dem Patienten bei entsprechenden Mangelzuständen bestimmte Proteine in ausreichender Menge und ohne Volumenprobleme zugeführt werden, wie z. B. bei der thrombotisch-thrombozytopenischen Purpura (Zufuhr von Substanzen, die den Prostaglandinstoffwechsel von Gefäßwand und Thrombozyten stabilisieren) oder bei der thyreotoxischen Krise (Zufuhr freier Bindungsstellen für Schilddrüsenhormone).

In den letzten Jahren ist auch eine Beeinflussung zellulärer Immunparameter durch die Plasmapheresebehandlung beschrieben worden. So kann eine Blockierung des endogenen Immunkomplexkatabolismus, wie sie bei verschiedenen Immunkomplexerkrankungen beobachtet wird, rasch durch die Plasmapherese aufgehoben werden [1567]. Dieser Mechanismus soll den überproportionalen Abfall zirkulierender Immunkomplexe durch die Plasmapheresebehandlung bei schweren Immunkomplexerkrankungen erklären. Weiterhin weisen Monozyten von Patienten mit Immunkomplexerkrankungen in vitro eine verminderte Bakterizidie auf, die sich nach Plasmapherese deutlich bessert [2401].

Lymphozyten einiger Tumorpatienten sind durch Mitogene vermindert stimulierbar, was sich nach Plasmapherese besserte und gut mit dem klinischen Verhalten (meßbare Tumorregression) korrelierte [220]. Diesem Phänomen sollen sog. blokkierende Plasmafaktoren („blocking factors") zugrunde liegen, die verschiedene zelluläre immunologische Funktionen in vitro hemmen und die vorwiegend im Plasma vom Patienten mit malignen Tumoren vorkommen. Es wird vermutet, daß in einigen Fällen zirkulierende Immunkomplexe bei diesem Prozeß beteiligt sind. Eine genaue Charakterisierung dieser blockierenden Faktoren steht jedoch noch aus.

Mehrere Autoren beschrieben eine Normalisierung des vor Plasmapheresebehandlung pathologisch erhöhten T-Helfer/T-Suppressor-Zellverhältnisses, aber auch eine Reduzierung der zuvor normalen T-Helfer/T-Suppressor-Relation. Die durch die Plasmapheresebehandlung erzielte Änderung der T-Helfer/T-Suppressor-Zellrelation blieb häufig über Wochen oder Monate konstant. In Einzelbeobachtungen von Patienten mit Antikörpermangelsyndrom konnten auch Antikörper gegen B-Zellen oder T-Helfer-Zellen nachgewiesen und effektiv mit der Plasmapherese eliminiert werden, jedoch nur mit einem kurzzeitigen Anstieg der entsprechenden Zellen [2522, 2635].

Diese Beobachtungen deuten darauf hin, daß die Plasmapherese auch in die Regulation zellulärer Immunvorgänge eingreift, z. B. durch Entfernung von antilymphozytären Antikörpern oder durch Modulation der Lymphokinsekretion [481].

Eine weitere Hypothese geht von einer Stimulation der B-Zellen durch die Antikörperentfernung während der Plasmapherese aus, wobei die parallel mit der Plasmapherese durchgeführte immunsuppressive Behandlung an den proliferierenden B-Zellen stärker wirken soll als ohne begleitende Plasmapherese [2330].

Die heute diskutierten Wirkungsmechanismen der Plasmapheresebehandlung sind die folgenden:

1. Entfernung von pathologischen Plasmabestandteilen
   - Autoantikörper (z. B. Antikörper gegen Basalmembranen, ds-DNS, Gerinnungsfaktoren, Komplement, Azetylcholinrezeptor)
   - Paraproteine (z. B. Hyperviskositätssyndrom)
   - Zirkulierende Immunkomplexe
   - Entzündungsmediatoren (Komplement, Fibrinogen)
   - Proteingebundene Toxine (endogen oder exogen).
2. Zufuhr von Plasmabestandteilen (z. B. Gerinnungsfaktoren, Stabilisatoren der Prostaglandinsynthese, freie Trägerproteine für Hormone).
3. Beeinflussung zellulärer Immunfunktionen
   - Deblockierung der RES-Funktion (Immunkomplex-Clearance, „blocking factors“)
   - Wiederherstellung der Bakterizidie
   - Modulation der B-, T-Helfer-, T-Suppressor-Lymphozyten.

3 Einsatz der Plasmapherese bei verschiedenen Erkrankungen

3.1 Allgemeines

Nachfolgend sollen die wichtigsten Erkrankungen besprochen werden, die bisher mit der Plasmapherese behandelt wurden, wobei die Einschätzung auf einer kritischen Durchsicht publizierter Daten basiert. Eine solche Beurteilung ist jedoch äußerst schwierig, da

1. häufig nur anderweitig „ausbehandelte“ Kranke dieser neuen Therapie zugeführt werden;
2. kontrollierte Studien für viele Erkrankungen fehlen, noch nicht abgeschlossen oder noch nicht publiziert sind bzw. bei kritischer Analyse Mängel aufweisen (z. B. [476]);
3. die Teilnahme an kontrollierten Studien in einigen Krankheitssituationen (z. B. myasthenische Krise, Koma bei Hyperviskositätssyndrom) aufgrund der guten Erfahrungen mit der Plasmapherese kaum zu vertreten ist;
4. kontrollierte Studien meist nur auf eine bestimmte Fragestellung ausgerichtet sind, z. B. Zeit bis zum Eintritt einer Besserung, nicht aber Langzeitkomplikation (z. B. Virusinfekte nach Plasmapherese, Osteopathie nach Steroidtherapie) berücksichtigen;

5. gute Doppelblind-Studien mit Scheinplasmapheresebehandlung schwer durchführbar sind [204];
6. sich derzeit die individuelle Entscheidung pro oder kontra Plasmapherese vorwiegend an den Ergebnissen kasuistischer Mitteilungen orientiert, die jedoch tendenziös gefärbt positiv oder negativ ausfallen können;
7. ein Plazeboeffekt dieser teuren und für den Patienten beeindruckenden Prozedur ebenfalls nicht vernachlässigt werden darf [1308].

Derzeit kann man die mit der Plasmapherese zu behandelnden Erkrankungen in folgende Gruppen einteilen:

a) Erkrankungen, bei denen die Plasmapherese indiziert ist:
   - Immunkomplexvermittelte rapid progressive Glomerulonephritis
   - Thrombotisch-thrombozytopenische Purpura
   - Hämolytisch-urämisches Syndrom
   - Thyreotoxische Krise
   - Refsum-Syndrom
   - ABO-inkompatible Knochenmarktransplantation.
b) Erkrankungen, bei denen die Plasmapherese nur in bestimmten Krankheitsstadien indiziert ist:
   - Myasthenia gravis bei myastenischer Krise
   - Goodpasture-Syndrom bei Hämoptysen und/oder progredienter Niereninsuffizienz
   - Paraproteinämie bei progredienter Niereninsuffizienz und/oder Hyperviskositätssyndrom
   - Systemischer Lupus erythematodes bei hoher Krankheitsaktivität, stabilem Krankheitsverlauf mit hoher Steroidbedürftigkeit und prophylaktisch bei proliferativer Lupusnephritis
   - Nach erfolgloser konservativer Therapie bei Wegener-Granulomatose, schwerer Vaskulitis bei PCP, Pemphigus vulgaris, idiopathischer thrombozytopenischer Purpura, Guillain-Barré-Syndrom und Kryoglobulinämie.
c) Erkrankungen, bei denen die Plasmapherese derzeit noch als experimentelle Therapie angesehen werden muß:
   - Metastasierende Tumorleiden
   - Coma hepaticum
   - Homozygote familiäre Hypercholesterinämie
   - Exogene Intoxikationen
   - Multiple Sklerose
   - Diabetes mellitus
   - Primär chronische Polyarthritis
   - Sepsis.

3.2 Goodpasture-Syndrom

Das Goodpasture-Syndrom als klinische Entität umfaßt das kombinierte Auftreten von Hämoptysen und Glomerulonephritis. Das Krankheitsbild wird in den meisten Fällen durch eine zeitlich limitierte Bildung von Autoantikörpern, die gegen glomeruläre und pulmonale Basalmembranen gerichtet sind, hervorgerufen. An der Lunge verursacht der Krankheitsprozeß eine schwere Permeabilitätsstörung mit Verschlechterung der Diffusionseigenschaften und Auftreten von Hämoptysen. Die renale Beteiligung äußert sich meist in einer raschen Funktionsverminderung, die ihre morphologische Ursache in einer z.T. nekrotisierenden Glomerulonephritis hat. Immunhistologisch lassen sich sowohl an den pulmonalen Basalmembranen als auch im Bereich der glomerulären Basalmembranen lineare Ablagerungen von IgG nachweisen.

Unter den klinisch definierten Begriff Goodpasture-Syndrom fallen jedoch auch solche renopulmonalen Syndrome, die durch Immunkomplexe hervorgerufen werden [2661]. Bei einem kleinen Teil der Patienten mit Goodpasture-Syndrom lassen sich weder im Serum noch im befallenen Gewebe entsprechende Autoantikörper oder Immunkomplexe nachweisen.

Die Prognose der Basalmembranantikörpererkrankung galt bis Mitte der 70er Jahre als meist infaust. 1975 wurde erstmals über die erfolgreiche Behandlung mittels Plasmapherese berichtet [1564]. Diese Erkrankung wurde daraufhin allgemein als Indikation zur Plasmapheresebehandlung akzeptiert. Mit der steigenden Anzahl erkannter und behandelter Erkrankungsfälle, aber auch durch bessere diagnostische Möglichkeiten (Nachweis der Autoantikörper mit Hilfe der indirekten Immunfluoreszenz und mit Hilfe von Radioimmunoassays, großzügiger Einsatz der Nierenbiopsie) wurden in den letzten Jahren neben den bekannten schweren Verlaufsformen auch milde Krankheitsbilder beobachtet, weshalb eine differenzierte Therapie erforderlich ist.

In der Literatur finden sich Berichte über 100 Patienten mit Goodpasture-Syndrom, die mit Plasmapherese behandelt worden sind, wobei in 39% eine Stabilisierung auf nichtdialysepflichtigem Niveau oder eine Besserung der Nierenfunktion erzielt wurde [2157]. Die Beherrschung von Hämoptysen dürfte dagegen in einem weit höheren Prozentsatz möglich sein [1566]. Das größte von einer Arbeitsgruppe behandelte Patientenkollektiv wurde vom Hammersmith-Hospital in London publiziert; diese Daten sind in Tabelle 57 aufgeschlüsselt. Dabei zeigt sich, daß das zu erwartende Behandlungsergebnis abhängig von der Ausgangssituation der Nieren-

Tabelle 57. Prognose der Nierenfunktion bei Patienten mit Goodpasture-Syndrom und idiopathischer rapid progressiver Glomerulonephritis bei Behandlung mit Plasmapherese. (Lockwood et al. [1566])

Nierenfunktion bei Behandlungsbeginn	Goodpasture-Syndrom		Idiopathische rapid progressive Glomerulonephritis	
	Anzahl der Patienten (N)	Besserung der Nierenfunktion (N)	Anzahl der Patienten (N)	Besserung der Nierenfunktion (N)
Serum-Kreatinin unter 6,8 mg/dl	17	15	12	11
Serum-Kreatinin über 6,8 mg/dl	5	1	8	7
Oligurie	22	0	17	11
Summe	44	16	37	29

funktion bei Therapiebeginn ist. Bei einem Serumkreatinin unter 6,8 mg/dl (600 μmol/l) kann bei den meisten Patienten eine Besserung der Nierenfunktion erreicht werden. Wenn das Serumkreatinin bei Behandlungsbeginn bereits über 6,8 mg/dl (600 μmol/l) lag oder wenn die tägliche Urinausscheidung weniger als 400 ml betrug, war die Prognose dagegen ungünstig. Während in der erstgenannten Gruppe bei 15 von 17 Patienten (88%) eine Besserung der Nierenfunktion beschrieben wurde, traf dieses Kriterium nur bei 1 von 27 Patienten der zweitgenannten Gruppe (5%) zu. Unter Berücksichtigung dieser Daten und des Risikos, mit dem die Plasmapherese belastet ist, erscheint die extrakorporale Elimination der Autoantikörper bei fortgeschrittener Niereninsuffizienz bzw. Oligurie beim Goodpasture-Syndrom nicht indiziert, wenn mit dieser Therapieform eine Besserung der Nierenfunktion erreicht werden soll. Indikationen zum Einsatz der Plasmapheresebehandlung beim Goodpasture-Syndrom sind:

1. Serumkreatinin bei Behandlungsbeginn unter 7 mg/dl (619 μmol/l) ohne Vorliegen einer Oligurie,
2. schwere, u. U. lebensbedrohliche Hämoptysen, unabhängig von der Nierenfunktion,
3. Vorbereitung zur Nierentransplantation bei im Serum noch nachweisbaren Basalmembranantikörpern.

Wie bei Autoimmunerkrankungen üblich, sollte die Plasmapherese mit einer immunsuppressiven Behandlung kombiniert werden. Als Unterschied zu anderen Autoimmunerkrankungen findet sich beim Goodpasture-Syndrom eine zeitlich limitierte Bildung der Autoantikörper, wobei das endgültige Verschwinden dieser Proteine aus der Zirkulation durch die Plasmapheresebehandlung beschleunigt werden kann [1930]. Sehr milde Krankheitsverläufe (z. B. Hämoptysen ohne wesentliche Beeinflussung des pulmonalen Gasaustausches, Nierenbeteiligung ohne progrediente Funktionseinschränkung) bedürfen vermutlich nur einer zeitlich begrenzten immunsuppressiven Therapie ohne gleichzeitige Plasmapherese.

3.3 Rapid progressive Glomerulonephritis

Die rapid progressive Glomerulonephritis ist eine vorwiegend klinisch definierte Glomerulonephritisform, bei der es ohne Therapie innerhalb von Tagen bis Monaten bei über 90% der Patienten zu einem Funktionsverlust der Nieren kommt [2228]. Unter Berücksichtigung des Grundleidens werden sekundäre (= symptomatische) Formen, z. B. im Rahmen von Systemerkrankungen wie Lupus erythematodes, Schönlein-Henoch-Syndrom, Wegener-Granulomatose, Panarteriitis nodosa und anderen Erkrankungen, von der primären oder idiopathischen Form ohne erkennbares Grundleiden unterschieden. Histologisch findet sich eine extrakapilläre Proliferation, die abhängig von der gewählten Definition bei mehr als 50–80% der Glomeruli nachweisbar sein sollte [2066]; weiterhin zeigen sich häufig Nekrosen der Glomerulumschlingen. Immunhistologisch lassen sich in ca. 50% granuläre Immunablagerungen und in ca. 30% lineare Immunglobulinablagerungen nachweisen, jedoch wird das mit den linearen Ablagerungen einhergehende Goodpasture-Syndrom aufgrund klinischer Besonderheiten (Verlauf und Prognose) als eigene Entität aufgefaßt und soll in diesem Zusammenhang nicht weiter berücksichtigt werden (s. S. 524).

Neben der Immunkomplexpathogenese der idiopathischen rapid progressiven Glomerulonephritis mit Ablagerung von im Serum zirkulierenden Immunkomplexen in der Niere oder aber auch In-situ-Bildung von Immunkomplexen gibt es Fälle, bei denen im Serum ein sog. C3-Nephritisfaktor nachgewiesen werden kann. Dieser Autoantikörper kann zusammen mit C3-Komplement sowie den Faktoren B und D des Properdinsystems das Komplementsystem über den alternativen Weg aktivieren und führt zu einer sog. hypokomplementämischen, gelegentlich rapid progressiven Glomerulonephritis.

Der Vergleich verschiedener Therapieformen bei der idiopathischen rapid progressiven Glomerulonephritis ist schwierig, da die Erkrankung heute strenger als noch vor 1-2 Jahrzehnten definiert ist und häufig auch durch frühzeitigen Einsatz invasiver Maßnahmen (Nierenbiopsie) zu einem Zeitpunkt diagnostiziert wird, zu dem die Prognose vermutlich günstiger ist als in einem Spätstadium. Der Vergleich mit früheren Publikationen zeigt, daß unbehandelt nur noch 9% der Patienten ohne Dialyse überleben, während nach immunsuppressiver Therapie in üblicher Dosierung dieser Anteil 20% und bei kombinierter Anwendung von Immunsuppressiva und Plasmaaustausch 65% beträgt [266]. Eine kontrollierte Studie, die den Therapieeffekt einer alleinigen immunsuppressiven Therapie mit der kombinierten Behandlung mit Plasmaaustausch und konventionell dosierter Immunsuppression verglich, ergab jedoch zwischen beiden Gruppen keinen signifikanten Unterschied [2326].

Die größte nach einem einheitlichen Schema mit Plasmapherese und Immunsuppressiva behandelte Patientengruppe mit rapid progressiver Glomerulonephritis wurde vom Hammersmith Hospital in London publiziert [1566]. 12 Patienten hatten bei Behandlungsbeginn einen Kreatininwert von weniger als 6,8 mg/dl (600 µmol/l), 8 einen höheren Kreatininwert bei einer ausreichenden Diurese und weitere 17 Patienten waren oligurisch. Insgesamt konnte bei 78% der Patienten eine Besserung der Nierenfunktion erreicht werden. Im Gegensatz zum Goodpasture-Syndrom bedeutet ein Serumkreatininwert von über 6,8 mg/dl (600 µmol/l) oder eine Oligurie bei Behandlungsbeginn nicht unbedingt eine schlechte Prognose hinsichtlich der Besserung der Nierenfunktion. Während keiner der 22 oligurischen Goodpasture-Patienten der obengenannten Klinik durch Plasmapheresebehandlung eine Besserung der Nierenfunktion zeigte, wurde diese bei 12 der 17 Patienten mit idiopathischer rapid progressiver Glomerulonephritis beschrieben (s. Tabelle 57).

3.4 Nierenversagen bei Paraproteinämien

Im Rahmen von Paraproteinämien können akute und chronische Niereninsuffizienzen infolge unterschiedlicher Pathomechanismen auftreten:
- Glomeruläre Ablagerungen von Paraproteinen bzw. Kryoglobulinen
- Amyloidose (ca. 10-15% der Myelompatienten)
- Hyperkalzämie
- Infiltration der Niere durch Plasmazellen (selten)
- Hyperurikämie
- Tubulusfunktionsstörungen, besonders bei Leichtkettenerkrankungen (z. B. renal-tubuläre Azidose, Aminoazidurie, Phosphaturie)

- Hyperviskosität (selten)
- Akutes Nierenversagen nach Kontrastmittelgabe und/oder Dehydratation
- Rezidivierende Harnwegsinfekte.

Nach den verursachenden Paraproteinen können dabei folgende Formen unterschieden werden:

1. Multiples Myelom: Die Sekretion monoklonaler Immunglobuline (IgG, IgA, IgD) kann über morphologisch faßbare glomeruläre und tubuläre Veränderungen zur Niereninsuffizienz führen. Amyloidose und Hyperkalzämie sind weitere Ursachen für ein Nierenversagen.
2. Morbus Waldenström: Hierbei wird ein monoklonales IgM sezerniert, das in seltenen Fällen über eine Stase in den glomerulären Kapillaren infolge Hyperviskosität zum akuten Nierenversagen führt.
3. Leichtkettenerkrankung: Leichtketten der Immunglobuline (Typ Kappa oder Lambda) können sowohl mesangial abgelagert werden als auch zu schweren Tubulusfunktionsstörungen mit nachfolgendem Nierenversagen führen. Im Serum entgehen die Paraproteine meist dem Nachweis, können aber im Urin als Bence-Jones-Protein nachgewiesen werden.

Bei paraproteinämisch bedingtem Nierenversagen ist die Plasmapherese eingesetzt worden; in 49% (von 142 Patienten) wurde eine Besserung der Nierenfunktion beschrieben [342]. Funktionsstörungen infolge von Amyloidose, Hyperkalzämie und Hyperurikämie dürften dagegen nicht auf die Therapie ansprechen.

Grundsätzlich sollte die Plasmapherese bei Paraproteinämien mit einer adäquaten zytostatischen Chemotherapie kombiniert werden, da nur so die Chance besteht, die Nachbildung der pathologischen Proteine ausreichend zu supprimieren. Wegen des häufig gleichzeitig bestehenden Antikörpermangelsyndroms empfiehlt sich eine Gammaglobulingabe (z. B. 5-10 g IgG) nach jeder Plasmapheresesitzung.

3.5 Nierentransplantation

Bei der Behandlung akuter vaskulärer, gegenüber konventioneller Therapie resistenter Nierentransplantatabstoßungen wurde nach Plasmapherese das Ergebnis bei 58% von 201 Patienten als erfolgreich beschrieben [1002]. In diese Zahlen inbegriffen sind Ergebnisse kontrollierter und unkontrollierter Studien, sofern mehr als 5 Patienten behandelt wurden. 157 der 201 Patienten wurden im Rahmen kontrollierter Studien behandelt; bei 89 dieser Patienten (57%) wurde das Behandlungsergebnis als Erfolg bezeichnet. Die Ansprechrate, die von den verschiedenen Arbeitsgruppen angegeben wurde, bewegte sich zwischen 0 und 93%, so daß der Behandlungserfolg oder -mißerfolg nicht allein der Plasmapherese zugeschrieben werden kann. Von Einfluß auf das Behandlungsergebnis dürften vermutlich weitere Faktoren sein, wie z. B. das histologisch gesicherte Ausmaß der bereits eingetretenen, möglicherweise irreversiblen Organveränderungen und die Art der Begleittherapie (z. B. hochdosierte Gabe von Immunglobulinen).

Patienten mit präformierten zytotoxischen Antikörpern wurden mit Plasmapherese behandelt, um eine Transplantation zu ermöglichen, die bei 4 der 13 so behandelten Patienten erfolgreich verlaufen sein soll [1002]. In einem eigenen Fall konnte die Vorbehandlung mit der Plasmapherese eine nachfolgende Abstoßung nicht verhindern.

Drei Patienten mit einer im Transplantat rekurrierenden Glomerulonephritis wurden ebenfalls mit Plasmapherese behandelt, 2 dieser Patienten erfolgreich [1002].

Nach dem heutigen Kenntnisstand ist die Plasmapherese vor oder nach Nierentransplantation weiterhin als experimentelle Therapie ohne allgemein akzeptierte Indikationen anzusehen.

3.6 *Hämolytisch-urämisches Syndrom*

Das hämolytisch-urämische Syndrom ist eine ätiologisch weitgehend ungeklärte Erkrankung, die bei Kindern und Erwachsenen auftreten kann. Kardinalsymptome sind eine relativ akut einsetzende Funktionsminderung der Nieren, eine hämolytische Anämie sowie eine Thrombopenie. Ätiologisch werden bakterielle und virale Infekte sowie die Einnahme hormoneller Kontrazeptiva vermutet, aber auch eine genetische Prädisposition wird angenommen. Das erste morphologisch faßbare Substrat der Erkrankung sind Endothelveränderungen der glomerulären Gefäße, denen eine intravasale Gerinnung folgen kann. Die Prognose hinsichtlich der Nierenfunktion ist bei Kleinkindern günstiger als bei Erwachsenen; Todesfälle sind meist Folge zerebraler Komplikationen. Da eine kausale Therapie nicht bekannt ist, beschränkte sich die Behandlung bisher auf symptomatische Maßnahmen (Dialyse, Bluttransfusionen, evtl. Gabe von Heparin oder Thrombozytenaggregationshemmern, Antihypertonika). Unter der Vorstellung, daß zirkulierende Immunkomplexe (ähnlich wie bei einigen Formen der rapid progressiven Glomerulonephritis), gerinnungsaktivierende Substanzen oder auch eine Störung des endothelialen Prostaglandinmetabolismus (ähnlich wie bei der thrombotisch-thrombozytopenischen Purpura) an der Pathogenese beteiligt sind, wurde der therapeutische Plasmaaustausch als kausale Therapie beim hämolytisch-urämischen Syndrom eingesetzt. Die Substitution des entfernten Plasmas erfolgte wie bei der thrombotisch-thrombozytopenischen Purpura vorwiegend mit frisch gefrorenem Plasma. Nach einer Sammelstatistik wurden in Europa insgesamt 45 Patienten behandelt, wobei sich bei 29 (=64%) die Nierenfunktion besserte [342]. Kontrollierte Studien liegen derzeit nicht vor und sind bei der Seltenheit der Erkrankung in absehbarer Zeit auch nicht zu erwarten. - Bei rechtzeitigem Einsatz der Plasmapherese kann möglicherweise die Entwicklung einer irreversiblen Niereninsuffizienz bei Patienten mit hämolytisch-urämischem Syndrom verhindert werden, so daß diese Therapie gerechtfertigt ist.

3.7 *Systemischer Lupus erythematodes*

Der systemische Lupus erythematodes (SLE) manifestiert sich als eine Multiorgan-Erkrankung, die bevorzugt Frauen im gebärfähigen Alter betrifft. Haut („Schmetterlingserythem“), Gelenke, quergestreifte Muskulatur, seröse Häute (Polyserositis), Lunge, Herz (Endokarditis Libman-Sachs), Nieren (verschiedene Glomerulonephritisformen mit unterschiedlicher Prognose), Zentralnervensystem, Augen, Magen-Darm-Trakt (Ulzera, Leberbeteiligung, Pankreatitis) und das hämatopoetische System (Zytopenien) können in unterschiedlichem Ausmaß betroffen sein. Neben dem typischen klinischen Bild gründet sich die Diagnose auf spezielle immunologische Befunde wie den Nachweis von antinukleären Antikörpern in einem diffusen Verteilungsmuster, Antikörper gegen DNS (ss- und ds-DNS) sowie von zahlreichen weiteren Autoantikörpern. Daneben sind auch Verschiebungen im Bereich der Lymphozyten-Subpopulationen mit einem relativen Überwiegen der T-Helfer-Lymphozyten beschrieben worden, wobei dieser Befund jedoch nicht krankheitsspezifisch ist. Als unspezifische serologische Phänomene finden sich erhöhte IgG-Spiegel sowie bei aktiven Erkrankungsphasen Verminderungen der C3- und C4-Komplementkonzentrationen im Serum. Im befallenen Gewebe (z. B. Haut, Niere) lassen sich mit der direkten Immunfluoreszenz meist granuläre Immunglobulin- und Komplementablagerungen nachweisen.

Da die Gewebeläsionen beim SLE zumindest teilweise durch Ablagerungen zirkulierender Immunkomplexe bedingt sind und diese Patienten weiterhin einen gestörten Immunkomplexkatabolismus aufweisen [810], sollte durch die Plasmapheresebehandlung eine Beeinflussung des Krankheitsprozesses möglich sein (Verminderung der zirkulierenden Immunkomplexe und der Autoantikörper im Plasma).

Bisher wurde die Plasmapherese beim SLE in folgenden Situationen eingesetzt:
- bei schwerem generalisiertem Verlauf trotz immunsuppressiver Therapie,
- bei Nierenbeteiligung, meist in progredienten und therapeutisch anderweitig wenig beeinflußbaren Verlaufsformen (rapid progredienter Funktionsverlust der Nieren, proliferative Lupus-Glomerulonephritis, nephrotisches Syndrom) [477],

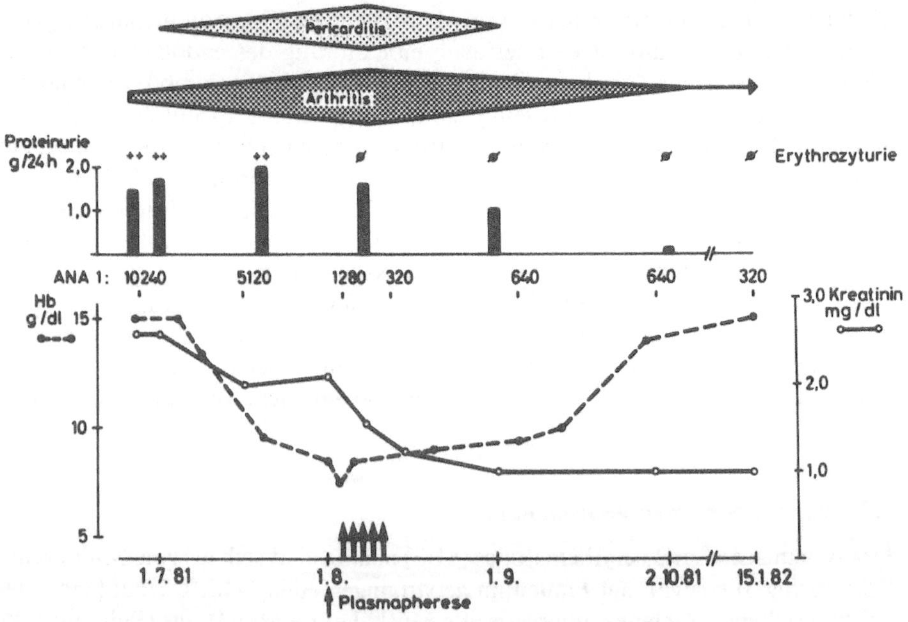

Abb. 146. Einsatz der Plasmapherese bei einem 39jährigen Patienten mit Lupus erythematodes mit Nieren-, Gelenk-, Perikard- und Lymphknotenbeteiligung. Eine medikamentöse Therapie mit 60–100 mg Prednisolon und 100–200 mg Azathioprin täglich bringt keine Besserung, die erst mit Einsatz der Plasmapheresebehandlung beginnt

- bei Zytopenien [782],
- bei schwerer Vaskulitits,
- bei pulmonaler Beteiligung [1215],
- bei Herzbeteiligung,
- bei Pankreatitis,
- unter der Vorstellung, eine hochdosierte medikamentöse immunsuppressive Therapie ohne Wirkungsverlust zu reduzieren.

Anhand von Daten aus vorwiegend unkontrollierten Studien, basierend auf 130 Patienten, wurde die Plasmapherese beim SLE in 71% der Fälle als erfolgreich beschrieben [2155, 2157].

Solange keine überzeugenden Daten aus kontrollierten Studien vorliegen, kann die Plasmapherese beim SLE als Alternative zu einer hochdosierten immunsuppressiven Therapie (z. B. Methylprednisolonstöße) bei hochaktiven progredienten Verlaufsformen (z. B. bei progredienter Beteiligung von Niere, Lunge, Herz, Pankreas, hämatopoetischem System) eingesetzt werden (s. Abb. 146). Weiterhin kann bei hochaktiven stabilen Krankheitsverläufen, die einer relativ intensiven immunsuppressiven Therapie bedürfen, durch die Plasmapherese die Aktivität vermindert und die medikamentöse Immunsuppression (insbesondere die Steroidtherapie) anschließend reduziert werden.

3.8 Myasthenia gravis

Bei über 95% der Patienten mit erworbener Myasthenia gravis (MG) können Autoantikörper nachgewiesen werden, die gegen den Azetylcholinrezeptor der motorischen Endplatte gerichtet sind und die zu einer Blockierung der neuromuskulären Erregungsübertragung führen. Diese im Serum nachweisbaren Autoantikörper gehören der IgG-Klasse an. Klinisch werden häufig bestimmte Muskelgruppen bevorzugt befallen (äußere Augenmuskeln, Schlundmuskulatur, Atemmuskulatur, Extremitäten). Üblicherweise umfaßt das Therapiekonzept die Thymektomie (10–17% der Patienten haben makroskopisch Thymome, zwei Drittel der Patienten histologisch nachweisbare Thymusveränderungen), die Gabe von Cholinesterase-Hemmstoffen sowie bei schweren Verläufen auch Immunsuppressiva. Besonders nach Einleitung einer Behandlung mit Steroiden kann sich das Krankheitsbild passager verschlechtern. Bei anderen Patienten entwickelt sich trotz medikamentöser Behandlung eine myasthenische Krise, die intensivmedizinische Betreuung erfordert. Bei schweren Verläufen wird seit 1976 mit sehr gutem Erfolg die Plasmapherese zur Elimination der im Serum zirkulierenden Autoantikörper eingesetzt [1949]. Häufig kann schon 6–24 h nach der ersten Behandlung eine deutliche klinische Besserung beobachtet werden. Bei 205 in der Literatur beschriebenen Patienten mit MG, die mit der Plasmapherese behandelt wurden, besserte sich in 82% das Krankheitsbild [1011]. Der Einsatz der Plasmapherese bei der MG ist in folgenden Situationen gerechtfertigt [2509]:

- bei der myasthenischen Krise zur raschen Überwindung,
- bei schweren Verläufen trotz ausreichender medikamentöser Immunsuppression zur Reduzierung der Krankheitsaktivität,
- vor operativen Eingriffen bei schwerkranken Myasthenikern zur Verkürzung der postoperativen Nachbeatmungsphase.

Insgesamt dürfte aber bei nur weniger als 5% der Patienten mit MG bei optimaler medikamentöser Behandlung während des Krankheitsverlaufs eine Situation eintreten, bei welcher der Plasmaaustausch gerechtfertigt ist [2509]. Bei stabilen Krankheitsverläufen bessert der regelmäßige Plasmaaustausch (über Monate) das Krankheitsbild nicht zusätzlich.

Bei einem Patienten mit angeborener MG konnte durch die Plasmapheresebehandlung keine Besserung erzielt werden. Dies könnte mit einem vermuteten angeborenen Rezeptordefekt an der neuromuskulären Endplatte zusammenhängen bei nicht nachweisbaren Azetylcholinrezeptor-Antikörpern im Serum.

Die neuromuskuläre Erregungsübertragung ist auch beim Eaton-Lambert-Syndrom (EAS) gestört, bei dem die präsynaptische Azetylcholinfreisetzung nicht funktioniert. Häufig tritt das EAS gleichzeitig mit Autoimmun- und Tumorerkrankungen auf. Humorale Faktoren, welche die Azetylcholinfreisetzung an der motorischen Endplatte beeinflussen, dürften an der Pathogenese beteiligt sein. Inzwischen wurde auch bei dieser Erkrankung über einige Patienten berichtet, die erfolgreich mit Plasmapherese behandelt wurden [567].

3.9 Guillain-Barré-Syndrom

Bei dieser ätiologisch unklaren Erkrankung entwickeln sich motorische Nervenausfälle, die sich als Muskelschwäche äußern und sowohl die proximale als auch die distale Extremitäten- und die Stamm-Muskulatur befallen. Der Erkrankung geht bei der Hälfte der Patienten ein Infekt der oberen Luftwege oder des Gastrointestinaltrakts 1-3 Wochen voraus. Mindestens bei 75% der Patienten kommt es gelegentlich auch nach monatelangem Verlauf zu Spontanremissionen. Während der Erkrankung kann sich eine respiratorische Insuffizienz entwickeln, die einer zeitweiligen maschinellen Beatmung bedarf.

Folgende immunologische Phänomene wurden beim Guillain-Barré-Syndrom beschrieben [1011]:

1. Störung der zellvermittelten Immunität,
2. Antikörper gegen peripheres Nervengewebe, insbesondere gegen Myelin,
3. zirkulierende Immunkomplexe.

Die Plasmapherese wurde bei akuten und bei chronischen Verlaufsformen eingesetzt und hat bei 43 von 56 Patienten (=77%) zu einer häufig dramatischen Besserung geführt, die manchmal von einem Rezidiv gefolgt war, das erneut auf Plasmapherese ansprach [1011].

3.10 Multiple Sklerose

Die multiple Sklerose ist eine ätiologisch ungeklärte demyelinisierende Erkrankung des Zentralnervensystems, bei der sich Störungen der zellulären und humoralen Immunität nachweisen lassen [2496]. So wurden Autoantikörper gegen verschiedene Substrate (z. B. „myelin basic protein"), aber auch zirkulierende Immunkomplexe im Serum und Liquor [566] nachgewiesen. In akuten Krankheitsstadien wurde ein Defizit an zirkulierenden Suppressor-T-Zellen [1336] beschrieben. Die Beurteilung eines jeden Therapieregimes bei der multiplen Sklerose bereitet Schwierigkeiten, da der Verlauf der Erkrankung schwer vorauszusagen ist, spontane Remissionen besonders von akuten Exazerbationen häufig sind und ca. 60% der Kranken nach Plazebogabe oder Scheinbehandlung eine subjektive Besserung verspüren [1011].

In einer prospektiven Studie wurde bei Patienten mit chronischer multipler Sklerose der Effekt einer über 12 Monate durchgeführten kombinierten Behandlung mit Plasmapherese und Azathioprin mit der alleinigen Behandlung mit Azathioprin verglichen. Wesentliche Unterschiede, besonders bei objektivierbaren Parametern, fanden sich nicht [2496]. In einer weiteren Studie wurden 58 Patienten mit schwerer progressiver multipler Sklerose randomisiert entweder mit ACTH (intravenös, Behandlungszeitraum 3 Wochen) oder mit ACTH und Cyclophosphamid (Behandlungszeitraum 3 Wochen, Applikation intravenös) oder mit Plasmapherese (4-5 Behandlungen innerhalb von 2 Wochen) kombiniert mit ACTH (3 Wochen) und niedrig dosiertem Cyclophosphamid (über einen Zeitraum von 8 Wochen) behandelt. Die Auswertung erfolgte nach 6 bzw. 12 Monaten, wobei die günstigsten Ergebnisse unter der Kombinationsbehandlung mit ACTH und hochdosiertem Cyclophosphamid beschrieben wurden [1073].

Akute Schübe der multiplen Sklerose sind mehrfach erfolgreich mit Plasmapherese behandelt worden [566, 567]. Zum Teil hatten sie sich zuvor gegenüber einer Steroidtherapie resistent verhalten. Da der Aussagewert unkontrollierter Studien bei akuten Schüben der multiplen Sklerose nur gering ist, wurde eine kontrollierte Multicenterstudie konzipiert, bei der 150 Patienten einer medikamentösen Therapie mit ACTH und Cyclophosphamid kombiniert mit Plasmapherese oder Scheinplasmapherese unterzogen werden sollen; Ergebnisse liegen noch nicht vor [566].

Da mit der Kurzzeitbehandlung (z. B. einige Plasmapheresen innerhalb von 2-4 Wochen) bei chronischen Verlaufsformen der multiplen Sklerose nur zeitlich begrenzt andauernde Remissionen zu erzielen sind [567], könnte evtl. ein Langzeitbehandlungskonzept mehr Erfolg bei dieser schweren Erkrankung versprechen.

3.11 Pemphigus vulgaris

Der Pemphigus vulgaris ist eine humoral vermittelte Autoantikörpererkrankung, bei der IgG- oder IgM-Antikörper gegen die Interzellularsubstanz des Stratum spinosum der Haut nachgewiesen werden können. Ähnlich wie bei anderen Autoantikörpererkrankungen wurde auch bei dieser Krankheit versucht, schwere Verlaufsformen mit der Plasmapherese zu behandeln. In der ersten Mitteilung über Plasmapherese beim Pemphigus vulgaris konnte jedoch keine Besserung der Hautveränderungen berichtet werden [527]. Im Gegensatz dazu besserten sich bei inzwischen 31 publizierten Fällen 27 eindeutig und rasch nach Plasmapherese [1011]. Der Antikörper-Rebound durch Resynthese ist bei dieser Erkrankung im Zusammenhang mit der Plasmapheresebehandlung besonders bedeutsam. Er kann durch eine Steroidtherapie mit mindestens 0,5 mg Prednisolon/kg KG täglich verhindert werden, nicht aber durch Cyclophosphamid in einer Dosis von 2-3 mg/kg KG [2124].

In einer kontrollierten Studie war die Plasmapherese einer hochdosierten Steroidtherapie hinsichtlich der Zeit bis zum Eintritt der Remission nicht überlegen [2125]. Bei der Differentialindikation zwischen Plasmapherese und aggressiver Immunsuppression sollten auch die möglichen Komplikationen bei der Therapie in den Entscheidungsprozeß einbezogen werden. Berücksichtigt man die publizierten kontrollierten und unkontrollierten Daten, kann die Plasmapherese bei solchen Patienten mit Pemphigus vulgaris empfohlen werden, bei denen auch eine hohe Steroiddosis (2 mg Prednisolon je kg Körpergewicht) die Krankheitsaktivität nicht vermindert.

3.12 Rhesusinkompatibilität

Trotz der Anti-D-Gammaglobulin-Prophylaxe Rh-negativer Frauen nach der Geburt eines Rh-positiven Kindes treten in 0,5–3% bei nachfolgenden Schwangerschaften hochtitrige Anti-D-Antikörper auf, die beim Feten zu einem schweren lebensbedrohenden Morbus haemolyticus neonatorum führen können. Im Verlauf dieser Erkrankung können sich eine Anämie, eine Hyperbilirubinämie mit Kernikterus und ein Hydrops universalis entwickeln. Die Behandlung des Neugeborenen erfolgt durch Austauschtransfusion. Durch serologische Untersuchung der Mutter (Anti-D-Antikörper) und Fruchtwasseruntersuchung (Bilirubin, Anti-D-Antikörper) können Risikosituationen rechtzeitig erkannt werden. Die Behandlung erfolgt mit intrauterinen Transfusionen, die jedoch mit einem Risiko behaftet sind. Manifestiert sich die Rhesuskompatibilität bereits vor der 26. Schwangerschaftswoche, so ist die Prognose schlecht, und ohne Therapie sterben 93% der Feten noch vor der 31. Schwangerschaftswoche [813]. Dagegen ist bei intrauteriner Transfusion (ohne Berücksichtigung des Erkrankungsbeginns) in einem Viertel der Schwangerschaften mit gesunden Kindern zu rechnen [813]. Wird die Mutter zur Senkung der Anti-D-Antikörper mit Plasmapherese behandelt und evtl. zusätzlich eine Intrauterintransfusion bzw. nach der Entbindung eine Austauschtransfusion vorgenommen, so wurde bei 180 so behandelten Patientinnen in 71% über gesunde Kinder berichtet [1011]. Die Prognose ist jedoch um so schlechter, je früher im Schwangerschaftsverlauf mit der Plasmapherese begonnen werden mußte (30% gesunde Kinder bei Behandlungsbeginn vor der 28. Schwangerschaftswoche, 73% gesunde Kinder bei Behandlungsbeginn nach der 28. Schwangerschaftswoche) [1011].

Es wurde aber auch ein Anstieg der Anti-D-Antikörper unter der Plasmapheresebehandlung mitgeteilt. Als Erklärung wurden eine Kontamination der Substitutionslösung mit Rh-positiven Zellen sowie eine Stimulation der Antikörperbildung im Zusammenhang mit der Plasmapherese herangezogen. In einer retrospektiven Analyse [2098] wurde ein Behandlungserfolg nur gesehen, wenn mit „Fresh Frozen Plasma" substituiert wurde. Normale IgG-Spiegel nach der Behandlung seien notwendig, um bei diesen nichtimmunsuppressiv behandelten Patientinnen eine überschießende Antikörperbildung zu supprimieren.

Die Beurteilung des therapeutischen Werts der Plasmapherese bei der Rhesusinkompatibilität reicht bei verschiedenen Autoren von „experimentell" bis zu „indiziert bei schweren Verläufen" [1214]. Bei der Indikationsstellung sollte die Diagnose sicher sein und der Mutter das Risiko der Behandlung mitgeteilt werden. An schweren Komplikationen wurden ein kindlicher Todesfall 2 Monate nach der Geburt (Escherichia-coli-Septikämie) und ein mütterlicher Todesfall unter der Behandlung (Lungenödem) berichtet [1214].

Die Plasmapherese bei der Rhesusinkompatibilität hat sich bisher nur an wenigen Kliniken durchgesetzt.

3.13 Idiopathische thrombozytopenische Purpura (Morbus Werlhof)

Bei der idiopathischen thrombozytopenischen Purpura (ITP) verursachen Antikörper, die gegen Thrombozyten gerichtet sind, eine Thrombopenie, die bei schweren Verlaufsformen mit einer hämorrhagischen Diathese einhergeht. In akuten Fällen kann die Antikörperbildung zeitlich begrenzt sein und zu einer spontanen Remission führen. Fulminante Verläufe führen gelegentlich über Blutungskomplikationen ad exitum. Unter Steroidtherapie können bei ca. 70% der Patienten partielle oder komplette Remissionen erreicht werden; bei Therapieversagern kommen als weitere Maßnahmen die Splenektomie und evtl. eine immunsuppressive Therapie mit Azathioprin, Cyclophosphamid, Vincristin oder Vinblastin, evtl. auch Danazol in Frage.

In therapieresistenten Fällen ist die Plasmapherese sowohl bei akuten als auch bei chronischen Verlaufsformen eingesetzt worden; sie führte bei der Hälfte der Patienten zu einer Remission [1011], die gelegentlich nur von kurzer Dauer war. Die Plasmapherese kann ferner bei unbeherrschbaren Blutungskomplikationen und vor operativen Eingriffen (z. B. Splenektomie, Zahnextraktion) bei stark blutungsgefährdeten ITP-Patienten mit Erfolg eingesetzt werden [526].

3.14 Thrombotisch-thrombozytopenische Purpura

Die thrombotisch-thrombozytopenische Purpura (TTP) ist eine seltene Erkrankung, die sich klinisch mit Fieber, hämolytischer Anämie, thrombozytopenischer Purpura und Beteiligung von Nieren und Zentralnervensystem manifestiert. Die TTP hat unbehandelt eine äußerst schlechte Prognose (ca. 10% der Patienten überleben), die sich seit der Einführung der Plasmapherese in das Therapiekonzept wesentlich gebessert hat (Ansprechrate 87%). Da die Plasmapherese meistens kombiniert mit Steroiden, Heparin, Azetylsalizylsäure, Dipyridamol, Vincristin und anderen Pharmaka eingesetzt wird, kann der Behandlungserfolg nicht allein auf eine der therapeutischen Maßnahmen bezogen werden.

Bei der meist schwer verlaufenden Erkrankung wird die Plasmapherese für die Initialtherapie der TTP empfohlen [174, 360, 2080, 2407]. Bisher ist nicht geklärt, ob die Entfernung eines Toxins oder die Zufuhr essentieller Plasmabestandteile mit der Substitutionslösung (bei der TTP wird generell FFP empfohlen) das entscheidende therapeutische Prinzip darstellt. Allgemein wird angenommen, daß bei der TTP ein (passagerer) Defekt des Prostaglandinmetabolismus von Thrombozyten und Gefäßwand vorliegt und daß mit der Substitutionslösung Faktoren zugeführt werden, die zu einer Normalisierung dieser Störung beitragen.

3.15 Antikörper gegen Gerinnungsfaktoren

3.15.1 Hämophilie A

Als Folge der Substitutionstherapie entwickeln sich bei 6–20% der Hämophilie-A-Patienten im Verlauf der Erkrankung Inhibitoren gegen den Gerinnungsfaktor VIII [712]. Diese Inhibitoren gehören der Immunglobulinklasse G (meist IgG_4) an. Etwa 75% der Hämophilie-A-Patienten, die Inhibitoren entwickeln, müssen als starke Antikörperbildner angesehen werden und reagieren nach der erneuten Faktor-VIII-Gabe mit einem steilen Antikörperanstieg. Die übrigen Patienten bilden nur geringe Inhibitormengen, die häufig spontan wieder verschwinden. Eine Suppression der Antikörperbildung mit Immunsuppressiva hat bei der Hämophilie A enttäuscht. Treten bei Hämophilie-A-Patienten, die Inhibitoren entwickelt haben, lebensbedrohliche Blutungen auf, so kann die Behandlung mit hohen Dosen von Faktor VIII erfolgen (Neutralisierung des Inhibitors), jedoch muß besonders bei den starken Antikörperbildnern mit einer erneuten Stimulation der Synthese des Inhibitors gerechnet werden. Eine weitere Möglichkeit besteht in der wiederholten Gabe normaler Dosen von Faktor-VIII-Konzentrat. Mehrfach wurde die Plasmapherese zur Entfernung des zirkulierenden Inhibitors zusammen mit einer nachfolgenden ausreichenden Substitution des Gerinnungsfaktors VIII eingesetzt.

Die regelmäßige Gabe von lyophilisiertem Faktor-VIII-Konzentrat (gewonnen aus einem Pool von mehreren Tausend Spendern) kann möglicherweise zu einer Störung der zellvermittelten Immunität mit relativer Verminderung der T-Helfer-Lymphozyten und einer relativen und absoluten Vermehrung der T-Suppressor-Lymphozyten führen. Dagegen wurde bei Patienten, die Kryopräzipitate des Faktors VIII erhalten hatten (wird von *einem* Spender gewonnen), eine solche Beeinflussung des Immunsystems nicht gesehen. Die Veränderungen der T-Lymphozyten-Subpopulationen ähneln denen, die beim erworbenen Immundefizienzsyndrom (AIDS, aquired immunodeficiency syndrome) beschrieben wurden. Vor diesem Hintergrund sind auch die ersten tödlichen Pneumocystis-carinii-Pneumonien bei Hämophilie-A-Patienten, die lyophilisierte Faktor-VIII-Präparate erhalten haben, als Ausdruck einer induzierten Immunregulationsstörung zu sehen.

3.15.2 Erworbene Inhibitoren gegen den Faktor VIII bei Nichthämophilen

Inhibitoren gegen den Faktor VIII können bei Immunerkrankungen (Lupus erythematodes, primär chronische Polyarthritis), post partum, nach Arzneimittelinteraktionen (z. B. Penizillin, Phenylbutazon), bei Hauterkrankungen (Psoriasis, Pemphigus und andere) sowie bei Tumoren, Asthma bronchiale, Sarkoidose und Diabetes mellitus, aber auch idiopathisch auftreten. Bei ca. 44% der Patienten mit erworbenem Faktor-VIII-Inhibitor läßt sich eine Grunderkrankung nicht feststellen. Die Mortalität ist bei diesen Patienten mit 22%, direkt oder indirekt durch die Anwesenheit des Inhibitors bedingt, hoch. Treten die Inhibitoren, die wie bei der Hämophilie A der IgG-Klasse angehören, sekundär im Rahmen einer der zuvor genannten Erkrankungen auf, so ist bei erfolgreicher Behandlung des Grundleidens auch mit einem Abfall des zirkulierenden Inhibitors zu rechnen. Bei lebensbedrohlichen Blutungen ist die Gabe großer Mengen von Faktor VIII notwendig, primär um den zirkulierenden Antikörper zu neutralisieren und schließlich freie Faktor-VIII-Antikörper-Aktivität zu erhalten. Bei weniger bedrohlichen Verlaufsformen wurden Immunsuppressiva (Steroide und Cyclophosphamid) eingesetzt, wobei 45% der Patienten ein gewisses Ansprechen zeigten. Mit Hilfe der Plasmapherese ist es möglich, den Faktor-VIII-Inhibitor in ausreichender Menge zu entfernen und zugleich Faktor VIII dem Patienten zuzuführen (in Form frisch gefrorenen Plasmas).

Bei 19 Patienten mit Faktor-VIII-Inhibitoren (sowohl Hämophilie-A-Patienten als auch Nichthämophile) war die Plasmapherese in der Lage, eine hämorrhagische Diathese zu beherrschen bzw. einen operativen Eingriff ohne erhöhtes Blutungsrisiko zu gewährleisten [1011]. Gegenüber einer hochdosierten Behandlung mit Faktor-VIII-Konzentraten weist die Plasmapherese bei Patienten mit Faktor-VIII-Inhibitoren eine Reihe von Vorteilen auf:

- rasche Entfernung des Antikörpers,
- geringeres Hepatitisrisiko als bei Gabe von Faktor-VIII-Konzentraten,
- keine überschießende Antikörperbildung gegen Faktor VIII,
- kostengünstiger als die Gabe von Faktor VIII.

Die Plasmaaustauschbehandlung ist jedoch bei diesen Patienten durch ein erhöhtes Blutungsrisiko belastet, sofern keine minimale Antikoagulation (z. B. regionale Heparinisierung) vorgenommen wird.

3.16 Rheumatoide Arthritis

Die rheumatoide Arthritis, mit einer Morbidität von ca. 3% eine der häufigsten Erkrankungen, ist eine ätiologisch und pathogenetisch weitgehend ungeklärte Krankheit. Sie ist durch ihren typischen Gelenkbefall gekennzeichnet und weist auch extraartikuläre Manifestationen, z. B. Vaskulitis, Beteiligung von Milz und Lymphknoten, auf. Trotz der üblichen Behandlung mit den sog. Basistherapeutika kann die Erkrankung bis zur Invalidität fortschreiten.

Serologisch ist bei etwa 75% der Patienten der Rheumafaktor nachweisbar, dessen Titerhöhe jedoch nicht mit der Krankheitsaktivität parallel geht. Weitere, jedoch nicht krankheitsspezifische humorale Phänomene sind der Nachweis von antinukleären Antikörpern (20–70%), zirkulierenden Immunkomplexen (60–80%) und Kryoglobulinen sowie eine Hypergammaglobulinämie. Eine erhöhte T-Helfer-/T-Suppressor-Zell-Relation im peripheren Blut bei der rheumatoiden Arthritis [1937] deutet auf eine Störung zellulärer Immunvorgänge hin.

Beim Rheumafaktor handelt es sich um Anti-Immunglobuline, die gegen IgG gerichtet sind, das wahrscheinlich von synovialen Lymphozyten gebildet und als fremd angesehen wird. Die Rheumafaktoren gehören der IgM- und der IgG-Klasse (7S IgM, 19S IgM, 7S IgG), selten der IgA-Klasse an. Die IgG-Anti-IgG-Komplexe (Immunkomplexe) aktivieren das Komplementsystem und verursachen über eine nachfolgende Aktivierung von Zellen (Chemotaxis, Phagozytose, Freisetzung lysosomaler Enzyme) artikuläre und extraartikuläre Gewebeschäden.

Da zelluläre und humorale Mechanismen an der Pathogenese der rheumatoiden Arthritis beteiligt sind, wurden Plasmapherese, Lymphoplasmapherese und reine Lymphophorese in den letzten Jahren bei meist schweren, gegenüber anderen

Therapieformen resistenten Verläufen eingesetzt. Da ein Teil der Immunkomplexe bei der rheumatoiden Arthritis in der Kälte präzipitiert (Typ-I-Kryoglobuline), wurden Patienten auch mit der kontinuierlichen Kryofiltration behandelt.

Im Durchschnitt konnte bei 75% der mit der Plasmapherese behandelten Patienten eine subjektive und objektive Besserung erzielt werden. Die Ergebnisse der einzelnen Studien sind allerdings schwer miteinander vergleichbar, da die Behandlungsschemata stark variierten. So wurde bei 19 von 22 Patienten, die vorwiegend mit Plasmapherese, z.T. aber auch mit Lymphoplasmapherese behandelt wurden, eine Besserung beobachtet, die nach etwa 3 Wochen einsetzte, nach 6 Wochen am deutlichsten war und im Durchschnitt bis 4 Monate nach Behandlungsende anhielt [922]. Die Behandlung erfolgte anfangs intensiv (Austauschvolumen 40 ml/kg KG, 3 Behandlungen pro Woche für 3 Wochen) und wurde bis zur 6. bis 8. Behandlungswoche auf 1 Behandlung wöchentlich reduziert. Eine andere Publikation [2120] konnte beim Vergleich der Plasmaaustauschbehandlung (6 Behandlungen in 3 Wochen) mit rein physikalischer Therapie keinen wesentlich besseren Effekt beschreiben.

Wallace [2594] verglich Lymphoplasmapherese (90% Besserung) mit Plasmapheresebehandlung (80% Besserung) und reiner Lymphophorese (60% Besserung). In einer kontrollierten Doppelblindstudie führte die Lymphoplasmapherese bei allen 7 Patienten zu einer subjektiven Besserung, während nur 3 von 7 scheinbehandelten Patienten eine Besserung bemerkten [2595].

Mit der kontinuierlichen Kryofiltration konnten 81% der so Behandelten subjektiv und objektiv gebessert werden. Die Ergebnisse dieser Therapiemethode sind demnach mit dem unselektiven Plasmaaustausch durchaus vergleichbar [1011].

Die bei der rheumatoiden Arthritis erzielbaren, zeitlich begrenzten Remissionen könnten durch den relativ kurzen Behandlungszeitraum erklärt werden. Weiterhin kann bei bereits eingetretener Mutilation höchstens eine teilweise funktionelle Besserung, aber keine komplette Reversibilität erwartet werden. Vielleicht führen neue Behandlungskonzepte wie der intermittierende Plasmaaustausch über viele Monate oder die Behandlung bereits in frühen, potentiell reversiblen Krankheitsstadien zu günstigeren Ergebnissen. Die Plasmapherese sollte vorläufig, bis kontrollierte klinische Untersuchungsreihen vorliegen, für die Behandlung von Komplikationen der Erkrankung wie Vaskulitis oder Hyperviskositätssyndrom reserviert bleiben.

V Sonstige Erkrankungen

1 Coma hepaticum

1.1 Allgemeines

Die Notwendigkeit des Einsatzes extrakorporaler Detoxikationsverfahren beim Coma hepaticum ergibt sich aus der äußert unbefriedigenden Wirksamkeit der konservativen Therapie. Dies gilt insbesondere für das endogene oder Leberausfallskoma, das entweder auf einem Leberzerfall (Leberdystrophie) oder seltener auf einer gravierenden hepatozellulären Stoffwechselstörung ohne Dystrophie (Reye-Syndrom, akute Schwangerschaftsfettleber) beruht. Ursachen einer akuten Leberdystrophie sind hauptsächlich die fulminante Virushepatitis A, B, non-A-non-B und andere Virusinfektionen (Herpes simplex, Adenoviren etc.) bzw. eine direkte toxische (Tetrachlorkohlenstoff, Amanita phalloides u. a.) oder allergotoxische (Arzneimittelunverträglichkeit) Wirkung. Vom endogenen Leberkoma abzugrenzen ist das exogene oder Leberausfallkoma, das pathogenetisch durch einen hepatofugalen Kollateralkreislauf verursacht wird, so daß die aus dem Darm transportierten Eiweißabbauprodukte der Leberentgiftung entgehen. Dieses vorwiegend bei chronischer Hepatopathie (Leberzirrhose) vorhandene Krankheitsbild gilt bislang nur dann als Indikation für den Einsatz der temporären extrakorporalen Detoxikation, wenn das sich einstellende Leberkoma weniger Ausdruck einer irreversibleben Leberinsuffizienz, sondern mehr eine Folge zusätzlicher Noxen, wie Störungen des Elektrolyt- oder Säure-Basen-Haushalts bzw. gastrointestinaler Blutungen ist.

Das Leberkoma wird nach Abouna et al. [9] in 5 Stadien eingeteilt:

Stadium I (Präkoma)	Zeitliche und örtliche Desorientiertheit, situationsgerechte Beantwortung von Fragen
Stadium II	Kein situationsadäquates Verhalten, grobschlägiger Tremor, Schläfrigkeit, Einschränkung der motorischen Funktionen
Stadium III (Somnolenz)	Lethargie, stark verlangsamtes Reagieren, Hyperreflexie
Stadium IV (Bewußtlosigkeit)	Zerebrales Koma, ausgeprägte Spastik, Reaktion auf Schmerzreize noch vorhanden, grobe EEG-Veränderungen
Stadium V (Terminalstadium)	Keine Schmerzreaktionen, Hypotonie der Muskulatur, Areflexie, kaum oder keine Aktivitätszeichen im EEG

Diese Stadien sind die Grundlage für die therapeutischen Maßnahmen. Die pathogenetischen Mechanismen, die zur Bewußtseinsstörung beim Leberkoma führen, sind äußerst vielschichtig und konnten bislang nicht eindeutig geklärt werden.

Geiger stellte die Hypothese auf, daß die Leber essentielle Faktoren für den normalen Hirnmetabolismus produziert, die bei einem Leberausfall nur in geringerem Ausmaß vorhanden und somit verantwortlich für die Komasymptomatik sind [875]. Im Vordergrund der Ursachenforschung steht jedoch die Suche nach toxischen Substanzen, die von der insuffizienten Leber nicht mehr entgiftet werden können.

Mögliche für das Leberkoma pathoätiologisch wichtige Substanzen sind:
Ammoniak
Ketoglutarsäure
Kurzkettige Fettsäuren
Methionin
Merkaptane
Aromatische Aminosäuren
- Phenylalanin
- Tyrosin
- Tryptophan

Tyramin
Octopamin
Serotonin
Indole
Phenole.

Von den aufgeführten Metaboliten spielen Ammoniak, freie Fettsäuren und Merkaptane in der Genese des Coma hepaticum nach wie vor eine bedeutende Rolle, da diese Substanzen in hohen Konzentrationen tierexperimentell ein Koma auslösen können [2488, 2713].

In den letzten 10 Jahren gewinnt jedoch die Theorie vermehrt an Bedeutung, nach der die biogenen Amine Octopamin und Tyramin bzw. ihre Vorstufen Phenylalanin, Tyrosin und Tryptophan aus dem Darm ohne Lebermetabolisierung in das zentrale Nervensystem gelangen und dort in den adrenergen Neuronen akkumulieren. Dadurch würden die physiologischen Transmitter Noradrenalin und Dopamin kompetitiv gehemmt und die adrenerge Stimulation blockiert [772, 773, 774].

Es ist anzunehmen, daß auch die Beseitigung von Bilirubin und Gallensäuren bei der Therapie des Leberversagens eine wesentliche Rolle spielt, auch wenn die pathophysiologische Bedeutung dieser Substanzen für das Koma unsicher ist [748]. Erwähnt werden muß auch, daß noch nicht indentifizierte Mittelmoleküle, ähnlich wie bei der Urämie, im Hinblick auf die Entstehung des Leberkomas diskutiert werden [444, 1488]. Angesichts der Vielfalt diskutierter Mechanismen der Komaentstehung ist es verständlich, daß alle Möglichkeiten der extrakorporalen Detoxikation für die Behandlung des Leberkomas genutzt werden, um die äußerst geringe Überlebensrate des akuten Leberversagens von ca. 18% [2717] bei alleiniger konservativer Therapie zu verbessern. Im folgenden sollen die bislang gesammelten Erfahrungen mit den verschiedenen Therapieverfahren dargestellt werden. Es werden ausschließlich Methoden des *temporären* Leberersatzes betrachtet, da beim derzeitigen Entwicklungsstand nur ein zeitlich begrenzter Einsatz von Detoxikationsverfahren beim Leberkoma sinnvoll ist.

1.2 Austauschtransfusion

Die Austauschtransfusion gehörte seit ihrer erfolgreichen Erstanwendung im Jahre 1958 durch Lee u. Tink [1494] in den 60er Jahren zu den häufig eingesetzten Entgiftungsmaßnahmen beim endogenen Leberkoma. Der Blutaustausch wurde sowohl als direkte Austauschtransfusion unter Bereitstellung mehrerer Spender für den Empfänger als auch indirekt unter Verwendung möglichst frischen Heparinbluts vorgenommen. Die ersten umfassenden Mitteilungen zur Anwendung der Austauschtransfusion waren vielversprechend. So berichteten Trey et al. 1966 über 11 behandelte Patienten, von denen 7 überlebten [2512]. Saunders gelang es, bei 22 Patienten mit einem Leberkoma in 11 Fällen eine deutliche Aufhellung des Bewußtseins zu erreichen, wobei 6 Patienten langfristig in einem guten Zustand verblieben [2174]. Anfang der 70er Jahre mehrten sich jedoch Berichte, die für die Austauschtransfusion keine deutliche Verbesserung der Überlebensrate bei der Therapie des Leberversagens nachweisen konnten [192, 379, 1648]. Eine von Zipprich [2717] vorgenommene Auswertung von insgesamt 230 mit der Austauschtransfusion behandelten Patienten ergab eine Überlebensquote von 54 Patienten oder 23,5% und damit nur eine unbedeutende Verbesserung gegenüber der konservativen Therapie.

1.3 Plasmapherese

Bei der Plasmapherese wurde noch in den 60er und Anfang der 70er Jahre den Patienten in mehreren Sitzungen Blut entnommen und anschließend zentrifugiert. Nach der Zentrifugation erfolgte die Reinfusion der sedimentierten Patientenerythrozyten zusammen mit äquivalenten Mengen von Fremdplasma bzw. Albumin. Dieses Verfahren hatte gegenüber der Austauschtransfusion einige Vorteile. So konnte auf die in größeren Mengen oft nur schwer beschaffbaren Blutkonserven verzichtet werden. Das ermöglichte eine häufigere Anwendung bei größeren Austauschvolumina pro Zeiteinheit als bei der Austauschtransfusion. Mit der Einführung kontinuierlich arbeitender Zellzentrifugen sowie von Plasmafiltern konnte das Verfahren der Plasmapherese wesentlich vereinfacht und effektiver gemacht werden. Die bislang aufgetretenen Komplikationen, wie schwere Infektionen und Lungenödeme sowie erhebliche Verluste an Thrombozyten, konnten mit Einführung der modernen Techniken überwunden werden. Das trifft sowohl für die Entwicklung kontinuierlich und diskontinuierlich arbeitender Plasmaaustauschzentrifugen als auch für den Membranplasmaaustausch (s. S. 26) zu. Das letztgenannte Verfahren gestattet auch die Plasmaperfusion, d. h. die Rückführung des filtrierten Plasmas in den Blutkreislauf und somit die Vermeidung eines Entzugs patienteneigener Plasmaeiweiße bei gleichzeitigem Entfernen wichtiger toxischer Substanzen aus dem Organismus (s. S. 67). Außerdem kommt es zu keinem nennenswerten Verlust von Thrombozyten im Gegensatz zu den Zentrifugen. In Tabelle 58 sind die Ergebnisse bei den mit der Plasmapherese behandelten Patienten aufgeführt. Zum Teil wurde sie mit der Hämodialyse kombiniert [2692]. Von den insgesamt 69 Patienten mit einem Leberzerfallskoma, die mit Plasmaaustausch behandelt wurden, überlebten 31, also 44,9%. Der Unterschied zwischen den mit dem üblichen Plasmaaustausch einschließlich Zentrifuge und den mit der Membranplasmapherese behandelten Patienten ist erwähnenswert. Von den 21 Patienten mit einem Leberzerfallskoma, bei denen Plasmafilter Verwendung fanden, überlebten 11 (54,4%) im Gegensatz zu 16 (39,0%) Patienten von 41 bei Anwendung von Plasmapheresetechniken, die vor Einführung von Plasmafiltern für den Plasmaaustausch genutzt wurden. Für das entfernte Plasma wurde überwiegend gerinnungsaktives Frischplasma substituiert.

Das Verfahren der Plasmaperfusion bietet wie erwähnt den Vorteil, ohne Verlust körpereigene Eiweiße eine effektive Detoxikation durchzuführen, insbesondere dann, wenn spezifisch für die Entfernung lebertoxischer Substanzen entwickelte Adsorbenzien bzw. andere zur Elimination geeignete Systeme angewendet werden könnten. Das wäre z. B. durch immobilisierte Enzyme, wie Cytochrom P 450, UDP-Glukoronyltransferase, S-Methyltransferase, Glutathiontransferase, Sulfattransferase oder Tyrosinase bzw. Flavoproteinoxidase und andere Enzyme möglich, die selektiv Substanzen entfernen, die von der geschädigten Leber nicht mehr entgiftet werden können [1169]. Die Plasmaperfusion erlaubt darüber hinaus die Anwendung von Adsorbenzien, die vorrangig auf eine effektive Elimination toxischer Substanzen ausgerichtet sind. Es kann z. B. auf die effektivitätsmindernde Beschichtung der Adsorberpartikel verzichtet werden, und auch die Oberflächenstruktur bzw. Größe der Adsorbergranula sind von untergeordneter Bedeutung, da die Blutzellen nicht mit dem Entgiftungsmedium in Kontakt kommen.

Die bislang mit Austauscherharzen bzw. reinen Adsorbern (Aktivkohle, Adsorberharze) durchgeführten Plasmaperfusionsbehandlungen bei Patienten mit einem Zerfallskoma lassen diese Vorteile allerdings noch nicht erkennen. Von 39 mit der Plasmaperfusion behandelten Patienten überlebten lediglich 10, entsprechend 25,6%. Nicht berücksichtigt wurden bei der Darstellung dieser Ergebnisse Patienten mit einem Leberkoma infolge einer Leberzirrhose. Die an einer kleinen Anzahl von Patienten erzielten Ergebnisse - von 8 mit dem Membranplasmaaustausch bzw. der Plasmaperfusion behandelten Patienten überlebten 7 langfristig die akute Phase [846, 1212, 2361, 2692] - lassen für die Zukunft gute Behandlungschancen bei diesen Patienten erwarten, auch wenn angesichts der geringen Zahlen noch Zurückhaltung angebracht ist.

1.4 Peritonealdialyse, Hämodialyse, Hämofiltration

Den anfänglichen Studien von Merill et al. [1699] im Jahre 1950 folgend, ist eine Reihe von Untersuchungen unternommen worden, Hämodialyse und Peritonealdialyse als temporären Leberersatz einzuführen [439, 1256, 1803, 1951]. Obwohl alle Autoren eine deutliche Besserung der Bewußtseinslage unter der Hämodialyse und Peritonealdialyse feststellten, verbesserte sich die Überlebensrate der Leberkomapatienten nicht. Opolon [1868] verwendete unter der Annahme, mittel- und höhermolekulare Substanzen seien hauptverantwortlich für das Leberkoma, Dialysatoren mit hochpermeablen Membranen aus Polyacrylnitril (PAN) zu dessen Behandlung. Von 39 Patienten mit einem endogenen Leberkoma im Stadium III und IV überlebten langfristig 9 entsprechend 23,1%. In 52,7% hatte sich jedoch der neurologische Status (EEG) unter der Dialyse mit PAN-Membranen verbessert, woraus Opolon [1868] den Schluß zog, daß die kontinuierliche Anwendung hochpermeabler Membranen die Überlebensrate beim Leberkoma günstig beeinflusse. Silk u. Williams [2331] wandten die PAN-Dialyse bei 65 Patienten mit einem Leberkoma an und erreichte eine Überlebensrate von 30,8% (s. Tabelle 58). Sowohl in der Studie von Opolon als auch in der von Silk u. Williams wird eindeutig auf das Alter der Patienten und die komaauslösende Ursache für die Überlebensrate hingewiesen. Anhand von 19 mit der Hämofiltration behandelten Patienten mit Leberkoma konnte Opolon [1868] zeigen, daß Patienten unter 30 Jahren eine viel größere Überlebenschance (57%) haben als Patienten über 30 Jahre (unter 20%).

1.5 Hämoperfusion

1972 setzte Chang erstmalig die Hämoperfusion zur Behandlung des Leberkomas klinisch ein. Er erreichte bei 1 Patientin mit einer akuten alkoholischen Leberzirrhose eine passagere Rückbildung der Bewußtseinsstörung, konnte aber den Tod der Patientin nicht verhindern [439]. Die erste umfassende Studie über die Behandlung des endogenen Leberkomas mit der Hämoperfusion wurde 1975 von der Londoner Arbeitsgruppe um Williams [874] publiziert, die über den Verlauf von 37 Patienten berichtete. Danach überlebten 14 Patienten, die mit der Hämoperfusion behandelt wurden, langfristig. In einer 1978 erschienenen weiteren Studie der gleichen Arbeitsgruppe waren die Ergebnisse jedoch wesentlich schlechter (Überlebensrate 23,9% bei 71 behandelten Patienten) und verminderten den anfänglichen Optimismus deutlich [2331].

Faßt man die Ergebnisse weiterer Studien von Gelfand [878], Odaka [1842], Agishi [28], Amano [54] und Schmidt [2203] zusammen, die zwischen 9 und 15 Patienten mit einem fulminanten Leberversagen mit der Hämoperfusion behandelten, so kommt man bei insgesamt 57 Patienten auf eine Überlebensrate von 35,1%. Verglichen mit den Resultaten der Arbeitsgruppe um Williams [2331] fällt dieses Ergebnis deutlich besser aus. Es ist allerdings zu berücksichtigen, daß insbesondere von japanischen Arbeitsgruppen sphärische Aktivkohlen mit sehr hoher Effektivität und verbesserter Blutverträglichkeit z. T. auch in Kombination mit der Hämodialyse eingesetzt wurden. Agishi berichtet über die Behandlung von 23 Patienten mit einem exogenen Leberkoma, von denen 7 überlebten [28]. Hinsichtlich des Wirkungsmechanismus der Hämoperfusion beim Leberkoma soll darauf hingewiesen werden, daß sowohl Aktivkohle als auch Adsorberharze in der Lage sind, Bilirubin, Gallensäuren, Phenole, Indole, Tyramin, Octopamin, Serotonin sowie die Aminosäuren Tyrosin, Tryptophan, Arginin, Phenylalanin und Methionin zu adsorbieren. Weiterhin verfügen die genannten Adsorber über eine erhebliche Adsorptionskapazität für mittelmolekulare Substanzen. In Kombination mit der Hämodialyse ist es möglich, Ammonium aus dem Organismus des komatösen Patienten zu entfernen. Diesen positiven Eigenschaften der Adsorber steht gegenüber, daß bei der Hämoperfusion eine Störung des Gerinnungssystems durch Reduzierung der Thrombozyten bzw. Adsorption bestimmter Gerinnungsfaktoren kaum zu vermeiden ist. Die Hämoperfusion wird daher in Zukunft nur bei Einsatz optimaler blutverträglicher Asorbenzien eine echte Chance haben, in der Leberkomatherapie eingesetzt zu werden. Aktivkohlen auf Petroleumbasis stellen einen wertvollen Ansatz in dieser Richtung dar.

1.6 Andere Verfahren des temporären Leberersatzes

Bei der *Schnellauswaschmethode* wird der Patient unter Verwendung einer Herz-Lungen-Maschine in Hypothermie völlig ausgeblutet und anschließend mit einer Ersatzlösung substituiert. Nach der auf diese Weise vorgenommenen Entgiftung erfolgt die Auffüllung des Patienten mit Frischblut. Mit diesem Verfahren wurden erstaunliche Ergebnisse erreicht [1346, 2497]. Insgesamt konnten von 16 Patienten mit einem endogenen (12 Patienten) bzw. exogenen (4 Patienten) Leberkoma 11 erfolgreich behandelt werden. Diese Zahlen sind allerdings zu gering, um Eindeutiges aussagen zu können.

Bei der *homologen gekreuzten Zirkulation* wird der Blutkreislauf eines blutgruppengleichen lebergesunden Patienten mit dem Patienten im Koma verbunden [379]. Da gegen die klinische Anwendung dieses Verfahrens erhebliche Bedenken bestehen, kann auch die heterologe gekreuzte Zirkulation angewendet werden bei der als Spendertiere Paviane verwendet werden, deren Blut zuvor durch menschliches Blut ausgetauscht worden ist [1201]. Als eine Variante dieses Verfahrens muß die sog. biologische künstliche Leber angesehen werden, bei dem das Blut von Tieren von dem des Patienten im Koma durch eine Dialysemembran getrennt wird [1328].

Die *extrakorporale homologe bzw. heterologe Leberperfusion* ist ein Verfahren, bei dem das Blut des komatösen Patienten durch Kadaverlebern von Verstorbenen bzw. von Tieren perfundiert wird [689, 690, 997, 2272, 2518]. Als Tierlebern wurden vorwiegend Schweine-, Rinder- und Primatenlebern angewendet.

Erfolgversprechende Versuche werden mit *Leberzellkulturen* unternommen. Die Kulturen werden dabei in hochpermeablen Hohlfasermembranen angesiedelt, die eine Ernährung von außen über die Membran mittels Nährlösungen gestatten [1161]. Eine andere Methode ist die Perfusion von Blut über Leberscheibchen vom Schwein [1329].

In der Tabelle 58 sind die wichtigsten Ergebnisse, die mit den erwähnten Verfahren erreicht wurden, mitaufgeführt. Aus den Resultaten geht hervor, daß - ausgenommen die Pavianleberperfusion - keine Verbesserung der Überlebenschance bei Einsatz der oben aufgeführten Verfahren im Vergleich zu den konservativ behandelten Patienten festzustellen ist.

1.7 Schlußbetrachtungen

Der temporäre Leberersatz ist trotz einiger Erfolge eine umstrittene Möglichkeit der Behandlung des Komas. Dennoch gibt es z. Zt. keine Alternative, und der temporäre Leberersatz ist für die Behandlung des endogenen Leberkomas jederzeit indiziert.

Wichtig ist es,

- das Entgiftungsverfahren rechtzeitig einzusetzen, möglichst also im Stadium I/II die Behandlung aufzunehmen,
- ein Verfahren anzustreben, das über längere Zeit kontinuierlich angewendet werden kann und das Gerinnungspotential nicht verringert,
- auf den Hydrationszustand des Patienten zu achten, da beim Leberkoma häufig vergrößerte Plasmavolumina, vorwiegend im venösen Anteil, vorliegen [773],

Tabelle 58. Therapieergebnisse bei endogenem Leberkoma (Stadium III–V)

Therapie	Fallzahl	Überlebende	Überlebensrate (%)
Konservative Therapie [773]	431	79	18,3
Austauschtransfusion (modifiziert nach [773])	216	49	22,7
Plasmapherese [395, 542, 593, 594, 846, 1021, 1212, 1222, 1436, 1466, 1511, 2305, 2456, 2690]	69	31	44,9
Plasmaperfusion [2361, 2692]	39	10	25,6
Hämodialyse mit hochpermeablen Membranen [1868, 2331]	104	29	27,9
Hämoperfusion [28, 54, 878, 1842, 2203, 2331]	125	37	29,6
Homologe Kreuzzirkulation [773]	32	6	18,8
Heterologe Leberperfusion [773]	81	11	13,6
Pavianleberperfusion [777, 997, 1533]	26	9	34,6

- den Glukose- und Sauerstoffgehalt des Blutes zu überwachen und auf Infektionen zu achten.

Auch bei Befolgung dieser Richtlinien hängt es nach wie vor von der Fähigkeit der Leberzellen zur Regeneration ab, ob ein Leberkoma überwunden wird oder nicht [2140]. Der temporäre Leberersatz kann z. Zt. nur eine Entlastung für die Leberzellen darstellen.

Nach den Ergebnissen in der Tabelle 58 sollte in Zukunft vermehrt den Kombinationen aus Membranplasmaaustausch, Plasmaperfusion und Hämodialyse über hochpermeable Membranen (Bikarbonat im Dialysat) Aufmerksamkeit geschenkt werden. Derartige Kombinationsverfahren können, täglich für 6–8 h oder noch länger eingesetzt, für eine effektive Entfernung toxischer Substanzen sorgen und gestatten darüber hinaus die Substitution gerinnungsaktiver Substanzen (Frischplasma). Ein vollwertiger temporärer Leberersatz ist allerdings für die nahe Zukunft nicht zu erwarten, auch wenn durch die Anwendung von Leberzellkulturen in Hybridorganen eine Wende möglich erscheint.

2 Hydropische Erkrankungen ohne Niereninsuffizienz

2.1 *Herzinsuffizienz*

Die günstigen Erfahrungen bei der Entfernung von Körperwasser bei akuter und chronischer Niereninsuffizienz durch Dialyse legten ihre Anwendung auch bei therapierefraktären Ödemen infolge kardialer Insuffizienz nahe. So wiesen 1960 Goldsmith et al. erstmals auf die Behandlung der Herzinsuffizienz mit der künstlichen Niere hin [927].

In der Folgezeit wurde häufiger die Peritonealdialyse angewandt [1313, 1615, 1823, 2328]. Sie bot gegenüber der konventionellen Hämodialyse gerade bei schwerer kardialer Dekompensation Vorteile durch bessere Steuerbarkeit des Flüssigkeitsentzugs und des Ausgleichs von Elektrolyten, Vermeidung eines sog. Disäquilibriumsyndroms und geringere Beeinträchtigung der Hämodynamik [2246]. Sie wird auch heute sowohl in Form der intermittierenden Peritonealdialyse als auch neuerdings der kontinuierlichen ambulanten Peritionealdialyse (CAPD) unter bestimmten Voraussetzungen empfohlen [2096, 2290], wobei teilweise Langzeittherapien angestrebt werden.

Seit einiger Zeit kann ebenso erfolgreich die Ultrafiltration ohne Dialyse [199, 1314] oder die arteriovenöse spontane Hämofiltration zum Flüssigkeitsentzug eingesetzt werden [242, 1426, 1825].

Entsprechend der häufig nur kleinen Zahl der jeweils publizierten Behandlungen, der verschiedenen Verfahren und insbesondere der stark unterschiedlichen Grundleiden (z. B. chronische Kardiomyopathie, Zustand nach Herzinfarkt, kardiogener Schock u. a.) ist die Beurteilung der Ergebnisse schwierig. Sie wird noch dadurch erschwert, daß es sich teilweise um oligoanurische Patienten handelte, die auch eine akute Niereninsuffizienz (s. S. 326) aufwiesen. Immerhin wurden bei knapp einem Viertel der Patienten Rekompensationen, vorübergehende Besserungen oder ein Wiederansprechen auf Diuretika beobachtet, wobei allerdings über Langzeitergebnisse oft nichts Näheres ausgesagt wird.

Die *Indikation* ist naturgemäß nur eine relative. In erster Linie kommt daher der Versuch der Rekompensation bei chronisch rezidivierender hydropischer Herzinsuffizienz in Frage, die auf die übliche Therapie mit Glykosiden, Saluretika und Vasodilatanzien nicht mehr anspricht. Pathophysiologisch können bei diesen Patienten „prae und after load" so gestört sein, daß insbesondere durch Verminderung des Herzzeitvolumens eine renale Minderperfusion eintritt, bei der auch hochdosierbare Diuretika (z. B. Furosemid) nicht mehr wirksam sind. Ferner kann es bei der hydropischen Herzinsuffizienz bei eingeschränkter Diurese und freier exogener Wasserzufuhr zu einer Verdünnung des Körperwassers und somit sekundärer Hyponatriämie kommen. Es handelt sich hierbei um eine „Verdünnungshyponatriämie" [1234] bei normalem Gesamtnatriumbestand der Körperflüssigkeiten. Schließlich werden in fortgeschrittenen Stadien chronischer Herzinsuffizienz infolge mangelhafter Substrat- und Sauerstoffversorgung der Peripherie Natriumionen aus dem Extrazellulärraum in den Intrazellulärraum umverteilt, so daß man von einer „Verteilungshyponatriämie" bei normalem oder sogar erhöhtem Gesamtnatriumbestand des Körpers spricht [1233]. Gerade hierbei kann die konservative Behandlung insofern erschwert sein, als die Zufuhr von Natrium bei vermeintlichem Natriummangel nur zu einer weiteren Vermehrung des Gesamtnatriumbestands und damit Fortbestehen oder Verstärkung der Ödeme führt. In diesen Fällen gelingt es gelegentlich, durch Entfernung von extrazellulärer Flüssigkeit mit Hilfe der alleinigen Ultrafiltration oder anderer Verfahren eine Besserung der Herzauswurfleistung, damit auch der renalen Perfusion und somit ein Wiederansprechen auf Diuretika zu erzielen. Gelegentlich verbietet eine ausgeprägte Hypokaliämie (Diuretikavorbehandlung, Durchfälle, Erbrechen) eine sofortige hochdosierte Diuretikaanwendung, während Aldosteronantogonisten erst nach 4–5 Tagen wirksam werden. Schließlich kann ein Dialyseverfahren eingesetzt werden zur Herstellung der Operationsfähigkeit eines Patienten, zur chirurgischen Korrektur eines Vitium cordis oder einer Pericarditis constrictiva. Letztlich ist auch daran zu denken, daß je nach dem Grundleiden, z. B. bei schwerer Hypertonie, eine Arteriosklerose der Nieren mit eingeschränkter Nierenfunktion die Ansprechbarkeit auf Saluretika vermindert.

Insgesamt fassen wir die relative Indikation zur Ultrafiltration bei hydropischer Herzinsuffizienz folgendermaßen zusammen:

1. Schwere chronisch-rezidivierende Kardiomyopathien bei Resistenz auf medikamentöse Therapie (Glykoside, Diuretika, Vasodilatanzien).
2. Kombination mit Elektrolythaushaltsstörungen im Sinne der Verdünnungs- oder Verteilungshyponatriämie (evtl. Hypokaliämie).
3. Verbesserung der Operationsfähigkeit zur Korrektur eines Vitium cordis oder einer Pericarditis constrictiva.

Die Wahl des Verfahrens ist abhängig vom erstrebten Effekt. Zum raschen Entzug von Volumen bietet sich in erster Linie die Ultrafiltration oder die Hämofiltration an. Zum schonenderen Entzug von Flüssigkeit ist durchaus auch die Peritonealdialyse mit hochprozentiger Glukosekonzentration der Spüllösung geeignet, zumal sie außer der erstrebten Verminderung des Pulmonalarteriendrucks und des Schlagvolumenindex keine ungünstigen hämodynamischen Auswirkungen aufweist [2246]. Die Ultrafiltration sollte langsam und unter Thromboembolieprophylaxe erfolgen, da eine rapide Dehydration thromboembolische Komplikationen begünstigt [942, 1692].

2.2 Lungenödem

Aus einem intraalveolären kardialen Lungenödem kann sich infolge Störung der Kapillarpermeabilität auch ein interstitielles Lungenödem entwickeln.

Ein *interstitielles Lungenödem* kann jedoch auch primär als akute Komplikation bei verschiedenen Erkrankungen auftreten (akutes Lungenversagen/adult respiratory distress syndrome = ARDS). Dabei handelt es sich insbesondere um Schlafmittel- und andere Intoxikationen, schwere Unfälle, Sepsis, Peritonitis, Pankreatitis, Eklampsie, Hirnödem, Pneumonie und insbesondere den Schock, wobei es vielfach schon mit dem Synonym „Schocklunge" verwendet wird [1726]. Das interstitielle Lungenödem kann als Folge eines gestörten Gleichgewichts zwischen Flüssigkeitsproduktion in den alveolären Kapillaren und dem Flüssigkeitsabtransport durch die Lymphgefäße angesehen werden [2083].

Hier kommt es häufig auf einen schnellen Entzug von pulmo-interstitieller Flüssigkeit an, der oft und besonders im Schock durch Diuretika nicht zu erzielen ist.

Maschinelle sequentielle Ultrafiltration, arteriovenöse Hämofiltration oder hochosmolare Peritonealdialyse gehören dabei heute zu den fast unumstrittenen Verfahren in der Intensivmedizin [145, 1314, 2318, 2408].

Die Indikation zu diesen Verfahren stellt sich bei röntgenologischen Zeichen eines interstitiellen Lungenödems bei

a) Absinken des pO_2 unter 60 mm Hg nach mehrstündiger Beatmungstherapie mit maximal möglichem positiv-endexspiratorischem Druck (PEEP),
b) anhaltend niedrigen pO_2-Werten unter 60 mm Hg trotz intensiver Beatmungstherapie mit hohem PEEP und negativer Flüssigkeitsbilanz,
c) gleichzeitiger akuter Niereninsuffizienz bei Schock oder den anderen genannten Grundleiden.

Mit der Ultrafiltration sollte nicht zu lange gewartet werden. Der Erfolg wird oft nicht nur durch eine Verbesserung der Atemgaswerte, sondern auch röntgenologisch sofort erkennbar. Andererseits kann nach der Phase der Kapillarpermeabilitätsschädigung eine starke Mesenchymproliferation auftreten und in Organisation übergehen, wodurch alle Maßnahmen nutzlos werden und die Patienten trotz Beatmung mit hohen Sauerstoffkonzentrationen versterben. Weitere Einzelheiten s. S. 549.

2.3 Nephrotisches Ödem

Prinzipiell kann ähnlich wie bei der medikamentös-therapieresistenten hydropischen kardialen Insuffizienz auch beim nephrotischen Syndrom Wasser insbesondere durch sequentielle Ultrafiltration oder Hämofiltration entzogen werden. Dabei ist jedoch zu berücksichtigen, daß die Ödeme oft „schwer mobilisierbar" sind und eine Verringerung des extrazellulären Volumens und damit auch des Plasmavolumens mit renaler Minderperfusion trotz noch bestehender Ödeme auftreten kann. Wenn überhaupt, so sollte eine derartige Dehydration langsam und unter Thromboembolieprophylaxe durchgeführt werden, zumal gerade beim nephrotischen Syndrom gehäuft Thrombosen bis zur Cava- und Nierenvenenthrombose bekannt sind.

Insgesamt gesehen wird eine Ultrafiltration beim reinen nephrotischen Syndrom nur selten in Frage kommen, zumal der Effekt nur vorübergehend sein kann, da der renale Proteinverlust als Ursache des nephrotischen Ödems naturgemäß nicht beeinflußt wird.

Bei der Kombination eines nephrotischen Syndroms mit einer Niereninsuffizienz, d.h. mit einer verminderten glomerulären Filtrationsrate, können dagegen therapieresistente nephrotische Ödeme gelegentlich trotz noch nicht terminaler Niereninsuffizienz die Indikation zur Einleitung einer Dauertherapie ergeben. Dabei bieten sich Verfahren mit überwiegender Ultrafiltration, vorwiegend also sequentielle Ultrafiltration mit kurzer nachfolgender Dialyse an, während die intermittierende Peritonealdialyse bzw. CAPD wegen des zusätzlichen Eiweißverlustes nicht empfehlenswert sind.

2.4 Aszites

Nakamoto et al. [1777, 1778] versuchten 1960, mit Hilfe der künstlichen Niere nach Punktion die Aszitesflüssigkeit einzuengen, Salz zu entziehen und anschließend zu reinfundieren. Sie empfahlen das Verfahren u.a. zur Vorbereitung auf eine portokavale Shuntoperation, doch hat es sich nicht durchsetzen können. Es war für die Patienten oft unverträglich wegen Schmerzen, peritonealen Verklebungen, Infektionen usw. und ist heute verlassen.

Für den reinen Wasserentzug durch Ultrafiltration gilt mehr noch als beim nephrotischen Ödem, daß der Aszites - trotz erheblichen Volumenentzugs aus dem extrazellulären und damit Plasmaraum - bestehenbleibt, mit der Folge einer renalen Minderperfusion und der Entwicklung eines sog. hepatorenalen Syndroms. Eine Ultrafiltration ist deshalb gleichfalls nicht zu empfehlen.

Abgesehen von der Punktion zur akuten Entlastung des Patienten ist zur Langzeittherapie des Aszites der peritoneo-venöse Shunt nach Le Veen [2561] oder dessen neuere Modifikation in Form des sog. Denver-Shunts [1585] trotz noch bestehender Komplikationsmöglichkeiten bei denjenigen Patienten in Erwägung zu ziehen, bei denen eine chirurgische Korrektur der portalen Hypertension nicht möglich ist.

3 Akutes Lungenversagen

3.1 Ätiopathogenese

Das akute Lungenversagen ist eine Sonderform des Lungenödems, das sich vor allem als Folge einer Schocksituation unterschiedlicher Genese entwickelt (andere Bezeichnungen: akutes Atemnotsyndrom des Erwachsenen, Schocklunge, „adult respiratory distress syndrome"). Es wird beobachtet nach schweren Polytraumen, Operationen mit der Herz-Lungen-Maschine, bei Sepsis, Viruspneumonie, Mykoplasmainfektionen der Lunge, Aspirationspneumonie, hoch akut verlaufenden Infektionen anderer Art, Fettembolie, Pankreatitis, Schlafmittelvergiftungen, Coma diabeticum und akuter Myolyse.

Durch Zerstörung des Endothels der Lungenkapillaren und Zunahme ihrer Permeabilität entsteht ein interstitielles und alveoläres Ödem. Es folgt eine Störung des oberflächenaktiven Films an den Alveolen, des Surfactants, wodurch der Flüssigkeitseinstrom in das Lungeninterstitium weiter gefördert wird. Die Folge ist eine Atelektasenbildung und ein Rechts-links-Shunt im Kapillarbereich. Es kommt zu einer respiratorischen Insuffizienz, die irreversibel wird, wenn in einer zweiten Phase das Ödem über eine starke Mesenchymproliferation in Organisation übergeht.

3.2 Klinik

Im Verlauf des akuten Lungenversagens bzw. der Schocklunge lassen sich drei Stadien unterscheiden (Tabelle 59). Die ersten klinischen Erscheinungen treten 12 h bis 3 Tage nach dem auslösenden Ereignis in Form einer leichten Dyspnoe und Hypo-

Tabelle 59. Stadieneinteilung der Schocklunge. (Nach Perruchoud et al. [1925b])

Stadium	Klinik	Laborbefunde	Röntgenbefunde
Stadium I Latenzstadium	Dyspnoe (+)	Hypoxämie (+), respiratorische Alkalose +	normal, evtl. Kongestion
Stadium II Manifeste respiratorische Insuffizienz	Dyspnoe + + Tachypnoe Bewußtseinsstörung	Hypoxämie + + respiratorische Alkalose Leukozytopenie Thrombozytopenie	Ödem - milchglasartig - retikulär - azinär
Stadium III Therapieresistente respiratorische Insuffizienz	Dyspnoe + + + + Oligurie Koma Schock	Hypoxämie + + + + respiratorische Azidose + + + metabolische Azidose + + +	konfluierende Infiltrate Aufhellungsherde Pneumothorax Mediastinalemphysem

ämie auf. Der weitere Verlauf ist durch die zunehmende Verschlechterung des Gesamtzustands, beruhend auf der zunehmenden respiratorischen Insuffizienz, mit schließlichem Eintrüben des Bewußtseins gekennzeichnet. Der anfangs meist normale Röntgenbefund wird zunehmend schlechter (Tabelle 59). Die Prognose wird denkbar ungünstig, wenn sich zum erniedrigten pO_2-Wert ein erhöhter pCO_2-Wert gesellt. Die Mortalität beträgt auch bei optimaler medikamentöser und Beatmungstherapie (s. unten) über 50%.

3.3 Basistherapie

Die Behandlung muß zunächst das Ziel haben, den Schockzustand und seine Ursachen zu beheben, ähnlich wie beim akuten Nierenversagen. Infektionen, auch wenn sie nicht thorakal lokalisiert sind, müssen intensiv behandelt werden. Kortikosteroide werden in hoher Dosis verabreicht, z.B. Methylprednisolon 30 mg/kg KG [2346]. Von besonderer Bedeutung ist die frühzeitige maschinelle Beatmung mit einem volumengesteuerten Respirator mit positiv-endexspiratorischem Druck und großem Atemzugvolumen. Durch diese Beatmung soll dem Kollaps der Alveolen und der Atelektasenbildung vorgebeugt, der intrapulmonale Shunt verkleinert, die Sauerstoffsättigung des Blutes verbessert und das Ödem verdrängt werden. Unterstützend wirken Diuretika und Restriktion bei der Flüssigkeitszufuhr, insbesondere bei Infusionen.

3.4 Hämodialyse/Hämofiltration

Entscheidend für den Ausgang des akuten Lungenversagens dürfte die frühzeitige Beseitigung des alveolären und insbesondere des interstitiellen Ödems sein, bevor es zu dessen Organisation und damit zur Irreversibilität einer schweren Störung der Lungenfunktion kommt. Barckow u. Schirop [152] setzten im Hinblick auf dieses Ziel 1977 erstmals die Hämodialyse bei der therapieresistenten respiratorischen Insuffizienz ein. Dabei wurde Wert auf eine massive Ultrafiltration gelegt. 1983 überblickten die Autoren 40 Patienten, bei denen nach erwiesener Wirkungslosigkeit einer konsequenten Beatmungstherapie und einer restriktiven Flüssigkeitsbehandlung die Ödemausschwemmung über einen massiven Wasserentzug durch isolierte Ultrafiltration erzwungen worden war; bei 39 Patienten stellte sich ein Erfolg ein, auch wenn 14 verstarben; sie erlagen nicht der respiratorischen Insuffizienz, sondern den Folgen ihrer Grunderkrankung [153]. Neuerlich wurde von anderer Seite über die Akutdialysebehandlung eines akuten Atemnotsyndroms des Erwachsenen bei einer Mykoplasmainfektion der Lunge berichtet [2651].

Bei der Behandlung müssen die Nebenwirkungen eines massiven Flüssigkeitsentzugs in Kauf genommen werden. Barckow u. Schirop [153] beobachteten eine starke Zunahme des kolloidosmotischen Drucks des Blutes, z.B. von 26,6 auf 44,4 mm Hg, und einen erheblichen Abfall des arteriellen Mitteldrucks, im Extrem auf einen mittleren Aortendruck von 49 mm Hg am Ende der Ultrafiltration (Ausgangswert 111 mm Hg); ein akutes Nierenversagen konnte bei keinem Patienten vermieden werden, war aber stets reversibel.

Trotz ihrer erheblichen Nebenwirkungen muß die isolierte Ultrafiltration beim akuten Lungenversagen als Zusatztherapie der Wahl angesehen werden. Die Indikationen zu dieser Maßnahme sind [153]:

a) Absinken des pO_2 unter 60 mm Hg trotz mindestens 6 h durchgeführter Beatmungstherapie mit maximalem positiv-endexspiratorischem Druck (PEEP) und FiO_2 über 0,6,
b) anhaltende niedrige pO_2-Werte (unter 60 mm Hg) trotz intensiver Beatmungstherapie mit positivem endexspiratorischem Druck, $FiO_2 \geqq 0{,}5$ und einer negativen Flüssigkeitsbilanz im Verlauf der letzten 24 h,
c) zunehmende Oligurie mit positiver Wasserbilanz.

Vom massiven extrakorporalen Wasserentzug ist kein Erfolg beim akuten Lungenversagen mehr zu erwarten, wenn bereits eine fast völlige Funktionslosigkeit der Lungen eingetreten ist, die sich in tiefer Zyanose, Bradykardie und Blutdruckabfall trotz optimaler Beatmungstherapie manifestiert.

4 Hyperkalzämie

Ursachen, die zu einer Hyperkalzämie und damit auch zu einer hyperkalzämischen Krise führen können, sind folgende:

- Primärer Hyperparathyreoidismus
- Tumormetastasen
- Tumor mit paraneoplastischer PTH-Sekretion
- Morbus Boeck
- Vitamin-D-Intoxikation
- Morbus Addison (besser: akuter oder chronischer Hypokortizismus)
- Hyperthyreose
- Maligne Systemerkrankungen, wie Leukämien und Plasmozytom
- Milch-Alkali-Syndrom
- Myolyse.

Das Kalzium stellt einen wichtigen Faktor in zahlreichen bioelektrischen und -chemischen Prozessen dar, wobei Blutgerinnung, neuromuskuläre Reizleitung und Erregbarkeit, Muskelkontraktion, renale Konzentrationsmechanismen und Magensaftsekretion genannt sein sollen. Davon leiten sich auch die Organmanifestation des Hyperkalzämiesyndroms an Niere, Magen-Darm-Trakt, zentralem Nervensystem und Skelett sowie Herzmuskel ab, wenn der Serumkalziumspiegel die obere Normgrenze von 2,6 mmol/l überschreitet:

Niere. Polyurie mit nachfolgender Polydipsie. Nach Ziegler [2711] könnte man in diesem Zusammenhang von einem Diabetes hypercalcaemicus sprechen. Im Serum findet man eine Hypokaliämie. Die Harnkonzentration verlegt sich in den Bereich der Hypostenurie.

Magen-Darm-Trakt. Hier kommt es zu Appetitlosigkeit, Übelkeit, Erbrechen, Gewichtsabnahme sowie Obstipation. Die früher angenommenen Zusammenhänge zwischen primärem Hyperparathyreoidismus bzw. Hyperkalzämie und Magen-

Duodenal-Ulzera, ferner der Pankreatitis, sind heute umstritten. Es fragt sich, ob beim primären Hyperparathyreoidismus die erwähnten abdominellen Erkrankungen überhaupt häufiger als in der Normalbevölkerung vorkommen. Die Obstipation ist auf die herabgesetzte Erregbarkeit der glatten Muskulatur zurückzuführen.

Zentrales Nervensystem. Neurologisch-psychische Veränderungen sind gekennzeichnet durch Adynamie, Muskelschwäche, Reflexabschwächung, Schläfrigkeit und Verwirrtheit. Diese Zeichen werden auch hyperkalzämiebedingtes endokrines Psychosyndrom genannt. Die psychischen Veränderungen zeigen eine gute aber nicht obligate Korrelation zur Höhe des Serumkalziums. Steigt das Kalzium stark an, so kommen Bilder aus dem Formenkreis des akut exogenen Reaktionstyps zur Beobachtung, die über deliröse Zustände bis zum Koma reichen können. Parallel damit gehen Nausea und Erbrechen, die entweder auf Störungen im Stammhirn beruhen oder auf solche des vegetativen Nervensystems zurückgeführt werden können. Man spricht von da ab von einer hyperkalzämischen Krise oder einer Kalziumintoxikation. Im Zusammenhang mit der Adynamie kann es zur Tetraplegie kommen, wenn der Patient in die hyperkalzämische Krise gerät.

Herz. Am Herzen kann es zu Rhythmusstörungen mit Tachykardie, auch zu einem arteriellen Hypertonus kommen. Das hyperkalzämie-pathognomonische EKG mit einer Verkürzung der QT-Zeit ist selten zu finden. Bei Hyperkalzämie besteht eine ausgesprochene Digitalisüberempfindlichkeit. Bei chronischen Verläufen werden

Tabelle 60. Therapeutische Maßnahmen zur symptomatischen Kalziumsenkung

Mittel	Dosis
1. Reichliches Trinken (Rehydratation)	3-4 l/Tag (Urinmenge bis 3 l)
2. Infusion von 0,9% NaCl + Furosemid	3-6 (bis 10) l/Tag i.v.
3. Kalzitonin	5-10 I.E./kg KG/Tag s.c. oder als Infusion
4. Kortison (nicht bei Hyperparathyreoidismus)	100-200 mg/Tag (Dauertherapie)
5. Hämodialyse	gegen Ca-freie Spüllösung
6. Mithramycin	10-25 µg/kg KG i.v. als Einzeldosis, Wiederholung bei Anstieg des Kalziums (sehr toxisch)
7. Phosphatinfusion (falls Dialyse nicht möglich. Cave hohes Ca × P-Produkt)	0,1 mol über 12 h i.v.
8. Diphosphonate (Ethanhydroxydiphosphonat, Dichlormethylen, Diphosphonat, Aminohydroxypropylidendiphosphonat)	
Die Erfahrungen mit Diphosphonaten sind noch limitiert, so daß noch keine bindenden Dosisangaben gemacht werden können	
9. Kalziumarme Diät	weniger als 100 mg Ca/Tag
10. Keine Thiaziddiuretika Kein Digitalis	

Mineralsalzausfällungen in den Gelenken (Pseudogicht), Nieren und Magen beobachtet.

Warnzeichen für die Entwicklung der hyperkalzämischen Krise ist eine beginnende Oligurie/Anurie mit Exsikkose. Zentralnervös zeichnet sich eine Einschränkung der Bewußtseinslage ab, die zum Koma fortschreiten kann. Während der primäre Hyperparathyreoidismus unter den Ursachen aller Hyperkalzämien nur ca. 20% ausmacht, steigt sein Anteil unter den hyperkalzämischen Krisen nach Ziegler [2711] auf 75% der Fälle an. Für diese Situation werden Bezeichnungen wie akuter Hyperparathyreoidismus, Parathormonintoxikation, hyperparathyreoide Krise und parathyreotoxische Krise verwandt.

Nach Greul u. Lozano-Tonkin [974] kann eine hyperkalzämische Krise auch die Erstmanifestation einer akuten Leukämie sein. Therapeutische Maßnahmen, die derzeit bei einer Hyperkalzämie angewendet werden, sind in der Tabelle 60 angeführt.

Sollte die konservative Therapie nicht zum Erfolg führen und tritt die hyperkalzämische Krise akut auf, so ist nach wie vor die Anwendung eines Dialyseverfahrens gegen eine kalziumfreie Spüllösung erforderlich. In diesem Zusammenhang sei darauf hingewiesen, daß die parathyreotoxische Krise eine Mortalität von praktisch 100% aufweist; bei rechtzeitiger Operation überleben ca. 60% der Patienten [1915]. Die Wahl des Dialyseverfahrens beschränkt sich nach Angaben in der Literatur wohl nur auf die Hämodialyse, da die Peritonealdialyse keine befriedigenden Resultate erbracht hatte.

5 Thyreotoxische Krise

5.1 Klinik

Die thyreotoxische Krise ist die akut-lebensbedrohliche Exazerbation der klinischen Symptome einer Hyperthyreose. Vom Wesen her ist die thyreotoxische Krise auch heute noch nicht endgültig geklärt, jedoch wird die zentrale Bedeutung erhöhter Konzentrationen von Schilddrüsenhormonen im Blut nicht mehr bestritten. Dabei kann ihre Inkretion plötzlich erhöht sein, aber auch eine Änderung der Reaktionslage des Organismus bei schon längerer Zeit erhöhten Hormonkonzentrationen vorliegen. Am häufigsten werden thyreotoxische Krisen durch Zufuhr jodhaltiger Präparate, insbesondere von Kontrastmitteln oder von Schilddrüsenhormonpräparaten, bei vorbestehender Hyperthyreose oder kompensiertem autonomen Adenom ausgelöst. Vielfach handelt es sich auch um die Entgleisung einer unzureichend oder gar nicht behandelten Hyperthyreose oder um die Unterbrechung ihrer thyreostatischen Therapie. Streß aller Art, z. B. Infekte, psychische und physische Belastungen, Operationen auch außerhalb der Schilddrüse, besonders an den Bauchorganen, können bei vorbestehender Hyperthyreose zu deren krisenhafter Entgleisung führen, ebenso die Strumaresektion nach unzureichender Vorbehandlung.

Das klinische Bild resultiert im wesentlichen aus einer unkontrollierten Aktivierung des Energiestoffwechsels, einer additiven Verstärkung der Katecholaminwir-

kung und schließlich einer latenten oder manifesten Nebennierenrindeninsuffizienz und ist durch folgende Symptome charakterisiert:
- Hyperthermie, oft mit profusem Schwitzen,
- Tachykardie und Tachyarrhythmie mit reduzierter oder fehlender Ansprechbarkeit auf Digitalis,
- anfängliche Hypertonie, oft mit großer Blutdruckamplitude und späterem Übergang in Hypotonie bis zum Schock,
- Tremor und motorische Unruhe,
- Unrast, Agitiertheit und Delirien mit späterem Übergang in Stupor oder Koma,
- myopathisch-myasthenische Erscheinungen,
- Diarrhöen, Erbrechen,
- Exsikkose.

Nicht oder unzureichend behandelt, endet die thyreotoxische Krise im hypovolämischen und/oder kardiogenen Schock.

Herrmann [1127] hat eine Stadieneinteilung empfohlen, die sich folgendermaßen zusammenfassen läßt:

Stadium I: Hyperthyreose mit besonders ausgeprägter Symptomatik, Tachykardie über 150/min, Herzrhythmusstörungen, Hyperthermie.

Stadium II: Hinzutreten von Bewußtseinsstörungen (Stupor, Somnolenz) und/oder psychotischen Zeichen.

Stadium III: Auftreten eines Komas

Während die Letalität der thyreotoxischen Krise früher mit 70-100% angegeben wurde [1670], konnte allein durch eine adäquate medikamentöse Therapie ein Rückgang bis auf 27% [2591] erzielt werden. Durch zusätzlichen Einsatz hormoneliminierender Verfahren ist diese endokrinologische Notfallsituation inzwischen weitgehend beherrschbar geworden und die Letalität dürfte heute zwischen 10 und 20% liegen.

5.2 Laborbefunde

Unspezifische, aber fast immer vorhandene Erscheinungen bei Thyreotoxikose sind: Beschleunigung der Blutkörperchensenkung, Leukozytose, erniedrigtes Cholesterin und eine erhöhte Kreatininausscheidung mit dem Harn, später auch eine Hypokaliämie.

Häufig, vor allem bei thyreotoxischen Zuständen, die durch exogene Jodzufuhr ausgelöst wurden, ist das proteingebundene Jod erhöht. Charakteristisch ist die Erhöhung des freien Thyroxins im Serum, manchmal auf das 5- bis 10fache, während der proteingebundene Hormonanteil im Normbereich liegen oder nur leicht erhöht sein kann [317, 1131, 1670]. Die Bindungskapazität der Plasmaproteine für Schilddrüsenhormone ist stark vermindert.

5.3 Konservative Therapie

Zur Behandlung des Stadiums I der thyreotoxischen Krise reichen medikamentöse Maßnahmen in der Regel aus. Nachfolgend ein Therapieplan in Anlehnung an ein

Schema von Herrmann u. Krüskemper [1130]. Dabei lassen sich spezifische und unspezifische Maßnahmen unterscheiden:

Spezifische Maßnahmen

1. Thyreostatika
   a) Hormonsyntheseblockade: intravenöse Dauerinfusion von Thiamazol (160-240 mg/Tag)
   b) Hormonausschüttungsblockade: hohe Jodgaben (intravenöse Dauerinfusion von 4-6 Ampullen Endojodin = 4-6mal 0,4 g Proloniumjodid pro Tag)
   c) Lithium, etwa 1,5 g/Tag
2. Sympathikolytika
   a) Reserpin (4- bis 7mal 1 mg i. m.)
   b) β-Rezeptorenblocker (z. B. 3mal 10 mg Propanolol)
3. Glukokortikoide: Hydrokortison bis 300 mg täglich intravenös oder 100 mg Prednisolonhemisukzinat

Additive Maßnahmen

1. Hohe Flüssigkeits- und Kalorienzufuhr
2. Sedierung (Barbiturate, Phenothiazine, Benzodiazepine, lytischer Cocktail)
3. Breitbandantibiotika
4. Digitalisierung

Thiamazol ist das Mittel der ersten Wahl, das bereits bei der Verdachtsdiagnose gegeben werden sollte, ohne erst das Ergebnis der Laboruntersuchungen abzuwarten. Die Jodidtherapie (Endojodin) ist bei jodinduzierter thyreotoxischer Krise von zweifelhaftem Wert; sie beinhaltet aber kein Risiko, da die Jodidblockade der Jodverwertung bei höheren Konzentrationen erfolgt als die Jodinduktion einer Hyperthyreose. Bei der Anwendung von Lithium muß dessen geringe therapeutische Breite berücksichtigt werden, die Plasmaspiegelbestimmungen erforderlich macht, zumal die Erscheinungen einer Lithiumintoxikation einer Hyperthyreose ähneln können; Lithium sollte daher allenfalls in Ausnahmefällen eingesetzt werden.

Reichen die aufgeführten spezifischen und additiven Maßnahmen nicht aus, können sie durch eine künstliche Hibernation unter Anwendung eines Temperaturzeltes und/oder Auflage von Kühlbeuteln ergänzt werden.

5.4 *Hormonelimination durch Dialyse und verwandte Verfahren*

5.4.1 Allgemeines

Die Synthese und die Freisetzung von Thyroxin (T_4) und Trijodthyronin (T_3) aus der Schilddrüse sind zwar medikamentös akut blockierbar (s. oben), nicht jedoch die bereits intravasal vermehrt zirkulierenden Hormone. Die biologische Halbwertszeit beträgt normalerweise für T_3 1-3, für T_4 6-8 Tage; bei Thyreotoxikose soll sie für T_4 bei 4 ± 1 Tagen liegen [2399]. Entsprechend lange besteht für den Patienten mit thyreotoxischer Krise trotz medikamentöser Therapie eine gefahrvolle Phase.

Durch Dialyse bzw. verwandte Verfahren können Schilddrüsenhormone aus dem Organismus eliminiert und damit ihr extrathyroidaler Pool effektiv reduziert werden. Allerdings ist die Hämodialyse wegen der nahezu 100%igen Proteinbindung der Schilddrüsenhormone und wegen deren Molekülgröße dafür nicht geeignet.

5.4.2 Peritonealdialyse

1969 beschrieben Herrmann et al. [1128] zum erstenmal die erfolgreiche Behandlung einer thyreotoxischen Krise mit Koma durch Einsatz der Peritonealdialyse in Ergänzung zur medikamentösen Therapie. Das gute Ergebnis konnte später von ihnen [1131] und von anderer Seite [982, 1193] reproduziert werden. Durch Behandlungen von 30–60 h Dauer ließ sich der T_4-Plasmaspiegel auf etwa die Hälfte reduzieren; im Dialysat konnten 60–80% des Plasma-Gesamt-T_4 aufgefunden werden. Die Gesamt- T_4-Halbwertszeit sank auf unter 20 h ab; die Patienten wurden nach etwa 2 Tagen wieder ansprechbar gegenüber 4–6 Tagen bei konservativer Therapie.

Die Peritonealdialysebehandlung war die erste effektive Detoxikationsmethode für Schilddrüsenhormone bei der thyreotoxischen Krise. Nach Einführung der Plasmapherese und der Hämoperfusion trat die Peritonealdialyse wegen ihrer geringeren Effektivität jedoch in den Hintergrund.

Nach Herrmann et al. [1132] soll die im Peritonealdialysat aufzufindende Thyroxinmenge nicht allein freies T_4, sondern auch proteingebundenes Hormon umfassen, das im Rahmen der bekannten Eiweißverluste bei der Peritonealdialyse eliminiert wird. Da diese Verluste 10–15 g/24 h aber kaum überschreiten, dürfte die Entfernung proteingebundenen Hormons für den therapeutischen Effekt durch Peritonealdialyse nur von untergeordneter Bedeutung sein.

5.4.3 Plasmapherese

Wegen der hohen Eiweißbindung der Schilddrüsenhormone bietet sich als Verfahren zu ihrer Elimination die Plasmapherese geradezu an, und wie zu erwarten, hat sie sich in der Behandlung der thyreotoxischen Krise als erfolgreich erwiesen [81, 88, 1127, 1129, 1181, 1182, 1647, 2495]. Es wurden pro Behandlung 500–3000 ml Plasma ausgetauscht und pro Patient meist zwei oder drei, aber auch bis zu acht Einzelsitzungen durchgeführt. Der Plasmaspiegel von T_3 konnte vereinzelt auf weniger als 25% des Ausgangswerts gesenkt werden, der T_4-Spiegel meist weniger ausgeprägt.

Auch bei schwerster Hyperthyreose in der Schwangerschaft wurde die Plasmapherese eingesetzt [605].

5.4.4 Hämoperfusion

Segerer et al. [2267] beschrieben 1976 erstmals den therapeutischen Effekt einer Hämoperfusion über Aktivkohle bei 3 Patienten mit thyreotoxischer Krise. Die überhöhten T_3- und T_4-Konzentrationen im Serum konnten normalisiert werden; das klinische Bild besserte sich auffällig. Andere Untersucher [1127, 1375] berichteten von ähnlich günstigen Ergebnissen. Auch in 2 eigenen Fällen war der Erfolg unverkennbar [1240].

Offenbar spielt der Blutfluß durch die Aktivkohlepatrone dabei keine entscheidende Rolle [2266], denn die Eliminationsrate war in vitro bei Flußgrößen von 100 und 200 ml/min konstant. Offenbar limitiert die Geschwindigkeit, mit der sich die Schilddrüsenhormone aus ihrer Eiweißbindung lösen, deren Adsorption an die Aktivkohle in der Zeiteinheit. T_3 wird in vitro rascher als T_4 eliminiert [2267].

Tierexperimentell wurden auch durch Hämoperfusion über Austauscherharze T_3 und T_4 in erheblichen Mengen aus dem Blut entfernt [378].

Die gute Elimination von Schilddrüsenhormonen aus dem Blut durch Hämoperfusion ist unter theoretischen Betrachtungen überraschend, da beim Gesunden nur 0,03% des T_4 und 0,3% des T_3 nicht an Eiweiß gebunden, ihre Serumkonzentrationen außerordentlich niedrig und ihre Verteilungsräume relativ groß (etwa 10 l für T_4, etwa 35 l für T_3) sind. Die theoretischen Voraussetzungen zur Hormonentfernung durch Hämoperfusion erscheinen daher eher ungünstig.

Beim praktischen Einsatz ist u. a. zu bedenken, daß Digitalis, das bei der thyreotoxischen Krise meist angewandt wird, bei der Hämoperfusion an Aktivkohle gebunden wird. Die Abschwächung des Digitaliseffekts wird jedoch durch die günstige Wirkung des Hormonentzugs auf das Herz kompensiert.

5.4.5 Indikation zur Plasmapherese/Hämoperfusion

Gelingt es durch medikamentöse und ergänzende konservative Maßnahmen nicht, eine thyreotoxische Krise innerhalb von 24 h zu bessern, entwickelt sie sich vom Stadium I zum Stadium II oder III oder liegt von vorneherein ein solches Stadium vor, so ist die Indikation zur Elimination von Schilddrüsenhormonen durch extrakorporale Verfahren als zusätzliche Maßnahme gegeben.

Nach dem derzeitigen Stand ist die Hämoperfusion der Plasmapherese dabei an Effektivität überlegen und somit die Zusatztherapie der Wahl, die den extrathyreoidalen Hormonpool am schnellsten abbaut. Die Intoxikationserscheinungen bilden sich rascher zurück als bei der Peritonealdialyse oder der Plasmapherese. Die Hämoperfusion dürfte auch wegen der geringeren Gefahr der Kontamination mit Erregern und wegen des fehlenden Einflusses auf den Eiweißhaushalt die z. Zt. optimale Methode sein. Hinzu kommt, daß die Hormonentfernung durch Hämoperfusion über einen breiten Bereich vom Blutfluß durch den Adsorber unabhängig ist und Minutenvolumina von 100 ml offenbar genügen, wie sie vielfach schon durch Punktion peripherer Venen erreicht werden können.

6 Endokrine Ophthalmopathie

An verschiedenen Stellen wurde versucht, die endokrine Ophthalmopathie durch Plasmapheresebehandlung zu beeinflussen [560, 561, 562, 1302, 1736]. Die umfangreichsten Erfahrungen konnten dabei Kelly et al. [1302] gewinnen, die 18 Patienten behandelten, von denen 13 zusätzlich Azathioprin einnahmen. Sie erhielten 3-11 Plasmapheresen. Bei 1 Patienten kam es zu einer erheblichen Besserung des Exophthalmus und einer Verminderung des intraokulären Drucks. Insgesamt konnte ein statistisch signifikanter Einfluß der Plasmapheresebehandlung jedoch nicht festgestellt werden. Keiner der Patienten wurde von seiner Ophthalmopathie geheilt. Andere Untersucher [560, 561, 562] berichten bei kleineren Patientenzahlen über einzelne Besserungen.

Nach Schernthaner [2195] ergibt sich unter Zusammenfassung der bisherigen Veröffentlichungen, daß nur bei etwa einem Drittel der Patienten mit endokriner Ophthalmopathie wenigstens vorübergehend subjektive und/oder objektive Besserungen durch Plasmapherese erzielt werden konnten. Dabei handelte es sich im wesentlichen um die Beeinflussung des akuten Stadiums der Erkrankung, während die Langzeitprognose nicht wesentlich verändert werden dürfte.

Die Plasmapheresebehandlung der endokrinen Ophthalmopathie muß derzeit als klinisches Experiment angesehen werden. Es ist nur bei progressivem Verlauf der Erkrankung gerechtfertigt, wenn sie sich gegenüber konventioneller medikamentöser Therapie (einschl. Gabe von Kortisonabkömmlingen und Azathioprin), erweitert um einen Behandlungsversuch mit Cyclosporin [2542, 2616], als resistent erweist.

7 Hyperviskositätssyndrom

1952 wurde über 1 Patienten mit Hyperviskositätssyndrom bei Morbus Waldenström berichtet, der mit der Plasmapherese behandelt worden war. Es war dies der erste erfolgreiche Plasma-Austausch überhaupt [20]. Besonders bei IgM-vermittelter Hyperviskosität lassen sich durch Plasmapherese sehr rasch Besserungen des klinischen Bildes erzielen.

Die Blutviskosität wird von zellulären und plasmatischen Faktoren sowie deren Interaktionen bestimmt; im folgenden werden nur diejenigen Krankheitszustände erwähnt, bei denen Plasmaproteine für die erhöhte Viskosität verantwortlich sind. In erster Linie handelt es sich dabei um Proteine mit einem Molekulargewicht von mindestens 150000 Dalton (Tabelle 61). Sowohl pathologische Konzentrationen physiologischer Proteine (z.B. β-Lipoprotein, Fibrinogen) als auch hohe Plasmaspiegel von Paraproteinen können die Viskosität erhöhen.

Vor einem Therapieversuch mit Plasmapherese bei Hyperviskositätssyndromen sollte nach Möglichkeit die erhöhte Serum-Plasma- oder Vollblutviskosität nachgewiesen sein.

Klinisch kann sich ein Hyperviskositätssyndrom in sehr unterschiedlicher Symptomatik manifestieren. Neurologisch-psychiatrische Störungen, wie Kopfschmerzen, Konzentrationsschwäche, Somnolenz und sogar Bewußtlosigkeit, aber auch Depression und „Schizophrenie“, können Ausdruck eines Hyperviskositätssyndroms sein. Ein Koma bei gesicherter Hyperviskosität gilt als eindeutige Indikation zur Plasmapherese; aber auch in weniger schweren Fällen kann eine Behandlung versucht werden. Ein Versagen der Therapie deutet entweder darauf hin, daß der Gewebeschaden vor Therapiebeginn bereits irreversibel war oder daß die Symptomatik nicht mit der erhöhten Viskosität zusammenhängt. Auch Sehstörungen (Vi-

Tabelle 61. Molekulargewicht von Plasmaproteinen, die eine Hyperviskosität verursachen können

Protein	Molekulargewicht (Dalton)
IgG	150000
IgA	160000
Fibrinogen	340000
IgM	950000
β-Lipoprotein	2400000

susminderung) können Ausdruck einer Hyperviskosität sein (meist durch IgM-Paraproteine bedingt) und sprechen dann prompt auf die Plasmapheresebehandlung an.

Einige Patienten mit durch Lipoproteine oder Paraproteine bedingter erhöhter Blutviskosität können ohne angiographisch faßbare Veränderungen der Koronararterien pektanginöse Beschwerden haben, die nach Normalisierung der Viskosität verschwinden [2416].

Exzessive Kryoglobulinämien (meist Typ-I-Kryoglobuline) sind gelegentlich für kälteinduzierte periphere arterielle Durchblutungsstörungen und deren Folgen, wie z. B. schlecht heilende Ulzera, verantwortlich. Neben der kausalen Behandlung der Grundkrankheit (z. B. Zytostatika bei Myelom) kann die Plasmapherese erfolgreich als symptomatische Maßnahme eingesetzt werden.

8 Hypercholesterinämie

Hypercholesterinämien mit exzessiv erhöhtem LDL, evtl. mit gleichzeitiger Erhöhung von VLDL, prädisponieren zur koronaren Herzkrankheit. Dies trifft in ganz besonderer Weise für die familiären Formen zu. Bei der heterozygoten familiären Hypercholesterinämie sind die LDL-Cholesterin-Werte 2- bis 3mal, bei der homozygoten Form 6- bis 8mal höher als normal. Die heterozygote familiäre Hypercholesterinämie kommt in einer Häufigkeit von 1:500 vor. Etwa 5% aller Infarktpatienten haben dieses Stoffwechselleiden. Die homozygote Form ist wesentlich seltener (1:1000000) und verläuft wesentlich schwerer. Fast alle Patienten sterben vor Erreichen des 30. Lebensjahres [2486].

Da die konservativen Behandlungsmöglichkeiten (Diät, medikamentös mit Colestyramin, Bezafibrat und Nikotinsäure, Ileum-Bypass-Operation) meist nur eine unzureichende LDL-Cholesterin-Senkung bewirken und besonders die homozygoten Kranken ein hohes kardiovaskuläres Risiko aufweisen, wurden die ersten Daten über die Behandlung familiärer Hypercholesterinämien mit Plasmapherese als einer alternativen Therapie bereits 1975 publiziert [2487]. Die seltene homozygote familiäre Hypercholesterinämie wird heute als Indikation für eine chronische Plasmapheresebehandlung angesehen [2486]. Dabei werden alle 1–2 Wochen bis zu 4 l Plasma pro Einzelsitzung ausgetauscht. Probleme dieses Behandlungsregimes stellen der Gefäßzugang und das sich gelegentlich bei alleiniger Albuminsubstitution entwickelnde Antikörpermangelsyndrom dar.

Seit Jahren werden bei dieser Erkrankung auch selektive Plasmaaustauschverfahren eingesetzt, so die Adsorption von LDL an Heparin-Agarose [1587] und die spezifische Immunadsorption [2406]. Besonders das letztgenannte Verfahren hat im klinischen Langzeiteinsatz seine Effektivität und verfahrenstechnische Sicherheit beweisen können [290].

Bei den heterozygoten Krankheitsformen stehen konservative Behandlungsmaßnahmen im Vordergrund. Nur bei sehr schweren Krankheitsverläufen, z. B. bei Patienten mit Angina pectoris, die medikamentös nur unzureichend zu kontrollieren ist, und bei denen eine Koronaroperation nicht möglich ist, kann die chronische Plasmapherese als eine experimentelle Therapie versucht werden [2486].

9 Schizophrenie

9.1 Einführung

Typische subjektive Beschwerden sind die Leitsymptome der Schizophrenie. Diese Erkrankung kann nicht durch eine Konstellation charakteristischer Laborbefunde diagnostiziert werden. Obwohl die Schizophrenie relativ häufig ist (ca. 1% der Bevölkerung), ist die pathophysiologische Grundlage weiterhin unbekannt. Mindestens 4 Hypothesen erwägen spezifische Toxine oder Stoffwechselstörungen, die an der Vermittlung der Erkrankung beteiligt sein könnten:

1. ein Ungleichgewicht zwischen Dopamin und anderen Neurotransmittersubstanzen im Gehirn;
2. erhöhte Spiegel des zirkulierenden Kupfer enthaltenden „psychotogenen" Globulins („Taraxein");
3. erhöhte Endorphinspiegel, insbesondere des β-Leucin^5-Endorphins, einer Substanz mit einem Molekulargewicht von 3300 Dalton;
4. eine Störung des Katecholamin-Metabolismus.

Keine dieser Hypothesen ist gesichert.

9.2 Neuere Erfahrungen mit Blutreinigungsverfahren bei Schizophrenie

Bereits 1960 setzten Thölen et al. die Hämodialyse für die Behandlung von Schizophrenen ein [2480]. Insgesamt wurden 4 Patienten mit der katatonen Form der Schizophrenie behandelt, von denen 3 gut ansprachen. Da die Hämodialyse in den frühen 60er Jahren eine vergleichsweise gefährliche und teure Behandlungsmethode war, mag dies erklären, weshalb in den folgenden 1½ Jahrzehnten keine Publikation über dieses Verfahren bei Schizophrenie erschien. 1977 veröffentlichten Wagemaker u. Cade eine eindrucksvolle Publikation über die Behandlung Schizophrener mit Hämodialyse [2584]. Sie beschrieben eine Remission bei 5 von 6 Kranken. Palmour u. Erwin berichteten außerdem, daß das Plasma und das Dialysat einiger dieser Patienten große Mengen von β-Leucin^5-Endorphin, einem opiumähnlichen Peptid, enthielt, das im Plasma Gesunder nicht nachweisbar war [1901].

Diese klinischen und laborchemischen Untersuchungsergebnisse führten zu unterschiedlichen Spekulationen. Verschiedene Arbeitsgruppen führten daraufhin eigene Studien durch, um den Einfluß der Dialyse auf den Krankheitsverlauf der Schizophrenie zu untersuchen. Die einzelnen Gruppen verwendeten jedoch sehr unterschiedliche Behandlungsschemata und Bewertungskriterien. Um diese Schwierigkeiten zu überwinden, arbeiteten Hippius u. Kolff im Jahre 1978 mit 36 Psychiatern und Nephrologen gemeinsame „Empfehlungen für die Bewertung eines möglichen Therapieeffekts von Blutreinigungsverfahren bei chronisch schizophrenen Patienten" aus [1146]. Diese wurden nicht formuliert, um ein einheitliches Behandlungsprotokoll zu erstellen, sondern vielmehr um Richtlinien für die Patientenauswahl, die Begleittherapie, die Dauer und Häufigkeit der Behandlung und für die Bewertung des Behandlungserfolgs zu geben.

Eine Multizentrumsstudie konnte zwar niemals realisiert werden, jedoch erschienen zahlreiche Publikationen über die Behandlung Schizophrener mit Blutreinigungsverfahren.

Tabelle 62. Einsatz der Hämodialyse bei Schizophrenen ohne Niereninsuffizienz

Autor		Anzahl der Patienten	Studienabbruch („dropouts")	Deutliche Besserung	Geringe Besserung
Bond	1979 [281]	21[a]	7	5[a]	–
Cohen	1979 [491]	11	1	3	–
Drori	1979 [648]	5	–	1	1
Emrich	1979 [702]	3	–	–	–
Excobar	1978 [717]	1	–	–	1
Hombrouckxs	1979 [1187]	5	–	1	–
Horikawa	1979 [1180]	4	–	3	1
James	1980 [1235]	4	–	1	1
Lamperi	1979 [1464]	5	1	2	2
Malek-Ahmadi	1980 [1620]	6	–	–	3
Meurice	1980 [1703]	1	–	–	–
Neumann	1981 [1789]	4	–	–	–
Pitts	1980 [1954]	7	–	1	6
Pozzessere	1979 [1980]	4	–	4	–
Schulz	1981 [2239]	8[a]	–	–	–
Sidorowicz	1980 [2316]	4	–	–	–
Splendiani	1981 [2381]	27	9	11	–
Thölen (Feer)	1960 [2480]	5	–	1	2
Vanherweghem	1979 [2550]	7[a]	–	5[a]	–
Wagemaker u. Cade	1982 [2584]	36	5	18	6
Weddington	1977 [2613]	1	–	–	–
Westlie	1979 [2639]	8	3	–	–
Summe		177	26	56	23

[a] Doppelblindstudie mit Kontrollgruppe. Die Angaben beziehen sich nur auf die wirklich dialysierten Patienten.

Tabelle 63. Einsatz von Blutreinigungsverfahren (außer Hämodialyse) bei Schizophrenen ohne Niereninsuffizienz

Autor		Anzahl der Patienten	Studienabbruch („dropouts")	Deutliche Besserung	Geringe Besserung
A) Hämoperfusion oder kombinierte Hämodialyse/Hämoperfusion					
Kinney	1979 [1335]	6[a]	–	4[a]	–
Luzhnikov	1980 [1588]	9	–	1	8
Nedopil	1979 [1785]	10	3	2	–
Sjöstedt	1979 [2340]	13	3	–	3
B) Hämofiltration					
Kolff u. Stephen	1979 [648]	4	–	1	–
Seidel	1981 [2312]	12	–	2	–
C) Kontinuierliche ambulante Peritonealdialyse (CAPD)					
Drori	1979 [648]	5	–	–	–
Sichel	1981 [2312]	3	–	2	–
Summe		62	6	12	11

[a] Doppelblindstudie mit Kontrollgruppe. Die Angaben beziehen sich nur auf die wirklich dialysierten Patienten.

Tabelle 64. Einfluß von Dialyseverfahren auf den Krankheitsverlauf von Schizophrenen mit chronischer Niereninsuffizienz

Autor		Anzahl der Patienten	Besserung
Ferris	1977 [764]	1	-
Hariprasad	1981 [1061]	2	-
Kroll	1978 [1433]	2	-
Levy	1977 [1521]	3	-
Port	1978 [1972]	50	8
Summe		58	8

Die angewandten Methoden, die Qualität der publizierten Daten und die Übereinstimmung mit den 1978 erarbeiteten Richtlinien wiesen z.T. erhebliche Unterschiede auf. 29 Zentren berichteten über ihre Erfahrungen mit dem Einsatz der Hämodialyse und anderen Blutreinigungsverfahren bei schizophrenen Patienten ohne gleichzeitige Nierenerkrankung. Diese Ergebnisse sind in den Tabellen 62 und 63 zusammengefaßt. Von den insgesamt 239 so behandelten Patienten mußte die Behandlung bei 32 (13%) abgebrochen werden (sog. „dropouts"); eine deutliche Besserung wurde bei 68 (33%) und eine mäßige Besserung bei 34 (16%) Patienten berichtet. Fünf Publikationen berichteten über den Einfluß der Dialyse auf die Schizophrenie bei urämischen Patienten. Von 58 Patienten wurde eine Besserung bei 8 (14%) beschrieben (Tabelle 64).

9.3 Ergebnisse einer Fragebogenaktion

Mit Unterstützung des Registry der Europäischen Dialyse- und Transplantationsgesellschaft haben Nedopil et al. [1784] eine Untersuchung durchgeführt, um den möglichen Wirkungsmechanismus extrakorporaler Detoxikationssysteme systematisch zu untersuchen. Von 1090 europäischen Dialysezentren, die 1978 Daten an das EDTA-Registry gesandt haben, berichteten 82 Zentren, daß sie Schizophrene mit Blutreinigungsverfahren behandelt haben. Spezielle Fragebogen wurden dann an diese Zentren sowie an 13 weitere in Nordamerika ausgesandt. Die Aktion hatte sich das Ziel gestellt, folgende Fragen zu beantworten:

1. Können die in den verschiedenen Zentren angewendeten Behandlungsverfahren miteinander verglichen werden?
2. Können die systemischen Veränderungen während der Behandlung als eine Folge der eingesetzten Detoxikationsverfahren angesehen werden?
3. Ist es möglich, eine Untergruppe von Patienten zu identifizieren, die mehr als andere Patienten von dieser Art der Behandlung profitiert?

Von den angeschriebenen 95 antworteten 39 (41%) Zentren. 35 europäische Zentren haben insgesamt 100 Patienten und 4 amerikanische Zentren insgesamt 46 Patienten behandelt. Von diesen 146 Patienten dürfte eine große Zahl bereits in den Tabellen 62 und 63 erfaßt sein. Die Anzahl der pro Zentrum behandelten Patienten reichte von 1-35. Nur 5 Zentren hatten mehr als 10 Patienten behandelt.

Tabelle 65. Dialyse bei Schizophrenen mit oder ohne Nierenerkrankung. Ergebnisse einer Fragebogenauswertung

	n	Patienten ohne Nierenerkrankung				Dialysepatienten		
		Anzahl Patienten	Studienabbruch („dropouts")	Deutliche Besserung	Geringe Besserung	Anzahl Patienten	Deutliche Besserung	Geringe Besserung
Gesamtzahl der Patienten	146	131	10 (7%)	40 (30%)	32 (25%)	15	3 (20%)	4 (27%)
Europäische Patienten	100	85	8 (9%)	14 (17%)	18 (21%)	15	3 (20%)	4 (27%)
Amerikanische Patienten	46	46	2 (4%)	26 (57%)	14 (30%)	-	-	-

Die Auswertung der Fragebogen (Kontingenztabellenanalyse mit Hilfe des Chi-Square-Testes) ergab eine sehr breite Streuung bei den Auswahlkriterien der Patienten (Alter, Diagnose) und im Behandlungsprotokoll (Neuroleptika, Behandlungsmodus) zwischen den einzelnen Zentren. Dies machte einen Vergleich fast unmöglich. Die Ansprechrate auf die Behandlung war ebenfalls von Zentrum zu Zentrum signifikant verschieden. Die Daten der europäischen und amerikanischen Zentren sind in Tabelle 65 zusammengefaßt. Bei denjenigen Patienten, bei denen die Behandlung erfolgreich war, wurde der größte therapeutische Effekt zwischen der 3. und 6. Behandlungswoche beobachtet, wobei die meisten Patienten die deutlichste Besserung während der 6. Woche aufwiesen. 56% der Patienten, die von der Behandlung profitiert hatten, zeigten keine weitere Besserung nach diesem Zeitpunkt. Darüber hinaus wurde versucht, jene Faktoren zu ermitteln, die das Behandlungsergebnis voraussagen könnten, um auf diese Art und Weise eine Untergruppe von Patienten zu ermitteln, die auf den Einsatz von Blutreinigungsverfahren anspricht. Mit Hilfe der Kontingenztafelanalyse wurden alle Daten gegen die Aussage „erfolgreiche Behandlung" analysiert. Alter, Geschlecht, Dauer der Erkrankung vor Anwendung extrakorporaler Blutreinigungsverfahren oder Zuordnung zu bestimmten Diagnosekategorien waren ohne signifikanten Einfluß auf das publizierte Behandlungsergebnis. Das gleiche gilt für die Art der Behandlung, die Häufigkeit der Behandlungen und die eingesetzten Geräte.

9.4 β-Endorphine und Dialyse

Wagemaker u. Cade waren die ersten, welche die Akkumulation eines Polypeptids im Serum Schizophrener vermuteten und die Entfernung dieser Substanz durch die Hämodialyse für die Besserung des klinischen Zustands verantwortlich machten [2584].

β-Endorphin ist ein opiumähnliches Polypeptid mit einem Molekulargewicht von ca. 3300 Dalton, das in der Hypophyse gebildet wird. Palmour u. Ervin berichteten, daß β-Leucin^5-Endorphin, eine Variante des in der Natur vorkommenden β-

Methionin^{5}-Endorphins, im Dialysat Schizophrener nachweisbar war [1901]. Sie vermuteten, daß die erhöhten Spiegel dieses Endorphins bei Schizophrenen Folge einer Partialfunktionsstörung der Nieren mit erhöhter tubulärer Reabsorption seien. Unter dieser Vorbedingung könnte die Hämodialyse dieses niedermolekulare Peptid effektiver aus der Zirkulation entfernen als die Niere.

Andere Autoren konnten jedoch die zitierten Ergebnisse von Palmour u. Ervin [1901] bzw. deren Spekulationen nicht bestätigen. Lewis et al. [1530] konnten bei 2 Patienten kein β-Leucin^{5}-Endorphin im Hämofiltrat nachweisen. James et al. [1235] fanden weder das abnorme noch das natürlich vorkommende Endorphin im Plasmafiltrat eines Schizophrenen. Höllt et al. [1152] fanden die Endorphinplasmaspiegel zu Beginn der Behandlung innerhalb des Normalbereichs, jedoch erhöhte Werte am Ende einer Hämoperfusionsbehandlungsserie. Diese Autoren konnten außerdem nachweisen, daß β-Endorphin nicht mit Hilfe von Membranen, wie sie für die Hämodialyse oder die Hämoperfusion verwendet werden, aus dem Plasma entfernt werden konnte. Zusammenfassend kann gesagt werden, daß von der Mehrheit der bedeutenden Publikationen eine ursächliche Rolle der β-Endorphine bei der Schizophrenie in Zweifel gezogen wird.

9.5 Schlußfolgerungen

Er dürfte kaum angezweifelt werden, daß viele schizophrene Patienten, die mit der Hämodialyse behandelt werden, wenigstens eine zeitweilige Besserung erfahren. Das Problem liegt jedoch in der Interpretation: Ist der günstige Effekt wirklich eine Folge der Entfernung von Toxinen durch die Hämodialyse, oder ist dieser Effekt lediglich ein Artefakt? Während der Hämodialysebehandlung sind die Patienten an ehrfurchteinflößende Geräte angeschlossen. Den Kranken wird außerdem gesagt, daß bei der Hämodialyse Verunreinigungen oder Giftstoffe aus ihrem Blut entfernt werden. Schließlich genießen die Patienten eine beinahe unbegrenzte Beachtung. So war bei einigen Fällen während der gesamten Behandlungsdauer ein Arzt in der Nähe. Unter Berücksichtigung psychosomatischer Aspekte der Erkrankung und dem Verlangen des Patienten nach Besserung muß der Plazeboeffekt sehr stark und nach Ansicht vieler Untersucher in erster Linie für die erreichte Besserung verantwortlich sein. Diese Ansicht wird durch folgende Punkte unterstützt:

1. die extrem geringe Besserungsrate, die bei der Dialysebehandlung von schizophrenen Urämikern gesehen wird, für die die Dialysebehandlung Routine ist und die keine besondere Beachtung durch das Personal erfahren (s. Tabelle 62);
2. Ergebnisse von Scheinbehandlungen, wie z. B. jene von Vanherweghem et al. [2550], die keinen signifikanten Unterschied zwischen scheinbehandelten und wirklich dialysierten Schizophrenen finden konnten.

Mit den derzeit vorliegenden Ergebnissen ist es nicht möglich, Dialyseverfahren zur Behandlung Schizophrener zu empfehlen, aber es ist ebenso wenig gerechtfertigt, Versuche mit Blutreinigungsverfahren bei Schizophrenie als abgeschlossen zu betrachten. Unter Berücksichtigung der Tatsache, daß bei psychischen Krankheiten pathobiochemische Aspekte eine immer größere Rolle spielen, und den wachsenden Möglichkeiten, die man mit extrakorporalen Blutreinigungsverfahren hat, bleibt zu hoffen, daß neue Wege aufzeigende Untersuchungen sich dieser provokativen Fragestellung weiterhin annehmen.

10 Psoriasis

10.1 Pathophysiologische Vorbemerkungen

Obwohl 1-3% der Bevölkerung an einer Psoriasis vulgaris leiden, ist die Genese dieser Erkrankung bisher nur in Teilaspekten geklärt. Man kann heute davon ausgehen, daß die Psoriasis multifaktoriell verursacht wird und daß eine genetische Prädisposition besteht. So wurde ein gehäuftes Auftreten von 3 HLA-Antigenen (B 13, B 17, B 37) in Verbindung mit bestimmten Autoantikörpern bei Psoriatikern beobachtet [2384, 2436]. Ebenfalls dürften zelluläre Reaktionen am Pathomechanismus beteiligt sein. Weiter wurden bei Patienten mit Psoriasis zwei verschiedene Autoantikörper beschrieben:

a) Ein Autoantikörper, der gegen Stratum-corneum-Zellen gerichtet ist, kann auch im Serum Gesunder nachgewiesen werden. Bei intakter dermoepidermaler Barriere kann dieser Antikörper jedoch nicht mit dem entsprechenden Antigen reagieren. Infolge der leukozytären Infiltration der Haut bei der Psoriasis wird diese Barriere zerstört und der Antikörper kann an das entsprechende Antigen (Stratum-corneum-Zellen) gebunden werden [1432].
b) Ein weiterer Autoantikörper ist gegen ein nukleäres Antigen der Basalzellschicht der Epidermis gerichtet. Er konnte an den Zellmembranen von im Blut zirkulierenden Lymphozyten und Granulozyten nachgewiesen werden, jedoch nur bei Psoriatikern. Dieser Antikörper zirkuliert nicht in freier Form, wird jedoch in der Haut von dort akkumulierten Leukozyten freigesetzt. Hier binden sich die Antikörper dann an die Membranen der Basalzellen und rufen eine Stimulation ruhender zu proliferierenden Zellen hervor. Nach der resultierenden raschen Zellproliferation entgleist die Keratinisierung [523].

Neben diesen humoralen Faktoren wurden auch Beziehungen zwischen der zellulären Immunität und der Psoriasis gefunden. So beschrieben mehrere Autoren eine Verminderung der zirkulierenden T-Lymphozyten bei Psoriatikern, jedoch ist dieser Befund nicht krankheitsspezifisch [524, 991, 2117, 2173]. Dalent et al. [557] konnten retrovirus-ähnliche Partikel in Hautläsionen und im Urin von 13 Psoriatikern nachweisen, während diese Partikel bei 20 gesunden Kontrollpersonen nicht nachweisbar waren. Die T-Zell-Verminderung könnte somit auch Ausdruck einer Virusinfektion sein.

Darüberhinaus ist bei Psoriatikern die unspezifische Stimulierbarkeit der T-Lymphozyten mit Phythämagglutinin und Concanavalin A gestört [2173].

Prostaglandine, zyklisches GMP, eine abnorme Glukose-6-phosphat-dehydrogenase-Aktivität, ein erhöhtes heparinpräzipitierbares Kryofibrinogen und psychologische Aspekte wurden ebenfalls in einen Zusammenhang mit der gesteigerten Proliferation der Basalzellen der Haut gebracht [389].

Gelfand postuliert einen sog. „Psoriasisfaktor“, der bei dieser Erkrankung in den Körperflüssigkeiten akkumuliert [879]. Die Basalzellen der Haut durchlaufen im Rahmen der Proliferation die Phasen der Zellteilung und sind üblicherweise in der G_1- oder G_2-Phase des Zyklus blockiert. Der Übergang von ruhenden zu proliferierenden Zellen führt zu einer gesteigerten epidermalen Zellproliferation. Der sog. Psoriasisfaktor soll zusammen mit anderen Faktoren (genetische und Umweltfaktoren) eine Hyperproliferation der Basalzellschicht triggern.

10.2 Behandlungsmöglichkeiten der Psoriasis

Die konventionelle Behandlung der Psoriasis umfaßt die lokale Anwendung von Steroiden, Teerpräparaten, die Kombination von Teerpräparaten und UV-Licht des B-Wellenlängenbereichs und in letzter Zeit die Kombination von Psoralen mit UV-Licht des Wellenbereichs A (PUVA-Therapie). In sehr schweren Fällen wurden Antimetaboliten wie z. B. Methotrexat eingesetzt, jedoch wurde diese aggressive Therapie infolge der Nebenwirkungen nicht sehr häufig angewendet.

Ende der 60er Jahre teilten russische Ärzte erstmals den Einsatz der Hämodialyse bei der Behandlung von chronischen Hauterkrankungen mit [2021]. Zwei Patienten mit Psoriasis, die sich zuvor resistent gegenüber einer Lokalbehandlung erwiesen hatten, sprachen prompt auf die Dialysetherapie an. Etwa 10 Jahre später berichteten McEvoy u. Kelly [1677] über einen terminal niereninsuffizienten Patienten mit Psoriasis, dessen Hautveränderungen nur partiell auf eine Lokalbehandlung angesprochen hatten. Nach Einleitung der Hämodialysetherapie besserten sich die Hauterscheinungen bereits nach der dritten Behandlung. 1 Jahr später wurde der Patient erfolgreich nierentransplantiert und nach einem weiteren Jahr war er weiterhin frei von psoriatischen Hautveränderungen. Angeregt durch diesen Fall erschienen in den folgenden Jahren mehr als 70 Publikationen mit vorwiegend kasuistischen Mitteilungen über den Einfluß extrakorporaler Blutreinigungsverfahren auf den Verlauf der Psoriasis bei Patienten mit und ohne Nierenversagen.

10.3 Dialyse bei nichturämischen Psoriatikern

Fallberichte über 140 Psoriatiker ohne Nierenversagen, die mit extrakorporalen Blutreinigungsverfahren behandelt worden sind, wurden in den letzten Jahren publiziert und sind in Tabelle 66 zusammengefaßt. Die meisten dieser Patienten wurden mit der Hämodialyse oder der Peritonealdialyse behandelt. Das Behandlungsregime hinsichtlich Dauer und Häufigkeit unterschied sich grundsätzlich von dem Schema, wie es üblicherweise bei Patienten mit terminaler Niereninsuffizienz angewendet wird. Bei einigen Patienten wurde nur eine Behandlung vorgenommen. Somit ist es schwierig, die Effektivität der Therapie in dem hier zur Diskussion stehenden Patientenkollektiv zu bewerten. Es hat den Anschein, daß jene Patienten, die intensiv mit einem Dialyseverfahren behandelt wurden, besser ansprachen als jene, bei denen die Dialyse weniger intensiv durchgeführt wurde. So behandelten Mastrangelo et al. [1658] ihre 18 Patienten 2- oder 3mal pro Woche bis die Hauterscheinungen abgeheilt waren. Im Gegensatz dazu konnten Nissenson et al. [1810] in einer Cross-over-Studie keinen günstigen Effekt der Dialysebehandlung nachweisen. 4 Patienten wurden an 4 aufeinanderfolgenden Tagen jeweils 6 h behandelt. 4 Wo-

Tabelle 66. Übersicht über den Einsatz von extrakorporalen Blutreinigungsverfahren bei nichturämischen Psoriatikern

Therapieform	Anzahl der Patienten	Partielle bzw. komplette Remission	Keine Änderung	Rezidiv nach Behandlung	Literatur
Peritonealdialyse	50	39	11	10	[61, 907, 910, 1034, 2107, 2524, 2531]
Hämodialyse	60	47	13	6	[378, 402, 470, 1057, 1658, 1810, 2021, 2384]
Hämofiltration	22	13	9	-	[470, 1605, 1779]
Hämoperfusion	6	6	-	-	[1605]
Scheindialyse	2	-	2	-	[470]

chen später schloß sich eine 4tägige Scheindialysebehandlung an. 3 weitere Patienten wurden zuerst scheinbehandelt und anschließend der Hämodialysebehandlung unterzogen. Bei keinem der 7 Patienten wurde eine Änderung der Hautveränderungen beobachtet. Insgesamt differieren die Behandlungserfolge außerordentlich. Bei einigen Patienten wurde bereits nach einer Behandlung eine deutliche Besserung beobachtet, während sie bei anderen Patienten trotz wiederholter Dialysen nicht gesehen wurde.

Im X. Report des EDTA Registration Committee wurden Daten von 49 nichturämischen Psoriatikern veröffentlicht, die sich z.T. mit den in Tabelle 66 aufgeführten Patienten überschneiden [355]. Von 27 der 49 Patienten lagen Informationen über den Behandlungserfolg nach Dialysetherapie vor. 18 dieser 27 Patienten zeigten eine Besserung, gemessen an objektiven Kriterien, was gut mit dem subjektiven Eindruck der Patienten korreliert (17 Patienten fühlten sich gebessert). Im Gegensatz dazu sahen die behandelnden Ärzte nur bei 11 Patienten eine klinische Besserung.

10.4 Psoriasis bei Patienten mit terminaler Niereninsuffizienz

In den letzten Jahren sind kasuistische Mitteilungen über 33 Patienten mit terminaler Niereninsuffizienz und gleichzeitiger Psoriasis publiziert worden (Tabelle 67). 26 dieser Patienten wurden mit Hämodialyse, 6 mit Peritonealdialyse und 1 mit Hämofiltration behandelt. Eine Besserung der Hauterscheinungen wurde bei 13 der 26 Hämodialysepatienten, bei allen 6 Peritonealdialysepatienten und bei dem 1 Hämofiltrationspatienten berichtet.

Mit Hilfe einer Fragebogenaktion versuchte das Registration Committee of European Dialysis and Transplant Association den Einfluß der Dialyse auf die Psoriasis bei Urämikern zu beurteilen [1419]. Dabei wurden 99 Hämodialyse- und 2 Hämofiltrationspatienten erfaßt, wobei eine Überschneidung mit den in Tabelle 67 zusammengestellten Patienten möglich ist. Von 76 der 101 Patienten lagen Angaben über die Beeinflussung der Hauterkrankungen vor. Die Beurteilung erfolgte nach der Selbsteinschätzung durch den Patienten, der Bewertung durch den behandeln-

Tabelle 67. Einfluß von Dialyseverfahren auf den Verlauf der Psoriasis bei Urämikern

Therapieform	Anzahl der Patienten	Partielle bzw. komplette Remission	Keine Änderung	Verschlechterung unter Therapie	Rezidiv nach Behandlung	Literatur
Peritonealdialyse	6	6	–	–	–	[447, 801, 893, 2371, 2524]
Hämodialyse	26	13	7	6	3	[319, 349, 387, 447, 741, 824, 893, 910, 955, 1010, 1359, 1677, 1766, 1925, 1926, 2306, 2371]
Hämofiltration	1	1	–	–	–	[1415]

den Arzt und nach objektiven Kriterien (nicht näher definiert). 50% der Patienten fühlten eine Besserung, 40% konstatierten keine Änderung und 10% konnten sich nicht entscheiden. Die behandelnden Ärzte sahen eine Besserung nur bei 22%, keine Veränderung in 18% und waren unentschieden bei 60%. Unter Zugrundelegung objektiver Kriterien hatten sich 50% der Patienten gebessert, 41% zeigten keine Änderung und 9% eine Verschlechterung, trotz fortgeführter Hämodialysebehandlung. Diese Daten deuten auf die Probleme hin, die bei der statistischen Auswertung von drei verschiedenen Standpunkten auftreten. Die beste Übereinstimmung fand sich zwischen dem subjektiv vom Patienten empfundenen Behandlungsergebnis und den objektiven Kriterien.

Die Autoren der zitierten EDTA-Analyse kommen zu dem Schluß, daß die Daten von Patienten mit terminaler Niereninsuffizienz eine höhere Zuverlässigkeit aufweisen als jene von nichturämischen Psoriatikern. Die urämischen Patienten wurden primär nicht wegen der Hauterkrankung behandelt, und die meisten dieser Patienten wußten nichts über einen möglichen günstigen Effekt der Dialyse auf ihre Erkrankung zum Zeitpunkt des Behandlungsbeginns. Weiterhin wurde die Dialyse bei den meisten Patienten länger als 2 Jahre durchgeführt. Dies könnte ein Zeitraum sein, der eine Beurteilung des Dialyseeffekts auf die Psoriasis zulassen sollte [1419].

10.5 Auftreten der Psoriasis während der Dialysetherapie

Es gibt nur einige wenige Berichte über das Auftreten der Psoriasis nach Einleitung der Dialysebehandlung ([319, 824, 893, 1926], eigene Beobachtung). 5 Patienten ohne eine Psoriasisanamnese, die terminal niereninsuffizient wurden, entwickelten 4–10 Jahre nach Beginn der Hämodialysebehandlung psoriatische Hautveränderungen. Bei einem weiteren Patienten mit Psoriasis wurde diese Hauterkrankung vor dem Eintritt in das Terminalstadium der Urämie geheilt, jedoch entwickelten sich nach Beginn der Dialysetherapie erneut Hautläsionen [1359].

10.6 Psoriasis nach Nierentransplantation

Über 8 transplantierte Patienten mit einer Psoriasisanamnese sind Fallberichte publiziert worden [349, 389, 955, 1677, 1766, 2371]. 7 Patienten waren vor der Transplantation regelmäßig mit der Dialyse behandelt worden. Bei all diesen Patienten kam es während der Dialysebehandlung zu einer partiellen oder vollständigen Remission der Hauterkrankung. 2 Patienten entwickelten wenige Wochen, nachdem die transplantierte Niere eine stabile Funktion erreicht hatte und die Dialysebehandlung beendet werden konnte, erneut psoriatische Hauterscheinungen. Wenige Monate bis maximal 7 Jahre nach einer erfolgreichen Transplantation waren 5 der 7 Patienten weiterhin frei von psoriatischen Hauterscheinungen. Alle Patienten erhielten Steroide und Azathioprin zur Immunsuppression.

Bei einem weiteren Patienten schien die Hauterkrankung auf die immunsuppressive Behandlung, jedoch nicht auf die Dialysetherapie anzusprechen [955]. Dieser Patient war transplantiert worden, ohne daß zuvor eine Dialysebehandlung vorgenommen wurde. Nach dem operativen Eingriff bildeten sich die psoriatischen Hautveränderungen zurück, jedoch kam es nach 2 Monaten zu einer chronischen Abstoßung, und die Dauerdialysebehandlung wurde eingeleitet. Während dieser Phase, in der der Patient keine Immunsuppressiva erhielt, traten erneut psoriatische Hautveränderungen auf, die nach einer erfolgreichen Zweittransplantation wieder verschwanden. Die Funktion dieses Organs ging nach 4 Monaten durch eine chronische Abstoßung verloren, und mit der erneuten Einleitung der Dialysebehandlung trat die Psoriasis wieder auf.

10.7 Weitere Behandlungsverfahren

Lediglich anekdotische Mitteilungen liegen über Behandlungsverfahren vor, die in einer gewissen Beziehung zur Dialysebehandlung stehen.

Buselmeier et al. [385] berichteten über 1 Patienten, bei dem 6 Wochen nach einer Herzoperation mit Einsatz der Herz-Lungen-Maschine die Hauterscheinungen und die Gelenkveränderungen im Rahmen der Psoriasis eine Besserung zeigten. Während der extrakorporalen Zirkulation war eine Antikoagulation mit Heparin durchgeführt worden. Weiterhin findet sich - ähnlich wie bei der Hämodialyse - ein initialer Abfall der weißen Blutzellen.

1978 empfahl MacAuley Heparin für die Behandlung der Psoriasis [1600]. Im gleichen Jahr teilte Wilson mit, daß sich die Hauterscheinungen bei 2 Patienten mit Psoriasis nach der Gabe von Heparin wegen einer ischämischen Herzerkrankung dramatisch besserten [2663].

Rasmusson berichtete über das Verschwinden der Hautveränderungen bei einem jungen Patienten, der zur Einleitung der Dialysebehandlung stationär aufgenommen worden war. Die Hämodialysebehandlung wurde jedoch niemals durchgeführt [2036].

Dau beobachtete eine Remission der Psoriasis bei 1 Patienten mit Myasthenie, der mit Plasmapherese und Azathioprin behandelt wurde. Nach Beendigung der Plasmapheresetherapie traten die Hautveränderungen trotz fortgeführter Immunsuppression wieder auf [565].

10.8 Mögliche Wirkungsmechanismen der Blutreinigungsverfahren auf die Psoriasis

Die Deutung eines Behandlungserfolgs bei der Psoriasis ist besonders schwierig, da die Erkrankung einen nicht voraussagbaren zyklischen Verlauf hat, ein allgemein akzeptierter Pathomechanismus nicht vorliegt und psychosomatische Faktoren bei der Expression der Erkrankung beteiligt sind. Die Spontanremissionsrate in einem unausgewählten Patientenkollektiv beträgt ca. 30%, verglichen mit 20-55% Besserung in einer plazebobehandelten Gruppe [316]. Remissionen werden durch lokale Anwendung von Steroiden, PUVA-Therapie, Behandlung mit Steroiden und in letzter Zeit mit Retinoiden (50-70% komplette Remissionen) erzielt [2360].

65-83% der Patienten profitieren von der Behandlung mit einem Dialyseverfahren. Unter denen, die auf diese Therapie ansprechen, sind auch solche, die zuvor über viele Jahre mit anderen Methoden erfolglos behandelt wurden, jedoch sind auch Rückfälle der Psoriasis trotz fortgeführter Dialysebehandlung und einige wenige Fälle mit Verschlechterung des Hautbefundes nach Anwendung extrakorporaler Entgiftungsverfahren beschrieben worden.

Folgende Hypothesen wurden herangezogen, um den Einfluß der Dialyse auf den Verlauf der Psoriasis zu erklären:

1. Entfernung von Substanzen (z.B. Psoriasisfaktor, Toxine, Stoffwechselmetabolite, Spurenelemente), die mit der gesteigerten epidermalen Zellproliferation zusammenhängen sollen;
2. Applikation von Medikamenten während des Dialyseverfahrens (Heparin), Aufnahme von Substanzen während der Dialyse (Azetat, Laktat, Bikarbonat) und Veränderungen im Flüssigkeits- und Elektrolythaushalt;
3. Beeinflussung zellulärer und humoraler Mechanismen, die an der Regulation des epidermalen Zellumsatzes beteiligt sind, durch Dialyseverfahren.

10.8.1 Entfernung von Substanzen

Die epidermalen Basalzellen sind gewöhnlich in der G1- oder G2-Phase des Zellzyklus blockiert [879]. Auf diese Weise wird eine unkontrollierte Proliferation vermieden, die jedoch durch Akkumulation eines stimulierenden Faktors (Psoriasisfaktor) stattfinden könnte. Falls ein solcher Faktor an der Pathogenese der Psoriasis beteiligt ist, wären verschiedene Mechanismen in der Lage, seine Akkumulation trotz normaler Nierenfunktion zu erklären [275, 447]:

1. Sehr große Moleküle werden glomerulär nicht filtriert;
2. niedermolekulare Substanzen können aufgrund ihrer elektrischen Ladung an der glomerulären Filtration gehindert werden und dadurch akkumulieren;
3. niedermolekulare Stoffe werden glomerulär filtriert, anschließend tubulär reabsorbiert und entgehen damit der Elimination.

Niedermolekulare Substanzen können effektiv mit der Hämodialyse (obere molekulare Grenze ca. 5000 Dalton), Hämofiltration (obere Grenze ca. 10000 Dalton) und Peritonealdialyse (obere Grenze ca. 20000 Dalton) entfernt werden. Bei der Hämoperfusion hängt die Elimination von der Eiweißbindung und der Adsorbierbarkeit ab. Hochmolekulare Substanzen (Proteine mit einem Molekulargewicht von über 60000 Dalton) können nur mit Hilfe der Plasmapherese effektiv aus der Zirkulation eliminiert werden.

Mastrangelo konnte im Serum und Dialysat von Psoriatikern mit Hilfe der Säulenchromatographie eine Substanz mit einem Molekulargewicht von ca. 1000 Dalton nachweisen, die bei gesunden Personen nicht nachweisbar war [1658]. Nach der Dialysebehandlung war die Konzentration dieser Substanz reduziert.

Chen konnte jedoch eine Stimulation der DNS-Synthese von kultivierten Hautzellen durch ein 10%iges Ultrafiltrat von Psoriasispatienten nicht nachweisen [447]. Möglicherweise war die Konzentration des Ultrafiltrats, die in diesem Test benutzt wurde, zu niedrig, um die DNS-Synthese zu stimulieren, oder der sog. Psoriasisfaktor war an die Dialysemembran adsorbiert worden und somit im Ultrafiltrat nicht mehr nachweisbar. Maeda et al. konnten jedoch keine klinische Besserung bei Patienten beobachten, deren Blut durch Dialysatoren (ohne gleichzeitige Spülung mit Dialysat) geleitet wurde [1605].

Erhöhte Serumspiegel von Polyaminen (z. B. Spermin und Spermidin) wurden bei Patienten mit Psoriasis beschrieben. Es ist aber bis heute nicht klar, ob diese Substanzen nur einen unspezifischen Indikator der Zellproliferation darstellen oder ob sie in einem ätiologischen Zusammenhang mit der Psoriasis stehen [1986]. Auch liegen keine Daten vor, ob diese Polyamine (Molekulargewicht 155 bzw. 202 Dalton) mit der Dialyse entfernt werden können und ob eine Normalisierung der Serumspiegel mit einer klinischen Besserung korreliert. - Nach Holzmann et al. [1176] ist ein Mangel an Dehydroepiandrosteron (DHEA) ein pathogenetisch bedeutsamer Faktor bei der Psoriasis. Dieses Steroidhormon ist verantwortlich für die Unterdrückung der intrazellulären Glukose-6-Phosphat-Dehydrogenase-Aktivität. Eine Aktivierung dieses Enzyms könnte im Zusammenhang mit einer gesteigerten epidermalen Zellproliferation stehen. Bei Patienten mit terminaler Niereninsuffizienz ist das freie DHEA ebenfalls vermindert. Nach Hämodialyse findet sich eine Normalisierung der Serumspiegel dieser Substanz. Die Autoren [1176] schlußfolgern, daß mit Hilfe der Hämodialyse möglicherweise ein DHEA-Mangel ausgeglichen werden kann. Informationen über DHEA-Spiegel bei Psoriatikern, die mit Dialyse behandelt worden sind, liegen jedoch nicht vor.

Die Hämodialyse bewirkt sowohl aus dem Plasma gesunder als auch urämischer Patienten auch einen Verlust von Substanzen, die für die DNS-Synthese notwendig sind, wie durch ^{14}C-Thymidin-Einbaustudien an Lymphozyten gezeigt werden konnte [932]. Sofern ähnliche dialysierbare Faktoren für die DNS-Synthese epidermaler Zellen vorhanden sind, könnte damit die Abheilung psoriatischer Hautläsionen nach der Dialysebehandlung erklärt werden [1766].

Niedrige Folsäurespiegel können bei Dialysepatienten auftreten. Dies könnte die DNS-Synthese in einer ähnlichen Weise beeinflussen, wie bei der Behandlung mit Methotrexat (Hemmung der Synthese von Tetrahydrofolsäure aus Dihydrofolsäure) [389].

Verminderte intrazelluläre Spiegel von zyklischen Nukleotiden (cAMP, cGMP) verursachen eine gesteigerte epidermale Zellproliferation. Bei Psoriatikern wird die cAMP-Bildung nur ungenügend durch Prostaglandine stimuliert. Für die Regulation der Zellproliferation scheint aber cGMP bedeutungsvoller als cAMP zu sein, jedoch konzentrieren sich die meisten Untersuchungen auf cAMP. Die Hämodialyse könnte Prostaglandine aus Thrombozyten während des extrakorporalen Kreislaufs freisetzen, gefolgt von einer Normalisierung der Nukleotidsynthese und entsprechender Suppression der epidermalen Hyperproliferation [389].

10.8.2 Heparin und andere unspezifische Dialyseeffekte

Ein Abheilen von psoriatischen Hautveränderungen nach Heparingabe wurde von verschiedenen Kliniken beschrieben [165, 1600, 2663]. Da dieses Antikoagulans sowohl bei der Hämodialyse als auch bei der Herz-Lungen-Maschine eingesetzt wird, wurden die günstigen Effekte dieser beiden extrakorporalen Zirkulationsverfahren auf die Hauterkrankung ebenfalls in einem Zusammenhang mit der Heparinisierung gesehen [385]. Die Heparindosis, die üblicherweise bei der Peritonealdialyse eingesetzt wird, ist wesentlich niedriger als jene Dosis, die für einen extrakorporalen Blutkreislauf notwendig ist [1043]. Weiterhin wird lediglich ein geringer Anteil des Heparins während der Peritonealdialyse aufgenommen [1819, 2524].

Einige Arbeitsgruppen setzten Heparin als alleiniges Behandlungsprinzip ein und verglichen seinen Effekt mit der Hämodialyse. Mastrangelo et al. applizierten dieses Antikoagulans über einen Zeitraum von 20 Tagen ohne irgendeinen günstigen Effekt [1658]. In einer scheindialysierten Gruppe war Heparin ebenfalls nicht in der Lage, die Psoriasis günstig zu beeinflussen [1810].

Bei Patienten mit normaler Nierenfunktion bewirkt eine Dialysebehandlung folgende Änderungen [61]:

1. Verminderung der Serumkonzentration niedermolekularer Substanzen (Harnstoff, Harnsäure, Phosphat);
2. Verminderung der Serumspiegel verschiedener Enzyme (SGOT, LDH);
3. Entfernung von Flüssigkeit und Elektrolyten in Abhängigkeit von der Dialysatzusammensetzung;
4. Anstieg der CO_2-Konzentration infolge der Bikarbonatbildung nach Aufnahme von Azetat und Laktat aus dem Dialysat.

Einige Untersucher haben versucht, unspezifische Veränderungen, die durch die Dialyse hervorgerufen werden, auszuschließen [1658]. Der Zusatz von Harnsäure zum Dialysat beeinflußte das Abheilen der Hautläsionen nicht. Auch der Einsatz von Bikarbonat anstelle von Azetat im Dialysat war ohne Einfluß.

10.8.3 Beeinflussung von Immunmechanismen durch die Dialyse

Granulozyten und Lymphozyten bilden in der psoriatischen Haut Infiltrate (Munro-Mikroabszesse), die ein konstantes und typisches Bild dieser Erkrankung sind. Diese Zellen könnten jedoch auch eine Vehikelfunktion für immunologische Faktoren (Immunglobuline, Autoantikörper gegen Stratum-corneum-Antigen, Immunkomplexe, Komplement) sein und eine weitere Immunkomplexbildung und Komplementaktivierung in der Haut unterhalten [905]. Besonders Komplementspaltprodukte wirken chemotaktisch und sind für eine weitere Akkumulation entsprechender Zellen in der erkrankten Haut verantwortlich. Darüber hinaus sind die chemotaktischen Eigenschaften von Granulozyten bei Psoriatikern signifikant verstärkt [466]. Beide Faktoren (Freisetzung von chemotaktischen Substanzen in der Haut als auch erhöhte chemotaktische Zellaktivität) dürften zu der Zellakkumulation in der Haut führen.

Glinsky et al. berichteten über eine signifikante Entfernung von Granulozyten durch die Peritonealdialyse [905]. Während eines Behandlungszeitraums von 3-4 Wochen (2,0 l Dialysat 5mal täglich wie bei der CAPD) konnten diese Autoren einen Verlust von 42–280 · 10^9 (Mittelwert 108 · 10^9) Zellen mit dem Dialysat beobachten. Die Abwanderung von Granulozyten in die Peritonealhöhle während der Peritonealdialyse anstelle einer Infiltration der Hautläsionen soll das Stratum corneum vor einem weiteren Schaden bewahren. Die Autoren konnten außerdem nachweisen, daß diese Zellen eine Serin-Proteinase-Aktivität besitzen, die für die enzymatische Schädigung des Stratum corneum, aber auch für die Immunkomplexbildung und die Komplementaktivierung verantwortlich ist [906].

Die Entfernung von Substanzen, die an die Oberfläche von Granulozyten adsorbiert sind (z. B. Antikörper, Immunkomplexe, Komplementkomponenten) ist bisher für die Peritonealdialyse noch nicht untersucht.

Während der Hämodialyse kommt es besonders bei Benutzung von Zellulosemembranen zu einer Aktivierung des Komplementsystems und der Freisetzung großer Mengen von C5 (s. S. 194). Die Komplementaktivierung scheint z. T. verantwortlich zu sein für die Leukopenie und eine erhöhte Adhärenz der neutrophilen Granulozyten in der Lungenstrombahn. Diese Zellen können anscheinend ihre normale Funktion nicht wieder erlangen [384]. Weiterhin sind nach der Dialyse die chemotaktischen Eigenschaften der Leukozyten vermindert [972]. Somit kommt es durch die Dialyse auf verschiedene Weise zu einer Beeinflussung der Granulozytenfunktion.

Eine Komplementaktivierung wird ebenfalls während des Einsatzes der Herz-Lungen-Maschine beobachtet [450, 1226], und es wäre denkbar, daß ähnliche Granulozytenfunktionsstörungen wie bei der Hämodialyse auftreten. Buselmeier beschrieb, wie schon erwähnt, bei 1 Patienten, bei dem im Rahmen eines herzchirurgischen Eingriffs die Herz-Lungen-Maschine eingesetzt wurde, ein Abheilen der psoriatischen Hautläsionen innerhalb von 6 Wochen nach dem Eingriff [385].

Lymphozyten und Monozyten scheinen ebenfalls an der Regulation der epidermalen Zellproliferation beteiligt zu sein. Auch dieser Kontrollmechanismus könnte während der extrakorporalen Zirkulation (Hämodialyse, Herz-Lungen-Maschine) beeinflußt werden [385].

Beim Einsatz von Dialysatoren, die Polyacrylnitril (PAN-) Membranen enthalten, kann ebenfalls das Komplementsystem aktiviert werden, jedoch ohne signifikante Leukopenie [42]. Trotzdem scheinen psoriatische Hautläsionen beim Einsatz von PAN-Membranen schneller abzuheilen als bei der Verwendung von Zellulosemembranen für die Dialyse [1658].

Darüberhinaus wurde bei der Psoriasis eine Störung der zellvermittelten Immunität nachgewiesen. So ist die Anzahl der T-Lymphozyten vermindert und deren Immunkompetenz, gemessen in einer lokalen xenogenen Graft-versus-host-Reaktion, negativ.

Nach dem Einsatz der Peritonealdialyse wurde nicht nur eine Besserung der Hautläsionen beobachtet, sondern auch die Zahl der zirkulierenden T-Lymphozyten stieg an, und die Graft-versus-host-Reaktion wurde positiv [2117].

10.9 Schlußbetrachtungen

Trotz der verschiedenen Hypothesen, die zuvor dargestellt wurden, bleibt der Mechanismus unklar, auf welche Weise Dialyseverfahren den Krankheitsverlauf bei der Psoriasis beeinflussen. Die pathogenetische Kette, die notwendig ist für die Hyperproliferation bei der Psoriasis, könnte durch Blutreinigungssysteme unterbrochen werden. Für die Aufklärung des Wirkungsmechanismus verbleibt ein breites Feld für zukünftige Forschungen, die ihre Berechtigung in dem vergleichsweise geringen Risiko der Dialysebehandlung gegenüber einer systemischen zytostatischen Therapie hat. Patienten, die von dieser schweren und zu Behinderungen führenden Erkrankung physisch und psychisch belastet sind, tolerieren ohne weiteres die Strapazcn, dic mit cincm möglicherweise erfolgversprechenden Behandlungskonzept wie der Dialysebehandlung verbunden sind.

VI Medikamente bei Niereninsuffizienz und Dialysebehandlung

1 Einleitung

Patienten mit Niereninsuffizienz oder Dialysetherapie benötigen häufig auf Grund ihrer Nierenerkrankung oder wegen begleitender zusätzlicher Erkrankungen eine medikamentöse Therapie. Da viele Medikamente ganz oder teilweise renal eliminiert werden, ergeben sich für diese Patienten besondere Probleme. Erfahrungsgemäß liegen dabei die Schwierigkeiten weniger in der Auswahl der Arzneimittel oder der Berücksichtigung evtl. nephrotoxischer Nebeneffekte als vielmehr in der notwendigen Dosierungsmodifikation. Es muß als das Verdienst Kunins angesehen werden, erstmals Ende der 50er Jahre auf die Kumulation verschiedener Antibiotika bei eingeschränkter Nierenfunktion hingewiesen zu haben [1446, 1447]. Inzwischen liegt eine umfangreiche Literatur zu diesem Thema vor. Bei Beachtung gewisser Grundregeln ist heute auch bei niereninsuffizienten Patienten eine Behandlung mit nierengängigen Arzneimitteln möglich. Die notwendige Dosisanpassung erfolgt dabei auf Grund pharmakokinetischer Gesetzmäßigkeiten. Bei der Vielzahl der Medikamente und der großen Variabilität ihres pharmakokinetischen Verhaltens kann aber nicht erwartet werden, daß das Problem mit einer einfachen und überall anwendbaren Dosierungsregel lösbar ist. Im folgenden wird deshalb eine kurze Einführung in die spezielle Pharmakokinetik bei Niereninsuffizienz gegeben. Dabei werden nicht nur mehrere Dosierungsmaßregeln für die klinische Praxis abgeleitet und erläutert, sondern auch anhand einer Reihe von Beispielen die Grenzen der Therapie unter diesen Bedingungen aufgezeigt.

2 Theoretische Grundlagen

Zum besseren Verständnis sollen einleitend die wichtigsten Grundbegriffe der allgemeinen Pharmakokinetik erklärt werden. Dies erfolgt an Hand von Abb. 147 mit der Darstellung des Umsatzes eines Arzneimittels im Organismus nach Einzelgabe mittels intravenöser Injektion. Unmittelbar nach der Injektion resultiert in der Regel eine dosisproportionale Anfangskonzentration im Plasma, die im weiteren Verlauf nichtlinear abfällt und asymptotisch gegen Null strebt. Der Konzentrationsabfall wird durch Übertritt von Substanz aus dem Blut in das Gewebe (Verteilung im Organismus) und gleichzeitig durch Ausscheidung (z. B. durch die Nieren) verursacht. Ein Teil der Substanz kann auch an Plasma- oder Gewebeproteine gebunden werden. Die Prozesse, die der Verteilung und Proteinbindung zu Grunde liegen, sind relativ kompliziert und bis heute nicht ausreichend geklärt. Es gibt zwar eine

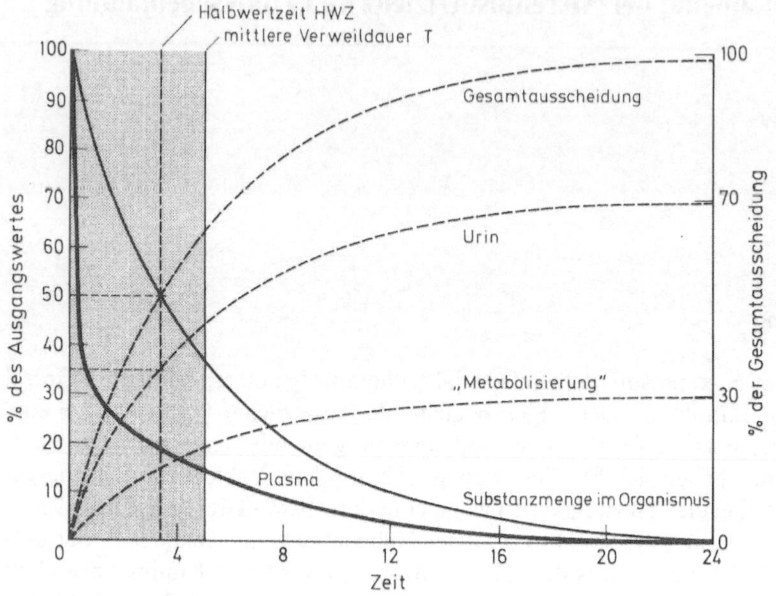

Abb. 147. Pharmakokinetisches Profil eines Arzneimittels nach intravenöser Injektion mit zeitlichem Verlauf der Plasmakonzentration, des Gesamtumsatzes im Organismus und der kumulativen Ausscheidungskurven. Die Abbildung stellt eine Computersimulation dar, der ein sog. 2-Kompartment-Modell zu Grunde liegt mit der Funktionsgleichung für die Plasmakonzentration $c_p(t) = 0{,}65 \exp(-5{,}3t) + 0{,}35 \exp(-0{,}19t)$

Reihe von Modellvorstellungen zur mathematischen Analyse der empirischen Plasmakonzentrationskurve (sog. offene Mehrkompartimentsysteme), die Berechnungen sind aber aufwendig und sollen hier nicht weiter abgehandelt werden.

Einfachere Lösungen zur quantitativen Beschreibung des Arzneimittelumsatzes ergeben sich, wenn man sich lediglich auf die Ausscheidungsvorgänge beschränkt. Sie verlaufen in der Regel wie eine chemische Reaktion erster Ordnung (monomolekulare Reaktion, Typ des radioaktiven Zerfalls) und haben folgenden Ansatz:

$$e(t) = \text{konst } c_p(t) \text{ [Masse/Zeit]} \qquad \text{(Gl. 72)}$$

e(t) ist die Ausscheidungs- bzw. Eliminationsgeschwindigkeit des Arzneimittels und $c_p(t)$ die Plasmakonzentration zu einem beliebigen Zeitpunkt. Elimination bedeutet die (irreversible) Ausscheidung der unveränderten Substanz (gewöhnlich mit dem Urin oder über die Leber via Galle und Fäzes) und/oder Metabolisierung, die überwiegend in der Leber erfolgt. Analog der Definition der Geschwindigkeit in der Mechanik als erste Ableitung des zurückgelegten Weges nach der Zeit kann in der Pharmakokinetik die Eliminationsgeschwindigkeit als erste Ableitung der ausgeschiedenen Substanzmenge E(t) nach der Zeit interpretiert werden

$$e(t) = \frac{dE(t)}{dt} = \text{konst } c_p(t) \qquad \text{(Gl. 73)}$$

und die Integration liefert

$$E(t)=\text{konst} \int c_p(t)dt \quad \text{(Gl. 74)}$$

Diese Gleichungen beinhalten, daß die im Zeitintervall $t=t_2-t_1$ ausgeschiedene Substanzmenge E(t) der Fläche unter der Plasmakonzentrationskurve direkt proportional ist. Die Proportionalitätskonstante wird gewöhnlich als Clearance (Cl) bezeichnet und hat die Dimension Volumen/Zeit. Die letzte Gleichung kann daher wie folgt geschrieben werden:

$$E(t)=Cl \int_{t_1}^{t_2} c_p(t)dt \quad \text{(Gl. 75)}$$

Erfolgt die Ausscheidung nicht ausschließlich über ein Organ (z. B. Nieren, Leber oder Lunge), sondern gleichzeitig über mehrere, gilt Gl. 75 für jeden Teilprozeß mit eigenen Proportionalitätskonstanten, die man als Organclearances definieren kann. In der Regel ist nur die renale Ausscheidung direkt meßbar. Abb. 147 zeigt die zugehörige Kurve der (kumulativen) Urinausscheidung, und aus dem Quotienten der in einem Zeitintervall mit dem Urin ausgeschiedenen Substanzmenge und der entsprechenden Fläche unter der Plasmakurve erhält man die renale Clearance (Cl_r) einer Substanz.

Werden nach genügend langer Zeit nicht 100% der applizierten Stoffmenge im Urin wiedergefunden, so wird die Substanz auch auf anderem Wege eliminiert, z. B. durch Metabolisierung in der Leber. Die Summe der renal und extrarenal ausgeschiedenen Stoffmengen entspricht zu jedem Zeitpunkt der Gesamtausscheidung E(t) des Arzneimittels. Zur Unterscheidung von den Organclearances wird die Clearance für die Summe aller Ausscheidungsprozesse als totale Clearance (Cl_{tot}) bezeichnet. Sie wird nach Gl. 76 berechnet, indem die applizierte Dosis durch die Gesamtfläche unter der Plasmakonzentrationskurve von $T=0$ (Injektionszeitpunkt) bis $t=\infty$ dividiert wird, denn nach genügend langer Zeit muß die insgesamt ausgeschiedene Stoffmenge der Dosis D entsprechen.

$$Cl_{tot}=\frac{D}{\int_0^\infty c_p(t)dt} \quad \text{(Gl. 76)}$$

Aus der Differenz zwischen totaler und renaler Clearance gewinnt man schließlich die nichtrenale Clearance (Cl_{nr})

$$Cl_{tot}=Cl_r+Cl_{nr} \quad \text{(Gl. 77)}$$

Die Differenz zwischen Dosis D und der von $t=0$ bis zu einem Zeitpunkt t ausgeschiedenen Stoffmenge E(t) entspricht der noch nicht ausgeschiedenen Substanz A(t). Auch sie ist der Fläche unter der Plasmakurve proportional:

$$A(t)=D-E(t) \text{ und}$$
$$A(t)=D-Cl_{tot}\int_0^t c_p(t)dt \quad \text{(Gl. 78)}$$

Abb. 147 zeigt den zeitlichen Verlauf der Funktion A(t), der sich spiegelbildlich zur Kurve der Gesamtausscheidung E(t) darstellt und wie die Plasmakonzentration asymptotisch gegen Null geht. Formal kann man die Fläche unter der Funktion A(t) von $t=0$ bis $t=\infty$ durch ein flächengleiches Rechteck ersetzen. Wählt man als Ordinatenabschnitt für dieses Rechteck die applizierte Dosis D, so erhält man als Abszissenabschnitt eine bestimmte Zeit T (Abb. 147), die man als mittlere Aufenthaltsdauer oder Verweildauer eines Arzneimittels im Organismus bezeichnen kann [191, 1072, 2627]. Es handelt sich dabei um einen statistischen Mittelwert der Zeit, die nach der Applikation vergehen müßte, wenn eine Substanz nicht (wie in der Realität) kontinuierlich, sondern nur zu diesem Zeitpunkt augenblicklich und vollständig ausgeschieden würde. Entsprechend der Definition von T ist dieser Wert von der Größe der applizierten Stoffmenge unabhängig.

In der klinischen Medizin ist es jedoch bisher üblich, zur Charakterisierung der zeitlichen Dauer von Ausscheidungsvorgängen nicht die mittlere Verweildauer T, sondern die Halbwertszeit (HWZ) eines Medikaments anzugeben. Die Halbwertszeit ist die Zeit, innerhalb der die Arzneimittelmenge im Organismus auf die Hälfte des Ausgangswerts abgesunken ist. Die Halbwertszeit entspricht auch der Zeit, in der die mit dem Urin ausgeschiedene Substanzmenge die Hälfte des maximal möglichen Werts erreicht hat (Abb. 147). Näherungsweise besteht zwischen der Halbwertszeit und der mittleren Verweildauer T folgende Beziehung [608, 1071]:

$$\mathrm{HWZ} \simeq T \ln 2. \qquad \text{(Gl. 79)}$$

(ln2 ist der natürliche Logarithmus der Zahl 2 mit dem numerischen Wert 0,69.) Die Abweichungen zwischen HWZ und T entsprechend Gl. 79 bleiben gering, wenn die Ausscheidung gegenüber der Verteilung der Substanz im Organismus wesentlich langsamer erfolgt. Diese Voraussetzung ist zwar für viele Arzneimittel erfüllt, es sind aber auch Ausnahmen möglich. So zeigen z. B. neuere pharmakokinetische Untersuchungen von Aminoglykosiden, daß die Rückverteilung aus dem Gewebe in das Plasma den geschwindigkeitsbestimmenden Schritt im Gesamtumsatz dieser Substanzen darstellt [684, 2192, 2193, 2194, 2577, 2634], und in diesen Fällen können quantitative Berechnungen mit der Halbwertszeit u. U. zu Fehlern führen, z. B. bei Fragen zur Toxizität einer Substanz.

Der Gebrauch der Halbwertszeit ist immer mit gewissen pharmakokinetischen Modellvorstellungen verbunden, auf die hier nicht weiter eingegangen wurde. Die mittlere Verweildauer T ist dagegen eine modellunabhängige Größe und kann deshalb einfacher definiert werden. Andererseits findet man die Halbwertszeit in der Literatur vorläufig noch als bevorzugte pharmakokinetische Kenngröße eines Arzneimittels, und zur Dosierungsanpassung bei Niereninsuffizienz ist sie durch den exponentiellen Verlauf der Ausscheidungsvorgänge etwas besser charakterisiert als die mittlere Verweildauer T. Aus diesem Grund soll im folgenden weiterhin die Halbwertszeit benutzt werden, auch wenn die mittlere Verweildauer von modernen pharmakokinetischen Gesichtspunkten aus ein besseres Maß für die Zeitkonstante eines Arzneimittels darstellt.

3 Kumulation

Die Wirkungsdauer einer Einzeldosis ist in der Regel zu kurz, um die erwünschten therapeutischen Effekte zu erzielen, die sich über Tage, Wochen oder Jahre erstrekken sollen. Man ist deshalb zu wiederholten Arzneimittelgaben gezwungen, und

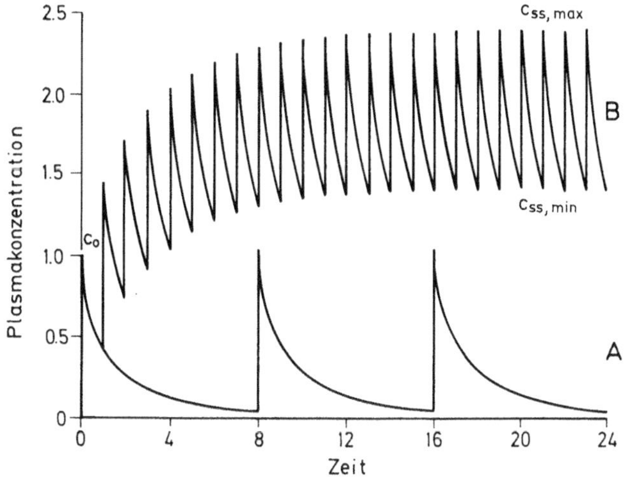

Abb. 148. Arzneimittelkonzentrationen im Plasma bei repetitiver Gabe der gleichen Dosis, aber verschiedenen relativen Dosierungsintervallen ε. Kurve $A: \varepsilon = 8$, Kurve $B: \varepsilon = 1$

diese führen zur Kumulation im Organismus. Das Ausmaß der Kumulation kann dabei erheblich variieren (Abb. 148), bleibt aber gering, wenn eine neue Dosis erst dann gegeben wird, wenn die vorangegangene weitgehend ausgeschieden ist. In diesem Fall sind die Maxima der Plasmakonzentrationen bei wiederholter Gabe nahezu gleich groß wie bei der ersten Dosis (Abb. 148, Kurve A). Ist dagegen das Dosierungsintervall wesentlich kürzer als die Zeit, die zur vollständigen Ausscheidung einer Einzeldosis benötigt wird, so steigen die Plasmakonzentrationen im Therapieverlauf signifikant an. Wie Kurve B in Abb. 148 zeigt, wachsen die Konzentrationsmaxima (nach Applikation) und Konzentrationsminima (vor Applikation) jedoch nicht ins Unendliche, sondern streben einem Grenzwert $c_{ss,max}$ bzw. $c_{ss,min}$ zu. Die Begründung für dieses Verhalten läßt sich aus der linearen Beziehung zwischen Ausscheidungsgeschwindigkeit und der Plasmakonzentration eines Arzneimittels ableiten (Gl. 72). Die Retention von Substanz im Organismus führt zu höheren Plasmakonzentrationen und zu entsprechend größeren Ausscheidungsgeschwindigkeiten. Appliziert man die gleiche Dosis in stets gleichen Dosierungsintervallen, so muß zwangsläufig nach einer gewissen Zeit die Ausscheidungsgeschwindigkeit so groß werden, daß einmal im Dosierungsintervall die applizierte Dosis vollständig ausgeschieden wird, und bei weiteren Arzneimittelgaben erhält man dann stets die gleichen Plasmakonzentrationskurven wie bei der vorangegangenen Dosis. Die Kumulation ist keine Eigenschaft bestimmter Arzneimittel, sondern hängt ausschließlich von der Pharmakokinetik der verwendeten Substanz und dem Dosierungsintervall ab.

Das Kumulationsgleichgewicht (Steady state oder Fließgleichgewicht) ist dadurch gekennzeichnet, daß die Fläche unter der Plasmakonzentrationskurve $c_{ss}(t)$ innerhalb eines Dosierungsintervalls τ genauso groß ist wie die Gesamtfläche unter der Kurve einer Einzeldosis. Man gewinnt diese Beziehung aus den Gl. 75 und 76, denn im Steady state ist die im Dosierungsintervall τ ausgeschiedene Substanzmenge $E(\tau)$ gleich der Dosis D. Somit gilt

$$E(\tau) = D = Cl_{tot} \int_{t_1}^{t_2} c_{ss}(t)dt, \; \tau = t_2 - t_1 \qquad \text{(Gl. 80)}$$

und ergibt mit Gl. 76

$$\int_{t_1}^{t_2} c_{ss}(t)dt = \int_{0}^{\infty} c_p(t)dt = \frac{D}{Cl_{tot}} \qquad \text{(Gl. 81)}$$

Dividiert man diese Gleichung durch das Dosierungsintervall τ, dann entspricht der resultierende Wert einer (hypothetischen) mittleren Plasmakonzentration c_{ss}, die im Steady state konstant zwischen der Maximal- und Minimalkonzentration liegt.

$$\overline{c_{ss}} = \frac{D}{\tau \, Cl_{tot}} \qquad \text{(Gl. 82)}$$

Zwischen der maximalen Plasmakonzentration im Kumulationsgleichgewicht $c_{ss,max}$ und der Initialkonzentration der ersten Dosis c_o besteht dagegen näherungsweise folgender Zusammenhang:

$$c_{ss,max} \simeq \frac{1}{1 - 2^{-\varepsilon}} c_o \qquad \text{(Gl. 83)}$$

Auf eine Ableitung von Gl. 83 wird hier verzichtet, und statt dessen auf die ausführlichen Darstellungen in den Monographien von Dost [639], Wagner [2586] oder Gibaldi [882] verwiesen. ε ist das von Krüger-Thiemer eingeführte relative Dosierungsintervall und stellt den (dimensionslosen) Quotienten aus Dosierungsintervall τ und der Halbwertszeit (HWZ) dar:

$$\varepsilon = \frac{\tau}{HWZ} \qquad \text{(Gl. 84)}$$

Wird beispielsweise ein Antibiotikum mit einer Halbwertszeit von 1 h alle 6 h gegeben, beträgt das relative Dosierungsintervall $\varepsilon = 6$. Digitoxin hat eine Halbwertszeit von ca. 7 Tagen, und bei täglicher Gabe der Einzeldosis erhält man für $\varepsilon = 1/7 = 0{,}14$.

Der Ausdruck $1/(1-2^{-\varepsilon})$ stellt innerhalb eines Therapieregimes mit stets gleichem Dosierungsintervall (und gleichbleibender Halbwertszeit) eine Konstante dar und kann als Kumulationsfaktor R_p der Plasmakonzentrationen bezeichnet werden.

$$R_p = \frac{1}{1 - 2^{-\varepsilon}} \qquad \text{(Gl. 85)}$$

Abb. 149 zeigt die graphische Darstellung dieser Funktion. Sie gibt ein anschauliches Bild für das Anwachsen der (maximalen) Plasmakonzentrationen bei Abnahme des relativen Dosierungsintervalls. Solange das Dosierungsintervall größer als die doppelte Halbwertszeit ist

$$(\varepsilon > 2, \; R_p \simeq 1) \qquad \text{(Gl. 86)}$$

ändern sich die (maximalen) Plasmakonzentrationen praktisch nicht, und die Kumulation eines Arzneimittels bleibt gering. Entsprechend dem Kurvenverlauf in

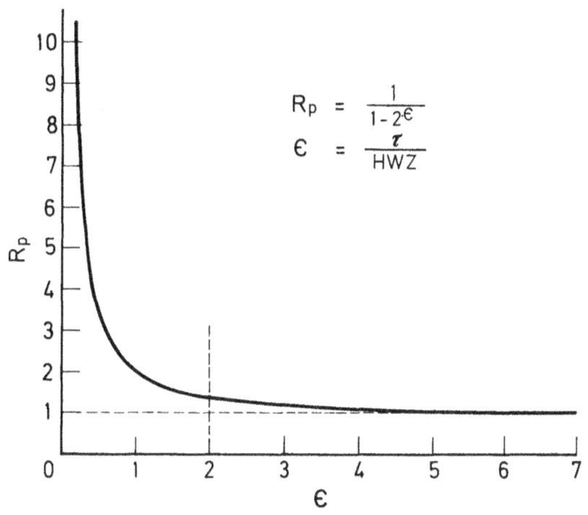

Abb. 149. Abhängigkeit des Kumulationsfaktors der Plasmakonzentration R_p vom relativen Dosierungsintervall ε

Abb. 151 bietet es sich an, eine Grenze für geringe und starke Kumulation bei einem relativen Dosierungsintervall von etwa 2 festzulegen. Diese Unterteilung ist von unmittelbarer praktischer Bedeutung für die Dosierungsanpassung bei Niereninsuffizienz.

Auch die im Steady state im Organismus retinierte Substanzmenge $A_{ss}(t)$ läßt sich berechnen, wenn man davon ausgeht, daß ein Kumulationsgleichgewicht erst dann erreicht wird, nachdem es zum Konzentrationsausgleich zwischen Plasma und Gewebe gekommen ist. Nur unter dieser Voraussetzung ist die Stoffmenge im Organismus der Plasmakonzentration direkt proportional:

$$A_{ss}(t) = \text{konst}\; c_{ss}(t) \qquad \text{(Gl. 87)}$$

Der Proportionalitätsfaktor hat die Dimension eines Volumens und wird in der Pharmakokinetik als Verteilungsvolumen der Substanz im Steady state (V_{dss}) bezeichnet. Definiert man analog zur mittleren Plasmakonzentration $\overline{c_{ss}}$ eine mittlere Arzneimittelmenge $\overline{A_{ss}}$, so gilt mit Gl. 82

$$\overline{A_{ss}} = V_{dss}\,\overline{c_{ss}} = \frac{V_{dss}\,D}{Cl_{tot}\,\tau} \qquad \text{(Gl. 88)}$$

Der Quotient V_{dss}/Cl_{tot} hat formal die Dimension einer Zeit und soll mit t_x bezeichnet werden:

$$t_x = \frac{V_{dss}}{Cl_{tot}} \text{ bzw. } Cl_{tot} = \frac{V_{dss}}{t_x} \qquad \text{(Gl. 89)}$$

Die Gl. 89 entspricht der Van-Slyke-Definition der Clearance als ein Volumen, aus dem eine Substanz in einer bestimmten Zeit vollständig eliminiert wird. In Gl. 89 wird die (totale) Clearance mit dem Gesamtvolumen eines Arzneimittels in Beziehung gesetzt, in dem sich eine beliebige Stoffmenge im Organismus nach genügend langer Zeit gleichmäßig verteilt. t_x muß folglich die Zeit sein, in der diese Substanz auch vollständig ausgeschieden wird. Diese Zeit war bereits früher als mittlere Verweildauer T eines Arzneimittels eingeführt worden, so daß t_x gleichbedeutend mit T ist, und man erhält für die totale Clearance

$$Cl_{tot} = \frac{V_{dss}}{T} \qquad \text{(Gl. 90)}$$

oder unter Verwendung der Halbwertszeit (Gl. 79)

$$Cl_{tot} \simeq V_{dss} \frac{\ln 2}{HWZ} \qquad \text{(Gl. 91)}$$

und aus Gl. 88 wird

$$\overline{A_{ss}} = \frac{T}{\tau} D \qquad \text{(Gl. 92)}$$

Der Quotient $\overline{A_{ss}}/D$ wurde von Wagner [2586] als Kumulationsindex R_A für die mittlere Substanzmenge im Steady state eingeführt. Unter Verwendung der Definitionen von Halbwertszeit und relativem Dosierungsintervall erhält man für R_A

$$R_A \simeq \frac{HWZ}{\tau \ln 2} = \frac{1}{\varepsilon \ln 2} \qquad \text{(Gl. 93)}$$

und für $\overline{A_{ss}}$ gilt entsprechend

$$\overline{A_{ss}} \simeq \frac{1{,}44}{\varepsilon} D \qquad \text{(Gl. 94)}$$

Der Kumulationsindex R_A ist umgekehrt proportional zum relativen Dosierungsintervall. Je kleiner dieses wird, um so größer wird die im Organismus retinierte Substanzmenge. Wenn das Dosierungsintervall um den Faktor 1,44 größer als die Halbwertszeit ist ($\varepsilon = 1{,}44$) wird $R_A \simeq 1$, und die mittlere Arzneimittelmenge $\overline{A_{ss}}$ entspricht der Einzeldosis des Therapieregimes. Bei täglicher Verabreichung von Digoxin (Halbwertszeit ca. 1,7 Tage) betragen das relative Dosierungsintervall $\varepsilon = 1/1{,}7 = 0{,}6$ und der Kumulationsindex $R_A = 1{,}44/0{,}6 = 2{,}4$. Werden täglich 0,3 mg gegeben, berechnet sich die schließlich im Körper kumulierte Substanzmenge im Mittel (vollständige Resorption vorausgesetzt) mit $2{,}4 \cdot 0{,}3 = 0{,}7$ mg. Es handelt sich etwa um die Menge, die zusätzlich zur ersten Dosis gegeben werden muß, wenn die volle Glykosidwirkung sofort bei Therapiebeginn vorhanden sein soll (sog. schnelle Sättigung).

4 Pharmakokinetik bei Niereninsuffizienz

Alle bis heute entwickelten Dosierungsregeln für eine Arzneimitteltherapie bei Niereninsuffizienz gehen letztlich auf die von Bricker formulierte „intact nephron hypothesis" [329, 329 a] zurück. Vereinfacht besagt diese Hypothese, daß sich bei Niereninsuffizienz stets glomeruläre Filtration, tubuläre Resorption und Sekretion im gleichen Ausmaß vermindern. Von Dettli [608] wurde diese Hypothese auch auf die renalen Ausscheidungsprozesse von Arzneimitteln erweitert, was sich bis heute nach zahlreichen Untersuchungen an Einzelsubstanzen als außerordentlich nützlich erwiesen hat. Abb. 150 zeigt dafür beispielhaft die totale Clearance des Cephalosporinderivats Cefoxitin in Abhängigkeit von der PAH-, Inulin- und der endogenen Kreatininclearance bei niereninsuffizienten Patienten [1282]. Cefoxitin wird

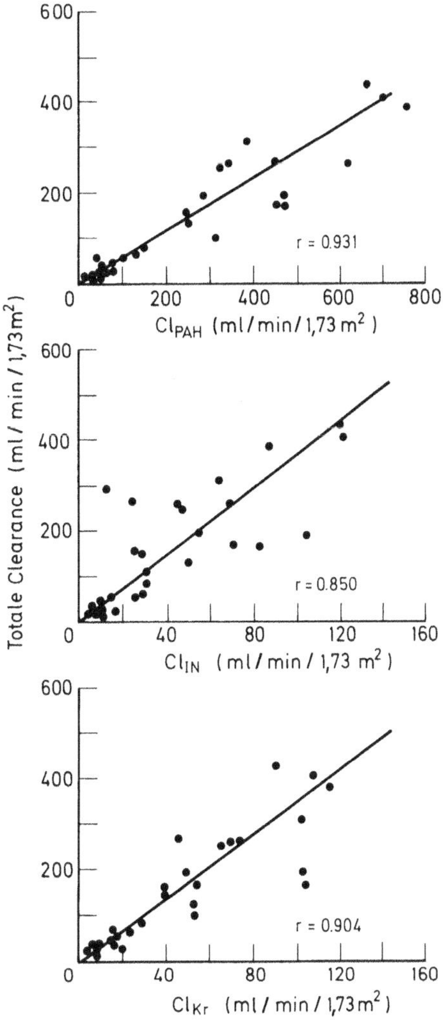

Abb. 150. Totale Clearance von Cefoxitin bei 28 Patienten mit unterschiedlicher Nierenfunktion, bei denen gleichzeitig die PAH-, Inulin- und die endogene Kreatininclearance bestimmt wurden. r = Korrelationskoeffizient der linearen Regressionsanalyse

ausschließlich renal ausgeschieden, so daß die totale Clearance auch der renalen Clearance entspricht, und in allen Fällen ergibt sich eine lineare Abhängigkeit der Arzneimittelclearance zu einer der drei klassischen Nierenclearances.

Unter diesen Voraussetzungen können Arzneimittelclearances bei Niereninsuffizienz berechnet werden und müssen nicht im Einzelfall experimentell bestimmt werden. In der klinischen Praxis wird man die endogene Kreatininclearance als Parameter für die Niereninsuffizienz bevorzugen. Bei Gültigkeit der „intact nephron hypothesis" verhalten sich dann die renalen Clearances (Cl_r) beliebiger Arzneimittel bei eingeschränkter Nierenfunktion stets wie die endogenen Kreatininclearances (Cl_{Kr}) unter den gleichen Bedingungen.

$$\frac{Cl_{r,ni}}{Cl_{r,nor}} = \frac{Cl_{Kr,ni}}{Cl_{Kr,nor}} \qquad \text{(Gl. 95)}$$

Die Suffixe „ni“ und „nor“ sollen hier wie auch in allen folgenden Gleichungen Niereninsuffizienz bzw. normale Nierenfunktion bedeuten.

Für die Gesamtausscheidung einer Substanz ist jedoch nicht die renale, sondern die totale Clearance zu berücksichtigen. Für die totale Clearance bei Niereninsuffizienz ($Cl_{tot,ni}$) als Summe der renalen und nichtrenalen Clearance (Cl_{nr}) ergibt sich dann

$$Cl_{tot,ni} = Cl_{nr} + Cl_{r,nor} \frac{Cl_{Kr,ni}}{Cl_{Kr,nor}} \qquad \text{(Gl. 96)}$$

und die Division durch die totale Clearance ohne Niereninsuffizienz ($Cl_{tot,nor}$) liefert

$$\frac{Cl_{tot,ni}}{Cl_{tot,nor}} = \frac{Cl_{nr}}{Cl_{tot,nor}} + \frac{Cl_{r,nor}\, Cl_{Kr,ni}}{Cl_{tot,nor}\, Cl_{Kr,nor}} \qquad \text{(Gl. 97)}$$

$Cl_{r,nor}/Cl_{tot,nor}$ ist der Anteil der Substanz, der bei normaler Nierenfunktion über die Nieren ausgeschieden wird und mit F_r bezeichnet werden kann. $Cl_{nr}/Cl_{tot,nor}$ ist der Anteil der nichtrenalen Ausscheidung und beträgt $1-F_r$. Nimmt man als Dimension für die Kreatininclearance ml/min und geht von einem Normalwert ($Cl_{Kr,nor}$) von ca. 100 ml/min aus, läßt sich Gl. 97 auflösen zu

$$\frac{Cl_{tot,ni}}{Cl_{tot,nor}} = 1 - F_r \left(\frac{100 - Cl_{Kr,ni}}{100} \right) \qquad \text{(Gl. 98)}$$

Nach dieser Gleichung vermindert sich die totale Clearance eines Arzneimittels bei Niereninsuffizienz linear mit der endogenen Kreatininclearance. Dies setzt jedoch voraus, daß die extrarenale (hepatische) Ausscheidung durch die Urämie selbst nicht beeinflußt wird. Nur wenn eine Substanz ausschließlich über die Nieren ausgeschieden wird ($F_r = 1$), nimmt die totale Clearance im gleichen Ausmaß wie die endogene Kreatininclearance ab. In allen anderen Fällen ($F_r < 1$) ist die Abnahme der totalen Clearance geringer als die der Kreatininclearance. Wird eine Substanz nicht über die Nieren ausgeschieden ($F_r = 0$), bleibt die totale Clearance über den gesamten Bereich der Niereninsuffizienz konstant.

Als Folge der verminderten Arzneimittelclearance verlängert sich die Halbwertszeit eines Arzneimittels bei Niereninsuffizienz, da Halbwertszeit und totale Clearance umgekehrt zueinander proportional sind (Gl. 91). Unter der Voraussetzung, daß das Verteilungsvolumen V_{dss} durch die Nierenerkrankung nicht verändert wird, kann die relative Verlängerung der Halbwertszeit (HWZ_{ni}/HWZ_{nor}) bei eingeschränkter Nierenfunktion berechnet werden:

$$\frac{HWZ_{ni}}{HWZ_{nor}} = \frac{Cl_{tot,nor}}{Cl_{tot,ni}} \quad \text{und} \qquad \text{(Gl. 99)}$$

$$\frac{HWZ_{ni}}{HWZ_{nor}} = \frac{1}{1 - F_r(1 - Cl_{Kr,ni}/100)} \qquad \text{(Gl. 100)}$$

Mit dieser Gleichung kann die zu erwartende Verlängerung der Halbwertszeit für jede beliebige Kreatininclearance geschätzt werden, und Abb. 151 zeigt einige Beispiele. Die nach Gl. 100 zu berechnenden Kurven stellen sich als Hyperbeln dar, deren Verlauf nicht nur von der endogenen Kreatininclearance, sondern auch ent-

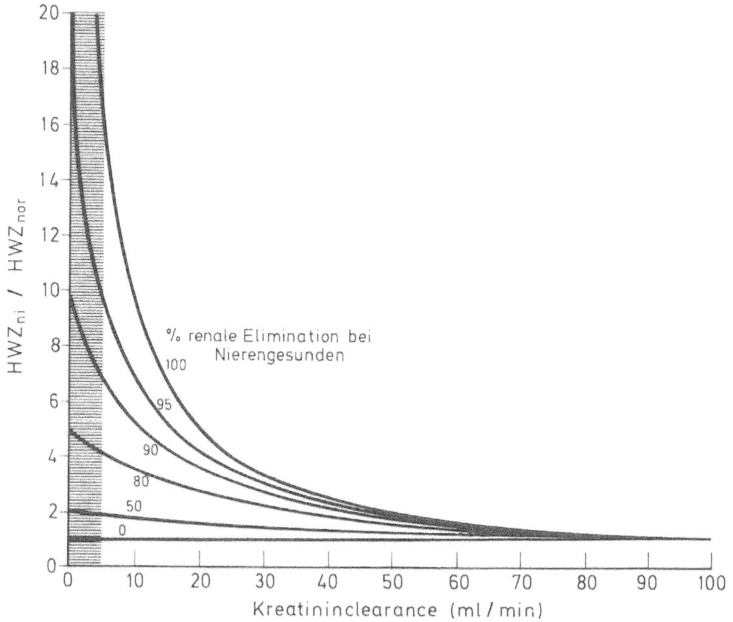

Abb. 151. Relative Verlängerung der Halbwertszeit bei Niereninsuffizienz (HWZ_{ni}/HWZ_{nor}) in Abhängigkeit von der Kreatininclearance für Substanzen mit unterschiedlicher renaler Exkretionsrate. Das schraffierte Feld entspricht dem Bereich von Dialysepatienten (Cl_{Kr} von 0 bis 5 ml/min)

scheidend von dem Wert F_r beeinflußt wird. Werden bei Nierengesunden 50% der Substanz über die Nieren ausgeschieden, so kann sich die Halbwertszeit bei Anurie ($Cl_{Kr,ni} = 0$ ml/min) nur verdoppeln. Selbst bei einer (normalen) renalen Eliminationsfraktion von 80% verlängert sich die Halbwertszeit nur um den Faktor 5 bei Anurie. Höhere Werte werden erst dann erreicht, wenn die renale Ausscheidung normalerweise 90% übersteigt und die endogene Kreatininclearance auf weniger als 20 ml/min abfällt.

5 Dosierungsregeln

Verlängert sich die Halbwertszeit eines Arzneimittels, so hat dies bei einer Einzeldosis lediglich eine verlängerte Wirkungsdauer zur Folge. Bei repetitiver Arzneimittelgabe würde dagegen die Anwendung des normalen Therapieschemas bei Niereninsuffizienz die Kumulation aller renal eliminierten Arzneimittel verstärken und zur Überdosierung führen. Der Sinn der Dosierungsanpassung besteht deshalb darin, die zusätzliche Kumulation durch Veränderung der Dosis und/oder des Dosierungsintervalls zu vermeiden und bei gleicher Wirksamkeit wie bei normaler Nierenfunktion das Risiko von Nebenwirkungen so gering wie möglich zu halten. Da bereits bei Nierengesunden im Kumulationsverhalten aller Arzneimittel erhebliche Unterschiede bestehen, ist eine einheitliche Lösung für die Dosierungsanpassung bei Niereninsuffizienz nicht zu erwarten. Die Kumulationstendenz eines Arzneimittels kann an Hand des relativen Dosierungsintervalls bei normaler Nierenfunktion

(ε_{nor}) leicht beurteilt werden, und weiter oben war vorgeschlagen worden, alle Arzneimittel mindestens in zwei Gruppen ($\varepsilon_{nor} > 2$: geringe Kumulation bzw. $\varepsilon_{nor} < 2$: starke Kumulation) zu unterteilen. Von dieser Unterteilung soll im folgenden Gebrauch gemacht werden.

5.1 Dosierungsregeln für normalerweise stark kumulierende Arzneimittel

Für diese Gruppe von Arzneimitteln, die bei normaler Nierenfunktion stark kumulieren ($\varepsilon_{nor} < 2$, z. B. Digoxin), sind Dosierungsregeln relativ einfach abzuleiten; sie sollen daher zuerst besprochen werden. Bei dieser Gruppe von Substanzen ist die mittlere Arzneimittelmenge $\overline{A_{ss}}$ im Steady state stets größer als eine Einzeldosis und kann als ein quantitatives Maß für die wirksame Substanzmenge im Organismus angesehen werden. Mit Gl. 94 wurde die Beziehung abgeleitet

$$\overline{A_{ss}} \simeq 1{,}44 \frac{HWZ}{\tau} D \qquad \text{(Gl. 101)}$$

Die mittlere Arzneimittelmenge $\overline{A_{ss}}$ ist im Kumulationsgleichgewicht stets proportional der Halbwertszeit HWZ und der Erhaltungsdosis D sowie umgekehrt proportional zum Dosierungsintervall τ. Verlängert sich bei Niereninsuffizienz die Halbwertszeit, kann der Wert von $\overline{A_{ss}}$ durch eine entsprechende Verkleinerung der Dosis oder Verlängerung des Dosierungsintervalls konstant gehalten werden. Beide Verfahren sind gleichwertig. Da das Dosierungsintervall bei dieser Gruppe von Arzneimitteln in der Regel bei 24 h liegen dürfte, ist es aus praktischen Erwägungen günstiger, das normale Dosierungsintervall beizubehalten und lediglich die Dosis zu verändern. Man erhält dann für die gesuchte Dosis D_{ni} bei Niereninsuffizienz

$$HWZ_{ni}\, D_{ni} = HWZ_{nor}\, D_{nor} \quad \text{bzw.} \qquad \text{(Gl. 102)}$$

$$D_{ni} = \frac{HWZ_{nor}}{HWZ_{ni}} D_{nor} \qquad \text{(Gl. 103)}$$

wobei D_{nor} die Dosis bei Nierengesunden ist. Der Quotient HWZ_{nor}/HWZ_{ni} läßt sich mit Kenntnis der normalen renalen Exkretionsrate F_r und der endogenen Kreatininclearance nach Gl. 100 berechnen, und die vollständige Formel zur Dosierungsanpassung lautet dann

$$D_{ni} = \left[1 - \left(\frac{100 - Cl_{Kr,ni}}{100}\right) F_r\right] D_{nor} \qquad \text{(Gl. 104)}$$

Das Dosierungsintervall bleibt bei dieser Dosierungsregel im Vergleich zu Nierengesunden unverändert, ebenso eine Initial- oder Sättigungsdosis, falls sie im normalen Therapieschema vorgesehen ist. Wird eine Substanz bei normaler Nierenfunktion ausschließlich renal ausgeschieden ($F_r = 1$), vereinfacht sich Gl. 104 zu $D_{ni} = D_{nor}\, Cl_{Kr,ni}/100$. In diesem Fall ist die Verminderung der Erhaltungsdosis proportional zur endogenen Kreatininclearance. Dieser Gruppe von Arzneimitteln (starke Kumulation und >95%ige renale Elimination bei normaler Nierenfunktion) lassen sich jedoch praktisch nur Clofibrat und Lithiumsalze zuordnen. Alle anderen hier in Betracht kommenden Arzneimittel (z. B. Digoxin und seine Derivate) werden dagegen auch teilweise extrarenal eliminiert.

Die Anwendung von Gl. 104 soll am Beispiel einer Therapie mit Digoxin erläutert werden, das normalerweise zu 70% ($F_r = 0{,}7$) über die Nieren ausgeschieden wird. Vermindert sich die endogene Kreatininclearance auf 60, 30 oder 10 ml/min, ist die Erhaltungsdosis um den Faktor 0,72, 0,51 und 0,37 zu verkleinern. Beträgt die Erhaltungsdosis bei Nierengesunden 0,3 mg täglich, so sind entsprechend 0,2, 0,15 oder 0,1 mg zu geben. Bei Anurie ($Cl_{Kr,ni} = 0$ ml/min) ergibt die gleiche Rechnung ebenfalls eine (reduzierte) Dosis von 0,1 mg täglich. Das Beispiel zeigt, daß für diese Substanz die Dosierungsanpassung bei leichter und mittlerer Niereninsuffizienz wesentlich größere Unterschiede aufweist als bei stark eingeschränkter Nierenfunktion. Da sich die glomeruläre Filtrationsrate im höheren Alter physiologischerweise vermindert, und die endogene Kreatininclearance bei 80jährigen bis auf 50 ml/min abfallen kann [485], ergibt sich für diesen Patientenkreis ebenfalls die Notwendigkeit zur Dosisreduktion, auch wenn eine Nierenerkrankung im eigentlichen Sinne nicht vorliegt.

Tabelle 68 gibt einen Überblick über die zu erwartende Dosisreduktion, die sich nach Gl. 104 berechnen läßt. Zur Anwendung dieser Tabelle müssen neben der individuellen Kreatininclearance die Halbwertszeit und der Anteil der renalen Elimination bei normaler Nierenfunktion bekannt sein. Die entsprechenden pharmakokinetischen Daten für eine Auswahl von Arzneimitteln sind diesem Kapitel als Tabelle 72 beigefügt und wurden der z. Zt. wohl umfassendsten Datensammlung von Bennet et al. [62, 193] entnommen. Ähnliche Zusammenstellungen wurden von Spring [2385] oder Bryan u. Stone [353] veröffentlicht. Die Kenntnis der Halbwertszeit ist nur zur Berechnung des relativen Dosierungsintervalls erforderlich, um zu entscheiden, ob Tabelle 68 zur Dosisberechnung verwendet werden kann (Bedingung $\varepsilon_{nor} < 2$). An Hand der renalen Exkretionsrate und der endogenen Kreatinin-

Tabelle 68. Dosierung bei Niereninsuffizienz von Arzneimitteln mit normalerweise starker Kumulationstendenz ($\varepsilon_{nor} < 2$). Die einzelnen Felder geben in Abhängigkeit von der renalen Ausscheidungsrate der in Frage kommenden Substanz und der endogenen Kreatininclearance des Patienten die erforderliche Reduktion der Erhaltungsdosis in Prozent der Normaldosis an. Beispiel für Digoxin: die renale Eliminationsfraktion beträgt ca. 70%, und bei einer Kreatininclearance von 20 ml/min findet man einen Wert von 44%, d. h. es ist in diesem Fall die Erhaltungsdosis auf 44% der Dosis von Nierengesunden zu reduzieren

% ren. Elimination bei norm. Nierenfunktion								
30	72	73	76			normale Dosierung		
40	62	64	68	72	76			
50	53	55	60	65	70	75		
60	43	46	52	58	64	70	76	
70	34	37	44	51	58	65	72	
80	24	28	36	44	52	60	68	76
90	15	19	28	37	46	55	64	73
95	10	15	24	34	43	53	62	72
	5	10	20	30	40	50	60	70
	endogene Kreatininclearance, ml/min							

clearance findet man dann in Tabelle 68 die reduzierte Dosis ausgedrückt in Prozent der normalen Erhaltungsdosis. Das Dosierungsintervall sowie die Sättigungsdosis des Therapieschemas von Nierengesunden werden dagegen, wie bereits erläutert, nicht verändert.

5.2 *Dosierungsregeln für normalerweise gering kumulierende Arzneimittel*

Für diese Substanzen ($\varepsilon_{nor} > 2$) können die eben abgeleiteten Dosierungsregeln nicht angewendet werden. Zu dieser Gruppe gehören viele Antibiotika, z. B. Penizilline, Cephalosporine oder Aminoglykoside. Die mittlere Arzneimittelmenge $\overline{A_{ss}}$ im Steady state dieser Substanzen ist immer kleiner als eine Einzeldosis und kein geeigneter Parameter zur Beurteilung der für die therapeutische Wirkung durchschnittlich benötigten Wirkstoffmenge eines Medikaments. Die Anwendung der Dosierungsregeln, entsprechend Gl. 104, würde zwar das Risiko von Nebenwirkungen auf dem gleichen (niedrigen) Niveau wie bei Nierengesunden halten, könnte aber eine Unterdosierung zur Folge haben. Zur Sicherstellung des therapeutischen Effekts wurde daher von Höffler [1151] vorgeschlagen, in diesem Fall die Plasmakonzentrationen als Bewertungsmaßstab zu benutzen und die Therapie so zu gestalten, daß auch bei Niereninsuffizienz die gleichen maximalen, aber keine höheren Konzentrationen wie bei Nierengesunden erreicht werden. Damit wird eine absolute Überdosierung verhindert, andererseits resultieren aufgrund der verzögerten Ausscheidung immer höhere minimale Plasmakonzentrationen als bei normaler Nierenfunktion (Abb. 152). Dies kann z. B. für Antibiotika durchaus vorteilhaft sein; man muß sich aber darüber im klaren sein, daß damit gleichzeitig auch das Risiko von Nebenwirkungen zunimmt. Von Höffler [1151] wurde daher als zweite Bedin-

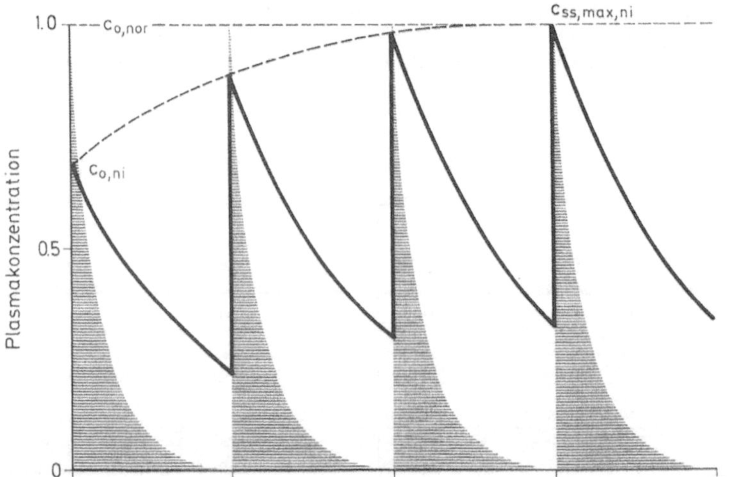

Abb. 152. Plasmakonzentrationsverlauf bei normaler Nierenfunktion *(schraffierte Felder)* und Niereninsuffizienz *(ausgezogene Kurve)* nach Dosiskorrektur entsprechend Gl. 105) aber unverändertem Dosierungsintervall

gung gefordert, daß die mittlere Plasmakonzentration $\overline{c_{ss}}$ den doppelten Wert bei Nierengesunden nicht übersteigen soll.

Die gleichen maximalen Plasmakonzentrationen wie bei normaler Nierenfunktion erhält man bei Niereninsuffizienz mit einer (Erhaltungs-) Dosis D_{ni}, die um den Faktor $(1-2^{-\varepsilon_{ni}})$ niedriger gegenüber der Normaldosis liegt.

$$D_{ni} = (1-2^{-\varepsilon_{ni}})\,D_{nor} \qquad \text{(Gl. 105)}$$

D_{ni} entspricht dabei genau der Stoffmenge, die innerhalb eines (noch festzulegenden) Dosierungsintervalls τ_{ni} von einem niereninsuffizienten Patienten eliminiert werden kann, und ε_{ni} ist entsprechend das relative Dosierungsintervall bei Niereninsuffizienz mit $\varepsilon_{ni} = \tau_{ni}/HWZ_{ni}$. Gleichung 105 gewinnt man aus folgender Überlegung: Ohne Niereninsuffizienz sind die maximalen Plasmakonzentrationen annähernd gleich und genau so groß wie die Initialkonzentration $c_{o,nor}$ einer Einzeldosis. Bei Niereninsuffizienz mit Verlängerung der Halbwertszeit muß dagegen mit einer nicht zu vernachlässigenden Kumulation und folglich Anwachsen der Konzentrationsmaxima gerechnet werden. Diese liegen nach Erreichen eines Steady state um den Kumulationsfaktor $R_{p,ni} = 1/(1-2^{-\varepsilon_{ni}})$ höher als die Initialkonzentration $c_{o,ni}$ der gleichen Dosis D_{ni} bei einmaliger Gabe (Abb. 152). Damit erhält man

$$c_{ss,max,ni} = \frac{1}{1-2^{-\varepsilon_{ni}}}\,c_{o,ni} \qquad \text{(Gl. 106)}$$

Für $c_{ss,max,ni}$ wurde die Bedingung aufgestellt, daß dieser Wert den Konzentrationsmaxima ($c_{o,nor}$) bei Nierengesunden entsprechen soll. Mithin gilt

$$c_{o,nor} = \frac{1}{1-2^{-\varepsilon_{ni}}}\,c_{o,ni} \quad \text{oder} \qquad \text{(Gl. 107)}$$

$$\frac{c_{o,ni}}{c_{o,nor}} = 1-2^{-\varepsilon_{ni}} \qquad \text{(Gl. 108)}$$

Da die Initialkonzentrationen bei Einzelgabe in der Regel dosisproportional sind, kann die linke Seite von Gl. 108 ergänzt werden mit

$$\frac{c_{o,ni}}{c_{o,nor}} = \frac{D_{ni}}{D_{nor}} \qquad \text{(Gl. 109)}$$

woraus sich Gl. 105 ergibt.

Nach Berechnung der reduzierten Dosis D_{ni} muß weiterhin geprüft werden, ob die dann resultierende mittlere Plasmakonzentration bei Niereninsuffizienz $\overline{c_{ss,ni}}$ nicht größer als das 2fache des gleichen Werts bei normaler Nierenfunktion $\overline{c_{ss,nor}}$ wird, d. h. ob $\overline{c_{ss,ni}} \leqq \overline{2\,c_{ss,nor}}$ bleibt. Das Verhältnis der mittleren Plasmakonzentrationen mit und ohne Niereninsuffizienz gewinnt man unter Benutzung von Gl. 82 und erhält

$$\frac{\overline{c_{ss,ni}}}{\overline{c_{ss,nor}}} = \frac{\tau_{nor}\,Cl_{tot,nor}\,D_{ni}}{\tau_{ni}\,Cl_{tot,ni}\,D_{nor}} \leqq 2 \qquad \text{(Gl. 110)}$$

oder mit Gl. 105

$$2 \geqq \frac{\tau_{nor}\,HWZ_{ni}}{\tau_{ni}\,HWZ_{nor}}\left(1-2^{(-\tau_{ni}/HWZ_{ni})}\right) \qquad \text{(Gl. 111)}$$

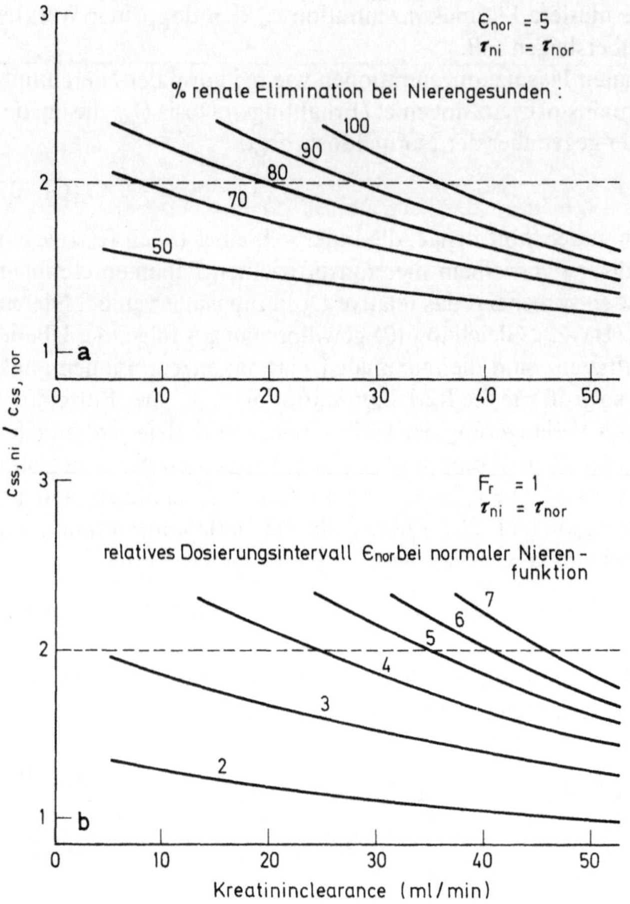

Abb. 153 a, b. Verhalten der mittleren Plasmakonzentration bei Niereninsuffizienz nach Dosiskorrektur entsprechend Gl. 105, aber ohne Verlängerung des Dosierungsintervalls ($\tau_{ni} = \tau_{nor}$). Einzelheiten s. Text

Die Abb. 153 a und 153 b zeigen die mittleren Plasmakonzentrationen nach einer Dosisreduktion entsprechend Gl. 105 in Abhängigkeit von der Kreatininclearance, jedoch ohne zusätzliche Veränderung des Dosierungsintervalls ($\tau_{ni} = \tau_{nor}$). In Abb. 153 a wurde das relative Dosierungsintervall ε_{nor} konstant gelassen, es wurden aber verschiedene renale Exkretionsraten bei normaler Nierenfunktion berücksichtigt. Abb. 153 b zeigt die entsprechenden Kurven mit verschiedenen relativen Dosierungsintervallen ε_{nor}, aber konstanter renaler Ausscheidungsrate von $F_r = 1$.

Immer dann, wenn die Kurven den vorgegebenen Grenzwert der doppelten mittleren Plasmakonzentration von Nierengesunden überschreiten, muß zusätzlich zur Dosisreduktion das Dosierungsintervall verlängert werden. Dieser Fall tritt bei allen in Frage kommenden Substanzen zu ganz unterschiedlichen Bedingungen ein und hängt von drei unabhängigen Variablen ab: endogene Kreatininclearance, renale Exkretionsrate F_r und relatives Dosierungsintervall ε_{nor} des normalen Therapieschemas. Die Notwendigkeit zur Verlängerung des Dosierungsintervalls ergibt sich um so früher, je größer F_r und ε_{nor} werden. Dagegen kann in allen Fällen das normale Dosierungsintervall beibehalten werden, solange $\varepsilon_{nor} \leqq 3$ bleibt.

Anders als bei der zuerst besprochenen Gruppe der stark kumulierenden Arzneimittel können bei der Gruppe der gering kumulierenden Arzneimittel Dosisreduktion oder Verlängerung des Dosierungsintervalls nicht wahlweise verändert werden. Bei geringer Einschränkung der Nierenfunktion ist stets zuerst die (Erhaltungs-) Dosis zu vermindern und bei fortgeschrittener Niereninsuffizienz zusätzlich das Dosierungsintervall zu verlängern. Dabei besteht das Problem weniger in der korrekten Berechnung der reduzierten Dosis als vielmehr in der Festlegung des verlängerten Dosierungsintervalls. Da die gesuchte Größe τ_{ni} in Gl. 111 sowohl als Basis als auch als Exponent erscheint, kann sie nicht nach τ_{ni} aufgelöst werden und ist nur iterativ (in der Regel mit Hilfe eines Computers) berechenbar. Außerdem ist die Bedingung für die Gl. 111 mit $\leqq 2$ (und $\geqq 1$) nicht exakt festgelegt, so daß mehrere (richtige) Lösungen für die Verlängerung eines Dosierungsintervalls möglich sind. Mit anderen Worten: Es gibt für die bei normaler Nierenfunktion nur gering kumulierenden Arzneimittel keine eindeutige Formel zur Dosierungsanpassung bei Niereninsuffizienz, und die Änderung eines Therapieschemas ist mit einfachen Hilfsmitteln direkt am Krankenbett nicht möglich.

Für den Arzt ist diese Lösung unbefriedigend, und er wird gewöhnlich auf konkrete Therapieanweisungen zurückgreifen, wie sie in der Literatur, z. B. von Höffler [1150], oder von den Arzneimittelherstellern veröffentlicht werden. Derartige Dosierungsempfehlungen haben aber den Nachteil, daß sie nur eine begrenzte Anzahl von Substanzen berücksichtigen können und rasch veralten, wenn neue Medikamente in die Therapie eingeführt werden. Um diesem Mangel abzuhelfen, wird mit Tabelle 69 der Versuch einer allgemeinen Lösung vorgestellt, welche die oben beschriebenen Rechenschritte ohne Bezug auf eine bestimmte Substanz vorwegnimmt. Bei Kenntnis der wichtigsten pharmakokinetischen Daten eines Arzneimittels (Halbwertszeit und renale Eliminationsfraktion) kann man sich für jede in Frage kommende Substanz ($\varepsilon_{nor} > 2$) ein Therapieschema bei Niereninsuffizienz mit geringem Aufwand selbst zusammenstellen.

Die Anwendung der Tabelle 69 erfolgt sinngemäß wie die der Tabelle 68, zusätzlich ist auch das normale relative Dosierungsintervall ε_{nor} der einzelnen Arzneimittel zu berücksichtigen. In der Tabelle 69 findet man neben dem Prozentsatz der Dosisreduktion einen Zeitfaktor, mit dem das normale Dosierungsintervall zu multiplizieren ist, wenn bei bestimmten Kreatininclearances das Dosierungsintervall zusätzlich zu verlängern ist. Ergibt eine solche Rechnung ein ungünstiges Applikationsintervall (z. B. 18 h), so ist dieser Wert stets nach oben auf das nächste praktikable Dosierungsintervall aufzurunden (z. B. von 18 h auf 24 h). Die Dosisreduktion bezieht sich nur auf die zweite und alle folgenden Arzneimittelgaben, während die erste Dosis immer unverändert wie bei normaler Nierenfunktion zu geben ist. Ein evtl. verlängertes Dosierungsintervall ist dagegen von Therapiebeginn an einzuhalten.

Bei der Anwendung dieser Dosierungsregeln darf nie übersehen werden, daß sie unter einer Reihe von Annahmen abgeleitet wurden (z. B. Konstanz von Verteilungsvolumen und extrarenaler Clearance oder Gültigkeit der „intact nephron hypothesis“), die keineswegs immer erfüllt sein müssen. Mit dieser Problematik wird

Tabelle 69. Dosierungsvorschlag für Arzneimittel bei Niereninsuffizienz, die bei normaler Nierenfunktion nur gering kumulieren ($\varepsilon_{nor} > 2$). Die Zahlenwerte in der oberen Reihe der einzelnen Felder geben analog Tabelle 63 den Prozentsatz an, auf den die normale Erhaltungsdosis in Abhängigkeit von der Kreatininclearance zu reduzieren ist. Darunter findet sich *(fettgedruckt)* ein zweiter Zahlenwert, wenn zusätzlich das Dosierungsintervall verlängert werden muß. Das normale Dosierungsintervall ist dann mit diesem Faktor zu multiplizieren. Steht an dieser Stelle ein *, so ist keine Verlängerung des Dosierungsintervalls erforderlich. Felder ohne Zahlenangaben bedeuten dagegen Dosierung wie bei normaler Nierenfunktion. – Beispiel für Cefazolin: Diese Substanz hat (normalerweise) eine Halbwertszeit von 1,5–2 h und wird zu 95% über die Nieren ausgeschieden. Beträgt das übliche Dosierungsintervall 6–8 h, so resultiert daraus ein relatives Dosierungsintervall von 4 bei Nierengesunden. Zur Dosierungsanpassung ist das Feld $\varepsilon_{nor} = 4$ zu verwenden und die Dosierungshinweise findet man dort in der Spalte für 95% renaler Elimination. Entsprechend ist bei Kreatininclearances von 50, 40 oder 30 ml/min die Erhaltungsdosis auf 75, 70 oder 60% der Normaldosis zu vermindern, unter Beibehaltung des normalen Dosierungsintervalls. Ab Kreatininclearances <30 ml/min ist das Dosierungsintervall um den Faktor 2 (bei 20 und 10 ml/min) bzw. 3 (5 ml/min) zu verlängern, d.h. die Applikationsintervalle von Cefazolin werden auf 12 bzw. 24 h ausgedehnt. Als reduzierte Dosis können dann bei einer Kreatininclearance von 20 ml/min noch 75% der Normaldosis gegeben werden; sie ist bei Werten unter 20 ml/min auf 50% zu vermindern

	$\varepsilon_{nor}=3$							$\varepsilon_{nor}=4$						$\varepsilon_{nor}=5$					$\varepsilon_{nor}=6$					
	% renale Elimination bei Nierengesunden																							
endogene Kreatininclearance, ml/min	50	60	70	80	90	95	100	60	70	80	90	95	100	70	80	90	95	100	70	80	90	95	100	endogene Kreatininclearance, ml/min
5	65	60	50	40	25	20	10	70	60	75	55	55	50	90	80	80	75	75	95	85	85	85	85	5
	*	*	*	*	*	*	*	*	*	**2**	**2**	**3**	**5**	**2**	**2**	**3**	**4**	**8**	**2**	**2**	**3**	**5**	**9**	
10	70	60	55	45	35	25	20	70	65	55	65	55	55	70	85	75	80	75	95	90	90	85	85	10
	*	*	*	*	*	*	*	*	*	*	**2**	**2**	**3**	*	**2**	**2**	**3**	**4**	**2**	**2**	**3**	**3**	**5**	
20	70	65	60	50	45	40	35	75	70	65	55	75	65		70	85	80	75		95	90	85	90	20
	*	*	*	*	*	*	*	*	*	*	*	**2**	**2**		*	**2**	**2**	**2**		**2**	**2**	**2**	**3**	
30	75	70	65	60	55	50	45		75	70	65	60	55			70	90	85			95	90	90	30
	*	*	*	*	*	*	*		*	*	*	*	*			*	**2**	**2**			**2**	**2**	**2**	
40	75	75	70	65	60	60	55			75	70	70	65				75	75					95	40
	*	*	*	*	*	*	*			*	*	*	*				*	*					**2**	
50		75	75	70	70	65	65					75	75											50
		*	*	*	*	*	*					*	*											
	$\varepsilon_{nor}=3$							$\varepsilon_{nor}=4$						$\varepsilon_{nor}=5$					$\varepsilon_{nor}=6$					

sich der folgende Abschnitt befassen. Auch die Festlegung der doppelten Plasmakonzentration von Nierengesunden als therapeutisches Limit ist letztlich willkürlich. Alle Therapieempfehlungen bei Niereninsuffizienz sind deshalb grundsätzlich mit Vorsicht zu handhaben, und im Einzelfall kann eine (scheinbar) exakte Dosierungsberechnung immer noch eine Überdosierung bedeuten.

Nicht vergessen werden sollte dagegen stets eine Korrektur der Dosis unter Berücksichtigung des Patientengewichts. Eine sog. Normaldosis für Erwachsene bezieht sich in unseren Ländern in der Regel auf ein Körpergewicht von 65–70 kg. Bereits bei über- oder untergewichtigen Patienten mit normaler Nierenfunktion weist eine entsprechend korrigierte Dosis etwa die gleichen Abweichungen von der „Normaldosis" auf wie eine (sachgerechte) Dosiskorrektur für normalgewichtige Patienten mit leichter bis mittlerer Niereninsuffizienz. Schließlich muß darauf hingewiesen werden, daß die pharmakokinetischen Daten gewöhnlich nach Gabe einer einzigen Dosis einer Substanz ermittelt werden, während sie in der Therapie repetierend appliziert wird. Außerdem werden in der Praxis häufig mehrere Medikamente gleichzeitig verabreicht, und Untersuchungen über das pharmakokinetische Verhalten von Arzneimittelkombinationen liegen bis heute kaum vor. Andererseits stellen die hier beschriebenen Dosisregeln den bisher einzig möglichen Weg einer wissenschaftlich begründeten medikamentösen Behandlung niereninsuffizienter Patienten dar, und sie haben sich in der Praxis durchaus bewährt.

6 Arzneimittelresorption, Verteilung und Metabolisierung bei Niereninsuffizienz

6.1 Absorption

Die bisherigen quantitativen pharmakokinetischen Zusammenhänge und Dosierungsregeln wurden für die parenterale (bzw. intravenöse) Injektion abgeleitet. Sie sind auch bei oraler Applikation gültig, wenn die Dosis um den Faktor der sog. Bioverfügbarkeit vermindert wird. Die Bioverfügbarkeit umfaßt sowohl die Reduktion der wirksamen Dosis infolge unvollständiger enteraler Absorption als auch die (primäre) Metabolisierung in Darmschleimhaut und Leber, bevor die Substanz den systemischen Kreislauf erreicht (First-pass-Effekt).

Bisher ist nur wenig Spezifisches über Absorptionsstörungen bei Niereninsuffizienz bekannt. Grundsätzlich kann man davon ausgehen, daß zumindest infolge von urämischen Komplikationen am Gastrointestinaltrakt (Übelkeit, Erbrechen, Durchfälle) sowohl die Compliance als auch die Arzneimittelabsorption vermindert werden können. So scheint die herabgesetzte Eisenresorption auf einem pH-Anstieg im Magen infolge eines internen Harnstoff-Ammoniak-Zyklus zu beruhen [866]. Die vergleichsweise niedrigen Plasmakonzentrationen, die nach oraler Gabe von Chlorpropamid, Doxycyclin und Penizillin V beschrieben wurden [720], deuten ebenfalls auf eine gestörte Absorption hin, bedürfen jedoch der weiteren Klärung. Die verminderte Kalziumabsorption schließlich ist weniger auf Veränderungen am Gastrointestinaltrakt als auf den gestörten Vitamin-D-Metabolismus zurückzuführen (s. S. 443).

Von wesentlicher Bedeutung für die Absorption eines Arzneimittels ist die gleichzeitige Nahrungs- und weitere Arzneimittelzufuhr. In diesem Rahmen ist besonders auf das Aluminiumhydroxid hinzuweisen, das nahezu allen Patienten mit chronischer Niereninsuffizienz in z.T. hoher Dosierung verabreicht wird. Unter dieser Medikation kann die Arzneimittelabsorption sowohl durch eine Hemmung der Magenentleerung als auch durch Arzneimittelbindung beeinträchtigt werden [1204, 1805]. Insofern sollte die übliche Medikation unbedingt davon getrennt, etwa 2–3 h vor Aluminiumhydroxid, eingenommen werden.

Auch der First-pass-Effekt kann bei Niereninsuffizienz verändert werden. Eine der wenigen bei Niereninsuffizienz untersuchten Substanzen ist Propranolol. Aus unbekannten Gründen nimmt der First-pass-Effekt von Propranolol bei chronischer Niereninsuffizienz ab und damit seine Bioverfügbarkeit und wirksame Plasmakonzentration zu [1575]. Es empfiehlt sich deshalb, die Therapie mit etwas niedrigeren Anfangsdosen als gewohnt zu beginnen. Auf der anderen Seite wird die Erhaltungsdosis, analog zur Situation bei Nierengesunden, vom pharmakologischen Effekt bestimmt.

6.2 Plasmaproteinbindung

Es ist seit langem bekannt, daß bei akuter und chronischer Niereninsuffizienz die Plasmaproteinbindung zahlreicher Medikamente vermindert ist [2052]. Ursächlich scheinen hierfür verschiedene, z.T. nebeneinander bestehende Faktoren von Bedeutung zu sein [990, 1939, 2052]:

a) Verminderte Plasma-Albuminkonzentration (als Sonderfall das nephrotische Syndrom)
b) Strukturelle Albuminveränderungen
c) Kompetitive Verdrängung durch endogene Substanzen
d) Metabolische Azidose
e) Interaktionen mit zugeführten Substanzen.

In pharmakologischer Hinsicht sind vor allem der zeitliche Ablauf der Bindungsänderung (akut/protrahiert) sowie die Auswirkungen auf die therapeutisch relevante, ungebundene Arzneimittelkonzentration von Bedeutung. Bei der Niereninsuffizienz und dem nephrotischen Syndrom ist wegen der protrahierten Änderung der Plasmaproteinbindung kaum mit klinisch relevanten Auswirkungen zu rechnen [Ausnahme: Punkt e), s. oben]. Allenfalls wird eine Abnahme der Gesamtkonzentration und eine Zunahme der ungebundenen Arzneimittelfraktion im Plasma zu beobachten sein. Die ungebundene Konzentration des Arzneimittels hingegen bleibt im Mittel infolge kompensatorischer Mechanismen (wie Neuverteilung, vermehrte hepatische und/oder renale Elimination) konstant, so daß sich eine Änderung der Arzneimitteldosis erübrigt. Wenn klinisch vertretbar, empfiehlt sich lediglich eine Aufteilung der Tagesdosis auf mehrere Einzeldosen. Insofern braucht hier auf eine detaillierte Darstellung der Arzneimittel mit veränderter Proteinbindung bei Niereninsuffizienz nicht eingegangen zu werden. Entsprechende tabellarische Übersichten finden sich bei Reidenberg [2052] und Piafsky [1939].

Klinische Konsequenzen einer verminderten Proteinbindung bei Niereninsuffizienz sind dann zu erwarten, wenn wie oben unter e) angegeben, neben dem Arzneimittel andere um die Proteinbindung konkurrierende, exogene Substanzen zugeführt werden. Hierbei ist bis zur Etablierung eines neuen Gleichgewichts durchaus mit einer - vorübergehenden - Wirkungsverstärkung des verdrängten Arzneimittels zu rechnen. Im Falle von Arzneimittelinteraktionen darf wegen der prinzipiell gleichen Zusammenhänge und klinischen Konsequenzen auf die Befunde bei Nierengesunden verwiesen werden (klassisches Beispiel: Cumarine oder Tolbutamid und Phenylbutazon).

Eine besondere Situation ergibt sich bei Patienten mit intermittierender Hämodialysebehandlung. Hierbei kann die relativ hohe Heparinzufuhr durch Aktivierung der Lipoproteinlipase über einen Anstieg der freien Fettsäuren zu einer kompetitiven Verdrängung von Arzneimitteln aus ihrer Proteinbindung führen. Ein solcher Zusammenhang konnte bei den bisher vereinzelten Untersuchungen zu dieser Problematik für Digitoxin, Digoxin [2413] und Chinidin [1316] nachgewiesen werden. Unklar ist derzeit, inwieweit auch chemische Substanzen aus dem Schlauchsystem („plasticisers") analog zu den Beobachtungen mit Plastikgefäßen bzw. Butterflysystemen [1439] zu klinisch relevanten Veränderungen der Plasmaproteinbindung führen können.

Schließlich muß darauf hingewiesen werden, daß sich bei Niereninsuffizienz die Überwachung der Arzneimitteltherapie anhand von Plasmakonzentrationsbestimmungen problematisch gestalten kann. Die derzeit zur Verfügung stehenden laborchemischen Nachweisverfahren gestatten in der Regel nur die Bestimmung der Arzneimittelgesamtkonzentration im Plasma. Dementsprechend kann bei Änderungen der Proteinbindung ein von der Gesamtkonzentration auf die therapeutisch entscheidende, ungebundene Arzneimittelkonzentration geführter Rückschluß zu erheblichen Fehleinschätzungen führen. Dies trifft z. B. für Medikamente wie Diphenylhydantoin, Salizylate und möglicherweise in geringerem Umfang für Digitoxin oder Theophyllin zu. In diesen Fällen ist eine niedrigere „therapeutische" Gesamtkonzentration im Vergleich zum Nierengesunden anzustreben und die Indikation zu einer etwaigen Dosiserhöhung genauestens zu überdenken.

6.3 Arzneimittelverteilung (Verteilungsvolumen)

Bei Patienten mit Niereninsuffizienz wurde wiederholt eine Veränderung des Verteilungsvolumen sowohl im Sinne einer Zu- als auch Abnahme beschrieben. Im Stadium der unbehandelten, fortgeschrittenen Niereninsuffizienz liegt häufig eine beträchtliche Zunahme des Gesamtkörperwassers, insbesondere durch Ausweitung des Extrazellulärraums, vor [495]. Andererseits ist bei inadäquater Flüssigkeitszufuhr und/oder medikamentös forcierter Diurese auch mit gegenteiligen Veränderungen zu rechnen. Dies kann für Arzneimittel mit überwiegender Verteilung im Extrazellulärraum eine Zu- oder Abnahme des Verteilungsvolumens nach sich ziehen. Des weiteren führt die zuvor geschilderte bei Niereninsuffizienz häufig verminderte Plasmaproteinbindung bei Medikamenten mit hoher Eiweißbindung zu einer Abnahme der Gesamtkonzentration im Plasma. Bezogen auf diese Gesamtkonzentration nimmt somit das Verteilungsvolumen zu. Da jedoch die mittlere, ungebundene Arzneimittelkonzentration unverändert ist, ergeben sich hieraus kaum therapeutische Konsequenzen. Das klassische Beispiel für diese Art von Veränderungen bei Niereninsuffizienz bietet Diphenylhydantoin [881, 2054].

Auf der anderen Seite konnte für Cephalexin, Colistin, Lincomycin, Insulin und insbesondere Digoxin eine Abnahme des Verteilungsvolumens bei chronischer Niereninsuffizienz nachgewiesen werden [632, 881]. Da bei diesen Medikamenten keine signifikante Änderung der Proteinbindung vorlag, wurde ursächlich eine Verminderung der Gewebebindung in Betracht gezogen. Ein solcher Zusammenhang konnte für Digoxin durch die Untersuchungen von Jusko u. Weintraub [1270] sehr wahrscheinlich gemacht werden. Die therapeutischen Konsequenzen sind jedoch gerade für Digoxin nicht unumstritten. Die Abnahme des Verteilungsvolumens spricht für eine Reduktion der Digoxin-Initialdosis z. B. auf ½–⅔ der üblichen Dosis [2071]. Demgegenüber plädiert Wagner [2585] für eine Beibehaltung der normalen Initialdosis (nicht Erhaltungsdosis!). Da die Bestimmung der Digoxin-Plasmakonzentration heute allgemein verfügbar sein dürfte, empfiehlt sich im Zweifelsfall deren Kontrolle.

6.4 *Metabolismus*

Der Arzneimittelstoffwechsel in der Leber stellt neben der renalen Elimination den zweiten Hauptausscheidungsweg für Medikamente dar. Zumeist wird hierbei durch eine oder mehrere biochemische Reaktionen wie Oxidation, Reduktion, Hydrolyse oder Konjugationen eine Umwandlung in wasserlösliche, über die Niere leicht auszuscheidende Metabolite vorgenommen. Während beim urämischen Tier die bisherigen Befunde für einen generell gestörten Arzneimittelstoffwechsel sprechen [1489, 1918], ist die Situation beim Menschen wesentlich unklarer. Stark vereinfacht scheinen die Arzneimitteloxidation und -glukuronidierung ungestört, -reduktion, -hydrolyse und -azetylierung jedoch häufiger verlangsamt abzulaufen [2053]. Zum anderen sind die involvierten Enzymsysteme bei Niereninsuffizienz offensichtlich

Tabelle 70. Arzneimittel mit klinisch aktiven *(A)* und/oder toxischen *(T)* Metaboliten (Übersicht und Literatur s. Drayer [643])

Arzneimittel	Metabolit	Eigenschaft
Adriamycin	Adriamycinol	A, T
Allopurinol	Oxypurinol	A
Carbamazepin	Carbamazepin-10,11-epoxid	A
Chlorpropamid	2-Hydroxy-/3-Hydroxy-	A
Clofibrat	p-Chlorphenoxyisobuttersäure	A, T
Cyclophosphamid	4-Hydroxy-/Aldophosphamid	A, T
Daunorubicin	Daunorubicinol	A, T
Diazepam	N-Desmethyldiazepam	A, T
	N-Methyloxazepam	
Glutethimid	4-Hydroxy-2-ethyl-2-phenylglutarimid	T
Imipramin	N-Desmethyl-/2-Hydroxy-	A, T
Isoniazid	Acetylisoniazid	T
Phenacetin	N-Acetyl-p-aminophenol	A, T?
Phenylbutazon	Oxyphenbutazon	A
Primidon	Phenobarbital	A
Procainamid	N-Acetylprocainamid	A
Propranolol	4-Hydroxy-propranolol	A
Rifampicin	Desacetylrifampicin	A

nicht generell gesättigt, da sowohl für einige Medikamente ein beschleunigter Metabolismus (Diphenylhydantoin, Propranolol [2053]), als auch eine prinzipielle Induzierbarkeit wie beim Nierengesunden nachgewiesen werden konnten [1281]. Über Einzelbeobachtungen hinausgehend, konnte bisher kein einheitliches Konzept für das Verhalten des Arzneimittelstoffwechsels bei Niereninsuffizienz erarbeitet werden. Insofern sind derzeit allgemein verbindliche therapeutische Empfehlungen nicht möglich.

Zur Vermeidung von Dosierungsproblemen und Nebenwirkungen bei Niereninsuffizienz wird in der Klinik häufig ein Medikament mit extrarenalem einem solchen mit renalem Ausscheidungsweg vorgezogen. Hierbei wird nicht selten übersehen, daß zwar nicht die Muttersubstanz, dafür aber deren Metabolite mehr oder weniger stark kumulieren. Da die Kenntnisse über Anzahl, Art und pharmakologische Eigenschaften von Metaboliten in der Regel noch begrenzter als über die Arzneimittel selbst sind, birgt ein solches grundsätzliches Vorgehen ein gewisses Risiko. Insofern kann im Einzelfall die Anwendung eines bekannten, überwiegend renal eliminierten Arzneimittels unter Berücksichtigung von Dosierungsregeln oder gar Konzentrationsbestimmungen unkomplizierter sein. In Tabelle 70 sind die wichtigsten Medikamente mit bisher bekannten pharmakologisch aktiven oder toxischen Metaboliten zusammengefaßt. Eine umfassendere Darstellung findet sich bei Drayer [643].

7 Arzneimitteltherapie bei Hämo- und Peritonealdialyse

Arzneimittel, die renal ausgeschieden werden, sind in der Regel auch dialysierbar. Tabelle 71 zeigt eine Auswahl von Substanzen, bei denen in vivo die Clearance des Dialyseverfahrens während therapeutischer Hämo- oder Peritonealdialysen bestimmt wurde. In Übereinstimmung mit Henderson [1100] nimmt die Größe der Clearance durch Dialyse mit zunehmendem Molekulargewicht stark ab. Die Proteinbindung ist der zweite wesentliche Faktor, der die Dialysierbarkeit einer Substanz in vivo vermindert. Wie Tabelle 71 zeigt, muß die Proteinbindung jedoch 90% übersteigen, um einen nachhaltigen Einfluß auszuüben. Weiterhin bestehen deutliche Unterschiede zwischen der Hämodialyse und der Peritonealdialyse, wobei mit letzterem Verfahren signifikant niedrigere Clearancewerte als bei der Hämodialyse erzielt werden.

Die relativ hohen Hämodialyseclearances niedermolekularer Substanzen von ca. 30-70 ml/min können durchaus dazu führen, daß bis zu 50% einer Einzeldosis oder mehr nach 4-6 h im Dialysat wiedergefunden werden. Es wurde deshalb wiederholt vorgeschlagen, diesen Substanzverlust mit einer größeren Dosis vor oder einer Supplementdosis nach der Dialyse [1300] auszugleichen. Vernachlässigt man jedoch nicht die bei Dialysepatienten ggf. noch vorhandene körpereigene (extrarenale) Elimination, so zeigt sich für fast alle Arzneimittel, daß die Dialyse in der medikamentösen Therapie keine besondere Rolle spielt und nicht gesondert berücksichtigt werden muß. Dialysepatienten können in der Regel ohne zusätzliche Modifikation mit dem gleichen Therapieschema behandelt werden, das für „Prädialysepatienten“ (endogene Kreatininclearance 5-10 ml/min) gültig ist. Die folgenden Ausführungen erläutern dies an Hand einer quantitativen Betrachtung des

Tabelle 71. Arzneimittelclearances bei Hämodialyse *(Cl_{HD})* und Peritonealdialyse *(Cl_{PD})* in Abhängigkeit vom Molekulargewicht *(MG)* und Proteinbindung in vivo. Substanzen mit einer Proteinbindung ≥90% werden getrennt im unteren Teil der Tabelle aufgeführt. Die Tabelle wurde in Anlehnung an Gibson [883] erstellt. Ein ausführliches Literaturverzeichnis mit Originalarbeiten über die einzelnen Substanzen ist bei Bennett [193] zu finden

Arzneimittel	MG	Proteinbindung %	Cl_{HD} ml/min	Cl_{PD} ml/min
Flucytosin	129	<10	90	
Isoniazid	137	<10	90	
Paracetamol	151	< 5	85	
α-Methyldopa	211	< 5	50	
Captopril	217	30	80	
Clonidin	230	30	30–50	
Procainamid	272	15	60	
Cimetidin	252	20	30–50	5
Cyclophosphamid	261	13	70	
Ticarcillin	384	45	30	5– 7
Methotrexat	454	50	37	
Gentamycin	460	10	25–40	3– 8
Tobramycin	468	10	50–60	6–15
Kanamycin	484	< 5	30	8
Cefamandol	491	60	35	10
Mezlocillin	540	30	30	7
Digoxin	781	25	25	8
Vancomycin	3300	<10	<5	2– 6
Propranolol	259	95	<1	
Naficillin	414	90	<5	
Flucloxacillin	454	90	<5	
Digitoxin	765	95	<1	
Amphotericin B	924	90	<1	

Dialyseeffekts im Vergleich zu den extrarenalen Eliminationswegen von Dialysepatienten.

Die Mehrausscheidung von Arzneimitteln durch ein Dialyseverfahren läßt sich am einfachsten durch Vergleich der Volumina beurteilen, aus denen eine Substanz mit und ohne Dialyse vollständig eliminiert wird. Entsprechend der Clearancedefinition (Gl. 89, Clearance = Volumen/Zeit) stellt das Produkt aus Clearance und Behandlungszeit ein solches Volumen dar.

Bezeichnet man die Clearance des Dialyseverfahrens mit Cl_D und die Dialysezeit mit δ, so ist das Produkt δCl_D das gesuchte Volumen V_D, aus dem eine Substanz allein durch die Dialyse aus dem Organismus vollständig eliminiert wird

$$V_D = \delta Cl_D \qquad \text{(Gl. 112)}$$

Die körpereigenen Ausscheidungsprozesse, gemessen an der totalen Arzneimittelclearance Cl_{an} eines anurischen Patienten, ergeben für die Zeit während und außerhalb der Dialyse (= Dialyseintervall θ) analog ein Volumen V_{oD} mit

$$V_{oD} = \theta Cl_{an} \qquad \text{(Gl. 113)}$$

Tabelle 72. Pharmakokinetische Daten wichtiger Arzneimittel bei normaler Nierenfunktion (*HWZ* Halbwertszeit, *MG* Molekulargewicht). Die Aufstellung erfolgte nach Angaben von Bennett et al. [62, 193]. In der Spalte % renale Elimination bedeutet *hep.* überwiegende Ausscheidung über die Leber (quantitative Angaben über die renale Eliminationsfraktion wurden in der Bezugsquelle nicht gemacht). Die Molekulargewichte wurden dem Merck-Index [1691] entnommen und können zusammen mit der Proteinbindung zur orientierenden Beurteilung der Dialysierbarkeit einer Substanz herangezogen werden. Die letzte Spalte enthält die Dosierungsempfehlungen von Bennett für Patienten mit präterminaler Niereninsuffizienz (Kreatininclearance < 10 ml/min): *D* Dosisreduktion der Normaldosis auf den (in % angegebenen) dahinterstehenden Wert. *I* Verlängerung des Dosierungsintervalls auf die angegebenen Zeiten in Stunden. *nor. Dos.* unveränderte Dosierung. Abweichend von den Angaben in diesem Kapitel empfiehlt Bennett für *alle* Arzneimittel die wahlweise Dosierungsmodifikation durch Dosisreduktion oder Dosierungsintervalländerung. Dadurch können sich Abweichungen von einem selbst erstellten Therapieschema oder Dosierungsrichtlinien anderer Autoren ergeben. Aufgrund der komplizierten Pharmakokinetik und ihrer hohen Nebenwirkungsrate empfehlen wir anders als Bennett, Aminoglykoside bei Kreatininclearances < 10 ml/min nicht zu verwenden

Arzneimittel	HWZ h	% renale Elimination	% Proteinbindung	MG	Dosierung bei Cl_{Kr} < 10 ml/min
1) *Antibiotika*					
a) Aminoglykoside					
Amikacin	2-2,5	>95	0	586	I 36-48
Gentamicin	2	>95	0-20	460	D 25-50 I 24-48
Netilmicin	2,5	>95	10-20	476	
Streptomycin	2,5	>95	35	582	I 72-96
Tobramycin	2,5	>95	0-20	468	D 25-50 I 24-48
b) Cephalosporine					
Cefaclor	0,75	50-70	25	386	D 33
Cefaloridin	1,1	60-80	65	416	
Cefamandol	1,0	70-80	75	491	D 25 I 9
Cefazolin	1,4-2,2	60-90	75-85	476	I 24-48 D 25
Cefotaxim	1,2	50	30-40	455	I 12-24
Cefoxitin	0,7	90	73	427	I 24-48
Cefuroxim	1,1	>95	26-33	424	I 48-72
Cephalothin	0,5-0,9	50-70	65	396	I 8-12
Cephalexin	0,9	80-95	15	348	I 12
Cephapirin	0,6	60	45	445	I 12
Cephradin	1,3	90	10	349	D 25
c) Penicilline					
Amoxicillin	0,9-2,3	70	15-25	365	I 12-16
Ampicillin	1,5	50-80	8-20	349	I 12-16
Azlocillin	0,8	60	30	462	I 8
Cloxacillin	0,4-0,6	50-60	94	436	nor. Dos.
Dicloxacillin	0,5-0,9	40-50	96	470	nor. Dos.
Mezlocillin	1,0	60	30	540	I 8
Oxacillin	0,4	40-50	92	401	nor. Dos.
Penicillin G	0,5	75-90	20-60	334	D 25-50 I 12-18
Piperacillin	1,4	70-90	20	540	I 8
Ticarcillin	1-1,5	90	45	384	D 25 I 24-48

Tabelle 72 (Fortsetzung)

Arzneimittel	HWZ h	% renale Elimination	% Proteinbindung	MG	Dosierung bei Cl_{Kr} < 10 ml/min
d) Tuberkulostatika, Antimykotika					
Amphotericin B	24	hep.	90	924	I 24
Ethambutol	4	50-65	<10	204	I 48
5-Fluorocytosin	3-6	90	<10	129	I 24-48
Isoniazid	0,5-4	0-25	<10	137	D 66-100
Miconazol	20-24	hep. (ren.)	>90	416	nor. Dos.
Rifampicin	2-5	hep.	60-90	823	nor. Dos.
e) Andere Antibiotika					
Chloramphenicol	2,5	hep.	60	524	nor. Dos.
Clindamycin	2-2,5	hep.	60-95	425	nor. Dos.
Erythromycin	1,2-2,6	hep.	70-75	734	nor. Dos.
Doxycyclin	14-25	20	80-93	444	I 18-24
Metronidazol	6-14	20-50	20	171	I 12-24
Sulfamethoxazol	9-11	hep.	40-70	253	I 24
Trimethoprim	8-15	60-80	60	290	
Vancomycin	6-8	90	<10	ca. 3300	I 10 d
2) *Herzglykoside, Antihypertensiva, Antiarrhythmika und Diuretika*					
Alprenolol	2-9	hep.	>80	249	nor. Dos.
Chinidin	3,5-9	6-28	80-90	324	nor. Dos.
Clonidin	6-23	60% als Metabolite	20-40	230	D 50-75
Diazoxid	17-31	30	>90	231	nor. Dos.
Digitoxin	2,5-16 d	8-33	94	765	D 50-75
Digoxin	36-44	60-85	20-30	781	D 10-25
Ethacrynsäure	2-4	hep. + ren.	90	303	vermeiden
Furosemid	0,5-1,1	75	95	331	nor. Dos.
Hydralazin	2-4,5	hep.	87	160	I 8-24
Lidocain	1,2-2,2	<10	60-66	234	nor. Dos.
Metoprolol	3-4	hep.	12	267	nor. Dos.
Methyldopa	biphasisch 1,4 und 5-8	60	0	211	I 12-24
Prazosin	2-3	<5	97	382	nor. Dos.
Procainamid	2,5-4,9	33-77	14-23	272	I 8-24
Propranolol	3,5-6	hep.	90-96	259	nor. Dos.
Reserpin	biphasisch 4,5 u. 50-170	<1	40	609	vermeiden
Spironolacton	biphasisch 0,2 u. 10-35	hep.	98	417	vermeiden
Thiazide	1-2	75	20-80	300-400	vermeiden
Triamteren	2-12	hep.	40-70	253	vermeiden
3) *Analgetika, Antiphlogistika und Gichtmittel*					
Acetaminophen	1,5-3,5	hep.	<5	151	I 8
Acetylsalicylsäure	2-4,5	hep.	87	300	vermeiden
Allopurinol	0,7	hep. + ren.	0	136	D 50 I 12-24
Colchicin	0,3	20-50	10-20	399	D 50
Glukokortikoide	0,5-4	hep.	70-90	350-380	nor. Dos.
Ibuprofen	2,5	ren.?	99	206	nor. Dos.

Tabelle 72 (Fortsetzung)

Arzneimittel	HWZ h	% renale Elimination	% Protein-bindung	MG	Dosierung bei Cl_{Kr} < 10 ml/min
Indometacin	biphasisch 1 und 9	hep.	99	358	nor. Dos.
Naproxen	14	ren.?	99	230	nor. Dos.
Phenylbutazon	70	hep.	95	308	vermeiden
4) *Immunsuppressiva und antineoplastische Substanzen*					
Adriamycin	triphasisch 12 min, 3,3 u. 29 h	hep.	50	442	D 75
Azathioprin	3	hep.	30	277	I 24-36
Bleomycin	biphasisch 1,3 und 9	70	1	> 1300	D 50
Cisplatin	biphasisch 1 h u. 2-3 Tage	ren. ?	90		D 50
Cyclophosphamid	5-6	< 20	17	261	D 50 I 18-24
Cytosinarabinosid	biphasisch 12 min und 2,5 h	hep.	13	243	nor. Dos.
5-Fluorouracil	20	< 20	?	130	nor. Dos.
Methotrexat	triphasisch 1,3 und 27	70-90	50	454	vermeiden
Vincaalkaloide	biphasisch 0,1 und 2-3	< 10	?	820	nor. Dos.
5) *Antikonvulsiva und Psychopharmaka*					
Amitryptylin	9-46	< 5	96	277	nor. Dos.
Chlordiazepoxid	5-30	hep.	> 90	300	nor. Dos.
Chlorpromazin	7-119	hep.	> 90	319	nor. Dos.
Diazepam	20-60	hep.	97-99	285	nor. Dos.
Flurazepam	47-100	hep.	?	388	nor. Dos.
Haloperidol	10-35	hep.	90-92	376	nor. Dos.
Imipramin	6-20	< 5	94	280	nor. Dos.
Lithiumcarbonat	4-42	> 95	0	74	vermeiden
Meprobamat	9-11	10	30	218	I 12-18
Methyprylon	15-48	< 5	?	183	vermeiden
Phenobarbital	36-96	30	20-40	232	I 8-16
Phenytoin	24	hep.	90	252	nor. Dos.
Proproxyphen	9-15	hep.	73-80	339	D 25
6) *Andere Arzneimittel*					
Cimetidin	1,5-2	50	20	252	D 50 I 12
Clofibrat	17	90	96	243	I 24 48
Glibenclamid	10	hep.	99	494	besser Insulin
Heparin	0,3-2	hep.	hoch	6000-20000	nor. Dos.
Phenprocoumon	150	hep.	> 90	280	nor. Dos.
Theophyllin	3-13	hep.	60	180	nor. Dos.
Tolbutamid	4-5	hep.	87-99	270	besser Insulin

Die mit und ohne Dialyse ausgeschiedene Stoffmenge ist näherungsweise den Volumina $(V_D + V_{oD})$ bzw. V_{oD} proportional und der Quotient $(V_D + V_{oD})/V_{oD}$ ist folglich ein Maß für die Mehrausscheidung M_D mit einer Dialysetherapie im Vergleich zur Ausscheidung ohne Dialyse. Die beiden letzten Gleichungen liefern zusammen

$$M_D = 1 + \frac{\delta Cl_D}{\theta Cl_{an}} \qquad \text{(Gl. 114)}$$

Danach ist die Mehrausscheidung mit einer Dialyse nicht nur von der Dialyseclearance Cl_D abhängig, sondern auch von der Größe der extrarenalen Clearance Cl_{an} des Dialysepatienten und dem Verhältnis Dialysezeit/Dialyseintervall, das bei einer intermittierenden Dialysebehandlung immer <1 sein muß. Die extrarenale Clearance Cl_{an} kann weiter durch den Ausdruck $(1 - F_r)\ Cl_{tot,\ nor}$ ersetzt werden (Gl. 98, Kreatininclearance = 0 ml/min), so daß sich die Gl. 114 umformen läßt zu

$$M_D = 1 + \frac{\delta Cl_D}{\theta (1 - F_r) Cl_{tot,\ nor}} \qquad \text{(Gl. 115)}$$

Abb. 154 ist eine graphische Darstellung dieser Funktion und zeigt die mit einer Dialyse zusätzlich ausgeschiedene Stoffmenge (angegeben in % des Werts ohne Dialyse), in Abhängigkeit von der normalen renalen Ausscheidungsrate F_r eines Arzneimittels. Die Kurven I und II wurden für eine Hämodialyse von 5 h Dauer mit einem Dialyseintervall von 48 h berechnet und unterscheiden sich nur durch das Verhältnis $Cl_D/Cl_{tot,\ nor}$, für das 1 bzw. 0,5 gewählt wurde. Fälle, bei denen die Dialyseclearance größer als die totale Clearance $Cl_{tot,\ nor}$ von Nierengesunden ist, kommen dagegen praktisch nicht vor.

Die Gl. 115 gilt streng genommen nur, wenn die Arzneimittelkonzentrationen im Organismus über die Zeit annähernd konstant sind und Verteilungsphänomene (z. B. Geschwindigkeit des Übertritts von Substanz aus dem Gewebe in das Blut)

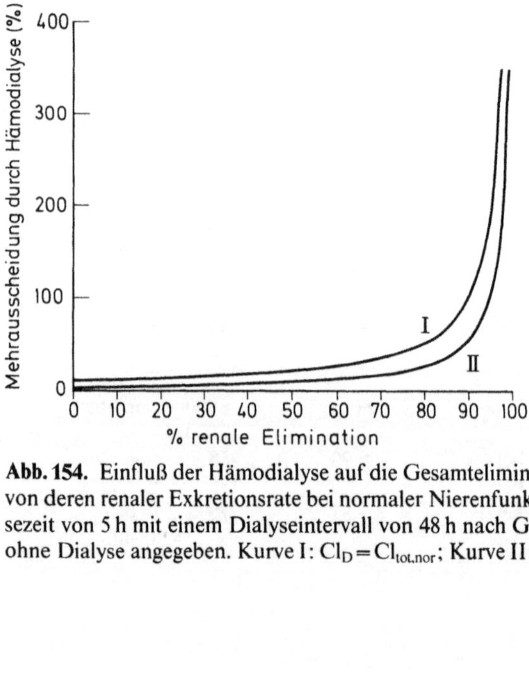

Abb. 154. Einfluß der Hämodialyse auf die Gesamtelimination von Arzneimitteln in Abhängigkeit von deren renaler Exkretionsrate bei normaler Nierenfunktion. Die Kurven wurden für eine Dialysezeit von 5 h mit einem Dialyseintervall von 48 h nach Gl. 115 berechnet und sind in % des Werts ohne Dialyse angegeben. Kurve I: $Cl_D = Cl_{tot,nor}$; Kurve II: $Cl_D = 0{,}5\ Cl_{tot,nor}$

unberücksichtigt bleiben können. Bei intermittierenden Arzneimittelgaben fallen aber gewöhnlich die Plasmakonzentrationen innerhalb eines Dosierungsintervalls oder während der Dialyse nicht linear ab. Da niedrigere Konzentrationen die Ausscheidungsgeschwindigkeit verzögern (Gl. 72), liegen die realen Werte der mit einer Dialysetherapie zusätzlich ausgeschiedenen Stoffmenge etwas niedriger, als sie der Wert M_D mit Gl. 115 repräsentiert. Der Kurvenverlauf wie in Abb. 154 mit der Charakteristik der Mehrausscheidung in Form einer Hyperbel bleibt aber grundsätzlich erhalten.

Unter diesen Voraussetzungen ergeben sich für die Arzneimitteltherapie bei Dialysepatienten folgende Konsequenzen: Solange eine Substanz normalerweise zu weniger als 80% über die Nieren ausgeschieden wird, ist der Einfluß einer regelmäßigen Dialysetherapie vernachlässigbar klein und kann unberücksichtigt bleiben. Dies gilt z. B. für Digoxin, dessen gut meßbare Dialyseclearance (ca. 25 ml/min, Tabelle 71) sich nicht von den Clearances anderer Arzneimittel mit gleichem Molekulargewicht unterscheidet, aber nur zu 70% renal eliminiert wird. An Hand von Abb. 151 kann man sich schnell davon überzeugen, daß für diese Substanzgruppe ($\leqq$80% renale Elimination) die Unterschiede der Halbwertszeiten bei Kreatininclearances von 0 und 5 ml/min gering sind und folglich entsprechende Patienten mit einem einheitlichen Schema behandelt werden können.

Für Substanzen mit einer normalen renalen Exkretionsrate zwischen 80–90% ist dagegen mit einer geringen Mehrausscheidung durch die Dialyse zu rechnen, die jedoch kaum 50% des ohne Dialyse erzielbaren Werts übersteigen dürfte. Man kann den dialysebedingten Substanzverlust dadurch kompensieren, indem keine sog. „Anuriedosen" berechnet und verabreicht werden, sondern das Therapieschema für präterminale Niereninsuffizienz ohne Dialysetherapie (endogene Kreatininclearance 5–10 ml/min) mit den etwas größeren Dosen auch bei Dialysepatienten angewendet wird. Die Arzneimittelkonzentrationen sind bei diesen Patienten ohnehin in der Regel höher als bei Nierengesunden, so daß die zusätzliche Elimination von Substanz durch eine Dialyse eher einen erwünschten als einen unerwünschten Effekt darstellt.

Erst bei Substanzen, die auch bei Nierengesunden zu mehr als 90% über die Nieren ausgeschieden werden, wird die Dialyse bei anurischen Patienten entsprechend dem sprunghaften Anstieg des Werts M_D in Abb. 154 zum einzigen Ausscheidungsweg. Eine einzige Dosis würde ohne Dialyse zu einer lang anhaltenden Plasmakonzentration mit entsprechend langer Wirkungsdauer führen. Wie bereits dargestellt wurde, finden sich solche Medikamente fast nur in der Gruppe der bei normaler Nierenfunktion gering kumulierenden Arzneimittel ($\varepsilon_{nor} > 2$), während die normale renale Exkretionsrate stark kumulierender Arzneimittel gewöhnlich weniger als 90% beträgt. Behandelt man Dialysepatienten nicht mit Clofibrat oder Lithiumsalzen, so erübrigen sich für die letztere Gruppe weitere Überlegungen zur Dosierungsanpassung unter diesen Bedingungen.

Ein Dosierungsschema für Arzneimittel, die normalerweise fast ausschließlich renal eliminiert werden, aber nur gering kumulieren, ist dagegen einfach. Zu dieser Gruppe gehören viele Antibiotika, und in diesem Fall muß lediglich *nach* jeder Dialyse der dialysierte Substanzanteil ersetzt werden. Das Dialyseintervall wird hier gleichzeitig zum Dosierungsintervall. Die dialysierte Stoffmenge liegt dabei gewöhnlich in der Größenordnung von ½ bis ⅔ der Einzeldosis von Nierengesunden und entspricht damit auch weitgehend der Erhaltungsdosis, die man in diesem Fall nach Tabelle 69 ($\varepsilon_{nor} > 2$ und Medikamente mit >95% renaler Elimination) „Prädialysepatienten" geben würde.

Eine der wenigen Ausnahmen stellt Vancomycin dar, das zwar ausschließlich renal ausgeschieden wird, dessen Dialysierbarkeit aber auf Grund des hohen Molekulargewichts sehr gering ist (Tabelle 71). Daher ist für diese Substanz bei Dialysepatienten tatsächlich mit einer einzigen Dosis eine über mehr als 10 Tage anhaltende antibiotische Wirkung zu erwarten.

Der wesentliche Unterschied zwischen Hämo- und Peritonealdialyse liegt in den geringeren Clearancewerten der Peritonealdialyse, die für Arzneimittel (Tabelle 71) und niedermolekulare (dialysierbare) endogene Substanzen um den Faktor 5 bis 10 niedriger als bei der Hämodialyse liegen. Die geringere Leistungsfähigkeit der Peritonealdialyse kann durch eine längere Behandlungsdauer ausgeglichen werden. Im Falle der kontinuierlichen Peritonealdialyse (CAPD) ist das Verhältnis Dialysezeit/Dialyseintervall = 1 und die Behandlungszeit (168 h/Woche) ca. 10mal so lang wie bei einer konventionellen Hämodialyse mit 3mal 5 h pro Woche. Mit Gl. 115 ergibt sich dann, daß die Werte M_D für die Mehrausscheidung von Arzneimitteln bei der Peritonealdialyse nicht wesentlich von denen der Hämodialyse abweichen. Aus diesem Grund sind die bisher abgeleiteten Dosierungsregeln für Hämodialysepatienten auch bei einer Behandlung mit (kontinuierlicher) Peritonealdialyse gültig. Bei Substanzen, die normalerweise ausschließlich renal ausgeschieden werden und nur gering kumulieren, ist lediglich darauf zu achten, daß das Dosierungsintervall nicht kürzer als 48 h wird. Als Erhaltungsdosis können dann wie bei der Hämodialyse 50–70% der Normaldosis gegeben werden.

Mit der Möglichkeit zur intraperitonealen Medikamentenapplikation bietet die Peritonealdialyse eine neue Art zur parenteralen Arzneimitteltherapie beim Menschen. Empirisch wird davon seit längerer Zeit zur antibiotischen Behandlung der Peritonitis bei (chronischer) Peritionealdialyse Gebrauch gemacht [930], weil damit im Gegensatz zur systemischen Applikation beliebig hohe Wirkstoffkonzentrationen am Ort der Infektion erzielbar sind. Andererseits muß grundsätzlich mit der peritonealen Resorption von Arzneimitteln gerechnet werden, so daß auch hier einer Dosierung Grenzen gesetzt sind. Verständlicherweise ist die Pharmakokinetik dieser Prozesse noch unzureichend erforscht, so daß z. Zt. dafür keine verbindlichen Dosierungsrichtlinien aufgestellt werden können.

VII Exogene Intoxikationen

1 Allgemeines zur Diagnostik

Etwa 80–90% aller exogenen Intoxikationen geschehen in suizidaler Absicht.

Der Verdacht auf eine akute Intoxikation ist immer gegeben bei Zuständen von Bewußtlosigkeit, Schock, schweren Störungen des vegetativen Nervensystems (Tachy- oder Bradykardie, verstärkter oder verminderter Speichelfluß, Pupillenstörungen), bei zentralen Atemstörungen, Schwäche bzw. Lähmung der peripheren Muskulatur, akuter Niereninsuffizienz und Leberschädigung sowie bei ausgeprägten gastrointestinalen Erscheinungen. Auch bei hochgradigen Erregungszuständen muß an eine akute Intoxikation gedacht werden.

Differentialdiagnostisch läßt sich ein endogenes Koma meist rasch ausschließen (Blutzucker, harnpflichtige Substanzen, Schilddrüsenhormone, Elektrolyte usw.). Es muß jedoch bedacht werden, daß auch ein endogenes, z. B. urämisches oder hepatisches Koma seine Ursache in einer vorangegangenen exogenen Vergiftung (z. B. durch Tetrachlorkohlenstoff) haben kann. Chronische Intoxikationen, die selten Indikationen für die extrakorporale Entgiftung darstellen, müssen immer in Betracht gezogen werden, wenn ein Krankheitsbild zunehmend unklar verläuft, ein sepsisartiger Zustand ohne Temperaturerhöhung vorliegt oder sich polyneuritische Erscheinungen entwickeln, deren Ursache man nicht in Erfahrung bringen kann.

Bei Verdacht auf eine exogene Intoxikation ist es von großer Bedeutung, die berufliche und persönliche Umgebung des Patienten kritisch zu inspizieren, d. h. nach evtl. Giftresten, Tablettenpackungen, Injektionsspritzen zu fahnden, damit sie für die toxikologische oder gerichtsmedizinische Untersuchung sichergestellt werden können. Bezüglich der Anamnese wird man in den meisten Fällen auf die Auskünfte der Angehörigen, Berufskollegen oder anderen Zeugen angewiesen sein. Die Untersuchung sollte außerordentlich gründlich erfolgen; besondere Aufmerksamkeit ist dem zentralen und peripheren Nervensystem, der Atmung und dem Kreislauf zu widmen. Exakte Protokollierung des Status ist notwendig, insbesondere, um die Entwicklung der Intoxikation im Hinblick auf die notwendige Therapie beurteilen zu können. Die körperliche Untersuchung ist durch ein EKG zu ergänzen, sowie durch Röntgenübersichtsaufnahmen von Thorax und Abdomen („fluid-lung" oder Lungenstauung, Atonie des Magen-Darm-Kanals, Nachweis schattengebender Tablettenreste).

Blut, Urin, Erbrochenes oder Magenspülwasser müssen zur Giftuntersuchung sichergestellt werden. Ob eine Substanz als Gift wirkt, hängt nicht nur von ihren Eigenschaften, sondern auch von Menge, Geschwindigkeit und Ort ab, womit sie in den Organismus gelangt. Jede, auch lebensnotwendige Substanz kann im Übermaß und an falscher Stelle gegeben, giftig sein. In unklaren Fällen, insbesondere bei der Frage nach der Toxizität von Substanzen, sollte eine Giftinformationszentrale (s. S. 641) befragt werden.

2 Grundsätze der Therapie

Die allgemeinen Grundsätze der Therapie exogener Vergiftungen sollen hier nicht näher besprochen werden, da sie in der allgemein zugänglichen Lehr- und Notfall-Literatur ausführlich abgehandelt werden. Wir wollen uns im folgenden lediglich mit den extrakorporalen Entgiftungsverfahren und der Peritonealdialyse befassen.

3 Allgemeine Gesichtspunkte zum Einsatz von Entgiftungsverfahren

Hämo- und Peritonealdialyse sind von Beginn an auch zur Elimination exogener Gifte herangezogen worden.

Von der großen Zahl von Substanzen, die beim Menschen schon in kleinster Konzentration oder erst bei Überdosierung Vergiftungserscheinungen hervorrufen, wurden in den letzten 30 Jahren 180 hinsichtlich ihrer Elimination durch verschiedene Entgiftungsmethoden untersucht. Am häufigsten handelt es sich um Stoffe, insbesondere Medikamente, die in suizidaler Absicht eingenommen werden. Je häufiger Vergiftungen mit solchen Substanzen vorkommen, um so größer sind die Erfahrungen, die mit verschiedenen Entgiftungsverfahren gesammelt werden konnten; so wurden denn für zahlreiche dieser Substanzen bereits klare Richtlinien für ein rationales Vorgehen bei der Entgiftung erarbeitet.

Zur Hämo- und Peritonealdialyse haben sich als neue effektive Methoden die Hämoperfusion und die Plasmapherese hinzugesellt.

In den letzten 15 Jahren ist ein Wandel in der Klinik der Vergiftungen zu beobachten, der durch den Einsatz extrakorporaler Entgiftungsmethoden zustande kam. Schwere Vergiftungen und insbesondere Sekundärkomplikationen werden seltener beobachtet, die Letalität ist signifikant gesunken. Seit der Einführung extrakorporaler Detoxikationsmaßnahmen werden oft vielfache Letaldosen überlebt. Man muß demnach das Risiko vieler Vergiftungen heute wesentlich geringer einschätzen.

Für einzelne Intoxikationen mit komplexen oder sehr schnell wirkenden Giften (Knollenblätterpilze, Parathion, Schlangengifte, starke Säuren) sind die Überlebenschancen jedoch kaum verbessert worden. Hier ist das Intervall zwischen Giftinkorporation und Behandlungsbeginn entscheidend. – Bei Intoxikationen mit Substanzen, die nur in niedrigster Konzentration im Plasma vorliegen, d. h. rasch und stark im Gewebe gebunden werden, ist eine extrakorporale Entgiftung meist wenig effektiv. Dazu gehören u. a. Digoxin, Kupfer, Atropin und Benzodiazepine. Andere Gifte, die hauptsächlich eiweiß- oder fettgebunden sind, konnten zwar mittels Dialyse nur unbefriedigend eliminiert werden, wohl aber mit moderneren Methoden.

Insgesamt sind bisher in der internationalen Literatur über 2100 Arbeiten zum Thema „extrakorporale Entgiftung“ erschienen. Sie sind in einer großen Übersichtsarbeit zusammengefaßt worden [2280]. Im Rahmen dieses Kapitels sind die Ergebnisse dieser Arbeiten tabellarisch zusammengefaßt (s. Tabelle 74, S. 612).

Die Peritonealdialyse hat aufgrund ihrer geringen Effektivität in der Behandlung der Vergiftungen, bei denen der Zeitfaktor besonders entscheidend ist, ihre Bedeutung weitgehend verloren. Nur bei wenigen Intoxikationen, wie beispielsweise durch Äthylalkohol oder Natriumchlorid, stellt sie eine echte Alternative zu wirksameren Methoden dar und auch in jenen Fällen, in denen aus technischen Gründen Hämodialyse, Hämoperfusion und Plasmapherese nicht möglich sind.

Die Hämodialyse hat weiterhin einen festen Platz im Instrumentarium der Entgiftung, wenngleich in der Mehrzahl der Fälle derzeit neuere Techniken bevorzugt werden. Insbesondere protein- und fettgebundene Stoffe werden heute vorzugsweise mit anderen Methoden eliminiert. Bei frei diffusiblen Toxinen ist jedoch die Hämodialyse noch immer zweckmäßig. Es muß überdies betont werden, daß frühere Daten über die Elimination solcher Substanzen mittels Hämodialyse mit Dialysatoren ermittelt wurden, die eine erheblich niedrigere Leistung aufwiesen als die heute gebräuchlichen. Einen wesentlichen Vorteil der Hämodialyse stellt die gleichzeitige Korrektur einer evtl. Azidose dar. Besonders rasch gelingt die Normalisierung des Blut-pH-Werts mit Hilfe der Bikarbonatdialyse.

Die Hämoperfusion hat heute ihren gesicherten Platz in der Entgiftungstherapie und stellt augenblicklich die effektivste Methode dar. Vorgenommen über verschie-

Tabelle 73. Im Handel erhältliche Hämoperfusionskapseln, geordnet nach Aktivkohle und Austauschharz

Hersteller	Handelsname	Füll-volumen	Inhalt
Smith & Nephew (Fresenius)	Hämoperfusionskapsel „Haemocol 300“	305 ml	300 g polyacrylhydrogel-beschichtete Aktivkohle aus Kokosnußschale
Smith & Nephew (Fresenius)	Hämoperfusionskapsel „Haemocol 100“	105 ml	100 g polyacrylhydrogel-beschichtete Aktivkohle aus Kokosnußschale
Cambro	Hämoperfusionskapsel „Adsorba 300 C“	260 ml	300 g zelluloseazetatbeschichtete Aktivkohle
Becton & Dickinson	Hämoperfusionskapsel „Hemodetoxifier“	ca. 170 ml	94 g unbeschichtete Aktivkohle
Asahi	Hämoperfusionskapsel „Hemadsorba“	ca. 140 ml	200 g collodium-beschichtete Aktivkohle
Sorin	Hämoperfusionskapsel „Detoxyl 2“	70 ml	85 g collodium-beschichtete Aktivkohle
Organon Technika	Hämoperfusionskapsel „Hemopur 260“	240 ml	260 g zelluloseacetatbeschichtete Aktivkohle
Salvia	Hämoperfusionskapsel „DHP-1“	100 ml	160 g beschichtete Aktivkohle
Extracorporeal	Hämoperfusionskapsel	ca. 285 ml	312 g Amberlite XAD-4 Austauschharz
Braun	Hämoperfusionskapsel „Haemoresin“	ca. 210 ml	355 g Amberlite XAD-4 Austauschharz

dene Formen der Aktivkohle (Tabelle 73) zeigt sie eine hervorragende Adsorption verschiedenster Toxine, namentlich auch solcher, die im Blut an körpereigene Substanzen gebunden sind. Nur ganz wenige Substanzen, z. B. Kalium, Brom und Ammoniak, werden schlecht adsorbiert.

Noch besser ist die Adsorption an neutrale Austauschharze (Tabelle 73). Hier wird häufig eine Clearance gefunden, die dem extrakorporalen Blutfluß entspricht. Dies bedeutet, daß bei jeder Blutpassage durch den Adsorber das Blut vollständig geklärt wird. Man pflegt hier die Effektivität des Systems in Abhängigkeit vom aktuellen Blutfluß anzugeben.

Die Hämofiltration spielt bei der Behandlung akuter Vergiftungen keine namhafte Rolle. Da die meisten Gifte Molekülgrößen von 30-1000 Dalton besitzen, weist die allein auf konvektivem Stofftransport basierende Methode im Vergleich zu anderen Entgiftungsverfahren eine geringe Effektivität auf.

Die Plasmapherese, insbesondere in der moderneren Form der Plasmafiltration, ist ein Verfahren, das sich bei bestimmten Vergiftungen gut eingebürgert hat. Sie ist in der Wirksamkeit mit der Hämoperfusion vergleichbar, da das Plasma mit seinen freien und eiweißgebundenen Toxinen rasch entfernt werden kann. Der entscheidende Nachteil der Methode liegt in den großen Mengen von Plasma, die wieder ersetzt werden müssen. Dadurch sind die Kosten dieses Verfahrens außerordentlich hoch. Es gelangt besonders dann zur Anwendung, wenn die Elimination des Toxins besonders schnell erfolgen muß (Schlangengifte, Pilzgifte, Alkylphosphate).

4 Technischer Ausblick

Möglicherweise liegt die Zukunft der Entgiftung in Kombinationen der erwähnten Verfahren. So können beispielsweise Hämodialyse und Hämoperfusion in entsprechenden Modulen kombiniert werden. Ebenso kann durch Plasmapherese gewonnenes Plasma über Adsorber geleitet und dem Patienten wieder zurückgegeben werden (Plasmaperfusion, s. S. 67 u. 74). Die Möglichkeit, Dialysemembranen mit Adsorbermaterial zu versehen, wurde aufgezeigt. Auch die Verwendung neuer Adsorbersubstanzen ist denkbar.

5 Merkmale des Toxins

Die Kenntnis der Pharmakokinetik und Pharmakodynamik eines Giftes ist für die Therapie einer entsprechenden Intoxikation entscheidend. Für den behandelnden Arzt wird es immer schwieriger, den Überblick auf diesem Gebiet zu behalten. In dieser Situation sind die entscheidenden Informationen ebenso rasch wie zuverlässig von entsprechenden Giftinformationszentralen zu erfahren. Nach wie vor sind jedoch viele Gifte in ihren Eigenschaften bezüglich ihrer Verteilung im Organismus und ihres Metabolismus wenig untersucht. Einzelne Gifte werden zu Metaboliten abgebaut, die schwer oder gar nicht eliminierbar sind, da sie gewebefixiert sind, so z. B. das fettlösliche Gluthetimid. Ihre Elimination gelingt daher nur in kleinstem Maße.

Die von Schreiner 1958 [2225] geforderten Kriterien für die Dialyse bei Vergiftungen sind heute noch gültig, wobei sich jedoch eine erweiterte Dialysabilität für protein- und fettgebundene Substanzen ergeben hat. Auch die Forderung nach intravasaler Präsenz kann für viele Gifte eingeschränkt werden, da hohe Plasmaclearances die Rückdiffusion aus dem Gewebe verstärken (Rebound-Effekt).

Wesentliche Kriterien zur Beurteilung des Einsatzes von extrakorporalen Entgiftungsmethoden seitens eines Toxins sind:

1. Art und Maß der Aufnahme.
2. Effektiv resorbierte Menge; sie ist gelegentlich sehr ungewiß und läßt sich auch aus Plasmaspiegeln schlecht abschätzen, insbesondere bei Substanzen mit hoher Gewebeaffinität.
3. Verteilungsräume und Gewebeaffinität.
4. Rückdiffusionsverhalten aus dem Gewebe ins Blutkompartiment.
5. Bindung an körpereigene Substanzen wie Eiweiß und Fette. Dabei schwankt der Grad dieser Bindungen erheblich und ist teilweise reversibel.
6. Metabolismus und Toxizität einzelner Metaboliten.
7. Molekulargewicht, das allerdings selten bedeutungsvoll ist, da die Toxine überwiegend ein MG unter 300 Dalton aufweisen.
8. Pharmakokinetik, insbesondere der Wirkungsort eines Giftes.
9. Organtoxizität. Während Nephrotoxizität die Anwendung der forcierten Diurese einschränkt, erhöht Lebertoxizität via Gerinnungsstörung das Risiko extrakorporaler Detoxikation.
10. Verweildauer im Organismus, die von wenigen Minuten bis mehrere Wochen und Monate reichen kann.
11. Ausscheidungsorgan (Niere, Darm, Lungen, Schweiß) und Ausscheidungsverhalten der Muttersubstanz wie der Metaboliten. Oft liegt die Muttersubstanz - etwa Chloralhydrat - nicht mehr oder nur in geringsten Mengen vor.

6 Indikationen zur extrakorporalen Entgiftung

Sind die aufgenommene Giftsubstanz und ihr Verhalten im Körper bekannt und ist eine Elimination grundsätzlich möglich, so sollte man sich für den Einsatz extrakorporaler Detoxikation entscheiden wenn

1. eine letale Dosis eingenommen wurde,
2. letale oder kritische Serumspiegel vorliegen bzw. diese ansteigen,
3. sich der Vergiftungszustand durch Atem- und Kreislaufinsuffizienz kompliziert,
4. sich das klinische Bild unter konservativen Maßnahmen verschlechtert,
5. Metaboliten des Giftes toxischer sind als das Gift selbst (z. B. Formaldehyd/Methanol),
6. eine Nieren- oder Leberinsuffizienz vorliegt oder droht,
7. ein verlängertes Koma vorliegt,
8. chronische Bronchitis oder Empyhsem bestehen,
9. sich Sekundärkomplikationen entwickeln (z. B. Pneumonie).

Dies sind keine absoluten Indikationen; vielmehr muß im Einzelfall die Gesamtsituation berücksichtigt werden. Bei Suizidversuchen soll deshalb nicht nur auf die

Zahl der eingenommenen Tabletten abgestellt, sondern auch die klinische Situation in die Überlegungen einbezogen werden. Über die Tablettenzahl bzw. die effektiv eingenommene Pharmakonmenge bestehen nicht selten Unklarheiten.

7 Differentialindikationen verschiedener Methoden

Da eine große Anzahl von Giften oder deren Metaboliten nephrotoxisch ist, kommt als erste Maßnahme die forcierte Diurese nur in einem Teil der Fälle in Frage. Zeichnet sich ein Nierenversagen ab, so muß unabhängig von der Dialysierbarkeit der Substanz an eine Hämodialyse gedacht werden. Dieser Entscheid wird heute durch den vereinfachten Gefäßzugang mittels Femoralis-, Subklavia- oder Jugulariskatheter erleichtert.

Die Tabelle 74 orientiert über die Differentialindikationen der verschiedenen Entgiftungsverfahren. Die Effektivität von Peritoneal- und Hämodialyse ist bei der Mehrzahl der Gifte bekannt. Dagegen wurden Hämoperfusion und Plasmapherese bei einer geringeren Zahl von Toxinen erprobt. Trotzdem lassen sich die Indikationen aus den Eigenschaften dieser Gifte mit praktischer Sicherheit angeben. Die Tabelle 74 enthält darüber hinaus Informationen über die Pharmakokinetik; sie ist keineswegs vollständig, und fehlende Daten sind so zu interpretieren, daß sie uns entweder nicht zugänglich waren oder zu kontrovers erschienen.

8 Appendix

Im folgenden soll auf bestimmte Intoxikationen noch ergänzend eingegangen werden.

Diacetylmorphin (Heroin, MG 424 Dalton) ist heute wegen seiner Verbreitung in der Drogenszene von toxikologischer Bedeutung. Über die klinische Besserung von Heroinintoxikationen unter Hämodialyse wurde berichtet; genaue Angaben über die Elimination liegen jedoch nicht vor. Entzugserscheinungen sind mit Dialyse nicht beeinflußbar. Zahlreiche Dialysen wurden bei Heroinvergifteten wegen myoglobinurischem Nierenversagen vorgenommen.

Ergotamin (MG 582 Dalton) und *Ergotamintartrat* (MG 1313 Dalton) verursachen sehr selten gravierende Intoxikationen. Die Clearances bei Hämo- und Peritonealdialyse sind wegen des großen Molekulargewichts gering. So beschränkt sich die Behandlung in der Regel auf eine forcierte Diurese.

Eukalyptusöl (MG 154 Dalton) führt sehr selten zu Intoxikationen. Es wird berichtet, daß sich bei einer Intoxikation durch Hämo- und Peritonealdialyse der klinische Zustand des Patienten besserte und beide Dialysate nach dieser Substanz rochen.

Schlangengifte weisen ein Molekulargewicht auf, das eine Passage durch Dialysemembranen verhindert. Trotzdem ist der Einsatz der Dialyse dann sinnvoll, wenn sich nach Schlangenbissen ein akutes Nierenversagen etabliert hat. Eine Elimination dieser Gifte mittels Plasmapherese ist denkbar. Dies erscheint besonders in Fällen sinnvoll, die rasch zur Behandlung gelangen.

Sympathikomimetika bzw. Weckamine (Amphetamin, Dexa- und Metamphetamin, Phenmetracin, Fenfluramin) sind sehr beliebte Drogen, da ihre Einnahme ärztlich nur unzureichend kontrolliert werden kann. Es werden daher immer häufiger schwere Vergiftungen mit diesen Substanzen beobachtet. Die Anwendung extrakorporaler Entgiftungsmethoden war bislang selten, und die Ergebnisse sind kontrovers geblieben. Nur geringe Mengen dieser Stoffe und ihrer Metaboliten konnten im Dialysat oder an entsprechenden Adsorbern nachgewiesen werden.

Strontium ist gut dialysabel mittels Hämodialyse, was bisher erst in Tierversuchen bewiesen wurde. Diese Erkenntnisse könnten allerdings bei akzidentellen Vergiftungen mit radioaktiven Substanzen, insbesondere mit Radium, Bedeutung erlangen, das nur zu einem Prozent im 24-h-Urin ausgeschieden wird.

Toluol (Methylbenzol, MG 92 Dalton) wird als Lösungsmittel verwendet und führt insbesondere durch Einatmen („Schnüffler") zu Vergiftungen. 20% der inhalierten Giftmenge wird über die Lungen wieder abgeatmet, der größere Teil jedoch zu Benzoesäure oxidiert und als Hippursäure im Urin ausgeschieden. Bisher wurde nur über eine Peritonealdialyse berichtet, deren Effektivität im übrigen nicht bewiesen werden konnte.

Trichlorethylen wird einerseits zu Trichloressigsäure und andererseits zu Urochlorsäure abgebaut und in dieser Form renal ausgeschieden. Die Muttersubstanz ist theoretisch dialysabel und adsorbierbar, wurde aber bisher im Dialysat nicht nachgewiesen. Da Trichloräthylen nephrotoxisch ist, liegen Berichte über entsprechende Dialysebehandlungen vor. Die meisten Autoren berichten, daß die Trichloräthylenintoxikation i. allg. weder gravierend noch lang andauernd ist. Eine vitale Indikation für eine extrakorporale Detoxikationsmethode scheint, abgesehen vom etablierten Nierenversagen, nicht gegeben.

Tritium, das bei akzidenteller Überdosierung im Körper problematisch werden kann, ist sehr gut dialysabel. Die Dialysance von Tritium liegt 50% über der von Harnstoff.

Zink hat bei der Resorption von anorganischen Verbindungen wie Zinkoxid, Zinksulfat und Zinkchlorid toxikologische Bedeutung, da diese Verbindungen Zellgifte darstellen. Zinkverbindungen werden weitgehend an Proteine gebunden und haben eine große Zellaffinität. Die Ausscheidung erfolgt mit dem Stuhl. Ungebundenes Plasma-Zink ist dialysabel. Da diese Fraktion aber im Verhältnis zum Gesamtzink nur gering ist, ist die Hämodialyse wenig effektiv und nur in seltenen Fällen indiziert. Andere extrakorporale Verfahren wurden bisher nicht geprüft.

Zinn ist nur in organischen Verbindungen toxisch. Wegen seiner hohen Proteinbindung (bis 99%) sind Hämo- und Peritonealdialyse keine geeigneten Entgiftungsmethoden. Andere Verfahren wurden bisher nicht geprüft.

Tabelle 74. Toxikologische und pharmakokinetische Eigenschaften verschiedener Substanzen und ihre Elimination durch die einzelnen Detoxikationsverfahren

Substanzgruppe	Alkohole		
Substanz	Äthylalkohol	Äthylenglykol	Isopropylalkohol
Mol.-Gewicht (Daltons)	46	62	60
Proteinbindung	keine	keine	keine
Gewebeverteilung	wird wegen guter Löslichkeit auch in Fett gleichmäßig im Körper verteilt, Blutspiegel repräsentativ für Gewebeverteilung	wird rasch metabolisiert; toxische Metabolite ubiquitär	deutlich geringere Fettlöslichkeit als Äthylalkohol
Biologische Halbwertszeit	einige Stunden	3 h, tox. Metabolite länger	
Letaldosis	2-3,5 g/kg KG	100-150 ml oder 2-5 ml/kg KG	>250 ml oder 0,5(!)-5 g/kg KG
Letaler Blutspiegel	ab 2,5‰ Lähmungen, ab 3,5‰ potentiell letal	?	
Tox. Substanz und tox. Metabolite	Äthylalkohol (dann Abbau über Acetaldehyd und Essigsäure zu CO_2 und H_2O)	Grundsubstanz wahrscheinlich nicht toxisch; toxisch Metabolite Glycoxylsäure und Oxalsäure (beide nephrotoxisch), Ca-Oxalat	Isoprophylalkohol, Umbau zu Azeton und dann zu CO_2 und H_2O (Azetonakkumulation)
Ausscheidung	wird metabolisiert, renal geringe bis mäßige Ausscheidung, 10% als Alkohol und Azetaldehyd	renal (20% unverändert im 24-h-Urin, 1% als Oxalat)	über Lungen (Azeton), Darm und Nieren
Forcierte Diurese (FD)	+ geringe Steigerung der renalen Ausscheidung	+ mäßig wirksam; Vorsicht bei FD, da Metabolite nephrotoxisch; Nierenfunktion kann bald eingeschränkt sein	+
Peritonealdialyse (PD)	+ + + + gute Diffusion aus Peritoneum; Indikation bei Kindern PD:FD=2,5:1	+ +	+ +
Hämodialyse (HD)	+ + + + sehr gut dialysabel; HD:FD= ~8:1. Wegen Azidose Bikarbonatdialyse anwenden!!	+ + + gut bis sehr gut, auch toxische Metabolite; Methode der Wahl, da Elimination wegen Oligo-Anuriegefahr forciert werden muß; HD:FD=10:1	+ + + Isopropylalkohol und Azeton gut dialysabel. Wegen Azidose Bikarbonatdialyse anwenden!
Hämoperfusion über Aktivkohle (HP_A)	+ + nur mäßige Adsorption, HP_A:FD=2:1	Ø	Ø
Hämoperfusion über Austauschharze (HP_2)	Ø	Ø	Ø
Plasmaseparation (PS)	Ø (+) bisher nicht geprüft, theoretisch unrentabel	Ø (+) bisher nicht geprüft; zur schnellen Elimination evtl. sinnvoll	Ø
Indikationen für extrakorporale Detoxikation	hier HD (oder PD): bei Volltrunkenheit wegen Gefahr von Atemlähmung, Herz-Kreislaufstillstand, exzessive Hypothermie	hier HD: bei Ingestion >100 ml, drohender Oligo-Anurie, EEG-Veränderungen. Sofort beginnen! Wegen Azidose Bikarbonatdialyse anwenden!	hier HD: Bei Ingestion einer minimal-letalen Dosis beginnen; Indikation großzügiger als bei Äthylalkohol stellen. Azidosegefahr!

Tabelle 74 (Fortsetzung)

Substanzgruppe	Alkohole	Sedativa, Hypnotika und Tranquilizer	
Substanz	Methanol	kurzwirkende Barbiturate	mittellangwirkende Barbiturate
Mol.-Gewicht (Daltons)	32	200–240	200–240
Proteinbindung	keine	um 50%	um 25% (reversibel)
Gewebeverteilung	deutlich geringere Fettlöslichkeit als Äthylalkohol	rasche Anreicherung in lipoiden Geweben	Verteilung im ganzen Organismus, keine eigentliche Zellbindung
Biologische Halbwertszeit	8 h	um 20 h	um 30 h
Letaldosis	30–100 ml	nicht genau bekannt	nicht genau bekannt
Letaler Blutspiegel	> 50 mg/dl	? (therapieabhängig)	? (therapieabhängig)
Tox. Substanz und tox. Metabolite	Methanol, langsamer Abbau zu Formaldehyd und Ameisensäure	Barbiturat selbst, keine wesentlichen Metabolite, bzw. Metabolite unwirksam	Barbiturat selbst, gebildete Metabolite unwirksam
Ausscheidung	über die Lungen werden erhebliche Mengen abgeatmet, renal geringe Ausscheidung (als Ameisensäure)	renal	renal (um 3,5 ml/min)
Forcierte Diurese (FD)	+ gering bis mäßig, hier etwa doppelte Menge als bei spontaner, renaler Ausscheidung	+ + Clearance bis 15 ml/min	+ + Clearance bis 15 ml/min
Peritonealdialyse (PD)	+ + 5 bis 10faches der renalen Ausscheidung	+ + Clearance um 15 ml/min	+ + Clearance um 15 ml/min
Hämodialyse (HD)	+ + + 40faches der renalen Ausscheidung. Wegen Azidosegefahr Bikarbonatdialyse anwenden!	+ + + Clearance um 100 ml/min, Senkung des Serumspiegels nur mäßig, da ständig Rückfluß aus den (lipoiden) Geweben	+ + + Clearance 75–110 ml/min
Hämoperfusion über Aktivkohle (HP_A)	Ø	+ + + Clearance bis 120/ml/min	+ + + Clearance bis 120 ml/min
Hämoperfusion über Austauschharze (HP_R)	Ø	+ + + + Clearance bis 200 ml/min, d. h. ≙ extrakorporaler Blutfluß	+ + + + Clearance bis 200 ml/min, d. h. ≙ extrakorporaler Blutfluß
Plasmaseparation (PS)	Ø	Ø wahrscheinlich nicht sehr wirksam; zu kurze Behandlungszeit, da Rebound-Effekt zwar kontinuierlich aber langsam	Ø wahrscheinlich weniger wirksam als bei langwirkenden B., da ständiger Rückfluß aus den Geweben
Indikationen für extrakorporale Detoxikation	hier HD: bei Ingestion > 30 ml oder Blutspiegel > 50 mg/dl, bei schwerer Azidose bei Sehstörungen	hier HP (evtl. HD): bei lebensbedrohlichen Zuständen. Im Gegensatz zu den langwirkenden B. sind hier lange Behandlungszeiten notwendig (10–20 h, bei HP mehrere Patronenwechsel), da Substanz aus lipoiden Geweben nur zögernd zurückfließt und ein ständiges Konzentrationsgefälle vorhanden sein muß	hier HP (oder HD): bei lebensbedrohlichen Zuständen (Koma?); längere Behandlungszeit pro Behandlung angezeigt (8–12 h), da ständiger Rückfluß aus Gewebe. Bei HP Patrone unter der Behandlung (evtl. mehrmals) wechseln

Tabelle 74 (Fortsetzung)

Substanzgruppe	Sedativa, Hypnotika und Tranquilizer (Fortsetzung)		
Substanz	Langwirkende Barbiturate	Carbromal/Bromisoval	Chloralhydrat
Mol.-Gewicht (Daltons)	200-240	237/233	165
Proteinbindung	5-30% (reversibel)	nicht wahrscheinlich	Chloralhydrat nicht, Trichloressigsäure bis 40%
Gewebeverteilung	Verteilung im ganzen Organismus, keine eigentliche Zellbindung	Grundsubstanz und Metabolite haben besondere Affinität zu Fettgeweben	Verteilung im ganzen Organismus, besonders in Fettgewebe
Biologische Halbwertszeit	um 70 h		einige Minuten, Metabolite bis 30 h (!)
Letaldosis	nicht genau bekannt	10-30 g, jedoch ist die resorbierte Menge entscheidend	> 5 g
letaler Blutspiegel	? (therapieabhängig)	?	?
Tox. Substanz und tox. Metabolite	Barbiturat selbst; gebildete Metabolite nicht toxisch	Muttersubstanzen und die ersten der zahlreichen Metabolite	Chloralhydrat und der Metabolit Trichloräthanol (der Metabolit Trichloressigsäure ist inaktiv)
Ausscheidung	renal (langsame Ausscheidung) Clearance 1 ml/min	renal: geringe Mengen der Muttersubstanz, jedoch Metabolite in großen Mengen; Clearance 1 ml/min	renal, jedoch nur die Metabolite, da Chloralhydrat sofort und vollständig metabolisiert wird
Forcierte Diurese (FD)	+ + Reduzierung der Plasmahalbwertszeit auf 20-25 h, Clearance um 8 ml/min	+ Clearance bis 10 ml/min für Substanz und Metabolite; nicht sehr effektiv	+ nicht sehr effektiv, da Metabolite nur sehr langsam renal ausgeschieden werden
Peritonealdialyse (PD)	+ + Clearance um 9 ml/min	+ Clearance vergleichbar mit FD	∅
Hämodialyse (HD)	+ + + Reduzierung der Plasmahalbwertszeit auf 6-10 h, Clearance um 50-60 ml/min	+ + (+) Clearance um 100 ml/min HD : FD = 10 : 1; jedoch mäßig effektiv, da Substanz fettlöslich	+ + Verringerung der biol. Halbwertszeit der Trichloressigsäure auf 4-6 h, jedoch hier limitiert EW-Bindung, Clearance bis 150 ml/min
Hämoperfusion über Aktivkohle (HP_A)	+ + + + Clearance bis 150 ml/min	+ + + + Clearance um 150 ml/min $HP_A : FD = 15 : 1$	+ + mäßige bis gute Clearance bis 110 ml/min
Hämoperfusion über Austauschharze (HP_R)	+ + + + Clearance 200 ml/min d. h. extrakorporaler Blutfluß	+ + + + Clearance bis 200 ml/min ≙ extrakorporaler Blutfluß $HP_R : FD =$ über 20 : 1	+ + + bessere Clearance als bei HP_A und HD
Plasmaseparation (PS)	∅ evtl. hochwirksam, da es gilt, das Blutkompartment schnell zu leeren um Rebound-Effekt in Gang zu bringen	∅	∅
Indikationen für extrakorporale Detoxikation	hier HP (oder HD): bei lebensbedrohlichen Zuständen. Wegen der langsam aus den Geweben zurückflutenden Substanz sind mehrere kurze Behandlungen im Abstand von einigen Stunden angezeigt	hier HP: bei Ingestion > 20 g; bei anhaltendem Koma (Sekundärkomplikationen) Behandlung sehr früh beginnen	hier HD oder HP

Tabelle 74 (Fortsetzung)

Substanzgruppe	Sedativa, Hypnotika und Tranquilizer (Fortsetzung)		
Substanz	Ethchlorvynol	Ethinamat	Diäthylpentenamid
Mol.-Gewicht (Daltone)	144	167	154
Proteinbindung	wahrscheinlich 30-50%		45%, jedoch bei Intoxikationen nur um10% (!)
Gewebeverteilung	besondere Affinität zu lipoiden Geweben, im Serum nur wenige % gegenüber anderen Organen		nicht genau bekannt, jedoch Affinität zum Fettgewebe wahrscheinlich (ZNS)
Biologische Halbwertszeit	10-25 h bei Überdosierung bis 10 Tage		um 8 h (6-11 h)
Letaldosis	unbekannt (> 20 g)	potentiell letal ab 15 g	bisher kein Todesfall bekannt
Letaler Blutspiegel	um 15 mg/dl		?
Tox. Substanz und tox. Metabolite	Ethchlorvynol; Metabolite sind theoretisch möglich, bisher jedoch nicht identifiziert	Ethinamat; drei Metabolite identifiziert, deren Toxizität noch nicht bestätigt werden konnte	Muttersubstanz; drei Metabolite, sie haben wahrscheinlich nur geringe hypnotische Wirkung
Ausscheidung	pulmonal, intestinal, renal; renale Ausscheidung gering und langsam (10% in 24 h)	renal: 90% des Hauptmetaboliten Hydroxyethinamat und etwa 2% der reinen Substanz	renal: fast vollständig in Form der Metabolite, nur 1-2% als reine Substanz
Forcierte Diurese (FD)	+ Clearance nur um 5 ml/min, variiert jedoch stark in der Literatur; geringe Effektivität	(+) Clearance des reinen Ethinamats gering	+ + wegen fast vollständiger Ausscheidung der Metabolite FD immer indiziert
Peritonealdialyse (PD)	+ Clearance nur gering größer als bei FD	∅	∅ Elimination grundsätzlich möglich
Hämodialyse (HD)	+ + Clearance um 60 ml/min, HD wird positiv beurteilt, lange Komadauer jedoch nicht wesentlich reduzierbar	+ + Clearance mäßig, klinischer Effekt bisher nicht ganz gesichert	+ + Clearance bis 60 ml/min
Hämoperfusion über Aktivkohle (HP_A)	+ + + + Clearance bis 170 ml/min, gute Ergebnisse (auch drastische Reduzierung der Komadauer)	∅	+ + + + Clearance bis 130 ml/min, sehr effektiv
Hämoperfusion über Austauschharze (HP_R)	+ + + + Clearance bis 190 ml/min, gute Ergebnisse (auch drastische Reduzierung der Komadauer)	∅	+ + + + Clearance bis 200 ml/min ≙ extrakorporaler Blutfluß
Plasmaseparation (PS)	∅	∅	∅ wahrscheinlich wegen der guten Clearance bei der HP ebenfalls effektiv
Indikationen für extrakorporale Detoxikation	hier HP: bei Ingestion einer potentiell letalen Dosis (> 10 g); bei Ingestion > 100 mg/kg KG; bei Serumspiegel über 10 mg/dl; bei verlängertem Koma		In leichteren Vergiftungsfällen genügt FD, bei schweren Intoxikationserscheinungen HP anwenden

Tabelle 74 (Fortsetzung)

Substanzgruppe	Sedativa, Hypnotika und Tranquilizer (Fortsetzung)		
Substanz	Glutethimide	Meprobamat	Methaqualon
Mol.-Gewicht (Daltons)	217	218	250
Proteinbindung	um 50%	15%	unwahrscheinlich (?)
Gewebeverteilung	große Verteilung im Fettgewebe, Konzentration in anderen Organen wesentlich geringer	findet sich in allen Geweben, höchste Konzentration in Fettgeweben	
Biologische Halbwertszeit	10-20 h	11 h	5 h
Letaldosis	potentiell ab 10 g	potentiell ab 10 g	potentiell ab 8-10 g
Letaler Blutspiegel	unklar (2-88 ml/dl)	?	?
Tox. Substanz und tox. Metabolite	Glutethimide und einige der 14 bisher identifizierten Metabolite	Meprobamat, die Metabolite sind sehr wahrscheinlich inaktiv	Methaqualon
Ausscheidung	renal: einige Metabolite werden nur sehr verzögert (nach Tagen) ausgeschieden, d. h. unterhalten die Vergiftung (!)	renal: 90% im Stuhl 10%	renal
Forcierte Diurese (FD)	(+) nicht effektiv, Clearance 0,5-1,0 ml/min	+ Clearance bis 30 ml/min möglich	++
Peritonealdialyse (PD)	+ wird als insuffizient beurteilt, Clearance um 10 ml/min	+ Clearance bis 11 ml/min bekannt, wenig effektiv	++ Clearance um 7,5 ml/min, Effektivität nicht groß
Hämodialyse (HD)	++ Clearance des nicht proteingebundenen Teils von 29-110 ml/min, HD:FD = 100:1	++ Clearance um 100 ml/min	++ Clearance um 30 ml/min, Effektivität klinisch nicht überzeugend
Hämoperfusion über Aktivkohle (HP_A)	++++ Clearance doppelt so hoch wie HD, da proteingebundener Teil auch adsorbiert wird	++++ Effektivität klinisch gut, besser als HD	+++ Effektivität 3mal größer als HD
Hämoperfusion über Austauschharze (HP_R)	++++ Clearance 200 ml/min ≙ extrakorporaler Blutfluß	+++ Effektivität klinisch gut, besser als HD	+++ Effektivität 4mal größer als HD
Plasmaseparation (PS)	∅ wahrscheinlich effektiv wie HP, da Konzentrationsgefälle schnell aufgebaut wird, jedoch keine Therapie über viele Stunden möglich	∅	∅
Indikationen für extrakorporale Detoxikation	hier HP: bei Ingestion > 10 g oder Serumspiegeln > 3 mg/dl, bei anhaltendem Koma, bei Nullinienmuster im EEG	hier HP: bei dramatischem Verlauf einer schweren Intoxikation; wenn Zustand sich trotz sonstiger Maßnahmen nicht ändert; bei Ingestionen über 30-40 g	hier HP: bei schweren klinischen Zuständen

Tabelle 74 (Fortsetzung)

Substanzgruppe	Sedativa, Hypnotika und Tranquilizer (Fortsetzung)		
Substanz	Methyprylon	Paraldehyd	Benzodiazepine
Mol.-Gewicht (Daltons)	183	132	um 290
Proteinbindung	Metabolite bis 40%	-	um 95%
Gewebeverteilung	in allen Geweben	verteilt sich sehr schnell, nach 30 min bereits höchste Konzentration im Gehirn	große Affinität zu Fettgeweben
Biologische Halbwertszeit	nicht genau bekannt (4-16 h)		
Letaldosis	potentiell ab 6 g	nicht bekannt	nicht genau bekannt
Letaler Blutspiegel	?	> 50 mg/dl	-
Tox. Substanz und tox. Metabolite	Methyprylon, Metabolite wahrscheinlich inaktiv	Paraldehyd, Metabolite Azetaldehyd und Essigsäure (Azidose)	Diazepam und Metabolite wie Oxazepam etc.
Ausscheidung	renal: 3% der Muttersubstanz, 60% der Metabolite, im Stuhl 20%	pulmonal, jedoch auch Abbau zu CO_2 und H_2O, geringe renale Ausscheidung	renal
Forcierte Diurese (FD)	(+) nicht effektiv, da renale Ausscheidung sehr lange Zeit beansprucht	(+) wegen der sehr geringen renalen Ausscheidung ineffektiv	+
Peritonealdialyse (PD)	+ Clearance 15-20 ml/min, Effektivität nicht besonders hoch	+	(+)
Hämodialyse (HD)	++ Clearance wird bis 80 ml/min angegeben	++ Elimination möglich; wegen Azidose Bikarbonatdialyse anwenden	(+) wegen hoher Proteinbindung geringe Clearance; darüber hinaus werden die Fettgewebe durch HD nicht entleert(!)
Hämoperfusion über Aktivkohle (HP_A)	+++ Clearance besser als bei HD	∅	+ Clearance wesentlich höher als bei HD, Rebound kommt besser in Gang
Hämoperfusion über Austauschharze (HP_R)	∅	∅	+ s. unter HP_A
Plasmaseparation (PS)	∅	∅	+ s. unter HP_A
Indikationen für extrakorporale Detoxikation	hier evtl. HP: bei schweren Intoxikationserscheinungen Indikation sorgfältig stellen, da häufig extrakorporale Detoxikation wegen schwerer Hypotension nicht möglich bzw. gefährlich	hier evtl. HD: jedoch nicht unbedingt zur Giftelimination (dafür stehen andere Maßnahmen zur Verfügung), sondern zur Korrektur der Azidose; Bikarbonatdialyse!	eigentlich keine, aus zwei Gründen: 1. die Vergiftungserscheinungen sind trotz großer Ingestionsmenge nie sehr gravierend (vital), 2. auch wenn das Blutkompartment geleert wird, ist Rückfalldiffusion aus den Fettgeweben sehr zögernd, so daß kein therapeutischer Effekt zu sehen ist

Tabelle 74 (Fortsetzung)

Substanzgruppe	Sedativa, Hypnotika und Tranquilizer (Ende)		
Substanz	trizyklische Antidepressiva		
Mol.-Gewicht (Daltons)	260-300		
Proteinbindung	85-95%, teilweise reversibel		
Gewebeverteilung	Substanzen und tox. Metabolite sehr lipophil, daher im Blut relativ geringe Konzentration		
Biologische Halbwertszeit			
Letaldosis	nicht sicher bekannt		
Letaler Blutspiegel	?		
Tox. Substanz und tox. Metabolite	alle trizyklischen Antidepressiva werden teilweise zu mehr oder weniger tox. Metaboliten umgewandelt		
Ausscheidung	renal: sehr verzögert, nur wenige % im 24-h-Urin (auch Metabolite); im Stuhl: bis 30%		
Forcierte Diurese (FD)	(+) von geringem Wert, da Plasmakonzentration immer sehr niedrig		
Peritonealdialyse (PD)	– ohne klinischen Wert, da Plasmakonzentration immer sehr gering		
Hämodialyse (HD)	(+) ohne klinischen Wert, da Plasmakonzentration gering und Plasmaproteinbindung sehr hoch!		
Hämoperfusion über Aktivkohle (HP_A)	(++) es werden hohe Clearancewerte berichtet (bis 110 ml/min), jedoch Elimination nur im mg-Bereich bei Ingestionen von mehreren Gramm		
Hämoperfusion über Austauschharze (HP_R)	(++) auch hier hohe Clearances (bis 200 ml/min), jedoch ebenfalls nur Elimination von <1% der Ingestionsmenge		
Plasmaseparation (PS)	(++) auch hier nur Elimination der Substanz aus dem Plasma (1-2% der Ingestionsmenge)		
Indikationen für extrakorporale Detoxikation	kontrovers: mit HP und PS nur etwa 1% der Ingestionsmenge entfernbar (80% verbleiben längere Zeit im Fettgewebe); signifikante klinische Besserungen unter Behandlungen sind berichtet worden. Stellenwert bleibt zweifelhaft		

Tabelle 74 (Fortsetzung)

Substanzgruppe	Herzglykoside		
Substanz	Digitoxin	Digoxin	Strophantin
Mol.-Gewicht (Daltons)	764	780	728
Proteinbindung	90-97%	30-40%	5-10%
Gewebeverteilung	nach 6-8 h hohe Gewebeanreicherung, Elimination aus Blut dann relativ gering	hohe Gewebeanreicherung, Plasmaspiegel relativ sehr gering	
Biologische Halbwertszeit	5-7 Tage	30 h	14 h
Letaldosis			
Letaler Blutspiegel			
Tox. Substanz und tox. Metabolite	Digitoxin und 1. Metabolit Digoxin	Digoxin	Strophantin
Ausscheidung	renal; geringe Mengen mit dem Stuhl	renal	renal: zu 90%
Forcierte Diurese (FD)	+ Clearance 1-2 ml/min	+ Clearance 110 ml/min	+ Clearance 90-110 ml/min
Peritonealdialyse (PD)	(+) so gut wie nicht dialysabel, Clearance < 1 ml/min	(+)	(+)
Hämodialyse (HD)	(+) so gut wie nicht dialysabel, Clearance < 1 ml/min	(+) Clearance um 30 ml/min	+ Clearance nur etwa 25% der renalen Clearance
Hämoperfusion über Aktivkohle (HP_A)	+ Clearance um 10 ml/min	(+) Clearance um 40 ml/min	∅
Hämoperfusion über Austauschharze (HP_R)	+ + Clearance 10-30 ml/min	+ Clearance über 40 ml/min	∅
Plasmaseparation (PS)	+ + bis + + + Clearance 20-50 ml/min	(+) Clearance um 30 ml/min	∅
Indikationen für extrakorporale Detoxikation	hier PS (evtl. HP_R): Neben anderen therapeutischen Maßnahmen (Schrittmacher, Digitalis-Antikörper) scheint bei der schweren Digitoxinintoxikation die PS die sinnvolle Detoxikationsmethode zu sein, da der Verteilungsraum nur 40 l groß ist	keine, da Digoxin einen Verteilungsraum von 400 l hat, d.h. daß im Blut nur 1-1,5% vorliegen. Aus dieser Sicht kann auch die PS nur etwa 1% (in 3-5 l) entfernen	Bei gesunden Patienten mit Intoxikation keine Indikation. HD evtl. erwägen, wenn erhebliche Niereninsuffizienz vorliegt

Tabelle 74 (Fortsetzung)

Substanzgruppe	Herbizide (Auswahl)		
Substanz	Paraquat	Diquat	Natriumchlorat
Mol.-Gewicht (Daltons)	257	344	106
Proteinbindung	nicht bekannt		
Gewebeverteilung	tritt aus Blutkompartment schnell in Gewebe (Zellgift)		Zellen (Zellgift, Membranläsionen, Hämolyse, Methhämoglobinbildung)
Biologische Halbwertszeit	?		?
Letaldosis	potentiell ab 4 mg/kg KG	potentiell ab 15 mg/kg KG	potentiell ab 150 mg/kg KG
Letaler Blutspiegel	?		?
Tox. Substanz und tox. Metabolite	Paraquat wahrscheinlich nicht toxisch, toxisch sind gebildete Peroxide (Giftwirkung über Tage und Wochen!)	Diquat wahrscheinlich nicht toxisch, jedoch Metabolite (Toxizität beträgt nur ⅓ des Paraquat)	Natriumchlorat (auch nephrotoxisch) Achtung: Hyperkaliämiegefahr
Ausscheidung	80% mit Stuhl, 20% renal	90% mit Stuhl, 10% renal	renal (95%)
Forcierte Diurese (FD)	+ günstig in den ersten Tagen, danach Vorsicht (akutes Nierenversagen)	+	+ gute Clearance, jedoch Vorsicht bei akutem Nierenversagen
Peritonealdialyse (PD)	(+)	(+)	++ relativ gute Clearance, Natriumchlorat wasserlöslich
Hämodialyse (HD)	++ günstig in den ersten 2 Tagen, jedoch weniger effektiv im Vergleich zu HP und PS	++	+++ gute Clearance, Natriumchlorat wasserlöslich
Hämoperfusion über Aktivkohle (HP_A)	+++ sehr effektiv zur Elimination aus dem Blutkompartment, Rebound kommt dann in Gang; zahlreiche HP_A über mehrere Tage	+++	∅
Hämoperfusion über Austauschharze (HP_R)	++ weniger effektiv als HP_A	+	∅
Plasmaseparation (PS)	+++ gute Effektivität (wie HP_A); PS häufig und über Tage anwenden	+++	+++ sehr gute Clearance mit signifikanter Senkung des Plasmaspiegels
Indikationen für extrakorporale Detoxikation	HP_A oder PS: wichtig ist hier sofortige Anwendung, da Substanz sehr heimtückisch (3 Phasen). Klinische Erfahrungen sprechen für aggressive Behandlung, wenn auch im wesentlichen das Blutkompartment geleert wird. Jedoch ist Gewebekonzentration toxikologisch entscheidend und oft letaler Ausgang trotz sofortiger Behandlung	HP_A oder PS: wie bei Paraquat	HD und PS, evtl. kombiniert und zusätzlich Austauschtransfusionen. Wichtig ist sofortige aggressive Elimination, die darüber hinaus lange Zeit (mehrere Tage) durchgeführt werden muß. Vorteil der PS: Elimination auch der Hämolyseabfallprodukte und Methhämoglobin

Tabelle 74 (Fortsetzung)

Substanzgruppe	Alkylphosphate und andere Insektizide (Auswahl)		
Substanz	Parathion (E 605)	Paraoxon (E 605)	Demeton-s-methylsulfoxid
Mol.-Gewicht (Daltons)	220 bzw. 248	232	246
Proteinbindung	?	?	?
Gewebeverteilung	nach Resorption geht Substanz sofort an Wirkungsort		
Biologische Halbwertszeit	?		
Letaldosis	potentiell ab 10 mg/kg KG	potentiell ab 5 mg/kg KG	potentiell ab 20 mg/kg KG
Letaler Blutspiegel			
Tox. Substanz und tox. Metabolite	Parathion und Metabolite (Paraoxon ist noch toxischer): Cholinesterasehemmer	Paraoxon (noch toxischer als Parathion): Cholinesterasehemmer	Substanz selbst (jedoch weniger toxisch als Parathion)
Ausscheidung	physiologischer Ausscheidungsweg toxikologisch ohne Bedeutung	s. Parathion	s. Parathion
Forcierte Diurese (FD)	(+) ineffektiv, außerdem gefährlich (Lungenödem)	(+) ineffektiv, außerdem gefährlich (Lungenödem)	(+) ineffektiv
Peritonealdialyse (PD)	–	–	–
Hämodialyse (HD)	(+) ineffektiv, da äußerst geringe Clearance	+ weniger effektiv, Clearance um 40% des extrakorporalen Blutflusses	+ + effektiv, Clearance über 50% des extrakorporalen Blutflusses
Hämoperfusion über Aktivkohle (HP_A)	+ + effektiv, Clearance um 60% des extrakorporalen Blutflusses	+ + effektiv wie bei Parathion	+ + effektiv, Clearance über 80% des extrakorporalen Blutflusses
Hämoperfusion über Austauschharze (HP_R)	+ + + effektiv, Clearance um 80% des extrakorporalen Blutflusses	+ + + effektiv, Clearance um 100% des extrakorporalen Blutflusses	+ + + effektiv, Clearance wie bei Paraoxon
Plasmaseparation (PS)	+ + + ähnlich effektiver wie HP_R	+ + + ähnlich effektiv wie HP_R	+ + + ähnlich effektiv wie HP_R
Indikationen für extrakorporale Detoxikation	Da schnelle Entgiftung notwendig, HP oder PS; mit diesen Methoden ist Substanz (intravasal) eliminierbar, die Cholinesterasehemmung am Wirkungsort jedoch nicht aufgehoben (andere therapeutische Maßnahmen!)	s. Parathion (evtl. HD und HP kombinieren)	s. Parathion (evtl. HD und HP kombinieren)

Tabelle 74 (Fortsetzung)

Substanz	Alkylphosphate und andere Insektizide (Ende)		
Substanz	Dimethoat	Hexachlorcyclohexan	Dinitro-o-kresol und Dinitrophenol
Mol.-Gewicht (Daltons)	229	291	198 und 184
Proteinbindung	?	wahrscheinlich	wahrscheinlich
Gewebeverteilung		große Affinität zu Fettgewebe (wird von dort nur sehr langsam wieder abgegeben)	ubiquitär, Zellgift (potentiell nephrotoxisch)
Biologische Halbwertszeit		?	
Letaldosis	potentiell ab 30 mg/kg KG	nicht genau bekannt	
Letaler Blutspiegel		?	
Tox. Substanz und tox. Metabolite	Substanz selbst (jedoch weniger toxisch als Parathion)	Gemisch aus 4 Isomeren, wobei das Y-Isomer („Lindan") sehr toxisch ist	Muttersubstanzen, Metabolite fraglich toxisch
Ausscheidung	s. Parathion	Metabolismus und Ausscheidung nicht bis ins Letzte geklärt	renal (Muttersubstanzen und Metabolite)
Forcierte Diurese (FD)	+ wenig effektiv	+	+ jedoch Vorsicht bei FD, (Substanz ist potentiell nephrotoxisch)
Peritonealdialyse (PD)	–	∅	∅
Hämodialyse (HD)	+ + effektiv, Clearance um 60% des extrakorporalen Blutflusses	(+) theoretisch dialysabel, im HD-Dialysat bisher nicht nachgewiesen; Klinik spricht bisher nicht für Effektivität der HD	+ + in wenigen Berichten wird Clearance beider Substanzen bestätigt, wobei Abnahme des Serumspiegels und klinische Besserung berichtet wird
Hämoperfusion über Aktivkohle (HP_A)	+ + + effektiv, Clearance über 85% des extrakorporalen Blutflusses	(+) Adsorption bei HP_A bisher nicht bewiesen; Klinik spricht gegen Effektivität (wenige Berichte)	∅
Hämoperfusion über Austauschharze (HP_R)	+ + + effektiv, Clearance 100% des extrakorporalen Blutflusses	∅	∅
Plasmaseparation (PS)	+ + + ähnlich effektiv wie HP_R	∅	∅
Indikationen für extrakorporale Detoxikation	s. Parathion (evtl. HD und HP kombinieren)	bisher keine gesicherte Indikation für irgendein Verfahren	evtl. HD, wobei Erfahrungen bisher unzureichend, andere Methoden bisher nicht geprüft

Tabelle 74 (Fortsetzung)

Substanzgruppe	Antiarrhythmika, Antihypertensiva		
Substanz	Chinidin	Diazoxid	α-Methyldopa
Mol.-Gewicht (Daltons)	324	230	211
Proteinbindung	60-80%	über 90%, jedoch reversibel	wahrscheinlich gering
Gewebeverteilung	hohe Anreicherung in Geweben	ubiquitär	ubiquitär
Biologische Halbwertszeit		29±8 h	
Letaldosis	nicht genau bekannt, im Grammbereich	?	?
Letaler Blutspiegel	?	?	?
Tox. Substanz und tox. Metabolite	Chinidin und einige Metabolite	Diazoxid	α-Methyldopa und einzelne Metabolite
Ausscheidung	renal	renal	renal
Forcierte Diurese (FD)	+	+	+
Peritonealdialyse (PD)	(+) sehr geringe Clearance (vernachlässigbar)	+ geringe Clearance	+ mäßige Clearance
Hämodialyse (HD)	+ geringe Clearance wegen hoher Proteinbindung, HD:FD=1:1	++ mäßige Clearance (um 25 ml/min), da Proteinbindung reversibel	++ mittelmäßig bis gute Clearance (150 ml/min)
Hämoperfusion über Aktivkohle (HP_A)	++ Effektivität beobachtet, jedoch bisher sehr wenige Daten	∅	∅
Hämoperfusion über Austauschharze (HP_R)	++ Effektivität beobachtet, jedoch bisher sehr wenige Daten	∅	∅
Plasmaseparation (PS)	∅	∅	∅
Indikationen für extrakorporale Detoxikation	evtl. HP; HD wegen hoher Proteinbindung der Substanz von geringem Wert	evtl. HD als zusätzliche Maßnahme und falls FD nicht effektiv	HD, evtl. auch PD: bei schwersten Intoxikationen, wenn FD nicht effektiv ist

Tabelle 74 (Fortsetzung)

Substanzgruppe	Antiarrhythmika, Antihypertensiva (Ende)		
Substanz	Procainamid	Propranolol	
Mol.-Gewicht (Daltons)	235	277	
Proteinbindung	?	90%	
Gewebeverteilung	Gewebekonzentration (außer Gehirn) größer als Plasmakonzentration	ubiquitär	
Biologische Halbwertszeit	3-4 h	2-4 h	
Letaldosis		nicht bekannt	
Letaler Blutspiegel	nicht genau bekannt		
Tox. Substanz und tox. Metabolite	Procainamid	Propranolol und Metabolite, die noch toxischer sind	
Ausscheidung	renal (60%)	renal	
Forcierte Diurese (FD)	+	+	
Peritonealdialyse (PD)	++ Clearance um 60 ml/min	(+)	
Hämodialyse (HD)	+++ Clearance um 100 ml/min	(+) sehr geringe Clearance (um 20 ml/min)	
Hämoperfusion über Aktivkohle (HP_A)	∅	∅	
Hämoperfusion über Austauschharze (HP_R)	++++ Clearance bis 200 ml/min	∅	
Plasmaseparation (PS)	∅	∅	
Indikationen für extrakorporale Detoxikation	HP_R ist HD überlegen	keine bisher, da HD ineffektiv wegen zu hoher Proteinbindung und andere Verfahren nicht geprüft	

Tabelle 74 (Fortsetzung)

Substanzgruppe	Analgetika, Antipyretika, Antiphlogistika		
Substanz	Aminophenazon	Methadon	Paracetamol
Mol.-Gewicht (Daltons)	231	304	151
Proteinbindung	unter 20%	ja, Höhe nicht genau bekannt	etwa 25%
Gewebeverteilung	ubiquitär	ubiquitär	ubiquitär, Zellgift
Biologische Halbwertszeit	?	?	?
Letaldosis	potentiell ab 120 mg/kg KG	potentiell ab 1,5 mg/kg KG	potentiell ab 200 mg/kg KG
Letaler Blutspiegel		?	?
Tox. Substanz und tox. Metabolite	Aminophenazon, einige Metabolite haben geringere Toxizität (wahrscheinlich nephrotoxisch)	Methadon, evtl. einige Metabolite	Paracetamol und einige Metabolite (z. B. Anilin); potentiell nephrotoxisch
Ausscheidung	50% renal, Ausscheidung des Restes noch ungeklärt	bei therapeutischer Dosis 90% im Stuhl und 10% renal, bei Überdosierung Umkehr der Ausscheidungswege	renal, hauptsächlich als Metabolite
Forcierte Diurese (FD)	+	+	+ jedoch Vorsicht bei FD, es wird häufig ein akutes Nierenversagen beobachtet (Ätiologie nicht ganz geklärt)
Peritonealdialyse (PD)	∅	∅	(+)
Hämodialyse (HD)	+ dialysabel, da klinisch Besserungserscheinungen, qualitativer Nachweis im Dialysat bisher nicht geführt	(+) geringe Clearance, bisher keine quantitativen Angaben	+ Clearance mäßig, HD jedoch aus klinischer Sicht erfolgversprechend; wegen Azidosegefahr Bikarbonatdialyse anwenden
Hämoperfusion über Aktivkohle (HP_A)	+ +	∅	+ +
Hämoperfusion über Austauschharze (HP_R)	+ +	∅	+ +
Plasmaseparation (PS)	∅	∅	∅
Indikationen für extrakorporale Detoxikation	HP	bisher keine gesichert; da jedoch als „street drug" von Drogenabhängigen in steigendem Maße verwendet, sind schwere Intoxikationen zu erwarten, die evtl. den Einsatz extrakorporaler Methoden erforderlich machen	HP: jedoch nur effektiv, wenn sehr früh nach Intoxikation eingesetzt, sonst Plasmaspiegel zu gering. Indikation für HD bei akutem Nierenversagen (wegen Azidose Bikarbonatdialyse anwenden)

Tabelle 74 (Fortsetzung)

Substanzgruppe	Analgetika, Antipyretika, Antiphlogistika (Ende)		
Substanz	Phenacetin	Propoxyphen	Salizylate
Mol.-Gewicht (Daltons)	179	339	138-180
Proteinbindung	um 20%	wahrscheinlich sehr gering	30-80%, reversibel
Gewebeverteilung	ubiquitär, Zellgift	wandert nach Resorption sehr schnell aus dem Blutkompartment in Gewebe (vor allem ins Gehirn), 1% verbleibt im Blut	ubiquitär, jedoch finden sich in verschiedenen Organen mehrfach höhere Konzentrationen als im Blut
Biologische Halbwertszeit		?	15-60 min
Letaldosis	potentiell ab 400 mg/kg KG	potentiell ab 25 mg/kg KG	potentiell ab 0,5 g/kg KG
Letaler Blutspiegel	?	?	potentiell ab 50 mg/dl
Tox. Substanz und tox. Metabolite	Phenacetin und Metabolite Aminophenazon, Anilin	Propoxyphen und Metabolite	Salizylsäure, Azetylsalizylsäure und deren Salze, potentiell nephrotoxisch
Ausscheidung	renal, fast nur als Metabolite	zur Hälfte im Stuhl, weitere 15-20% (vor allem als Metabolite) renal	renal 80%
Forcierte Diurese (FD)	+	+	+ Vorsicht bei FD, Substanzen sind potentiell nephrotoxisch
Peritonealdialyse (PD)	(+)	+ sehr geringe Clearance	+ + gute Effektivität
Hämodialyse (HD)	+ +	+ Clearance gut, da jedoch nur 1% der Substanz im Blut verbleibt, klinischer Wert der HD zweifelhaft	+ + + sehr gut dialysabel, Clearance bis 100 ml/min; HD-FD = 5 : 1 (wegen Azidose Bikarbonatdialyse anwenden)
Hämoperfusion über Aktivkohle (HP_A)	Ø	Ø	+ + + Clearance bis 100 ml/min
Hämoperfusion über Austauschharze (HP_R)	Ø	Ø	+ + + Clearance bis 100 ml/min
Plasmaseparation (PS)	Ø	Ø	+ + + effektive Elimination
Indikationen für extrakorporale Detoxikation	evtl. HD, jedoch akute Intoxikation selten. Phenacetinniere nach chronischem Abusus	bisher keine, da Substanz aus dem Blutkompartment fast völlig verschwindet und Rebound-Effekt nach bisherigen Erfahrungen nicht in Gang kommt. HD ist sinnvoll nur kurz nach Abschluß der Resorption (1-2 h nach Ingestion)	HD, HP und PS effektiv, bei HD Bikarbonatdialyse anwenden (Azidose), bei Gerinnungsstörungen PD anwenden, da diese oft effektiv ist

Tabelle 74 (Fortsetzung)

Substanzgruppe	Zytostatika, Immunsuppressiva		
Substanz	Adriamycin	Azathioprin	Cyclophosphamid
Mol.-Gewicht (Daltons)	543	277	261
Proteinbindung		–	–
Gewebeverteilung	wird nach Resorption schnell aus dem Plasma entfernt und ins Gewebe (Zellen) verteilt	findet sich überwiegend intrazellulär; geringe Plasmakonzentration	intrazellulär
Biologische Halbwertszeit	über 30 h	?	?
Letaldosis	?	?	?
Letaler Blutspiegel	?	?	?
Tox. Substanz und tox. Metabolite	Adriamycin und Metabolite	Azathioprin und Metabolit 6-Mercaptopurin, alle anderen Metabolite sind inaktiv	Cyclophosphamid; über Metabolismus besteht Unklarheit
Ausscheidung	hauptsächlich über Galle, renal nur 1%/Tag	renal: 10% der Reinsubstanz und 50% der Metabolite im 24-h-Urin	renal
Forcierte Diurese (FD)	–	+	+
Peritonealdialyse (PD)	–	Ø(–)	Ø
Hämodialyse (HD)	– Substanz zu groß um die Membran ausreichend passieren zu können	+ + Clearance um 100 ml/min, es konnten in einer Studie etwa 50% einer Dosis während HD entfernt werden	+ + im Tierversuch konnten 30–60% einer Letaldosis mit HD eliminiert werden
Hämoperfusion über Aktivkohle (HP_A)	+ im Vergleich zur renalen Ausscheidung kann Plasmakonzentration um ein Vielfaches gesenkt werden, Rebound-Effekt kommt besser in Gang	Ø	Ø
Hämoperfusion über Austauschharze (HP_R)	+ s. unter HP_A	Ø	Ø
Plasmaseparation (PS)	+ s. unter HP_A	Ø	Ø
Indikationen für extracorporale Detoxikation	bisher nicht eindeutig: Durch HP_A, HP_R und PL können Plasmaspiegel gesenkt werden, wodurch ein Rebound-Effekt aus den Geweben in Gang kommt. Es ist fraglich, ob bei Intoxikationen signifikante Mengen die Zellen verlassen. Entsprechende klinische Daten fehlen noch	bisher nicht eindeutig: Durch HD ist Senkung der Plasmakonzentration gut und (soweit bisher bekannt) gesamte Elimination signifikant. Das soll auch für HP und PS gelten	bisher keine klinischen Erfahrungen, extrakorporale Detoxikation jedoch evtl. anwendbar

Tabelle 74 (Fortsetzung)

Substanzgruppe	Zytostatika, Immunsuppressiva (Ende)		
Substanz	Fluoruracil	Methotrexat	
Mol.-Gewicht (Daltons)	130	454	
Proteinbindung	?	50–85%	
Gewebeverteilung	ubiquitär	ubiquitär	
Biologische Halbwertszeit	?	wenige Stunden	
Letaldosis	nicht bekannt	nicht bekannt	
Letaler Blutspiegel	?		
Tox. Substanz und tox. Metabolite	Fluoruracil	Methotrexat (potentiell nephrotoxisch)	
Ausscheidung	renal	renal	
Forcierte Diurese (FD)	+	++ Clearance bis 180 ml/min	
Peritonealdialyse (PD)	+	+ geringe Clearance (um 5 ml/min)	
Hämodialyse (HD)	++	+ geringe Clearance (bis 40 ml/min)	
Hämoperfusion über Aktivkohle (HP_A)	∅	+ Clearanceangaben kontrovers, jedoch nur gering besser als bei HD	
Hämoperfusion über Austauschharze (HP_R)	∅	+ Clearanceangaben im Bereich der HD-Clearance	
Plasmaseparation (PS)	∅	∅	
Indikationen für extrakorporale Detoxikation	HD: mäßige Elimination gesichert	Bei guter Nierenfunktion keine Indikation für extrakorporale Detoxikation, bei Niereninsuffizienz evtl. HP	

Tabelle 74 (Fortsetzung)

Substanzgruppe	sonstige Medikamente		
Substanz	Chinin	Cycloserin	Chloroquin
Mol.-Gewicht (Daltons)	324–782	102	320 bzw. 515
Proteinbindung	70–88%	?	hoch
Gewebeverteilung	ubiquitär	ubiquitär	ubiquitär, in Geweben um ein Vielfaches höhere Spiegel als im Plasma
Biologische Halbwertszeit			3–7 Tage
Letaldosis	potentiell ab 120 mg/kg KG	bisher nicht bekannt	potentiell ab 30 mg/kg KG
Letaler Blutspiegel	?	?	?
Tox. Substanz und tox. Metabolite	Chinin und einige Metabolite (sind abnehmend toxisch); Zellgift, auch nephrotoxisch	Cycloserin (mögliche Metabolite inaktiv)	Chloroquin, Metabolite inaktiv (70% der Dosis werden nicht metabolisiert)
Ausscheidung	renal	renal (bis 50% im 24-h-Urin)	renal, jedoch verzögert (in Tagen bis Wochen)
Forcierte Diurese (FD)	+ jedoch Vorsicht bei FD bei beginnendem akutem Nierenversagen (nephrotoxisch)	+ +	+
Peritonealdialyse (PD)	+ geringe Clearance, doch gute klinische Ergebnisse	+ +	(+) nicht effektiv
Hämodialyse (HD)	+ + mäßige Clearance wegen hoher Proteinbindung und großen Moleküls der Substanz, jedoch klinisch gute Ergebnisse	+ + +	+ wenig effektiv wegen hoher Proteinbindung und da Substanz vor allem in den Zellen
Hämoperfusion über Aktivkohle (HP_A)	+ + + gute Clearance	Ø	+ + + gute Clearance und klinisch gute Ergebnisse
Hämoperfusion über Austauschharze (HP_R)	Ø	Ø	Ø
Plasmaseparation (PS)	Ø obwohl PS bisher nicht geprüft, ist eine gute Clearance zu erwarten	Ø	+ + + sehr effektiv
Indikationen für extrakorporale Detoxikation	HP_A oder PS: sofortige und effektive Elimination des Giftes; wenn möglich, FD ebenfalls durchführen	PD oder HD nur indiziert bei terminaler Niereninsuffizienz, d.h. Überdosierung mit Intoxikationserscheinungen sind durch Dialyse beherrschbar	HP_A oder PS; Bei Überdosierung und Intoxikation ist eine sofortige und effektive Detoxikation vorzunehmen

Tabelle 74 (Fortsetzung)

Substanzgruppe	sonstige Medikamente (Fortsetzung)		
Substanz	Ethambutol	Gentamicin	Isoniazid
Mol.-Gewicht (Daltons)	204 bzw. 241	449-496	137
Proteinbindung	nicht bekannt	bis 30%	30%
Gewebeverteilung	vornehmlich in Erythrozyten (eine Art Depot), weniger in Geweben und Plasma	ubiquitär	ubiquitär
Biologische Halbwertszeit	4 h	um 2 h	
Letaldosis	bisher nicht bekannt	bisher nicht bekannt	ab 200 mg/kg KG
Letaler Blutspiegel	?	?	
Tox. Substanz und tox. Metabolite	Ethambutol, Metabolite inaktiv	Gentamicin (nephrotoxisch), Metabolismus nicht gesichert	Isoniazid, Metabolite sind ganz oder weitgehend inaktiv
Ausscheidung	renal (hauptsächlich), im Stuhl 10%	renal (Clearance ähnlich wie Kreatinin)	renal 90%, im Stuhl 10%
Forcierte Diurese (FD)	+	+ jedoch Vorsicht bei FD, Gentamicin kann nephrotoxisch wirken	+ Methode der Wahl, ähnlich Kreatininclearance
Peritonealdialyse (PD)	+ geringe Clearance	+ Clearance nur um 10% der renalen Clearance	+ nicht so effektiv wie FD
Hämodialyse (HD)	+ + Clearance um 80 ml/min, jedoch Elimination nur aus dem Plasma	+ Clearance nur um 50% der renalen Clearance (großes Molekül und Proteinbindung)	+ + Clearance wie endogene Kreatininclearance; bei HD Bikarbonatdialyse einsetzen (Azidose)
Hämoperfusion über Aktivkohle (HP_A)	∅	∅	+ + klinische Besserung der Intoxikationserscheinungen, jedoch bisher keine Angaben über Clearance
Hämoperfusion über Austauschharze (HP_R)	∅	∅	∅
Plasmaseparation (PS)	∅	∅	∅
Indikationen für extrakorporale Detoxikation	Bisher keine schwere Intoxikation bekannt, Effektivität der HD bei schwerer Intoxikation bleibt zweifelhaft, da nur Clearance des Plasmas und keine Elimination aus dem Depot (Erythrozyten)	Neben FD evtl. HD, jedoch Clearance nur 50% der renalen Clearance; HD nur bei schwerer Indikation bei Nierenversagen indiziert	Neben FD evtl. HD, da gleiche Effektivität. Einsatz der HD wird in der Literatur nicht einheitlich als notwendig angesehen. Falls HD, Bikarbonatdialyse anwenden (Azidosegefahr!)

Tabelle 74 (Fortsetzung)

Substanzgruppe	Metalle und anorganische Verbindungen		
Substanz	Anilin und andere aromatische Amine	Oxalsäure und Oxalate	Aluminium
Mol.-Gewicht (Daltons)	Anilin 93	um 100	Atom-Gew. 17, Alaun: 474
Proteinbindung		-	50–80%
Gewebeverteilung	ubiquitär	ubiquitär, Zellgift	ubiquitär
Biologische Halbwertszeit	?	?	?
Letaldosis	potentiell ab 100 mg/kg KG	potentiell ab 80 mg/kg KG	nicht bekannt
Letaler Blutspiegel	?	?	?
Tox. Substanz und tox. Metabolite	Anilin und Metabolite Phenylhydroxylamin und p-Aminophenol (Methämoglobinbildung)	Oxalsäure und Oxalate; kein Metabolismus, da Oxalsäure selbst Endprodukt des Stoffwechsels	Aluminium
Ausscheidung	renal	renal und mit dem Stuhl	renal
Forcierte Diurese (FD)	+ jedoch Vorsicht bei FD, Anilin etc. indirekt nephrotoxisch durch Hämolyse und Methämoglobinbildung	+ jedoch Vorsicht bei FD, Oxalsäure etc. nephrotoxisch (Nekrosen und Oxalatkristallbildung)	+
Peritonealdialyse (PD)	+ weniger effektiv als HD	(+) wenig effektiv	+ geringe Clearance
Hämodialyse (HD)	+ + Anilin und Metabolite dialysabel	+ + + Clearance von Oxalsäure und Oxalaten relativ gut (in der Größenordnung von Kreatinin)	+ geringe bis mäßige Clearance, Proteinbindung limitiert die Effektivität der HD
Hämoperfusion über Aktivkohle (HP_A)	∅	+ + Clearance geringer als Dialysance bei HD	∅
Hämoperfusion über Austauschharze (HP_R)	∅	∅	∅
Plasmaseparation (PS)	∅	∅	+ + effektiver als HD
Indikationen für extrakorporale Detoxikation	HD bei schwerster Vergiftung und zur Behandlung des akuten Nierenversagens	HD; nicht nur zur Elimination, sondern auch bei akutem Nierenversagen	PS: jedoch hat sich gezeigt, daß auch mit dieser Methode der schicksalhafte Ausgang von Intoxikationen nicht wesentlich beeinflußt werden kann (Dementia)

Tabelle 74 (Fortsetzung)

Substanzgruppe	Metalle und anorganische Verbindungen (Fortsetzung)		
Substanz	Borsäure	Bromide	Chrom
Mol.-Gewicht (Daltons)	62	Atom-Gew. Br: 79	
Proteinbindung	?	?	in den Zellen: hoch
Gewebeverteilung	ubiquitär, toxischer Wirkungsort sind wahrscheinlich die Zellen	ubiquitär, jedoch hauptsächlich in Zellen (Zellgift)	ubiquitär, jedoch hauptsächlich in Zellen (Zellgift)
Biologische Halbwertszeit	?	100-300 h	
Letaldosis	potentiell ab 0,2 g/kg KG	nicht bekannt, da Intoxikation durch chron. Mißbrauch	
Letaler Blutspiegel	potentiell ab 2 mg/dl	potentiell ab 40 mmol/l	
Tox. Substanz und tox. Metabolite	Borsäure	Bromsalze	6wertiges Chrom in Chromsäure und -salzen
Ausscheidung	renal zu 90%	renal zu 100% (Clearance spontan 0,5 ml/min)	renal
Forcierte Diurese (FD)	+ jedoch Vorsicht bei beginnender Nierenfunktionsstörung, Borsäure ist nephrotoxisch	+ + Clearance um 15 ml/min, Abnahme der HWZ auf 5-15 h	+ jedoch Vorsicht bei beginnender Nierenfunktionsstörung, Substanzen sind nephrotoxisch
Peritonealdialyse (PD)	+ +	+ + entspricht der FD	(+) Clearance weit unterhalb der FD-Clearance
Hämodialyse (HD)	+ + +	+ + + Clearance bis 200 ml/min, Abnahme der HWZ auf 1 h, Eliminate bei HD bis 15 g/h	+ im Blut vorliegende Chromverbindungen dialysabel, jedoch gegenüber Zellen geringe Konzentration. Elimination im Milligrammbereich
Hämoperfusion über Aktivkohle (HP_A)	Ø	– Bromion ist so gut wie nicht adsorbierbar	Ø
Hämoperfusion über Austauschharze (HP_R)	Ø	Ø	Ø
Plasmaseparation PS)	+ + + bisher nicht geprüft, jedoch gute Erfahrungen mit Austauschtransfusionen	Ø	Ø
Indikationen für extrakorporale Detoxikation	hier FD, Substanz ist jedoch nephrotoxisch; HD bei beginnender Oligo-Anurie; PS bei schwersten Vergiftungserscheinungen	HD, falls FD klinisch nicht ausreicht	neben FD evtl. HD, wobei Clearance gut, aber Elimination gering ist

Tabelle 74 (Fortsetzung)

Substanzgruppe	Metalle und anorganische Verbindungen (Fortsetzung)		
Substanz	Arsen	Blei	Ammoniak (NH_3)
Mol.-Gewicht (Daltons)	75	207	17
Proteinbindung		?	-
Gewebeverteilung	Arsen ist ein Zell- und Kapillargift, es verursacht u. a. Hämolyse und bildet Arsen-Hämoglobin-Komplexe	ionisiertes Blei liegt intrazellulär vor	bei Intoxikation und Hepatopathie ubiquitär
Biologische Halbwertszeit	-	-	-
Letaldosis	im Milligrammbereich	-	-
Letaler Blutspiegel	-	-	-
Tox. Substanz und tox. Metabolite	Arsen, Arsenik, arsenige Säure, Arsenwasserstoff u. a. m.; nephrotoxisch!	Blei ist nephrotoxisch	Ammoniak
Ausscheidung	über Nieren, Schweiß, Stuhl und Lungen	über Nieren und Stuhl	renal
Forcierte Diurese (FD)	(+) Vorsicht bei FD, da Arsen nephrotoxisch ist; bei Hämolyse zusätzliche Nierenfunktionsstörung	+ Vorsicht bei FD, Blei ist nephrotoxisch	+
Peritonealdialyse (PD)	+	+ Blei (und Bleikomplexe) dialysabel, jedoch nur wenige Milligramm	++
Hämodialyse (HD)	++ Arsen ist zwar gut dialysabel, steht aber nach tox. Wirkung nicht mehr zur Verfügung (s. o.), es bilden sich nichtdialysable Arsen-Hämoglobin-Komplexe	+ Blei ist dialysabel, liegt hier aber vornehmlich intrazellulär, Bleikomplexe sind nur mäßig dialysabel	+++ Clearance um 50-100 ml/min
Hämoperfusion über Aktivkohle (HP_A)	∅	∅	– keine Adsorption
Hämoperfusion über Austauschharze (HP_R)	∅	∅	(+) Adsorption wahrscheinlich, jedoch bisher nicht geprüft
Plasmaseparation (PS)	+++ obwohl bisher nicht geprüft, ist PS in der Lage, die Arsen-Hämoglobin-Komplexe zu eliminieren; auch Hämolyseprodukte	++ zur Entfernung von den großmolekularen Bleikomplexen; jedoch ist Intrazellulärraum nicht erreichbar	+++
Indikationen für extrakorporale Detoxikation	hier HD bei akutem Nierenversagen mit langer Oligo-Anurie, evtl. PS zur effektiven Elimination der As-Komplexe und Hämolyseprodukte	hier evtl. PS, wenn Komplexbildner gegeben sind und die forcierte Diurese wegen beginnender Nierenfunktionsstörung ineffektiv; bei Oligo-Anurie zusätzlich HD	Bei exogenen Intoxikationen HD oder PS; beim Coma hepaticum ist jedoch bisher jede Elimination von Ammoniak ohne klinische Besserung gewesen, hier ist wegen erheblichen Gerinnungsstörungen auch der Einsatz eines extrakorporalen Kreislaufs riskant

Tabelle 74 (Fortsetzung)

Substanzgruppe	Metalle und anorganische Verbindungen (Fortsetzung)		
Substanz	Kupfer	Lithium	Magnesium
Mol.-Gewicht (Daltons)	Atom-Gew. 63		
Proteinbindung	?		
Gewebeverteilung	ubiquitär, Zellgift	vornehmlich intrazellulär	
Biologische Halbwertszeit	?	?	
Letaldosis	?	?	potentiell ab 50 g Mg-Salz
Letaler Blutspiegel	?		?
Tox. Substanz und tox. Metabolite	Kupfer(II)sulfat und basisches Kupferazetat	Lithiumsalze	z. B. Magnesiumsulfat
Ausscheidung	renal	renal (Clearance (10–30 ml/min)	praktisch nur renal
Forcierte Diurese (FD)	+ jedoch Vorsicht mit FD bei beginnender Nierenfunktionsstörung, Cu-Verbindungen sind nephrotoxisch	+ jedoch Vorsicht bei beginnender Nierenfunktionsstörung, Lithiumsalze sind nephrotoxisch	+ +
Peritonealdialyse (PD)	∅	+ + gute Clearance (bis 40 ml/min), Lithiumsalze diffundieren jedoch nur sehr langsam aus der Zelle	+ mäßige Clearance, 50 mval/h
Hämodialyse (HD)	+ + Cu ist sehr gut dialysabel, die tox. Cu-Verbindungen sind jedoch aus den Zellen so gut wie nicht zu entfernen	+ + + Clearance bis 150 ml/min, lange Dialysen notwendig	+ + gute Clearance
Hämoperfusion über Aktivkohle (HP_A)	∅	∅	∅
Hämoperfusion über Austauschharze (HP_R)	∅	∅	∅
Plasmaseparation (PS)	+ + bisher nicht geprüft, doch Entfernung der Hämolyseprodukte möglich	∅	∅
Indikationen für extrakorporale Detoxikation	keine zur Giftelimination, da Cu-Verbindungen intrazellulär; HD bei akutem Nierenversagen; hier, wegen metabolischer Azidose, Bikarbonatdialyse anwenden. PS zur Hämolysebekämpfung jedoch besser Austauschtransfusion	HD oder PD, falls FD nicht ausreicht oder Nierenfunktionsstörung beginnt; lange Dialysen (12–24 h) durchführen, da Rückdiffusionen aus Zellen sehr langsam, weshalb die geringe Clearance der PD durchaus ausreicht	HD: nur, wenn Niereninsuffizienz vorliegt, da Mg-Verbindungen nur renal ausgeschieden werden

Tabelle 74 (Fortsetzung)

Substanzgruppe	Metalle und anorganische Verbindungen (Fortsetzung)		
Substanz	Tetrachlormethan	Essigsäure	Natriumchlorid
Mol.-Gewicht (Daltons)	154	60	58
Proteinbindung		–	–
Gewebeverteilung	hohe Affinität zu Fettgeweben; ist nach etwa 2 h aus Blutkompartment verschwunden (70% zellulär fixiert)	ubiquitär, sehr starkes Zellgift (lipophil!), nephrotoxisch	ubiquitär
Biologische Halbwertszeit	?		?
Letaldosis	potentiell ab 0,04 ml/kg KG	potentiell ab 0,3 g/kg KG	
Letaler Blutspiegel	?	?	potentiell ab 180 mmol/l
Tox. Substanz und tox. Metabolite	CCl_4; je nach Aufnahme Zellschädigung sofort oder sehr schleichend; ist nephrotoxisch	Essigsäure	NaCl
Ausscheidung	wenig im Urin und Stuhl, 50–90% werden über Lungen abgeraucht, Rest verbleibt sehr lange im Organismus	über Metabolismus und renal	hauptsächlich renal
Forcierte Diurese (FD)	(+) FD hat geringen Wert, außerdem ist CCl_4 nephrotoxisch	(+) Vorsicht bei FD, stark nephrotoxisch und hämolysierend	++
Peritonealdialyse (PD)	(+)	(+) HD zweifelhaft, da Wirkung zu langsam	+++
Hämodialyse (HD)	(++) theoretisch gut dialysabel, praktisch HD jedoch wenig effektiv, da CCl_4 im Blutkompartment so gut wie nicht vorhanden	(+) Clearance nicht prüfbar, da Vergiftung sehr schnell auftritt und HD nur noch zur Behandlung des akuten Nierenversagens vorgenommen wird	++++
Hämoperfusion über Aktivkohle (HP_A)	++ Resorption bewiesen; in vitro gute Clearance; klinisch wegen zu weniger Fälle keine Beurteilung bisher möglich	Ø	Ø keine Indikation, da Dialyse effektiv
Hämoperfusion über Austauschharze (HP_R)	Ø	Ø	Ø keine Indikation, da Dialyse effektiv
Plasmaseparation (PS)	Ø	+++ falls akute Vergiftung, ist PS die schnellste Entgiftungsmethode	Ø keine Indikation, da Dialyse effektiv
Indikationen für extrakorporale Detoxikation	Streng genommen keine, da CCl_4 nur in sehr geringem Maß intravasal vorhanden ist. Da CCl_4 nephrotoxisch Indikation für HD oder PD indirekt	PS zur sofortigen Detoxikation, jedoch bei schwerer Hämolyse ist Austauschtransfusion indiziert	hier PD, da gute Effektivität; deshalb sollte von HD abgesehen werden, da aufwendiger

Tabelle 74 (Fortsetzung)

Substanzgruppe	Metalle und anorganische Verbindungen (Fortsetzung)		
Substanz	Natriumnitrit	Quecksilber	Thallium
Mol.-Gewicht (Daltons)	69	Atom-Gew.: 201	Atom-Gew.: 204
Proteinbindung		100%	
Gewebeverteilung	ubiquitär (Zellgift)	ubiquitär (Zellgift)	Th verteilt sich sehr schnell in alle Gewebe und verbleibt dort lange, deshalb ist Blutspiegel nicht repräsentativ für Gewebespiegel
Biologische Halbwertszeit	?	?	
Letaldosis	?	potentiell 1 g	8-15 mg/kg KG
Letaler Blutspiegel		?	?
Tox. Substanz und tox. Metabolite	$NaNO_2$ (Hämolyse etc.)	Quecksilbersalze und -dämpfe	Thallium (Zellgift, auch nephrotoxisch)
Ausscheidung	renal	hauptsächlich renal, wenig im Stuhl	sehr verzögert: zunächst renal (etwa 45%) später über Stuhl (55%)
Forcierte Diurese (FD)	+	+ Vorsicht mit FD bei beginnender Nierenfunktionsstörung, Quecksilberverbindungen sind nephrotoxisch	+ beste Effektivität bei 500 ml Urin/h, evtl. bis 10 Tage lang; jedoch Vorsicht bei FD, Substanz ist nephrotoxisch
Peritonealdialyse (PD)	+ +	+	+
Hämodialyse (HD)	+ + +	+ + Clearance limitiert durch Proteinbindung und intrazelluläre Substanz	+ + + Th ist gut dialysabel, HD scheint Methode der Wahl; lange HD (10-30 h) durchführen
Hämoperfusion über Aktivkohle (HP_A)	– nicht adsorbierbar	∅	+ + Clearance bewiesen, jedoch bisher für endgültige Wertung zu wenige Daten
Hämoperfusion über Austauschharze (HP_R)	∅	∅	+ aus wenigen bisher berichteten Versuchen scheint Clearance weit unterhalb der HD
Plasmaseparation (PS)	∅	∅	∅
Indikationen für extrakorporale Detoxikation	HD bei schweren Vergiftungserscheinungen, wenn andere therapeutische Maßnahmen keinen Erfolg haben. Rascher Rückgang bei Vergiftungserscheinungen unter HD wurde berichtet	evtl. HD (bei schweren Vergiftungserscheinungen), da Elimination von Quecksilber und auch von BAL-Komplex (!) bewiesen; limitierende Faktoren: Hg befindet sich vornehmlich intrazellulär, Hg hat extrem hohe Proteinbindung, HD bei akutem Nierenversagen. Dialyse sofort beginnen	hier HD; PD weniger effektiv, HP_A und HA_R bisher zu wenig untersucht. Lange HD anstreben, da Th nur sehr verzögert (über viele Tage) aus den Geweben ins Blut rückdiffundiert

Tabelle 74 (Fortsetzung)

Substanzgruppe	Metalle und anorganische Verbindungen (Fortsetzung)		
Substanz	Methoxyfluran	Dichloräthan	Eisen
Mol.-Gewicht (Daltons)	165	99	Atom-Gew. 56
Proteinbindung	unter 25%	?	Ferri-Albuminkomplex
Gewebeverteilung	ubiquitär, Zellgift (nephrotoxisch)	ubiquitär, Zellgift (nephrotoxisch)	ubiquitär, jedoch hauptsächlich in Zellen (Zellgift)
Biologische Halbwertszeit	?	?	?
Letaldosis	?	potentiell ab 0,1 ml/kg KG	-
Letaler Blutspiegel	?	?	-
Tox. Substanz und tox. Metabolite	Methoxyfluran und Metabolit Oxalsäure	Dichloräthan (toxischer als Tetrachlormethan)	Eisen(II)-Verbindungen in Sulfaten, -fumerat und -glukonat
Ausscheidung	renal	renal	renal
Forcierte Diurese (FD)	+ jedoch Vorsicht bei FD, Substanz ist potentiell nephrotoxisch	+ jedoch Vorsicht bei FD, Substanz ist nephrotoxisch	+ jedoch Vorsicht bei beginnender Nierenfunktionsstörung, Eisen(II) ist nephrotoxisch
Peritonealdialyse (PD)	∅	+ + Substanz im Dialysat bisher nicht nachgewiesen, klinische Besserungen unter PD sprechen für Clearance	∅
Hämodialyse (HD)	+ + Substanz und Metabolite sind dialysabel	+ + s. unter PD	+ Eisen ist dialysabel, Chelatkomplexe wegen Mol.-Gew. von über 500 Daltons jedoch nur mäßig dialysabel
Hämoperfusion über Aktivkohle (HP_A)	∅	∅	∅
Hämoperfusion über Austauschharze (HP_R)	∅	∅	∅
Plasmaseparation (PS)	∅	∅ bisher zwar nicht geprüft, Einsatz muß jedoch positiv beurteilt werden, da durch Austauschtransfusionen gute Therapieerfolge	∅
Indikationen für extrakorporale Detoxikation	Renale Ausscheidung nach Methoxylurannarkose ausreichend, jedoch bei akutem konsekutivem Nierenversagen Indikation zur HD; die Methoxylfluran-Nierenschädigung ist in manchen Fällen irreversibel, d. h. bei Intoxikation auf chronische Dialyse einstellen	PS evtl. HD: Dichloräthan muß bei potentiell letaler Ingestionsmenge sehr schnell aus dem Blutkompartment entfernt werden. In der Dialyseära sind Vergiftungen mit letalem Ausgang sehr selten geworden, was für die Anwendung der Methoden spricht	Es stehen effektive andere therapeutische Maßnahmen zur Verfügung. Erfahrungen mit der HD sind kontrovers, Erfolg bleibt bisher umstritten

Tabelle 74 (Fortsetzung)

Substanzgruppe	Metalle und anorganische Verbindungen (Ende)		
Substanz	Chlordane/Oxychlordane	Fluor	
Mol.-Gewicht (Daltons)		Atom-Gew. F_2: 19	
Proteinbindung	wahrscheinlich		
Gewebeverteilung	große Affinität zu Fettgewebe (wird von dort nur langsam wieder abgegeben)	ubiquitär	
Biologische Halbwertszeit	3 Monate		
Letaldosis	100 mg/kg KG		
Letaler Blutspiegel	?		
Tox. Substanz und tox. Metabolite	beide Substanzen, Metabolite fraglich	verschiedene Fluorverbindungen (ätzend, Zellgifte)	
Ausscheidung	nicht ganz geklärt, evtl. renal	hauptsächlich renal	
Forcierte Diurese (FD)	+	+	
Peritonealdialyse (PD)	Ø	(+) Clearance sehr gering	
Hämodialyse (HD)	(+) wenig effektiv	++ fraglich bei chronischen Fluorvergiftungen; bei akuten Fluorvergiftungen konnten bis 8% einer Dosis mit HD eliminiert werden	
Hämoperfusion über Aktivkohle (HP_A)	++ Reduzierung des Plasmaspiegels um 60% mit einer HP, klinische Besserung (ein Bericht bisher)	Ø	
Hämoperfusion über Austauschharze (HP_R)	Ø	Ø	
Plasmaseparation (PS)	Ø	Ø	
Indikationen für extrakorporale Detoxikation	evtl. HP_A (allerdings bisher nur in einem Bericht bestätigt); andere Verfahren nicht geprüft	HD bei akuter, schwerer Fluorintoxikation	

Tabelle 74 (Fortsetzung)

Substanzgruppe	sonstige Giftsubstanzen		
Substanz	Atropin	Kampfer	Knollenblätterpilz
Mol.-Gewicht (Daltons)	289	152	700–900
Proteinbindung	–	–	sehr gering
Gewebeverteilung	verschwindet nach Aufnahme sehr schnell aus dem Blut und bleibt am Wirkungsort lange gebunden	wandert vornehmlich in lipoide Gewebe!	ubiquitär, sehr starkes Zellgift
Biologische Halbwertszeit	–	–	?
Letaldosis	ab 100 mg	potentiell ab 100 mg/kg KG	0,1 mg/kg KG Gesamtgift, ab 30 g frische Pilze
Letaler Blutspiegel	–	?	?
Tox. Substanz und tox. Metabolite	Atropin	Kampfer	alle bisher identifizierten Substanzgruppen u. a. nephrotoxisch
Ausscheidung	Metabolisierung; renale Ausscheidung	pulmonal und renal	renal
Forcierte Diurese (FD)	+	+	+ Vorsicht bei FD, da Substanzen nephrotoxisch
Peritonealdialyse (PD)	(+)	(+)	(+) geringe Clearance
Hämodialyse (HD)	(+)	(+)	(+) geringe Clearance
Hämoperfusion über Aktivkohle (HP_A)	(+)	(+)	(+ + +) grundsätzlich gute Clearance; therapeutischer Wert zweifelhaft
Hämoperfusion über Austauschharze (HP_R)	(+)	(+)	(+ + +) grundsätzlich gute Clearance; therapeutischer Wert zweifelhaft
Plasmaseparation (PS)	(+)	(+)	(+ + +) grundsätzlich gute Clearance therapeutischer Wert zweifelhaft
Indikationen für extrakorporale Detoxikation	Atropin ist zwar theoretisch extrakorporal eliminierbar, Substanz liegt jedoch im Blutkompartment so gut wie nicht vor, daher hat kein extrakorporales Verfahren eine Berechtigung zum Einsatz	keine, da Kampfer nur sehr zögernd die Fettgewebe verläßt	Alle therapeutischen Maßnahmen einschließlich HP und PS konnten bisher diese schwere und heimtückische Vergiftung nicht wirklich beeinflussen. Eine sehr frühzeitige Behandlung mit HP oder PS bleibt jedoch immer indiziert

Tabelle 74 (Fortsetzung)

Substanzgruppe	sonstige Giftsubstanzen (Fortsetzung)		
Substanz	Phenytoin	Theophyllin	Kresol (Methylphenol)
Mol.-Gewicht (Daltons)	252	180	108
Proteinbindung	90–95%	um 60%	?
Gewebeverteilung	ubiquitär, Gewebekonzentration hoch	ubiquitär	ubiquitär, starkes Zellgift (Protoplasmagift)
Biologische Halbwertszeit	?	einige Stunden	?
Letaldosis	nicht genau bekannt	nicht genau bekannt	potentiell ab 500 mg/kg KG
Letaler Blutspiegel	?	?	?
Tox. Substanz und tox. Metabolite	Phenytoin	Theophyllin, Metabolite inaktiv	Kresol und Metabolit Schwefelsäure
Ausscheidung	renal (95% als Metabolite, 5% als Muttersubstanz)	renal: hauptsächlich Metabolite, nur etwa 10% als Muttersubstanz	renal
Forcierte Diurese (FD)	+	++ 60 ml/min	+ jedoch Vorsicht bei FD, Substanz ist nephrotoxisch
Peritonealdialyse (PD)	+ sehr geringe Clearance	+	+ geringere Clearance als bei FD
Hämodialyse (HD)	+ Clearance um 10 ml/min, HD nicht sehr effektiv	++ Clearance liegt weit unterhalb der renalen Clearance (30–40 ml/min)	Ø
Hämoperfusion über Aktivkohle (HP_A)	++ Clearance Mehrfaches der HD-Clearance, jedoch Elimination aus Geweben gering	+++ sehr gute Clearance (um 160 ml/min)	Ø
Hämoperfusion über Austauschharze (HP_R)	Ø	++++ sehr gute Clearance (um 220 ml/min)	Ø
Plasmaseparation (PS)	Ø	Ø	Ø
Indikationen für extrakorporale Detoxikation	Wegen der hohen Proteinbindung Anwendung der Dialyse limitiert, auch klinisch nur geringer Effekt; HP effektiver, doch auch hier Entleerung der Gewebespeicher sehr gering, bei schwerer Intoxikationserscheinungen evtl. HP über längere Zeiträume (12–24 h) anwenden (Patrone häufig wechseln)	HP bei schwerster Intoxikation oder wenn renale Eliminationswege insuffizient	Extrakorporale Entgiftungsmethoden bisher nicht ausreichend geprüft

Tabelle 74 (Fortsetzung)

Substanzgruppe	sonstige Giftsubstanzen (Ende)		
Substanz	Mannit		
Mol.-Gewicht (Daltons)	182		
Proteinbindung	-		
Gewebeverteilung	liegt nur intravasal vor		
Biologische Halbwertszeit	einige Stunden, bei terminaler Niereninsuffizienz theoretisch unendlich		
Letaldosis	-		
Letaler Blutspiegel	-		
Tox. Substanz und tox. Metabolite	Mannit, kein Metabolismus		
Ausscheidung	nur renal		
Forcierte Diurese (FD)	+ +		
Peritonealdialyse (PD)	+ Clearance gering		
Hämodialyse (HD)	+ + + während einer HD werden etwa 50% einer Dosis eliminiert		
Hämoperfusion über Aktivkohle (HP_A)	Ø		
Hämoperfusion über Austauschharze (HP_R)	Ø		
Plasmaseparation (PS)	Ø		
Indikationen für extrakorporale Detoxikation	Mannit wird nur problematisch im Organismus, wenn der natürliche Ausscheidungsweg (Niere) blockiert ist; deshalb bei „Überdosierung“ und akutem Nierenversagen Indikation zur HD		

Giftinformationszentralen

Zentrale	Anschrift	Telefon
	Bundesrepublik Deutschland und Westberlin	
1000 Berlin 19	Reanimationszentrum der Freien Univ. im Klinikum Charlottenburg, Spandauer Damm 130	(030) 3035466/ 2215436
1000 Berlin 19	Beratungsstelle für Vergiftungserscheinungen, Univ.-Kinderklin. KAVH, Heubnerweg 6	(030) 3023022
5300 Bonn	Informationszentrale gegen Vergiftungen, Univ.-Kinderklinik, Adenauerallee 119	(0228) 2606211
3300 Braunschweig	Med. Klinik d. Städt. Klinikums, Salzdahlumer Str. 90	(0531) 62290+6880
2800 Bremen	Kliniken der Freien Hansestadt Bremen, Zentralkrankenhaus St. Jürgenstr., Klinikum für Inn. Med., Intensivstation	(0421) 4975268 oder 4973688
7800 Freiburg	Univ.-Kinderklinik, Mathildenstr. 1	(0761) 2704361
3400 Göttingen	Univ.-Kinderklinik u. -Poliklinik, Humboldtallee 38	(0551) 396239/41
2000 Hamburg 60	Giftinform.- Zentrale Hamburg, Allg. Krankenhaus Barmbeck, 1. Med. Abtlg., Rübenkamp 148	(040) 6385345 oder 6385346
6650 Homburg/Saar	Univ.-Kinderklinik im Landeskrankenhaus	(06841) 162257 oder 162846
2300 Kiel 1	Zentrale zur Beratung bei Vergiftungsfällen, I. Medizin. Univ.-Klinik, Schickenhelmstr. 12	(0431) 5974268
5400 Koblenz	Städt. Krankenhaus Kemperhof Intensivstat. d. I. Med. Klinik, Entgiftungszentrale, Koblenzer Straße	(0261) 499648
6700 Ludwigshafen	Städt. Krankenanstalten, Entgiftungszentrale, Bremserstr. 79	(0621) 503431
6500 Mainz	Zentr. f. Entgiftung und Giftinform. II. Med. Klinik u. Poliklinik der Universität, Langenbeckstr. 1	(06131) 232466
8000 München 80	Toxikol. Abt. d. II. Med. Klinik re. d. Isar d. TU, Ismaninger Str. 22	(089) 41402211
4400 Münster	Beratungs- u. Behandlungsstelle für Vergiftungserscheinungen Med. Univ.-Klinik, Abt. B, Albert-Schweitzer-Str. 33	(0251) 836188 oder 836245
8500 Nürnberg 5	II. Med. Klinik d. Städt. Krankenanstalten, Toxikol. Intensivstat., Flurstraße 17	(0911) 3982451
2990 Papenburg	Marienhospital, Kinderklinik	(04961) 831

Zentrale	Anschrift	Telefon
	DDR	
1080 Berlin	Institut f. Pharmakol. u. Toxikol. d. Humboldt-Univ., Klara-Zetkin-Str. 94	2202411 oder 2202410
8010 Dresden	Inst. f. Pharmakol. u. Toxikol. der Med. Akad. „Carl-Gustav-Carus“, Lingner Platz 1	683160
5000 Erfurt	Inst. f. Pharmakol. u. Toxikol. der Med. Akad., Nordhäuser Str. 74	502051
2200 Greifswald	Inst. f. Pharmakol. u. Toxikol. der Ernst-Moritz-Arndt-Univ., Friedr.-Löffler-Str. 23 d	2211
4020 Halle	Inst. f. Pharmakol. u. Toxikol. d. Martin-Luther-Univ., Leninallee 4	21739
6900 Jena	Inst. f. Pharmakol. u. Toxikol. der Friedr. Schiller-Univ., Zentraler Platz 1	27142
7010 Leipzig	Inst. f. Pharmakol. u. Toxikol. der Karl-Marx-Univ., Härtelstr. 16–18	311916 oder 79600
2500 Rostock	Univ.-Kinderklinik, Rembrandtstr. 16/17	396994 oder 396978
	Österreich	
1090 Wien	Univ. Klinik, Lazarettgasse 14	(0222) 436898
	Schweiz	
8030 Zürich	Schweizerisches Toxikolog. Informationszentrum, Kloßbachstr. 107	(01) 2515151

Literatur

1. AAMI Kidney Standards Subcommittee (1974) Revised standard for hemodialysis. Trans Amer Soc Artif Int Org XX-B, 770 (1974)
2. Abbrecht PH, Greene JA (1966) Serum erythropoietin after renal homotransplantation. Ann Intern Med 65: 908
3. Abe K, Nicholson WE, Liddle GW, Orth DN, Island DP (1969) Normal and abnormal regulation of beta - MSH in man. J Clin Invest 48: 1580
4. Abel JJ, Rowntree LG, and Turner BB (1913) On the removal of diffusible substances from the circulating blood by means of dialysis. Trans Ass Amer Physicians 28: 51
5. Abel JJ, Rowntree LG, Turner BB (1913/14) Plasma removal with return of corpuscles (plasmapheresis). J Pharmacol Exp Ther 5
6. Abel JJ, Rowntree LG, Turner BB (1914) On the removal of diffusible substances from the circulating blood of living animals by dialysis. J Pharmacol exp Ther 5: 275
7. Abel RM, Beck CH, Abbott WM, Ryan JA, Barnett GO, Fischer JE (1973) Improved survival from acute renal failure after treatment with intravenous L-amino acids and glucose. New Engl J Med 288: 695
8. Abouna GM, Barabas AZ, Boyd N, Todd JK, Alexander F, Kinniburgh DW, Gilchrist T, Jonsson E (1977) Resin and charcoal haemoperfusion in the treatment of hepatic coma. In: Kenedy RM, Courtney JM, Gaylor JDS, Gilchrist T (eds) Artificial Organs. Mac Millen Press, London and Basingstoke, p 363
9. Abouna GM, Fisher LMcA, Porter KA, Andres G (1973) Experience in the treatment of hepatic failure by intermittent liver hemoperfusion. Surg Gynec Obstet 137: 741
10. Abram HS (1969) The psychiatrist, the treatment of chronic renal failure, and the prolongation of life: II. Amer J Psychiat 126: 157
11. Abram HS (1969) Psychological responses to medical and surgical illnesses. Psychosomatics 10: 218
12. Abram HS (1974) Psychiatric reflections on adaptation to repetitive dialysis. Editorial. Kidney Int 6: 67
13. Abram HS (1974) The „uncooperative" hemodialysis patient: A psychiatrist's viewpoint and a patient's commentary. In: Levy NB, Living or dying, Charles C Thomas, Springfield, p 50
14. Abram HS, Hester LR, Sheridan WF, Epstein GM (1975) Sexual functioning in patients with chronic renal failure. J New Ment Dis 160: 220
15. Abram HS, Moore GL, Westervelt FB (1971) Suicidal behavior in chronic dialysis patients. Amer J Psychiat 127: 1199
16. Absolom DR, Neumann AW, Zingg W, van Oss CJ (1979) Surface therm dynamics of leucocyte and platelet adhesion to polymer surfaces. Cell Biophysics 1: 79
17. Abu-Dalu J, Urca I, Zonder HB, Rosenfeld JB, Petahtiqua (1972) Hemodialysis treatment by means of a cadaver arterial allograft. Arch Surg 105: 798
18. Acquatella H, Perez-Roja M, Bruger B, Guinand-Baldo A (1978) Left ventricular function in terminal uremia. A hemodynamic and echocardiographic study. Nephron 22: 160
19. Adams RD, Fisher CM, Hakim S, Ojemann RG, Sweet WH (1965) Symptomatic occult hydrocephalus with „normal" cerebrospinal fluid pressure. New Engl J Med 273: 117
20. Adams WS, Blahd WH, Bassett SH (1952) A method of human plasmapheresis. Proc Soc Exp Biol Med 80: 377
21. Adamson JW (1968) The erythropoietin/hematocrit relationship in normal and polycythemic man: implications of marrow regulation. Blood 32: 597
22. Adamson JW, Alexanian R, Martinez C, Finch CA (1966) Eryhtropoietin excretion in normal man. Blood 28: 354
23. Adar R, Mozes M (1971) Fatal complications of central venous catheter. Brit med J 3: 746
24. Adar R, Siegal A, Bogokowsky H, Mozes M (1973) The use of arteriovenous autograft and allograft fistulas. Surg Gynecol Obstet 136: 941
25. Adler DS, Martin E, Gambertoglio JG, Tozer TN, Spire J-P (1975) Hemodialysis of phenytoin in a uremic patient. Clin Pharmacol Therap 18: 65
26. Adrian TE, Bloom SR, Bryant MG, Polak JM, Heitz PH, Barness AJ (1976) Distribution and release of human pancreatic polypeptide. Gut 17: 940
27. Agishi T, Kaneko I, Hasuo Y, Hayasaka Y, Sanaka T, Ota K, Amemiya H, Sugino N (1980) Double filtra-

tion plasmapheresis with no or minimal amount of blood derivate for substitution. In: Sieberth HG (ed) Plasma Exchange. Plasmapheresis - Plasmaseparation. Schattauer, Stuttgart New York, p 53
28. Agishi T, Yamashita N, Ota K (1979) Clinical Results of Direct charcoal Hemoperfusion for Endogenous and Exogenous Intoxication. In: Sickman S, Chang TMS (eds) Hemoperfusion - Kidney and Liver Support and Detoxification. Hemisphere Publishing Corp, Washington New York London, p 57
29. Ahonen RE (1981) Peripheral neuropathy in uremic patients and in renal transplant recipients. Acta Neuropathol 54: 43
30. Ahrenholz P, Roy Th, Falkenhagen D, Holtz M: Vergleichende in-vivo-Untersuchungen zur Effektivität des Doppelpumpen-Single-Needle-Verfahrens, X. Wissensch Arbeitstagg f Mitarbeiter der Dialysezentren der DDR, Berlin, 10.-12.12. 1980
31. Akizawa T, Nishiyama H, Koshikowa S (1981) Plasma-β-Thromboglobulin Levels in Chronic Renal Failure Patients. Artif Organs 5: 54
32. Akmad M, Manziar AD (1977) Simplified assessment of pituitary-adrenal axis in a stable group of chronic hemodialysis patients. Trans amer Soc artif intern Organs 23: 703
33. Albee RH, Mayfield JL (1948) Successful treatment of a case of uremia by means of peritoneal irrigation. Milit Surg 102: 348
34. Albert BE, Folkert VW, Longnecker RE, Sherman RA (1982) Acute sterile Peritonnitis. Nephron 30: 187
35. Alfrey AC, Heff A, Miller N (1979) Inter-relationship between calcium and aluminium metabolism in dialysed uremic patients. Min Electrol Metab 2: 81
36. Alfrey AC, Miller N, Butkus D (1974) Evaluation of body magnesium stores. J Lab Clin Med 84: 153
37. Alfrey AC, Mishell JM, Burks J, Contiguglia SR, Rudolph H, Lewin E, Holmes JH (1972) Syndrome of dyspraxia and multifocal seizures associated with chronic hemodialysis. Trans Amer Soc Artif Intern Organs 18: 257
38. Alfrey AC, Smythe WR (1978) Trace metals and regular dialysis. In: Drukker W, Parsons FM, Maher JF (eds) Replacement of renal function by dialysis. Martinus Nijhoff Medical Division. The Hague-Boston-London, p 647
39. Alfrey AC, Smythe WR, Nunnelley LL, Ibels LS (1976) Trace element abnormalities in chronic uremia. Proc 9th Ann Contr Conc Artif Kidney Chronic uremia Programm. NIAMDD, DHEW publ no (NIH) 28: 77
40. Alfrey G, LeGendre GR, Kaehny WD (1976) The dialysis encephalopathy syndrome. New Engl J Med 294: 184
41. Aljama P, Bird PAE, Feest TG, Walker W, Tanboga H, Sussmann M, Kerr DNS (1978) Haemodialysis induced leucopenia and activation of complement: effects of different membranes. Proc Europ Dial Transpl Assoc 15: 144
42. Aljama P, Brown P, Turner P, Ward MK, Kerr DNS (1978) Haemodialysis-triggered asthma. Brit Med J II: 251
43. Allen AC (1951) The kidney. New York Grune & Stratton
44. Allen LE, Applegate E (1979) Arteriovenous shunts in the thigh for HD. J Urol 104: 803
45. Alquier P, Achard J, Bonhomme R (1975) Hydrothorax aigu au cours de dialysis péritonéales (Akute hydrothorax in the course of peritoneal dialyses). Nouv Presse Méd 4: 192
46. Alvestrand A, Ahlberg M, Fürst P, Bergström J (1980) Clinical experience with amino acid and keto acid diets. Amer J clin Nutr 33: 1654
47. Alvestrand A, Bergström J, Fürst P (1979) Intracellular free amino acids in patients treated with regular haemodyalisis (HD). Proc Europ Dial Transpl Assoc 16: 129
48. Alwall N (1947) On the artificial kidney. I. Apparatus for dialysis of blood in vivo. Acta med scand 128: 317
49. Alwall N (1957) Erfahrungen mit der künstlichen Niere. Langenbecks Arch klin Chir 287: 579
50. Alwall N (1958) Die aktive Therapie der Niereninsuffizienz. Dtsch med Wschr 83: 950
51. Alwall N (1963) Therapeutic and diagnostic problems in severe renal failure. Copenhagen: Munksgaard, Stockholm: Svenska Bokförlaget
52. Alwall N, Hagstam KE, Lindergard B, Lindholm T (1970) A clinical trial with a glucose-free dialysate. Proc Europ Dial Transpl Assoc 7: 55
53. Amadori A, Candi P, Sasdelli M, Massai G, Favilla S, Passaleva A, Ricci M (1983) Hemodialysis leukopenia and complement function with different dialyzers. Kidney Int 24: 775
54. Amano I, Inagatu U, Kano H, Uruda M, Ohta K (1977) Treatment of fulminant hepatitis by bead type Charcoal hemoperfusion. Proc of the 1(st) Meeting of ISAU, Tokyo. Inon T, Atsumi K, Ohta K (eds), p 262
55. Amano I, Kano H, Iwatsuki S, Takahira H, Ohta K, Maeda K (1976) Efficacy of petreleum charcoal haemoperfusion and acetate-free dialysate in 10 patients with hepatic coma. Proc Europ Dial Transpl Assoc 13: 262
56. Anagnou J (1982) Cerebrovascular accident during percutaneous cannulation of internal jugular vein (letter). Lancet I: 377
57. Anand SK, Northway JD, Crussi FG (1978) Acute renal failure in newborn infants. J Ped 92: 985
58. Anderson A, Kolff WJ (1959) Artificial kidney in the treatment of uremia associated with acute glomerulonephritis (with a note on regional heparinization). Ann intern Med 51: 476
59. Anderson CB, Etheredge EE, Sicard GA (1980) One hundred polytetrafluorethylene vascular access grafts. Dial & Transpl 9: 237
60. Anderson CB, Sicard GA, Etheredge EE (1980) Bovine carotid artery and expanded polytetrafluorethylene grafts for hemodialysis vascular access. J Surg Res 29: 184

61. Anderson PC (1978) Dialysis for psoriasis. Artif Organs 2: 202
62. Anderson RJ, Bennett WM, Gambertoglio JG, Schrier RW (1981) Fate of drugs in renal failure. In: Brenner BM, Rector FC (eds) The kidney, Saunders WB, Company, Philadelphia-London-Toronto, p 2659
62a. Ando A, Orita Y, Nakata K, Tsubakihara Y, Takamitsu Y, Ueda N, Yanaseund M, Abe H (1979) Effect of Low Protein Diet and Surplus Essential Amino Acids on the Serum Concentration and the Urinary Excretion of Methylguanidine and Guanidinosuccinic Acid in Chronic Renal Failure. Nephron 24: 161
63. Andrade JD, Kunimoto K, Van Wagenen R, Kastigir B, Gough D, Kolff WJ (1971) Couted adsorbents for direct blood perfusion HEMA/activated carbon. Trans Amer Soc Artif Intern Organs 17: 222
64. Andres GA, McCluskey RT (1975) Tubular and interstitial renal disease due to immunologic mechanisms. Kidney Int 7: 27
65. Anonym (1983) Peritoneal Catheters. Peritoneal Dialysis Bulletin. Suppl 3 (2): 9
66. Anthonisen P, Brun C, Crone C (1956) Clinical experience with the Skeggs-Leonards type of artificial kidney. Lancet II: 1277
67. Anthony JV (1980) Subclavian vein single-needle dialysis in acute renal failure following vascular surgery. Nephron 215: 102
68. Antoniou LD, Sundhaker T, Schalhoub RJ, Smith JC jr (1977) Reversal of uremic impotency by zinc. Lancet II: 895
69. Antonucci F, Vezzadini P, Cecchettin M, Bonora G, Adami A, Compiano U, Feder G (1978) Gastric acid secretion, calcitonin and secondary hyperparathyreoidism in uremic patients undergoing regular dialysis therapy (RDT). Int J artific Organs 1: 260
69a. Aoyama S, Kolff WJ (1957) Treatment of renal failure with the disposable artificial kidney. Amer J Med 23: 565
70. Arana VA, Hodson JM, Menno AD, McMahon JJ (1971) Percutaneous femoral vein catheterization in patients requiring haemodialysis. J Urol 106: 492
71. Arieff AI, Leach F, Massry SG (1976) Neurological manifestations and morbidity of hyponatremia: Correlation with brain water and electrolytes. Medicine 55: 121
72. Arieff AI, Massry SG (1974) Calcium metabolism of brain in acute renal failure: Effects of uremia, hemodialysis, and parathyroid hormone. J Clin Invest 5: 387
73. Arieff AI, Massry SG, Barrientos A, Kleeman CR (1973) Brain water and electrolyte metabolism in uremia: Effects of slow and rapid hemodialysis. Kidney Int 4: 177
74. Arnold W, Meyer KH zum Büschenfelde (1980) Gefahren der passiven Immunisierung mit Anti-HBs-Hyperimmunglobulin aus der Sicht des klinischen Immunologen. In: Mitt Klin Nephrol 9: 106
75. Arturson G, Granath K, Thoren L, Wallenius G (1964) The renal excretion of low molecular weight dextran. Acta chir scand 127: 543
76. Asad SN, Kenneth J, Stanton H, Letteri C, Letteri JM (1979) Changes in total body Calćium on prolonged maintenance hemodialysis with high and low dialysate Calcium. Nephron 23: 223
77. Asbach HW, Vecsei P, Schuler NW, Gless KH (1973) Serum- und Dialysatspiegel von Corticosteroiden bei Langzeit-Hämodialyse. Dtsch med Wschr 98: 1758
78. Ash SR, Johnson H, Hartman J, Granger J, Koszuta J, Seil L, Dhein C, Blevins W, Thornhill JA (1980) The column disc peritoneal catheter: a peritoneal access device with improved drainage. ASAIO I. 3 (Nr 3): 109
79. Ashbury AK (1975) Uremic neuropathy. In: v Dyck PJ, Thomas PK, Labert EH (eds) Peripheral Neuropathy. Saunders WB, Philadelphia, p 982
80. Ashbury A, Victor M, Adams RD (1963) Uremic polyneuropathy. Arch Neurol 8: 413
81. Ashkar FS, Katims RB, Smoak WM, Gilson AJ (1970) Thyroid storm treatment with blood exchange and plasmapheresis. J amer med Ass 214: 1275
82. Atkins RC, Gurr FW, Whitford IA, Perceval AK (1970) Experimental peritonitis: Effect of antibiotics and prolonged peritoneal lavage. Clin Research 18: 136
83. Atkins RC, Humphry T, Thomson NM, Hooke D, Williamson I, Davidson A (1981) Efficacy of treatment in CAPD peritonitis - with problem of staphylococcal antibiotic resistance. In: Atkins RC, Thomson NM, Farrell PC (eds) Peritoneal Dialysis. Churchill Livingstone-Edinburgh, p 333
84. Atkins RC, Humphery T, Thomson N, Williamson I, Davidson A, Hooke D (1981) Bacterial and „sterile“ peritonitis. In: Atkins RC, Thomson NM, Farrell PC (eds) Peritoneal Dialysis. Churchill Livingstone-Edinburgh-London-Melbourne-New York, p 272
85. Atkins RC, Scott DF, Holdsworth SR, Davidson A (1976) Prolonged antibiotic Peritoneal lavage in the management of gross generalized peritonitis. Med J Austr 1: 954
86. Atkinson PJ, West RR, Parson FM, Reed GW (1970) Loss of skeletal calcium by patient on maintenance dialysis. Brit med J 3: 490
87. Attman P-O, Ewald J, Isakasson B (1980) Body composition during long-term treatment of uremia with amino acid supplemented low-protein diet. Amer J clin Nutr 33: 801
88. Atzpodien W, Beyer J, Cordes U, Schuster CJ (1979) Die Behandlung der thyreotoxischen Krise. Intensivmed 16: 304
89. Aubaniac R (1952) L'injection intraveineuse sous-claviculaire. Presse med 60: 1456
90. Aufeuvre JP, Morin-Hertel F, Cohen-Solal M, Lefloch A, Baudelot J (1980) Hazards of plasma exchange. A nation-wide study of 3431 exchanges in 592 patients. In: Sieberth HG (ed) Plasma Exchange. Schattauer, Stuttgart-New York, p 149

91. Aufeuvre JP, Mortin-Hertel F, Cohen-Solal M, Lefloch A, Baudelot JP (1983) Clinical tolerance and hazards of plasma exchanges: a study of 6200 plasma exchanges in 1033 patients. In: Beyer JH, Borberg H, Fuchs Ch, Nagel GA (eds) Plasmapheresis in Immunology and Oncology. Karger, Basel-München-London-New York-Tokyo-Sydney, p 65
92. Augustin H-J, Melderis H, Pantlen H, Wichert P v (1979) Hämodynamische und renovaskuläre Wirkungen von Dopamin und Dobutamin. Intensivmed 16: 195
93. Augustin JH, Pust A, Wiegers U (1980) Kinetic von Aminosäuren während Haemodialyse. Z Urol Nephrol 73: 343
94. Aurigemma NM, Feldman NT, Gottlieb M, Ingram RH jr, Lazarus JM, Lowrie EG (1977) Arterial oxygenation during hemodialysis. N Engl J Med 297: 871
95. Australian Drug Evaluation Committee (1966) Notes on current drugs: Low molecular weight dextran and oliguria/anuria. Letter. Med J Austr 53: 648
96. Autian J (1977) Toxicological Evaluation of Biomaterials: Primary Acute Toxicity Screening Programm. Artif Organs 1: 53
97. Avenhaus H (1980) Tachykarde Herzrhythmusstörungen. In: Riecker G (Hrsg) Therapie Innerer Krankheiten. Springer Verlag, Berlin-Heidelberg-New York
98. Avioli LV (1972) Vitamin D, the kidney and calcium homeostasis. Kidney int 2: 241
99. Avioli LV (1978) Renal Osteodystrophy. In: Avioli LV (ed) Metabolic bone disease, II. Academic Press, New York-San Francisco-London
100. Avioli LV, Birge S, Lee SW, Slatopolsky E (1968) The metabolic fate of vitamin D_3-^{3}H in chronic renal failure. J clin Invest 47: 2239
101. Avram MM (1977) High prevalence of pancreatic disease in chronic renal failure. Nephron 18: 68
102. Avram MM (1980) Correlation of higher prevalence of pancreatic disease with excess parathyroid hormone in uremia. Trans Amer Soc Artif Intern Organs 26: 372
103. Avram MM, Feinfeld DA, Huatuco AH (1978) Search for the uremic toxin: Decreased motornerve conduction velocity and elevated PTH in uremia. N Engl J Med 289: 1000
104. Avram MM, Jancu M, Morrow P, Flinfeld D, Hustuco A (1979) Uremic syndrom in man: new evidence for parathormone- as a multisystem neurotoxin. Clin Nephrol 11: 55
105. Axelrad AA, McLeod DL, Shreeve MM, Heath DS (1973) Properties of cells that produce erythrocytic colonies in vitro, in Hemopoiesis in Culture. In: Robinson WA (ed) Second International Workshop. DHEW Publication No NIH Government Printing Office, Washington, p 226
106. Babb AL, Ahmad S, Bergström J, Scribner BH (1981) The middle molecule hypothesis in perspective. Amer J Kidney Dis 1: 46
107. Babb AL, Farrell PC, Uvelli DA, Scribner BH (1972) Hemodialyzer evaluation by examination of solute molecular spectra. Trans Amer Soc artif intern Organs 18: 98
108. Babb AL, Maurer CJ, Frey DL, Popovich RP, McKee RE (1968) The Determination of membrane Permeabilities and solute diffusivities with applications to hemodialysis. Chem Eng Prog Symp Ser 64: 59
109. Babb AL, Popovich RP, Christopher TG, Scribner BH (1971) The genesis of the square meter-hour hypothesis. Trans Amer Soc artif intern Organs 17: 81
110. Babb AL, Scribner BH, Strand MJ, Uvelli DA (1977) Dialysis index: A practical guide to dialysis treatment. Dial & Transpl 9
111. Babb AL, Strand MJ, Uvelli DA, Milutinovic J, Scribner BH (1975) Quantitiative description of dialysis treatment: A dialysis index. Kidney Int 7, Suppl 2: 23
112. Babb AL, Strand MJ, Uvelli DA, Scribner BH (1976) The dialysis index. A practical guide to dialysis treatment. Dial & Transpl 6: 9
113. Backer de WA, Ver Porten GA, Borgonjon DJ, Vermeire PA, Lins RR, de Broe ME (1983) Hypoxemia during hemodialysis: Effects of different membranes and dialysate compositions. Kidney int 23/738
114. Bacon GE, Kenny FM, Murdaugh HV, Richards C (1973) Prolonged serum half-life of cortisol in renal failure. Johns Hopkins med J 132: 127
115. Badenoch AW, Darmady EM (1948) Effect of stroma-free haemoglobin on ischaemic kidney of rabbit. Brit J exp Path 29: 215
116. Baek SM, Makuboli GG, Shoemaker WC (1975) Clinical determinants of survival from postoperative renal failure. Surg Gynec Obstet 140: 685
117. Baeyer H von, Gahl GM, Riedinger H, Borowzak R, Averdunk R, Schurig R, Kessel M (1983) Adaptation of CAPD patients to the continuous peritoneal energy uptake. Kidney Int 23: 29
118. Baeyer H von, Gahl GM, Riedinger H, Borowzak B, Kessel M (1981) Unexpected alteration of nutritional habits in patients undergoing CAPD. Proc 2nd Int Symposium on Peritoneal Dialysis, Berlin (-West) 408
119. Bagdade JD (1970) Uremic lipemia. An unrecognized abnormality in triglyceride production and removal. Arch intern Med 126: 875
120. Bagdade JD (1975) Atherosclerosis in patients undergoing maintenance hemodialysis. Kidney Int 7: 370
121. Bagdade JD (1975) Disorders of carbohydrate and lipid metabolism in uremia. Nephron 14: 153
122. Bagdade JD (1978) Hyperlipidemia and atherosclerosis in chronic dialysis patients. In: Drukker W, Parsons FM, Maher JF (eds) Replacement of renal function by dialysis. Martinus Nijhoff Medical Division, The Hague-Boston-London, p 538

123. Bagdade JD, Casaretto A, Albers J (1976) Effects of chronic uremia, hemodialysis and renal transplantation on plasma lipids and lipoproteins in man. J Lab Clin Med 87: 37
124. Bagdade JD, Potter D Jr, Biermann EL (1968) Hypertriglyceridemia: A metabolic consequence of chronic renal failure. New Engl J Med 279: 181
125. Bahlmann G, Paul W, Stiller D (1974) Akuter intraokularer Druckanstieg bei chronischer Hämodialyse. Z ges inn Med 29: 549
126. Baier RE, Dutton RC (1969) Initial events in interaction of blood with a foreign surface. J Biomed Mater Res 3: 191
127. Bailey GL (1972) Hemodialysis: Principles and practice. Academic Press, New York, p 35
128. Bailey GL, Hampers CL, Merrill JP (1967) Reversible cardiomyopathy in uremia. Trans Amer Soc Artif Intern Organs 13: 263
129. Bailey GL, Mocelin AJ, Hampers CL et al (1972) Adaptation of spouse pairs to home dialysis. Dial & Transpl 1: 28
130. Baillod RA (1978) Home Dialysis. In: Drukker W, Parsons FM, Maher JF (eds) Replacement of renal function by dialysis. Martinus Nijhoff Medical Division, The Hague-Boston-London, p 24
131. Baillod RA, Comty C, Ilahi M, Konotey-Ahulu FID, Sevitt L, Shaldon S (1965) Overnight haemodialysis in the home. Proc Europ Dial Transpl Assoc 2: 99
132. Baker LD, Johnson IM, Goldfarb D (1976) Expanded polytetrafluorethylene (PTEE) subcutaneous arteriovenous conduit: an improved vascular access for chronic hemodialysis. Trans Amer Soc Artif Intern Organs 22: 7
133. Baker LR, Marshall RD (1971) A reinvestigation of methylguanidine concentrations in sera from normal and uraemic subjects. Clin Sci 41: 563
134. Balazs J, Rosenak S (1934) Zur Behandlung der Sublimatanurie durch peritoneale Dialyse. Wien klin Wschr 47: 851
135. Baldamus CA, Schoeppe W, Koch KM (1978) Comparison of haemodialysis (HD) and post dilution haemofiltration (HF) on an unselected dialysis population. Proc Europ Dial Transpl Assoc 15: 228
136. Baldauf W, Kratzer M, Heinzmann U, Muller-Mohnssen H (1979) In: Nevi Serneri GG, Prentice CRM (eds) Haemostasis and Thrombosis. Academic Press London, p 463
137. Balestri PL, Rindi P, Biagini M, Giovannetti S (1972) Effects of uraemic serum, urea, creatinine and methylguanidine on glucose metabolism. Clin Sci 42: 395
138. Balint P (1972) Hämodynamische Faktoren in der Pathogenese des experimentellen akuten Nierenversagens. Z ges inn Med 27: 970
139. Balint P, Fekete A, Szalay E, Taraba I (1960) Einfluß der Narkose auf den Verlauf der akuten Niereninsuffizienz. Naunyn-Schmiedebergs Arch exp Path Pharmak 239: 497
140. Balsløv JT, Jørgensen HE (1963) A survey of 499 patients with acute anuric renal insufficiency. Amer J Med 34: 753
141. Bambauer R, Jutzler GA (1980) Jugularis-interna-Punktion zur Shaldon-Katheterisierung. Ein neuer Zugang für akute Hämodialysen. Nieren- und Hochdruckkrankheiten 9: 109
142. Baumbauer R, Jutzler GA (1980) Lagekontrolle großlumiger zentraler Venenkatheter mittels intrakardialer Elektrokardiographie. Intensivmed 17: 317
143. Bambauer R, Jutzler GA (1982) Erfahrungen mit großlumigen Verweilkathetern in der V. jugularis interna als Zugang für akute Hämodialysen. Klin Wschr 60: 285
144. Bambauer R, Jutzler GA, Stelzer K, Weber A, Schoenenberger H-J, Gaitzsch A, Keller HE (1984) Therapeutischer Plasmaaustausch beim akuten Nierenversagen. Intensivmed 21: 235
145. Bandel W (1975) Entwicklungen auf dem Cuprophanmenbran- und Hohlfasergebiet. Mitt Klin Nephrol 4: 29
146. Bansal VK, Popli S, Pickerring J, Ing TS, Vertuno LL, Hano JE (1980) Protein-calorie malnutrition an cutaneous angery in hemodialysis maintained patients. Amer J Clin Notr 33: 1608
147. Baran J, Lebek R (1972) Kinetics of protein loss during peritoneal dialysis. Pol Med J 11: 277
148. Barber S, Appleton DR, Kerr DNS (1975) Adequate dialysis. Nephron 14: 209
149. Barbour BH, Bischel M, Abrams DE (1971) Copper accumulation in patients undergoing chronic hemodialysis. Nephron 8: 455
150. Barbour GL (1979) The Kinetics of Peritoneal Dialysis: A Review. Dial & Transpl 11: 1055
151. Barbour GL, Sevier BR (1974) Adrenal responsiveness in chronic hemodialysis. New Engl J Med 290: 1258
152. Barckow D, Schirop Th (1977) Einsatz der Hämodialyse bei der therapieresistenten respiratorischen Insuffizienz. Intensivmed 14: 409
153. Barckow D, Schirop Th (1983) Isolierte Ultrafiltration beim akuten Lungenversagen. Intensivmed 20: 213
154. Barckow D, Schirop Th (1983) Isolierte Ultrafiltration beim akuten Lungenversagen. Intensivmed 20: 213
155. Barclay GR, Greis AM, Urbaniac SJ (1980) Adverse effect of plasma exchange on anti-D production in rhesus immunization owing to removal of inhibitory factors. Brit med J 280: 1569
156. Barry KG, Hano JE, Schrier RW, Canfield C (1967) Peritoneal dialysis: current applications and recent developments. Proc 3rd int Congr Nephrol Washington 3: 288
157. Barry KG, Malloy JP (1962) Oliguric renal failure, evaluation and therapy by the intravenous infusion of mannitol. J Amer med Ass 179: 510
158. Barsotti G, Guiducci A, Ciardella F, Giovanetti S (1981) Effects on renal function of a low-nitrogen diet

supplemented with essential amino acids and ketoanalogues and of hemodialysis and free protein supply in patients with chronic renal failure. Nephron 27: 113
159. Bartels O, Neidhardt M, Schellberger H (1981) Hormone Losses by Charcoal Hemoperfusion. In: Brunner G, Schmidt FW (eds) Artificial Liver Support. Springer Verlag, Berlin Heidelberg New York, p 121
160. Bartelson NM, Basil T, Lavender AL (1974) 3′, 5′-cyclic AMP levels in hemodialysis patients. 7. Annual Meeting of the Amer Soc Nephrol 7
161. Bartos J, Bednarik T, Stejskal J, Valek A (1967) Arteriovenous subcutaneous fistula performed by means of the fibrin tunnel non-suture anastomosis. Proc Europ Dial Transpl Assoc 4: 356
162. Bassett DJC, Stockes KJ, Thomas WRG (1970) Wound infection with Pseudomonas multivorans, a waterborne contaminant of disinfection solutions. Lancet I: 1188
163. Bastl CP, Rudnick MW, Narins RG (1980) Diagnostic approaches to acute renal failure. In: Brenner BM, Stein JM (eds) Contemporary Issues in Nephrology 6: 17
164. Battezzati M, Taddei C, Scarsi EGM (1953) Il rene artificiale. Minerva med 2: 2001
165. Bauer J (1981) Heparin-Calcium and Psoriasis vulgaris. Dtsch Med Wschr 106: 318
166. Bauer M, Schulz E, Heidler R (1974) Die Oberarmfistel für die chronische Hämodialyse. Dtsch med Wschr 99: 451
167. Baukhage K (1974) Die Stärkung von Suspensionen. Chemie-Ingenieur-Technik 46: 134
168. Bazatto G, Colli U, Landini S, Lucatello S, Fracasso A, Moracchiello M (1980) Continuous ambulatory peritoneal dialysis without wearing a bag: complete freedom of patient and significant reduction of peritonitis. Proc Europ Dialysis Trans Assoc 17: 266
169. Beard BH (1969) Fear of death and fear of life. The dilemma in chronic renal failure, hemodialysis, and kidney transplantation. Arch Gen Psychiat 21: 373
170. Beard BH, Sampson TF (1981) Denial and objectivity in hemodialysis patients. In: Levy NB (ed) Psychonephrology, Wiley & sons Inc, New York, p 169
171. Beaumont JE, Rees ED, Luke RG (1977) Insulin resistance in uremia: Amino acid metabolism. Nephron 19: 322
172. Becher E (1925) Studien über die Pathogenes der echten Urämie, insbesondere über die Bedeutung der retinierten Phenole und anderer Darmfäulnisprodukte. Z Ges Inn Med 46: 369
173. Bechhold H (1907) Ultrafiltration. Biochem Z 4: 379
174. Beckenridge RL, Solberg LA, Pineda AA, Petitt RM, Dharkar DD (1982) Treatment of thrombotic thrombocytopenic purpura with plasma exchange, antiplatelet agents, corticosteroid, and plasma infusion: Mayo Clinic experience. J Clin Apheresis 1: 6
175. Beckens C, van Ypersele de Strihou C, Coche E, Troch R, Malvaux P (1969) Jodine metabolism in severe renal insufficiency. J clin Endocrinol Metabol 29: 293
176. Becker EL (1973) Chronic renal insufficiency. In: Becker EL (ed) Cornell Seminars in Nephrology, John Wiley & Sons, Inc, New York, p 1
177. Becker H, Große-Siestrup C, Schurig R, Affeld K, Gahl GM, Krautzberger W, Kessel M (1983) Die Peritonealdialysekatheter. Aktuelle Nephrologie, Wissenschaftliche Informationen, Fresenius Stiftung 3: 447
178. Becker H, Schurig R, Affeld K, Mohnhaupt A, Zartnack F, Frank J (1979) A new sterile connecting system to avoid peritonitis in CAPD. Proc Europ Dial Transpl Assoc 16: 733
179. Becker H, Schurig R, Gahl GM, Affeld K (1980) The importance of connecting systems to prevent peritonitis in continuous ambulatory peritoneal dialysis. In: Legrain M (ed) Continuous ambulatory peritoneal dialysis. Excerpta Medica (No 520), Amsterdam-Oxford-Princeton, p 86
180. Becker H, Schurig R, Gahl GM, Kessel M, Affeld K (1982) Clinical and Technical Experiences in Peritoneal Dialysis: Technique, Complications and New Technical Devices. In: Fenton S, Kaye M, Price I (eds) Peritoneal Dialysis. Communications Media for Education. Princeton Junction, New Jersey, USA, p 81
181. Becker H, Schurig R, Gahl GM, Schiller R, Kessel M (1980) Klinisch praktische Probleme der gegenwärtigen Behandlung mit kontinuierlicher ambulanter Peritonealdialyse (CAPD). Nieren- und Hochdruckkrankheiten 9: 278
182. Becker H, Schurig R, Gahl GM, Weihermüller K, Kessel M (1983) Diagnose und Therapie der Peritonitis bei kontinuierlicher ambulanter Peritonealdialyse (CAPD). Nieren- und Hochdruckkrankheiten 12: 270
183. Beemer RK, Hayes JF (1973) Hemodialysis using a mandrilgrown graft. Trans Amer Soc Artif Intern Organs 19: 43
184. Berger HG, Gögler H, Kraas E, Bittner R (1981) Endotoxin bei bakterieller Peritonitis. Chirurg 52: 81
185. Beger HG, Kraas E, Bittner R (1980) Endotoxinschock: Erkennung und Behandlung. Langenbecks Arch Klin Chir 352: 307
186. Beger HG, Kraas E, Hempel B (1980) Peritoneale Dialyse bei bakterieller Peritonitis: Endotoxin als Therapiekriterium. In: Schönborn H, Schuster HP (Hrg) Intensivmedizin bei gastroenterologischen Erkrankungen. Thieme Verlag Stuttgart, S 147
187. Beier W (1960) Biophysik. VEB Georg Thieme Verlag, Leipzig
188. Belzer FO, Hoffman RN, Miller DT, Glass NR, Sollinger HW, Southard JH (1984) A new perfusate for kidney preservation. Transpl Proc 16: 161
189. Belzer FO, Kountz SL (1971) Arteriovenous Quinton-Scribner shunt with the profunda femoralis artery and saphenous vein. Surg 70: 443

190. Belzer FO, Kountz SL, Perkins HA (1971) Red cell cold autoagglutinins as a cause of failure of renal allotransplantation. Transplantation 11: 422
191. Benet LZ, Galeazzi RL (1979) Nocompartmental determination of the steady-state volume of distribution. J Pharm Sci 68: 1071
192. Benhamon JP, Rueft B, Sicot C (1973) Severe hepatic failure: A critical study of currant therapy. In: Orlandi F, Jezequel AM (eds) Liver and Drugs. Academic Press, New York, p 213
193. Bennett WM, Muther RS, Parker RA, Feig P, Morrison C, Golper TA, Singer I (1980) Drug therapy in renal failure: dosing guidelines for adults. Part I and II. Ann Int Med 93: 62 (part 1), 286 (part 2)
194. Bennhold I (1965) Elektroenceophalographische Untersuchungen bei Urämien. Gastroenterologia (Basel) 104: 216
195. Bennhold I (1967) Elektroencephalographische Verlaufskontrollen bei Peritonealdialysen. Verh Dtsch Ges inn Med 72: 613
196. Bennhold I, Kubicki S, Kessel M (1965) The influence of glucose concentration in the dialysate on the electroenceophalograms of uraemic patients. Proc Europ Dial Transpl Assoc 2: 13
197. Bennike KA, Jarnum S (1964) Myoglobinuria with acute renal failure possibly induced by suxamethonium. Br J Anaesth 36: 730
198. Bergmann H (1960) Klinische Erfahrungen mit dem neuen Vasopressor Hypertensin. Wien med Wschr 110: 148
199. Bergström J (1978) Ultrafiltration without simultaneous dialysis for removal of excess fluid. Proc Europ Dial Transpl Assoc 15: 260
200. Bergström J (1978) Ultrafiltration without dialysis for removal of fluid and solutes in uremia. Clin Nephrol 9: 156
200a. Bergström J (1985) Acute and chronic metabolic effects of dialysis. Internat. Symposion on immune and metabolic aspects of therapeutic blood purification systems. Trondheim 14.-16.5. 1985
201. Bergström J, Asaba H, Fürst P, Oulès R (1976) Dialysis, ultrafiltration, and blood pressure. Proc Europ Dial Transpl Assoc 13: 293
202. Bergström J, Fürst P (1981) Urämische Toxine. In: Franz HE (Hrsg) Blutreinigungsverfahren. Georg Thieme Verlag, Stuttgart-New York
203. Bergström J, Fürst P, Zimmermann L (1980) Separation, Isolation and identification of middle molecules. Artif Org Suppl 4: 5
204. Berkmann E (1982) Issues in therapeutic apheresis. New Engl J Med 306: 1418
205. Berkson J, Gage RP (1950) Calculation of survival rates for cancer. Proc Staff Meet Mayo Clin 25: 270
206. Berlyne GM (1965) Chronic hemodialysis. Manchester Med Gaz 45: 10
207. Berlyne GM, Ari JB, Pest D, Weinberger J (1971) Polmonary embolism: a complication of the Cimino-Brescia fistula. Israel J med Sci 712: 303
208. Berlyne GM, Crooks LG (1965) Use of gamma ray sterilzed cellophane membranes in kiil kidney. Proc Europ Dial Transpl Assoc 2: 285
209. Berlyne GM, Jones H, Hewitt V, Nilwarangkur S (1964) Protein loss in peritoneal dialysis. Lancet I: 738
210. Berlyne GM, Lee HA, Giordano C, de Pascale C, Esposito R (1967) Amino acid loss in peritoneal dialysis. Lancet I: 1339
211. Berlyne GM, Lee HA, Ralston AJ, Woolcock JA (1966) Pulmonary complications of peritoneal dialysis. Lancet II: 75
212. Bernick JJ, Port FK, Favero MS, Brown DG (1979) Bacterial and endotoxin permeability of hemodialysis membranes. Kidney Int 16: 491
213. Berry ER, Rambach WA, Alt HL, Del Greco F (1965) Effect of peritoneal dialysis on erythrokinetics and ferro-kinetics of azotemic anemia. Trans Amer Soc Artif Intern Organs 10: 415
214. Berson SA, Yalow RS (1966) Parathyroid hormone in plasma in adenomatous hyperparathyroidism, uremia and bronchogenic carcinoma. Science 154: 907
215. Bertagna X, Donnadieu M, Idatte JM (1977) Dynamics and characterization of plasma immunoreactive B-melanolyte stimulating hormone in hemodialysis patients: Its relationship to ACTH. J clin Endocrinol Metabol 45: 1179
216. Bertolini R, Leutert G (1982) Atlas der Anatomie des Menschen, Springer Verlag, Berlin-Heidelberg-New York
217. Bessoudo R, Gray J (1978) Carbon monoxide poisoning and nonoliguric acute renal failure. Canad Med Ass J 119: 41
218. Better OS, Shaska SM, Windver J, Chairamonte C (1976) Improvement in the anemia of hemodialysis patients following parathyreoidektomie. Trans Amer Soc Nephrol 9: 1
219. Beullens T, Beclen R, van Ypersele de Strihou C (1971) Devices for Air Detection During Dialysis. Proc Europ Dial Transpl Assoc 8: 412
220. Beyer J-H, Krieger G, Schuff-Werner P, Köstering H, Nagel GA (1983) Möglichkeiten der Plasmapheresebehandlung bei metastasierenden Malignomen. Internist 24: 34
221. Bhat DJ, Tellis VA, Kohlberg WI, Driscoll B, Veith FJ (1980) Management of sepsis involving expanded polytetrafluorethylene grafts for hemodialysis access. Surgery 87: 445
222. Bilbrey EL, Faloona GR, Withe MA, Knochel JP (1974) Hyperglucagonemia of renal failure. J Clin Invest 53: 841

223. Bilinski B, Morris AJ (1971) Hemodialysis coil reuse. A safe and economical new method. J Amer med Ass 218: 1806
224. Bindeballe W, Drenkhahn E, Jüsgen W, Lahrtz Hg, Leybold K, Niedermayer W, Schemmel K (1973) Der Einfluß der Hämodialyse auf den Hormonstatus bei terminaler Niereninsuffizienz. Dtsch med Wschr 98: 661
225. Binswanger U (1979) Indikation zur Hämodialysebehandlung und Nierentransplantation. Schweiz med Wschr 109: 339
226. Binswanger U, Bammatter F, Keusch G et al, Schiffl H, Keller M (1980) In: Legrain M (ed) Continuous Ambulatory Peritoneal Dialysis. Excerpta Medica (No 520), Amsterdam-Oxford-Princeton, p 238
227. Birgegard G, Nilsson P, Wide L (1981) Regulation of iron therapy by S-ferritin estimations in patients on chronic hemodialysis. Scand J Nephrol 15: 59
228. Birke G, Liljedahl SO (1966) Nierenschädigungen bei ausgedehnten Verbrennungen mit Berücksichtigung der Behandlung mit Rheomacrodex®. Schweiz Med Wschr 16: 525
229. Bischel MD, Barbour BH (1974) Peritoneal Dialysis with Sorbitol versus Dextrose Dialysate. Nephron 12: 449
230. Bischel MD, Gans DS, Barbour BH (1972) Bilateral nephrectomy for hypertension. Ann intern Med 77: 656
231. Bischel MD, Neiman RS, Berne TV, Telfer N, Lukes RJ, Barbour BH (1972) Hypersplenism in the uremic hemodialyzed patient. Nephron 9: 146
232. Bischel MD, Scoles BG, Mohler JG (1975) Evidence for pulmonary microembolization during hemodialysis. Chest 67: 335
233. Bisson PG, Parker AS(1965) Veno-venous cannula for hemodialysis. Brit J Urol 37: 477
234. Biswas CK, Reid Milligan DA, Agte SD, Kenward DH, Tilley PJB (1980) Acute renal failure and myopathy after treatment with aminocaproic acid. Brit Med J 2: 115
235. Bixler HJ, Nelsen LM, Bluemle LW Jr (1968) The development of a diafiltration system for blood purification. Trans Amer Soc Artif Intern Organs 14: 99
236. Bjeletich J, Hickman RO (1980) The Hickman indwelling catheter. Amer J Nursing 80: 62
236a. Bjöldager PAL, Christiansen E, Aerenlund Jensen H, Paulev PEK (1981) Improved Effect of Hemodialysis on Acidemic Patients from an Acetate Concentration of 38 mmol/l. Nephron 27: 142
237. Blagg C, Scribner B (1976) In The Kidney. Ed. Brenner & Rector. Saunders, Philadelphia, p 1730
238. Blagg CR (1978) Acute Complications Associated with Hemodialysis. In: Drukker W, Parsons FM, Maher JF (eds) Replacement of renal function by dialysis. Martinus Nijhoff Medical Division, The Hague-Boston-London, p 486
239. Blagg CR, Hickman RO, Eschbach JW, Scribner BH (1970) Home hemodialysis: six years experience. New Engl J Med 283: 1126
240. Blakely WR (1970) Surgical management of the winged, in-line external artiovenous shunt for hemodialysis. Amer J Surg 120: 664
241. Blakeley WR (1973) The saphena-popliteal fistula. Dial & Transpl 2: 28
242. Blanke H, Kreuzer H, Wigger W, Scheler F (1977) Die Behandlung der akuten Linksherzinsuffizienz anurischer Patienten mit der Hämofiltration. Dtsch med Wschr 102: 1804
243. Blatt WE, David A, Michaels AS, Nelsen L (1970) In: Flinn JE (ed) Proc Symp Columbus Laboratories of Battelle Memorial Inst, Columbus Plenum Press, New York-London, p 47
244. Blatt WE, David A, Michaels AS, Nelsen L (1970) Solute Polarization and cake formation in membrane ultrafiltration: causes, consequences and control techniques. Membrane Science and Technology. Plenum Press, New York, p 47
245. Bleeker N, Burley J, Gellman A, Gilmore B, Hickerson M, Holden MO, Lenobel V, Dailey K (1979) The Dependent Elderly on Dialysis. Dial & Transpl 8: 867
246. Bliss S, Kastler AO, Nadler SB (1932) Peritoneal lavage. Effective elimination of nitrofenous wastes in the absence of kidney function. Proc Soc exp Biol (NY) 29: 1078
247. Blomfield J, Dixon SR, McCredie DA (1971) Potential hepatotoxicity of copper in recurrent hemodialysis. Arch intern Med 128: 555
248. Blomfield J, McPherson J, Gerge XRP (1968) Active uptake of copper and zinc during hemodialysis. Brit med J 141
249. Bloom SR, Adrian TE (1977) Mechanism of pancreatic polypeptide release. Lancet I: 698
250. Bloom V (1981) Functions of a liaison psychiatrist in a kidney center: personal reflections. Dial & Transpl 10: 51
251. Bloxsom A, Powell N (1948) The treatment of acute temporary dysfunction of the kidneys by peritoneal irrigation. Pediatrics 1: 52
252. Bluemle LW, Webster GD, Elkinton JW (1959) Acute tubular necrosis. Arch intern Med 104: 180
253. Blumberg A (1972) Die renale Anämie. Huber, Bern
254. Blumberg A (1981) Hämatologische Störungen bei Dialysepatienten. In: Franz HE (Hrsg) Blutreinigungsverfahren. Thieme, Stuttgart, S 235
255. Blumberg A, Esslen E, Bürgi W (1978) Myoinositol - a uremic neurotoxin? Nephron 21: 186
256. Blumberg A, Häusermann M, Strub B, Jenzer HR (1980) Herzrhythmusstörungen bei Langzeit-Hämodialysepatienten. Schweiz med Wschr 110: 1885
257. Blumberg A, Keller H, Marti HR (1973) Effect of altitude on eryhtropoiesis and oxygen affinity in anaemic patients on maintenance dialysis. Europ J clin Invest 3: 93

258. Blumberg A, Nelp WB, Hegstrom RM, Scribner BH (1967) Extracellular volume in patients with chronic renal disease treated for hypertension by sodium restriction. Lancet II: 69
259. Blumberg A, Scherrer M, Marti HR, Meyer M (1971) Red cell organic phosphate levels and in vivo oxygen-hemoglobin dissociation in patients on maintenance dialysis with anemia. Blut 22: 109
260. Blumenkrantz MJ, Gahl GM, Kopple JD, Kamdar AV, Jones MR, Kessel M, Coburn JW (1981) Protein Loss during Peritoneal Dialysis. Kidney Int 19: 593
261. Blumenkrantz MJ, Kopple JD (1976) VA Cooperative Study Participants: Incidence of nutritional abnormalities in uremic patients entering dialysis therapy. Kidney Int 10: 514
262. Blumenkrantz MJ, Kopple JD (1979) Metabolic balance studies in uremic patients undergoing continuous ambulatory peritoneal dialysis. Kidney Int 16: 882
263. Blumenkrantz MJ, Kopple JD, Gutman RA (1980) Methods for assessing the nutritional status of patients with renal failure. Amer J Clin Nutr 33: 1567
264. Blumenkrantz MJ, Kopple JD, Moran JK, Grodstein CP, Coburn JW (1981) Nitrogen and urea metabolism during continuous ambulatory peritoneal dialysis. Kidney Int 20: 78
265. Blumenkrantz MJ, Schmidt BW (1981) Managing the nutritional concerns of the patient undergoing peritoneal dialysis. Developments in Nephrology: Peritoneal Dialysis 2 Nolph KD 275
266. Blumenstein M, Gokel JM, Samtleben W, Thoenes GH (1981) Rapid progressive Glomerulonephritis bei einem jungen Mann mit günstigem Verlauf. Internist 22: 649
267. Blumenstein M, Schmidt B, Lysaght MJ, Bosch T, Samtleben W, Gurland HJ (1984) Molecular selectivity of cryofiltration plasmapheresis: A reappraisal. Trans Amer Soc Artif Intern Organs 30: 248
268. Bobeck JD, Cipoletti JJ, Wexler M (1978) Isothermic and kinetic studies of uremic metabolite adsorption with Ambersorb XE-344 resin. Kidney Int 13: 163
269. Bock HE, Nieth N, Solth K (1962) Anämie bei Niereninsuffizienz. Dtsch Med Wschr 87: 573
270. Boden G (1980) Human pancreatic polypeptide in chronic renal failure and cirrhosis of the liver: role of kidneys and liver in pancreatic polypeptide metabolism. J clin Endocrinol Metabol 51: 573
271. Boden G, Master RWP, Salvaggio A, Rudnick M (1978) Elevation of human pancreatic polypeptid (h PP) in chronic renal failure (CRF). Kidney Int 14: 737
272. Boen ST (1964) Peritoneal dialysis in clinical medicine. Charles C Thomas, Springfield (Ill)
273. Boen ST (1977) Overview and history of peritoneal dialysis. Dial & Transpl 6: 12
274. Böttcher M, Falkenhagen D, Holtz M, Nebe B, Ryan CJ, Klinkmann H (1983) Einsatzmöglichkeiten eines extrakorporalen Kreislaufes an der Ratte. Z Urol Nephrol 76: 593
275. Bohrer MP, Baylis C, Humes D, Glassock RJ, Robertson CR, Brenner BM (1978) Permselectivity of the glomerular capillary wall. J Clin Invest 61: 72
276. Bomar JR, Langford HG, Johnson BB (1966) Therapy of malignant hypertension assisted by chronic peritoneal dialysis. Circulation 34: 60
276a. Bommer J, Deinhardt F, Jilg W, Darai D, Andrassy K, Ritz E (1983) Impfung urämischer Patienten gegen Hepatitis B. Dtsch med Wschr 108: 1823
277. Bommer J, Ritz E, delPozo E et al (1979) Improved sexual function in male haemodialysis patients on bromocriptine. Lancet II: 496
278. Bommer J, Ritz E, Waldherr R, Gastner M (1981) Silicone cell inclusions causing multiorgan foreign body reaction in dialysed patients. Lancet I: 1314
279. Bommer J, Tschöpe W, Ritz E, Andrassy K (1976) Sexual behaviour of hemodialysed patients. Clin Nephrol 6: 315
280. Bommer J, Waldherr R, Ritz E (1983) Silicone Storage Disease in Long-Term Hemodialysis Patients. Contr Nephrol 36: 115
281. Bond IK, Elek HK, Jansen B, Linton PG, Fenton SSA (1979) Preliminary report of a double blind study on the effect of hemodialysis on schizophrenic symptomatology. Proc Europ Soc Artif Organs 6: 137
282. Bonomini V (1979) Early Dialysis 1979. Nephron 24: 157
283. Bonomini V, Albertazzi A, Vangelista A, Bortolotti GC, Stefoni S, Scolari MP (1976) Residual Renal Function and Effective Rehabilitation in Chronic Dialysis. Nephron 16: 89
284. Bonomini V, Orsoni G, Stefoni S, Vangelista A (1979) Hormonal changes in uremia. Clin Nephrol 11: 275
285. Bonomini V, Stefoni S, Vangelista A (1984) Long-Term Patient and Renal Prognosis in Acute Renal Failure. Nephron 36: 169
286. Bonzel KE, Mehls O, Lütgenhaus C, Mittendorf F, Müller-Wiefel DE, Diekmann L (1983) Kontinuierliche Peritonealdialyse (CPD) nach akutem Nierenversagen bei Neugeborenen und Säuglingen. 13. Jahrestagung der Arbeitsgemeinschaft für Pädiatrische Nephrologie (APN); In: Aktuelle Nephrologie, Wissenschaftl. Informationen, Fresenius-Stiftung, Heft 3: 420
287. Bonzel KE, Michelis K, Middendorf F, Diekman L (1982) Practical Problems with Continuous Ambulatory Peritoneal Dialysis in Children. In: Bulla M (ed) Renal Insufficiency in Children. Springer-Verlag; Berlin-Heidelberg-New York, p 204
288. Borah MF, Schoenfeld PY, Gotch FA, Sargent JA, Wolfson M, Humphreys MH (1978) Nitrogen balance during intermittent dialysis therapy of uremia. Kidney Int 14: 491
289. Borberg H (1981) Problems of plasma exchange therapy. In: Gurland HJ, Heinze V, Lee HA (eds) Therapeutic Plasma Exchange. Springer, Berlin-Heidelberg-New York, p 191

290. Borberg H (1983) The development of an automated immunosorption system using the LDL-apheresis model. (abstract) Europ J Clin 13: 39
291. Border WA, Lehmann DH, Egan JD, Sass HJ, Glode JE, Wilson CB (1974) Antitubular basement-membrane antibodies in methicillin - associated interstitial nephritis. New Engl J Med 291: 381
292. Bordier PJ, Marie PJ, Arnaud CD (1975) Evolution of renal osteodystrophy: Correlation of bone histomorphometry and serum mineral and immunoreactive parathyreoid values before and after treatment with calcium carbonate or 25-Hydroxycholecalciferol. Kidney Int 9: 102
293. Borges HF, Hochs J, Kjellstrand CM (1982) Mannitol intoxication in patients with renal failure. Arch Intern Med 142: 63
294. Borra S, Kleinfeld M (1980) Subcapsular liver hematomas in a patient on chronic hemodialysis. Ann Intern Med 93: 574
295. Bosch JP, Geronemus R, Ghatman S, Lysaght. M, Kahn T, v Albertine B (1978) High flux hemofiltration. Artif Org 2: 339
296. Bosch JP, Glabman S, Moutoussis G, Belledonne M, v Albertine B, Kahn T (1984) Carbon dioxide removal in acetate hemodialysis: Effects on acid base balance. Kidney Int 25: 830
297. Botey A, Gaya J, Montoliu J, Torras A, Rivera F (1981) Postsynaptic adrenergic unresponsiveness in hypotensive haemodialysis patients. Proc Europ Dial Transpl Assoc 18: 586
298. Boulanger M, Delva E, Mailéet JG, Paiment B (1976) Une nouvelle voie d'abord de la veine jugulaire interne. Canad Anaesth Soc J 23: 609
299. Bourne JR, Teschan PE (1983) Computer methods, uremic encephalopathy, and adequacy of dialysis. Kidney Int 24: 496
300. Bower JD (1969) Diskussionsbemerkung in Trans. Amer Soc Artif Intern Organs 15: 286
301. Bowry SK, Courtney JM, Prentice CRM, Travers M, Brown GS, Lowe GDO, Forbes CD (1984) Biomaterial Assessment: Measurement of Platelet Adhesion and Aggregation. In: Paul JP, Gayler JDS, Courtney JM, Glchchrist T (eds) Biomaterials in Artificial Organs. Mac Millen Press Ltd, London, p 219
302. Boyer J, Gill GN, Epstein FH (1967) Hyperglycemia and hyperosmolality complicating peritoneal dialysis. Ann Int Med 67: 568
303. Boyle R (1966) Trials proposed to be made for the improvement of the experiment of transfusing blood out of one live animal into another. Phil Trans 22: 385
304. Brade V (1979) Komplement-Funktion, biologische Bedeutung und klinische Aspekte. Münch med Wschr 121: 1521
305. Brain MC (1969) The haemolytic-uremic syndrome. Semin Hematol 6: 162
306. Brancaccio D, Galmozzi C, Casati S, Rurale D, Belloli S, Aroldi A, Graziani G, Ponticelli C (1979) Propranolol and uremic osteodystrophy. Proc Europ Dial Transpl Assoc 16: 668
307. Brandon JM, Nakamoto S, Rosenbaum JL, Franklin M, Kolff WJ (1961) Experience with periodic, long (± 20 hours) dialysis. Trans Amer Soc Artif intern Organs 7: 130
308. Brasch JL (1983) Mechanism of Adsorption of Proteins To Solid Surfaces an Its Relationship To Blood Compatibility. In: Szycher M (ed) Biocompatible Polymers, Metals and Composites. Technomic Publishing Co-Inc Lancaster, USA, p 35
309. Brasch JL, Lyman DJ (1969) Adsorption of plasma proteins in solutions to uncharged, hyperdophic polymer surfaces. J Biomed Mater Res 3: 175
310. Brasch JL, Uniyal S (1979) Dependence of albumin-fibrinogen simple and competitive adsorption on surface properties of biomaterials. J Polymer Sci C 66: 377
311. Brasch JL, Whicker SJ (1977) Interaction of platelet with surfaces: a factorial study of adhesion and associated release of serotonin. In: Kenedi RM, Courtrey JM, Cayler JDS, Gilchrist T (eds) Artificial Organs. Mac Millen Press, London, p 263
312. Brass H (1979) Hochdosierte Saluretika-Therapie beim akuten Nierenversagen. In: Sieberth H-G (Hrsg) Akutes Nierenversagen. Georg Thieme Verlag, Stuttgart
313. Brass H, Krückels ED, Müller G, Heintz R (1971) Pathomechanismen der Herzinsuffizienz bei Hämodialyse-Patienten. Dtsch med Wschr 96: 1319
314. Brass H, Lapp H, Heintz R (1974) Akute interstitielle Nephritis - mögliche Ursache eines akuten Nierenversagens. Dtsch med Wschr 99: 2335
315. Braun L (1966) Ungestörter Schwangerschaftsverlauf nach extrakorporaler Hämodialyse. Zbl Gynäk 88: 585
316. Braun-Falco O (1963) Übersicht über neue Behandlungsverfahren der Psoriasis vulgaris (Vitamin D_2, Folsäure, Milchsäure u. a.). Therapiewoche 13: 180
317. Braverman LE, Forster AE, Ingbar SH (1968) Thyroid hormone transport in the serum of patients with thyrotoxic GRAVE's disease before and after treatment. J clin Invest 47: 1349
318. Brdicka R (1965) Grundlagen der physikalischen Chemie. VEB Deutscher Verlag der Wissenschaften, S 539
319. Breathnach SM, Boon NA, Black MM, Jones NF, Wing AJ (1979) Psoriasis developing during dialysis. Br Med J 1: 236
320. Brecembaar W, Brinkman E, Ellens DJ, Beugeling T, Bantjes A (1984) Preferential adsorption of high density lipoprotein from blood plasma onte biomaterial surfaces. Biomaterials 5: 269
321. Brech WJ (1981) Urämische Glucoseintoleranz - Diabetes mellitus. In: Franz HE (Hrsg) Blutreinigungsverfahren - Technik und Klinik. Thieme, Stuttgart, S 167

322. Brech WJ, Piazolo P (1979) Erfahrung mit der Feriendialyse. Therapiewoche 29: 1569
323. Brech WJ, Piazolo P, Franz HE, Schörder KE (1971) Untersuchungen des Glukosestoffwechsels bei Hämodialysen mit einem glukosefreien Dialysat. Ärztl Forsch 25: 287
324. Brenner BM (1983) Hemodynamically mediated glomerular injury and the progressive nature of kidney disease. Kidney Int 23: 647
325. Brenner BM, Meyer TW, Hostetter TH (1982) Dietary protein intake and the progressive nature of kidney disease. The role of hemodynamically mediated glomerular injury in the pathogenesis of progressive glomerular sclerosis in aging, renal ablation, and intrinsic renal disease. New Engl J Med 307: 652
326. Brescia MJ, Cimino JE, Appoel K, Hurwich BJ (1966) Chronic hemodialysis using venipuncture and a surgically created arteriovenous fistula. New Engl J Med 275: 1089
327. Bricker NS, Hlad CJ (1955) Observations on the renal: Clearance of J 131. J clin Invest 34: 105
328. Bricker NS (1972) On the pathogenesis of the uremic state: An exposition of the „trade-off hypothesis". New Engl J Med 286: 1093
329. Bricker NS, Morrin PAF, Kime SW (1960) The pathologic physiology of chronic Bright's disease. Amer J Med 28: 77
329a. Bricker NS, Stokes JM, Lubowitz H, Dewey RR, Bernard HR, Hartroft PM (1958) Experimentally induced permanent unilateral renal disease in dogs. J Lab Clin Med 52: 571
330. Brickmann AS, Coburn JW, Massry SG, Norman AW (1974) 1,25 dihydroxy vitamin D_3 in normal man and patients with renal failure. Ann Intern Med 80: 161
331. Briedigkeit H, Rouvel J, Dziuba U, Lindenau K, Precht K (1977) Untersuchungen zur Desinfektion von Hämodialysegeräten. Z Urol 70: 705
332. Bright R (1831) Reports of Medical Cases, Selected with a View of Illustrating the Symptoms and Cure of Diseases by a Reference to Morbid Anatomy. Bd II, Longman, London
333. Brinkmann AJ, Costley DO (1973) Internal jugular venipuncture. J Amer Med Assoc 223: 182
334. Brittinger WD, v Henning GE, Huber W, Strauch M, Schwarzbeck A (1969) Shuntlose Hämodialyse durch Punktion der subcutan fixierten Arteria femoralis superficialis. Klin Wschr 47: 393
335. Brittinger WD, v Henning GE, Twittenhoff WD, Schwarzbeck A, Wittenmeier KW, Huber W, Ewald R, Rethel R, Kösters W (1971) Implantation of a plastic valve into the superficialised femoral artery. Proc Europ Dial Transpl Assoc 8: 521
336. Brittinger WD, Twittenhoff WD (1975) (Hrsg) Anschlußverfahren an die künstliche Niere. Verlag Carl Bindernagel, Friedberg/Hessen
337. Brivet F, Delfraissy JF, Balvoine JF, Blanchi A, Dormont J (1983) Insuffisance Rénale Aigue: l'Age n'intervient pas dans le prognostic. Néphrol 4: 14
337a. Broadus AE (1979) Nephrogenous Cyclic AMP as a Parathyroid Function Test. Nephron 23: 136
338. Brown CB, Cameron JS, Ogg CS, Bewick M, Stott RB (1973) Established acute renal failure following surgical operations. In: Friedman EA, Eliahou AE (eds) Proc Acute renal failure. Conference DHEW Publ No (NIH) 74-608: 107
339. Brown CB, Clarkson AR, Robson JS, Cameron JS, Thomson D, Ogg CS (1973) Hemolytic uraemic syndrome in women taking oral contraception. Lancet I: 1481
340. Brown CB, Odd CS, Cameron JS (1981) High dose frusemide in acute renal failure: a controlled trial. Clin Nephrol 15: 90
341. Brown CJ (1979) Chronic non-compliance in end-stage renal disease: Assessment and intervention. Dial & Transpl 8: 1210
342. Broyer M, Brunner FP, Brynger H, Donckerwolcke RA, Jacobs C, Kramer P, Selwood NH, Wing AJ (1982) Combined report on regular dialysis and transplantation in Europe, XII, 1981. Proc Europ Dial Transpl Assoc 19: 2
343. Broyer M, Donckerwolcke RA, Brunner FP, Brynger H, Jacobs C, Kramer P, Selwood NH, Wing AJ, Blake PH (1981) Combined report on regular dialysis and transplantation of children in Europe, 1980. Proc Europ Dial Transpl Assoc 18: 60
344. Brubaker LH, Nolph KD (1971) Mechanisms of recovery from neutropenia induced by hemodialysis. Blood 38: 623
345. Bruck SD (1973) Polymeric Materials: Current Status of Biocompatibility Biomat. Med Dev Artif Org 1: 79
346. Brull L (1928) Realisation de l'Ultrafiltration in vivo. Comptes rendus des séances de la Société de Biologie et de ses filiales 99: 1605
347. Brun-Buisson C, George C, LeGall JR, Regnier B, Carlet J, Rapin M (1979) L'insuffisance rénale aigue au cours des rhabdomyolyses non traumatiques. Nouv Presse Méd 8: 3957
348. Bruni J, Wang LH, Marbury TC, Lee CS, Wilder BJ (1980) Protein binding of valproic acid in uremic patients. Neurology 30: 557
349. Brunner F (1979) Treatment of psoriasis with dialysis (discussion remark). Proc Europ Dial Transpl Assoc 15: 176
350. Brunner FP, Brynger H, Chantler C, Donckerwolcke RA, Hathway RA, Jacobs C, Selwood NH, Wing AJ (1979) Combined report on regular dialysis and transplantation in Europe, IX, 1978. Proc Europ Dial Transpl Assoc 16: 2
351. Brunner FP, Giesecke B, Gurland HJ, Jacobs C, Parsons FM, Schärer K, Seyffart G, Spies G, Wing AJ

(1975) Combined report on regular dialysis and transplantation in Europe, V, 1974. Proc Europ Dial Transpl Assoc 12: 2

352. Brunner G (1981) Advances in the development of Immobilized Enzymes for Future Extracorporeal liver Support. In: Brunner G, Schmidt FW (eds) Artificial Liver Support, Springer Verlag, Berlin Heidelberg New York, p 230
353. Bryan CS, Stone WJ (1977) Antimicrobial dosage in renal failure: a unifying nomogramm. Clin Nephrol 7: 81
354. Bryant RE, Stucliffe MC (1971) A Method of quantitation of human leucocyte adhesion to glass. Proceedings of the Society for Experimental Biology an Medicine 141: 196
355. Brynger H, Brunner FP, Chantler C, Donckerwolcke RA, Jacobs C, Kramer P, Selwood NH, Wing AJ (1980) Combined report on regular dialysis and transplantation in Europe, X, 1979. Proc Europ Dial Transpl Assoc 17: 3
356. Buccianti G, Valenti G, Miradoli R, Bianchi ML, Vigo PL, Elli A, Polli EE (1981) Treatment of uremic Osteodystrophy: A clinical trial with Calcitonin, 25 Hydroxycholecalciferol and 1,25 Dihydroxycholecalciferol. Dial and Transpl 10: 523
357. Buckalew VM jr, Nelson DB (1974) Natriuretic and sodium transport inhibitory activity in plasma of volume-expanded dogs. Kidney Int 5: 12
358. Buckle RM, Care AD, Cooper CW, Gitelman HJ (1968) The influence of plasma magnesium concentration on parathyroid hormone secretion. J Endocr 42: 529
359. Buckner CD, Clift RA, Volwiter W, Donokus DM, Buonell JM, Saunders FC, Thomas ED (1973) Plasma Exchange in Patients with fulminant Hepatic failure. Arch Intern Med 32: 487
360. Bukowski RM, King JW, Hewlett JS (1977) Plasmapheresis in the treatment of thrombotic thrombocytopenic purpura. Blood 50: 413
361. Bull BS, Rubenberg ML, Dacie JV, Brian MC (1968) Microangiopathic hemolytic anemia: Mechanisms of red cell fragmentation. Br J Haematol 14: 643
362. Bull GM, Joekes AM, Lowe KG (1949) Conservative treatment of anuric uraemia. Lancet II: 229
363. Bull GM, Joekes AM, Lowe KG (1950) Renal function studies in acute tubular necrosis. Clin Sci 9: 379
364. Bulla M (1977) Dialyse im Kindesalter. In: Vivell O, Burmeister W (Hrsg) Bücherei des Pädiaters, Beihefte zur Zeitschrift „Klinische Pädiatrie", Heft 76, Ferdinand Enke Verlag, Stuttgart
365. Bulla M, Delling G, Offermann G, Ziegler R, Benz G, Lühmann H, Sanchez de Reutter A, Severin M (1979) Renal bone disorders in children: therapy with Vitamin D_3 or 1,25 Dihydroxycholecalciferol. Proc Europ Dial Transpl Assoc 16: 664
366. Bundschu HD (1978) Gonadenfunktion bei urämischen Patienten. In: Urämie als Intoxikationszustand, Wissensch Information Nephrologie. Fresenius-Stiftung, Beiheft 6, S 134
367. Bundschu HD (1981) Endokrine Störungen bei Niereninsuffizienz. In: Franz HE (Hrsg) Blutreinigungsverfahren. Thieme Verlag, Stuttgart-New York, S 222
368. Bundschu HD, Gupka D (1972) Über das Verhalten des Plasmatestosterons bei Männern unter intermittierender Dialysebehandlung. Klin Wschr 50: 711
369. Bundschu HD, Rager K, Keller S, Hayduk K, Pfeifer EH, Liebau G (1976) Auswirkungen einer langdauernden exogenen Gonadotropinzufuhr auf die testikuläre Insuffizienz bei Dauerdialysepatienten. Klin Wschr 54: 1039
370. Burchardt U, Koall W, Mörl M (1972) Zur Therapie des hyperkatabolen Nierenversagens bei der Weil'schen Erkrankung. Z ges inn Med 27: 178
371. Burckhard R (1966) Präparative Voraussetzungen zur klinischen Histologie des menschlichen Knochenmarkes. Blut 14: 30
372. Burden RP et al (1975) Acute reversible renal failure in patients with acute cholecystitis and cholangitis. Quart J Med 44: 65
373. Burdick JF, Beschorner WE, Smith WJ (1984) Characteristics of early routine renal allograft biopsies. Transplantation 38: 679
374. Burdon DW, Whitby JL (1967) Contamination of hospital disinfectants with Pseudomonas species. Br Med J 2: 153
375. Burge JC, Park HS, Whitlock CP, Schemmel RA (1979) Taste acuity in patients undergoing long-term hemodialysis. Kidney Int 15: 49
376. Burgert SL, Anderson CF (1979) An evaluation of upper arm measurements used in nutritional assessment. Amer J Clin Nutr 32: 2136
377. Burke JF, Francos GC, Moore LL, Sang Yon Cho, Lasker N (1978) Accelerated atherosclerosis in chronic-dialysis patients - Another look. Nephron 21: 181
378. Burman KD, Yeager HC, Briggs WA, Earl JM, Wartofsk L (1976) Resin hemoperfusion: A Method of removing Circulating Thyroid Hormones. J Clin Endocrin 42: 70
379. Burnell JM, Dawborn JK, Epstein RB, Gutman RA, Leinbach GE, Thomas ED, Volwiler W (1967) Acute hepatic coma treated by cross-circulation of exchange transfusion. New Engl J Med 276: 935
380. Burnell JM, Villamil MF, Uyeno BT, Scribner BH (1956) The effect on humans of extracellular pH change on the relationship between serum potassium concentration and intracellular potassium. J clin Invest 35: 935
381. Burns CB, Scheinhorn DJ (1982) Hypoxemia During Hemodialysis. Arch Intern Med 142: 1350

382. Burri C, Krischak G (1976) Technik und Gefahren des Kava-Katheters. Infusionstherapie 3: 174
383. Busarini L, Bassi F (1972) Leucocyte loss in haemodialysis. Acta haemat 48/5: 278
384. Buselmeier TJ, Cantieri JS (1978) Remission of psoriasis during haemodialysis. Brit Med J II: 1139
385. Buselmeier TJ, Cantieri JS, Dahl MV, Nelson RS, Baumgaertner JC, Bentley CR, Glotz RW (1979) Clearing of psoriasis after cardiac surgery requiring cardiopulmonary bypass oxygenation: A corrollary to clearance after dialysis? Brit Med Dermatol 100: 311
386. Buselmeier TJ, Kjellstrand CM (1973) AV shunts and fistulae in neonates, infants and children. Proc Europ Dial Transpl Assoc 10: 511
387. Buselmeier TJ, Kjellstrand CM, Dahl MV, Cantieri JS, Nelson RS, Burgdorf WC, Bentley CR, Najarian JS, Goltz RW (1978) Treatment of psoriasis with dialysis. Proc Europ Dial Transpl Assoc 14: 171
388. Buselmeier TJ, Najarian JS, Simmons RL, Rattazzi LC, v Hartizsch B, Callender CO, Goetz FC, Kjellstrand CM (1973) A-v fistulas and the diabetic: Ischaemia and gangrene may result in amputation. Trans Amer Soc Artif Intern Organs 19: 49
389. Buselmeier TJ, Nelson RS, Bentley CR, Dungey RK, Kjellstrand CM (1979) Dialysis treatment of psoriasis. Dial & Transpl 8: 568
390. Buselmeier TJ, Rynasiewicz JJ, Howard RH, Sutherland DER, Davin TD, Lynch RL, Hodson EH, Simmons RL, Najarian JS, Kjellstrand CM (1977) Fistulisation of shunt vasculature: a unique approach to fistula development. Brit med J 2: 993
391. Buselmeier TJ, Santiago EA, Simmons RL, Najarian JS, Kjellstrand CM (1971) Arteriovenous shunts for hemodialysis. Surgery 70: 638
392. Bussel A, Sitthy X, Reviron J (1982) Aspects technologiques et complications des exchanges plasmatiques. Rev Fr Transfus Immunohematol 25: 547
393. Bussel JA, Abbot JA, Lim RC (1971) A radial steal syndrome with arteriovenous fistula for haemodialysis. Ann Intern Med 75: 387
394. Bustamante J, Mateo MCM, de Pedro A De P, Manchado OO (1978) Changes in copper and ceruloplasmin in chronic renal insufficiency treated by hemodialysis and peritoneal dialysis. Nephron 22: 312
395. Butkus DE (1983) Persistant high mortality in acute renal failure. Arch intern Med 143: 209
396. Butler HG, Baker LD, Johnson JM (1977) Vascular access for chronic hemodialysis: Polytetrafluorethylene (PTEE) versus bovine heterograft. Amer J Surg 134: 791
396a. Buzello W (1975) Der Stoffwechsel von Pancuronium beim Menschen. Anaesthesist 24: 13
397. Byrd DJ, Berthold HW, Trefz KF, Kochen W, Gilli G, Schärer K, Schuler HW, Asbach HW (1976) Indolic tryptophan metabolism in uraemia. Proc Europ Dial Transpl Assoc 12: 347
398. Byrd L, Sherman RL (1979) Radiocontrast-Induced Acute Renal Failure: A Clinical and Pathophysiologic Review. Medicine 58: 270
399. Byrne JP, Stevens LE, Weader HD, Maxwell JG, Reemtsa K (1971) Adventages of surgical arteriovenous fistulas for hemodialysis. Arch Surg 359: 102
400. Byrom NP, Walls J, Mair HJ (1979) Fulminant psittacosis. Lancet 1: 353
401. Cadanapaphornchai P, Kurivila KC, Holmes J, Schrier RW (1974) Analysis of 5 year experience of home dialysis as a treatment modality for patients with endstage renal failure. Amer J Med 57: 789
402. Caglar S, Akkaya S, Koleman F, Yasavul U (1981) Treatment of psoriasis with dialysis (abstract). Kidney Int 19: 103
403. Calderaro V, Memoli B, Caputo A, Di Salvo E, Andreucci VE (1981) A double chamber catheter for chronic ambulatory peritoneal dialysis. In: Gahl GM, Kessel M, Nolph KD (eds) Advances in Peritoneal Dialysis. Excerpta Medica (No 567), Amsterdam-Oxford-Princeton, p 167
404. Callen IR, Limarzi LF (1950) Blood and bone marrow studies in renal disease. Am J Clin Pathol 20: 3
405. Callen IR, Limarzi LR, Lueth HC (1947) Blood and bone marrow findings in renal disease. J Lab Clin Med 32: 1429
406. Cambi V, Garini G, Savazzi B, Arisi L, David S, Zanelli P., Bono F, Gardini F (1983) Short dialysis. Proc Europ Dial Transpl Assoc 20: 111
407. Cameron A, Courtney JM, Gilchrist T, MacDowell J, Waler JM (1974) The Selection and use of Activated Carbon to treat Kidney Diseases and Drug Overdose 4. Intern Carbon and Graphite Conference
408. Cameron JR, Grant R, MacGregor R (1962) An improved technique for the measure of bone mineral content in vivo. Radiology 78: 117
409. Campbell RA, Bartos D, Bartos F, Grettie AP, Talwalkar YB, Musgrave JE (1976) Serum free polyamines in human renal disease by radioimmunoassay. Clin Res 24: 199 A
410. Campbell RA, Talwalker Y, Bartos D, Bartos F, Musgrave J, Harner M, Puri H, Grettie D, Dolney AM, Logan B (1978) Polyamines, uremia and hemodialysis. In: Campbell RA (ed) Polyamines. Raven Press, New York 2: 319
411. Camussi G, Pacitti A, Tetta C, Bellone G, Mangaricaretti G, Canarese C, Segoloni G, Vercellone A (1984) Mechanism of neutropenia in hemodialysis (HD). Trans Amer Assoc Artif Int Org 30: 364
412. Cannaud B, Mimran A, Liendo-Liendo C, Slingeneyer A, Mion C (1980) Blood pressure control in patients treated by continuous ambulatory peritoneal dialysis. In: Legrain M (ed) Continuous Ambulatory Peritoneal Dialysis. Excerpta Medica, Amsterdam-Oxford-Princeton, p 212
413. Cantarovich F, Galli C, Benedetti L, Chena C, Gastro L, Correa C, Loredo JP, Fernandez JC, Locatelli A, Tizado J (1973) High dose frusemide in established acute renal failure. Brit J Med 4: 449

414. Capelli JP, Camiscioli TC, Vallorani RD (1985) Comparative analysis of survival on home hemodialysis, in-center hemodialysis and chronic peritoneal dialysis (CAPD-IPD) therapies. Dial & Transpl 14: 38
415. Carlon GC, Campfield PB, Goldiner PL, Turnbull AD (1979) Hypoxemia during hemodialysis. Critical Care Med 7: 497
416. Carlsson DJ, Shapiro FL (1970) Methemoglobinemia from well water nitrates: A complication of home dialysis. Ann intern Med 73: 757
417. Carmody M, Cattell WR, Cambi V, Koch KM, Baillod RA (1975) Dialysis - Petrified or Progressive. Proc Europ Dial Transpl Assoc 11: 537
418. Carmody M, Dwyer WFO, Walsh A (1964) A comparison of peritoneal and hemodialysis. Proc Europ Dial Transpl Assoc 1: 191
419. Caro J, Brown ST, Miller O, Murray T, Ersler AB (1979) Erythropoietin levels in uremic nephric and anephric patients. J Lab Clin Med 93: 449
420. Carter JN, Eastmann CJ, Corcoran JM (1974) Effect of severe chronic illness on thyroid function. Lancet II: 971
421. Castro LA, Hampel G, Gethardt R, Fateh A, Gurland HJ (1977) Entwicklung einer Methode zur Kombination von Haemodialyse und Haemoperfusion (Diaperfusion). In: Dittrich P, Kopp KF (Hrsg) Aktuelle Probleme der Dialyseverfahren und der Niereninsuffizienz. VI. Symposium Innsbruck, Verlag Carl Bindernagel, Friedberg/Hessen, S 266
422. Castro LA, Hillebrand G, Gurland HJ (1984) Cyclosporin A - ein neuer Weg in der Behandlung nierentransplantierter Patienten. Schriftenreihe der Bayerischen Landesärztekammer 63: 49
423. Castro LA, Kessel M (1976) Shunt methods and problems in regular dialysis treatment. In: Renal Insufficiency. Würzburg Symposium, November 1974, Thieme, Stuttgart, p 217
424. Catell WR, McIntosh C, Moseley I, Fry I (1973) Excretion urography in acute renal failure. Brit med J 2: 275
425. Catto G, Junor BJR, Fraser RA, Smith FW, Ettinger KV, Edwards N, MacLeod M (1979) Renal Osteopenia - an assesment of long-term therapy with Vitamin D analogues. Proc Europ Dial Transpl Assoc 16: 637
426. Catto G, Smith F, MacLeod M (1973) Treatment of Muscle Cramps During Maintenance Haemodialysis. Brit med J 3: 389
427. Cattran DC, Tenton SSA, Wilson DR, Steiner G (1976) Defective triglyceride removal in lipemia associated with peritoneal dialysis and demodialysis. Ann Intern Med 85: 29
428. Cavagna R, Casol D, De Paoli Vitali E, Tessarin C, Bandiani G, Camaiora E, Nicolini MA, Perotta V (1981) Interchangeable abdominal catheter for peritoneal dialysis (Letter to the editor). Int J Artif Organs 4: 108
429. Cavagna R, Casol D, De Paoli Vitali E, Tessarin C, Riegler P, Huber W, Bandiani G, Camaiora E, Nicolini MA, Perotta V (1981) Experience with Repl-A-Cath interchangeable peritoneal catheter. In: Gahl GM, Kessel M, Nolph KD (eds) Advances in Peritoneal Dialysis. Excerpta Medica (No 567), Amsterdam-Oxford-Princeton, p 176
430. Cernacek P, Spustova V, Dzurik R (1984) Inhibitor(s) of protein synthesis in uremic serum and urine: Partial purification and relationship to amino acid transport. Biochem Med 27: 305
431. Cestero RVM, Jacobs MO, Freeman RB (1980) A regional and stage renal disease program; twelve years experience. Ann intern Med 93: 494
432. Chadwick D, French AT (1979) Uraemic myoclonus: an example of reticular reflex myoclonus? J Neurol Neurosurg Psychiatry 42: 52
433. Champion H, Long W, Smith H, Sacco W, Nyikos P, Cowley RA, Gill W (1974) Indications for early haemodialysis in multiple trauma. Lancet I: 1125
434. Chan MK, Varghese Z, Persaud JW, Baillod RA, Morrhead JF (1980) HDL cholesterol and intravenous fat tolerance in dialysis patients. Proc Europ Dial Transpl Assoc 17: 247
435. Chang CS, Goldwasser E (1973) A cytoplasmic protein mediating induced nuclear RNA Synthesis. Biologe 34: 246
436. Chang TMS (1964) Semipermeable Microcapsules. Science 146: 524
437. Chang TMS (1969) Removal of endogenous and exogenous toxins by a microencapsulated adsorbent. Can J Physiol Pharmacol 47: 1043
438. Chang TMS (1972) Artificial Cells. Charles C Thomas, Springfield (Ill)
439. Chang TMS (1972) Hemoperfusion over microencapsulated adsorbent in a patient with hepatic coma. Lancet II: 1371
440. Chang TMS (1975) Experience with the treatment of acute liver failure patients by haemoperfusion over biocompatible microencapsulated (coated) charcoal. In: Williams R, Murray Lyon IM (eds) Artificial Liver Support. Pitman Medical, London, p 229
441. Chang TMS (1976) Microcapsule artificial kidney: Including updated preparative procedures and properties. Kidney Int 10: 218
442. Chang TMS (1976) Hemoperfusion alone and in series with ultrafiltration or dialysis for uremia, poisoning and liver failure. Kidney Int 10 (Supp 7), p 305
443. Chang TMS (1978) Microcapsule artificial kidney in replacement of renal function. With emphasis on adsorbent hemoperfusion. In: Drukker W, Parsons FM, Maher JF (eds) Replacement of Renal Function by Dialysis. Martinus Nijhoff Publishers, The Hague-Boston-London, p 217
444. Chang TMS (1981) Hemoperfusion, Exchange Transfusion, Cross Circulation, Liver Perfusion, Hormones

and Immobilized Enzymes. In: Brunner G, Schmidt FW (eds) Artificial Liver Support. Springer Verlag, Berlin-Heidelberg-New York, p 126
444a. Chang TMS, Migchelsen M (1975) Characterization of possible „toxic" metabolites in uremia and hepatic coma based on the clearance spectrum for larger molecules by the ACAC micro-capsule artificial kidney. Trans Amer Soc Artif Int Organs 19: 314
445. Chantler C, Donckerwolcke RA, Brunner FP, Brynger H, Hathway RA, Jacobs C, Selwood NH, Wing AJ (1979) Combined report on regular dialysis and transplantation of children in Europe 1978. Proc Europ Dial Transpl Assoc 16: 79
446. Chavez CM, Bower JD (1969) Femorosaphenous shunt for haemodialysis. Southern med J 62: 345
447. Chen WT, Chu CH, Schiltz JR, Nakamoto S (1978) In search of „psoriasis factor(s)": A new approach by extracorporeal treatment. Artif Organs 2: 203
448. Chenoweth DE (1984) Complement Activation During Hemodialysis: Clinical Observations, Proposed Mechanisms and Theoretical Implications. Artific Organs 8: 281
449. Chenoweth DE, Cheung AK, Henderson LW (1983) Anaphylatoxin formation during hemodialysis: effects of different dialyzer membranes. Kidney Int 24: 764
450. Chenoweth DE, Cooper SW, Higli TE, Stewart RW, Blackstone EE, Kirklin JW (1981) Complement activation during cardiopulmonary bypass. New Engl J Med 304: 498
451. Chesney RW, Chesney PJ, Davis JP (1981) Acute Renal Failure in the Toxic-Shock Syndrome Patient. Contemporary Dialysis 2: 8
452. Chesney RW, Kaplan BS, Freedom RM, Haller JA, Drummonds KN (1975) Acute renal failure: An important complication of cardiac surgery in Infants. J Pediatr 87: 381
453. Chester AC, Argy WP jr, Rakowski TA, Schreiner GE (1978) Polycystic kidney disease and chronic hemodialysis. Clin Nephrol 10: 129
454. Chester AC, Rakowski TA, Argy WP et al (1979) Hemodialysis in the eight and ninth decades of life. Arch intern Med 139: 1001
455. Chiandussi L, Higgs B (1961) Haemodialysis by percutaneous catheterization of femoral artery and vein with regional heparinisation. Lancet II: 857
456. Chillar RR, Desforges JF (1974) Red cell organic phosphates in patients with chronic renal failure on maintenance haemodialysis. Br J Haematol 26: 549
457. Chinard FP (1954) The definition of osmotic pressure. J chem Educ 31: 66
458. Chinitz J, Onesti G, Brest AN, Swartz C (1969) Radiography of the AV shunt in hemodialysis. J Amer Med Ass 207: 2286
459. Chinitz J, Yokoyama T, Bower R, Swartz Ch (1972) Self-scaling prothesis for arteriovenous fistula in man. Trans Amer Soc Artif Intern Organs 18: 452
460. Chmiel H (1981) Technologische Aspekte zur Membranplasmapherese. In: Gurland HJ, Heinze V, Lie HA (eds) Therapeutic Plasma Exchange. Springer Verlag, Berlin-Heidelberg-New York, p 15
461. Chmiel H, Schmidt KG, Streicher E (1977) Detovikationsverfahren in der Medizin. Chem Ing Techn 49: 231
462. Chokroverty S, Bruetman ME, Berger V, Reyes MG (1976) Progressive dialytic encephalopathy. J Neurol Neurosurg Psychiatry 39: 411
463. Chokroverty S, Gandhi V (1982) Electroencephalograms in patients with progressive dialytic encephalopathy. Clin Electroencephalography 13: 122
464. Chopra IJ, Chopra U, Smith SR (1975) Reciprocal changes in serum concentration of 3,3,5 triiodothyronine (reserve T_3) and triiodothyronine T_3 in systemic illness. J clin Endocrinol Metabol 41: 1043
465. Chopra S, Chung T, Vicks S, Rubin R, Flamenbaum W, Hamburger R (1983) The effects of three dialyzer membrans on blood gases (ABG) and white blood cell count (WBS). Kidney Int 23: 145
466. Christophers E, Schröder JM (1981) Neutrophile Granulozytenchemotaxis and Psoriasis. Hautarzt 32: 558
467. Chuang HYK, King WF, Mason RG (1978) Interactions of plasma proteins with artifical surfaces: proteins adsorption isotherms. J Lab Clin Med 92: 483
468. Chuang HYK, Mohammed SF, Sharma NC, Mason RG (1980) Interaction of human α-thrombin with artificial surfaces and reactivity of adsorbed α-thrombin. J Biomed Mater Res 14: 467
469. Chuang H, Sharma N, Mohammed S, Mason R (1979) Adsorption of thrombin onto artificial surfaces and its detection by an immuno radiometric assay. Proc Int Soc Artific Organs 2: 226
470. Chugh KS, Kumar B, Pareek SK, Kher V, Shingal PC, Lal M, Sharma L (1981) Evaluation of dialytic therapy in psoriasis. A controlled study. Abstracts 8th Int Congr Nephrol, p 379
471. Ciechanover M, Peresecenschi G, Aviram A, Steiner JE (1980) Malrecognition of Taste in Uremia. Nephron 26: 22
472. Cimino JE, Brescia MJ (1962) Simple venipuncture for hemodialysis. N Engl J Med 267: 608
473. Civetta JM, Gabel JC, Gemer M (1972) Internal-jugular-vein puncture with a margin of safety. Anesthesiology 36: 622
474. Clairmont P, Haberer H v (1905) Experimentelle Untersuchungen zur Physiologie und Pathologie des Peritoneums. Langenbecks Arch klin Chir 76: 1
475. Clark JG, Sumerling MD (1966) Muscle necrosis and calcification in acute renal failure due to barbiturate intoxication. Brit Med J II: 214
476. Clark WF, Lindsay RM, Linton AL (1981) Plasma exchange in lupus nephritis. Contr Nephrol 3: 229

477. Clark WF, Lindsay RM, Ulan RA, Cordy PE, Linton AL (1981) Chronic plasma exchange therapy in SLE nephritis. Clin Nephrol 16: 20
478. Clarkson BA (1966) Uric acid related to uremic symptomes. Proc Europ Dial Transpl Assoc 3: 3
479. Clayton S, Quinton C, Oreopoulos DG (1981) Training Technique for Continuous Ambulatory Peritoneal Dialysis. Peritoneal Dial Bull 1: 23
480. Clements RS, DeJesus PV, Winegrad AT (1973) Raised plasma myoinositol levels in uraemia and experimental neuropathy. Lancet I: 1137
481. Clough JD, Getzy DM, Calabrese LH, Frank SA, Mazanec DJ (1980) Immune complexes and immunoregulation. In: Krakauer R, Cathcart MK (eds) Immunoregulation and Autoimmunity, Elsevier, North Holland-New York, p 21
482. Clunie GJA, Martin AM, Nolan B (1967) Intermittent haemodialysis: insertion and care of the silastic-teflon cannula. Brit med J 3: 88
483. Clyne DH, Epstein J, Sloman G, Andrews JT, Hare WSC, Morris PJ, Marshall VC, Kincaid-Smith P (1979) Retrograde cerebral emboli during procedures to clear arteriae thrombi from haemodialysis shunts. Med J Austr 57-I: 359
484. Coburn JW (1979) Renal osteodystrophy: Unanswered questions and problems. De Gruyter, Berlin
485. Cockcroft DW, Gault MH (1976) Prediction of Creatinine Clearance from Serum Creatinine. Nephron 16: 31
486. Codon CJ, Freeman RM (1970) Zinc metabolism in renal failure. Ann Intern Med 73: 531
487. Coen G, Taccone Galluci M, Bonucci E, Ballanti P, Matteucci MC, Miletti L, Mazeferro S, Picca S, Cinotti GD, Casciani CU (1981) 25 OHD_3 and 1,25 $(OH)_2D_3$, single and combined administration in renal osteodystrophy (RO): Biochemical and histologic evaluation. Europ Dial Transpl Assoc, Abstr 20
488. Coevoet B, Desplan C, Sebert JL, Makdassi R, Gheerbrandt JD, Tolani M, Calmette C, Moukhtar MS, Fournier A (1979) Acute effects of propranolol and metoprolol on plasma concentrations of parathyreoid hormone and calcitonin in uremic patients. Proc Europ Dial Transpl Assoc 16: 649
489. Cohen BD (1970) Guanidinosuccinic acid in uremia. Arch intern Med 126: 846
489a. Cohen EN, Brewer HW, Smith D (1967) The metabolism and elimination of d-tubocurarine H^3. Anaesthesiology 28: 333
490. Cohen GF, Burgess JH, Kaye M (1970) Peritoneal dialysis for the treatment of pericarditis in patients on chronic hemodialysis. Can Med Assoc J 102: 1365
491. Cohen IM, Schreiber SC, Novak R, Reisine T, Yamamura HI (1979) Hemodialysis in schizophrenia (abstract). Kidney Int 16: 914
492. Cohen SL, Comty ChM, Shapiro FL (1970) The Effect of Age on the Results of Regular Haemodialysis Treatment. Proc Europ Dial Transpl Assoc 7: 254
493. Cohn HE, Solit RW (1973) Arteriovenous fistulas for chronic haemodialysis. Surg Clin N Amer 53: 673
494. Colbert C, Bachtell RS, Sharp R, Lesko N (1977) Bone mineral density in chronic renal failure. Dial & Transpl 6: 77
495. Coles GA (1972) Body composition in chronic renal failure. Quart J Med 41: 25
496. Collins AJ, Shapiro FL, Keshaviah PR, Ilstrup KM, Andersen RC, O'Brien TJ, Martinez FJ, Cosentino LC (1981) Blood access without skin puncture. Trans Amer Soc Artif Intern Organs 27: 308
497. Colombi A (1961) Differentialdiagnose der chronisch-interstitiellen Nephritis und der primär-chronischen Pyelonephritis. Schweiz med Wschr 91: 1099
498. Colombi A (1980) Die Peritonealdialyse. Ferdinand Enke Verlag, Stuttgart
499. Colombi A (1981) Wiederverwendung von Dialysatoren. In: Franz HE (Hrsg) Blutreinigungsverfahren, Georg Thieme Verlag, Stuttgart, S 87
500. Colombi A (1981) Hämodialyse-Kurs, 3. Aufl, Ferdinand Enke Verlag, Stuttgart, S 73
501. Colombi A (1981) Unveröffentlichte Beobachtung
502. Colombi A, Colombo A (1977) Hämofiltration mit modifiziertem Cordis Mischgenerator. Tag Schweiz Ges Nephrol, Lausanne
503. Colombi A, Gianella C (1980) Straight implantation of the Tenckhoff catheter for continuous ambulatory peritoneal dialysis. In: Legrain M (ed) Continuous ambulatory peritoneal dialysis. Excerpta Medica, p 69
504. Colombi A, Karrer W (1976) Wiedergebrauch der Kapillarniere (Poster). Tag Schweiz Ges Nephrol
505. Colombi A, Mannhart M, Massini M-A, Thölen H (1969) Vorbereitung und Auswahl chronisch niereninsuffizienter Patienten zur Dialyse und Nierentransplantation. Schweiz med Wschr 99: 1201
506. Colombi A, Müller C (1982) Drei Jahre CAPD (kontinuierliche ambulante Peritonealdialyse) in der Zentralschweiz. Dtsch Gesundh-Wesen 37: 1121
507. Colombi A, Truniger B, Rosenthal Ch (1979) Kontinuierliche ambulante Peritonealdialyse, ein Wendepunkt in der Dialysebehandlung? Schweiz Med Wschr 109: 1876
508. Colombi A, Wyss R, Pfister G, Stoll B, Bussmann HU, Rosenthal Ch, Müller G, Brodhage H, Schneider A (1982) Kontinuierliche ambulante Peritonealdialyse (CAPD). Ther Umsch 39: 396
509. Comty CM (1981) Behandlung der diabetischen urämischen Patienten mit Dialyse und Transplantation. In: Franz HE (Hrsg) Blutreinigungsverfahren, 2. Auflage, Thieme, Stuttgart New York, S 274
510. Comty CM, Baillod RA, Crockett R, Shaldon S (1966) Forty months experience with a nurse-patient operated chronic dialysis unit. Proc Europ Dial Transpl Assoc 3: 98

511. Comty CM, Cohen SL, Shapiro FL (1971) Pericarditis in chronic uremia and its sequels. Ann intern Med 75: 173
512. Comty CM, Rottka H, Shaldon S (1964) Blood pressure control in patients with endstage renal failure treated by regular haemodialysis. Proc Europ Dial Transpl Assoc 1: 205
513. Comty CM, Shapiro FL (1978) Cardiac complications of regular dialysis treatment. In: Drukker W, Parsons FM, Maher JF (eds) Replacement of renal function by dialysis. Martinus Nijhoff Medical Division, The Hague-Boston-London, p 519
514. Condom CJ, Freemann RM (1970) Zinc metabolism in renal failure. Ann Intern Med 73: 531
515. Conger JD (1980) The use of prophylactic dialysis in acute renal Failure. Contemporary Dialysis 1: 36
516. Contiguglia SR (1972) Total body magnesium excess in chronic renal failure. Lancet I: 1300
517. Cooper JD, Lazarowitz VC, Arieff AI (1978) Neurodiagnostic abnormalities in patients with acute renal failure. J Clin Invest 61: 1448
518. Corcoran AC, Page IH (1943) Effects of hypotension due to hemmorrhage and of blood transfusion on renal function in dogs. J exp Med 78: 205
519. Cordingley FT, Jones NF, Wing AJ, Hilton PJ (1980) Reversible renal failure in malignant hypertension. Clin Nephrol 14: 98
520. Cordy PE (1976) Treatment of bone disease in patient on chronic hemodialysis with dihydrotachysterol. Trans Amer Soc Artif Intern Organs 22, 60
521. Corey P (1981) An approach to the statistical analysis of Peritonitis data from patients on CAPD. Peritoneal Dial Bull 1: 29
522. Corey PN, Steele C (1983) Risk factors associated with time to first infection and time to failure on CAPD. Peritoneal Dial Bull, Suppl 3: 14
523. Cormane RH (1981) Immunopathology of psoriasis. Arch Dermatol Res 270: 201
524. Cormane RH, Hunyadi J, Hamerlinck F (1976) Méchanismes immunologiques du psoriasis. Ann Derm Syph 103: 567
525. Corry RJ, Patel NP, West JC (1980) Surgical management of complications of vascular access for hemodialysis. Surg Gynec Obstetr 151: 49
526. Cotter FE, Newland AC, Turnbill AI (1983) Plasma exchange in autoimmune thrombocytopenic purpura. Vox Sang 45: 197
527. Cotteril JA, Barker DJ, Millard LG (1978) Plasma exchange in the treatment of pemphigus vulgaris. Brit J Dermatol 98: 243
528. Co-Tui F, Artter FC, Wright AM, Holt RB (1944) Red cell reinfusion and the frequence of plasma donations. J Am Med Ass 124: 331
529. Coulthard MG (1980) An evaluation of treatment with heparin in the haemolytic-uremic syndrome (HUS) successfully treated by peritoneal dialysis. Arch Dis Child 55: 393
530. Counahan R, Cameron JS, Ogg CS, Spurgeon P, Williams DG, Winder E, Chantler C (1977) Presentation, management, complications, and outcome of acute renal failure in childhood: five years' experience. Brit Med J 5: 599
531. Counts S, Hickman R, Garbaccio A, Tenckhoff H (1973) Chronic home peritoneal dialysis in children. Trans Amer Soc Artif Intern Organs 19: 157
532. Courtney JM, Falkenhagen D (1984) Blood Purification by Sorption: An assessment of the effectiveness and bloodcompatibility of selected haemosorbents. B-Promotions-Arbeit, W-Pieck-Univ Rostock, DDR, S 125
533. Courtney JM, Gilchchrist T (1980) Polymers in medicine. In: Kenedi RM (ed) A textbook of biomedical engineering. Blackie, Glasgow, p 77
534. Courtney JM, Gilchrist T, Hood R, Townsend W (1976b) A novel method for preparing coated carbon granules. Proc Europ Soc Artif Intern Organs 2: 210
535. Cousineau J, Chang TMS (1978) Conversion of urea and ammonia to amino acid using sequental enzymatic reaction with microencapsulated multi-enzyme-systems. In: Chang TMS (ed) Artificial kidney, artificial liver and artificial cells. Plenum Press New York, p 249
536. Cox DR (1972) Regression models and life-tables (with discussion). J R Stat Soc B 34: 187
537. Craddock PR, Fehr J, Brigham KL, Kronenberg RS, Jacob HS (1977) Complement and leukocyte-mediated pulmonary dysfunction in hemodialysis. N Engl J Med 296: 769
538. Craddock PR, Hammerschmidt D, White JG, Dalmasso AP, Jacob HS (1977) Complement (C5a)-induced granulocyte aggregation in vitro: a possible mechanism of complement-mediated leukostasis und leukopenia. J Clin Invest 60: 260
539. Craig LC (1965) In: Reiley CN (ed) Advances in analytical chemistry and instrumentation, Vol 4, New York NY, Intercience Publishers, p 35
540. Cramond WA, Knight PR, Lawrence JR et al (1968) Psychological aspects of the management of chronic renal failure. Brit Med J 1: 539
541. Crapper DR, Krishman SS, Dalton AJ (1973) Brain aluminum distribution in Alzheimer's disease and experimental neurofibrillary degeneration. Science 180: 511
542. Cree JO, Berger SA (1968) Plasmapheresis and positiv-pressure ventilation in hepatic coma with respiratory arrest. Lancet II: 976
543. Crosnier J, Jungers P, Couroucé AM, Laplanche A, Benhamou E, Degos F, Lacour B, Prunet P, Cerisier Y,

Guesry P (1981) Randomised placebo-controlled trial of hepatitis B surface antigen vaccine in French haemodialysis units: I, Medical staff. Lancet I: 455

544. Crosnier J, Jungers P, Courouсé AM, Laplanche A, Benhamou E, Degos F, Lacour B, Prunet P, Cerisier Y, Guesry P (1981) Randomised placebo-controlled trial of hepatitis B surface antigen vaccine in French haemodialysis units: II, Haemodialysis patients. Lancet I: 797
545. Cross AS, Steigbigel RT (1976) Infective endocarditis and access infections in patients on hemodialysis. Medicine 55: 453
546. Cueille G, Man NK, Sausse A, Farges JP, Funck-Brentano J-L (1980) Technical aspects on middle molecules: separation, isolation and identification. Artif Org Suppl 4: 8
547. Cunningham JN, Carter NW, Rector FC Jr, Seldin DW (1971) Resting transmembrane potential difference of skeletal muscle in normal subjects and severely ill patients. J Clin Invest 50: 49
548. Cunnungham RS (1920) Studies on absorption from serous cavities. Amer J Physiol 53: 488
549. Curtis EK, Boen ST (1965) Automatic peritoneal dialysis with a simple cycling machine. Lancet II: 620
550. Curtis EK, Cole JJ, Fellows BJ, Tyler LL, Scribner BH (1965) Hemodialysis in the home. Trans Amer Soc Artif Intern Organs 9: 7
551. Curtis JR, Eastwood JB, Smith EKM, Storey JM, Verroust PJ, De Wardener HE, Wing AJ, Wolfson EM (1969) Maintenance haemodialysis. Quart J Med 38: 49
552. Cutler SJ, Ederer F (1958) Maximum utilization of the life table method in analyzing survival. J chron Dis 8: 699
553. Czekalski S, Gryczynska M, Slvczanowski W, Golebiowska I (1980) Hyperglucagonemia in patients on regular dialysis treatment. In: Watschinger B, Osten B, Seyffart G (Hrsg) 4. Donausymposion für Nephrologie, Verlag Carl Bindernagel, Friedberg/Hessen, S 124
554. Czekalski S, Malczewska B, Sowinski J, Sobieszczyk S, Kozak W, Eder M, Baczyk K (1978) Serum concentration of pituitar thyroid and gonadal hormones in nondialysed and dialysed male with chronic renal failure. Proc EDTA 15, p 599
555. Daily PO, Griepp RB, Shumway NE (1970) Percutaneous internal jugular vein cannulation. Arch Surg 101: 534
556. Dale DC (1979) Neutrophils and the acute inflammatory response in chronic renal failure. Dial & Transpl 8: 314
557. Dalen A, Hellgren L, Iversen OJ, Vincent J (1980) Presence of retrovirus in psoriasis (abstract). J Invest Dermatol 74: 450
558. D'Amour ML, Dufresne LR, Morin C, Slaughter D (1984) Sensory nerve conduction in chronic uremic patients during the first six months of hemodialysis. J Canad Sciences Neurol 11: 269
559. Damus PS, Hicks M, Rosenberg RD (1973) Anticoagulant action of heparin. Nature 246: 355
560. Dandona P, Marshall NJ, Bidey SP, Nathan A (1974) Successful treatment of exophthalmus and pretibial myxoedema with plasmapheresis. Brit Med J I: 376
561. Dandona P, Marshall NJ, Bidey S, Nathan AW, Havard CWH (1980) Treatment of acute malignant exophthalmus with plasma exchange. In: Stockigt JR, Nagataki S (ed): Thyroid Research VIII (Australian Academy of Science), 583
562. Dandona P, Newton D, Platts MM (1977) Long-term hemodialysis and thyroid function. Brit med J I: 134
563. Dapper F, Wizemann V, Moosdorf M, Tabbert M (1982) Behandlung der Niereninsuffizienz nach herzchirurgischen Eingriffen. Med Welt 33: 808
564. Dardik H, Ibrahim IM, Dardik I (1976) Arteriovenous fistulas constructed with modified human umbilical cord vein graft. Arch Surg 111: 60
565. Dau PC (1979) Remission of psoriasis during plasmapheresis therapy. Arch Dermatol 115: 1171
566. Dau PC (1983) Therapeutic apheresis in multiple sclerosis. In: Lysaght MJ, Gurland HJ (eds) Plasma Separation and Plasma Fractionation. Current Status and Future Directions, Karger, Basel - München - Paris - London - New York - Tokyo - Sydney, p 75
567. Dau PC, Miller RG, Denys EH (1982) Experience with plasmapheresis in 153 neurologic patients. Int J Artif Organs 5: 37
568. Daubresse JC, Lerson G, Plonteux G (1976) Lipids and lipoproteins in chronic uremia: a study of the influence of regular heodialysis. Eur J Clin Invest 6: 159
569. David DS (1977) Mineral and bone homeostasis in renal failure. In: David DS (ed) Calcium metabolism in renal failure and nephrolithiasis, While J and Sons, New York, p 1
570. Davidson MB, Fister MB, Dabir-Vaziri N, Schaffer M (1976) Effect of protein intake and dialysis on the abnormal growth hormone, glucose and insulin homeostasis in uremia. Metabolism 25: 455

570a. Davidson MB, Lowrie EG, Hampers CL (1969) Lack of dialysable insulin antagonist in uremia. Metabolism 18: 387

571. Davidson WD, Dolan MJ, Whipp BJ, Weitzman RE, Wasserman K (1982) Pathogenesis of Dialysis-Induced Hypoxemia. Artif Organs 6: 406
572. Davidson WD, Moore TC, Shippey W, Conovaloff A (1974) Effect of bilateral nephrectomy and bilateral ureteral ligation on serum gastrin levels in the rat. Gastroenterology 66: 522
573. Davies DTP (1968) Hypermagnesaemia and platelet function in uremic bleeding. Lancet I: 301
574. Davis JW, McField JR, Phillips PE, Graham BA (1972) Guanidinosuccinic acid on human platelet effects of exogenous urea, creatinine and aggregation in vitro. Blood 39: 388

575. Davison AM (1978) Holidays for Dialysis Patients. In: Drukker W, Parsons FM, Maher JF (eds) Replacement of renal function by dialysis. Martinus Nijhoff Medical Division, The Hague-Boston-London, p 482
576. Daul A, Graben N, Bock KD (1981) Septikämie als Komplikation der Hämofiltration. Diagnostik Intensivther 6: 284
577. Day RE, White RH (1977) Peritoneal dialysis in children: Review of 8 years experience. Arch Dis Childh 52: 56
578. Dayan AD, Gardner-Thorpe C, Down PF, Gleadle RI (1970) Peripheral neuropathy in uremia. Neurology 20: 649
579. Dean N, Bemis JA (1983) Multiple use of hemodialyzers. In: Drukker W, Parsons FM, Maher JF (eds) Replacement of Renal Function by Dialysis. Martinus Nijhof Publishers, Boston The Hague Dordrecht Lancaster
580. DeBacker WA, Verpoorten GA, Borgonjon DJ, Vermeire PA, Lins RR, DeBroe ME (1983) Hypoxemia During Hemodialysis: Effects of different membranes and dialysate compositions. Kidney Int 23: 738
581. Decourcelle PH, Moriniere P, Gueris J, Calmettes C, Bataille P, Fievet P, Gheerbrandt JD, Fournier A (1981) Effect of cimetidine on plasma levels of parathyreoid hormone (PTH) and Calcitonin (CT) in Uremia. Europ Dial Transpl Assoc, Abstr 26
582. DeCubber A, DeWolff C, Lameire N (1978) Single needle hemodialysis with the double headpump via subclavian vein. Dial & Transpl 12: 1261
583. Defalque RJ (1971) Fatal complication of subclavian catheter. Canad Anaesth Soc J 18: 681
584. Defalque RJ (1974) Percutaneous catheterization of the internal jugular vein. Anesthesia and Analgesia 53: 116
585. Degoulet P, Legrain M, Réach I, Aimé F, Devriès C, Rojas P, Jacobs C (1982) Mortality risk factors in patients treated by chronic hemodialysis. Nephron 31: 103
586. Degoulet P, Reach I, Di Giulio S, Devries C, Rouby JJ, Aime F, von Lanthen M (1981) Epidemiology of dialysis induced hypotension. Proc Europ Dial Transpl Assoc 18: 133
587. Delano BG, Friedman EA (1978) Regular dialysis treatment. In: Drukker W, Parsons FM, Maher JF (eds) Replacement of renal function by dialysis. Martinus Nijhoff Medical Division, The Hague-Boston-London, p 426
588. Delaporte Ch, Gros F, Anagnostopulos T (1980) Inhibitory effects of plasma dialysate on protein synthesis in vitro: influence of dialysis and transplantation. Amer J Clin Nutrition 33: 1407
589. Delling G (1977) Bone cells as well as bone remodelling surfaces in renal bone disorders and their changes after therapy - A quantitaive analysis. In: Norman AW (ed) Vitamin D biochemical, chemical and clinical aspects related to calcium metabolism. de Gryter - Berlin - New York
590. Delling G, Lühmann H (1979) Morphologie und Histomorphometrie der renalen Osteopathie. In: Hesch RD, Hehrmann R (Hrsg) Renale Osteopathie - Diagnostik, präventive und kurative Therapie, Thieme, Stuttgart
591. Delling G, Schulz W (1981) Knochenstoffwechselstörungen bei Dauerdialysepatienten. In: Franz HE (Hrsg). Blutreinigungverfahren. Thieme, Stuttgart, S 245
592. Delmez JA, Holtmann B, Sicard GA, Goldberg AP, Harter HR (1982) Peripheral nerve entrapment syndromes in chronic hemodialysis patients. Nephron 30: 118
593. Demedts M, Crotte J de, Vandamme B, Clemet VJ (1974) Discriminative and prognostic signs in acute hepatic coma treated by plasmapheresis 11, 105
594. Demeulenaere L, Barbier F, Vermeire P (1969) Plasmapheresis in hepatic coma. Lancet I: 152
595. Deming M, Van N (1964) In: Nelson WE (ed) Textbook of pediatrics, 8th ed, Philadelphia, WB Saunders Co, London
596. De-Nour AK (1973) Role and reactions of psychiatrists in chronic hemodialysis programs. Psychiatry in Med 4: 63
597. De-Nour AK (1979) Adolescents' adjustment to chronic hemodialysis. Am J Psychiat 136: 430
598. De-Nour AK (1980) The hemodialysis unit. Adv psychosom Med 10: 132
599. De-Nour AK (1980) Medical staff's attitudes and patients' rehabilitation. Proc Europ Dial Transpl Assoc 17: 520
600. De-Nour AK, Czaczkes JW (1968) Emotional problem and reactions of the medical team in a chronic haemodialysis unit. Lancet II: 987
601. De-Nour AK, Czaczkes JW (1971) Professional team opinion and personal bias. A study of a chronic hemodialysis unit team. J Chron Dis 24: 533
602. De-Nour AK, Czaczkes JW (1972) Personality factors in chronic hemodialysis patients causing noncompliance with medical regimen. Psychosom Med 34: 333
603. De-Nour AK, Czaczkes JW (1977) Nurses' rejection and acceptance of patients. A study of a chronic hemodialysis unit. Ment Hlth Soc 4: 85
604. Denti E, Luboz MP, Tessore V (1975) Adsorption characteristics of cellulose acetate coated charcoals. J Biomed Mater Res 9: 143
605. Derksen RHWM, Wiel A van, Poortman J, der Kinderen PJ, Kater L (1983) Plasma-exchange in the treatment of severe thyrotoxicosis during pregnancy. 17th Annual Meeting Europ Soc Clin Invest, Travemünde
605a. Derot M, Legrain M, Guedon J, Pingard P, Roy JL (1966) L' insufficiance rénale aigue post abortum. Presse méd 74: 1579

606. Derot M, Prunier P, Rudier P, Prunier M (1960) Deux cases du nécrose corticale du rein. Bull Soc méd Hôp Paris 76: 812
607. Desforges JF (1970) Anemia in uremia. Arch Int Med 126: 808
608. Dettli L, Spring P, Ryter S (1971) Multiple dose kinetics and drug dosage in patients with kidney disease. Acta pharmacol 29, Suppl 3: 211
609. Deutsch V, Frankl O, Drory Y, Eliahou H, Braf ZF (1971) Bilateral renal cortical necrosis with survival through the acute phase with a note on the value of selective nephroangiography. Amer J Med 50: 828
610. Diaz-Buxo JA, Chandler JT (1980) Home Dialysis – The best alternative? Dial & Transpl 9: 812
611. Diaz-Buxo JA, Chandler JT, Farmer CD, Smith DL (1977) Chronic peritoneal dialysis at home – a comparison with hemodialysis. Trans Amer Soc Artif Intern Organs 23: 191
612. Diaz-Buxo JA, Walker PJ, Chandler JT, Farmer CD, Holt KL, Cox P (1981) Continuous cyclic peritoneal dialysis. In: Gahl GM, Kessel M, Nolph KD (eds) Advances in Peritoneal Dialysis. Excerpta Medica, Amsterdam-Oxford-Princeton, p 126
613. Dichoso CC, Minuth AN, Eknoyan G (1975) Malignant hypertension recovery of renal function after renal allograft failure. Arch intern Med 135: 300
614. Dickes R (1942) Relation between the symptoms of uremia and the blood levels of the phenols. Arch Intern Med 69: 446
615. Diekmann L, Bonzel K-E, Gildein R, Kissler M (1979) Erfahrungen mit der Sequenz-Ultrafiltrationshämodialyse bei Kindern. Nieren- und Hochdruckkrankheiten 3: 112
616. Diekmann L, Palm D, Bonzel KE, Hülsmeiser J, Geyer C (1979) EEG-Veränderungen bei Kindern während Sequenzultrafiltrationshämodialyse und konventioneller Hämodialyse. Nieren- und Hochdruckkrankheiten 8: 106
617. Dieter K (1978) Stofftransportvorgänge bei der Blutreinigung mit künstlichen Nieren. Verfahrenstechnik 12: 670
618. Dieter K, Franz HE, Breitig D, Meyer C, Schmidt-Wiederkehr P (1977) Blutdetoxikation durch simultane Dialyse und Diafiltration. Biomed Technik 22: 277
619. Dieter K, Franz HE, Piazolo P (1972) Medizinische und Verfahrenstechnische Aspekte beim Bau und Betrieb künstlicher Nieren. Chem Ing Techn 44: 1333
620. Digenis GE, Khauna R, Matthews R, Oreopoulos DG (1982) Abdominal hernias in patients undergoing CAPD. Peritoneal Dial Bull 2: 115
621. Dillon ML, Scott SM, Vasquez MD, Postlethwait RW, Dart CH, Oteen NC (1972) Tissue response to an arterial substitute of bovine origin. Arch Surg 105: 577
622. Diskin CJ, Salzsieder KH, Solomon RJ, Carvalho JS, Trebbin WM (1981) Electrocardiographic changes following Dialysis. Nephron 27: 94
623. Distiller LA, Morley JE, Sagel J, Pokroy M, Rabkin R (1975) Pituitary-gonadal function in chronic renal failure: The effect of luteinizing hormone – releasing hormone and the influence of dialysis. Metabolism 24: 711
624. Dittrich P, Gurland HJ, Kessel M, Massini MA, Wetzels E (1970) Hämodialyse und Peritonealdialyse, 2. Aufl, Wetzels E (Hrsg), Springer, Berlin Heidelberg New York
625. Dixon SR, McKean WI, Pryor JE, Irvine ROH (1970) Changes in acid-base balance during peritoneal dialysis with fluid containing lactate ions. Clin Sci 39: 51
626. Dobbelstein H (1975) Immunmechanismen bei Urämie. Klin Wschr 53: 461
627. Dobbelstein H, Körner WF, Mempel W, Grosse-Wilde H, Edel HH (1974) Vitamin B_6 deficiency in uremia and its implications for the depression of immune responses. Kidney Int 5: 233
628. Dobkin JF, Miller MH, Steigbigel NH (1978) Septicemia in patients on chronic hemodialysis. Ann Intern Med 88: 28
629. Dodd NJ, O'Donovan RM, Bennett-Jones DN, Rylance PB, Bewick M, Parsons V, Weston MJ (1983) Arteriovenous haemofiltration: a recent advance in the management of renal failure. Brit Med J 287: 1008
630. Dörr M (1979) Aminosäurenverlust im Dialysat bei Patienten unter chronischer Haemodialyse. Inaugural-Dissertation, Mainz
631. Doerr W, Seifert G, Uehlinger E (1976) Spezielle pathologische Anatomie. Band 2, Teil 2: Otto HF, Wanke M, Zeitlhofer J: Darm und Peritoneum. Springer, Berlin Heidelberg New York, S 632
632. Doherty JE, Bissell JK, Kane JJ, de Soyza N, Murphy ML, Flanigan WL, Dalrymple GV (1975) Tritiated digoxin: Studies in renal disease in human subjects. Int J Clin Pharmacol Biopharm 12: 89
633. Dolan MJ, Whipp BJ, Davidson WD, Weitzman RE, Wasserman K (1981) Hypopnea associated with acetate hemodialysis: Carbon Dioxide-Flow-Dependent Ventilation. New Engl J Med 305: 72
634. Dolovich J, Bell B (1978) Allergy to a product(s) of ethylene oxide gas. J Allergy Clin Immunol 62: 30
635. Donckerwolcke RA, Chantler C, Broyer M (1983) Paediatric Dialysis. In: Drukker W, Parsons FM, Maher JF (eds) Replacement of Renal Function by Dialysis. Martinus Nijhoff Publishers, Boston-The Hague-Dordrecht-Lancaster, p 514
636. Donckerwolcke RA, Chantler C, Broyer M, Brunner FP, Brynger H, Jacobs C, Kramer P, Selwood NH, Wing AJ (1980) Combined report on regular dialysis and transplantation of children in Europe, 1979. Proc Europ Dial Transpl 17: 87
637. Dongradi G, Sanchez A, Jardin F, Margairaz A (1977) Insuffisance rénale aigue révélatrice d'une urgence chirurgicale abdominale. Nouv Presse Med 6: 1741

638. Dossetor JB, Oh JH, Dayes L, Pappius HM (1964) Brain urea and water changes with rapid hemodialysis of uremic dogs. Trans Amer Soc Artif intern Organs 10: 323
639. Dost FH (1968) Grundlagen der Pharmakokinetik, 2. Aufl. Thieme, Stuttgart
640. Dotremont G, Piessens J, Verberkmoes R (1970) Haemodynamic studies in patients on chronic haemodialysis by venipuncture of a peripheral arteriovenous fistula. Acta Cardiol 25: 230
641. Doyle FH, Aung T, Carroll RNP, Williams ED, Snackman R (1972) Bone resorption in chronic renal failure. A comparison of radiological and histological assessment. Brit med Bull 28: 225
642. Doyle JE (1962) Extracorporeal hemodialysis therapy in blood chemistry disorders. Charles C Thomas, Springfield (Ill)
643. Drayer DE (1976) Pharmacologically active drug metabolites: therapeutic and toxic activities, plasma and urine data in man, accumulation in renal failure. Clin Pharmacokinet 1: 426
644. Drees A, Gallagher EB (1981) Hemodialysis, rehabilitation, and psychological support. In: Levy NB (ed) Psychonephrology, Plenum Medical, New York, p 133
645. Dreyer C, Eckert G, Haeger J, Holloway CJ (1981) Agarose-Encapsulated Adsorbents III. In Vitro Haemocompatibility. In: Brunner G, Schmidt FW (eds) Artificial Liver Support. Springer, Berlin Heidelberg New York
646. Drill A (1969) Die neurologische Symptomatologie der Niereninsuffizienz. Schriftenreihe Neurologie 2: 70. Springer, Berlin Heidelberg New York
647. Driscoll JD, Heird WC, Schullinger JN, Gongaware RD, Winters RW (1972) Total intravenous alimentation in low-birth-weight infants: a preliminary report. J Pediatrics 81: 145
648. Drori JB, Weinstein R, Weis T (1979) The effect of continuous ambulatory peritoneal dialysis in chronic schizophrenia. Psychopharmacol Bull 15: 17
649. Drueke T, Chkoff N, Di Giuilo S, Delons S, Man NK, Jungers P, Crosnier J (1979) Absence of increased motor nerve conduction velocity after parathyroidectomy in dialysis patients. Kidney Int 15: 449
650. Drukker W (1985) European Dialysis Notes - Which Membrane? Part II. Dial & Transpl 14: 142
651. Drukker W, Alberts C, Jungerius NA (1965) Dialysate glucose concentration and plasma osmolality during haemodialysis in acute renal failure. Proc Europ Dial Transpl Assoc 2: 7
652. Drukker W, Parsons FM, Gordon A (1979) Practical application of dialysate regeneration: The REDY System, in: Drukker W, Parsons FM, Maher JF (eds) Replacement of renal function by dialysis, M Nijhoff Publishers, The Hague, Boston, London, p 244
653. Drukker W, Parsons FM, Maher JF (1979) Replacement of renal function by dialysis. M Nijhoff Publishers, The Hague, Boston, London, p 147
654. Drutz DJ (1979) Altered cell mediated immunity and its relationship to infection susceptibility in patients with uremia. Dial & Transpl 8: 320
655. Duckworth WC, Heinemann M, Kemp K (1975) Insulin and Glucagon degradation by kidney. Clin Res 23: 318
655a. Ducrot H, Slama R (1960) Les insufficiances rénales associés à une pancréatite aigue. Rev méd-chir Mal Foie 35: 199
656. Dudziak P, Pulver KG, Zinganell K, Bircks W, Ferbers E, Wetzels E (1967) Die Diurese während arterieller Niederdruckphasen bei Herz- und Gefäßoperationen mit Hilfe extracorporaler Zirkulation und ihre Beeinflussung durch Mannit. 10. Tagg Schweiz Dtsch u Öst Ges f Anaesthesiologie Salzburg 21.-23.9. 1967
657. Dürr F, Zysno E, Nieth N (1965) Der Einfluß der extrakorporalen Hämodialyse auf das Elektroencephalogramm bei akutem und chronischem Nierenversagen. Klin Wschr 43: 1140
658. Dumler F, Levin NW (1979) Leukopenia and hypoxemia; unrelated effects of hemodialysis. Arch Intern Med 139: 1103
659. Dumont LJ, Lum GM (1979) The use of an available delivery systems for diafiltration/ultradiffusion. Dial & Transpl 8: 221
660. Dunea G, Muhurkar DG, Mamdani B, Smith EC (1978) Role of aluminium in dialysis dementia. Ann Intern Med 88: 502
661. Dunlop EH, Gazzard BG, Langley PG, Weston MJ, Cox LR, Williams R (1976) Design features of haemoperfusion columns containing activated charcoal. Med Biol Engineering 14: 220
662. Dunn I, Weinstein IM, Maxwell MH, Kleeman CR (1958) Significance of circulating phenols in anemia of renal disease. Proc Soc Exp Biol Med 99: 86
663. Durnin JV, Womersley J (1974) Body fat assessed from total body density and its estimation from skin fold thickness; Measurements on 481 men and women aged from 17-72 years. Br J Nutr 32: 77
664. Dyck PJ, Johnson WJ, Lambert EH, O'Brien PC (1971) Segmental demyelination secondary to axonal degeneration in uremic neuropathy. Mayo Clin Proc 46: 400
665. Dyke van DC, Layrisse M, Lawrence JH, Garcia JF, Pollycove M (1961) Relation between severity of anemia and erythropoietin titer in human beeings. Blood 18: 187
666. Dytnerskij J (1976) Membranprozesse zur Trennung flüssiger Gemische. VEB Deutscher Verlag für Grundstoffindustrie, Leipzig, S 77
667. Dzúrik R (1980) Metabolic alterations caused by uraemia. Proc Europ Dial Transpl Assoc 17: 577
668. Dzúrik R, Adam J, Valovicova E, Reznicek J, Zvara V (1971) The effect of haemodialysis on blood peptide levels. Proc Europ Dial Transpl Ass 8: 167
669. Eales L, Dowdle EB, Saunders SJ (1964) Acute renal failure: its course and prognosis. S Afr med J 38: 251

670. Eales L, Simenhoff ML (1961) Acute renal failure – its diagnosis and management including the use of the twincoil artificial kidney. S Afr med J 35: 960
671. Easterling RE (1977) Racial factors in the incidence and causation of end stage renal diseases (ESRD). Trans Amer Soc Artif Intern Organs 23: 28
672. Easterling RE, Forland M (1964) A five year experience with prophylactic dialysis for acute renal failure. Trans Amer Soc Artif Intern Organs 10: 200
673. Eastwood JB, Phillips ME, Minty P, Gower PE, Curtis JR (1983) Heparin inactivation, acidosis and copper poisoning due to presumed acid contamination of water in a hemodialysis unit. Clin Nephrol 20: 197
674. Eastwood JB, Stamp TCB, De Wardner HE, Bordier PJ, Arnaud CD (1977) The effect of 25-hydroxy vitamin D_3 in the osteomalacia of chronic renal failure. Clin Sci molec Med 52: 499
675. Eaton JW, Kolpin CF, Swofford HS, Kjellstrand CM, Jacob HS (1973) Chlorinated urban water: A cause of dialysis-induced hemolytic anemia. Science 181: 463
676. Edel HH (1965) Indikation und Risiken der Hämodialyse beim akuten Nierenversagen. Internist 6: 167
677. Edel HH (1966) Dialysetherapie bei chronischer Pyelonephritis. In: Losse H, Kienitz M (Hrsg) Die Pyelonephritis. Thieme, Stuttgart
678. Edel HH, Gurland HJ, Renner E (1962) Die Schockniere. Internist 3: 531
679. Edel HH, Gurland HJ, Renner E, Eigler J, Buchborn E (1965) Das Verhalten des Blut-Liquor-Gradienten bei Azotämie und ihre Beeinflussung durch die Hämodialyse. Klin Wschr 43: 1081
679a. Edelman IS, Leibman J, O'Meara MP, Birkenfeld LW (1958) Interrelations between serum sodium concentration, serum osmolarity and total exchangeable sodium, total exchangeable potassium and total body water. J Clin Invest 37: 1236
680. Ederer F, Axtell LM, Cutler SJ (1961) The relative survival rate: a statistical methodology. Natl Cancer Inst Monogr 6: 101
681. Editorial (1981) Decreased taste acuity in chronic renal patients. Nutrition rev 39: 207
682. Editorial (1982) Hazards of apheresis. Lancet II: 1025
683. Edwards AE, Kopple JD, Kornfeld CM (1973) Vibrotactile threshold in patients undergoing maintenance dialysis. Arch Int Med 132: 706
684. Edwards DJ, Mangione A, Cumbo TJ, Schentag JJ (1981) Predicted tissue accumulation of Netilmicin in patients. Antimicrob Agents Chemoth 20: 714
685. Effersøe P, Raaschou A, Thomson C (1962) Bilateral renal cortical necrosis. Amer J Med 33: 455
686. Eggerth AH (1921) The preparartion and standardization of collodion membranes. J Biol Chem 48: 203
687. Ehrlich LE, Powell SL (1983) Care of the patient with a Gore-Tex Peritoneal dialysis catheter. Dial & Transpl 12: 472
688. Eiseman B, Beart R, Norton L (1977) Multiple organ failure. Surg Gynec Obstet 144: 323
689. Eiseman B, Knipe P, McColl HA, Orloff MJ (1961) Isolated liver perfusion for reducing blood ammonia. Arch Surg 83: 356
690. Eiseman B, Liem DS, Raffucci F (1965) Heterologous liver perfusion in treatment of hepatic failure. Ann Surg 162: 329
691. Eklund SG, Johansson SV, Strandberg O (1971) Anemia in uremia. Acta med Scand 190: 435
692. Eknoyan G, Seigel MB (1971) Recovery from anuria due to malignant hypertension. J Amer med Ass 215: 1122
693. Eknoyan GS, Wacksman SI, Glueck HI (1969) Platelet function in renal failure. New Engl J Med 280: 677
694. Eksborg S, Persson BA, Allgén LG, Bergström J, Zimmermann L, Fürst P (1978) A seletive method for determination of methylguanidine in biological fluids. Its application in normal subjects and uremic patients. Clin chim Acta 82: 141
695. Elders MJ, Wingfield GS, McNutt ML, Clark JS, Hughes ER (1975) Glucocorticoid therapy in children. Amer J Dis Child 129, p 1993
696. Elliott HL, Acdougall AI, Fell GS, Gardiner PHE, Williams ED (1980) Dialysis encephalopathy – evidence implicating aluminium. Dial & Transpl 9: 1027
697. Elliott HL, Dryburgh F, Fell GS, Sabet S, Macdovgall AL (1977) Aluminium toxicity during regular hemodialysis. Brit Med J 1: 1101
698. Elliot RW, Ashcroft R, Clarkson BA, Kerr NS, Robson A (1964) Long-term follow-up of renal function following acute renal failure complicating pregnancy. Proc Europ Dial Transpl Assoc 1: 107
699. Elmgren DT, Cheung LY, Bloomer A, Maxwell JG (1974) Acute renal failure after abdominal surgery. Amer J Surg 128: 743
700. Emanuel B, Goldin M, Brauer M (1963) Serratia marcescens septicemia following artificial kidney dialysis. J Urol 90: 34
701. Emerson CP Jr, Burrows SA (1949) The mechanism of anaemia and its influence on renal function in chronic uremia. J Clin Invest 28: 779
702. Emrich HM, Kissling W, Fischler M, Zerssen GD v, Riedhammer H, Edel HH (1979) Hemodialysis in schizophrenia: three failures with chronic patients (letter). Am J Psychiatry 136: 1095
703. Engel GL (1968) A life setting conducive to illness. The giving-up-given-up complex. Ann Int Med 69: 293
704. English ICW, Frew RM, Piggot JF (1969) Percutaneous catheterisation of the internal jugular vein. Anaesthesia 24: 521

705. English ICW, Frew RM, Pigott JF, Zaki M (1969) Percutaneous catheterization of the internal jugular vein. Anaesthesia 24: 521
706. Epstein M, Schneider NS, Befeler B (1975) Effect of intrarenal furosemid on renal function and intrarenal hemodynamics in acute renal failure. Amer J Med 58: 510
707. Erben J, Kvasnicka J, Bastecky J (1969) Experience with routine use of subclavian vein cannulation in hemodialysis. Proc Eur Dial Transpl Assoc 6: 59
708. Erben J, Kvasnicka J, Bastecki J (1979) Long-term experience with the technique of subclavian and femoral vein cannulation in hemodialysis. Artif Organs 3: 241
709. Erdély G (1959) Experimentelle Untersuchungen über die Pathogenese der Schockniere. Acta med Acad Sci hung 14: 247
710. Erdmann E (1984) Klinische Bedeutung von Änderungen der Herzglykosid-Rezeptoren-Eigenschaften. Tagg Ges f Fortschr a d Geb d Inn Med, Düsseldorf, 30.11. 1984
711. Erse RA, Kjellstrand C, Najarian JS, Lillehei RC (1969) A new arteriovenous shunt design. Trans Amer Soc Artif Intern Organs 15: 267
712. Erskine JG (1982) Plasma exchange in patients with inhibitors to factor VIIIC. Plasma Ther Transfus Technol 3: 123
713. Erskine JM, Blaisdell FW (1965) Acute bilateral renal artery occlusion in man. Arch Surg 90: 247
714. Erslev AJ (1970) Anemia of chronic renal disease. Arch intern Med 1261: 774
715. Erslev AJ (1975) Renal biogenesic of erythropoietin. Am J Med 58: 25
716. Eschbach JW, Funk D, Adamson J, Kuhn I, Scribner BH, Finch CA (1967) Erythropoiesis in patients with renal failure undergoing chronic dialysis. New Engl J Med 276: 653
717. Escobar JI, Codd EE, Byrne WL (1978) Endorphins and schizophrenia. Proc VII Latin American Congr Pharmacol, Sao Paulo 1978
718. Essers V, Müller W, Brunner E (1974) Weitere Untersuchungen zur Wirksamkeit von Erythropoietin bei Patienten mit Niereninsuffizienz. Dtsch Med Wschr 99: 1618
719. Ewing DJ, Winney R (1975) Autonomic function in patients with chronic renal failure on intermittent haemodialysis. Nephron 15: 425
720. Fabre J, Balant L, Rudhardt M, Blanchard P (1979) Perturbations pharmacocinétiques dans l'insuffisance rénale. Nouv Presse Med 8: 2677
721. Fabre M, Andreu G, Mannoni P (1980) Some biological modifications and clinical hazards observed during plasma exchange. In: Sieberth HG (ed) Plasma Exchange, Schattauer, Stuttgart New York
722. Fahraeus R (1921) The suspension-stability of the blood. Acta Med Scand 55: 228
723. Fahraeus R, Lindquist T (1931) The viscosity of thood in narrow capillary. Amer J Physiol 96: 562
724. Fairbanks VF (1967) Copper sulfate induces hemolytic anemia. Arch intern Med 120: 428
725. Falb RD, Takahashi MT, Crode GA, Leininger RI (1967) Studies on the stability and protein adsorption characteristics of heparinized polymer surfaces by radioisotopic labeling techniques. J Biomed Mater Res 1: 239
726. Falkenhagen D, Behm E, Böttcher M, Zinner G, Falkenhagen U, Ramlow W, Courtney JM, Klinkmann H (1985) Possibilities of reduction of complement activation in extracorporeal circulation. Proceedings Int Symposiums - Immune And Metabolic Aspects of Therapeutic Blood Purification Systems - Mai 1985, Trondheim, im Druck
727. Falkenhagen D, Böttcher M, Ramlow W, Falkenhagen U, Courtney JM, Ryan CJ, Holtz M, Klinkmann H (1984) The investigation of biomaterials by sequential plasmaperfusion. In: Paul JP, Gayler JDS, Courtney JM, Gilchrist T (eds) Biomaterials in Artificial Organs. McMillen Press, London, p 228
728. Falkenhagen D, Esther G, Ahrenholz P, Holtz M, Schmitt E, Klinkmann H (1980) Blood compatibility and Efficiency of Hemoadsorbents. Proc Europ Soc Artif Organs 7: 137
729. Falkenhagen D, Esther G, Courtnex JM, Klinkmann H (1981) Optimizations of albumin coating for resins. Artif Organs 5 (Suppl): 195
730. Falkenhagen D, Falkenhagen U, Schmicker R, Tessenow W, Holtz M, Schmidt R, Schmitt E, Klinkmann H (1979) Serum complement and protein metabolism in chronic dialysis patients. Int J Artif Organs 2: 65
731. Falkenhagen D, Gottschall S, Esther G, Courtney JM, Klinkmann H (1982) In vitro assessment of charcoal and resin hemoadsorbent. Contr Nephrol 29: 23
732. Falkenhagen D, Kunkel S, Holtz M, Schmicker R, Osten B, Kleibert HJ (1980) Besteht die Notwendigkeit einer Folsäuresubstitution in der chronischen Niereninsuffizienz? In: Watschinger B, Osten B, Seyfart G (Hrsg) 4. Donausymposium für Nephrologie. Verlag Carl Bindernagel, Friedberg/Hessen, S 59
733. Falkenhagen D, Schulz J, Holtz M, Osten B, Schmidt R (1980) Hämodialyse mit der Bi-Flo-Kanüle. Z Urol Nephrol 73: 361
734. Falkenhagen D, Zinner G, Falkenhagen U, Ahrenholz P, Holtz M, Behm E, Klinkmann H (1985) A modified cellulose membrane (MC) with reduced complement activation. Proc Europ Dial Transpl Assoc im Druck
735. Falkenhagen U, Naumann G, Münter W, Klinkmann H, Schmicker R, Osten B (1973) Bakteriologische Probleme der Hämodialyse. Z Urol 66: 695
736. Faller B, Marichal JF (1981) Loss of ultrafiltration in continuous ambulatory peritoneal dialysis: clinical data. In: Gahl GM, Kessel M, Nolph KD (eds) Advances in Peritoneal Dialysis. Excerpta Medica, Amsterdam-Oxford-Princeton, p 227

737. Falzone G (1965) Untersuchungen über die Hirnstromveränderungen während extrakorporaler Dialyse. Diss Berlin 1965
738. Faris TD, Alfrey AC, Schorr WJ, Odgen DA (1968) Low extremity shunts for haemodialysis. J Amer Med Assoc 203: 344
739. Farmer CJ, Bewick M, Parsons V et al (1979) Survival on home haemodialysis: its relationship with physical symptomatology, psychosocial background and psychiatric morbidity. Psychol Med 9: 515
740. Farnsworth A, Horvath JS, Hall BM (1984) Renal biopsy morphology in renal transplantation. Amer J Surg Pathol 8: 243
741. Farr MJ (1978) Treatment of psoriasis with dialysis (discussion remark). Proc Europ Dial Transpl Assoc 15: 176
742. Farrell PC (1984) Biocompatibility aspects of extracorporeal circulation. In: Paul JP, Gayler JDS, Courtney JM, Gilchchrist T (eds) Biomaterials in artificial organs. MacMillen Press, London, p 342
743. Farrell PC (1985) Biological consequences of blood-membrane interactions. Internat Symposion on Immune and Metabolic Aspects of Therapeutic Blood Purification Systems, Trondheim 14.-16.5. 1985
744. Farrell PC, Eschbach JW, Vizzo JE, Babb AL (1975) Hemodialyzer reuse: Estimation of area loss from clearance data. Kidney int 5: 446
745. Farrell PC, Hone PW (1980) Dialysis-induced catabolism. Amer J Clin Nutr 33: 1417
746. Farrell PC, Hone PWE, Ward RA, Mahoney JF (1976) Performance characteristics of disposable hemodialyzers. Dial & Transpl 5: 44
747. Farrell PC, Schindhelm K, Roberts CG (1980) Membrane Plasma Separation in Plasma Exchange. In: Sieberth HG (ed) Plasmapheresis - Plasmaseparation. FK Schattauer Stuttgart - New York, p 37
748. Farrell PC, Skalski M Hemoperfusion for removal of protein-bound, lipid soluble drugs. In: Sideman S, Chang TMS (eds) Hemoperfusion - Kidney and Liver Support and Detoxification. Hemisphere Publishing Corporation, Washington, New York, London
749. Farrow PR, Wilkinson R (1979) Reversible renal failure during treatment with captopril. Brit Med J 1: 1680
750. Fassbinder W, Frei U, Issantier R, Koch KM, Mion C, Shaldon S, Slingeneyer A (1975) Factors predisposing to priapism in haemodialysis patients. Proc Europ Dial Transpl Assoc 12: 380
751. Fassbinder W, Pilar J, Scheuermann E, Koch M (1976) Formaldehyde and the occurence of anti-N-like cold agglutinins in RDT patients. Proc Europ Dial Transpl Assoc 13: 333
752. Favero MS, Deane N, Leger RT, Sosin AE (1981) Effect of multiple use of dialyzers on hepatitis B incidence in patients and staff. J Amer Med Ass 245: 166
753. Favre L, Glasson Ph, Vallotton MB (1982) Reversible acute renal failure from combined Triamterene and Indomethacin. Ann Intern Med 96: 317
754. Feer H, Thölen H, Massini MA, Staub H (1960) Hemodialysis in schizophrenia. Compr Psychiatry 1: 338
755. Feinstein EI, Akmal M, Telfer N, Massry SG (1981) Delayed hypercalcemia with acute renal failure associated with nontraumatic rhabdomyolysis. Arch Intern Med 141: 753
756. Feinstein EI, Blumenkrantz MJ, Healy M, Koffler A, Silberman H, Massry SG, Kopple JD (1981) Clinical and metabolic responses to parenteral nutrition in acute renal failure. Medicine 60: 124
757. Feldhoff C, Bulla M, Fassbender H (1983) Ein neues Peritonealdialysesystem für Neu- und Frühgeborene. 13. Jahrestagung der Arbeitsgemeinschaft für Pädiatrische Nephrologie (APN); In: Aktuelle Nephrologie, Wissenschaftl Informationen, Fresenius-Stiftung, Heft 3, 420
758. Feldman H, Singer I (1974) Endocrinology and metabolism in uremia and dialysis: a clinical review. Medicine 54: 345
759. Fenn WO (1939) The deposition of potassium and phosphate with glycogen in rat livers. J Biol Chem 128: 297
760. Fennimore J, Kolthammer JC, Lang SM (1977) Evaluation of haemoperfusion systems in vitro related to performance and safety. In: Kenedi RM, Courtney JM, Gaylor JDS, Gilchrist T (eds) Artificial Organs, MacMillan Press, London, p 148
761. Fennimore J, Watson PA, Manro GD, Kolthammer JC (1975) The design and evaluation of a convenient carbon haemoperfusion system. Proc Europ Soc Artif Organs 1: 90
762. Fenton S, Wu G, Cattran D, Wodgymar A, Allen AF (1981) Clinical apsects of peritonitis in patients on CAPD. Peritoneal Dial Bull 1: 4
763. Ferrannini E, Pilo A, Buzzigoli G, Boni C, Tuoni M (1977) Intravenous glucose tolerance and maintenance hemodialysis. Brit Med J 2: 803
764. Ferris GN (1977) Can dialysis help the chronic schizophrenic? Amer J Psychiatry 134: 1310
765. Fickweiler E, Schmidt R, Jacker H-J, Fürtig W (1976) Ein Beitrag zur Standardisierung der Spüllösungskonzentrate für die Hämodialyse. Zbl Pharm 115: 675
766. Fiegel P, Gamm H, Köhler H, Hecking E (1975) Erste Erfahrungen mit einem neuen großflächigen Kapillardialysator, der Cordis Dow Artificial Kidney M 5. Verh dt Gesellsch inn Med 81: 1016
767. Fiegel P, Köhler H, Gamm H (1974) Die Hollow Fiber Artificial Kidney 4. Ein neuer Kapillardialysator. Klin Wschr 52: 847
768. Fiegel P, Köhler H, Gamm H (1974) Effektivität und Blutverlust der Hollow Fiber Artificial Kidney M 4. In: Dittrich P, Skrabal F, Stühlinger WD (Hrsg) Aktuelle Probleme der Dialyseverfahren und der Niereninsuffizienz. C Bindernagel, Friedberg/Hessen, S 81
769. Finkelstein FO, Finkelstein SH, Steele TE (1976) Assessment of marital relationships of hemodialysis patients. Amer J Med Science 271: 21

770. Finkelstein FO, Kliger AS, Bastl C, Yap P (1977) Sequential clearance and dialysance measurements in chronic peritoneal dialysis patients. Nephron 18: 342
771. Fisch HP (1979) Funktionsstörungen endokriner Drüsen bei chronischer Niereninsuffizienz. Med Klin 74: 1363
772. Fischer JE (1972) Neurotransmitters and hepatic failure. Connecticut Med 36: 575
773. Fischer JE (1978) What can we expect from the artificial liver? Int J Artif Organs 1: 187
774. Fischer IE, Baldessarini RJ (1971) False neurotransmitters and hepatic failure. Lancet 2: 75
775. Fischer JT, Peters UW (1977) Folsäurespiegel bei Patienten mit kompensierter Niereninsuffizienz und unter Dauerdialyse. Dtsch med Wschr 102: 1808
776. Fischer JW (1979) Extrarenal erythropoietin production. J Lab clin Med 93: 695
777. Fischer M, Bottermann P, Sommogy S v, Schleicher P, Erhardt W (1981) Functional Capacity of Extracorporal Baboon Liver Perfusion. In: Brunner G, Schmidt FW (eds) Artificial Liver Support. Springer, Berlin Heidelberg New York, p 280
778. Fischer R, Berg E (1978) Probleme des Eiweißhaushaltes bei der chronischen Peritonealdialyse. In: Watschinger B (Hrsg) 2. Donausymposium für Nephrologie. Verlag Carl Bindernagel, Friedberg/Hessen, S 281
779. Fisher JW, Lertora JL, Lindholm DD, Tornyos K, Moriyama Y (1973) Erythropoietin production and inhibitors in serum in the anemia of uremia. Proc Dialysis Transplant Forum 3: 22
780. Fishman DB, Schneider CJ (1972) Predicting emotional adjustment in home dialysis patients and their relatives. J Chron Dis 25: 99
781. Fishman RA, Raskin NH (1965) Experimental uremic encephalopathy: permability, ion exchange, and brain „spaces". Trans Amer Neurol Assoc 90: 71
782. Fitchen JF, Cline MJ, Saxon A, Golde DW (1979) Serum inhibitors of hematopoiesis in a patient with aplastic anemia and systemic lupus erythematosus. Amer J Med 66: 537
783. Fitzcharles N, Elliott HL, Macdougall AJ (1980) Clinical Evaluation of an Automated System for Dialyzer Reuse. Dial & Transpl 9: 825
784. Fleig C (1909) Autotransfusion of washed corpuscles as a blood washing procedure in toxemia: Heterotransfusion of washed corpuscles in anemia. Bull Mem Acad Sci Let Montpellier 1: 4
785. Flendrig JA, Carpay WM, Dekkers WT (1978) The Accurate Control of Ultrafiltration; Proc Europ Dial Transpl Assoc 14: 624
786. Flendrig JA, Kruis H, Das HA (1976) Aluminium intoxixation: the cause of dialysis dementia. Proc Europ Dial Transpl Assoc 13: 335
787. Floran RF, Levin PM, Cohen JL, Treiman RL (1976) Delayed vein repositioning. A procedure for improving inadequate radial-cephalic arteriovenous fistulas. Arch Surg 111: 675
788. Floyd JC Jr (1980) Pancreatic polypeptide. Clinics in Gastroenterology 9: 657
789. Floyd JC Jr, Fajans SS, Chance RE (1977) A newly recognized pancreatic polypeptide: plasma levels in health and disease. Rec Progr Horm Res 33: 519
790. Floyd JC Jr, Pek S, Knopf RT, Crowther R, Fajan SS (1977) Effects of adrenergic receptor stimulation on plasma levels of pancreatic polypeptide in man. Clin Res 25: 621
791. Flügel R (1978) Untersuchungen zur Vitaminversorgung chronisch urämischer Patienten mit und ohne Dialysebehandlung. Inaugural-Dissertation, Gießen
792. Flynn CT (1980) Septicaemia in dialysis patients. Lancet I: 827
793. Förster H (1979) Polyol-Zufuhr bei akutem Nierenversagen. In: Sieberth HG (Hrsg) Akutes Nierenversagen, Thieme, Stuttgart
794. Fogarty TJ, Cranley JJ, Krause RJ, Strasser ES, Hafner DC (1963) A method of extraction of arterial emboli and thrombi. Surg Gynec Obstet 116: 241
795. Fogelson DL, Marder SR, Putten T van (1980) Dialysis for schizophrenia. Review of clinical trials and implications for further research. Amer J Psychiatry 137: 5
796. Folin O, Berglund H, Derick C (1924) The uric acid problem. An experimental study of animals and man including gouty subjects. J Biol Chem 60: 361
797. Foran RF (1975) Saphenous vein and bovine arterial grafts - A comparative study. Dial & Transpl 4: 34
798. Forbes DC (1981) Thrombosis and Artificial Surfaces. Clinics in Haematology 10: 653
799. Forster FG, Cohn GL, McKegney FP (1973) Psychobiologic factors and individual survival on chronic renal hemodialysis - a two year follow-up: part I. Psychosom Med 35: 64
800. Foster NB (1915) The isolation of a toxic substance from the blood of uremic patients. Trans Ass Amer Phycns 30: 20
801. Foulard M (1978) Remission d'un psoriasis sous dialyse péritonéale et hèmodialyse. Soc Franc Pédiat 1978: 376
802. Foulks CJ, Baldwin C (1983) Fogarty embolectomy of temporary hemodialysis catheters. Dial & Transpl 12: 639
803. Fournier A, Arnaud CD, Johnson WJ, Taylor WF, Goldsmith RS (1971) Etiology of hyperparathyreoidism and bone disease during chronic hemodialysis. J clin Invest 50: 599
804. Fournier G, Man NK (1980) Prevention of hemodialysis-induced hypoxemia by use of bicarbonate-containing dialysate. Kidney Int 17: 701
805. Fournier A, Sebert JL, Coevoet B, Fremont JF de, Hardin JM, Lambrey G (1978) Current status of management of renal osteodystrophy. Proc Europ Dial Transpl Assoc 15: 547

806. Fournier A, Watchi JM, Reveilland RJ (1968) Les néphroses dites osmotiques ou vacuolisations hydropiques diffuses des tubes proximaux. Actual néphrol 353
807. Fox R (1976) The Hasting Center report. 6: 8
808. Foxen L, Heureux ML, Gentile D, Mahoney RD, Cane TE (1981) Clinical Evaluation of a New Saponified Cellulose Ester Dialyzer. Dial & Transpl 10: 798
808a. Fraedrich G, Wizemann V, Mulch J, Scheld HH, Herlein FW (1984) Cardiac surgery in chronic renal failure - experiences with continuous peritoneal dialysis. In: Eigler FW, Jakubowski HD (eds) Surgery in chronic renal failure, Thieme, Stuttgart S 160
809. Francis DMA, Ward MK, Taylor RMR (1982) Right-atrial catheters for long-term vascular access in haemodialysis patients. Lancet II: 301
810. Frank MM, Hamburger MI, Lawley TJ, Kimberly RP, Plotz PH (1979) Defective reticuloendothelial system Fc-receptor function in systemic lupus erythematosus. New Engl J Med 300: 518
811. Frankhausen S, Huber D, Studer H (1968) Zur Beurteilung der Schilddrüsenfunktion bei Patienten mit Niereninsuffizienz. Schweiz med Wschr 98: 698
811a. Franklin SS, Merrill JP (1960) Acute renal failure. New Engl J Med 262: 711
812. Franz HE, Roehl L, Vollmar J, Stein W (1967) Chronische Hämodialyse mit Hilfe der Venenpunktion und künstlich gesetzter a-v Fistel. Verh dtsch Ges inn Med 73: 997
813. Fraser ID, Bennett MO, Bothamley JE, Airth GR, Lehane D, McCarthy M, Roberts FM (1976) Intensive antenatal plasmapheresis in severe rhesus isoimmunisation. Lancet I: 6
814. Freeman RB, Sheff MF, Maher JF, Schreiner GE (1962) The blood-cerebrospinal fluid barrier in uremia. Ann Intern Med 56: 233
814a. Freeman RM, Lawton RL, Chamberlain MA (1967) Hart water syndrome. N Engl J Med 276: 113
815. Frei D, Willimann P, Binswanger U (1979) Urämische Pericarditis. Therapie und Komplikationen. Dtsch med Wschr 104: 1662
815a. Frei U, Grützmacher P, Kunkel B, Krause E, Faßbinder W (1984) Open heart surgery in patients undergoing regular dialysis treatment. In: Eigler FW, Jakubowski HD (eds) Surgery in chronic renal failure, Thieme, Stuttgart, S 154
816. Freiberg J, Schäfer E, Lilien-Walden Tv, Kindler J, Sieberth HG (1979) Prognose bei akutem Nierenversagen. Bericht über 1102 Fälle. In: Sieberth HG (Hrsg) Akutes Nierenversagen, Thieme, Stuttgart
817. Freiberg J, Sieberth HG, Vlaho M, Baeyer H v, Siemon G (1973) Verlauf der Erkrankungen mit akutem Nierenversagen in den Universitätskliniken Köln von 1966-1972. Med Welt 24 (NF), 1517
818. Freiberg J, Urbanitz D, Baeyer H v, Sieberth HG (1971) Polyurisches akutes Nierenversagen unter Furosemid. Verh dtsch Ges inn Med 77: 228
819. Fried W (1978) Hematologic complications of chronic renal failure. Med Clin N Amer 62: 1363
820. Friedberg V (1963) Über den Einfluß des hämorrhagischen Schocks auf die Nierenfunktion. In: Reubi F, Pauli HG (Hrsg) Das nephrotische Syndrom, Thieme, Stuttgart
821. Friedman EA (1977) Discussion of manuscript 4. Trans Amer Soc Artif Intern Organs 23: 33
822. Friedman EA (1978) Introduction. In: Friedman EA (ed) Strategy in renal failure. New York, Chichester, Brisbane, Toronto
823. Friedman EA, Butt KMH, Pascua LJ, Hardy MA, Lawton RL, Uldall PR (1979) Vascular access update (panel). Trans Amer Soc Artif Intern Organs 25: 526
824. Friedman EA, Delano BG (1979) Psoriasis developing de novo during hemodialysis. Ann Intern Med 90: 132
825. Friedman EA, Delano BG (1981) Can the world afford uremia therapy? Proc 8th Int Congr Nephrol, Athens, Karger, p 577
826. Friemel H, Brock J (1983) Grundlagen der Immunologie. Akademie Verlag Berlin, S 139
827. Fritz KW (1964) Comparable dialysance measurements. Proc Europ Dial Transpl Assoc 1: 59
828. Fritz KW (1966) Hämodialyse. Thieme, Stuttgart
829. Fritz KW, Nüssgens H, Bange F, Iseken G (1960) Die Indikation zur Behandlung mit der künstlichen Niere. Münch Med Wschr 102: 2347
830. Fritzinger BK, Braumann SK, Zyman DJ (1971) Membrane characteristics, permeability parameters, and frictional coefficients for Cuprophane. J Biomed Mater Res 5: 3
831. Fröhling PT (1981) Stoffwechselveränderungen bei chronischer Niereninsuffizienz unter der konservativen Behandlung mit eiweißarmer Diät. Habilitationsschrift. Rostock
832. Fröhling PT, Kaschube I, Vetter K, Schmicker R, Götz K-H, Rakette I, Jacobian M, Hirte C, Lüder W (1979) Vergleichende Untersuchungen zwischen selektiv proteinarmer Diät (Kartoffel-Ei-Diät) und aminosäuresubstituierter gemischt proteinarmer Diät bei der konservativen Behandlung der chronischen Niereninsuffizienz. Akt Ernährung 4: 144
833. Fröhling PT, Kokot F, Schmicker R, Kaschube I, Lindenau K, Vetter K (1983) Influence of keto acids on serum parathyroid hormone levels in patients with chronic renal failure. Clin Nephrol 20: 212
834. Frösner G, Müller R, Schober A (1980) Empfehlungen zur serologischen Hepatitis B-Überwachung auf Dialysestationen. In: Mitt Arbeitsgem Klin Nephrol 9: 139
835. Fronzo RA de, Andres R, Edgar P, Walker WG (1973) Carbohydrate metabolism in uremia. A review. Medicine 52: 469
836. Fronzo RA de, Ilvestrand A (1980) Glucose intolerance in uremia: site and mechanism. Amer J Clin Nutr 33: 1438

837. Fronzo RA de, Tobin JD (1978) Glucose intolerance in uremia: quantification of beta cell sensitivity to glucose and tissue sensitivity to insulin. J Clin Invest 62: 425
838. Fronzo RA de, Tobin JD, Rowe JW, Andres R (1978) Glucose intolerance in uremia. J Clin Invest 62: 425
839. Fuchs C (1979) Ein optimiertes Konnektorsystem für die Dauerperitonealdialyse (CAPD). Nieren- und Hochdruckkrankheiten 8: 126
840. Fuchs C, Armstrong VW, Quellhorst E, Scheler F (1984) Prophylaxis and methods for early recognition of aluminium intoxication. Contr Nephrol 38: 81
841. Fuchs C, Koppensteiner G (1979) Evaluation of a continuous ambulatory peritoneal dialysis connecting system on the basis of hygiene. In: Legrain M (ed) Continuous ambulatory peritoneal dialysis. Excerpta Medica, p 82
842. Fuchs C, Windisch M, Wieland H, Armstrong VW, Rieger J, Koestering H, Scheler F, Seidel D (1983) Selective continuous extracorporeal elimination of low-density lipoproteins from plasma by heparin precipitation without cations. In: Lysaght MJ, Gurland HJ (eds) Plasma Separation and Plasma Fractionation. Current Status and Future Directions. Karger, Basel - München - Paris - London - New York - Tokyo - Sydney, p 272
843. Fuchs H-J, Jenett G, Klehr U (1977) Die perkutane Punktion der Vena femoralis zur Hämodialysebehandlung. Dtsch med Wschr 102: 1280
844. Fürst P, Alvestrand A, Bergström J (1980) Effects of nutrition and catabolic stress on intracellular amino acid pools in uremia. Amer J Clin Nutr 33: 1387
845. Fürtig W, Straube E (1976) Ein Beitrag zum Problem der mikrobiologischen Reinheit von Spüllösungskonzentraten bzw. Spüllösungen für die Hämodialyse. Zbl Pharm 115: 685
846. Fugita Y, Chiwa T, Kubota Y, Shimura E, Yoshida S, Hosoga E, Nishimura K (1982) Clinical trial of plasmapheresis in hepatic failure. Trans Amer Soc Artif Intern Organs 28: 225
847. Funck-Brentano JL (1981) Sodium free-water clearance in hemodialysis. Artif Organs 5: 51
848. Fuss M, Bergans A, Brauman H, Toussant C, Vereerstraeten P, Franckson M, Corvilain J (1974) ^{125}-J-Insulin metabolism in chronic renal failure treated by renal transplantation. Kidney Int 5: 372
849. Gaan D, Mallick NP (1969) Cerebral damage from declotting Scribner shunts. Lancet II: 7611
850. Gäng V, Schulz RJ, Kult J, Heidland A (1975) Vitamin B_6-Mangel und Substitution bei chronischer Urämie. Klin Wschr 53: 335
851. Gafter U, Kraut J, Shinaberger JH, Nissenson AR (1983) Rise in serum enzymes induced by hemodialysis. Dial & Transpl 12: 652
852. Gagnadoux MF, Pascal B, Bronstein M, Bourquelot P, Degoulet P, Broyer M (1980) Arteriovenous fistulae in small children. Dial & Transpl 9: 318
853. Gahl GM (1981) Longitudinale und prospektive klinische Untersuchungen zur Morbidität und Dialysequalität bei Heimdialysepatienten. Habilitationsschrift, Berlin
854. Gahl GM, Arnold W, Schurig R, Kessel M (1978) Loss of serum protein components in longterm peritoneal dialysis. J Dial 2: 445
855. Gahl GM, Baeyer H v, Averdunk R, Riedinger H, Borowzak B, Schurig R, Becker H, Kessel M (1981) Outpatient evaluation of dietary intake and nitrogen removal in continuous ambulatory peritoneal dialysis. Ann Int Med 94: 643
856. Gahl GM, Becker H, Schurig R, Pustelnik A, Baeyer H von, Kessel M (1979) Kontinuierliche ambulante Peritonealdialyse (CAPD). Schweiz Med Wschr 109: 1990-1995
857. Gahl GM, Hess G, Arnold W, Grams G (1979) Hepatitis B virus markers in 97 long-term hemodialysis patients. Nephron 24: 58
858. Gahl GM, Kessel M (1977) Ein Stilett-Verweilkatheter für akute und chronische Peritonealdialyse. Med Welt 28: 637
859. Gahl GM, Schurig R, Becker H, Sorge F, Pustelnik A, Borowzak R, Riedinger H, Baeyer H v, Kessel M (1980) Clinical and metabolic aspects of continuous ambulatory peritoneal dialysis (CAPD). Int J Artif Organs 3: 245
860. Gahl GM, Schurig R, Kessel M (1978) Experience with intermittent chronic peritoneal dialysis. Symposium on chronic peritoneal dialysis, Piacenza. Wichtig Editore, Milano
861. Gahl GM, Vogel E, Hess G, Kraft D, Arnold W (1980) Hepatitis B-Virus-Marker bei Dialysepatienten und Angehörigen. Mitt Arbeitsg Klin Nephrol 9: 66
862. Gahl GM, Vogel E, Kraft D, Hess G, Arnold W (1980) Hepatitis B virus markers among family contacts and medical personnel of 239 hemodialysis patients. Clin Nephrol 14: 7
863. Gailiunas P Jr, Chawla R, Lazarus JM, Cohn L, Sanders J, Merrill JP (1980) Acute renal failure following cardiac operations. J Thorac Cardiovasc Surg 79: 241
864. Gajdas Ph, Le Gall J-R, Babinet P, Schorigen G, Marcel GA, Rapin M, Gollon M (1972) L'insuffisance rénale aiguë. Place du Furosémide dans son traitement. Presse méd I: 579
865. Gallagher NJ, Lange RD (1962) Response to erythropoietin. Proc Soc exp Biol (NY), 110, 422
866. Gambertoglio JG (1979) Pharmacokinetic principles and renal disease. Dial & Transpl 8: 9
867. Ganeval D, Kleinknecht D, Gonzales-Ducque LA (1974) High dose furosemide in renal failure. Brit med J I: 244
868. Ganter G (1923) Über die Beseitigung giftiger Stoffe aus dem Blute durch Dialyse. Münch med Wschr 70: 1478

869. Gardiner AOP, Sawyer AN, Donckerwolcke RA, Haycock GB, Murphy A, Ogg CS, Winder EA, Chantler C (1982) Assessment of dialysis requirement for children on regular hemodialysis. Dial & Transpl 11: 754
870. Garibaldi RA, Forrest JN, Bryan JA, Hanson BF, Dismukes WE (1973) Hemodialysis-associated hepatitis. J Amer Med Ass 225: 384
871. Gault MH, Ferguson EL, Sidhu JS, Corbin RP (1971) Fluid and electrolyte complications of peritoneal dialysis. Choice of dialysis solutions. Ann Intern Med 75: 253
872. Gaylor JDS, Maggs FP, Park GB, Smith EM (1976) Activated carbon cloth - a novel material for haemoperfusion. 29th Annual Congr on Engeneering in Med and Biol, Boston, Mass 18: 171
873. Gazmuri R, Katz E (1967) Acute renal failure following septic abortion. Proc 3rd int Congr Nephrol Washington 3: 180
874. Gazzard BG, Weston MJ, Murray-Lyon IM, Record CO, Williams R (1975) Experience of King's College Hospital with charcoal haemoperfusion - overall results in 37 patients. In: Williams R, Murray-Lyon IM (eds) Artificial Liver Support. Pitman Medical, London, p 234
875. Geiger A, Magnes J, Tayler RM, Veralli M (1954) Effect of blood constituents on uptake of glucose and on metabolic rate of the brain in perfusion experiments. Amer J Physiol 177: 138
876. Geisthövel W, von zur Mühlen A, Bahlmann I (1976) Untersuchungen über die Hypophysen-Testes-Funktion bei chronisch nierenkranken Männern mit unterschiedlicher Glomerularfunktion. Klin Wschr 54: 1027
877. Gelfand MC (1979) Bacteremia in the Hemodialyzed Patient. Arch Intern Med 139: 1223
878. Gelfand MC, Winchester JF, Knepshield JH, Cohan SL, Schreiner GE (1978) Biochemical correlates of reversal of hepatic coma, treated with charcoal hemoperfusion. Trans Amer Soc Artif Intern Organs 24: 239
879. Gelfant S (1976) The cell cycle in psoriasis. A reappraisal. Br J Dermatol 95: 577
880. Gerhardt W, Paliege R, Stein G, Richter G (1974) Erfahrungen mit dem Subklaviakatheterismus bei der Hämodialyse. Z Urol 67: 777
881. Gibaldi M (1977) Drug distribution in renal failure. Amer J Med 62: 471
882. Gibaldi M, Perrier P (1975) Pharmacokinetics. M Dekker Inc, New York
883. Gibson TP (1979) Dialyzability of common therapeutic agents. Dial & Transpl 8: 24
884. Gibson TP (1980) Pharmacokinetic Determinants of the efficiacy of hemoperfusion. In: Sideman S, Chang TMS (eds) Hemoperfusion - Kidney and Liver Support and Detoxification. Hemisphere Publishing Corporation, Washington, New York, London
885. Giertler R, Rindfleisch U, Sprössig M, Wutzler P, Mücke H (1973) Weitere Untersuchungen zur Desinfektion von künstlichen Nieren mit Peressigsäure. Z Urol 66: 689
886. Gilkes JJH, Eady RAJ, Rees LH, Munro DD, Moorhead JF (1975) Plasma immunoreactive melanotrophic hormones in patients on mainterance haemodialysis. Brit med J 1: 656
887. Gimson AES, Langley PG, Hughes RD, Canalese J, Mellon PG, Williams R, Woods HF, Weston MJ (1980) Prostacyclin to prevent platelet activation during charcoal haemoperfusion in fulminant hepatic failure. Lancet I: 173
888. Ginn HE (1975) Neurobehavioral dysfunction in uremia. Kidney Int Suppl 2: 217
889. Giorcelli G, Vacha G, Icardi GP (1980) Drug treatment of hypertriglyderidaemia in chronic uraemic patients: preliminary report on D, L-Carnitine and Thiadenol. Proc Europ Dial Transpl Assoc 17: 367
890. Giordano C (1978) Nutrition and protein metabolism in the dialysed patient. In: Drukker W, Parsons FM, Maher JF (eds) Replacement of renal function by dialysis. Martinus Nijhoff Medical Division, The Hague-Boston-London, p 641
891. Giordano C (1982) Protein restriction in chronic renal failure. Kidney int 22: 401
892. Giordano C, Esposito R, Bello P, Quarto E, Gonzales FM (1976) Cold carbon apparatus for hemodialysis. J Dial 1: 165
893. Giordano C, de Santo NG, Capodicasa G, Cirillo D, Cicchetti T, Senatore R, Damiano M, Fortunato G (1979) Which dialysis for psoriasis in the uremic-psoriatic patients? Abstr Europ Dial Transpl Assoc 16: 32
894. Giordano C, de Santo NG, Capodicasa G, Di Leo VA, Di Serafino A, Cirillo D, Esposito R, Fiore R, Damiano M, Buonadonna L, Cocco F, Dilorio B (1980) Amino acid losses during CAPD. Clin Nephrol 14: 230
895. Giordano C, de Santo NG, Pluvio M (1980) Protein requirement of patients on CAPD: a study on nitrogen balance. Int J Artif Organs 3: 11
896. Giordano C, de Santo NG, Rinaldi S, Acone D, Esposito R, Gallo B (1973) Histidine for treatment of uraemic anaemia. Brit Med J 4: 714
897. Giovannetti S, Balestri PL, Barsotti G (1973) Methylguanidine in uremia. Arch Intern Med 131: 709
898. Giovannetti S, Bigalli A, Cioni L, Della Santa M, Balestri P (1963) Permanent vein cannulation for repeated hemodialysis. Acta med scand 173: 1
899. Giovannetti S, Maggiore Q (1964) Low protein diet in uremia. Lancet I: 1000
900. Girardet RE, Hackett RE, Goodwin NJ, Friedman EA (1970) Thirteen months experience with the saphenous vein graft arteriovenous fistula for maintenance hemodialysis. Trans Amer Soc Artif Intern Organs 16: 285
901. Giuljo Di S, Lacous B, Thevenin M, Basile C, Drueke T, Man NK (1980) Improvement of post-heparin lipolytic activity (PHLA) after haemofiltration, in uraemic patients. Proc Europ Dial Transpl Assoc 17: 259
902. Gjessing J (1969) The use of dextran as a dialyzing fluid in peritoneal dialysis. Acta Med Scand 185: 237
903. Glashan RW, Walker F (1968) A histological examination of veins used in artificial arteriovenous („Quinton-Scribner") shunts. Brit J Surg 55: 189

904. Glass J, Imrie A, Gabriel R (1976) Fatal ovarian hemorrhage associated with hemodialysis. Brit Med J 2: 1448
905. Glinsky W, Jablonska S, Imiela J, Nosarzewski J, Jarzabek-Chorzelska M, Haftek M, Obalek S (1979) Continuous peritoneal dialysis for treatment of psoriasis. I. Depletion on of PMNL as a possible factor for clearing of psoriatic lesions. Arch Dermatol Res 265: 337
906. Glinsky W, Jablonska S, Jarzabek-Chorzelska M, Zarebska Z, Imiela I (1979) Continuous peritoneal dialysis for treatment of psoriasis. II. Destruction of stratum conrneum with peritoneal PMNL serine proteinase. Arch Dermatol Res 266: 83
907. Glinsky W, Zarebska Z, Jablonska S, Imiela J, Nosarzewski J (1980) The activity of polymorphonuclear leukocyte neutral proteinases and their inhibitors in patients with psoriasis treated with a continuous peritoneal dialysis. J Invest Dermatol 75: 481
908. Gloeckner WM, Sieberth HG (1978) Plasmafiltration, a new method of plasma exchange. Proc Europ Soc Artif Organs 5: 214
909. Gömöri P, Kocách A, Takács L, Földi M, Szabo G, Nagy Z, Wiltner W (1960) Renal blood flow in arterial hypoxia. Acta med Acad Sci hung 16: 37, 43
910. Göring HD, Thieler H, Güldner G, Schmidt U (1981) Peritonealdialysebehandlung bei Psoriasis vulgaris. Hautarzt 32: 173
911. Götz E (1979) Stellungnahme zum Beitrag von Loers FJ: Erfahrungen mit dem intrakardialen Ekg zur Lagekontrolle des Cava-Katheters. Anästh Intensivmed 19: 68
912. Götz E (1981) Anästhesie bei funktionell-anephrischen Patienten. In: Lawin P, Wisdorf R (Hrsg) Nierenfunktion während Anästhesie und Intensivbehandlung. Thieme, Stuttgart - New York
913. Gokal R, Ellis HA, Ramos JM, Dewar J, Sweeting V, Ward MK, Kerr DNS (1981) Improvement in secondary hyperparathyroidism in patients on continuous ambulatory peritoneal dialysis. In: Gahl GM, Kessel M, Nolph KD (eds) Advances in peritoneal dialysis. Excerpta Medica, p 461
914. Gokal R, Parkinson IS, Ramos M, Ward MK, Kerr DNS (1981) Elevated serum aluminium levels in patients on continuous ambulatory peritoneal dialysis. In: Gahl GM, Kessel M, Nolph KD (eds) Advances in peritoneal dialysis. Excerpta Medica, p 478
915. Gokal R, Ramos JM, McGurk JG, Ward MK, Kerr DNS (1981) Hyperlipedemia in patients on continuous ambulatory peritoneal dialysis. In: Gahl GM, Kessel M, Nolph KD (eds) Advances in peritoneal dialysis. Excerpta Medica, p 430
916. Gokal R, Ramos JM, Ward MK, Kerr DNS (1981) „Eosinophilic" peritonitis in continuous ambulatory peritoneal dialysis (CAPD). Clin Nephrol 15: 328
917. Goldberg AP, Hagberg J, Delmez JA, Carney RM, McKevitt PM, Ehsani AA, Harter HR (1980) The metabolic and psychological effects of exercise training in hemodialysis patients. Amer J Clin Nutr 33: 1620
918. Goldberg AP, Hagberg J, Delmez JA, Haynes ME, Harter HR (1980) Metabolic effects of exercise training in hemodialysis patients. Kidney Int 18: 754
919. Goldberg EM, Hill W, Kabins S, Levin B (1975) Peritoneal dialysis. Dial & Transpl 4: 50
920. Goldberg EM, Hill W, Kanter B, Ooi S (1972) A new vascular prothesis for blood access in hemodialysis. Trans Amer Soc Artif Intern Organs 18: 441
921. Goldberg M, Hamilton RW, Garnder LB, Penn AS (1972) Acute Tubular Necrosis Caused by Exercise-Induced Myoglobinuria. Ann Intern Med 77: 77
922. Goldfinger D, Wallace DJ, Klinenberg JR (1981) Plasmalymphocytopheresis for the treatment of rheumatoid arthritis. In: Borberg H, Reuther P (eds) Plasma Exchange Therapy. Thieme, Stuttgart, p 215
923. Golding AL, Nissenson AR, Higgins R, Raible D (1980) Carbon transcutaneous access device (CTAD). Trans Amer Soc Artif Intern Organs 16: 105
924. Golding AL, Nissenson AR, Riable D (1970) Carbon transcutaneous access device (CTAD). Proc Dial Transpl Forum 9: 242
925. Goldmann DA, Maki DG (1973) Infection control in total parenteral nutrition. J Amer Med Ass 223: 1360
926. Goldsmith HJ, Ahmad R, Raichura N (1982) Association between rising haemoglobin concentration and renal cyst formation in patients on long-term regular haemodialysis treatment. Proc Europ Dial Transpl Assoc 19: 313
927. Goldsmith HJ, Nakamoto S, Kolff WJ (1960) Expanding the indications for treatment with the artificial kidney. Lancet II: 111
928. Goldstein AM, Reznikoff M (1971) Suicide in chronic hemodialysis patients from an external locus of control framework. Amer J Psychiat 127: 1204
929. Goldstein DA, Chui LA, Massry SG (1978) Effect of parathyroid hormone and uremia on peripheral nerve calcium and motor nerve conduction velocity. J Clin Invest 62: 88
930. Golper TA, Bennett WM, Jones SR (1978) Peritonitis associated with chronic peritoneal dialysis. A diagnostic and therapeutic approach. Dial & Transpl 77: 1173
931. Gombas EA, Hendler ED, Hendler RG (1967) Arteriovenous shunt survival and pressure flow relationships in the extracorporeal circuit of patients undergoing chronic haemodialysis. Proc Europ Dial Transpl Assoc 4: 43
932. Gombas EA, Jefferson DM, Bhat JG (1975) Effect of haemodialysis on immune response. Proc Europ Dial Transpl Assoc 11: 367

933. Gomez F, De La Cueva R, Wauters JP et al (1980) Endocrine abnormalities in patients undergoing long-term hemodialysis. Amer J Med 68: 522
933a. Gonzalez FM, Pearson JE, Garbus SB, Holbert RD (1974) On the effects of acetate during hemodialysis. Trans Amer Soc Artif Intern Organs 20: 169
834. Goodwin MJ, Valenti C, Hall JE (1968) Effect of uremia and chronic hemodialysis on the reproductive cycle. Amer J Obstet Gynecol 100: 528
935. Gordon A, Better OS, Greenbaum MA, Marantz LB, Gral T, Maxwell MH (1971) Clinical Maintenance Hemodialysis with a Sorbent-Based, Low-Volume Dialysate Regeneration System. Trans Amer Soc Artif Int Organs 17: 253
936. Gordon A, Lewin A, Marantz LB, Maxwell MH (1976) Sorbent Regeneration of Dialysate, Kidney Int 10, Suppl 7: 277
937. Gordon A, Maxwell MH, Lewin AJ (1976/77) Sorbent Regeneration of Peritoneal Dialysate: An Approach to Ambulatory Dialysis. J Dial 1: 145
938. Gordon EM, Johnson AG, Williams G (1972) Gastric assessment of prospective renal transplant patients. Lancet I: 226
939. Gordon S, Rubini ME (1967) Protein losses during peritoneal dialysis. Am J Med Sci 253: 283
940. Gordon T, Castelli WP (1977) High density lipoprotein as a protective factor against coronary heart disease: the Framingham study. Amer J Med 62: 707
941. Gorgels J, Tan BH, Go IH (1976) An evaluation of the performance of current dialyzers in routine use and in vitro. Dial & Transpl 5: 68
942. Gormsen J (1954) Does rapid dehydration in cardiac decompensation produce thrombembolic complications? Acta med Scand 148: 61
942a. Gotch F, Sargent J (1979) Measurement of H^+balance (H^+b) during acetate and bicarbonate dialysis (AD, AD) therapy. Amer Soc Nephrol (Abstracts) 117a
943. Gotch FA, Sargent JA, Keen ML, Seid M, Lee M (1975) Evaluation of hemodialysis therapy using kinetic models for endogenous solutes. Ann Contractors Conference Artificial Kidney Program NIAMDD, p 100
944. Gotloib D, Sklan D, Mines M (1978) Hemodialysis. Effect on plasma levels of vitamin A and carotenoid. J Amer Med Ass 239: 751
945. Gotloib D, Servadio C (1975) A possible case of beri-beri heart failure in a chronic haemodialysed patient. Nephron 14: 293
946. Gott VL (1974) Wall bound heparin - Historical background and current clinical applications. Adv Exp Med Biol 52: 351
946a. Goubeaud G, Leber HW, Schott HH, Schütterle G (1976) Middle molecules and hemoglobin synthesis. Proc Europ Dial Transpl Assoc 13: 113
947. Goudeau A, Dubous F, Barin F, Coursaget P (1982) Le vaccin contre l'hépatite virale. (Premiére partie). Rev Méd 16: 815
948. Graben N, Kreuzfelder E, Heidemann H (1983) Atraumatische Rhabdomyolyse, Myoglobinurie und akutes myoglobinurisches Nierenversagen. Nieren- u Hochdruckkrankh 12: 293
949. Graber SE, Krantz SB (1978) Erythropoeitin and the control of red cell production. Ann Rev Med 29: 51
950. Graefe U, Milutinovich J, Folette WC, Vizzo JE, Babb AL, Scribner BH (1978) Less dialysis-induced morbidity and vascular instability with bicarbonate in dialysate. Ann Intern Med 88: 332
951. Graf H, Kovarik J, Stummvoll HK, Woloszczuk W (1981) Cimetidine and secondary hyperparathyreoidism. Abstr Europ Dial Transpl Assoc 44
952. Graf H, Stummvoll HK, Haber P, Kovarik J (1980) Pathophysiology of dialysis related hypoxaemia. Proc Europ Dial Transpl Assoc 17: 155
953. Graf H, Stummvoll HK, Meisinger V, Kovarik J, Wolf A, Pinggera WF (1981) Aluminium removal by hemodialysis. Kidney Int 19: 587
954. Graf H, Stummvoll HK, Müller MM, Schernthaner G, Wolf A (1980) High density lipoprotein (HDL) bei Niereninsuffizienz. In: Watschinger B, Osten B, Seyffart G (Hrsg) 4. Donausymposium für Nephrologie. Verlag Bindernagel, Friedberg, S 191
955. Graf H, Wolf A, Stummvoll HK (1979) Dialysis and psoriasis. Ann Intern Med 90: 994
956. Graham JA, Paton AM, Linton AL (1971) Body water and electrolyte composition in acute renal failure. Canad med Ass J 104: 1000
957. Graham RF, Preese MA, O'Riordan LH (1977) A highly sensitive competitive protein binding assay for 24,25- and 25,26-dihydroxycholecalciferols. Calcif Tiss Res Suppl 22: 416
958. Graham T (1861) Liquid diffusion applied to analysis. Proc Roy Soc London 151: 183
959. Gral T, Schroth P, DePalma JR, Gordon A (1969) Leukocyte dynamics with three types of hemodialyzers. Trans Amer Soc Artif Intern Organs 15: 45
960. Grammer LC, Roberts M, Nicholls AJ, Platts MM, Patterson R (1984) IgE against ethylene oxide-altered human serum albumin in patients who have had acute dialysis reactions. J Allergy Clin Immunol 74: 544
961. Granger A, Sausse A (1973) Verfahren und Vorrichtung für Dialysebehandlungen; Dtsch Dem Republik, Amt für Erfindungs- u Patentwesen, Patentschrift 100878 (Ausschließungspatent), 12. 10. 73, S 1
962. Granger A, Sausse A (1974) Verfahren und Vorrichtung für Hämodialysebehandlungen; Dtsch Dem Republik, Amt für Erfindungs- u Patentwesen, Patentschrift 105994 (Ausschließungspatent), 20. 5. 1974, S 1

963. Granger A, Vantard G, Vantelon J, Perrone B (1978) A mathematical approach of simultaneous dialysis and filtration (SDF). Proc Europ Soc artif intern Organs 5: 182
964. Graziani G, Cantaluppi A, Casati S, Citterio A, Scalamogna A, Aroldi A, Silenzio R, Brancaccio D, Ponticelli C (1984) Dopamine and Frusemide in Oliguric Acute Renal Failure. Nephron 37: 39
965. Grech P, Plats MM, Moorhead PJ, Kenward DH (1970) Radiology in the management of arterio-venous shunts. Nephron 7: 559
966. Greco Del F, Burgess JL (1973) Hypertension in terminal renal failure. Observations pre and post bilateral nephrectomy. J Chron Dis 26: 471
967. Greco Del F, Davies WA, Simon NM, Huang C, Krumlovsky FA (1975) Hypertension of chronic renal failure. Role of sodium and the renal pressure system. Kidney Int 7 (Suppl): 176
968. Greenall MJ, Blewitt RW, McMahon MJ (1975) Cardiac tamponade and central venous catheters. Brit med J 2: 595
969. Greenberg IM (1977) Personality and adjustment in hemodialysis patients. Dial & Transpl 6: 9
970. Greenberg IM, Weltz S, Spitz C et al (1975) Factors of adjustment in chronic hemodialysis patients. Psychosomatics 16: 178
971. Greenberg GR, McCloy RF, Chadwick VS, Adrian TE, Baron JH, Bloom SR (1979) Effect of bovine pancreatic polypeptide on basal pancreatic and biliary outputs in man. Amer J Digest Dis 24: 11
972. Greene WH, Ray C, Mauer M, Quie PG (1976) The effect of haemodialysis on neutrophil chemotactic responsiveness. J Lab Clin Med 88: 671
973. Gregg RC, Diamond A, Mondon CE, Reaven GM (1977) The effects of chronic uremia an dexamethason on triglyderide kinetics in the rat. Metabolism 27: 875
974. Greul W, Lozano-Tonkin C (1974) Hypercalcämische Krise als Erstmanifestation einer akuten Leukämie im Erwachsenenalter. Dtsch med Wschr 99: 287
975. Grimsehl G (1957) In: Schallreuter W (Hrsg) Lehrbuch der Physik, Bd I. B G Teubner Verlagsgesellschaft Leipzig, S 244
976. Grimsrud L (1975) Single Puncture Dialysis Without Auxiliary Equipment. Proc Europ Dial Transpl Assoc 12: 541
977. Grodstein G, Blumenkrantz MJ, Kopple JD (1979) Effects of intercurrent illnesses on nitrogen metabolism in uremic patients. Trans Amer Soc Artif Intern Organs 25: 438
978. Grodstein G, Blumenkrantz MJ, Kopple JD, Moran JK, Coburn JW (1981) Glucose absorption during continuous ambulatory peritoneal dialysis. Kidney Int 19: 564
979. Grollman A, Turner LB, McLean JA (1951) Intermittent peritoneal lavage in nephrectomized dogs and its application to the human beeing. Arch intern Med 87: 379
980. Gross JB, Keane WF, McDonald AK (1973) Survival and rehabilitation of patients on home hemodialysis: five years experience. Ann Intern Med 78: 341
981. Grosser KD, Hübner W (1975) Stoffwechselkrisen. Internist 16: 99
982. Grosser KD, Hübner W, Herrmann J, Steinbrück G (1972) Die Behandlung der thyreotoxischen Krise. Therapiewoche 22: 1248
983. Grossman LA, Ory EM, Willoughby DH (1947) Anuria treated by peritoneal irrigation. J Amer med Ass 135: 273
984. Grossman RA, Hamilton RW, Morse BM (1974) Nontraumatic rhabdomyolysis and acute renal failure. N Engl J Med 291: 807
985. Grütters K (1963) Experimentelle Untersuchungen zur Pathogenese des akuten Nierenversagens. Diss Münster
986. Guarnieri GF, Carretha R, Toigo G, Campanacci L (1979) Acetate intolerance in chronic uremic patients. Nephron 24: 212
987. Guarnieri GF, Faccini L, Lipartit T, Ranieri F, Spangaro F, Giuntini D, Toigo G, Dardi F, Berquier-Vidali F, Raimondi A (1980) Simple methods for nutritional assessment in hemodialyzed patients. Amer J Clin Nutr 33: 1598
988. Guarnieri GF, Lucchetti P, Faccini L, Giutini D, Apollinio R, Pecorari R, Rimondini PL, D'Angelo A, Agolini G (1978) Parenteral hyperalimentation with essential amino acids in chronic uremia. In: Watschinger B (Hrsg) 2. Donausymposium für Nephrologie. Verlag Bindernagel, Friedberg, S 270
989. Guarnieri GF, Ranieri F, Toigo G, Vasile A, Ciman M, Rizzoli V, Morachiello M, Campanacci L (1980) Lipid-lowering effect of carnitine in chronically uremic patients treated with maintenance hemodialysis. Amer J Clin Nutr 33: 1489
990. Gugler R, Azarnoff DL (1976) Drug protein binding and the nephrotic syndrome. Clin Pharmacokinet 1: 25
991. Guilhou JJ, Clot J, Meynadier J, Charmasson E, Dardenne M, Brochier J (1976) Immunological aspects of psoriasis. II. Dissociated impairment of thymus-dependent lymphocytes. Br J Dermatol 95: 295
992. Guillot M, Clermont MJ, Gagnadoux MF, Broyer M (1981) Nineteen months experience with continuous ambulatory peritoneal dialysis in children: main clinical and biological results. In: Gahl GM, Kessel M, Nolph KD (eds) Advances in Peritoneal Dialysis. Excerpta Medica, p 203
993. Guillou PJ, Leveson SH, Kester RC (1980) The complications of arteriovenous grafts for vascular access. Br J Surg 67: 517
994. Gulyassy PF, Aviram A, Peters JH (1970) Evaluation of amino acid and protein requirements in chronic uremia. Arch Intern Med 126: 855

995. Gundermann KJ, Kimura K, Uhlhaas S, Olek K, Lie TS (1981) A New charcoal sorbent fiber for hemoperfusion. In: Brunner G, Schmidt FW (eds) Artificial Liver Support. Springer, Berlin Heidelberg New York, p 55
996. Gundermann KJ, Lie TS (1979) Problems of competion in charcoal hemoperfusion for the treatment of intoxications. Artif Organs 3: 346
997. Gundermann KJ, Lie TS (1980) Treatment of acute hepatic failure by Hemoperfusion over Babron and Human Livers: Alphafetoprotein Levels in Serum. Artif Organs 4: 27
998. Gunn-Séchehaye A (1974) Aspects psychologiques de l'hémodialyse et de la greffe rénale. Schweiz med Wschr 104: 989
999. Gupta D, Bundschu HD (1972) Testosterone and its binding in the plasma of male subjects with chronic renal failure. Clin chim Acta 36: 479
1000. Gurland HJ (1965) Entwicklung und Fortschritt in der Technik der Hämodialyse. Internist 6: 185
1001. Gurland HJ (1982) Allgemeine Epidemiologie der Nierenkrankheiten. In: Losse H, Renner E (Hrsg) Klinische Nephrologie, Band 1. Thieme, Stuttgart New York, S 613
1002. Gurland HG, Blumenstein M, Lysaght MJ, Samtleben W, Stoffner D (1983) Plasmapheresis in renal transplantation. Kidney Int 23 [Suppl 14]: 82
1003. Gurland HJ, Brunner FP, Chantler C, Jacobs C, Schärer K, Selwood NH, Spies G, Wing AJ (1976) Combined report on regular dialysis and transplantation in europe, VI, 1975 Proc Europ Dial Transpl Assoc 13: 3
1004. Gurland HJ, Brunner FP, v Dehn H, Härlen H, Parsons FM, Schärer K (1973) Combined report on regular dialysis and transplantation in Europe, III, 1972. Proc Europ Dial Transpl Assoc 10: XVI
1005. Gurland HJ, Castro LA, Hillebrand G, Schmidt B (1980) Sorbent membranes and their medical application. In: Sideman S, Chang TMS (eds) Hemoperfusion. Kidney and liver support and detoxification. Hemisphere Publishing Corp, Washington New York London, p 105
1006. Gurland HJ, Fernandez JC, Samtleben W, Castro LA (1978) Sorbent membranes used in a conventional dialyzerformat - In vitro and clinical evaluation. Artif Organs 2: 372
1007. Gurland HJ, Härlen H, Henze H, Spoek MG (1970) Intermittent dialysis and renal transplantation in europe: Survival rates. Proc Europ Dial Transpl Assoc 7: 20
1008. Gurland HJ, Heinze V, Lee HA (1981) Topics in the therapeutic plasma exchange. Classification of published work. In: Gurland HJ, Heinze V, Lee HA (eds) Therapeutic plasma exchange. Springer, Berlin Heidelberg New York, p 203
1009. Gurland HJ, Lysaght MJ, Samtleben W, Schmidt B (1984) Comparative evaluation of filters used in membrane plasmapheresis. Nephron 36: 173
1010. Gurland HJ, Samtleben W (1980) Is blood purification suitable for an effective cure of psoriasis? In: Válek A (ed) Proceedings of the second prague sympsoium on chronic renal failure 1979, Gambro AB, Lund, p 190
1011. Gurland HJ, Samtleben W (1983) Klinische Einsatzmöglichkeiten und technische Durchführung der Plasmapherese. Internist 24: 14
1012. Gurland HJ, Samtleben W, Blumenstein M (1983) Therapeutic plasmapheresis; Present state and future aspects. Life Support Systems I: 61
1013. Gurland HJ, Samtleben W, Blumenstein M, Randerson DH, Schmidt B (1981) Clinical applications of makromolecular separations. Trans Amer Soc Artif Intern Organs 27: 356
1014. Gurland HJ, Wing AJ, Jacobs C, Brunner FP (1978) Comparative review between dialysis and transplantation. In: Drukker W, Parsons FM, Maher JF (eds) Replacement of renal function by dialysis. Nijhoff, The Hague, p 663
1015. Gusmano R, Perfumo F, Basile G, Formicucci K (1978) Dialysis strategy in children. Dial & Transpl 7: 361
1015a. Gutierrez A, Alvestrand A, Bergström J (1985) Blood-membrane interaction without dialysis induces increased protein catabolism in normal man. Internat symposion on immune and metabolic aspects of therapeutic blood purification systems. Trondheim 14.-16. 5. 1985
1016. Gutman RA (1978) Automated peritoneal dialysis for home use. Quart J Med 47: 261
1017. Gutman RA, Shalhoub RJ, Wade AD, O'Connell JMB, Recand L (1973) Hypertriglyceridemia in chronic non-nephrotic renal failure. Amer J Clin Nutr 26: 165
1018. Gutman RA, Stead WW, Robinson RR (1981) Physical activity and employment status of patients on maintenance dialysis. New Engl J Med 304: 309
1019. Haam EV, Fine A (1932/33) Effect of peritoneal lavage in acute uremia. Proc Soc exp Biol (NY) 300: 396
1020. Haapanen E, Pellinen TJ, Partanen J (1984) Acute renal failure caused by alcohol-induced rhabdomyolysis. Nephron 36: 191
1021. Haapanen H, Tiula E (1972) Plasmapheresis with albumin as main substitute in acute hepatic coma. Scand J Gastroenterol 7: 75
1022. Haapaniemi L, Slatis P (1974) Supraclavicular catheterisation of the superior vena cava. Acta Anaesthesiol Scand 18: 12
1023. Haas G (1925) Versuche der Blutauswaschung am Lebenden mit Hilfe der Dialyse. Klin Wschr 4: 13
1024. Haas G (1926) Über Versuche der Blutauswaschung am Lebenden mit Hilfe der Dialyse. I. Mitteilung. Arch exp Path Pharmak 116: 158
1025. Haas G (1928) Über Blutwaschung. Klin Wschr 7: 1356
1026. Hällgren R, Lundquist G, Chance RE (1977) Serum levels of human pancreatic polypeptide in renal disease. Scand J Gastroenterol 12: p 923

1027. Haffke EA, Rajendran S, Egan JD (1978) Dialysis, depression and antidepressants. J Clin Pschiat 39: 759
1028. Hagen C, Ølgaard K, McNeilly AS, Fischer R (1976) Prolactin and the pituitary gonadal axis in male uraemic patients on regular dialysis. Acta endocrinol (Kbh) 82: 29
1029. Hagstam KE, Larsson LE, Thyseel H (1966) Experimental studies on charcoal haemoperfusion in phenobarbital intoxication and uraemia, including histopathological findings. Acta Med Scand 180: 593
1030. Haimov M, Burrows L, Schanzer H, Neff M, Bacz A, Kwun K, Slifkin R (1980) Experience with substitutes in the construction of vascular access for hemodialysis. J Cardiovasc Surg 21: 149
1031. Hakim RM, Breillatt J, Lararus JM, Port FK (1984) Complement activation and hypersensitivity reactions to dialysis membranes. New Engl J Med 311: 878
1032. Hakim RM, Fearon DT, Lazarus JM, Perzanowski CS (1984) Biocompatibility of dialysis membranes: Effect of chronic complement activation. Kidney Int 26: 194
1033. Hakim RM, Lowrie EG (1982) Hemodialysis-associated neutropenia and hypoxemia: The effect of dialyzer membrane materials. Nephron 32: 32
1034. Halevy S, Halevy J, Boner G, Rosenfeld JB, Feuermann EJ (1981) Dialysis therapy for psoriasis. Arch Dermatol 117: 69
1035. Hall DMB, Geefhuysen J (1977) Percutaneous catheterization of the internal jugular vein in infants and children. J Pediat Surg 12: 719
1036. Halter H, Hanefeld M, Leonhardt W (1971) Pathophysiologie und Klinik der Störungen des Fettstoffwechsels. Dtsch Gesundh-Wesen 26: 1721
1037. Ham TH, Shen CS, Fleming EM, Castle WB (1948) Studies on the destruction of red blood cells. IV: Thermal injury: Action of heat in causing increased spheroidicity, osmotic and mechanical fragilities and hemolysis of erythrozytes; observations on the mechanism of distruction of such erythrozytes in dogs and in a patient with a fatal thermal burn. Blood 3: 4
1038. Hamburger HJ (1895) Über die Regelung der osmotischen Spannkraft von Flüssigkeiten in Bauch- und Pericardhöhlen. Arch Phys du Bois-Reymond 281
1039. Hamilton RG, Adkinson NF (1984) Mechanismus of acute allergic reactions. Artif Organs 8: 311
1040. Hammill FS, Johnston GG, Collins GM, Halasz NA, Dilley RB, Bernstein EF (1980) A critical appraisal of the changing approaches to vascular access for chronic hemodialysis. Dial & Transpl 9: 325
1041. Hampers CL, Lowrie EG, Soedlner JS, Merrill JP (1972) Ureamia and corbohydrate metabolism. In: Kluthe R, Berlyne G, Burton B (eds) Internat Congr on Pathogenesis, Diagnosis and Therapy. Thieme, Stuttgart, p 173
1042. Hampers CL, Schupak E (1967) Long-Term hemodialysis. Grune & Stratton, New York London
1043. Hampers CL, Soeldner JS, Gleason RR, Baily GL, Diamond HJ, Merrill JP (1968) Insulin-glucose relationship in uremia Amer J clin Nutr 21: 214
1044. Hampl H (1978) Hemodynamic studies during hemodialysis, sequential ultrafiltration, and hemofiltration. Dial & Transpl 7: 1095
1045. Hampl H (1981) Einfluß des Säure-Basen-Status auf die Kreislaufstabilität während Azetat- und Bikarbonat Hämodialyse. Z Urol Nephrol 74: 583
1046. Hampl H, Kessel M, Horn G (1976) Short duration dialysis employing the REDY system with special consideration of buffer capacity. Nieren- und Hochdruckkrankh 5 [1. Beiheft]: 34
1047. Hampl H, Klopp HW, Michels N, Mahiout A, Schilling H, Wolfgruber M, Schiller R, Hanefeld F, Kessel M (1983) Electroencephalogram investigations of the dysequilibrium syndrome during bicarbonate and acetate dialysis. Proc Europ Dial Transpl Assoc 19: 351
1048. Hampl H, Klopp H, Wolfgruber M, Pustelnik A, Schiller R, Hanefeld F, Kessel M (1982) Advantages of bicarbonate hemodialysis. Artif Organs 6: 410
1049. Hampl H, Klopp HW, Wolfgruber M, Pustelnik A, Schiller R, Kessel M, Hanefeld F (1983) Zur Pathogenese der durch Azetatdialyse induzierten kardiovaskulären und zerebralen Probleme. Nieren- und Hochdruckkrankh 12: 132
1050. Hampl H, Mahiout A, Kessel M (1984) Acid base values, hypoxemia in diabetic patients on acetate and bicarbonate dialysis. Trans Amer Soc artif intern Organs 30: 55
1051. Hampl H, Paeprer H, Unger V, Fischer Ch, Resa I, Kessel M (1980) Hemodynamic changes during hemodialysis, sequential ultrafiltration and hemofiltration. Kidney Int 18: 83
1052. Hampl H, Paeprer H, Unger V, Kessel M (1978) Vergleichende hämodynamische Studien bei konventioneller Hämodialyse zur Hämodialyse mit vorangehender Ultrafiltration und Hämofiltration. Nieren- und Hochdruckkrankh 1: 29
1053. Hampl H, Paeprer H, Unger V, Kessel M (1979) Hemodynamic studies during hemodialysis in comparison to sequential ultrafiltration and hemofiltration. J Dial 3: 51
1054. Hampl H, Paeprer H, Unger V, Ryzlewicz Th, Fischer Ch, Cambi V, Kessel M (1978) Hemodynamic studies, acid-base status and osmolality in different hemodialysis procedures. Artif Organs 2: 348
1055. Hampl H, Wolfgruber M, Pustelnik A, Schiller R, Fischer Ch (1982) Comparison of the circulatory stability in children during acetate and bicarbonate dialysis. In: Bulla M (ed) Renal insufficiency in children. Springer, Berlin Heidelberg New York, p 189
1056. Handa SP, Cushner GB (1968) Hyperosmolar hyperglycemic nonketonic coma during peritoneal dialysis. South Med J 61: 700
1057. Hanicki Z (1979) Some aspects of dialytic treatment of psoriasis. Preliminary report. In: Válek A

(ed) Proceedings of the second prague symposium on chronic renal failure 1979, Gambro AB, Lund, p 195
1058. Hanley DA, Sherwood LM (1978) Secondary hyperparathyreoidism in chronic renal failure. Pathophysiology and treatment. Med Clin N Amer 62: 1319
1059. Hanson JS, Carmody M, Keogh B, O'Dweyer WF (1967) Access to circulation by permanent arteriovenous fistula in regular dialysis treatment. Brit med J 4: 586
1060. Harasaki H, Malchesky PS, Asanuma Y, Smith JW, Suwa S, Zawicki J (1979) Membrane plasmaphereses: Platelet and protein effects on filtration. Proc Europ Soc Artif Organs 6: 308
1061. Hariprasad MK, Nadler IM, Eisinger RP (1981) Hemodialysis for uremic schizophrenics: no psychiatric improvement. J Clin Psychiatry 42: 5
1062. Harker LA (1976) The hematological consequences of renal failure. Hemostatis In: Brenner BM, Rector FC (eds) The Kidney. Saunders, Philadelphia, p 529
1063. Harmon WE, Meyer A, Grupe WE (1981) Substitution of a percutaneous vascular access for repeated hemodialysis in children. Nieren- und Hochdruckkrankh 10: 91
1064. Harmon WE, Spinozzi N, Meyer A, Grupe WE (1981) The use of protein catabolic rate to monitor pediatric hemodialysis. Dial & Transpl 10: 324
1065. Harris JE, Page D, Osen G, Stewart T (1972) Suppression of in vitro lymphocyte function by uremic toxins. J Urol 108: 312
1066. Hart W, Duursma SA, Visser WJ, Nijo LKF (1975) The hydroxiproline content of plasma in patients with impaired renal function. Clin Nephrol 4: 104
1067. Hartitzsch B, Hoenich NA, Johnson J, Drewis RAL, Kerr DNS (1972) The problem of deaeration - cause, consequence, cure. Proc Europ Dial Transpl Assoc 9: 605
1068. Hartley LCJ, Ellis FG, Rendall M, Cameron JS, Ogg CS (1970) The use of urokinase in Scribner shunts. Brit J Urol 42: 246
1069. Hasegawa K, Matsushita Y, Otomo S, Hamada N, Nishizaw Y, Okamoto T, Morii H, Wada M (1975) Abnormal response of thyrotrophin releasing hormone in chronic renal failure. Acta endocrinol (Kbh) 79: 635
1070. Hasselbacher K (1961) Hämolytischer Transfusionszwischenfall und akutes Nierenversagen. Med Klin 56: 1125
1071. Hattingberg von HM, Brockmeier D (1979) Standardisierung von Rechenmethoden zur Prüfung der Bioverfügbarkeit. In: Rietbrock/Schnieders (Hrg) Bioverfügbarkeit von Arzneimitteln. Fischer, Stuttgart New York, S 191
1072. Hattingberg von HM, Brockmeier D (1980) The pharmacokinetic basis of optimal antibiotic dosage. Infection 8, Suppl I: 21
1073. Hauser SL, Dawson DM, Lehrich JR, Beal MF, Kevy SV, Propper RD, Mills JA, Weiner HD (1983) Intensive immunosuppression in progressive multiple sclerosis. A randomized, three-arm study of high-dose intravenous cyclophosphamid, plasma exchange, and ACTH. New Engl J Med 308: 178
1074. Haussler MR, McCain TA (1977) Basic and clinical concepts related to vitamin D metabolism and action. New Engl J Med 279: 974
1075. Havasaki H, Kivaly R, Murabayashi S, Pepoy M, Fields A, Kambic H, Hillegas D, Nosé Y (1979) Cross linked gelatin as a blood contacting surface. Proc 2nd Meeting Int Soc Artif Organs: 203
1076. Hawkins JB, Robinson RHB (1967) Repeated haemodialysis with a straight silicone rubber cannula. Brit med J 4: 226
1077. Hayes CP, Wilson RL, Robinson RR (1966) Long-term intermittent hemodialysis. J Amer med Ass 195: 1089
1078. Hedon E (1902) On the transfusion of pure red corpuscles in suspension in an artificial serum, after hemorrhages. Arch Med Exp 14: 297
1079. Hegstrom RM, Murray JS, Pendras JP, Burnell JM, Scribner BH (1962) Two years' experience with periodic hemodialysis in the treatment of chronic uremia. Trans Amer Soc Artif Int Organs 8: 266
1080. Hegstrom RM, Quinton WE, Dillard DH, Cole JJ, Scribner BH (1961) One year's experience with the use of indwelling teflon cannulas and bypass. Amer Soc Artif Intern Organs 7: 47
1081. Hehrlein FW, Abe S, Goubeaud G (1971) Autogene Saphenatransplantation für die chronische Hämodialyse. Münch med Wschr 113: 887
1082. Heidbreder E, Heidland A (1980) Toxische Nierenschäden. Klin Wschr 58: 105
1083. Heidland A, Klütsch K, Scheitza E, Pippig L, Sperling M (1967) Klinische Erfahrungen mit der subkutanen arteriovenösen Fistel in der Hämodialysebehandlung. Dtsch med Wschr 92: 427
1084. Heidland A, Kult J (1975) Long-term effects of essential amino acids supplementation in patients on regular dialysis treatment. Clin Nephrol 3: 235
1085. Heierli C, Hill AVL (1972) The relationship between the magnesium concentration in the dialysis fluid used and in the plasma and erythrocytes of patients with chronic renal failure being treated by regular haemodialysis. Clin Sci 43: 779
1086. Heierli C, Thölen H (1981) Metabolites of glucose in the blood of patients with renal failure. Klin Wschr 59: 431
1087. Heierli C, Thölen H, Bartels H (1972) Schätzung des Glomerulumfiltrats durch das Serum-Kreatinin. Dtsch med Wschr 97: 67
1088. Heilman E (1977) Folsäuremangel. Dtsch med Wschr 102: 1818
1089. Heimsoth V, Blümcke S, Bohlmann H, Haupt H, Küster F (1973) Erfolgreiche thrombolytische Therapie bei bilateralen Nierenrindennekrosen. Dtsch med Wschr 98: 1895

1090. Heimsoth V, Graffe-Achelis CH (1972) Renal handling of glucose in advanced kidney disease. In: Kluthe R, Berlyne G, Burton B (eds) Internat Conf on Pathogenesis, Diagnosis and Therapy. Thieme, Stuttgart: 122
1091. Heinecke G, Fink K, Konner K (1974) Zur Frage der Wirksamkeit der oralen Eisensubstitution bei Dauerdialysepatienten. Klin Wschr 52: 979
1092. Heintz R, Renner D (1961) Über seltene, kreislaufbedingte akute Niereninsuffizienz. Med Welt: 850
1093. Heinze V (1985) Akutes Nierenversagen. In: Franz HE (Hrsg) Blutreinigungsverfahren 3. Aufl. Thieme, Stuttgart New York
1094. Heitmann D (1952) Katheterisierung der Vena cava superior über die Vena jugularis externa und interna sowie die supraclaviculäre Punktion der Vena anonyma. Melsunger med Mittlg 118: 249
1095. Held E, Edmaier MA (1979) Therapie des akuten Nierenversagens: Pathophysiologische und klinische Aspekte. In: Sieberth HG (Hrsg) Akutes Nierenversagen. Thieme, Stuttgart
1096. Held E, Winkelmann W, Finke K, von Dehn H, Seyffert G, Gurland HG (1974) Plasma-Aminosäuren bei chronischer Niereninsuffizienz. Klin Wschr 52: 974
1097. Hem E, Helsingen N (1974) Anastomotic false aneurysmas following vein bypass. Scand J Thor Cardiovasc Surg 8: 56
1098. Henderson IS, Beattie TJ, Kennedy AC (1980) Dopamine hydrochloride in oliguric states. Lancet 2: 827
1099. Henderson LW (1976) Peritoneal dialysis. In: Massry SG, Seller AL (eds) Clinical aspects of uremia and dialysis. Charles C Thomas, Springfield (Ill), p 574
1100. Henderson LW (1976) Hemodialysis: rationale and physical principles. In: Brenner BM, Rector FC (eds) The Kidney. Saunders, Philadelphia London Toronto, p 1643
1101. Henderson LW (1978) Ultrafiltration. In: Drukker W, Parson FM, Maher JF (eds) Replacement of renal function by dialysis. Martinus Nijhoff Publishers Medical Division, The Hague-Boston-London, p 135
1102. Henderson LW (1978) Middle molecules re-examined. Nephron 22: 146
1103. Henderson LW (1980) Symptomatic hypotension during hemodialysis. Kidney Int 17: 571
1104. Henderson LW (1981) Ultrafiltration with peritoneal dialysis. In: Nolph KD (ed) Developments in nephrology: Peritoneal Dialysis, p 124
1105. Henderson LW (1983) Biophysics of ultrafiltration and hemofiltration. In: Drukker W, Parsons FM, Maher J (eds) Replacement of renal function by dialysis. Martinus Nijhoff Publishers, Boston-The Hague-Dordrecht-Lancaster, p 242
1106. Henderson LW, Besarab A, Michaelis A, Bluemle LW Jr (1967) Blood purification by ultrafiltration and fluid replacement (diafiltration). Trans Amer Soc Artif Int Organs 13: 216
1107. Henderson LW, Colton CK, Ford ChA (1975) Kinetics of hemofiltration. II. Clinical characterization of a new blood cleaning modality. J Lab Clin Med 85: 372
1108. Henderson LW, Ford C, Colton CK, Bluemle LW, Bixler HJ (1970) Uremic blood cleaning by diafiltration using a hollow fiber ultrafilter. Trans Amer Soc Artif Int Organs 16: 107
1109. Henderson LW, Ford CA, Lysaght MJ, Grossman RA, Silverstein ME (1975) Preliminary observations on blood pressure response to maintenance diafiltration. Kidney int 7: 413
1110. Henderson LW, Koch KM, Dinarello CA, Shaldon S (1983) Hemodialysis hypotension: The interleukin hypothesis. Blood Purif 1: 3
1111. Henderson LW, Lilley JY, Ford CA, Stone RA (1977) Hemofiltration. J Dialysis 1: 211
1112. Henderson LW, Livoti LG, Ford CA, Kelly A, Lysaght M (1973) Clinical experience with intermittent hemodiafiltration. Trans Amer Soc Artif Intern Organs 19: 119
1113. Henderson LW, Nolph KD (1969) Altered permeability of the peritoneal membrane after using hypertonic peritoneal dialysis fluid. J Clin Invest 48: 992
1114. Henderson LW, San Felippo ML, Stonee RA (1981) Comparison of hemodialysis and hemofiltration. Proc 12th ann Contractor's Conf, Dept HEW, Publ no NIH 81-1979, p 169
1115. Henderson RG, Russel RGG, Ledingham JGG, Smith R, Oliver DO, Walton RJ, Small DG, Preston G, Warner GT, Norman AW (1974) Effects of 1,25-dihydroxycholecalciferol on calcium absorption, muscle weakness, and bone disease in chronic renal failure. Lancet I: 379
1116. Hendler ED, Goffinet JA, Ross S (1974) Controlled study of androgen therapy in anemia of patients on maintenance hemodialysis. New Engl J Med 291: 1046
1117. Henemann H (1976) Die urämische Sympathicopathie. Thieme, Stuttgart
1118. Henemann H (1978) Die Vena subclavia - Akutdialysezugang der ersten Wahl? Intensivmed 15: 236
1119. Henemann PM, Forbes AP, Moldawer M, Dempsey EF, Carroll EL (1960) Effects of human growth hormone in men. J clin Invest 39: 1233
1120. Henkin RJ, Lotz M, Bartter FC (1966) Treatment of hypervitaminosis D by peritoneal dialysis: the removal of Calcium and Vitamin D by peritoneal dialysis. Abstracts 3rd int Congr Nephrol. Washington, p 209
1121. Hennessy WJ, Siemens AW (1968) Autonomic neuropathy in chronic renal failure (abstract). Clin Res 16: 385
1122. Henning HV, Fuchs C (1984) Renale Osteopathie. Nieren- und Hochdruckkrankh 13: 235
1123. Henrich WL (1982) Autonomic insufficiency. Arch Intern Med 142: 339
1124. Hermoshura B, Vanags L, Dickey MW (1966) Measurement of pressure during intravenous therapy. J Amer Med Ass 195: 321
1125. Herrath v. D, Schaefer K, Hüfler M, Pauls A, Koch KM (1982) Complications of hemofiltration. Contr Nephrol 32: 146

1126. Herrath v. D, Schaefer K, Hüfler M, Pauls A, Koch KM, Göhl H, Ljunggren L, Gardiner P (1983). Complications of hemofiltration. Int J Artif Org 6: 49
1127. Herrmann J (1975) Therapie der thyreotoxischen Krise. Intensivmed 12: 289
1128. Herrmann J, Beisenherz W, Gillich KK, Jester HG, Kluge R, Nissen P, Krüskemper HL (1969) Peritonealdialyse bei thyreotoxischer Krise. Dtsch med Wschr 94: 2615
1129. Herrmann J, Hilger P, Rusche HJ, Krüskemper HL (1974) Plasmapherese in der Behandlung der thyreotoxischen Krise. Dtsch med Wschr 99: 888
1130. Herrmann J, Krüskemper HL (1974) Therapie der thyreotoxischen Krise. Dtsch med Wschr 99: 2466
1131. Herrmann J, Krüskemper HL, Grosser K-D, Hübner W, Böhm W (1971) Peritonealdialyse in der Behandlung der thyreotoxischen Krise. Dtsch med Wschr 96: 742
1132. Herrmann J, Schmidt HJ, Krüskemper HL (1973) Thyroxine elimination by peritoneal dialysis in experimental thyreotoxicosis. Horm Metab Res 5: 180
1133. Hesch RD, Hehrmann R (Hrsg) (1979) Renale Osteopathie, Diagnose, praeventive und kurative Therapie. Thieme, Stuttgart
1134. Hess CL v, McGuigan H (1914/15) The condition of the sugar in the blood. J Pharmacol exp Ther 6: 45
1135. Heuck CC, Liersch M, Ritz E, Stegmeier K, Wirth A, Mehls O (1978) Hyperlipoproteinemia in expermental chronic renal insufficiency in the rat. Kidney Int 14: 142
1136. Heuck CC, Ritz E (1980) Hyperlipoproteinemia in renal insufficiency. Nephron 25: 1
1137. Heusser H, Werder H (1927) Untersuchungen über die Peritonealdialyse. Bruns Beitr klin Chir 141: 38
1138. Heyde HC van der, Morse W (1921) A modification of the technic of the vividiffusion method of Abel. J Lab clin Med 6: 520
1139. Hickman R (1977) Peritoneal dialysis in children. Dial & Transpl 6: 42
1140. Hicks JM, Young DS, Wooton IDP (1964) The effect of uraemic blood constituents on certain cerebral enzymes. Clin Chim Acta 9: 228
1141. Higgins MR, Grace M, Bettcher KB, Silverberg DS, Dosseter JB (1976) Blood access in hemodialysis. Clin Nephrol 6: 473
1142. Hill AVL, Alvarez-Ude F, Pierides AM, Kerr DND, Ellis HA, Peart KM (1975) The effect of calcium carbonate (CC), aluminiumhydroxide (AH) and dihydrotachysterol (DHT) on hemodialysis bone disease. In: Norman AW (ed) Vitamin D and problems related to uremic bone disease. de Gruyter, Berlin New York, p 643
1143. Hill JB, Palaia FL, McAdams JL, Palmer PJ, Skinner JT, Maret SM (1976) The rationale for fixed-bed charcoal in hämoperfusion. Kidney Int 10: 328
1144. Hilpert C, Willig F, Huber W, Schulz E, Schulz O, Hrstka V, Schmidt FH (1973) Plasma-Spiegelverläufe von Insulin nach intravenöser Gabe bei Patienten mit Niereninsuffizienz. Klin Wschr 51: 136
1145. Hiner EE (1983) Report on plasmapheresis donor reactions. Plasma Quart 4: 31
1146. Hippius H, Matussek N, Nedopil N, Strauss A, v. Zerssen GD, Emrich H, Kolff WJ, Gurland HJ (1979) Recommendations for the evaluation of possible therapeutic effects of blood purification methods in chronic schizophrenic patients. Artif Organs 3: 104
1147. Hirsch K, Crouch TH (1976) A raise method for the Cordis Dow artificial kidney. Dial & Transpl 4: 76
1148. Hock, EW Jr, Wainer HS, McGee J, Sellers TF Jr (1957) Acquired arteriovenous fistula with bacterial endarteritis and endocarditis. J Amer med Ass 164: 1450
1149. Hodler J, Hunkeler H (1976) Pathophysiologie und Pathobiochemie der Urämie. Med Klin 71: 77-86
1150. Höffler D (1981) Die Dosierung wichtiger Antibiotika und Tuberkulostatika bei Niereninsuffizienz. Internist 22: 601
1151. Höffler D, Koeppe P (1975) Zur Pharmakokinetik intravenös applizierten Cefradins bei normaler und eingeschränkter Nierenfunktion. Münch med Wschr 117: 1169
1152. Höllt V, Hillebrand G, Schmidt B, Gurland HJ (1979) Endorphins in schizophrenia: Hemodialysis/hemoperfusion are ineffective in clearing β-Leu^5-endorphin and β-endorphin from human plasma. Pharmakopsychiatr. Neuropsychopharmakol 12: 339
1153. Hoeltzenbein J (1962) Diskussionsbemerkung. In: Sarre H, Rother K (Hrsg) Akutes Nierenversagen, Thieme Stuttgart S 202
1154. Hoeltzenbein J (1966) A new disposable coil system. Proc Europ Dial Transpl Assoc 3: 390
1155. Hoeltzenbein J (1969) Die Künstliche Niere. Enke, Stuttgart
1156. Hoenich NA, Frost TH, Kerr DNS (1978) Dialysers. In: Drukker W, Parsons FM, Maher GF (eds) Replacement of renal function by dialysis. Martinus Nijhoff Medical Division, The Hague Boston London, p 80
1157. Hoenich NA, Kerr D (1983) Dialysers. In: Drukker W, Parsons FM, Maher JF (eds) Replacement of renal function by dialysis. Martinus Nijhoff Publishers, Boston-The Hague-Dordrecht-Lancaster, p 106
1158. Hoenich NA, Kerr DNS, Ward MK, Aljama P, Sussman M (1984) Two special properties of polyacrylonitrile membrane suitability for reuse and biocompatibility. Contemporary Dialysis 5: 31
1159. Hoenich NA, Laing C, Buckley P, Woffindin C, Kerr DNS (1983) Dialysis leucopenia - No correction after prolonged washing of the membrane. Int J Artif Organs 6: 113
1160. Hörl WH, Heidland A (1984) Evidence for the participation of granulocyte proteinases on intradialytic catabolism. Nephrology 21: 314
1161. Hoger JC, Carman R, Stoller R, Panol G, Leduc EH, Thayer WR, Porter LE, Galletti PM, Calabresi P (1978) A prototype for a hybrid artificial liver. Trans Amer Soc Artif Int Org 24: 250

1162. Hoigné R (1955) Die künstliche Niere. Schweiz med Wschr 85: 1061
1163. Holder R van, De Clippele M, Ringoir S (1983) Membrane plasmapheresis by unipuncture technique. In: Nosé Y, Malchesky PS, Krakauer RS (eds) Plasmapheresis. Raven Press, New York, p 145
1164. Holdsworth SR, Atkins RC, de Krester DM (1971) The pituitary-testicular axis in man with chronic renal failure. New Engl J Med 296: 1245
1165. Holdsworth SR, de Krester DM, Atkins RC (1978) A comparison of hemodialysis and transplantation in reversing the uremic disturbance of male reproductive function. Clin Nephrol 10: 146
1166. Holland FF, Donnaud A, Gidden HE, Klein E (1977) Methods of measurement of mass transfer rates and capacities of hemoperfusion cartridges. Amer Soc Artif Intern Organs 23: 573
1167. Holland FF, Gidden HE, Mason RG, Klein E (1978) Thrombogenecity of heparin-bound DEAE cellulose hemodialysis membranes. Amer Soc Artif Intern Organs J 1: 24
1168. Hollenberg NK, Adams DF, Oken DE, Abrams HL, Merrill JP (1970) Acute renal failure due to nephrotoxins. New Engl J Med 282: 1329
1169. Holloway CJ (1981) The biochemistry of hepatic detoxification. In: Brunner G, Schmidt FW (eds) Artificial liver support. Springer, Berlin Heidelberg New York, p 32
1170. Holloway CJ, Harstick K, Brunner G (1979) Agarose encapsulated absorbents. Int J Artif Organs 2: 81
1171. Holper K, Struck E, Sebening F (1979) The diagnosis of acute renal failure (ARF) following cardiac surgery with cardio-pulmonary bypass. Thorax Cardiovasc Surg 27: 231
1172. Holtmann B, Anderson CB (1977) Carpal tunnel syndrome following vascular shunts for hemodialysis. Arch Surg 112: 65
1173. Holtz M (1980) Leistungsuntersuchungen an Hämodialysemembranen und Hämodialysatoren. Promotion, Universität Rostock
1174. Holtz M, Rautenbach R (1976) Technische Aspekte der klinischen Diafiltration. Biomed Techn 21: 302
1175. Holzer H, Ladurner G, Sager D, Pogglitsch H, Katschnig H, Korthals Ch (1980) Ergebnisse der Schädel-Computertomographie bei Hämodialysepatienten. Wien med Wschr 130, Suppl 64: 4
1176. Holzmann H, Benes P, Morsches B, Matthaei D, Stöhr L (1981) Psoriasis und Hämodialyse. Dtsch med Wschr 106: 1245
1177. Hone P, Randerson D, Farell P (1979) Performance characteristics of disposable hemodialyzers. Dial & Transpl 8: 689
1178. Horak W (1981) Removal of bile acids by various means of artificial liver support. In: Brunner G, Schmidt FW (eds) Artificial liver support. Springer, Berlin Heidelberg New York, p 110
1179. Horbett TA, Weathersby PK, Hoffmann AS (1977) The preferential adsorptions of hemoglobin to polyethylene. J Bioeng 1: 61
1180. Horikawa N, Iwai K, Shibata S, Ota K, Sanaka T (1979) Treatment of schizophrenics with hemodialysis. Artif Organs (Suppl) 3: 162
1181. Horn K, Arenz F, Schramm W, Witte A, Pickardt CR (1983) Plasmapherese in der Therapie der thyreotoxischen Krise und endokrinen Ophthalmopathie. Internist 24: 43
1182. Horn K, Brehm G, Habermann J, Pickardt CR, Scriba PC (1976) Erfolgreiche Behandlung einer thyreotoxischen Krise durch kontinuierliche Plasmapherese am Blutzellseparator. Klin Wschr 54: 983
1183. Horowitz HI (1970) Further studies on the platelet-inhibitory effect of guanido-succinic acid and its role in uremic bleeding. Amer J Med 49: 336
1183a. Horowitz HI (1970) Uremic toxins and platelet function. Arch Intern Med 126: 823
1184. Horres CR, Hill JB, Ellis FW (1976) The adsorption of sympathomimetic agents by activated carbon haemoperfusion. Trans Amer Soc artif intern Organs 22: 693
1185. Hortling L, Fyhrquist F, v. Bonsdorff M, Holmberg P, Edgren J, Kock B, Tella M, Eklund B, Holmström T (1983) Long-term 1,25-dihydroxycholecalciferol treatment in renal failure. Acta Med Scand 214: 55
1186. Horton ES, Johnson C, Lebovitz HE (1968) Carbohydrate metabolism in uremia. Ann intern Med 68: 63
1187. Houmbrouckx R, Bollengier L (1979) Hemodialysis as treatment for chronic schizophrenia. Proc Europ Dial Transpl Assoc 16: 40
1188. Howell u. Holt zit nach Jorpes JE [1261]
1189. Howell ED, Perkins HA (1972) Anti-N-like antibodies in the sera of patients undergoing chronic hemodialysis. Vox Sang 23: 291
1190. Hrubesch M, Wagner H, Kökkel K, Grote G, Wessels F, Loew H (1973) Hypophyse-Gonaden-Regulation bei Patienten mit chronischer Niereninsuffizienz unter Dauerhämodialyse. Med Welt 24, S 683
1191. Hruska KA, Kopelman R, Rutherford WE, Klahr S, Slatopolsky E (1975) Metabolism of immunreactive parathyroid hormone in the dog. The role of the kidney and the effects of chronic renal disease. J clin Invest 56: 39
1192. Hsu Ch-H, Kurtz ThW Renal Hemodynamics in experimental acute renal failure.
1193. Hübner W, Grosser K-D, Steinbrück G, Du Mesnil W, Siebert HG (1971) Neue Gesichtspunkte bei der Behandlung der thyreotoxischen Krise. Verh dtsch Ges inn Med 77: 671
1194. Hüfler M, v. Herath D, Atsmus G, Schaefer K (1977) The hemofiltration system: Variations of the negative pressure. J Dial 1: 567
1195. Huestis DW (1983) Hazards of therapeutic plasmapheresis (plasma exchange). Apheresis Bull 1: 76
1196. Hughes K, Adams FG, Hamilton DN (1980) The radiology of local complications of haemodialysis access devices. Clin Radiol 31: 489

1197. Hughes RD, Langley PG, Williams R (1980) In vitro blood compatibility studies on a new polymer-coated charcoal for haemoperfusion. Int J Artif Organs 3: 277
1198. Hughes RD, Ton HY, Langley P, Davies M, Hanid MA, Mellon P, Silk DBA, Williams R (1979) Albumin-coated amberlite XAD-7 resin for hemoperfusion in acute liver failure, part II. Artificial Organs 3: 23
1199. Hughes RD, Ton HY, Langley PG, Silk DBA, Williams R (1978) The use of an in vitro hemoperfusion circuit to evaluate the blood compatibility of albumin coated amberlite XAD 7 resin. Int J Artif Organs 1: 129
1200. Humayun HM, Ing TS, Daugirdas JT, Gandhi VC, Popli S, Robinson JA, Hano JE, Zayas I (1981) Peritoneal fluid eosinophilia in patients undergoing maintenance peritoneal dialysis. Arch intern Med 141: 1172
1201. Hume OM, Gayle WE, Williams GM (1969) Cross circulation of patients in hepatic coma with baboon partners having human blood. Surg Gynec Obstet 128: 495
1202. Hurwich BJ (1968) Brachial arteriography of the surgically created radial arteriovenous fistula in patients undergoing chronic intermittent haemodialysis by venipuncture technique. Amer J Roentgenol 104: 394
1203. Hurwich BJ (1970) Fistula steal. New Engl J Med 282: 570
1204. Hurwitz A (1977) Anticid therapy and drug kinetics. Clin Pharmacokinet 2: 269
1205. Hutchings RH, Hegstrom RM, Scribner BH (1966) Glucose intolerance in patients on long-term intermittent dialysis. Ann intern Med 65: 275
1206. Hyman ES (1959) Causes of failure of the artificial heartlung. Trans Amer Soc Artif intern Organs 5: 257
1207. Iaina A, Solomon S, Gavendo S, Eliahou HE (1977) Reduction in severity of acute renal failure (ARF) in rats by dopamine. Biomedicine 27: 137
1208. Ibels LS, Simons LA, King JO, Williams PF, Neale FC, Stewart JH (1975) Studies on the nature and causes of hyperlipidaemia in uraemia, maintenance dialysis and renal transplantation. Quart J Med (New Series) 44: 601
1209. Ihlenfeld JV, Mathis TR, Barber TA, Mosher DF, Riddle LM, Hart AP, Updike SJ, Cooper SL (1978) Transient in vivo thrombus deposition onto polymeric biomaterials: role of fibronectin. Trans Amer Soc Artif Int Organs 24: 727
1210. Imai Y, Tajima K, Nosé Y (1971) Biolized materials for cardiovascular prosthesis. Trans Amer Soc Artif Intern Organs 17: 6
1210a. Imhof P, Gasser P, Cottier P (1961) Die Anwendung der künstlichen Niere im Alter. Schweiz med Wschr 91: 1397
1211. Ing TS, Daugirdas JT, Pople S, Gandhi VC (1983) First-use syndrome with cuprammonium cellulose dialyzers. Int J Artif Organs 6: 235
1212. Inou N, Yoshiba M, Yamazaki Z, Sakai T, Sanjo K, Okoda K, Oda T, Wada T, Inou T (1981) Continuous flow membrane plasmapheris utilizing cellulose acetate hollow fiber in hepatic failure. In: Brunner G, Schmidt FW (eds) Artificial liver support. Springer, Berlin Heidelberg New York, p 175
1213. Inouye WY, Engelberg J (1953) Simplified artificial dialyzer and ultrafilter. Surg. Forum 4: 438
1214. International Forum: What are the established clinical indications for therapeutic plasma exchange and how important is the choice of replacement fluid for efficacy of therapeutic plasma exchange in these situations? Vox Sang 43: 270
1215. Isbister JP, Ralston M, Hayes JM, Wright R (1981) Fulminant lupus pneumonitis with acute renal failure and RBC aplasia. Successful management with plasmapheresis and immunosuppression. Arch Int Med 141: 1081
1216. Iseki K, Onoyama K, Maeda T, Shimamatsu T, Harada A, Fijimi S, Omae T (1980) Comparison of hemodynamics induced by conventional acetate hemodialysis, bicarbonate hemodialysis and ultrafiltration. Clin Nephrol 14: 294
1217. Ishihara AM, Myers CH (1968) Longevity of arteriovenous shunts for heamodialysis. Ann Surg 168: 281
1218. Ito T, Niwa T, Matsui E (1971) Vitamin B_2 and vitamin E in long-term hemodialysis. J Amer Med Ass 217: 699
1219. Ivanovich P (1978) Sequential ultrafiltration-hemodialysis. 18 month's experience. Dial & Transpl 7: 1077
1220. Ivanovich P, Chenoweth DE, Schmidt R, Klinkmann H, Boxer LA, Jacob HS, Hammerschmidt DE (1983) Symptoms and activation of granulocytes and complement with two dialysis membranes. Kidney Int 24: 758
1221. Ivy HK (1962) Treatment of breast cancer with 5-fluorouracil. Ann Intern Med 57: 598
1222. Iyoda S, Kohyama M, Saito A, Yamanaka N, Ota K, Maeda K (1981) Reversal of hepatic coma by plasma-exchange using hemofilter. In: Oda T (ed) Therapeutic Plasmapheresis, Schattauer, Stuttgart New York, p 66
1223. Izquierdo GF, Vivero RR, Exaire E, Chavez AH, De Los Rios JG (1969) Autoinjerto venoso para hemodialysis (Tecnica original). Arch Inst Cardiol Mex 39: 259
1224. Jack R, Rabin PL, Dwight McKinney T (1983–84) Dialysis encephalopathy: A review. Int J Psychiat in Med 13: 309
1225. Jackson RC, Bunker NV, Elder WJ (1959) Case of carbon monoxide poisoning with complication: successful treatment with an artificial kidney. Brit Med J II: 1130
1226. Jacob HS (1978) Granulocyte-complement interaction. Arch Intern Med 138: 416
1227. Jacob HS, Craddock PR, Hammerschmidt DE, Moldow CF (1980) Complement-induced granulocyte aggregation. New Engl J Med 302: 789
1228. Jacobi J (1952) Therapie der Urämie. Therapiewoche 2: 302

1229. Jacobs AI, Lanier D, Canterbury J (1980) Reduction by cimetidine of serum parathyreoid hormone levels in uremic patients. New Engl J Med 302: 671
1230. Jacobs C, Broyer M, Brunner FP, Brynger H, Donckerwolcke RA, Kramer P, Selwood NH, Wing AJ, Blake PH (1981) Combined report on regular dialysis and transplantation in europe, XI, 1980. Proc Europ Dial 18: 4
1231. Jacobs C, Brunner FP, Chantler C, Donckerwolcke RA, Gurland RA, Hathway RA, Selwood NH, Wing AJ (1977) Combined report on regular dialysis and transplantation in europe, VII, 1976. Proc Europ Dial Transpl 1
1232. Jaeger RJ, Rubin RJ (1970) Plasticizers from plastic devices: extraction, metabolism, and accumulation by biological systems. Science 170: 460
1233. Jahrmärker H (1960) Störungen des Wasser- und Elektrolythaushaltes bei diuretischer Therapie. Klin Wschr 38: 351
1234. Jahrmärker H, v. Bubnoff M, Riecker G (1960) Hyponatriämiesyndrome bei der Therapie der Herzinsuffizienz. Verh dtsch Ges Kreisl-Forsch
1235. James NM, Hearn MTW (1980) Hemodialysis, endorphins, and schizophrenia. Amer J Psychiatry 137: 488
1236. James PM, Meyers RT (1973) Central venous pressure monitoring: complications and a new technique. Amer Surgeon 39: 75
1237. Jamieson GA (1973) Role of glycoproteins in platelet function in erythocytes, thrombocytes, leucocytes. In: Gerlach E, Moser K, Deutsch E, Wilmanns W (eds) Recent advances in membrane and metabolic research. Thieme, Stuttgart
1238. Janson PA, Jebulizer ST, Weinstein M, Deykin D (1980) Treatment of the bleeding tendency in uremia with cryoprocipitate. N Eng J Med 30: 1318
1239. Jaques LB (1940) Heparinase. J Biol Chem 133: 445
1240. Jax W, Steinbeck E, Pressler H, Sturm A, Wetzels E (1976) Hämoperfusion bei Thyreotoxikosen. Intensivmed (Suppl) 13: 37
1241. Jenkins PG (1977) Self-Dialysis, Philosophy and Fact. Dial & Transpl 6: 9
1242. Jennekens FGI, Jennekens-Schinkel A (1983) Neurological aspects of dialysis patients. In: Drukker W, Parsons FM, Maher JF (eds) Replacement of renal function by dialysis. Nijhoff Publishers, Den Haag Boston London, p 724
1243. Jernigan WR, Gardner WC, Mahr MM, Milburn JL (1970) Use of the internal jugular vein for placement of central venous catheter. Surg Gynec Obstet 130: 520
1244. Jesus de PV, Clements RS, Winegrad AT (1974) Hypermyoinositolemic polyneuropathy in rats. A possible mechanism for uremic polyneuropathy. J neurol Sci 21: 237
1245. Joasoo A, Murray IPC, Parkin J (1974) Abnormalities of in vitro thyroid function tests in renal diseases. Quart J Med 43: 245
1246. Jörstad S, Kverness S (1978) Uraemic toxins of high molecular weight inhibiting human mononuclear phagocytes cultured in vitro. Acta path microbiol scand, Sect C, 86: 221
1247. Jörstad S, Smeby LC, Wideröe T-E (1980) Toxicity of middle molecules: Clinical evaluation using a selective filtration artificial kidney. Artif Organs 4: 98
1248. Jörstad S, Smeby LC, Wideröe T-E, Berg KJ (1979) Removal of uraemic toxins by haemofiltration with different membranes. The benefit of regenerating haemofiltrate using a newly developed system. Proc Europ Dial Transpl Assoc 16: 212
1249. Jörstad S, Smeby LC, Wideröe T-E, Berg KJ (1980) Removal of uremic toxins and regeneration of hemofiltrate by a selective dual hemofiltration artificial kidney (SEDUFARK) system. Clin Nephrol 12: 85
1250. John EG, Levtisky S, Hastreiter AR (1980) Management of acute renal failure complicating cardiac surgery in infants and children. Crit Care Med 8: 562
1251. Johnson CA, Zimmermann SW, Rogge M (1984) The pharmacokinetis of antibiotics used to treat peritoneal dialysis-associated peritonitis. Amer J Kidney Dis 4: 3
1252. Johnson WJ, Hagge WW, Wagoner RD, Dinapoli RP, Rosevear JW (1972) Effects of urea loading in patients with far-advanced renal failure. Mayo Clin Proc 47: 21
1253. Joist HH, Pechan J, Schikowski V (1969) Studies on the nature and etiology of uremic thrombopathy. Verh dtsch Ges inn Med 75: 476
1254. Jones LW, Weil MH (1971) Water, creatinine and sodium excretion following circulatory shock with renal failure. Amer J Med 51: 314
1255. Jones MR, Kopple JD, Swendseid ME (1978) Phenylalanine metabolism in uremic and normal man. Kidney Int 14: 169
1256. Jones RC, Strader LD, Berry WC (1959) Peritoneal dialysis in liver coma. US Armed Forces Med J 10: 977
1257. Jong JCF de, Smith Sibinga CTh, Wildewuud ChRH (1977) Platelet behaviour in extracorporeal circulation (ECC) In: Kenech RM, Courtney JM, Gayler JDS, Gilchroit T (eds) Artificial organs. Macmillan Press, p 27
1258. Jontofsohn R, Heinze V, Katz N, Stuber U, Wilke H, Kluthe R (1975) Histidine and iron supplementation in dialysis and pre-dialysis patients. Proc Europ Dial Transpl Assoc 11: 391
1259. Jontofsohn R, Junders K (1974) Serumtransferrin, Eiweißernährung und Eisenstoffwechsel bei chronisch hämodialysierten Patienten. Klin Wschr 52: 398
1260. Jordan TE, Lange RD, McDonald RP (1971) The hemagglutinininhibition assay. Lab Med 32

1261. Jorpes JE (1946) Heparin in the treatment of thrombosis. Medical Publishers, Oxford
1262. Joske RA, McAllister JM, Prankerol TAJ (1956) Isotope investigations of red cell production and destruction in chronic renal disease. Clin Sci 15: 511
1263. Jost U (1983) Massive Thrombose durch Shaldon-Katheter zur Langzeit-Hämodialyse und Plasmapherese über die Vena jugularis interna. Anaesthesist 32: 560
1264. Judson G, Jones A, Kellogg R, Bruckner D, Eisel R, Perry S, Grennough W (1968) Closed continuous-flow centrifuge. Nature 217: 816
1265. Juncos LJ, Marbury TC, Cade R, Mahoney JJ, Bucci CM, Hyers JA (1977) Reusing the hollow-fiber dialyter. Dial & Transpl 6: 32
1266. Jung N, Thieler H, Schmidt U, Marx M (1980) Grundleiden und extrarenale Komplikationen - prognosebestimmende Faktoren des akuten Nierenversagens. Z ges Inn Med 35: 50
1267. Jung N, Thieler H, Schmidt U, Marx M, Giertler R, Rindfleisch U (1979) Die Dialysebehandlung des akuten Nierenversagens - klinischer Erfahrungsbericht über 11 Jahre. Nieren- u. Hochdruckkrankh 8: 118
1268. Jungers P, Zingraff J, Man NK, Drüecke T, Tardieu B (1978) The essentials in hemodialysis - an illustrated guide. Martinus Nijhoff Medical Division, The Hague-Boston-London
1269. Junginger Th, Dreiner N, Pichlmaier H (1979) Gastroduodenale Blutung bei akutem Nierenversagen, Indikation zur Operation. In: Sieberth HG (Hrsg) Akutes Nierenversagen. Thieme, Stuttgart
1270. Jusko WJ, Weintraub M (1974) Myocardial distribution of digoxin and renal function. Clin Pharmacol Ther 16: 449
1271. Jutzler GA, Kramer HJ, Keller HE, Kramer H, Doenecke F (1968) Zum Verhalten der Phenole und des Kreatinins bei Niereninsuffizienz, insbesondere bei chronischen Dialyse-Patienten. Arch Klin Med 214: 214
1272. Kablitz C, Kessler Th, Dew PA, Stephen RL, Kolff WJ (1979) A subcutaneous peritoneal catheter: 2½ years experience. Artif Organs 3: 210
1273. Kaboth U, Schober A, Klinge O, Lowitz HD, Quellhorst C, Scheler F, Creutzfeld W (1971) Endemie Australia-SH-Antigen-positiver Hepatitiden in einem Dialysezentrum. Dtsch med Wschr 30: 1235
1274. Kachel HG, Altmeyer P, Baldamus CA, Koch KM (1983) Deposition of an anyloid-like-substance as a possible complication of regular dialysis treatment. Contrib Nephrol 36: 127
1275. Kaehny WD, Hegg AP, Alfrey AC (1977) Gastrointestinal abdsorption of aluminium from aluminum containing antacids. N Engl J Med 296: 1389
1276. Kaehny WD, Miller GE, White WL (1977) Relationship between dialyzer reuse and the presence of anti-N-like antibodies in chronic hemodialysis patients. Kidney int 12: 59
1277. Kahn DR, Cerny JC, Lee RWS, Sloan H (1965) The effect of dextran and mannitol on renal function during open heart surgery. Surgery 57: 676
1278. Kahn JR, Skeggs LT, Shumway NP (1950) The isolation of hypertensin from the circulation blood of dogs by dialysis in an artificial kidney. Circulation 2: 363
1279. Kallas W, Stein W, Lori M, Krumhaar I (1965) Erste Erfahrungen mit der regionalen Heparinisierung bei der Durchführung der extrakorporalen Dialyse von blutungsgefährdeten Patienten. Dtsch Gesundh-Wes 20: 947
1280. Kamp Nielsen V (1972) The peripheral nerve function in chronic renal failure. IV. An analysis of the vibratory perception threshold. Acta med scand 191: 287
1281. Kampf D, Roots I, Hildebrandt AG (1980) Urinary excretion of D-glucaric acid, an indicator of drug metabolizing enzyme activity, in patients with impaired renal function. Europ J Clin Pharmacol 18: 255
1282. Kampf D, Schurig R, Korsukewitz I, Brückner O (1981) Cefoxitin pharmacokinetics: Relation to three different renal clearance studies in patients with various degrees of renal insufficiency. Antimicrob Agents Chemother 20: 741
1283. Kanis JA, Cundy T, Paterson A, Cameron EC, Graham R, Russel G (1981) Pathophysiology and treatment of osteomalacia in renal failure. Dial & Transpl 10: 490
1284. Kantor RJ, Carson LA, Graham DR, Petersen NJ, Favero MS (1983) Outbreak of pyrogenic reactions at a dialysis center. Association with infusion of heparinized saline solution. Amer J Med 74: 449
1285. Kaplan A, Longnecker RE, Folkert VW (1980) Continuous arteriovenous hemofiltration - a report of six months' experience. Ann intern Med 100: 358
1286. Kaplan MS, Mirahmadi KS, Winer RL, Gorman JT, Dabirvaziri N, Rosen SM (1976) Comparison of „PTEE" and bovine grafts for blood access in dialysis patients. Trans Amer Soc Artif Intern Organs 22: 388
1287. Kaplow LS, Goffinet JA (1968) Profound neutropenia during the early phase of hemodialysis. J Amer Med Ass 203: 1135
1288. Karanicolas S, Oreopoulos DG, Pylypchuk G, Fenton SSA, Cattran DC, Rapoport A, deVeber GA (1977) Home peritoneal dialysis: three years' experience in Toronto. Can Med Assoc J 116: 226
1289. Karátson A, Juhánasz J, Hübler J, Szalmésy Z, Frang D (1978) Factors influencing the prognosis of acute renal failure. Analysis of 228 cases. Int Urol Nephrol 10: 335
1290. Karmody AM, Lampert N (1974) „Smooth loop" arteriovenous fistula for haemodialysis. Surgery 75: 238
1291. Karrer W (1976) Die Wiederverwendung der Cordis-Dow-Kapillarniere Modell 4. Dissertation, Basel
1291a. Karrer W, Colombi A (1976) Re-use of the hollow feber kidney CDK model 5 (Abstract) Kidney Int 9: 453
1292. Katz AJ, Emmanouel DS (1978) Metabolism of polypeptide hormone by the normal kidney and in uremia. Nephron 22: 69

1293. Katzman HE, Schild AF, VanderWerf BA (1976) Bovine artegraft arteriovenous fistulas for hemodialysis in one hundred patients after „conventional" arteriovenous fistulas failed. Vasc Surg 10: 169
1294. Kaufmann TG, Leonard EF (1968) Mechanism of interfacial mass transfer in membrane transport. Am Inst Chem Eng 14: 421
1295. Kawarmura J, Daijyo K, Hosokawa S, Sawaniski K, Yoshi O, Oseko F (1978) Hypothalamo-pituitary-testicular axis in men undergoing chronic intermittent hemodialysis. Int J Artif Org: 224
1296. Kaye M (1958) The anemia associated with renal disease. J Lab Clin Med 52: 83
1297. Kaye M, Baird C, McCloskey B, Oscar B, D'Aviro M (1979) Two year sequential haemodynamic data on polytetrafluorethylene (PTFE) grafts used for hemodialysis. Proc Europ Dial Transpl Assoc 16: 266
1298. Keane WF, Raij L (1978) Infectious complications in maintenance dialysis patients. In: Drukker W, Parsons FM, Maher JF (eds) Replacement of renal function by dialysis. Martinus Nijhoff Medical Division, The Hague-Boston-London, p 613
1299. Kedem O, Katchalsky A (1958) Thermodynamic analysis of the permeability of biological membranes to non-electrolytes. Biochim Biophys Acta 27: 220
1300. Keller F, Offermann G, Lode H (1982) Supplementary dose after hemodialysis. Nephron 30: 220
1301. Keller HW, Müller JM, Pichlmaier H (1983) „Peel-Away-Introducer" - Eine neue Technik der Implantation von zentralen Venenkathetern für die langfristig parenterale Ernährung. Infusionstherapie 10: 79
1302. Kelly W, Longson D, Smithard D, Fawcitt R, Wensley R, Noble J, Keeley J (1983) An evaluation of plasma exchange for graves ophthalmopathy. Clin Endocrinol 18: 485
1303. Kennedy AC (1964) The pathogenesis and prevention of cerebral dysfunction during dialysis. Lancet II: 790
1304. Kennedy AC, Briggs JD, Young LN, Luke RG, Gray M (1966) Renal function following acute tubular necrosis. Proc Europ Dial Transpl Assoc 3: 255
1305. Kennedy AC, Linton AL, Eaton JC (1962) Urea levels in cerebrospinal fluid after haemodialysis. Lancet I: 410
1306. Kennedy AC, Linton AL, Luke RG, Renfrew S (1963) Electroencephalographic changes during haemodialysis. Lancet I: 790
1307. Kennedy AC, Linton AL, Luke RG, Renfrew S, Dinwoodie A (1964) The pathogenesis and prevention of cerebral dysfunction during dialysis. Lancet I: 790
1308. Kennedy MS, Domen RE (1983) Therapeutic apheresis. Applications and future directions. Vox Sang 45: 261
1309. Kerkay J, Nakamoto S (1979) Plasticizers and uremic patient. Int J Artif Organs 2: 107
1310. Kersh ES, Kronfield SJ, Unger A, Popper RW, Cantor S, Cohn K (1974) Autonomic insufficiency in uremia as a cause of the hemodialysis-induced hypotension. New Engl J Med 290: 650
1311. Keshaviah PR (1982) The role of acetate in the etiology of symptomatic hypotension. Artif Organs 6: 378
1312. Kessel M (1963) Die extrakorporale Dialyse bei schweren Intoxikationen. Verh dtsch Ges inn Med 69: 117
1313. Kessel M (1972) Hämodialyse und Peritonealdialyse bei hydropischer Herzinsuffizienz. Wien Z Inn Med 1: 26
1314. Kessel M (1981) Sequentielle Ultrafiltration und Dialyse. In: Franz HE (Hrsg) Blutreinigungsverfahren 2. Aufl, Thieme, Stuttgart New York, S 91
1315. Kessel M, Jentsch W (1965) Restschäden und Defektheilungen nach akutem Nierenversagen. Verh dtsch Ges inn Med 71: 710
1316. Kessler KM, Perez GO (1981) Decreased quinidine plasma protein binding during hemodialysis. Clin Pharmacol Ther 30: 121
1317. Kettner A, Ritz E (1982) Funktionelle Störungen und klinische Komplikationen am Magen-Darm-Trakt bei terminaler Niereninsuffizienz. In: Losse H, Renner E (Hrsg) Klinische Nephrologie. Thieme, Stuttgart New York, Bd I, S 445
1318. Keynes WM (1963) The distribution of urea and ammonia in the body fluids and tissues of the normal dog and of dogs in renal and in liver failure. J Physiol (Lond) 166: 50
1319. Khalil KG, Parker FB, Mukherjee N, Webb WR (1972) Thoraci duct injury. A complication of jugular vein catheterization. J Amer Med Ass 221: 908
1320. Khanna R, Fenton SS, Cattran DC, Thomson D, Deitel M, Oreopoulos DG (1981) Tuberculous peritonitis in patients undergoing continuous ambulatory peritoneal dialysis. Peritoneal Dial Bull 1: 10
1321. Khanna R, Oreopoulos DG, Dombros N, Vas S, Wiliams P, Meema HE, Husdan H, Ogilvie R, Zellerman G, Roncari DAK, Clayton S, Izatt S (1981) Continuous ambulatory peritoneal dialysis (CAPD) after three years: still a promising treatment. Peritoneal dial bull 1: 24
1322. Khanna R, Oreopoulos DG, Vas S, McCready W, Dombros N (1980) Fungal peritonitis in patients undergoing chronic intermittent or continuous ambulatory peritoneal dialysis. Proc Europ Dialysis Transpl Assoc 17: 291
1323. Khanna R, Oreopoulos DG, Vas S, McNeely D, McCready W (1980) Treating fungal infections. (Letter to the editor). Brit Med J 280: 1147
1324. Kibler RF, O'Neil RP, Robin ED (1964) Intracellular acid-base realtions of dog brain with reference to the brain extracellular colume. J clin Invest 43: 431
1325. Kidd EE (1964) Bacterial contamination of dialysing fluid of artificial kidney. Brit med J I: 880
1326. Kill F (1960) Development of a parallel flow artificial kidney in plastics. Acta chir scand 253: 143

1327. Kiley J, Hines O (1963) Electroencephalographic evaluation of uremia. Proc 2nd int Congr Nephrol Prague, p 745
1328. Kiley J, Pender JC, Welch HF, Welch CS (1958) Ammonia intoxication treated by hemodialysis. New Engl J Med 259: 1156
1329. Killen OA, Zukoski CF, Willingham WB, Matter BJ, Crews HD, Ginn HE (1970) Surgical management of arteriovenous shunts constructed for intermittent haemodialysis. Amer Surg 36: 484
1330. Kimoto S (1959) The artificial liver, experiments and clinical application. Trans Amer Soc Artif Intern Organs 5: 102
1331. Kimura K, Gundermann KJ, Lie TS (1980) Hemoperfusion over small liver pieces for liver support. Artif Organs 4: 297
1332. Kincaid-Smith P (1969) Microangiopathic haemolytic anaemia and malignant hypertension. Lancet II: 266
1333. Kindler J, Lilien-Walden Tv, Sieberth H-G (1979) Kontraindikationen zur Dialysebehandlung beim akuten Nierenversagen. In: Sieberth HG (Hrsg) Akutes Nierenversagen, Thieme, Stuttgart
1334. Kinnaert P, Vereerstraeten P, Geens M, Toussain TC (1971) Ulnar arteriovenous fistual for maintenance haemodialysis. Brit J Surg 58: 641
1335. Kinney MJ Marshall University School of Medicine, Huntington, West Virginia USA (Persönliche Mitteilung)
1336. Kiprov DD (1983) Influence of plasmapheresis on cellular immunity. In: Lysaght MJ, Gurland HJ (eds) Plasma separation and plasma fractionation. Karger, Basel München Paris London New York Tokyo Sidney, p 48
1337. Kishimoto T, Tanaka H, Yamakawa M, Mizutani Y, Yamamoto T, Hirata N, Horiuchi N, Maekawa M (1979) Morbidity, instability and serum acetate level during hemodialysis. Abst 2nd Ann Meeting Int Soc Artif Organs 3: 22
1338. Kjellstrand CM (1978) Treatment strategies for diabetic patients with end-stage renal failure. Mayo Clin Proc 53: 819
1339. Kjellstrand CM, Lynch RE, Mauer SM, Buselmeier TJ (1978) Acute renal failure in children: conservative and dialysis management. In: Strauss J (ed) Pediatric Nephrology, Vol 4. Garland STP press, New York, London, p 89
1340. Kjellstrand CM, Merino GE, Maurer SM, Casali R, Buselmeier TJ (1975) Complications of percutaneous femoral vein catheterization for hemodialysis. Clin Nephrol 4: 37
1341. Kjellstrand CM, Pru CE, Jahnke WR, Davin TD (1983) Acute renal failure. In: Drukker W, Parsons FM, Maher JF (eds) Replacement of renal funktion by dialysis. Martinus Nijhoff Publishers, Boston The Hague Dordrecht Lancaster, p 536
1342. Kjellstrand CM, Santiago EA, Buselmeier TJ (1971) Development of a special paediatric shunt. Proc Europ Dial Transpl Assoc 8: 505
1343. Klapp R (1902) Über Bauchfellresorption. Mitt Grenzgeb Med Chir 10: 254
1344. Klare B, Müller-Wiefel DE, Lutz P, Mehls O, Michalk D, Manz F, Schärer K (1980) Erste Erfahrungen mit der Hämofiltration, einem neuen Blutreinigungsverfahren im Kindesalter. Mschr Kinderheilk 128: 702–707
1345. Klaus D, Lederle RM, Wernze H, Buschmann S (1984) Beziehungen zwischen onkotischem und osmotischem Druck im Plasma und Kreislaufstabilität bei chronischer Hämodialyse und Hämofiltration. Nieren- u. Hochdruckkrankh 13: 205
1346. Klebanoff G (1973) Early experience with total body washout for hepatic coma. Gastroenterol 64: 156
1347. Klein E (1978) Evaluation of hemodialyzers and dialysis membranes; report of a study group for the artificial kidney-chronic uremia program. Artif Org. 2: 35
1348. Klein E, Austian J, Bower JD, Buffaloe G, Centella LJ, Colton GK, Darby TD, Farell PC, Holland FF, Kennedy RS, Lipps B jr, Mason R, Nolph KD, Villarroel F, Walten RL (1977) Evaluation of hemodialyzers and dialysis membranes. Chapter one. Artif Organs 1: 21
1349. Klein E, Austian J, Bower JD, Buffaloe G, Centella LJ, Colton GK, Darby TD, Farell PC, Holland FF, Kennedy RS, Lipps B jr, Mason R, Nolph KD, Villarroel F, Walten RL (1977) Evaluation of hemodialyzers and dialysis membranes. Chapter two. Artif Organs 1: 59
1350. Klein E, Austian J, Bower JD, Buffaloe G, Centella LJ, Colton CK, Farrell PC, Holland FF, Kennedy RS, Lipps B jr, Mason R, Nolph KD, Villarroel F, Walten RL, Darby TD (1977) Evaluation of hemodialyzers and dialysis membranes. US Dept of Health, Public Health Service, Bethesda/Maryland, DHEW Publication (NIH) 77: 1294
1351. Klein E, Holland FF (1980) Hemoperfusion sorbent system for the treatment of end stage renal disease. In: Sideman S, Chang TMS (eds) Hemoperfusion – Kidney and liver support and detoxification. Hemisphere Publishing Corporation, Washington, New York, London
1352. Klein E, James K, Smith K, May PD, Leger NV, Lindholm DD (1971) Study of synthetic polypeptids as possible hemodialysis membranes. Proc 4th Annual Contractors Conference, US Dept of Health, Washington, p 89
1353. Klein E, Smith JK, Holland FF, Lindholm DD (1972) Hemodialysis membranes from poly-α-aminoacids. 18th Ann Meeting Amer Soc Artif Intern Organs, Seattle/Wash. Abstracts, p 25
1354. Kleiner MJ, Tate SS, Sullivan JF, Chami J (1980) Vitamin B_6 deficiency in maintenance dialysis patients: metabolic effects of repletion. Amer J Clin Nutr 33: 1612
1355. Kleinknecht D, Ganeval D, Gonzales-Ducque LA, Fermanian J (1976) Furosemide in acute oliguric renal failure. A controlled trial. Nephron 17: 51

1356. Kleinknecht D, Jungers P, Chanard J, Barbanel C, Ganeval D (1972) Uremic and non-uremic complications in acute renal failure: Evaluation of early and frequent dialysis on prognosis. Kidney Int I: 190
1357. Kleinman LM, Letter J, Asad SN, Ellis KJ, Cohn SH (1978) Effects of calciferol on calcified tissue in uremia. Arch intern Med 138: 864
1358. Klerk de G, Hart AAM, Kruiswyjk C, Goudsmit R (1978) Modified method of erythropoietin (ESF) bioassay in vitro using mouse fetal liver cells. II. Measurement of ESF in human serum. Blood 52: 569
1359. Klinkmann H (1978) Treatment of psoriasis with dialysis (discussion remark). Proc Europ Dial Transpl Assoc 15: 176
1360. Klinkmann H (1980) General conclusions of the meeting: Where to go from here? Artif Organs 4: 188
1360a. Klinkmann H, Persönliche Beobachtungen
1361. Klinkmann H, Börner H, Holtz M, Kröger E, Osten B, Schmicker R, Wedler B, Dummler W (1978) Metabolic disturbance and hemodialysis treatment - a clinical view. Int J Artif Organs 1: 165
1362. Klinkmann H, Falkenhagen D, Courtney JM (1979) Blood purification by haemoperfusion. Int J Artif Organs 2: 296
1363. Klinkmann H, Holtz M (1972) The permeation of essential amino acids through different dialysis membranes. Proc Europ Dial Transpl Assoc 9: 402
1364. Klinkmann H, Holtz M, Willgerodt W, Wilke G, Schönfelder D (1969) „Nephrophan", an improved variant of the cellulose membrane. Proc Europ Dial Transpl Assoc 5: 78
1365. Klinkmann H, Ivanovich P (1984) Advantages and disadvantages of current dialysis techniques. Nephrology Vol II, IXth Int Congress of Nephrology 1984, Springer, New York, p 1528
1366. Klinkmann H, Wolf H, Schmitt E (1984) Defination of biocompatibility in risk profiles in clinical nephrology. Buccianti G (Hrsg) Karger, Basel München Paris, p 70
1367. Kluthe R, Oechslen D, Quirin H (1972) Six years experience with a special low protein diet. In: Kluthe R, Berlyne G, Burton B (eds) Uremia. Thieme, Stuttgart, p 250
1368. Knopp E, Staudinger E, v Dittrich P (1970) Das Verhalten des freien Plasmacortisols während extrakorporaler Hämodialyse. Klin Wschr 48: 1243
1369. Knowles HC (1974) Magnitude of the renal failure problem in diabetic patients. Kidney Int 2, Suppl 1: 6
1370. Kober G, Vallbracht C, Giesecke R, Grützmacher P, Fassbinder W, Kaltenbach M (1985) Transluminale koronare Angioplastie bei Patienten mit chronischer Niereninsuffizienz. Dtsch med Wschr 110: 129
1371. Koch KM (1980) Empfehlungen zur Verhütung der Übertragung von Hepatitis in Dialyseabteilungen. Mitt Arbeitsg Klin Nephrol 9: 133
1372. Koch KM, Baldamus CA (1981) Hemodialysis/hemofiltration: a comparison of medical technical, and cost factors. NIH Report AK-1-2227-F
1373. Koch KM, Baldamus CA, Ernst W, Fassbinder W, Georges J, Brecht HM (1980) Autonome Kreislaufregulation in der Urämie. Klin Wschr 58: 1037
1374. Koch KM, Frei U, Fassbinder W (1978) Hemolysis and anemia in anti-N-like antibody positive hemodialysis patients. Trans Amer Soc artif intern Organs 24: 709
1375. Königshausen Th, Herrmann J, Rudorff KH, Goekenjan G, Grabensee B, Krüskemper HL (1977) Hämoperfusion bei Thyreotoxikose. In: Dengler HJ, Klehr HU, Seyffart G (Hrsg) Möglichkeiten und Grenzen der Hämoperfusion. Fresenius, Bad Homburg
1376. Kofler A, Friedler RM, Massry SG (1976) Acute renal failure due to nontraumatic rhabdomyolysis. Ann Intern Med 85: 23
1377. Kokot F (1980) Endokrinologische Veränderungen bei der chronischen Niereninsuffizienz. Z ges inn Med und Grenzgeb 35: 15
1378. Kokot F, Krol Z, Malowski C, Bodziony D (1979) Serumgastrin bei Patienten mit akutem Nierenversagen. Z ges inn Med 34, S 753
1379. Kokot F, Kuska J (1972) Das Verhalten des Wachstumshormons nach Insulinstimulierung bei chronischer Niereninsuffizienz. Z ges inn Med 27: 207
1380. Kokot F, Kuska J (1973) Das Verhalten der Insulinsekretion bei chronischer Niereninsuffizienz. Z ges inn Med 28: 351
1381. Kokot F, Kuska J, Pietrek J (1975) Das Verhalten der Parathormonsekretion bei hämodialysierten Patienten mit chronischer Niereninsuffizienz. Z ges inn Med 30: 443
1382. Kokot F, Kuska J, Sledzinski Z, Biala B, Luciak M (1979) Parathormon, Kalzitonin, 25-Hydroxykalziferol und Knochenhistologie bei Patienten mit chronischer Niereninsuffizienz. Z ges inn Med 34: 665
1383. Kokot F, Nieszporek T (1979) Influence of hemoperfusion on the concentrations of calcitonin, testosterone and cortisol in blood plasma. Artif Organs 3: 332
1384. Kolbe K (1979) Untersuchungen zur Kortisolproduktion bei Patienten mit terminaler Niereninsuffizienz während der Hämodialysebehandlung. Dissertation Aachen
1385. Kolbeck P, Tatum A, Sanfilippo F (1984) Relationship among the histologic pattern, intensity, and phenotypes of cells infiltrating renal allografts. Transplantation 38: 709
1386. Kolff WJ (1946) De kunstmatige nier. JH Kok NV, Kampen
1387. Kolff WJ (1957) The artificial kidney. Past, present and future. Circulation 15: 285
1388. Kolff WJ (1965) First clinical experience with the artificial kidney. Ann intern Med 62: 608
1389. Kolff WJ (1969) Persönliche Mitteilung

1390. Kolff WJ, Stephen RL (1980) zitiert nach Fogelson DL, Marder SR, van Putten T. Dialysis for schizophrenia. Review of clinical trials and implications for further research. Am J Psychiatry 137: 5
1391. Kolff WJ, Watschinger B (1956) Further development of a coil kidney. J Lab clin Med 47: 969
1392. Kolk-Vegter AJ, Bosch E, van Leeuwen AM (1971) Influence of serum hepatitis on haemoglobin level of patients on regular haemodialysis. Lancet I: 526
1393. Koltai E, Blumberg A (1981) Akutes Nierenversagen infolge nicht-tramatischer Rhabdomyolyse. Schweiz med Wschr 111: 1041
1394. Koning HWM de, Chamulau RAFM, Sederel LC, Bantjes A (1981) Coating and blood compatibility of amberlite XAD 4. In: Brunner G, Schmidt FW (eds) Artificial liver support. Springer, Berlin Heidelberg New York, p 82
1395. Kopp H (1966) Nil nocere! Harnblasenverletzung während einer Peritonealdialyse. Münch med Wschr 108: 1376
1396. Kopp H (1967) Kohlenhydrate als osmotisch wirksame Bestandteile von Peritonealdialyselösungen. In: Scheler F (Hrsg) Symposion Peritonealdialyse Kassel. Urban u. Schwarzenberg, München Berlin Wien, S 94
1397. Kopp K (1975) Verfahren und Vorrichtung zum Dialysieren von Blut, Patentschrift 112901 (Ausschließungspatent), Amt für Erfindungs- und Patentwesen der DDR, 1
1398. Kopp K (1981) Prophylaxe des Akuten Nierenversagens (ANV) mit Hilfe der Bikarbonat-Diurese (BD). Intensivmed 18: 254
1399. Kopple JD (1978) Abnormal amino acid and protein metabolism in uremia. Kidney Int 14: 340
1400. Kopple JD, Dirige OV, Jacob M, Wang M, Swendseid ME (1972) Transketolase activity in red blood cells in chronic uremia. Trans Amer Soc Artif Int Organs 18: 250
1401. Kopple JD, Mercurio K, Blumenkrantz MJ, Jones MR, Tallos J, Roberts Ch, Card B, Saltzmann R, Casciato DA, Swendseid ME (1981) Daily requirement for pyridoxine supplements in chronic renal failure. Kidney Int 19: 694
1402. Kopple JD, Swendseid ME (1975) Protein and amino acid metabolism in uremic patients undergoing maintenance hemodialysis. Kidney Int 7: 64
1403. Kopple JD, Swendseid ME (1975) Vitamin nutrition in patients undergoing maintenance hemodialysis. Kidney Int 7: 79
1404. Kopple JD, Swendseid ME (1979) Amino acid and keto acid diets for therapy in renal failure. Nephron 18: 1
1405. Kopple JD, Swendseid ME, Holliday MA, Alfrey AC, Gulyassy PF (1975) Recommendations for nutritional evaluation of patients on chronic dialysis. Kidney Int 7: 249
1406. Kopple JD, Swendseid ME, Shinaberger JW, Umezawa ChY (1973) The free and bound amino acids removed by hemodialysis. Trans Amer Soc Artif Int Organs 14: 309
1407. Kopsa H et al (1978) Spontangeburt eines lebensfähigen Kindes bei erfolgreicher Hämodialysebehandlung einer Schwangerschafts-Pyelonephritis mit akuter Oligo-Anurie. Schweiz med Wschr 108: 999
1408. Korman MG, Laver MC, Hansky J (1972) Hypergastrinemia in chronic renal failure. Brit med J 1: 209
1409. Korz U, Volz-Boers U (1974) Akutes Nierenversagen nach massiver Myolyse bei pseudomyopathischer Polymyositis. Dtsch med Wschr 99: 1084
1409a. Kountz SL, Tuttle KL, Cohn LH, Eschelman LT, Cohn R (1963) Factors responsible for acute tubular necrosis following lower aortic surgery. J Amer Med Ass 183: 447
1410. Koutras DA, Marketos SG, Rigpoulos GA, Malamos B (1972) Iodine metabolism in chronic renal insufficiency. Nephron 9: 55
1411. Kraas E, Beger HG, Becker H, Schurig R, de Jonge K (1979) Zur Problematik der Peritonealdialyse bei Patienten mit eitriger Peritonitis (Endotoxinnachweis in Blut und Spülflüssigkeit). Zbl Chir: 1148
1412. Kraas E, de Jonge K, Schurig R, Becker H, Beger HG (1979) Erfahrungen mit der Peritonealdialyse bei der eitrigen Peritonitis. In: Häring R (Hrsg) Peritonitis. TM-Verlag Bad Oeynhausen, S 141
1413. Kramer K, Deetjen P (1962) Hämorrhagischer Schock und akutes Nierenversagen. In: Sarre H, Rother K (Hrsg) Akutes Nierenversagen. Thieme, Stuttgart
1414. Kramer P (1978) Zur Frage der Hämodilution bei der Hämofiltration. 7. Intern. Fortbildungs- u. Arbeitstagung d Verb d Kardiotechniker Dtschl, Göttingen
1415. Kramer P (1978) Dialysis for psoriasis patients (discussion remark). Proc 11th Annu Contractors' Conf. DHEW Publication No (NIH) 79-1442, p 217
1416. Kramer P, Broyer M, Brunner FP, Brynger H, Donckerwolcke RA, Jacobs C, Selwood NH, Wing AJ (1982) Combined report on regular dialysis and transplantation in europe, XII, 1981. Proc Europ Dial Transpl Assoc 19: 4
1417. Kramer P, Broyer M, Brunner FP, Brynger H, Challah S, Oulès R, Rizzioni G, Selwood NH, Wing AJ, Balás A (1985) Combined report on regular dialysis and transplantation in europe, XIV, 1983. Proc Europ Dial Transpl Assoc 21: 5
1418. Kramer P, Brunner FP, Brynger H, Chantler C, Donckerwolcke RA, Hathway RA, Jacobs C, Selwood NH, Wing AJ (1980) Hepatitis in den europäischen Dialyse- und Transplantationszentren. Mitt Arbeitsg Klin Nephrol 9: 57
1419. Kramer P, Brunner FP, Brynger H, Chantler C, Donckerwolcke RA, Jacobs C, Selwood NH, Wing AJ (1982) Dialysis treatment and psoriasis in europe. Clin Nephrol 18: 62

1420. Kramer P, Girndt J, Eisenhauer Th, Bethge KP, Wigger W, Valentin R (1984) Behandlung kardiovaskulärer Erkrankungen bei Dialysepatienten. Nieren- und Hochdruckkrankh 13: 271
1421. Kramer P, Grieben G (1982) Grenzen, Indikationen und intensivmedizinische Möglichkeiten der kontinuierlichen arteriovenösen Hämofiltration (CAVH). In: Kramer P (Hrsg) Arterio-venöse Hämofiltration. Vandenhoeck & Ruprecht, Göttingen Zürich
1422. Kramer P, Kaufhold G, Gröne HJ, Wigger K, Scheler F (1979) Arteriovenöse Ultrafiltration: Eine einfache Notfallmethode für die Behandlung der Überwässerung, Hypernatriämie und Azotämie bei Patienten mit Niereninsuffizienz. Wissenschaftliche Informationen Fresenius 8: 815
1423. Kramer P, Matthaei D, Fuchs C, Arnold R, Ebert R, McIntosh C, Schauder P, Schwinn G, Scheler F, Ludwig H, Spitteller G (1978) Assessment of hormone loss through hemofiltration. Artif Organs 2: 128
1424. Kramer P, Matthaei D, Rieger J, Scheler F (1977) A new automatic haemofiltration machine with continuously monitored fluid balance. Proc Europ Dial Transpl Assoc 14: 613
1425. Kramer P, Seegers A, de Vivie R, Matthaei D, Trautmann M, Scheler F (1978) Therapeutische Möglichkeiten der Hämofiltration. Verh Dtsch Ges Inn Med 84: 1226
1426. Kramer P, Wigger W, Rieger J, Matthei D, Scheler F (1977) Arteriovenous haemofiltration: a new and simple method for treatment of over-hydrated patients resistant to diuretics. Klin Wschr 55: 1121
1427. Kreiter H, Albert FW (1971) Verhalten von Leukozyten, Thrombozyten und Retikulozyten während der Hämodialyse. Med Klin 66: 1234
1428. Krian A, Bircks W, Wetzels E (1972) Das akute Nierenversagen nach Operationen am Herzen und an den großen thorakalen Gefäßen. Thoraxchirurgie 20: 199
1429. Krian A, Grabensee B, Körfer R, Rumpf P, Wittenhagen D, Zumfelde L, Bircks W (1975) Erfahrungen in der Therapie des akuten Nierenversagens nach kardiovaskulären Operationen. Thoraxchirurgie 23: 403
1430. Kritzler RA (1958) Anuria complicating treatment of leukemia. Amer J Med 25: 532
1431. Kröpelin T, Becker H, Sarre H, Vonend E (1976) Renale Osteopathie. In: Sarre H (Hrsg) Nierenkrankheiten. Thieme, Stuttgart, S 223
1432. Krogh HK (1969) Antibodies in human sera to stratum corneum. Int Arch Allergy Appl Immunol 36: 415
1433. Kroll P, Port FK, Silk KR (1978) Hemodialysis and schizophrenia. A negative report. J Nerv Ment Dis 166: 291
1434. Krugman S, Giles JP, Hammond J (1971) Viral hepatitis, tpye B (MS-2 strain). Studies on active immunization. J Amer Med Ass 217: 41
1435. Krumlovsky FA, Del Greco F, Simon NM, Roguska J (1975) Morbidity and mortality of chronic hemodialysis compared to renal transplantation. Trans amer Soc Artif Int Organs 21: 102
1436. Krummenerl T, Lohmann J, Kamanabroo D, Pott G, Wawerka J, Gerlach U (1983) Behandlung des akuten Leberversagens durch Plasmapherese. Dtsch med Wschr 108: 261
1437. Krzniar JB, Kapuscinska WJ, Bochenek B (1980) Studies on atherogenic factors in patients on maintenance dialysis. In: Watschinger B, Osten B, Seyffart G (Hrsg) 4. Donausymposium für Nephrologie. Bindernagel, Friedberg/Hessen, S 152
1438. Ku G, Hird VM, Varghese Z, Ahmed KY, Fiter M, Ng CM, Moorhead JF (1974) Inhibition of DNA synthesis by guanidine compounds in uraemia. Proc Eur Dial Trans Assoc 11: 427
1439. Kuehnel E (1981) Massive pleural effusion secondary to CAPD. Abstract. Kidney Int 19: 152
1440. Küppers H, Risler T, Krian A, Königshausen Th, Hofmann K, Schnurr E, Grabensee B (1976) Perkutaner Zugang zu den Femoralgefäßen mittels Seldinger-Technik bei der Akutdialyse. Nieren- und Hochdruckkrankh 1: 43
1441. Kuhlencordt F, Bauditz W, Lozano-Tonkin C, Kruse HP, Augustin HJ, Rehpenning W, Bartelheimer H (1971) Osteopathien und Calcium-Phosphat-Stoffwechsel bei chronischer Hämodialyse. Klin Wschr 49: 134
1442. Kuhlencordt F, Kruse HP (1977) Kalziumstoffwechsel. In: Gross R, Schölmerich P (Hrsg) Lehrbuch der Inneren Medizin. Schattauer, Stuttgart, S 725
1443. Kuku SF, Zeidler A, Emmanouel DS, Katz AI, Rubenstein AH (1976) Heterogeneity of plasma glucagon; patterns in patients with chronic renal failure and diabetes. J clin Endocrinol Metab 42: 173
1444. Kumar R, Hill CM, McGoewn MG (1973) Acute renal failure in the elderly. Lancet I: 90
1445. Kumar SS, Rattazzi LC, Vander Werf BA (1975) A new treatment of infected bovine graft arteriovenous fistulas. Proc Clin Dial Transplant Forum 89
1446. Kunin CM, Finland M (1959) Restrictions imposed on antibiotic therapy by renal failure. Arch Intern Med 104: 1030
1447. Kunin CM, Rees SB, Merrill JP, Finland M (1959) Persistence of antibiotics in blood of patients with acute renal failure. I. tetracycline and chlortetracycline. J Clin Invest 38: 1487
1448. Kuperwasser B, Roncato M, Achou S (1980) „Choc anaphylactoide" au cours d'une urographie par voie veineuse interférence possible entre les systèmes complémentaire et fibrinolytique. Nouv Presse Med 9: 2641
1449. Kurtides ES, Rambach WA, Alt HL, Del Greco F (1964) Effect of hemodialysis on erythrokinetics in anemia of uremia. J Lab Clin Med 63: 469
1450. Kurtz GG, Michael UF, Morosi HJ, Vaamonde CA (1966) Hemodialysis during pregnancy. Arch intern Med 118: 30
1451. Kurtz SB, McCarthy JT, Kumar R (1981) Hypercalcemia in continuous ambulatory peritoneal dialysis

(CAPD) patients: Observations on parameters of calcium metabolism. In: Gahl E, Kessel M, Nolph KD (eds) Advances in peritoneal dialysis, Excerpta Medica, p 467
1452. Kuska J, Kokot F, Panusz J (1978) Regulation and significance of renin-angiotensin-aldosterone axis in patients with chronic nephritis. Materia Medica Polona 8: 54
1453. Kusserow A (1972) The use of pathologic techniques in the evaluation of emboli from prosthetic devices. Bull NY Acad Med 48: 468
1454. Kuzela DC, Huffer WE, Conger JD, Winter SD, Hammond WS (1977) Soft tissue calcification in chronic dialysis patients. Amer J Path 86: 403
1455. Lachheim L (1978) Die Behandlung des akuten Nierenversagens. Z ges inn Med 33: 335
1456. Lachheim L, Jaenicke G (1969) Anwendung von Doppellumenkathetern bei Hämodialysen. Med Klin 64: 1317
1457. Lachheim L, Keilstein R, Sauer K, Reinschke P, Müller V, Krummhaar I, Falkenhagen D, Schmidt R, Klinkmann H (1979) Häufigkeit, Ursachen und Prognose des akuten Nierenversagens. Dtsch Gesundh-Wesen 34: 128
1458. Lacke C, Kozak SM, Senekjian HO, Knight TF, Weinmann EI (1981) Peritoneal catheter complications in CAPD patients. In: Moncrief JW, Popovich RP (eds) CAPD Update. Masson Publishing USA, Inc. New York Paris Barcelona Milan Mexico City Rio de Janeiro, p 139
1459. Ladurner G, Holzer H, Wawschinek O, Pogglitsch H, Petek W (1981) Die Bedeutung von Aluminium bei der Dialyseenzephalopathie. Fortschr Neurol Psychiat 49: 211
1460. Lajtha LG (1967) Bone marrow stem cell kinetics. Semin Hematol 4: 293
1461. Lambrey G, Nguyen TM, Fournier A, Sebert JL, Kassouf J, de Fremont JF, Marie P, Meunier P, Caillens C, Gueris J, Garabedian M, Balsan S (1980) 24,25 Dihydroxycalciferol: Assay in non-anephric patients of chronic haemodialysis and assessment of its possible pathophysiological role in renal osteodystrophie. Proc Europ Dial Transpl Assoc 17: 548
1462. Lambrey G, Nguyen TM, Fournier A, Sebert JL, Kassout J, de Fremont JF, Marie P, Neunier P, Caillens C, Gueris J, Garabedian M, Balsan S (1980) 24, 25-Dihydroxycholecalciferol: assay in non-anephric patients on chronic hemodialysis and assessment of its possible pathophysiological role in renal osteodystrophy. Proc Europ Dial Transpl Assoc 17: 548
1463. Lameire NH, de Paepe M, Vanholder R, Verbank I, Ringoin S (1981) Experience with continuous ambulatory peritoneal dialysis in Belgium. Peritoneal Dial Bulletin 1: 54
1464. Lamperi S, Carozzi S, Transforini D, Barocci S, Loeb C, Roccatagliata G, Maffini M (1979) Preliminary results of hemodialytic treatment in subjects with chronic schizophrenia. Minerva Nefrol 26: 109
1465. Lamperi S, Icardi A, Carozzi S, Trasforini D (1981) Erythropoietin behaviour and renal anemia in CAPD. In: Gahl GM, Kessel M, Nolph KD (eds) Advances in peritoneal dialysis, Excerpta Medica, p 311
1466. Landini S, Coli U, Lucadello S, Fracasso A, Marachiviello P, Rhigetto F, Bazzato G (1982) The effect of plasma exchange (PE) on hepatic coma in leptospirosis and fulminant hepatitis. Abstr Int Symposium on Plasmapheresis, Cleveland, p 18
1467. Landwehr DM, Okusa MD (1982) The effect of acetate and bicarbonate dialysis on orthostatic blood pressure regulation. Artif Organs 6: 417
1468. Lang OB, Stohesbery DP (1982) The development of standard test methods for hemodialysis membranes. Nat Bureau of Stand. Report no 9872. Available from Nat Tech Inform Serv (PB 179669) Springfield VA
1469. Lange H, Miller B, Schwab V (1967) Zur Wahl von osmotisch wirksamen Bestandteilen in Peritonealdialyselösungen. In: Scheler F (Hrsg) Symposion Peritonealdialyse Kassel. Urban & Schwarzenberg, München Berlin Wien, S 104
1470. Lanhez LE, Lowen J, Sabbaga E (1975) Uraemic myocardiopathy. Nephron 15: 17
1471. Largiadèr, F Persönliche Mitteilung
1472. Larsson R, Lindahl M (1979) Platelet adhesion and activation of coagulation on surfaces containing heparin and heparin like substances. Proc 2nd Meeting Int Soc Artif Organs 239
1473. Lascalea MC, Cantarovich F, Fernandez JC, Locatelli A, Amoretti C, Castro LA, Mercado HR (1963) Humeral arteriovenoustomy with dacron tubes in renal failure treated by repeated hemodialysis. Medicina 23: 136
1474. Lasker N (1971) Chronic peritoneal dialysis. Pennsylv Med 74: 67
1475. Lasker N, Harvey A, Baker H (1963) Vitamin levels in hemodialysis and intermittent peritoneal dialysis. Trans Amer Soc Artif Intern Organs 9: 51
1476. Latos DL (1980) Chronic renal failure: An overview. Dial & Transpl 9: 435
1477. Lauson HD, Bradley SE, Cournand A (1944) Renal circulation in shock. J clin Invest 23: 381
1478. Lavender AR, Forland M, Rams JJ (1968) Large-bore cannulae and tubing. J Amer Med Ass 203: 261
1479. Lawton RL, Gulesserian HP (1969) Venous arterialization (fistula) for vascular access (hemodialysis), using a stapler. Arch Surg 99: 410
1480. Lazarus JM (1980) Complications in hemodialysis: An overview. Kidney Int 18: 783
1481. Lazarus JM, Bailey GL, Hampers CL, Merrill JP (1971) Hemodialysis and transplantation in adults with polycystic renal disease. J Amer Med Ass 217: 1821
1482. Lazarus JM, Hampers CL, Bennett AH, Vandam LD, Merrill JP (1972) Urgent bilateral nephrectomy for severe hypertension. Ann Int Med 76: 733
1483. Lazarus JM, Hampers CL, Lowrie EG, Merrill JP (1973) Baroreceptor activity in normotensive and hypertensive uremic patients. Circulation 47: 1015

1484. Lazarus JM, Hampers CL, Merrill JP (1974) Hypertension in chronic renal failure. Treatment with hemodialysis and nephrectomy. Arch Int Med 133: 1059
1485. Lazarus JM, Lowrie EG, Hambers CL, Merril JP (1975) Cardiovascular disease in uremic patients on hemodialysis. Kidney Int 7: 167
1486. Leber HW, Baumgarten C, Goubeaud G, Matthias R, Schütterle G (1975) Globin synthesis in uraemia. Proc Europ Dial Transpl Assoc 12: 355
1487. Leber HW, Debus E, Grulich U, Schütterle G (1980) Potential role of middle molecular compounds in the development of uremic anemia. Artif Org Suppl 4: 63
1488. Leber HW, Klausmann J, Goubeaud G, Schütterle G (1981) Middle molecules in the serum of patients and rats with liver failure: Influence of sorbent haemoperfusion. In: Brunner G, Schmidt FW (eds) Artificial liver support. Springer, Berlin Heidelberg New York, p 96
1489. Leber HW, Schütterle G (1972). Oxidative drug metabolism in liver microsomes from uremic rats. Kidney Int 2: 152
1490. Leber HW, Wizemann V, Goubeaud G, Rawer P, Schütterle G (1978) Simultaneous hemofiltration/hemodialysis: an effective alternative to hemofiltration and conventional hemodialysis in the treatment of uremic patients. Clin Nephrol 9: 115
1491. Leber HW, Wizemann V, Goubeaud G, Rawer P, Schütterle G (1978) Hemodiafiltration: A new alternative to hemofiltration and conventional hemodialysis. Artif Organs 2: 150
1492. Leber H-W, Wizemann V, Techert F (1980) Simultaneous hemofiltration/hemodialysis (HF/HD): Short- and long-term tolerance. Introduction of a system for automatic fluid replacement. Art Organs 4: 108
1493. Lederle RM, Portmann HJ, Wermuth G (1979) Erfahrungen mit einem modifizierten Femoralkatheter zur Hämodialyse-Behandlung. Intensivmed 16: 258
1494. Lee C, Tink A (1958) Exchange transfusion in hepatic coma; report of a case. Med J Aust I: 40
1495. Lee HA, Anderson J, Brooks PL (1964) Comparative effeciency of Kolff twin-coil, minicoil and peritoneal dialysis. Proc Europ Dial Transpl Assoc 1: 185
1496. Lee RG, Kim SW (1974) Cyclic AMP and platelet adhesion to silastic surfaces. Thromb Res 4: 485
1497. Lee RG, Kim SW (1974) The role of carbohydrate in platelet adhesion to foreign surfaces. J Biomed Mater Res 8: 393
1498. Lee RG, Kim SW (1979) Absorbed glycoproteins in platelet adhesion onto polymer surfaces: significance of terminal galactose units. Trans Amer Soc Artif Int Organs 25: 124
1499. Leenen FHH, Shah P, Boer WH, Khanna R, Oreopoulos DG (1983) Hypotension on CAPD: An approach to treatment. In: Peritoneal Dialysis Bulletin - Supplement 3: 33
1500. Legrain M, El Shahat A, Rottembourg J, Balducci A, Jacobs C (1981) Continuous ambulatory peritoneal dialysis (CAPD) versus other treatment modalities in end-stage diabetic nephropathy. Advances in peritoneal dialysis. proceedings of the Second Int Symp on Peritoneal Dialysis, Berlin(-West). Excerpta Medica, Series 567: 365
1501. Legrain M, Funck-Brentano JL, Antoine B, Ypersele de Strihon CH van, Prunier P (1960) 916 applications du rein artificiel. Resultats acquis et perspectives d'avenir. Bull Soc méd Hôp Paris 76: 609
1502. Legrain M, Gluckmann JC (1971) Akute Niereninsuffizienz nach Nierentransplantation. In: Gessler U, Schröder K, Weidinger H (Hrsg) Pathogenese und Klinik des akuten Nierenversagens. Thieme, Stuttgart
1503. Legrain M, Rottembourg J, Bentschikaou A, Poignet JL, Issad B, Barthelemy A, Strippoli P, Gahl GM, Groc F (1984) Dialysis treatment of insulin-dependent diabetic patients: ten years experience. Clin Nephrol 21: 72
1504. Leininger RJ, Crowley JP, Falb RD, Grode GA (1972) Three years experience in vivo and in vitro with surfaces and devices treated by the heparin complex method. Trans Amer Soc Artif Int Organs 18: 312
1505. Leith WC, Cole JJ, Blagg CR (1970) The design of cannulas for maintenance haemodialysis. J Biomed Mater Res 4: 73
1506. Leithner Ch, Sinzinger H, Silberbauer K, Stummwoll HK (1981) Platelet microaggregates and release of endogenous prostacyclin during the initial phase of haemodialysis. Proc Europ Dialysis Trans Assoc 18: 122
1507. Lemke HD (im Druck) Comparsion of parameters for blood compatibility assessment of polymers (membranes) in vitro. Proc Intern Symposium-Immune and Metabolic Aspects of Therapeutic Blood Purification Systems. Mai 1985, Trondheim
1508. Lemke R, Lederle RM, Klaus D (1984) Transkutane Sauerstoffdruckmessung und Leukozytenverhalten bei Patienten unter chronischer Hämodialyse mit verschiedenen Dialysatoren. Nieren- und Hochdruckkrankheiten 13: 47
1508a. Lentzsch S (1976) Das Verhalten des intraokulären Druckes bei Patienten mit Langzeitdialyse. Dissertation, Med Univ-Klinik Zürich
1508b. Leonard ChD, Eichner ER (1970) Acute renal failure and transient hypercalcemia in idiopathie rhabdomyolysis. J Amer Med Ass 211: 1539
1509. Leonards JR, Landau BR, Barry FM (1961) Hemodialysis induced hypoglycemia in the dog. Trans Amer Soc Artif intern Organs 7: 78
1510. Leonhard EF, Van Vooren C, Hauglustaino C, Haumon S (1983) Shear-induced formation of aggregates during hemodialysis. Contr nephrol 36: 34
1511. Lepase MJ, Stutman LJ, Bonamio CA, Contelni EF, Bobilotti JG, McKenna PJ (1972) Plasmapheresis with plasma exchange in hepatic coma. Arch Intern Med 129: 900

1512. Lertora JJ, Dargon DS, Rege AB, Fisher JW (1975) Studies on a radio-immunoassay for human erythropoietin. J Lab Clin Med 86: 140
1513. Leski M, Niethammer T, Wyss T (1979) Glucose-enriched dialysate and tolerance to maintenance hemodialysis. Nephron 24: 271
1514. Letteri JM, Mellk H, Louis S, Kutt H, Durante P, Glazko A (1971) Diphenylhydantoin metabolism in uremia. New Engl J Med 289: 648
1515. Leumann EP, Knecht B, Dangel P, Mieth D, Duc G (1982) Peritoneal dialysis in newborns: Technical improvements. In: Bulla M (ed) Renal insufficiency in Children. Springer, Berlin Heidelberg New York, p 147
1515a. Levinsky NG, Bernard DB, Johnson PA (1980) Enhancement of recovery of acute renal failure: effect of mannitol and diuretics. In: Brenner BM, Stein JH (eds) Acute renal failure. Churchill Livingstone Inc, Edinburgh, London, New York, p 163
1516. Levinsky NG, Lalone RC (1963) The mechanism of sodium diuresis after saline infusion in the dog. J clin Invest 42: 1261
1517. Levy NB (1973) Sexual adjustment to maintenance hemodialysis and renal transplantation: national survey by questionaire: preliminary report. Trans Amer Soc Artif Int Organs 19: 138
1518. Levy NB (1974) In Levy NB (ed) Living or dying, Charles C Thomas, Springfield, Ill, p 26
1519. Levy NB, Wynbrandt GD (1975) The quality of life on maintenance haemodialysis. Lancet I, 1328
1520. Levy NB (1976) Hoping with maintenance hemodialysis - Psychological considerations in the care of patients. In: Massry SG, Sellers AL (eds) Clinical Aspects of Uremia and Dialysis, Charles C Thomas, Springfield, Ill, p 53
1521. Levy NB (1977) Can dialysis help the chronic schizophrenics? (letter) Am J Psychiatry 134: 1311
1522. Levy NB (1977) Psychological studies at the Downstate medical center of patients on hemodialysis. Med Clin North Amer 61: 759
1523. Levy NB (1979) Psychological problems of the patient on hemodialysis and their treatment. Psychother Psychosom 31: 260
1524. Levy NB (1979) Psychological factors affecting long-term survivorship on hemodialysis. Dial & Transpl 8: 880
1525. Levy NB (1980) The „uncooperative" patient with ESRD, causes and treatment. Proc Europ Dial Transpl Assoc 17: 523
1526. Lewis DH, Bergentz SE, Brunius U, Gelin L-E (1971) Acute Renal Insufficiency: Lessons from human kidney transplantation. In: Gessler U, Schröder K, Weidinger H (Hrsg) Pathogenese und Klinik des akuten Nierenversagens. Thieme, Stuttgart
1527. Lewis EJ, Foster DM, de la Puente J, Scurlock C (1969) Survival data for patients undergoing chronic intermittent hemodialysis. Ann Intern Med 70: 311
1528. Lewis JY, Retan JW (1963) A new technique of bypass cannulation for intermittent hemodialysis. Trans Amer Soc Artif Intern Organs 9: 62
1529. Lewis KJ, Dewar PJ, Ward MK, Kerr DNS (1981) Formation of anti-N-like antibodies in dialysis patients: effect of different methods of dialyser rinsing to remove formaldehyde. Clin Nephrol 15: 39
1530. Lewis RB, Gerber LD, Stein S, Stephen RL, Grosser BI, Velick S, Udenfriend S (1979) On β_H-Leu^5-endorphin and schizophrenia. Arch Gen Psychiatry 36: 237
1531. Lewy JE, New MI (1975) Growth in children with renal failure. Amer J Med 58: 65
1532. Lewy JE, Vanwyk JJ (1978) Somatomedin and growth retardation in children with chronic renal insufficiency. Kidney int 42: 361
1533. Lie TS (1981) Treatment of Acute Failure by Extracorporal Haemoperfusion over Human and Baboon Liver. In: Brunner G, Schmidt FW (eds) Artificial liver support. Springer, Berlin Heidelberg New York, p 280
1534. Liebau G, Reinhard U, Hayduk K (1979) Akutes Nierenversagen bei ätiologisch unklarer Myolyse. Intensivmed 16: 204
1535. Liley JJ, Golden J, Stone RA (1976) Adrenergic regulation of blood pressure in chronic renal failure. J Clin Invest 57: 1190
1536. Lilly L, Nghiem D, Mendez-Picon G, Lee HM (1980) Comparison between bovine heterograft and expanded PTEE grafts for dialysis access. Amer J Surg 46: 694
1537. Lim RKS, Necheles H (1926) Demonstration of a gastric secretory excitant in circulating blood by vividialysis. Proc Soc exp Biol (NY) 24: 197
1538. Lim VS, Fang VS (1975) Gonadal dysfunction in uremic men. Amer J Med 58: 655
1539. Lim VS, Fang VS, Katz AI, Refetoff S (1977) Thyroid dysfunction in renal failure: A study of the pituitary-thyroid axis and peripheral turnover kinetics of thyroxine and tribdothyronine. J clin Invest 60: 522
1540. Lim VS, Kathpalia SC, Frohman LA (1979) Hyperprolactinemia and impaired pituitary response to suppression and stimulation in chronic renal failure: Reversal after transplantation. J clin Endocrin Metab 48: 101
1541. Lim VS, Kathpalia SC, Henriquez C (1978) Endocrine abnormalities associated with chronic renal failure. Med Clin N Amer 62: 1241
1542. Lindall A, Carmena R, Cohen S, Comty S (1971) Insuline hypersecretion in patients on chronic hemodialysis. Role of parathyroids. J clin Endocrin Metab 32: 653
1543. Lindemann R (1971) Erythropoiesis inhibitory factor (EIF). I. Fractionation and demonstration of urinary EIF. Brit J Haemat 21: 623

1544. Lindenau K, Cernacek P, Precht K, Spoustova V, Dzurik R (1979) Indikation für Histidinsubstitution bei Dauerdialysepatienten. Akt Ernähr 6: 317
1545. Lindenau K, Precht K, Prockat U, Röseler E (1978) Probleme des Eiweißstoffwechsels bei Patienten im chronischen Dialyseprogramm. In: Watschinger B (Hrsg) 2. Donausymposium für Nephrologie. Carl Bindernagel, Friedberg, S 91
1546. Lindfors O., Eklund B, Kock B (1979) Vascular access for haemodialysis with autogenous vein graft arteriovenous fistulas. Ann Chir Gynaecol 68: 6
1547. Lindholm B, Ahlberg M, Alvestrand A, Fürst P, Karlander SG, Bergström J (1979) Nutritional aspects of continuous ambulatory peritoneal dialysis. In: Legrain M (ed) Continous ambulatory peritoneal dialysis. Excerpta Medica, p 199
1548. Lindholm B, Alvestrand A, Fürst P, Karlander SG, Norbeck HE, Ahlberg M, Tranaeus A, Bergström J (1980) Metabolic effects of continuous ambulatory peritoneal dialysis. Proc Europ Dial Transpl Assoc 17: 283
1549. Lindner A, Charra E, Sherrard DJ, Scribner BH (1974) Accelerated atherosclerosis in prolonged maintenance hemodialysis. New Engl J Med 290: 697
1550. Lindner A, Tenckhoff H (1970) Nitrogen balance in patients on maintenance peritoneal dialysis. Trans Amer Soc Artif Intern Organs 16: 255
1551. Lindsay RM, Bolton CF, Clark WF, Linton AL (1983) The effect of alterations of uremic retention products upon platelet and peripheral nerve function. Clin Nephrol 19: 110
1551a. Lindsay RM, Moorthy AV, Koens F, Linton AL (1975) Platelet function in dialyzed and non-dialyzed patients with chronic renal failure. Clin Nephrol 4: 52
1552. Lindsay RM, Oreopoulos DG, Burton H et al (1980) Adaptation to home dialysis: a comparison of continuous ambulatory peritoneal dialysis and hemodialysis. In: Legrain M (ed) Continuous ambulatory peritoneal dialysis. Excerpta Medica
1553. Lindsay RM, Rourke JTB, Reid BD, Linton AL, Gilchrist T, Courtney J, Edwards RO (1977) The role of heparin on platelet retention by acrylonitrile co-polymer dialysis membranes. J Lab Clin Med 89: 724
1554. Lindstedt E (1970) Use of arteriovenous shunts (external and internal) for hemodialysis. Proc 4th Int Congr Nephrol 1969 3: 188
1555. Lindstedt E, Westling H (1975) Effects of an antebrachial Cimino-Brescia arteriovenous fistula on the local circulation in the head. Scand J Urol Nephrol 9: 119
1556. Linos D, Mucha PJ, van Heerden J (1980) Subclavian vein. A golden route. Mayo Clin Proc 55: 315
1557. Lins LE, Olsson P, Hjelte MB, Larsson R, Larm O (1984) Haemodialysis in dogs with a heparin coated hollow fibre dialyzer. Proc Europ Dial Transpl Assoc 21: 270
1558. Lisch H-J, Bolzano K, Patsch J, Sailer S, Braunsteiner H (1973) Interaction between serum calcium concetration and glucose tolerance in normal and azotaemic patients. Diabetologia 9: 467
1559. Lisito A, Buoncristiani B, Cecchini C (1983) Abnormal leucocyte locomotion induced bei haemodialysis membranes due to dialysis leucopenia. J Clin Lab Immunol 10: 87
1559a. List WF (1967) Serum potassium changes during induction of anaesthesia. Brit J Anaesth 39: 480
1560. Little JM, Zylstra PL, West J, May J (1973) Circulatory patterns in the normal hand. Brit J surg 60: 652
1561. Lach F, Massry SG, Koffler A, Malluche HH, Singer FR, Brickman AS, Kurokawa K (1977) Secondary hyperparathyreoidism in early renal failure: role of phosphate retention (abstract) Proc Amer Soc Nehprol 10: 7
1562. Llach F, Massry SG, Singer FR, Kurokawa K, Kaye JH, Coburn JW (1975) Skeletal resistance to endogenous parathyreoid hormone in patients with early renal failure. A possible cause of secundary hyperparathyroidism. J clin Endocrin 41: 339
1563. Lockwood CM (1979) Plasma exchange: an overview. Plasma Ther 1: 1
1564. Lockwood CM, Boulton-Jones JM, Lowenthal RM, Simpson IJ, Peters DK (1975) Recovery from Goodpasture's syndrome after immunosuppressive treatment and plasmapheresis. Brit med J II: 252
1565. Lockwood CM, Pearson RA, Rees AJ (1976) Immunsuppression and plasma exchange in the treatment of Goodpasture's syndrome. Lancet I: 711
1567. Lockwood CM, Worlledge S, Nicholas A, Cotton C, Peters DK (1979) Reversal of impaired splenic function in patients with nephritis and vasculitis (or both) by plasma exchange. New Engl J Med 300: 424
1566. Lockwood CM, Pusey CD, Peters DK (1983) Indications for plasma exchange: Renal diseases. In: Lysaght MJ, Gurland HJ (eds) Plasma Separation and Plasma Fractionation. Current Status and Future Directions. Karger, Basel München Paris London New York Tokyo Sydney, p 145
1568. Loeb S, Sourirajan S (1962) Sea water demineralisation by means of an osmotic membrane. Advan Chem Ser 38: 117
1569. Loers FJ (1978) Erfahrungen mit dem intrakardialen EKG zur Lagekontrolle des Cava-Katheters. Anästh Intensivmed 19: 495
1570. Loge JP, Lange RD, Moore CV (1958) Characterization of the anemia associated with chronic renal insufficiency. Amer J Med 24: 4
1571. London WT, Difiglia M, Sutnick AI, Blumberg BS (1969) An epidemic of hepatitis in a chronic hemodialysis unit. Australia antigen and differences in host response. New Engl J Med 281: 571
1572. Lordon RW, Burton JW (1972) Posttraumatic renal failure in military personnel in Southeast Asia. Amer J Med 53: 137

1573. Loughridge LW, Milne MD, Shackman R, Wootton IDP (1960) Clinical course of uncomplicated acute tubular necrosis. Lancet I: 351
1574. Love GH (1920) Vividiffusion with intestinal membranes. Med Rec (NY) 98: 649
1575. Lowenthal DT, Briggs WA, Gibson ThP, Nelson H, Cirksena WJ (1974) Pharmacokinetics of oral propranolol in chronic renal disease. Clin Pharmacol Ther 16: 761
1576. Lowitzsch K, Göhring U, Hecking E, Köhler H (1981) Refractory period, sensory conduction velocity and visual evoked potentials before and after haemodialysis. J Neurol Neurosurg Psychiatr 44: 121
1577. Lowrie EG, Hakim RM (1980) The effect on patient health of using reprocessed artificial kidneys. Proc Clin Dial Transpl Forum 10: 86
1578. Lowrie EG, Lazarus JM, Mocelin AJ (1973) Survival of patients undergoing chronic hemodialysis and renal transplantation. New Engl J Med 288: 863
1579. Lowrie EG, Soeldner JS, Hampers CL, Merrill JP (1970) Glucose metabolism and insulin secretion in uremic, prediabetic, and normal subjects. J Lab Clin Med 76: 603
1580. De Luca HF (1973) The kidney as an endocrine organ: Production of 1,25-dihydroxy vitamin D. New Engl J Med 289: 359
1581. Ludwig GD, Senesky D, Bluemle LW Jr, Elkinton JR (1968) Indoles in uremia; identification by countercurrent distribution and paper chromatographie. Amer J Clin Nutr 21: 436
1582. Lukowski KJ, Peters G, Finke K, Locci R, Pulverer G (1983) Morphological observations on an indwelling peritoneal catheter infected with candida albicans. Peritoneal Dial Bull 3: 44
1583. Lund B, Clausen E, Friedberg M, Lund B, Moszkowicz M, Nielsen SP, Soensen OH (1980) Serum 1,25-Dihydroxycholecalciferol in anephric, haemodialyzed and kidney transplanted patients. Nephron 25: 30
1584. Lund B, Helmer-Sorensen O, Pors-Nielsen S, Munck O, Bärenholdt O, Petersen K (1975) 25-Hydroxycholecalciferol in chronic renal failure. Lancet II: 372
1585. Lund RH, Newkirk JB (1979) Peritoneo-venous shunting system for surgical management of ascitis. Contemp Surg 14: 31
1586. Lundin AP, Friedman EA (1978) Vascular consequences of maintenance hemodialysis - An unproven case. Nephron 21: 177
1587. Lupien PJ, Moorjani S, Awad J (1976) A new approach to the management of familial hypercholesterolaemia: Removal of plasma-cholesterol based upon the principle of affinity chromatography. Lancet I: 1261
1588. Luzhnikow EA, Churkin EA, Gorbunova NA, Kostomarova LG (1980) Test in treatment of schizophrenia but the method of detoxification hemosorption. Zh Nevropathol Psikhiatr 80: 103
1589. Lyman DJ (1979) Membranes. In: Drukker W, Parsons FM, Maher JF (eds) Replacement of renal function by dialysis. Martinus Nijhoff Medical Division, The Hague-Boston-London, p 72
1590. Lyman DJ, Loo BH (1967) New synthetic membrans for analysis. J Biomed Mater Res 1: 17
1591. Lyman DJ, Loo BH, Crawford RW (1964) New synthetic membranes for dialysis I. A Copolyether-ester membran system. Biochemistry 3: 985
1592. Lynggaard F, Nielsen B (1978) Rapid Fluid Extraction with the Gambro Ultradiffuser. Artif Organs 2: 134
1593. Lynn KL, Boots MA, Mitchell TR (1979) Haemolytic anaemia caused by overheated dialysate. Brit Med J 1: 306
1594. Lysaght MJ, Ford CA, Isaacson KA (1981) Optimal capillary diameters in blood ultrafilters for diverse applications. 2nd Symposium on Chemical Engineering in Medicine, Tutzing 14.-17.9. 1981
1595. Lysaght MJ, Samtleben W, Schmidt B, Gurland HJ (1983) Contemporay technical issues in membrane plasmapheresis: Controversies and reconciliation. In: Lysaght MJ, Gurland HJ (eds) Plasma separation and plasma fractionation. Current Status and Future Directions. Karger, Basel München Paris London New York Tokyo Sydney, p 316
1596. Lysaght MJ, Samtleben W, Schmidt B, Gurland HJ (1985) Closed loop plasmaphresis. In: MacPherson JL, Kasprisin DO (eds) Therapeutic Hemapheresis. CRC Press, Boca Raton
1597. Lysaght MJ, Schmidt M (1983) Factors governing mass transport in filters for membrane Plasmapheresis. Nosé Y, Malchesky PS, Smith JW, Krakauer RS (eds) Plasmapheresis. Ravens press, New York, p 113
1598. Lyton B, Goffinet JA (1970) Experience with arteriovenous fistulas in chronic hemodialysis. J Urol 104: 512
1599. Maack T (1975) Renal handling of low molecular proteins. Amer J Med 58: 57
1600. MacAulay JC (1978) Dialysis and psoriasis. Ann Intern Med 89: 430
1601. MacCallum WG, Lambert RA (1913/14) Modifications of the Abel vividiffusion apparatus. Proc Soc exp Biol (NY) 11: 78
1602. MacDonald IL, Uldall R, Buda AJ (1981) The effect of hemodialysis on cardiac rhythm and performance. Clin Nephrol 15: 321
1603. MacIntyrc J, Foster GV, Woodhouse NJY, Bordier P, Gudmundsson TV, Joplin GF (1972) Calcitonin in man. In: Talmage RV, Munson PL (eds) Calcium, parathyroid hormone and the calcitonins. Excerpta Medica, Amsterdam
1604. Mackenzie JC, Ford JE, Waters AH, Harding N, Cattell WR, Anderson BB (1968) Erythropoesis in patients undergoing regular dialysis treatment (RDT) without transfusion. Proc Europ Dial Transpl Assoc 5: 172
1605. Maeda K, Saito A, Kawaguchi S, Niwa T, Sezaki R, Kobayashi K, Asado H, Yamamoto Y, Ohta K (1980) Psoriasis treatment with direct hemoperfusion. In: Sideman S, Chang TMS (eds) Hemoperfusion, Kidney and Liver Support and Detoxification. Hemisphere Publishing Corporation, Washington, New York, London, p 349

1606. Maeda K, Shinzato T, Sezaki R, Niwa T, Asada H, Kawaguchi S, Saito A, Yamanaka N, Ohta K (1981) Psoriasis Treatment with Hemofiltration and Plasma-Exchange. 2nd. Symposium on Chemical Engineering in Medicine. Tutzing 14.-17.9. 1981. Abstracts.
1607. Mahajan S, Gardiner H, Abbasi AA (1978) Abnormal plasma and erythrocyte zinc distribution in uremia. Trans Amer Soc artif intern Organs 24: 50
1608. Mahajan S, Gardiner H, DeTar B, Desai S, Muller B, Johnson N, Briggs W, McDonald F (1977) Relationship between pulmonary functions and hemodialysis induced leukopenia? Trans Amer Soc Artif Intern Organs 23: 411
1609. Maher JF (1976) When Should Maintenance Dialysis Be Initiated? Nephron 16: 83
1610. Maher JF (1980) Peritoneal Transport Rates: Mechanisms, Limitations, and Methods for Augmentation. Kidney Int 18: 117
1611. Maher JF, Freeman RB, Schreiner GE (1965) Hemodialysis of chronic renal failure. II. Biochemical and clinical aspects. Ann intern Med 62: 535
1612. Maher JF, Schreiner GE (1965) Hazards and complications of dialysis. New Engl J Med 273: 340
1613. Mahler DJ, Walsh JR, Haynie GD (1971) Magnesium, zinc, and copper in dialysis patients. Amer J Clin Path 56: 17
1614. Mahurkar SD, Dhar SK, Salta R, Meyers L, Shmith EC, Dunea G (1973) Dialysis dementia. Lancet I: 1412
1615. Mailloux LU, Schwartz CD, Onesti G, Heider C, Ramirez O, Brest AN (1967) Peritoneal dialysis for refractory congestive heart failure. J Amer med Ass 199: 873
1616. Maini R (1978) Haemoperfusion over ion exchange resins and polymeric adsorbents. Int J Artif Organs 1: 196
1617. Maini R, Courtney JM, Gilchrist T, Winchester JF, McKay JM (1976) Paraquat removal by ion exchange haemoperfusion. Proc Europ Soc Artif Organs 2: 222
1618. Malchesky PS, Asanuma Y, Zawicki I, Blumenstein M, Calabrese L, Kyo A, Krakauer R, Nosé Y (1980) On-line separation of macromolecules by membrane filtration with cryogelation. In: Sieberth HG (ed) Plasma Exchange - Plasmapheresis - Plasmaseparation. Schattauer, Stuttgart New York
1619. Malchesky PS, Vornes W, Piatkiewicz W, Nosé Y (1977) Membranes Containing sorbents for Blood Detoxification. Trans Amer Soc Artif Intern Organs 23: 659
1620. Malek-Ahmadi P, Sorkin MI, Callen KE, Davis D, Davis LG (1980) Hemodialysis and schizophrenia: A double-blind study. Sth Med J 73: 873
1621. Malinow MR, Korzon W (1947) An experimental method for obtaining an ultrafiltrate of the blood. J Lab Clin Med 32: 461
1622. Mallick NP, Coles GA, Rees JKH, Agosti J (1967) An automatic peritoneal dialysis system. Lancet I: 1303
1623. Malluche HH, Ritz E, Kutschera J, Krause G, Werner E, Gati A, Seiffert U, Lange HP (1975) Calcium metabolism and impaired mineralisation in various stages of renal insufficiency. In: Norman AW (ed) Vitamin D and problems related to uremic bone disease. de Gryter, Berlin New York, p 512
1624. Malluche HH, Ritz E, Lange HP, Kutschera J, Hodgson M, Seiffert U, Schoeppe W (1976) Bone histology in incipient and advanced renal failure. Kidney Int 9: 355
1625. Mamdani BH (1979) Sorbent Based Regeneration Dialysis. Int J Artif Organs 2: 227
1626. Mamdani BH, Lim VS, Mahurkar SD, Katz AI, Dunea G (1974) Recovery from prolonged renal failure in patients with accelerated hypertension. New Engl J Med 291: 1343
1627. Mamoli B (1984) Urämische Polyneuropathie. In: Lundin HP, Tackmann W (Hrsg) Polyneuropathien. Thieme, Stuttgart New York, S 255
1628. Man NK, DiGiulio S, Zingraff J, Sausse A, Funck-Brentano JL (1981) The role of sodium in the prevention of vascular instability during hemodialysis. Proc Europ Dial Transpl Assoc 18: 255
1628a. Man NK, Funk-Brentano JL (1977) Hemofiltration, an alternative method for treatment of end-stage renal failure. Adv Nephrol 7: 293
1629. Man NK, Granger A, Rondon-Nucete M, Zingraff J, Jungers P, Sausse A, Funk-Brentano JL (1973) One year follow-up of short dialysis with a membrane highly permeable to middle molecules. Proc Europ Dial Transpl Assoc 10: 236
1630. Man NK, Tien NO, Lesarve P, Funck-Brentano JL (1984) Leukopenia and complement activation induced by different dialysis membranes. Contr Nephrol 37: 142
1631. Mandal AK, Haygood CC, Bell RD, Sethney T, James TM, Nordquist JA, Yvnice AA, Lindeman R (1978) The Effects of acute and chronic and splenectomy on experimental acute renal tubular necrosis. J Lab clin Med 92: 698
1632. Mandal AK, Miller J, Llach F (1982) Reversal of the splenectomy protective effects by implantation of the autologous spleen or transfusion of homogenized autologous spleen. Kidney int 21: 221
1633. Manis T, Friedman EA (1979) Dialytic therapy for irreversible uremia. New Engl J Med 301: 1260 (part 1), 1321 (part 2)
1634. Manj T, Hiramatsu S (1981) Effects of 1 alpha-Hydroxycholecalciferol and EE Calcitonin on bone mineral content in the forearm of chronic hemodialyzed patients. Proc 8th Int Congr Nephrol, Athens, p 406
1635. Mann H, Stiller S (1980) Elimination of sodium chloride as the cause of diaylsis disequilibrium syndrome (abstract). Kidney Int 17: 412
1636. Mann H, Stiller S, Gürich G (1984) EEG-Studien zur Pathogenese des Dysäquilibriumsyndroms. Nieren- u. Hochdruckkrankh 13: 186

1637. Mansell M, Grimes AJ (1979) Red and white cell abnormalities in chronic renal failure. Brit J Haematol 42: 169
1638. Mansfield PB, Wechezak AR, Sauvage LR (1975) Preventing thrombus on atrificial vascular sufaces: true endothelial cell linings. Trans Amer Soc Artif Intern Organs 21: 264
1639. Manson RG (1973) Blood Compatibilty of Biomaterials; Evaluation of a Simple Screening Test. Biomat Med Dev Art Org 1: 131
1640. Mansouri D, Halsted JA, Gombos EA (1970) Zinc, copper, magnesium, and Calcium in dialyzed and non-dialyzed uremic patients. Arch Intern Med 125: 88
1641. Manuel MA, Paton ThW, Cornish WR (1983) Drugs and peritoneal dialysis. Peritoneal Dial Bull 3: 117
1642. Manzler AD, Schreiner AW (1970) Copper induced acute hemolytic anemia. Ann intern Med 73: 409
1643. Markson JL, Rennie IB (1956) The anaemia of chronic renal insufficiency; the effect of serum from azotaemic patients on the maturation of normoblasts in suspension cultures. Scot med J 1: 320
1644. Marmion BP, Tonkin RW (1972) Control of hepatitis in dialysis unit. Brit Med Bull 28: 169
1645. Marshall C, Shimizu A, Smith EKM, Dolovich J (1984) Ethylene oxide allergy in a dialysis center. Prevalence in hemodialysis and peritoneal dialysis populations. Clin Nephrol 21: 346
1645a. Marshall VC (1965) Recurrent acute renal failure. Report of two cases. Brit Med J II: 851
1646. Martin AM, Gibbins JK, Kimmitt J, Renie F (1979) Hemodialysis and hemoperfusion in the treatment of uremic pericarditis. Dial & Transpl 8: 135
1647. Martin C, Lefevre P, Auffray J-P, Saux P, Gouin F (1984) Postsurgical Thyroid Storm successfully Treated with Plasmapheresis. Plasma Ther Transfus Techn 5: 257
1648. Martin GA, Montoya CA, Sierra JL, Senior JR (1971) Evaluation of corticosteroid and exchangetransfusion treatment of acute yellow-phosphorus intoxication. New Engl J Med 284: 125
1649. Martinez AM, Sechrest P (1981) Hemolysis in normal donors during apheresis procedures. Plasma Ther 2: 153
1650. Maschio G et al (1982) Effects of dietary protein and phosphorus restriction on the progression of early renal failure. Kidney int 22: 371
1651. Mass M, De-Nour AK (1975) Reactions of families to chronic hemodialysis. Psychother Psychosom 26: 20
1652. Massry SG (1979) Pathogenesis of secondary hyperparathyroidism in early renal failure: a multifactorial system including phosphate retention, skeletal resistance to PTH, and altered Vitamin D metabolism. De Gruyter, Berlin p 1203
1653. Massry SG, Feinstein EI, Goldstein DA (1979) Early Dialysis in Diabetic Patients with Chronic Renal Failure. Nephron 23: 2
1654. Massry SG, Goldstein DA (1978) Role of parathyroid hormone in uremic toxicity. Kidney Int 8: 39
1655. Massry SG, Goldstein DA (1979) The search for uremic toxin(s) „X". „X" = PTH. Clin Nephrol 11: 181
1656. Massry SG, Goldstein DA, Procci WR et al (1977) Impotence in patients with uremia - a possible role of parathyroid hormone. Nephron 19: 305
1657. Massry SG, Ritz E, Verberckmoes R (1977) Role of phosphate in the genesis of secondary hyperparathyreoidism. Nephron 18: 77
1658. Mastrangelo F, Lamperi S, Buocrisiani U, Binazzi M, Carrozzi S, Rizzelli R (1980) About the mechanism of the dialytic effect on psoriasis. Proc Europ Dial Transpl Assoc 17: 67
1659. Matalon R, Levine S, Eisinger RP (1971) Hazards in routine use of peritoneal dialysis. NY State J Med 71: 219
1660. Matalon R, Nidus BD, Catacuzino D, Eisinger RP (1970) Intermittent hemodialysis with repeated femoral vein puncture. J Amer Med Ass 214: 1883
1661. Matsui N, Nakamura Y, Shinoda T, Iwamoto H, Yoshimyama N, Nakagawa S, Talceuchi J, Teroda J (1980) The effect of heparin-free dialysis on abnormal lipid metabolism in patients on regular dialysis treatment. Proc Europ Dial Transpl Assoc 17: 253
1662. Matthaei D, Ansorg R, Kramer P (1982) Die Anwendung der diagnostischen Hämoperfusion während CAVH bei Patienten mit septischem akutem Nierenversagen. In: Kramer P (Hrsg) Arterio-venöse Hämofiltration. Vandenhoeck & Ruprecht, Göttingen Zürich
1663. Mauer SM, Lynch RE (1976) Hemodialysis techniques for infants and children. Pediatr Clin N Amer 23: 843
1664. Maupas P, Goudeau A, Coursaget P, Drucker J, Bagros P (1976) Immunisation against hepatitis B in man. Lancet I: 1367
1665. Maupas P, Goudeau A, Coursaget P, Drucker J, Bagros P (1978) Hepatitis B vaccine: efficacy in high-risk settings, a two year study. Intervirology 10: 196
1666. Maurer C, Schultheis R (1981) Verweilzeitmessungen an künstlichen Blutfiltern. BMT Bd 26, Ergänzungsband Sep 109
1667. Maxwell MH, Rockney RE, Kleeman CR, Twiss MR (1959) Peritoneal dialysis. I. Technique and application. J Amer med Ass 170: 917
1668. May J, Tiller D, Johnson J, Sheil AGR (1969) Saphenous-vein arteriovenous fistula in regular dialysis treatment. New Engl. J Med 280: 770
1669. Mayhew E, Harlos JP, Juliano RL (1973) The effect of polycations on cell membrane stability and transport processes. J Membrane Biol 14: 213
1670. Mazzaferri MEL, Skillman ThG (1969) Thyroid storm. Arch intern Med 124: 684
1671. McBride PT (1979) Genesis of the Artificial Kidney. Travenol Laboratories, Inc

1672. McCaa RE, McCaa CS, Read VH, Bower JD (1972) Influence of hemodialysis on plasma aldosterone concentration in nephrectomized patients. Trans amer Soc artific int Organs 18: 233
1673. McConnell JB, Stewart WK, Thjodleifsson B, Wormsley KG (1975) Gastric function in chronic renal failure. Effects of maintenance hemodialysis. Lancet I: 1121
1674. McConnell RY, Fox RT (1972) Experience with percutaneous internal jugular-innominate vein catherization. Calif Med 117: 1
1675. McDonald HP, Gerber N, Miskra D, Wolin L, Peng B, Waterhouse K (1968) Subcutaneous dacron and teflon cloth adjuncts for silastic arteriovenous shunts and peritoneal dialysis catheters. Trans Amer Soc Artif Intern Organs 14: 176
1676. McDonald WJ, Golper TA, Mass RD, Kendall JW, Porter GA, Girard DE, Fischer MD (1979) Adrenocorticotropin - Cortisol Axis Abnormalities in Hemodialysis Patients. J clin Endocrinol Metabol 48: 92
1677. McEvoy J, Kelly AMT (1976) Psoriatic clearance during haemodialysis. Ulster Med J 45: 76
1678. McGeown MG, Lyness J, Harvey GR (1971) Air Embolism Arterial Line Monitor. Proc Europ Dial Transpl Assoc 482
1679. McGillen JJ, Phair JP (1979) Adherence, Augmented Adherence, and Aggregation of Polymorphonuclear Leukocytes. J Infect Disease 139: 69
1680. McGoon MD, Benedetto P, Green BM (1979) Complications of percutaneous central venous catheterization: a report of two cases and review of the literature. John Hopkins Med J 145: 1
1681. McGovern B (1972) Septic complications of hyperalimentation. In: Cowan CSM jr, Scheetz WL (eds) Intravenous Hyperalimentation, Lea and Febiger, Philadelphia, p 165
1682. McIntosh HD, Berry JN, Thompson HK, Peschel E (1959) Double lumen catheter for use with artificial kidney. J Amer Med Ass 169: 835
1683. McKegney FP (1971) The decision to no longer live on chronic hemodialysis. Am J Psychiatry 3: 128
1684. McKegney FP (1974) In Levy NB (ed) Living or dying. Charles C Thomas, Springfield, p 10
1685. McKelvey AM, Yeoh HH, Schuster GA, Sharma B, Levin NW (1974) Immunglobulin and dextran losses during peritoneal dialysis. Arch Intern Med 134: 266
1686. McMurray SD, Luft FC, Maxwell DR, Hamburger RJ, Futty D, Szwed JJ, Lavelle KJ, Kleit SA (1978) Prevailing patterns and predictor variables in patients with acute tubular necrosis. Arch intern Med 138: 950
1687. McNay JL, Goldberg LI (1966) Comparison of the effects of dopamine, isoproterenol, norephinephrine and bradykinin on canine renal and femoral blood flow. J Pharmacol Exp Ther 151
1687a. McNeely MD, Sunderman FW, Nichay MW, Levine H (1971) Abnormal concentrations of nickel in serum in cases of myocardial infarction, stroke, burns, hepatic cirrhosis and uremia. Clin Chem 17: 1123
1688. McRea JC, Kim SW (1978) Characterization of controlled release of prostaglandin from polymer matrices for thrombus prevention. Trans Amer Soc Artif Intern Organs 24: 746
1689. Medd RK et al (1974) Treatment of experimental drug intoxication in dogs by haemodialysis and haemoperfusion. Trans Europ Soc artif Organs 1: 87
1690. Meech PR, Hardie IR, Hartley LC, Woodruff PW, Strong RW, Clunie GJ (1981) Long-term experience of Thomas shunts on the iliac vessels. Austr NZ J Surg 51: 161
1691. Merck Index, The (1976) Merck & Co, Inc, Rahway NJ USA, 9th edition
1962. Mercks J, Beck OA, Hochrein H (1983) Komplikationen und Letalität der hydropischen kardialen Dekompensation. Intensivmed 20: 155
1693. Merickel JH, Andersen RC, Knutson R, Lipschultz ML, Hitchcock CR (1974) Bovine artery shunts in vascular access surgery. Complications in the chronic hemodialysis patient. Arch Surg 109: 245
1694. Meroney WH (1955) Uremia-like symptoms not due to uremia in battle casualties. J Amer med Ass 158: 1513
1695. Meroney WH, Herndorn RF (1954) Management of acute renal insufficiency. J Amer med Ass 155: 877
1695a. Meroney WH, Rubini ME (1959) Kidney function during acute tubular necrosis and a theory. Metabolism 8: 1
1696. Merrell M, Shulman LE (1955) Determination of prognosis in chronic disease, illustrated by systemic lupus erythematosus. J Chronic Dis 1: 12
1697. Merrill JP (1952) The artificial kidney. New Engl J Med 246: 17
1698. Merrill JP, Schupak E, Cameron E, Hampers CL (1964) Hemodialysis in the home. J Amer Med Ass 190: 468
1699. Merrill JP, Smith S, Callahan EJ, Thorn GW (1950) The use of an articial kidney, clinical experience. J Clin Invest 29: 425
1700. Merrill RH, McLeod CG Jr, Jarstfer BS (1979) The use of lyophilized vein grafts in vascular access for chronic hemodialysis. Artif Organs 3: 245
1701. Mertz DP, Koschnik R (1965) Nephrogene Anämie und Nierenhämodynamik. Schweiz Med Wschr 95: 83
1702. Meunier P, Edouard C, Richard D, Laurent J (1977) Histomorphometrie of osteoid tissue. The hyperosteoidoses. In: Meunier PJ (ed) Bone Histomorphometrie. 2nd International Workshop Lyon 1976, Societé de la Nouvelle Imprimerie Fournié, Toulouse
1703. Meurice E, Godon JP, Mathieu F (1980) Therapeutic trials in schizophrenia with dialysis. Acta psychiatr Belg 80: 436
1704. Meyrier A, Marsac J, Ricket G (1973) The influence of a high calcium carbonate intake on bone disease in patients undergoing hemodialysis. Kidney Int 4: 146

1705. Mies RO, Bayer H, Figge H, Finge K, Winkelmann W (1975) Investigations on pituitary and Leydig cell function in chronic hemodialysis and after renal transplantation. Klin Wschr 53: 611
1706. Mignon F, Dimaria G (1968) Fistules artério-veineuses internes et hémodialyses itératives. Press med 76: 3
1707. Miller FN (1981) The Peritoneal Microcirculation. In: Nolph KD (ed) Developments in nephrology: Peritoneal Dialysis. Martinus Nijhoff Medical Division, The Hague Boston London, p 42
1708. Miller FN, Nolph KD, Sorkin MI, Gloor HJ (1983) The influence of solution composition on protein loss during peritoneal dialysis. Kidney Int 23: 35
1709. Miller RE (1972) Internal jugular pulmonary arteriography and removal of catheter emboli. Radiology 102: 200
1710. Miller TA, Anderson RJ, Linas SL, Henrich WL, Berns AS, Gabow PA, Schrier RW (1978) Urinary diagnostic indices in acute renal failure. Ann intern Med 98: 47
1711. Milne FJ, Sharf B, Bell P, Meyers AM (1983) The effect of low aluminium water and desferrioxamine on the outcome of dialysis encephalopathy. Clin Nephrol 20: 202
1712. Milutinovich J, Follette WC, Scribner BH (1977) Spontaneous retroperitoneal bleeding in patients on chronic hemodialysis. Ann Intern Med 86: 189
1713. Milutinovich J, Graefe U, Follette WC, Scribner BH (1979) Effect of Hypertonic Glucose on the Muscular Cramps of Hemodialysis. Ann intern med 90: 926
1714. Mindich B, Dunn I, Franklin E, Levowitz BS (1974) Proximal venous thrombosis after side-to-side arteriovenous fistula. Arch Surg 108: 227
1715. Minkoff L, Gaertner G, Dareb M, Mercier C, Levin M (1972) Inhibition of brain-potassium ATPase in uremic rats. J Lab Clin Med 50: 71
1716. Minuth AN, Terrell JB, Suki WN (1976) Acute renal failure: A study of the course and prognosis of 104 patients and the role of furosemide. Amer J Med Sci 271: 317
1717. Mioli V, Pacchiarotti P, Tarchini R, Santini M, Figus S (1981) IPD and CAPD: Experience over a group of patients with both sequentially treatments. In: Gahl GM, Kessel M, Nolph KD (eds) Advances in peritoneal dialysis. Excerpta Medica, p 155
1718. Mion CM, Hegstrom RM, Boen ST, Scribner BH (1964) Substitution of sodium acetate for sodium bicarbonate in the bath fluid for hemodialysis. Trans Amer Soc Artif Intern Organs 10: 110
1719. Mion CM, Slingeneyer A, Huchard G, Descholdt G, Polito C, Issautier R, Florence P (1979) Traitement de suppléance chez l'insuffisance rénal chronique à haut risque: hémodialyse ou dialyse péritonéale? In: Grünfeld JP (ed) Actualités Néphrologiques de l'Hôpital Necker, Flammarion Médecine Sciences, Paris, p 71
1720. Mirand EA, Murphy GP (1969) Erythropoietin alterations in patients with uremia, renal allograft or without kidneys. J Amer Med Ass 209: 392
1721. Mirouze J, Faure H, Teilhaud G, Henriet R, Bernard P (1960) Les néphropathies malignes du seisme d'Agadir. A propos de 22 observations suivées à Casablanca. Presse méd 68: 1777
1722. Mitchell JC, Frohnert PP, Kurtz SB, Anderson CF (1978) Chronic peritoneal dialysis in juvenile-onset diabetes mellitus. - A comparison with hemodialysis. Mayo Clin Proc 53: 775
1723. Mitchell RG, Hayward AC (1966) Postoperative urinary tract infections caused by contaminated irrigating fluid. Lancet I: 793
1724. Mitschke H (1978) Oto-rhino-laryngologische Aspekte der fortgeschrittenen Niereninsuffizienz. Wien klin Wschr 90: 3
1725. Mitschke H, Schmidt P, Zazgornik J, Kopsa H, Pils P (1977) Effect of Renal Transplantation on Uremic Deafness: a Long-Term Study. Audiology 16: 530
1726. Mittermayer Ch, Riede UN, Bleyl U, Herzog H, v. Wichert P, Riesner K (1978) Schocklunge. Verh Dtsch Path Ges 62: 11
1727. Miura Y, Aoyagi S, Miyamoto K (1981) New Antihrombogenic Biomaterials with Immobilized Proteins. Proc 3nd Meeting Int Soc Artif Organs 528
1728. Miura Y, Miyamoto K, Aoyagi S, Ikeda F (1980) A new artificial biomaterial with significant anticoagulative activity achieved by coimmobilizing antithrombin III and heparin. Proc 2nd Meeting Int Soc Artif Organs. Artif Organs, Suppl 3: 245
1729. Miyake R, Kung C, Goldwasser E (1977) Purification of human erythropoietin. J Biol Chem 252: 5558
1730. Mocelin A, Lowrie E, Soeldner J (1973) Glucose, insulin and triglyderide metabolism in uremia, dialyzed and transplanted patients. Abstr Amer Soc Nephrol, Washington, DC, p 76
1731. Mogil RA, Delaurentis DA, Rosemond GP (1967) The infraclavicular venepuncture. Arch Surg 95: 320
1732. Mohapatra RN, Gregory JG (1979) The role of intraoperative angiography in salvagin bovine grafts for hemodialysis. J Urol 122: 444
1733. Mohr HJ (1962) Die Bedeutung körpereigener Farbstoffe bei akutem Nierenversagen. In: Sarre H, Rother K (Hrsg) Akutes Nierenversagen, Thieme, Stuttgart
1734. Moncrief J (1981) Guest Interview: Dr. Jack Moncrief. Contemporary Dialysis 2: 16
1735. Moncrief JW, Rutherford CE, Sorrels PAJ, Bailey A, Popovich RP (1980) Technical aspects of continuous ambulatory peritoneal dialysis, new connection devices developed by Baxter Travenol Laboratories. In: M Legrain (ed) Continuous ambulatory peritoneal dialysis. Excerpta Medica (No 520), Amsterdam Oxford Princeton, p 79
1736. Montini M, Nosari I, Bellavita PM, Paganini G (1983) Plasmapheresis treatment of exophthalmus: benefits and hazards. Int J artif Organs 6: 157

1737. Moody EA (1948) The therapeutic use of peritoneal lavage for anuria caused by toxic nephritis. J Pediat 33: 710
1738. Moore FD (1959) Metabolic care of the surgical patient. WB Saunders & Co, Philadelphia
1739. Moorhead JF, Baillod RA, Hopewell JP, Knight AJ, Crocketr RE, Fernando ON, Varghese Z (1970) Survival rates of patients treated by home and hospital dialysis and cadaveric renal transplantation. Brit Med J 4: 83
1740. Mor LA, Sideman S, Mor L, Brandes JM (1980) Analysis of hemoperfusion columns: Selective removal of protein-bound metabolites in hemoperfusion. In: Sideman S, Chang TMS (eds) Kidney and liver support and detoxification. Hemisphere Publishing Corporation, Washington, New York, London
1741. Morales P, Gordon SG, Pinck BD, Hotchkiss RS (1954) The role of the artificial kidney in the treatment of uremia. Surg Clin N Amer 34: 423
1742. Moran JM, Atwood RP, Rowe MI (1965) A clinical and bacteriologic study of infections associated with venous cutdowns. New Engl J Med 272: 554
1743. Morgan AP, Bailey GL (1972) The transpalmar fistula for haemodialysis. Arch Surg 104: 353
1744. Morgan RE, Morgan JM (1966) Plasma levels of aromatic amines in renal failure. Metabolism 15: 479
1745. Morgan TO, Little JM, Evans WA (1966) Renal failure associated with low-molecular-weight dextran infusion. Brit med J 2: 737
1746. Morley JE, Distiller LA, Epstein S, Katz M, Gold C, Sagel J, Kaye G, Pokroy M, Kalk J (1979) Menstrual disturbance in chronic renal failure. Horm Metab Res 11: 68
1747. Morrison G, Brown ST, Michelson EL, Morenroth J (1979) Mechanism and prevention of cardiac arrhythmias during hemodialysis. Amer J Cardiol 43: 360
1748. Morrison JT, Wilson AF, Vaziri ND, Brunsting L, Davis J (1980) Determination of pulmonary tissue volume, pulmonary capillary blood flow and diffusing capacity of the lung before and after hemodialysis. Int J artif Organs 3: 259
1749. Moskowitz H, Gerber NA, McDonald HP, Waterhouse KR, Mellins HZ (1969) Angiography study of arteriovenous shunts in haemodialysis. Radiology 93: 72
1750. Mostbeck A, Partsch H, Peschl L (1977) Der Einfluß von Dopamin auf die regionalen Blutvolumina in Leber, Abdomen, Thorax und Extremitäten. Wien Klin Wschr 89: 505
1751. Mostert JW, Kenny GM, Murphy GP (1970) Safe placement of central venous catheter into internal jugular veins. Arch Surg 101: 431
1752. Moyer JH, Morris G, Beazley HL (1955) Renal hemodynamic response to vasopressor agents in the treatment of shock. Circulation 12: 96
1753. Mozes M, Hurwich BH, Adar R, Eliahou HE, Bogokowsky H (1970) Arteriovenous vein graft for chronic hemodialysis: A preliminary report. Surgery 67: 452
1754. Müller-Wiefel DE, Gilli G, Sinn H, Stegemann D (1976) Verlauf der renalen Anämie im Kindesalter. Melsunger Med Mitt Suppl 2, 50: 153
1755. Müller-Wiefel DE, Sinn H, Gilli G, Schärer K (1977) Hemodialysis and blood loss in children with chronic renal failure. Clin Nephrol 8: 481
1756. Münch R, Steurer J, Kuhlmann U (1982) Diagnose der Peritonitis bei kontinuierlicher ambulanter Peritonealdialyse. Dtsch med Wschr 107: 826
1757. Müting D (1965) Studies on the pathogenesis of uremia. Comparative determinations of glucuronic acid, indican, free and bound phenols in the serum, cerebrospinal fluid, and urine of renal diseases with and without uremia. Clin Chim Acta 12: 551
1758. Muggia FM, Ball TJ jr, Ultmann JE (1967) Allopurinol in the treatment of neoplastic disease complicated by hyperuricemia. Arch intern Med 120: 12
1759. Muir WM, Gaylor JDS, Allen WT (1969) Prediction of in vitro haemodialyser efficency with cellulose and synthetic semi-permeable membranes. Internat Tag Ges Nephrol der DDR, Rostock 8.-10.5. 1969, Sonderheft der Wiss Z Univ Rostock, S 86
1760. Muir WM, Ross OS (1967) A new dialysis test cell for membrane evaluation. Proc 7th Int Conf on Medical and Biological Engineering, Royal Academy of Engineering Sciences, Stockholm
1761. Muirhead N, Catto GRD, Edward N, Fraser RA, O'Riordan JLH, Papapoulos SE (1980) Comparison of 1,25 $(OH)_2D_3$ and 24, 25 $(OH)_2D_3$ in the long-term treatment of renal osteodystrophy. Proc Europ Dial Transpl Ass 17: 534
1762. Muirhead EE, Reid AF (1948) A Resin Articifial Kidney. J Lab Clin Med 33: 841
1763. Mulmed EI, Kelley JW (1963) Hepatic coma; treatment emphasizing merit of peritoneal dialysis. Amer J Surg 106: 980
1764. Munro HN (1980) Nutritional requirements for health: their relevance to tissue function in renal failure. Amer J Clin Nutr 22: 1555
1765. Murray JS, Tu WH, Albers JB, Burnell JM, Scribner BH (1962) A community hemodialysis center for the treatment of chronic uremia. Trans Amer Soc Artif Intern Organs 8: 315
1766. Muston H, Conceicao S (1978) Remission of psoriasis during haemodialysis. Brit Med J 1: 480
1767. Muth RG (1973) Furosemide in acute renal failure. In: Friedman EA, Eliahou AE (eds) Proceedings in acute renal failure. Conference. DHEW Publ No (NIH) 74-608: 245
1768. Mydlik R, Derzsiova K, Ahlers J, Hildebrand T, Takác M (1977) A-Vitamin und Lipide im Serum während des Dauerdialyseprogramms. Z Urol Nephrol 70: 339

1769. V Mylius U, Streicher E, Schneider HW (1977) Capillary membranes for hemofiltration. J Dial 1: 715
1770. Nadel AM, Wilson WP (1976) Dialysis encephalopathy: A possible seizure disorder. Neurology 26: 1130
1771. Naets JP, Wittek M (1968) Erythropoesis in anephric man. Lancet I: 941
1772. Nagel M, Heuck F, Epple E, Decker D (1974) Bestimmung des Knochenmineralgehaltes aus dem Röntgenbild mit Hilfe der digitalen Datenverarbeitung. Fschr Röntgenstr u Nukl Med 121: 604
1773. Nagel TC, Freinkel N, Bell RH, Fries H, Wilber JF, Metzger RE (1973) Gynecomastia, prolactin and other peptide hormones in patients undergoing chronic hemodialysis. J clin Endocrin Metabol 36: 428
1774. Naik RB, Gosling P, Price CP (1977) Comparative study of alkaline phosphatase isoenzyme, bone histology and skeletal radiographie in dialysis bone disease. Brit Med J 1: 1307
1775. Najean Y, Vigneron N, Eberlin A, Dresch C, Delons S, Naret C, Petrover M, Aubert P (1983) Anemia of chronic renal insufficiency II. Effect of androgen therapy in 17 subjects treated with periodic hemodialysis. Presse Méd 12: 1063
1776. Nakabayashi N, Masuhara E, Nakagawa S, Koshikawa S, Nakashima T, Takakura K (1979) Preparation of Poly-Hema Coated Spherical Activated Charcoal for Direct Hemoperfusion. In: Sideman S, Chang TMS (eds) Hemoperfusion - Kidney and Liver Support and Detoxification. Hemisphere Publishing Corporation, Washington New York London, p 57
1777. Nakamoto S, Britton RC, Kolff WH (1960) Ultrafiltration of ascitis. Trans Amer Soc Artif Intern Organs 6: 15
1778. Nakamoto S, Kolff WH (1960) Newer advances using ultrafiltration and regional heparinization and ultrafiltration of ascites. Acad med Bull 6: 25
1779. Nakamoto S, Paganini E, Steck W, Bailin P (1981) Psoriasis treated with extracorporeal device. Abstr 8th Int Congr Nephrol p 421
1780. Nathan DG, Schupak E, Stohlman F (1964) Erythropoesis in anephric man. J clin Invest 43: 2158
1781. Navarro J, Contreras P, Touraine JL, Freyria AM, Later R, Treager J (1980) Effect of middle molecules on immunological functions. Artif Org Suppl 4: 76
1782. Neal CR, Resnikoff E, Unger AM (1981) Treatment of Dialysis-Related Muscle Cramps with Hypertonic Dextrose. Arch intern Med 141: 171
1783. Necheles H (1923) Über Dialysieren des strömenden Blutes am Lebenden. Klin Wschr 2: 1257
1784. Nedopil N, Dieterle D, Gurland HJ, Hillebrand G, Koepcke W, Selwood NA, Wing AJ (1983) Detoxication treatment in chronic schizophrenia. Results from a survey. Artif Organs 7: 304
1785. Nedopil N, Dieterle D, Matussek N, Hippius H, Gurland HJ, Hillebrand G (1980) Blutreinigung bei chronisch schizophrenen Patienten. Nervenarzt 51: 123
1786. Netter H (1959) Theoretische Biochemie. Springer, Berlin Göttingen Heidelberg, S 223
1787. Neuendörfer B, Brittinger WD (1973) Peripherische Neuropathie nach Shuntoperationen bei chronischen Dialysepatienten. Z Neurol 205: 145
1788. Neuhaus K, Baumann G, Walser A, Thölen H (1975) Serum thyroxine and thyroxine-bindings proteins in chronic renal failure without nephrosis. J clin Endocrinol Metabol 41: 395
1789. Neumann NU, Graske TP (1979) Zur Hämodialysebehandlung schizophrener Psychosen. Vortrag Tag Bayerischer Nervenärzte, Günzburg, Oktober
1790. Newberry WM, Sanford JP (1971) Defective cellular immunity in renal failure: depression of reactivity of lymphocytes to phytohemagglutinin by renal failure serum. J clin Invest 50: 1262
1791. Newman CE, Thompson RW, Barnes AD (1974) Side to side antecubital arteriovenous fistula for haemodialysis. Brit med J 3: 617
1792. Newton WT, Jaffe BM (1971) The fate of intravenously administered radiolabelled gastrin. Surgery 69: 34
1793. Nicholls AJ, Catto GRD, Edward N, Engeset J, Malleod M (1980) Accelerated atherosclerosis in long-term dialysis and renal transplant patients: fact or fiction? Lancet I: 276
1794. Nicholls AJ, Platts MM (1982) Anaphylactoid reactions due to haemodialysis, haemofiltration or membrane plasma separation. Brit Med J 285: 1607
1795. Nicholls AJ, Platts MM (1984) Anaphylactoid Reactions during hemodialysis are due to ethylene oxide Hypersensitivity. Proc Europ Dial Transpl Assoc 21: 173
1796. Nicoloff JT, Dowling JTh (1968) Studies of peripheral thyroxine distribution in thyrotoxicosis and hypothyroidism. J clin Invest 47: 2000
1797. Nidus BD, Matalion R, Katz LA, Cabaluna C, Tan C, Eisinger RP (1974) Hemodialysis using femoral vessel cannulation. Nephron 13: 416
1798. Nielsen E, Solomon N, Goodwin NJ, Siddihivarn N, Galonsky R, Taves D, Friedman EA (1973) Fluoride metabolism in uremia. Trans Amer Soc Artif Intern Organs 19: 450
1799. Nielsen VK (1974) The peripheral nerve function in chronic renal failure. VII. Longitudinal course during terminal renal failure and regular hemodialysis. Acta Med Scand 195: 155
1800. Nielsen VK (1978) Pathophysiological aspects of uraemic neuropathy. In: Canal N, Pozza G (eds) Peripheral Neuropathies. Elsevier/North Holland Press, Amsterdam, p 19
1801. Niemann W, Koch D (1976) Lagebestimmung zentralvenöser Katheter durch intrakardiale EKG-Ableitung. Prakt Anästh 11: 31
1802. Nienhuis LI (1966) Clinical peritoneal dialysis. Arch Surg 93: 643
1803. Nienhuis LI, Mulmed EI, Kelley JM (1963) Hepatic coma-treatment emphasizing merit of peritoneal dialysis. Amer J Surg 106: 980

1804. Nies AS, Robertson D, Stone WJ (1979) Hemodialysis hypotension is not the result of uremic peripheral autonomic neuropathy. J Lab Clin Med 94: 395

1805. Nimmo WS (1976) Drugs, diseases and altered gastric emptying. Clin Pharmacokinet 1: 189

1806. Nishihara T, Rubin AL, Stenzel KH (1967) Biologically derived collagen Membranes. Trans Amer Soc Artif Intern Organs 13: 243

1807. Nissenson AR (1980) Prevention of Dialysis-induced Hypoxemia by Bicarbonate Dialysis. Trans Amer Soc Artif Intern Organs 26: 339

1808. Nissenson AR, Patterson RW, Narins RG, Miller J, Smith RT, Sullivan SF (1978) Dialysis-induced hypoxemia is due to increased O_2consumption and CO_2 dialysance with normal lungs. Amer Soc Nephrol 11: 47A

1809. Nissenson AR, Raible D, Higgins RE, Golding AL (1981) No-needle dialysis (NND): experience with the new carbon transcutaneous hemodialysis (HD) access device (CTAD). Clin Nephrol 15: 302

1810. Nissenson AR, Rapaport M, Gordon A, Narins RG (1979) Hemodialysis in the treatment of psoriasis. Ann Intern Med 91: 218

1811. Niwa T, Ito T, Matsui E (1971) Plasma thiamine levels with hemodialysis. J Amer Med Ass 218: 885

1812. Nolph KD (1983) Peritoneal anatomy and transport physiology. In: Drukker W, Parsons FM, Maher JF (eds) Replacement of renal function by dialysis. Martinus Nijhoff Publishers Boston-The Hague-Dordrecht-Lancester, p 440

1813. Nolph KD, Ghods AJ, Brown P, Van Stone J, Miller FN, Wiegmann DL, Harris PD (1977) Factors Affecting Peritoneal Dialysis Efficiency. Dial & Transpl 6: 52

1814. Nolph KD, Hano E, Teschan PE (1969) Peritoneal sodium transport during hypertonic peritoneal dialysis. Ann Intern Med 70: 931

1815. Nolph KD, Miller F, Rubin J, Popovich R (1980) New directions in peritoneal dialysis concepts and applications. Kidney Int 18, Suppl 10: 111

1815a. Nolph KD, Popovich RP, Moncrief JW (1978) Theoretical and Practical Implications of Continuous Ambulatory Peritoneal Dialysis. Nephron 21: 117

1816. Nolph KD, Prowant B (1980) Complications during continuous ambulatory peritoneal dialysis. In: Legrain M (ed) Continuous ambulatory peritoneal dialysis. Excerpta Medica (No 520), Amsterdam Oxford Princeton, p 258

1817. Nolph KD, Prowant B (1985) (A multicenter study group): A randomized multicenter clinical trial to evaluate the effects of an ultraviolet germicidal system on peritonitis rate in continuous ambulatory peritoneal dialysis. Peritoneal Dial Bull 5: 19

1818. Nolph KD, Prowant B, Sorkin MJ, Gloor H (1981) The incidence and characteristics of peritonitis in the fourth year of a continuous ambulatory peritoneal dialysis program. Peritoneal Dial Bull 1: 50

1819. Nolph KD, Rubin J, Anderson PC (1978) Dialysis and psoriasis. Ann Intern Med 89: 285

1820. Nolph KD, Sorkin MI (1981) Diagnosis and Treatment of Peritonitis. In: Moncrief JM, Popovich RP (eds): CAPD Update - Continuous Ambulatory Peritoneal Dialysis. Masson Publishing USA Inc, New York, p 265

1820a. Nolph KD, Sorkin IM, Prowant B, Moore H (1981) Protein intake can be estimated from BUN with CAPD. Excerpta Medica, Int Congress Series 567: 405

1821. Nolph KD, Sorkin IM, Rubin J, Arfania D, Prowant B, Fruto L, Kennedy D (1980) Continuous ambulatory peritoneal dialysis: three-year experience at one center. Ann Intern Med 92: 609

1822. Nolph KD, Stoltz M, Maher J (1971) Calcium free peritoneal dialysis, treatment of vitamin D intoxication. Arch Intern Med 128: 809

1823. Nora JJ, Trygstad CW, Mangos JA, Gibbons JE, Jegier W (1966) Peritoneal dialysis in the treatment of intractable congestive heart failure of infancy and childhood. J Pediat 68: 693

1824. Norbeck HE (1979) Lipid abnormalities in continuous ambulatory peritoneal dialysis patients. In: Legrain M (ed) Continuous ambulatory peritoneal dialysis. Excerpta Medica, p 298

1825. Nordbeck H, Blanke H, Kaiser H, Kreuzer H (1982) Die Bedeutung des kontinuierlichen Flüssigkeitsentzuges bei Patienten mit drohendem kardiogenen Schock. In: Kramer P (Hrsg) Arteriovenöse Hämofiltration, Vandenhoeck & Ruprecht, Göttingen Zürich

1826. Norden CW (1969) Application of antibiotic ointment to the site of venous catheterization, a controlled trial. J Infect Dis 120: 611

1827. Nordin BEC, Barnett E, MacGregor J, Nisbet J (1962) Lumbar spine densitometry. Brit med J I: 1793

1828. Nosé Y (1969) Mannual on artificial organs, vol 1: The artificial kidney, CV Mosby Company, St Louis

1829. Nosé Y (1981) Membrane technology in blood detoxification, 2nd Symposium on Chemical Engineering in Medicine, Tutzing 14.-17. Sept.

1830. Nosé Y, Malchesky PS (1977) Sorbents in therapeutic medicine. In: Kenedi RM, Courtney JM, Gaylor IDS, Gilchrist T (eds) Artificial Organs. University Park Press, London Baltimore Basingstoke, p 20

1831. Nosé Y, Malchesky PS, Asanuma Y, Zawicki I (1981) plasma filtration detoxification on hepatic patients: Its optimal operating conditions. In: HJ Gurland, V Heinze, HA Lie (ed): Therapeutic Plasma Exchange. Springer, Berlin Heidelberg New York, p 125

1832. Novella A, Kelsch R, Easterling R (1976) Acetate intolerance during hemodialysis. Clin Nephrol 5: 28

1833. Nsouli KA, Lazarus JM, Schoenbaum SC, Gottlieb MN, Lowrie EG, Shocair M (1979) Bacteremia in hemodialysis. Arch Intern Med 139: 1255

1833a. Nunnelley LL, Smythe WR, Alfrey AC, Ibels LS (1978) Uremic hyperstannum: elevated tissue tin levels associated with uremia. J Lab Clin Med 91: 72

1834. Nußbaumer D, Perl H (1978) Einflußgrößen bei der Hämofiltration. Wiss Informationen Fresenius-Stiftung, Heft 2, S 145
1835. Nydegger U (1982) Ersatzflüssigkeiten beim therapeutischen Plasmaaustausch. Therap Umsch 39: 560
1836. Ober WD, Reid ED, Romney SL, Merrill JP (1956) Renal lesions and acute renal failure in pregnancy. Amer J Med 21: 781
1837. Obermayer F, Popper H (1911) Über Urämie. Z klin Med 72: 332
1838. Oblath RW, Buckley FO, Green RM, Schwartz SI, De Weese JA (1978) Prevention of platelet aggregation and adherence to prosthetic vascular grafts by aspirin and dipyridamole. Surgery 84: 37
1839. O'Brien ME (1980) Effective social environment and hemodialysis adaptation: A panel analysis. J Health Soc Behav 21: 360
1840. O'Brien TF, Baxter CR, Teschan PE (1959) Prophylactic daily hemodialysis. Trans Amer Soc Artif intern Organs 5: 77
1841. Odaka M, Hirasawa H, Kobayashi H, Ohkawa M, Soeda K, Tabata Y, Soma M, Sato H (1980) Clinical and Fundamental Studies of Cellulose coated Bead-shaped Charcoal Haemoperfusion in chronic Renal Failure. In: Sideman S, Chang TMS (eds) Hemoperfusion-Kidney and Liver Support and Detoxification. Hemisphere Publishing Corporation, Washington New York London, p 45
1842. Odaka M, Tabatu Y, Kobayashi H, Nomura Y, Soma H, Hirasawa H, Sato H (1978) Clinical experience of bead-shaped charcoal haemoperfusion in chronic renal failure and fulminant hepatic failure. In: Chang TMS (ed) Artificial Kidney, Artificial Liver and Artificial cells. Plenum Press, New York, p 79
1843. Odar-Cederlöf I, Borga O (1976) Impaired plasma protein binding of phenytoin in uremia and displacement effect of salicylic acid. Clin Pharm Therap 20: 36
1844. Oddie TH, Flamigan WJ, Fisher DA (1970) Iodine and thyroxine metabolism in anephric patients receiving chronic hemodialysis. J clin Endocrinol Metabol 31: 277
1845. Özdural AR, Hameed J, Böhnk M, Piskin E (1980) Silicone coating of charcoal for hemoperfusion using plasma polymerisation techniques. J Amer Soc Artif Intern Organs 3: 116
1846. Offermann G (1979) Bedeutung der Bestimmung von Parathormonpeptiden zur Charakterisierung der renalen Osteopathie. In: Hesch RD, Hehrmann R (Hrsg) Renale Osteopathie. Symposium Hannover 1978, Thieme, Stuttgart
1847. Offermann G, von Herrath D, Schaefer K (1974) Serum 25-hydroxycholecalciferol in uremia Nephron 13: 269
1848. Ogden DA (1980) New dialyzer syndrome. N Engl J Med 302: 1262
1849. Ogden DA, Holmes JH (1966) Changes in total and ultrafiltrable plasma calcium and magnesium during hemodialysis. Trans Amer Soc Artif Intern Organs 12: 200
1850. Ogg CS (1973) Parathyreoidectomie in treatment of secondary hyperparathyreoidism. Kidney int 4: 168
1851. Oh MS, Uribarri JV, Delmonte ML, Friedman EA, Carroll HJ (1979) Consumption of CO_2 in metabolism of acetate as an explanation for hypoventilation and hypoxemia during hemodialysis. 12th Annual Meeting Amer Soc Nephrol, Boston (Mass), Nov. 18–20, 1979. CB Slack, Inc, Thorofare, NJ, p 125 A
1852. Oh SJ, Clements RS, Lee YW, Diethelm AG (1978) Rapid improvement in nerve conduction velocity following renal transplantation. Ann Neurol 4: 369
1853. Ohlgisser M, Kaufmann TS, Taitelman U, Bursztein S, Birkhan JH (1979) Cardiac arrest following a complication of internal jugular vein cannulation. Anaesthesia 34: 1035
1854. Ohno Y, Rege AB, Fisher JW, Barona J (1978) Inhibitors of erythroid colony forming cells (CFU-e and BFU-e) in sera of azotemic patients with anemia of renal disease. J Lab Clin Med 92: 916
1855. Oken DE (1975) Role of prostaglandins in the pathogenesis of acute renal failure. Lancet 1: 1319
1856. Oken DE (1981) On the differential diagnosis of acute renal failure. Amer J Med 71: 916
1857. Olbricht C, Müller C, Schurek HJ, Stolte H (1982) Die Behandlung des postoperativen akuten Nierenversagens mit der kontinuierlichen arterio-venösen Hämofiltration (CAVH). In: Kramer P (Hrsg) Arteriovenöse Hämofiltration, Vandenhoeck & Ruprecht, Göttingen Zürich
1858. Olbricht C, Schurek HJ, Müller C (1982) Die kontinuierliche spontane Hämofiltration (Kramer-Technik). Ein neuer Weg in der Intensivtherapie des akuten Nierenversagens ohne aufwendige Dialysetechnik. Intensivmed 19: 275
1859. Olbricht T, Benker G, Tharandt L, Hackenberg L, Reinwein D (1979) Adrenale und testikuläre Androgenproduktion bei excessiver Hyperprolaktinaemie. Verh dtsch Ges Inn Med 85: 1093
1860. Olcubo M, Tsukamoto Y, Yoneda T, Homma Y, Nakamura H, Marcumo F (1980) Deranged fat metabolism and the lowering effect of carbohydrate-poor diet on serum triglyderides in patients with chronic renal failure. Nephron 25: 8
1861. Ølgaard K, Hagen C, McNeilly AS (1975) Pituitary hormones in women with chronic renal failure: The effect of chronic intermittent haemo- and peritoneal dialysis. Acta endocrinol (Kbh) 80: 237
1862. Olijslager J (1983) Blood compatibility testing of synthetic polymers. In: van Geelen JA, van Berlo A (eds) Biocompatibility and bloodmembrane interaction. Proceedings des gleichnamigen Symposiums, Amsterdam
1863. Olmer M, Treffot MJ, Ducros J, Lankester M, Monges A (1979) Aspects radiologiques et endoscopiques du bulbe duodénal chez l'insuffisant rénal chronique. J Urol Nephrol 9: 583
1864. Olsen S (1961) The brain in uremia. Acta Psychiatr Scand 36: (Suppl 156) 11
1865. Onesti G, Swartz C, Ramirez O, Brest AN (1968) Bilateral nephrectomy for control of hypertension in uremia. Trans Amer Soc Artif Intern Organs 14: 36

1866. Opelz G, Terasaki PJ (1980) Dominant effect of transfusions on kidney graft survival. Transplantation 28: 153
1867. Ophir O, Blum M, Aviram A, Rozin R (1985) Ovarian hemorrhage complicating anticoagulant therapy in a hemodialyzed patient. Case report and review of literature. D & T International 14: 12 A
1868. Opolon P (1981) Large pore hemodialysis in fulminant hepatic failure. In: Brunner G, Schmidt FW (eds) Artificial liver support. Springer, Berlin Heidelberg New York, p 141
1869. O'Regan S, Villemant D, Ducharme G, Davignon A, Robitaille P (1981) Effects of Brescia-Cimino Fistulae on Myocardial Function in Pediatric Patients. Dial & Transpl 10: 202
1870. O'Reilly RJ, Hansen CC, Rosental JJ (1978) Angiography of chronic hemodialysis arteriovenous grafts. Amer J Roentgenol 130: 1105
1871. Oreopoulos DG (1978) Overall Experience with Peritoneal Dialysis. Dial & Transpl 7: 783
1872. Oreopoulos DG (1979) Editorial: Peritoneal dialysis is here to stay. Nephron 24: 7
1873. Oreopoulos DG, Clayton S, Dombros S, Zellermann N, Katirtzoglou G (1979) Nineteen months experience with continuous ambulatory peritoneal dialysis (CAPD). Proc Europ Dial Transpl Assoc 16: 178
1874. Oreopoulos DG, Crassweller P, Katirtzoglou A, Ogilvie R, Zellermann G, Rodella H, Vas S (1980) Amino acids as an osmotic agent (instead of glucose) in continuous ambulatory peritoneal dialysis. In: Legrain M (ed): Continuous ambulatory peritoneal dialysis. Excerpta Medica (No 520), Amsterdam Oxford Princeton p 335
1875. Oreopoulos DG, Izatt S, Zellerman G, Karanicolas S, Mathews RE (1976) A prospective study of the effectiveness of three permanent catheters. Proc Dial Transpl Forum 6: 96
1876. Oreopoulos DG, Khanna R (1981) Complications of Peritoneal Dialysis other than Peritonitis. In: Nolph KD (ed): Peritoneal dialysis. Martinius Nijhoff Publishers, The Hague Boston London p 309
1877. Oreopoulos DG, Khanna R, Vas SI (1981) Peritonitis in Patients on CAPD. In: Gahl GM, Kessel M, Nolph KD (eds): Advances in peritoneal dialysis. Excerpta Medica (No 567), Amsterdam Oxford Princeton p 261
1878. Oreopoulos DG, Khanna R, Williams R, Vas SI (1982) Continuous ambulatory peritoneal dialysis - 1981 (editorial). Nephron 30: 293
1879. Oreopoulos DG, Robson M, Izatt S, Clayton D, de Veber GA (1978) A simple and safe technique for continuous ambulatory peritoneal dialysis (CAPD). Trans Amer Soc Artif Intern Organs 24: 484
1880. Oreopoulos DG, Taves DR, Rabinovich S, Meema HE, Murrary T, Fenton SS, de Veber GA (1974) Fluoride and dialysis osteodystrophy: results of a double-blind study. Trans Amer Soc Artif Intern Organs 20: 203
1881. Oreopoulos DG, Zellerman G, Izatt S (1980) The Toronto Western Hospital permanent peritoneal catheter and continuous ambulatory peritoneal dialysis connector. In: Legrain M (ed): Continuous ambulatory dialysis. Excerpta Medica, Amsterdam Oxford Princeton p 73
1882. O'Riordan LJH, Page J, Kerr DNS, Walls J, Moorhead J, Crokett RE, Franz H, Ritz E (1970) Hyperparathyreoidism in chronic renal failure and dialysis osteodystrophy. Quart J Med 39: 359
1883. Orlow WN (1895) Einige Versuche über die Resorption in der Bauchhöhle. Pflügers Arch ges Physiol 59: 170
1884. Ortuno J, Botella J (1973) Recurrent acute renal failure induced by phenazone hypersensitivity. Lancet II: 1473
1885. Osanloo EO, Berlin BS, Popli S (1978) Antibody responses to influenza vaccination in patients with chronic renal failure. Kidney int 14: 614
1886. Osborne ED, Southerland CG, Scholl AJ, Rowntree LG (1923) Roentgenography of urinary tract during excretion of sodium jodid. J Amer med Ass 80: 368
1887. Osten B, Wedler B (1979) Untersuchungen zur Regulation und Funktion des Aldosterons unter besonderer Berücksichtigung der Nierenfunktion. Dissertationsschrift (Promotion B), Rostock
1887a. Oster H, Leitz KH (1984) Intraoperative management of patients with chronic renal failure during myocardial revascularisation. In: Surgery in chronic renal failure, ed by FW Eigler, HD Jakubowski, Thieme, Stuttgart S 147
1888. Ota K (1978) Clinical Evaluation of a Pre-Set Ultrafiltration Rate Controller Available for Single Pass and Hemodiafiltration Systems. Artif Org 2: 141
1889. Ota K, Era K, Suwa IS, Kaneko I, Aida K, Agishi T (1979) A new method of urea removal using urease and expanded polytetrafluoroethylene membrane. Artif Organs 3: 350
1890. Ota K, Suzuki T, Ozaku Y, Hoshino T, Agishi T, Sugino N (1978) Short time hemodialfiltration using polymethylmethacrylate hemodiafilter. Trans Amer Soc artif intern Organs 24: 454
1891. Otsubo O, Dohi T, Horiuchi T, Atsumi K, Inou T (1980) Study of the implantable artificial kidney using hemofilter and intestine. Artif Org (Abstr) 7: 107
1892. Otsubo O, Horiuchi T, Watanabe T, Dohi T, Atsumi K, Fukui K, Inou T (1980) The implantable artificial kidney, Proc Europ Soc Artif Org, Abstr 7: 107
1893. Oulés R, Emond Ch, Claret G, Branger B, Mion H, Mion Ch (1981) Middle molecule accumulation in uremia: An „Extra Uremic Factor". In: Klinkmann H, Bergström J, Jurik RD, Funck-Brentano JL (eds) Middle molecules in uremia and other diseases. Artif Organs Supplement to Volume 4: 177
1894. Pacifico AD, Lasker N, Frank MF, Levinson GE (1965) Cardiovascular function in peritoneal dialysis. Trans Amer Soc Artif Intern Organs 11: 86

1895. Packham MA, Evans G, Glynn MF, Mustard JG (1969) The effect of plasma proteins on the interaction of platelets with glass surfaces. J Lab Clin Med 73: 686
1896. Paepe de M, Lameire N, Schelstraete K, Ringoir S (1981) Evolution of red cell mass and hematocrit readings in patients on continuous ambulatory peritoneal dialysis. In: Gahl GM, Kessel M, Nolph KD (eds) Advances in peritoneal dialysis. Excerpta Medica, p 317
1896a. Paine CJ, Hargrove MD, Eichner ER (1976) Folic acid binding protein and folate balance in uremia. Arch intern Med 136: 756
1897. Pak CYC (1976) Disorders of Stone Formation. In: Brenner BM, Rector FC (eds) The kidney II. W.B. Saunders Co, Philadelphia London Toronto, p 1326
1898. Palma de JR, Abukurah A, Rubini ME (1972) Adequacy of hemodialysis. Proc Europ Dial Transpl Assoc 9: 265
1899. Palmer RA, Newell JE, Gray EJ, Quinton WE (1966) Treatment of chronic renal failure by prolonged peritoneal dialysis. N Engl J Med 274: 248
1900. Palmer RA, Quinton WE, Gray JE (1964) Prolonged peritoneal dialysis for chronic renal failure. Lancet I: 700
1901. Palmour RM, Ervin FR (1979) Biochemical and physiological characterization of a peptide from the hemodialysate of psychotic patients. Psychopharmacol Bull 15: 21
1902. Pantelask SN, Sinaniotic CA, Sibiraski S, Ikkos D, Doxiadis SA (1972) Nigth and day growth hormone levels during treatment with corticosteroids and corticotrophin. Arch Dis childh 47: 605
1903. Paolo di B, Capelli P, Spisni C, Albertazzi A, Rossini PM, Marchionno L (1982) New electrophysiological assessments for the early diagnosis of encephalopathy and peripheral neuropathy in chronic uremia. Int J Tiss Res 4: 301
1904. Paradimitriou M, Baker LRI, Seitanidis B, Sevitt LH, Kulatilake AE (1969) White blood count in patients on regular haemodialysis. Brit med J 4: 67
1905. Parfitt AM (1969) Soft-tissue calcification in uremia. Arch intern Med 124: 544
1906. Parkinson IS, Ward MK, Kerr DNS (1981) Dialysis encephalopathy, bone disease and anaemia: the aluminium intoxication syndrome during regular haemodialysis. J Clin Pathol 34: 1285
1907. Parsons FM, Blagg CR, Hobson SM, McCracken BH (1961) Optimum time for dialysis in acute reversible renal failure. Description and value of an improved dialyser with large surface area. Lancet I: 129
1908. Parsons V (1974) Fluoridated drinking-water and renal dialysis. Lancet I: 813
1909. Passow H (1963) Passive Permeabilität von Zellmembranen. Klin Wschr 41: 130
1910. Pasternack A (1973) Zur Blutdetoxikation nach dem Prinzip der Ultrafiltration. Dissertation Fakultät für Maschinenwesen, TH Aachen
1911. Pasternack A, Wahlberg P (1967) Bone marrow in acute renal failure. Acta Med Scand 181: 505
1912. Pauli HG, Billikofer E, Vorburger C (1966) Clinical experience with peritoneal dialysis. Helv Med Acta 33: 51
1913. Pauli HG, Vorburger C, Reubi F (1962) Chronic derangements of cerebrospinal fluid acid-base components in man. J appl Physiol 17: 993
1914. Pavone-Macaluso M, Alexander RW, Geering RB, Galetti PM (1964) Parabiotic dialysis. Trans Amer Soc Artif intern Organs 10: 285
1915. Payne RL, Fitchett CW (1965) Hyperparathyroid crisis: Survey of the literature and a report of two additional cases. Ann Surg 161: 737
1916. Payne RM, Soderblom RE, Lobstein PH, Hull AR, Mullins CB (1972) Exercise-induced hemodynamic effects of arteriovenous fistulas used for hemodialysis. Kidney Int 2: 344
1917. Peer G, Blum M, Aviram A (1983) Relief of Hemodialysis-Induced Muscular Cramps by Nifedipine. Dial & Transpl 12: 180
1918. Peer van AP, Belpaire FM, Bogaert MG (1978) In vitro hepatic oxidative metabolism of antipyrine, phenytoin and phenylbutanzone in rabbits with experimental renal failure. Arch int Pharmacodyn 234: 436
1919. Peces R, Horcajada C, Lopez-Novoa JM, Frutos MA, Casado S, Hernando L (1981) Hyperprolactinemia in chronic renal failure: Impaired responsiveness to stimulation and suppression, normalization after transplantation. Nephron 20: 11
1920. Pena-Perez de R, Häring R, John S, Stallkamp B, Tung LC (1971) Periphere subkutane a-v Fisteln. Med Welt 22: 660
1921. Pena-Perez de R, Waldschmidt J, Stallkamp B (1971) Digitopalmares Steal Syndrom bei peripherer arterionenöser Fistel. Med Welt 22: 601
1922. Pendras JP, Erickson RV (1965) Clinical experiences with sixteen patients on chronic hemodialysis. Trans Amer Soc Artif intern Organs 11: 238
1923. Pendras JP, Smith MP (1966) The silastic-teflon arteriovenous cannula. Trans Amer Soc Artif Intern Organs 12: 122
1924. Pengloan J, de Groc F, Moreau J-F, Rouleau Ph, Perier M, Bagros Ph (1980) Insuffisance rénale aigue après urographie par voie veineuse. Nouv Presse Med 9: 2151
1925. Perez GO, Oster JR, Vaamonde CA, Halprin KM (1979) Psoriasis during hemodialysis. Ann Intern Med 90: 858
1925a. Perlmutter M (1957) Unusual cases of acute tubular necrosis. Ann intern Med 47: 81
1925b. Perruchoud A, Kopp C, Herzog H (1978) Klinik und Therapie der Schocklunge. Intensivmed 14: 274

1926. Peserico A (1979) Development of psoriasis during dialysis. Arch Dermatol 115: 1169
1927. Pestana C (1984) Fluids and Electrolytes in the Surgical Patient. The Williams & Wilkins Co, Baltimore
1928. Peter HW, Wolf HU, Seiler N (1973) Influence of polyamines on two bivalent cation activated ATPases. Hoppe-Seylers Z physiol Chem 354: 1146
1929. Peters DK, Lockwood CM (1983) Discussion Remark. In: Lysaght MJ, Gurland HJ (eds) Plasma separation and plasma fractionation. Current status and future directions. Karger, Basel München London New York Tokyo Sydney, p 252
1930. Peters DK, Pusey CD, Lockwood CM (1983) Immunomodulation by plasma exchange: therapeutic objectives. In: Lysaght MJ, Gurland HJ (eds) Plasma separation and plasma fractionation. Current Status and Future Directions. Karger, Basel München Paris London New York Tokyo Sydney, p 1
1931. Peters G, Brunner H (1963) Mannitol diuresis in hemorrhagic hypotension. Amer J Physiol 204: 555
1932. Peters PE (1982) Untersuchungen der Nieren mit Röntgenstrahlen. In: Losse H, Renner E (Hrsg) Klinische Nephrologie, Thieme, Stuttgart New York
1933. Peters W (1978) Untersuchungen der Folsäure- und Vitamin B_{12}-Konzentration bei Patienten mit chronischer Niereninsuffizienz, Dialysepatienten, chronischen Alkoholikern und bei Patienten mit hämatologischen Erkrankungen. Inaugural-Dissertation, Düsseldorf
1934. Peterson H de C (1964) Acute encephalopathy occuring during Arch intern Med 113: 877
1935. Petroff GT, Thomas CL, Newton JD, Sellman JC, Tyler FH (1958) Mechanism of impaired glucose tolerance in uremia and experimiantal hyperazotemia. Diabetes 7: 375
1936. Pfeiffer P (1945) Lehrbuch der speziellen pathologischen Physiologie. Gustav Fischer, Jena
1937. Pfreundschuh M, Michel H, Parino G, Gram N, Stock C, Hunstein C (1981) T-lymphocyte subpopulations in rheumatoid arthritis. II. Definition by monoclonal antibodies. Z Rheumatol 40: 245
1938. Philipp M (1979) Hämodialyse und die Idee der Blutreinigung in der Schizophreniebehandlung. Fschr Neurol Psychiatr 47: 36
1939. Piafsky KM (1980) Disease-induced changes in the plasma binding of basic drugs. Clin Pharmacokinet 5: 246
1940. Piazza A, Chaname W, Canti D (1964) Double lumen percutaneous cannula for dialysis with the artificial kidney. Trans Amer Soc Artif Int Organs 10: 136
1941. Piccone VA, Sika J, Ahmed N, Leveen HH, Discala V (1978) Preserved saphenous vein allografts for vascular access. Surg Gynecol Obstet 147: 385
1942. Pickering TG, Gribbin B, Oliver DO (1972) Baroreflex sensitivity in patients on long-term haemodialysis. Clin Sci 43: 645
1943. Piehl W, Wilbrandt R, Freyland M, Frotscher U, Messerschmidt W (1971) Herzbeuteltamponade bei terminaler Niereninsuffizienz. Dtsch med Wschr 96: 1249
1944. Pierides AM, Alvares-Ude F, Kerr DNS (1975) Clofibrate-induced muscle damage in patients with chronic renal failure. Lancet II: 1279
1945. Pierides AM, Edwards WG, Cullum UX, McCall JT, Ellis HA (1980) Hemodialysis encephalopathy with osteomalacic fractures and muscle weakness. Kidney Int 18: 115
1946. Pierratos A, Blair RDG, Khanna R, Quinton C, Oreopoulos DG (1981) Nerve electrophysiological parameters in patients undergoing CAPD over two years. In: Gahl GM, Kessel M, Nolph KD (eds) Advances in peritoneal dialysis. Excerpta Medica, p 341
1947. Pilgrim R (1982) Das akute Nierenversagen - Ätiologie, Klinik und Therapie. Intensivbehandlung 7: 41
1948. Pimstone B, Epstein S, Hamilton SM, LeRoith D, Hendricks S (1977) Metabolic clearance and plasma half disappearance time of exogenous gonadotropin releasing hormone in normal subjects and in patients with liver disease and chronic renal failure. J clin Endocrinol Metabol 44: 356
1949. Pinching AJ, Peters DK, Newson-Davis J (1976) Remission of myasthenia gravis following plasma exchange. Lancet I: 1373
1950. Pineda AA, Taswell HF (1981) Selective Plasma Component Removal: Alternation to Plasma Exchange. Artif Organs 5: 234
1951. Pirola RC, Ham JM, Elmslie RG (1969) Management of hepatic coma complicating viral hepatitis. Gut 10: 898
1952. Piskin E, Cakmakh C, Mutlu M, Piskin K, Güren O, Özdural AR (1981) Comparison of mass transfer properties of some of the membrane systems suitable for hemoperfusion. Proc Europ Soc Artif Organs 8: 201
1953. Piskin E, Chang TMS (1980) Effects of pH and urea concentration on urea removal from dialysate by enzymate conversion and gas absorption using a capillary hemodialyzer. Int J Artif Organs 3: 36
1954. Pitts F zitiert nach 795
1955. Pitts RF (1963) Physiology of the kidney and body fluids. Year book medical publishers inc, Chicago
1956. Platts MM, Goode GC, Hislop JS (1977) Composition of the domestic water supply and the incidence of fractures and encephalopathy in patients with home dialysis. Brit Med J 2: 657
1957. Pogglitsch H, Wawschinek O, Holzer H, Petek W, Katsching H, Ladurner G (1980) Beziehungen zwischen Plasmaaluminium, peroraler Aluminiumhydroxydaufnahme und Encephalopathiesymptomen bei Dauerdialysepatienten. Nieren- und Hochdruckkrankh 9: 3
1958. Polakoff S (1980) A hepatitis B prevention programme in dialysis units based on screening, isolation and Cross-infection precautions. In: Mitt Arbeitsg Klin Nephrol 9: 80
1959. Polakoff S, Cossart YE, Tillett HE (1972) Hepatitis in dialysis units in the United Kingdom. Brit Med J 2: 94

1960. Pollard TL, Barnett BMS, Eschbach JW, Scribner BH (1967) A technique for storage and multiple reuse of the Kiil dialyzer and blood tubing. Trans Amer Soc artif intern Org 13: 24
1960a. Polonius M-J, Darup J, Hanano A, Kreyman G (1984) Open heart surgery in chronic renal failure. In: Eigler FW, Jakubowski HD (eds) Surgery in chronic renal failure. Thieme, Stuttgart, p 149
1961. Ponticelli C, Imbasciati E, Graziani G, Tarantino A, Locatelli F (1971) Anuria reversibile da microangiopatia trombotica postpartum. Minerva nefrol 18: 117
1962. Ponticelli C, Rivolta E, Imbasciati E (1980) Hemolytic uremic syndrome in adults. Arch Intern Med 140: 353
1963. Popli S, Ing TS, Dougirdas JT, Kheirbe AO, Viol GW, Vilbar RM, Gandhi VD (1982) Severe Reactions to Cuprophan Capillary Dialyzers. Artif Organs 6: 312
1964. Popli S, Ing TS, Daugirdas JT, Stroka GS, Osanloo EO, Vilbar RM, Pifarre R, Geis WP (1980) Treatment of uremic pericardial effusion by local steroid instillation via subxiphoid pericardiotomy. J Dial 4: 85
1965. Popovich RP, Antwiler GD, Moncrief JW (1980) Method and apparatus for continuous plasmapheresis. United States Patent Mar 4, 4, 191: 182
1966. Popovich RP, Moncrief JW (1979) Kinetic Modeling of Peritoneal Transport. Contrib Nephrol 17: 59
1967. Popovich RP, Moncrief JW, Nolph KD, Ghods AJ, Twardowski ZI, Pyle WK (1978) Continuous ambulatory peritoneal dialysis. Ann Intern Med 88: 449
1967a. Popovich RP, Pyle WK, Moncrief JW, Bomar JB (1979) Peritoneal Dialysis. Chronic replacement of kidney function. AIChE Symp. Series 75 (187), 31
1968. Port FK (1980) Endotoxin and dialysis-associated fever. Intern J Artif Organs 3: 315
1969. Port FK, Bernick JJ (1983) Pyrogen and Endotoxin Reactions during Hemidialysis. Contrib Nephrol 36: 100
1970. Port FK, Fiegel P, Hecking E, Kohler H, Distler A (1974) Priapism during regular haemodialysis. Lancet II: 1287
1971. Port FK, Johnson WJ, Klass DW (1973) Prevention of dialysis disequilibrium syndrome by use of high sodium concentration in the dialysate. Kidney Int 3: 327
1972. Port FK, Kroll PD, Swartz PD (1978) The effect of hemodialysis on schizophrenia: A survey of patients with renal failure. Amer J Psychiatry 135: 743
1973. Posner JB, Plum F (1977) Spinal fluid pH and neurologic symptoms in systemic acidosis. New Engl J Med 277: 605
1974. Posner JB, Swanson AG, Plum F (1965) Acid-base balance in cerebrospinal fluid. Arch Neurol 12: 479
1975. Potter DJ (1966) Death as a result of hyperglycemia without ketosis - a complication of hemodialysis. Ann intern Med 64: 399
1976. Pourrat JP, Sanchez V, Vernier I, Poulhes MA, Dueymes JM, Mahenc J, Conte JJ (1984) Electroplasmapheresis, a new technique for gammaglobulin elimination in man. Ann Med Interne 135: 12
1977. Powell-Tuck J, Nielsen T, Farwell JA, Lennard-Jones JE (1978) Team approach to long-term intravenous feeding in patients with gastro-intestinal disorders. Lancet II: 825
1978. Powers S, Boba A, Hostnik W, Stein A (1964) Prevention of acute renal failure with mannitol in 100 cases. Surgery 55: 15
1979. Powers S, Boba A, Stein A (1957) The mechanism and prevention of distal tubular necrosis following aneurysectomie. Surgery 42: 156
1980. Pozessere G, Liguori N, Marasco M, Spadaro M, Pierelli F, Cappello G, Botti M, Morocutti C, Casciani C (1979) Hemodialysis treatment in chronic schizophrenia: Preliminary report. Artif Organs 3: 36
1981. Pradhan RP, Katz LA, Nidus BD, Matalon R, Eisinger RP (1974) Tuberculosis in dialyzed patients. J Amer Med Assoc 229: 789
1982. Preston FE, Milford Ward A (1972) Acute renal failure in myelomatosis from intravascular coagulation. Brit Med J I: 604
1983. Price CG, Suki WN (1981) Newer modifications of peritoneal dialysis: Options in the treatment of patients with renal failure. Amer J Nephrol 1: 97
1984. Prince SR, Sullivan RL, Hackel A (1976) Percutaneous catherization of the internal jugular vein in infants and children. Anesthesiology 44: 170
1985. Proc Confer Hemodialysis Bethesda 1964
1986. Proctor MS, Fletcher HV, Shukla JB, Rennert OM (1975) Elevated spermidine and spermine levels in the blood of psoriasis patients. J Invest Dermatol 65: 409
1987. Prowant B, Nolph KD (1981) Clinical criteria for diagnosis of peritonitis. In: Atkins RC, Thomson NM, Farrell PC (eds): Peritoneal Dialysis. Churchill, Livingstone Edinburgh London Melbourne New York p 257
1988. Prowant B, Ryan L, Nolph KD (1983) Six years of experience with peritonitis in a CAPD programm. Peritoneal Dial Bull 3: 199
1989. Pru CE, Fryd DS, Kjellstrand CM (1984) Influence of Splenectomy on Human Acute Tubular Necrosis. Nephron 36: 187
1990. Public Health Laboratory Service Survey (1976) Hepatitis B in retreat from dialysis units in United Kingdom. Brit Med J 1: 1579
1991. Pusey CD, Lockwood CM, Peters DK (1983) Plasma exchange and immunosuppressive drugs in the treatment of glomerulonephritis due to antibodies to the glomerular basement membrane. Int J Artif Organs 6: 15

1992. Putnam T (1922) The living peritoneum as a dialyzing membrane. Amer J Physiol 63: 548
1993. Quellhorst EA: (1977) Hämofiltration - Überblick über ein neues Behandlungsverfahren. Wiss Inform Fre-seniusstiftung 3: 100
1994. Quellhorst EA, Doht B, Schuenemann B (1977) Hemofiltration treatment of renal failure by ultrafiltration and substitution. J Dial 1: 529
1995. Quellhorst E, Mietzsch G, Doht B, Fernandez-Redo E, Kubosch J, Leititis U, Volles E, Thorwirt V, Scheler F (1975) Sorbithaltige Spüllösung als Ursache schwerer Unverträglichkeitserscheinungen bei der Peritonealdialyse. Dtsch med Wschr 100: 1431
1996. Quellhorst EA, Plashues E (1971) Ultrafiltration: Elimination harnpflichtiger Substanzen mit Hilfe neuartiger Membranen. In: Dittrich P, Skrabal F (Hrsg) Aktuelle Probleme der Dialyseverfahren und der Niereninsuffizienz. C Bindernagel, Friedberg, S 216
1997. Quellhorst EA, Rieger J, Doht B, Beckmann H, Jacob J, Kraft B, Mietzsch G, Scheler F (1976) Treatment of Chronic Uraemia by an Ultrafiltration Kidney - First Clinical Experience. Proc Europ Dial Transpl Assoc 13: 314
1998. Quellhorst EA, Schünemann B (1978) Hämofiltration - Ein neues Behandlungsverfahren bei Niereninsuffizienz, Intoxikationen und Hyperhydration. Deutsches Aerzteblatt - Aerztliche Mitteilungen, Heft 42
1999. Quellhorst EA, Schünemann B (1978) Controlled study to compare hemodialysis and hemofiltrationtreatment in patients with chronic renal insufficiency. NIH Report AK-1-8-2229-1
2000. Quellhorst EA, Schünemann B (1981) Hämofiltration. In: Franz HE (Hrsg) Blutreinigungsverfahren, 2. Aufl. Thieme Stuttgart New York, S 428
2001. Quellhorst EA, Schuenemann B, Borghardt J (1978) Clinical and technical aspects of hemofiltration. Artif Organs 2: 334
2002. Quellhorst E, Schuenemann B, Doht B (1977) Treatment of severe hypertension in chronic renal failure by haemofiltration. Proc Europ Dial Transpl Assoc 14: 129
2003. Quellhorst E, Schünemann B, Hildebrand U, Falda Z (1980) Response of the vascular system to different modifications of haemofiltration and haemodialysis. Proc Europ Dial Transpl Assoc 17: 197
2004. Quinton WE, Dillard D, Scribner BH (1960) Cannulation of blood vessels for prolonged hemodialysis. Trans Amer Soc Artif Intern Organs 6: 104
2005. Quirin H, Jutzler GA, Traut R, Baumann G, Bischof G, Kluthe R (1973) Serumtransferrin bei chronisch hämodialysierten Patienten unter kontrollierter diätetischer Eiweißzulage. Klin Wschr 51: 247
2006. Rabiner SF, Molinas F (1970) The role of phenol and phenolic acids on the thrombocytopathy and defective platelet aggregation of patients with renal failure. Am J med 49: 346
2007. Radtke HW, Claussner A, Erbes PM, Scheuermann EH, Schoeppe W, Koch KM (1979) Serum erythropoietin concentration in chronic renal failure: Relationship to degree of anemia and excretory renal function. Blood 54: 877
2008. Radtke HW, Erbes PM, Schippers E, Koch KM (1978) Serum erythropoietin concentration in anephric patients. Nephron 22: 361
2009. Radtke HW, Rege AB, La Marche MB, Bartos D, Bartos F, Campbell RA, Fisher JW (1981) Identification of spermine as an inhibitor of erythropoiesis in patients with chronic renal failure. J Clin Invest 67: 1623
2010. Radtke HW, Rege AB, La Marche MB, Fisher JW (1979) Characterisation of erythroid inhibiting factors (EIF) in patients with chronic renal failure. Proc Clin Dial Transplant Forum 9: 179
2011. Rae AI, Baird RM, Gerein AN (1969) Thigh cannula: A femoral saphenous cannula for use in maintenance haemodialysis. Lancet II: 1402
2012. Ragen PA, Hegedorn AB, Owen CA (1960) Radioisotope study of anemia in chronic renal failure. Arch Intern Med 105: 518
2013. Raja RM, Cantor RE, Beoryko C, Busherhi H, Kramer MS, Rosenbaum JL (1972) Sodium transport during ultrafiltration peritoneal dialysis. Trans Amer Soc Artif Intern Organs 18: 429
2014. Raja RM, Henriquez M, Kramer MS, Rosenbaum JL (1979) Improved dialysis tolerance using redy sorbent system with bicarbonate dialysis in critically ill patients. Dial & Transpl 8: 241
2015. Raja RM, Kramer MS, Manchanda R, Lazaro N, Rosenbaum JL (1973) Peritoneal dialysis with fructose dialysate. Ann Intern Med 79: 511
2016. Raja RM, Kramer MS, Rosenbaum JL (1976) Use of mannitol for hemodialysis. Dial & Transpl 5: 6
2017. Raja RM, Kramer MS, Rosenbaum JL (1977) Hemodialysis with single femoral vein catheter. Reduced circulation with short catheter. Dial & Transpl 6: 53
2018. Raja RM, Kramer MS, Rosenbaum JL (1980) Prevention of intradialytic hypotension using bicarbonate dialysate and mannitol. Dial & Transpl 9: 234
2019. Raja RM, Kramer M, Rosenbaum JL, Bolisay C, Krug M (1980) Prevention of hypotension during iso-osmolar hemodialysis with bicarbonate dialysate. Trans Amer Soc Artif Intern Organs 26: 375
2020. Raja RM, Maros JG, Kramer MS, Rosenbaum JL (1970) Hyperosmotic coma complicating peritoneal dialysate with sorbitol dialysate. Ann Intern Med 73: 993
2021. Rakhmanov VA, Petekaev NS, Sorokine MI, Cilingradi EK, Konstantinov AV (1967) Sov Med 30: 23
2022. Ralston AJ, Harlow GR, Jones DM, Davis P (1971) Infections of Scribner and Brescia arteriovenous shunts. Brit Med J 3: 408
2023. Ramdohr B, Biamino G, Schröder R (1972) Vergleichende Untersuchungen über die Wirkung von Dop-

amin und Orciprenalin am gesunden Menschen: Muskeldurchblutung, Nierendurchblutung, Nierenfunktion. Klin Wschr 50: 149
2024. Ramirez G, Bloomer HA (1975) Increased growth hormone in uremia: A compensatory phenomenon? Proc Amer Soc Nephrol 8: 21
2025. Ramirez G, Brueggemeyer CD, Newton JL (1984) Cardiac arrhythmias on hemodialysis in chronic renal failure patients. Nephron 36: 212
2026. Ramirez G, Etheridge P, Meikle W, Jubiz W (1978) Evaluation of the pituitary adrenal axis in patients with chronic renal failure. Clin Res 26: 148 (Abstr)
2027. Ramirez G, Jubiz W, Gutch CG, Bloomer HA, Seigler R, Kolff WJ (1973) Thyroid abnormalities in renal failure. Ann Intern Med 79: 500
2028. Ramirez G, O'Neill WM, Bloomer HA (1976) Thyroid dysfunction in uremia: Incidence for thyroid hypophyseal abnormalities. Ann Intern Med 84: 672
2029. Ramirez G, O'Neill WM, Bloomer HA, Jubiz W (1977) Abnormalities in the regulation of prolactin in patients with chronic renal failure. J Clin Endocrinol Metabol 45: 458
2030. Ramirez O, Swartz C, Onesti G, Mailloux L, Brest AN (1966) The winged in line shunt. Trans Amer Soc Artif Intern Organs 12: 220
2031. Ramos JM, Heaton A, McGurk JG, Ward MK, Kerr DNS (1983) Sequential changes in serum lipids and their subfractions in patients receiving continuous ambulatory peritoneal dialysis. Nephron 35: 20
2032. Randerson DH, Farrell PC (1981) Long-term peritoneal clearance in CAPD. In: Atkins RC, Thomson NM, Farrell PC (eds) Peritoneal Dialysis. Churchill, Livingstone Edinburgh, p 22
2033. Rao KV, Sutherland D, Kjellstrand CM, Najarian JS, Shapiro FL (1977) Comparative results between dialysis and transplantation in diabetic patients. Trans Amer Soc Artif Intern Organs 23: 427
2033a. Rao TL, Wong AY, Salem MR (1977) A new approach to percutaneous catheterization of the internal jugular vein. Anesthesiology 46: 362
2034. Rashid A, Sengar D, McLeish W, Sutherland M, Harris J, Couture R (1975) The effect of host immunity and hepatitis B antigen (HBsAg) infection in hemodialysis patients. Trans Amer Soc Artif Intern Organs 21: 483
2035. Raskin NH, Fishman A (1976) Neurologic disorders in renal failure. New Engl J Med 294: 143
2036. Rasmusson JE (1980) Clearing of psoriasis after threatened dialysis. Arch Dermatol 116: 752
2037. Rautenbach R, Pasternack A (1974) Stofftrennung mittels Ultrafiltration, untersucht am Beispiel der künstlichen Niere. Chem Ing-Techn 46: 347
2038. Rawer P, Leber HW (1978) Selektive Hämoperfusion. Med Welt 29: 1449
2039. Ray TL (1983) Complement: practical aspects. Dermatologic Clinics 1: 525
2040. Read DJ, Faest TG (1981) Clonazepam: effective treatment for restless legs syndrome in uraemia. Brit Med J 283: 885
2041. Reaven GM, Lerner RL, Stern MP, Farquhar JW (1967) Role of insulin in endogenous hypertrigliceridemia. J Clin Invest 46: 1756
2042. Recker R, Schoenfeld P, Letter J, Slatopolsky E, Goldsmith R, Brickmann A (1978) The efficacy of calciferol in renal oateodystrophy. Arch Intern Med 138: 857
2043. von Recum AF, Park JB (1981) Permanent percutaneous devices. CRC Crit Rev Bioeng 5: 37
2044. Rees AJ (1983) Plasma exchange: principles and practice. In: Drukker W, Parsons FM, Maher JF (eds) Replacement of renal function by dialysis. Martinus Nijhoff Publishers, Boston The Hague Dordrecht Lancester, p 872
2045. Rees AJ, Lockwood CM, Peters DK (1977) Enhanced allergic tissue injury in Goodpasture's syndrome by intercurrent bacterial infection. Brit Med J II: 723
2046. Reeves RD, Morris MD, Barbour GL (1976) Hyperlipidemia due to oxymetholone therapy. Occurrence in a long term hemodialysis patient. J Amer Med Ass 236: 169
2047. Reichsman F, Levy NB (1972) Problems in adaptation to maintenance hemodialysis. A four year study of 25 patients. Arch Intern Med 130: 859
2048. Reichsmann F, McRegney PM (1978) Psychosocial aspects of maintenance HD. In: Friedman EA (ed) Strategy in renal failure, Wiley, p 435
2049. Reid CE, Breton EJ (1959) Water and ion flow across cellulosie membranes. J Appl Polymer Science 1: 133
2050. Reid HA (1974) Priapism during regular haemodialysis. Lancet 2: 1401
2051. Reid KBM (1983) Proteins involved in the activation and control of the two pathways of human complement. Second wellcome trost lecture. Biochem Soc Trans 11: 1
2052. Reidenberg MM (1977) The binding of drugs to plasma proteins and the interpretation of measurements of plasma concentrations of drugs in patients with poor renal function. Am J Med 62: 466
2053. Reidenberg MM (1977) The biotransformation of drugs in renal failure. Am J Med 62: 482
2054. Reidenberg MM, Odar-Cederlöf I, v Bahr Ch, Borga O, Sjöqvist F (1971) Protein binding of diphenylhydantoin and desmethylimipramine in plasma from patients with poor renal function. N Engl J Med 285: 262
2055. Reinschke P, Müller V, Schmalz H, Precht K, Buchcali K, Grossmann P, Devaux S, Althaus P, Gerhardt W, Hauda W, Klette H, Klinkmann H, Rohmann H, Schwarz F, Stolpe HJ, Lochhaus L, Leinke E, Müller D, Thiele P, Thieler H, Tredt HJ, Zenker D (1971) Überblick und Ergebnisse der akuten Dialysebehandlung im Kindesalter von 1960 bis 1970. Dtsch Gesundh-Wes 26: 1163

2056. Reinstein L, Reed WP, Sadler JH, Baugher WH (1984) Peripheral nerve compression by brachial artery-basilic vein vascular access in long-term hemodialysis. Arch Phys Med Rehabil 65: 142
2057. Reis HE, Heimsoth VH, Hirche H, Eitelhuber U (1974) Über den Einfluß der chronisch intermittierenden Hämodialyse auf den cellulären Immunmangel bei terminaler Niereninsuffizienz. Klin Wschr 52: 437
2058. Reisman TN, Perez GO, Rogers AI (1976) Gastric secretory function in patients with chronic renal failure undergoing maintenance hemodialysis. Dig Dis 21: 1044
2059. Reiss E, Canterbury JM (1971) Genesis of hyperparathyreoidism. Amer J Med 50: 679
2060. Reiter PJ (1938) Untersuchungen zur Bedeutung der Intoxikationstheorie bei der Dementia praecox mit besonderer Berücksichtigung der Versuche mit Totaltransfusionen. Neurol Psychiat 160: 598
2061. Remmle W (1966) Intraperitoneale Bluttransfusion. Experimentelle Befunde und Ergebnisse am Menschen. Klin Wschr 44: 1329
2062. Remuzzi G, Marchesi D, Livio M, Cavenaghi AE, Mecca G, Donati MB, de Gaetano G (1978) Altered platelet and vascular prostaglandin - generation in patients with renal failure and prolonged bleeding times. Thromb Res 13: 1007
2063. Remuzzi G, Mecca G, Cavenaghi AE (1977) Prostacyclin-like activity and bleeding in renal failure. Lancet II: 1195
2064. Renkin EM (1956) The relation between dialysance, membrane area permeability, and blood flow in the artificial kidney. Trans Amer Soc Artif Intern Organs 2: 102
2065. Renner D (1973) Zur biochemischen Pathogenese der urämischen Vergiftung. Med Welt 24: 17
2066. Renner E (1982) Rapid progressive Glomerulonephritis. In: Losse H, Renner E (Hrsg) Klinische Nephrologie Band II. Thieme, Stuttgart New York, S 71
2067. Rennick B, Acara M, Hysert P, Mookerjee B (1976) Choline loss during hemodialysis: homeostatic control of plasma choline concentrations. Kidney Int 10: 329
2068. Retan JW, Lewis HY (1966) Repeated dialysis of indigent patients for chronic renal failure. Ann Intern Med 64: 284
2069. Reubi F (1960) Nierenkrankheiten. Huber, Bern Stuttgart
2070. Reubi F (1974) The pathogenesis of anuria following shock. Kidney Intern 5: 106
2071. Reuning RH, Sams RA, Notari RE (1973) Role of pharmacokinetics in drug dosage adjustment. I. Pharmacologic effect kinetics and apparent volume of distribution of digoxin. J Clin Pharmacol 13: 127
2072. Revillon L, Scholl JM, Almange C, Chevet D, LePogamp P (1981) Evaluation échocardiographique du retentissement de la fistule artério-veineuse des malades hémodialysés. Nouv Presse Med 10: 2501
2073. Rhoads JE (1938) Peritoneal lavage in the treatment of renal insufficiency. Amer J Med Sci 196: 642
2074. Rhodes LM (1981) Social climate perception and depression of patients and staff in a chronic hemodialysis unit. J Nerv Ment Dis 169: 169
2075. Ribot S, Jacobs MG, Frankel HJ, Bernstein A (1966) Complications of peritoneal dialysis. Amer J Med Sci 252: 505
2076. Richards CJ, Newhouse CE, Freeman RM (1979) Bicarbonate hemodialysis using a sorbent regenerative system. Clin Nephrol 11: 289
2077. Richards P, Truniger B (1983) Understanding water, electrolyte and acid-base balance. William Heinemann Medical Books Ltd, London, p 78
2078. Richardson BW (1671) zit. nach 686 u. 1671
2079. Richardson JA, Borchardt KA (1972) Antibacterial effect of different dialysates. Br Med J 2: 468
2080. Ridolfi RL, Bell WR (1981) Thrombotic thrombocytopenic purpura. Report of 25 cases and review of the literature. Medicine 60: 413
2081. Rieben FW, Waldherr R, Oster P, Schettler G (1979) Akutes Nierenversagen als Folge diffuser Cholesterinkristall-Embolisation unter Streptokinasetherapie. Dtsch Med Wschr 104: 1447
2082. Riecker G, Gurland HJ, Edel H, Bolte HD, Eigler J, Renner E, Buchborn E (1963) Neue Methoden zur Erkennung von Störungen der intra-extracellulären Wasser- und Elektrolytverteilung bei Niereninsuffizienz. Verh Dtsch Ges Inn Med 69: 707
2083. Riede UN, Hassenstein J, Costabel U, Neuhof H, Augustin P, Mittermayer Ch (1978) Pathologisch-anatomische Untersuchungen bei der respiratorischen Insuffizienz durch Schock. Intensivmed 15: 119
2083a. Riedler GF (1973) Diagnostische Kriterien zur Frühdiagnose der Sepsis. Dtsch Med Wschr 98: 1370
2083b. Rieger J, Quellhorst E, Lowitz HD, Kong RG, Scheler F (1975) Ultrafiltration for middle molecules in uraemia. Proc Europ Dial Transpl Assoc 11: 158
2084. Riella MC, Scribner BH (1976) Five years experience with a right atrial catheter for prolonged parenteral nutrition at home. Surg Gyn Obst 143: 205
2085. Rietema K, van Zutphen P (1975) The activated carbon conded film absorber as an addition to the haemodialyzer. Proc Europ Soc Artif Organs 1: 100
2086. Rinaudo JB, Bernard P, Crest M, Moret JM, Murisasco A, Saingra S, Frayssinet R, Crevat A, Gallice P, Fournier N, Sicardi F (1980) Some aspects of middle molecules toxicity. Artif Org Suppl 4: 90
2087. Rippe B, Stelin G, Ahlmén J (1981) Basal permeability of the peritoneal membrane during continuous ambulatory peritoneal dialysis (CAPD). In: Gahl GM, Kessel M, Nolph D (eds) Advances in peritoneal dialysis. Excerpta Medica, p 5
2088. Rißmann K (1979) Untersuchungen zur Aldosteronsekretion bei Patienten mit terminaler chronischer Niereninsuffizienz während der Hämodialysebehandlung. Dissertation, Aachen

2089. Ritchie HD, Davies DM, Godfrey JM, Pan P, Johns RGS, Perrin J (1962) Extracorporeal methods for reducing high blood ammonia levels. Gut 3: 172
2090. Ritz E, Kuhn HM, Krempien B, Beduhn D (1973) Röntgenologische Zeichen des gestörten Calcium-Stoffwechsel bei Dialyse-Patienten. I. Häufigkeit röntgenologischer Skelettveränderungen. Fortschr Röntgenstr 119: 52
2091. Ritz E, Kuhn HM, Krempien B, Heuck F, Müller W, Kerlé W, Aschermann C (1973) Röntgenologische Zeichen gestörten Calciumstoffwechsels bei Dialysepatienten. II. Beziehungen der Röntgensymptome zu möglichen pathogenetischen Faktoren. Fortschr. Röntgenstr. 119: 194
2092. Ritz E, Krempien B, Wanke M, Ziegler M, Törner U (1971) Klinische und experimentelle Untersuchungen zur urämischen Gastritis. Verh Dtsch Ges Inn Med 77: 227
2093. Ritz E, Malluche H, Bommer J, Nehls O, Krempien B (1974) Metabolic bone disease in patients on maintenance hemodialysis. Nephron 12: 393
2094. Robertson WJ, Rutherford PS (1947) Peritoneal irrigation in the treatment of renal failure due to transfusion reaction. J Lab Clin Med 32: 982
2095. Robinson PJA, Rosen SM (1971) Pyrexial reactions during haemodialysis. Brit Med J 1: 528
2096. Robson M, Biro A, Knobel B, Schai G, Ravid M (1983) Peritoneal dialysis in refractory congestive heart failure. Part II: Continuous ambulatory peritoneal dialysis (CAPD). Peritoneal Dial Bull 3: 133
2097. Robson M, Rosenfeld JB (1971) Fructose for dialysis. Ann Intern Med 75: 975
2098. Rock GA (1981) Plasma exchange in the treatment of rhesus hemolytic disease: review. Plasma Therapy 2: 211
2099. Rodgers, GM, Fisher JW, George WJ (1975) The role of renal adenosine 3', 5'-monophosphate in the control of erythropoietin production. Amer J Med 58: 31
2100. Rodrigo F, Shideman J, McHugh R, Buselmeier T, Kjellstrand C (1977) Natural history, clinical correlations and influence of dialysate glucose and intravenous Mannitol. Ann Intern Med 86: 554
2101. Röckel A, Hennemann H, Sternagel-Haase A, Heidland A (1979) Uraemic sympathetic neuropathy after haemodialysis and transplantation. Europ J Clin Invest 9: 23
2102. Röher O (1980) Physikalische Funktionskriterien von Hohlfaserdialysatoren für künstliche Nieren. Medizintechnik 20: 40
2103. Roguska J, Simon NM, Del Greco F, Krumlovsky FA (1974) Ten-year experience with maintenance hemodialysis for chronic ureamia. Trans Amer Soc Artif Intern Organs 20: 579
2104. Romoff MS, Campese VM, Lane K, Massry SG (1978) Mechanism of autonomic dysfunction in uremia: Evidence for reduced end organ response to norepinephrine. Kidney Int 14: 731
2105. Rosa AA et al (1981) The importance of osmolality fall and ultrafiltration rate on hemodialysis side effects. Nephron 27: 134
2106. Rosas VV, Port FK, Rutt WM (1978) Progressive dialysis encephalopathy from dialysate aluminium. Arch Intern Med 138: 1375
2107. Rose I (1979) Dialysis for psoriasis. Can Med Ass J 120: 1209
2108. Rosen M, Latto IP, Shang W (1981) Handbook of percutaneous central venous catheterisation. Saunders, London Philadelphia Toronto, p 106
2109. Rosen SM, O'Connor K, Shaldon S (1964) Haemodialysis disequilibrium. Brit Med J II: 672
2110. Rosen SM, O'Connor K, Shaldon S (1964) Dialysis disequilibrium. In: Shaldon S, Cook CC (eds) Acute renal failure, a symposion, Oxford
2111. Rosenak S, Siwon P (1926) Experimentelle Untersuchungen über die peritoneale Ausscheidung harnpflichtiger Substanzen aus dem Blut. Mitt Grenzgeb Med Chir 39: 391
2112. Rosenbaum JL, Kramer MS, Raja RM, Falk B, Levine J (1977) Resin hemoperfusion. Dial & Transpl 6: 26
2113. Rosenbaum JL, Kramer MS, Raja RM, Winston S, Dalai F (1976) Hemoperfusion for acute drug intoxication. Kidney Int 10: 341
2114. Rosenbaum JL, Ronquillo E, Argyres SM (1968) Column hemoperfusion and hemodialysis techniques to treat barbiturate intoxication in dogs. J Alb Einstein Med Center 16: 67
2115. Rosenbaum JL, Winsten S, Kramer MS, Moros J, Raja R (1970) Resin hemoperfusion in the treatment of drug intoxication. Trans Amer Soc Artif Intern Organs 16: 134
2116. Rosenbaum RW, Prasad J, Hendricks P, Mayor G, Gingerich R (1981) The effects of chronic renal failure (CRF) on serum levels of human pancreatic polypeptide (PP). Kidney Int 19: 157
2117. Rosenfeld J, Shohat B, Halevy J, Boner G, Feuermann J (1979) Effect of peritoneal dialysis for psoriasis on cell mediated immunity. Abstracts Europ Dial Transpl Assoc 16: 79
2118. Rosental JJ, Spigelmann A, Gaspar MR, Movius HJ (1975) Problems with heterografts for hemodialysis; recognition, correction, and prevention. Am J Surg 130: 182
2119. Rostand SG, Gretes JC, Kirk KA, Rutksy EA, Andreoli TE (1979) Ischemic heart disease in patients with uremia undergoing maintenance hemodialysis. Kidney Int 16: 600
2120. Rothwell RS, Davis P, Gordon PA, Dasgupta MK, Johny KV, Russel AS, Prcy JS (1980) A controlled study of plasma exchange in the treatment of severe rheumatoid arthritis. Arthr Rheum 23: 785
2121. Rottembourg J, Gahl GM, Poignet JL, Mertani E, Strippoli P, Langlois P, Transbaloc P, Legrain M (1983) Severe abdominal complications in patients undergoing continuous ambulatory peritoneal dialysis. Proc Europ Dial Transpl Assoc 20: 236
2122. Rottembourg J, Mussat T, Gandjbakhch I, Barthelemy A, Toledano D, Gahl GM, Cabrol C (1983) Open heart surgery in patients with end stage renal disease (ESRD). In: EDTA Abstracts, 20. Kongreß, p 110

2123. Rouby JJ, Rottembourg J, Durande JP, Basset JY, Legrain M (1978) Importance of the plasma refilling rate in the genesis of hypovolemic hypotension during regular dialysis and controlled sequential ultrafiltration-hemodialysis. Proc Europ Dial Transpl Assoc 15: 239
2124. Roujeau JC, Andre C, Revuz J, Touraine R (1983) Effects of various immunosuppressive regimens on the 'rebound phenomenon' induced by plasma exchange in pemphigus. In: Nosé Y, Malchesky PS, Smith JW, Krakauer RS (eds) Plasmapheresis. Raven, New York, p825
2125. Roujeau JC, Flechet ML, Guillaume JC, Lautier A (1983) Plasma exchange in pemphigus. Abstract, IVth International Congress Int Soc Artif Organs, Kyoto, p 74
2126. Roy T, Ahrenholz P, Falkenhagen D (1980) Untersuchungen zum optimalen Gasgehalt im Dialysat; unveröffentlichter Vortrag; 12.2. 80, Dialyseärztetagung, Berlin (DDR)
2127. Roy T, Ahrenholz P, Falkenhagen D, Klinkmann H (1981)Volumetric controlled ultrafiltration - current experiences and future prospects; Abstracts IInd Int Workshop „controversies and new trends in artificial Organs", Innsbruck
2128. Rubenfled Sh, Garber AJ (1978) Abnormal carbohydrate metabolism in chronic renal failure. J Clin Invest 62: 20
2129. Rubin AG, Riggio RR, Nachman RL, Schwertz GH, Migeta T, Stenzel KH (1968) Collagen materials in dialysis and implantation. Trans Amer Soc Artif Intern Organs 14: 169
2130. Rubin J, Klein E, Bower JD (1982) Investigation of the net sieving coefficient of the peritoneal membrane during peritoneal dialysis. Amer Soc Artif Intern Organs J 5: 9
2131. Rubin J, Nolph KR, Arfania D, Brown P, Prowant B (1979) Follow-up of peritoneal clearances in patients undergoing continuous ambulatory peritoneal dialysis. Kidney Int 16: 619
2132. Rubin J, Nolph KD, Arfania D, Wiegman DL, Miller FN, Harris PD (1979) Comparison of the effects of lactate and acetate on clinical peritoneal clearances. Clin Nephrol 12: 145
2133. Rubin J, Raju S, Bower J (1982) Abdominal hernias among patients undergoing continuous ambulatory peritoneal dialysis (CAPD). Kidney Int 21: 177
2134. Rubin LR, Gutman RA (1978) Hypotension during hemodialysis. The Kidney 11: 21
2135. Rubio PA (1979) Human umbilical vein graft. Angioaccess in chronic hemodialysis: a preliminary report. Dial & Transpl 8: 211
2136. Rudnick MR, Coyle JF, Beck LH, McCurdy DK (1979) Acute massive hydrothorax complicating peritoneal dialysis, report of 2 cases and a review of the literature. Clin Nephrol 12: 38
2136a. Rudolph H, Alfrey AC, Smythe WR (1973) Muscle and serum trace element profile in uremia. Trans Amer Soc Artif Intern Organs 19: 456
2137. Rumpf KW, Kaiser H, Gröne HJ, Trapp VE, Meinck H-H, Goebel HH, Kunze E, Kreuzer H, Scheler F (1981) Myoglobinurisches Nierenversagen bei hyperosmolarem diabetischem Koma. Dtsch med Wschr 106: 708
2138. Rumpf KW, Kaiser H, Matthaei D, Prange H, Goebel H-H, Henning HV, Scheler F (1979) Akutes Nierenversagen bei Alkoholmyopathie. Dtsch Med Wschr 104: 736
2138.a. Rush BF, Randell HT (1958) Postsurgical anuria: Experimental study of fluid and electrolyte changes. Surgery 44: 655
2139. Rutherford WE, Blondin J, Miller JP, Greenwalt AS, Vavra JD (1977) Chronic progressive renal disease: Rate of change of serum creatinine concentration. Kidney Int 11: 62
2140. Ryan CJ, Courtney JM, Klinkmann H, Blumgart LH (1981) Partial hepatectomy and subsequent charcoal hemoperfusion in the conscions rat. In: Brunner B, Schmidt FW (eds) Artificial liver support. Springer, Berlin Heidelberg New York, p 134
2141. Ryan CJ, Courtney JM, Wood CB, Hood RE, Blumgart LH (1979) Activated charcoal haemoperfusion via an extracorporeal circuit in the unsestramed and unanaesthesized rat. Brit J Exp Path 60: 400
2142. Ryan JA, Abel RM, Abbot WM, Hopkins CC, Chesney T, McC Colley R, Philips KA, Fischer JF (1974) Catheter complications in total parenteral nutrition. A prospective study of 200 consecutive patients. New Engl J Med 290: 757
2143. Ryan JA jr (1976) Complications of total parenteral nutrition. In: Fischer JE (ed) Total parenteral nutrition. Little, Brown, Boston, p 55
2144. Sabanayagam P, Schwartz AB, Soricelli RR, Chinitz JL, Lyons P (1980) Experience with one hundred reinforced expanded PTEE grafts for angio access in hemodialysis. Trans Amer Soc Artif Intern Organs 26: 582
2145. Sabanayagam P, Schwartz AB, Soricelli RR, Lyons P, Chinitz JL (1980) A comparative study of 402 bovine heterografts and 225 reinforced expanded PTEE grafts as AVF in the ESRD patient. Trans Amer Soc Artif Intern Organs 26: 88
2146. Sabanayagam P, Soricelli RR, Schwartz AB, Chinitz JL, Clark JE (1979) Experience with two hundred twenty-five expanded P.T.F.E. A.V. fistulae for chronic maintenance hemodialysis. Europ Soc Artif Organs Proc 7: 126
2147. Saenger P, Wiedemann E, Schartz E, Korth-Schutz S, Lewy JE, Riggio R, Rubin A, Stenzel K, New MT (1974) Somatomedin and growth after renal transplantation. Ped. Res 8: 164
2147a. Sahle GH, Muirhead EE (1953) Renal cortical necrosis. Tex St J Med 49: 770
2148. Saito A, Asada H, Maeda K, Ohta K (1980) Urea and nitrogen metabolism in patients treated with hemofiltration. Proc Europ Dial Transpl Assoc 17: 341

2149. Salaman JR, Chu J, Crosby DL (1973) A new method for detecting clotting in shunts used for haemodialysis. Brit J Surgery 60: 705
2150. Sale D, Cameron JS (1974) Priapism during regular dialysis. Lancet 2: 1567
2151. Salmons PH (1980) Psychosocial aspects of chronic renal failure. Br J Hosp Med 23: 617
2152. Salomon J, Vidne B, Robson M, Rosenfeld J, Levy MJ (1968) Our experience with the use of arteriovenous fistula in chronic dialysis: Modified surgical technique. Surgery 63: 899
2153. Samaan NA, Freemann RM (1970) Growth hormone levels in severe renal failure. Metabolism 19: 102
2154. Samson JP, Arisz L, van der Hem GK (1972) Acute nierinsufficientie na toediening van cephaloridine. Ned T Geneesk 116: 966
2155. Samtleben W, Blumenstein M, Gurland HJ, Link F, Mueller-Fassbender H, Meurer M (1982) Erfahrungen mit Plasmaaustausch bei schweren Verläufen von Lupus erythematodes. Akt Rheumatol 7: 135
2156. Samtleben W, Blumenstein M, Liebl L, Gurland HJ (1980) Membrane plasma separations for treatment of immunologically mediated diseases. Trans Amer Soc Artif Intern Organs 26: 12
2157. Samtleben W, Gurland HJ (1986) Plasma exchange in nephrological diseases. In: Valboseni M, Pineda A, Biggs G (eds) Therapeutic hemapheresis. Wichtig Editore, Milano New York, p 29
2158. Samtleben W, Hillebrand G, Krumme D, Gurland HJ (1980) Membrane plasma separation: Clinical experience with more than 120 plasma exchanges. In: Sieberth HG (ed) Plasma Exchange. Schattauer, Stuttgart New York, p 175
2159. Samtleben W, Lysaght MJ, Blumenstein M, Gurland HJ (1984) Therapeutic plasmapheresis in rheological disorders: Indications and limitations. Clin Hemorheology 4: 35
2160. Samtleben W, Randerson DH, Blumenstein M, Habersetzer R, Schmidt B, Gurland HJ (1984) Membrane plasma exchange. Principles and application techniques. J Clin Apheresis 2: 163
2161. Sandstead HH (1980) Trace elements in uremia and hemodialysis. Amer J Clin Nutr 33: 1501
2162. Sanfelippo ML, Hall DA, Walker WE, Swenson RS (1975) Quantitative evaluation of hemodialysis therapy using a simple mathematical model and a programmable pocket calculator. Trans Amer Soc Artif Intern Organs 21: 125
2163. Sanfelippo ML, Swenson RS, Reaven GM (1977) Reduction of plasma triglyderides by diet in subjects with chronic renal failure. Kidney Int 11: 54
2164. Sanfelippo MD, Swenson RS, Reaven GM (1978) Reponse of plasma triglyderides to dietary change in patients on hemodialysis. Kidney Int 14: 180
2165. Sanfilippo F, Vaughn WK, Spees EK, Lucas BA (1984) The detrimental effects of delayed graft function in cadaver donor renal transplantation. Transplantation 38: 643
2166. Sanjo K et al (1976) The effect of liver support system (plasma perfusion detoxication) providing removal of plasma amino acids in patients with fulminant hepatitis. Artif Organs (Japan) Suppl 5: 231
2167. Santo de NG, Capodicasa G, Senatore R, Cicchetti T, Cirillo D, Damiano M, Torella R, Giugliano D, Improta L, Giordano C (1979) Glucose utilization from dialysate in patients on continuous ambulatory peritoneal dialysis (CAPD). Int J Artif Organs 2: 119
2168. Sard CA, Ruegsegger B, Stanza D, Zing W (1974) Reduction in platelet adhesion to biomaterials by removal of gas nuclei. Trans Amer Soc Artif Intern Organs 20: 77
2169. Sarre H, Gayer K, Rother K (1957) Das Wesen der „Kompensierten Retention" bei chronischen Nierenerkrankungen. Dtsch Med Wschr 82: 1093
2170. Sarre H, Mertz DP (1965) Sekundäre Gicht bei Niereninsuffizienz. Klin Wschr 43: 1134
2171. Sartorius H, Sarre H, Castringius R (1959) Erfahrungen mit der extracorporalen Hämodialyse. Klin Wschr 37: 13
2172. Sass-Kortsak A (1965) Copper metabolism. Adv Clin Chem 8: 1
2173. Sauder DN, Bailin PL, Sundeen J, Krakauer RS (1980) Suppressor cell function in psoriasis. Arch Dermatol 116: 51
2174. Saunders SJ, Terblanche J (1975) Prognosis in acute hepatic failure. In: Williams R, Murray-Lyon IM (eds) Artificial liver support, Pitman Medical Publishing Company, London, p 217
2175. Sawin CT, Longcope C, Schmitt GW, Ryan RJ (1973) Blood levels of gonadotropin and gonadal hormones in gynecomastia associated with chronic hemodialysis. J Clin Endocrinol Metabol 36: 988
2176. Scalettar R, Rubini ME, Meroney WH (1957) Gastrointestinal hemorrhage in uremia; report of two cases of massiv hemorrhage resulting from other causes than uremic enterocolitis. New Engl J Med 257: 211
2177. Scarlett EP (1929). Significance of high grade anemia in chronic nephritis with report of 4 cases. Amer J Med Sci 178: 215
2178. Schabel J, Rockstroh H, Forth H-J, Schulze R, Schneider G (1979) Klinik und Behandlung des akuten Nierenversagens. Z Urol Nephrol 72: 795
2179. Schäfer B, Kluthe R (1974) Fettstoffwechselstörungen bei chronischer Niereninsuffizienz unter konservativer Behandlung. Med Klin 69: 577
2180. Schaefer K, v Herrath D, Gullberg CA, Asmus G, Hüfler M, Offermann G, Cremer H, Heuck CC, Ritz E (1978) Chronic hemofiltration – a critical evaluation of a new method for the treatment of blood. Artif Organs 4: 386
2181. Schaefer K, Offermann G, v Herrath D, Schröter R, Stölzel R, Arnitz H-R (1980) Failure to show a correlation between serum parathyroid hormone, nerve conduction velocity and serum lipids in hemodialysis patients. Clin Nephrol 14: 81

2182. Schäffer G, Heinze V, Jontofsohn R, Katz N, Rippich Th, Schäfer B, Südhoff A, Zimmermann W, Kluthe R (1975) Amino acid and protein intake in RDT patients: A nutritional an biochemical analysis. Clin Nephrol 3:228
2183. Schäffer G, Quirin H, Kern U, Mix A, Nakayama T (1977) Zur Frage der Vitaminzufuhr bei Dialysepatienten. Akt Ernährung 1:1
2184. Schäl W (1980) Vorrichtung zur Ultrafiltrationssteuerung bei der Hämodialyse; Offenlegungsschrift 28 38 414 vom 6.3.1980. Dtsch Patentamt, Bundesrepublik Deutschland, S 1
2185. Schärer K (1971) Incidence of chronic renal failure in childhood. In: Internationaler Kongress für Pädiatrie, Wien, 29.8.-4.9. 1971. Verlag der Wiener Medizinischen Akademie, Wien, S 297
2186. Schärer K, Müller-Wiefel DE (1981) Dialyse im Kindesalter. In: Franz HE (Hrsg) Blutreinigungsverfahren. Thieme, Stuttgart New York, S 303
2187. Schalch DS, Gonzalez-Barcena D, Kastin AJ, Landa L, Lee LA, Zamora MT, Scally AV (1975) Plasma gonadotropins after administration of LH - releasing hormone in patients with renal or hepatic failure. J Clin Endocrinol Metabol 41:921
2187a. Schaller F (1981) Peritonitis bei kontinuierlicher ambulanter Peritonealdialyse (CAPD): Verhalten der Ultrafiltration. Dissertation, Med Univ-Klinik Basel
2188. Schechter AJ, Cary MK, Carpentieri AL, Darrow DC (1933) Changes in composition of fluids injected into peritoneal cavity. Amer J Dis Child 46: 1015
2189. Scheitlin W, Bühlmann A, Rossier PH (1964) Chemical changes in cerebrospinal fluid (CSF) during extracorporeal haemodialysis. Proc 2nd Int Congr Nephrol Prague 1963: 742
2190. Scheitlin W, Hunziker A (1962). Die Beeinflussung des Liquorchemismus durch Hämodialyse beim urämischen Patienten. Schweiz Med Wschr 92: 673
2191. Scheitlin W, Hunziker A, Bühlmann A, Rossier PH (1964) Chemical changes in cerebrospinal fluid (CSF) during extracorporeal haemodialysis. Proc 2nd Int Congr Nephrol Prague 1963: 742
2192. Schenta JJ, Cumbo ThJ, Jusko WJ, Plaut ME (1978) Gentamicin tissue accumulation and nephrotoxic reactions. J Amer Med Ass 240: 2067
2193. Schentag JJ, Jusko WJ, Vance JW, Combo ThJ, Abrutyn E, De Lattre M, Gerbracht LM (1977) Gentamicin disposition and tissue accumulation on multiple dosing. J Pharmacokinet Biopharm 5: 559
2194. Schentag JJ, Lasezkay G, Cumbo ThJ, Plaut ME, Jusko WJ (1978) Accumulation pharmacokinetics of tobramycin. Antimicrob Agents Chemother 13: 649
2195. Schernthaner G (1984) Plasmapherese - eine Bereicherung in der Therapie autoimmuner Endokrinopathien? Dtsch Med Wschr 109: 1571
2196. Schick ED Jr, Idelson BA, Liang C, Redline RC, Bernard DB (1983) Comparison of the hemodynamic response to hemodialysis with acetate or bicarbonate. Trans Amer Soc Artif Intern Organs 29: 25
2197. Schleipfer, Tersteegen (1978) Dialysetechnik - Arbeitsbuch zu einem einführenden Seminar über die technischen Aspekte der Dialysetherapie; BIONIC, Gesellschaft für angewandte Medizintechnik mbH, Bad Vilbel
2198. Schlosser V, Lang K, Hörl WH (1985) Herzoperation unter extrakorporaler Zirkulation bei Dauerhämodialyse-Patienten. Dtsch Med Wschr 110: 544
2199. Schmer G (1982) The biological activity of covalently immobilized heparin. Trans Amer Soc Artif Intern Organs 18: 321
2200. Schmicker R (1979) Die konservative Therapie der chronischen Niereninsuffizienz. Klinische und organisatorische Aspekte - Habilitationsschrift, Rostock
2201. Schmicker R, Kröger E, Dabels J, Dummler W, Rohde L (1977) Plasmalipide und Lipoproteinlipase bei konservativer Therapie und Haemodialysetherapie der chronischen Niereninsuffizienz. In: v Dittrich P, Kopp KF (Hrsg) Aktuelle Probleme der Dialyseverfahren und der Niereninsuffizienz. Bindernagel, Friedberg/Hessen, S 46
2202. Schmicker R, Tessenow W (1978) Serumtransfusion bei chronischer Niereninsuffizienz unter konservativer Therapie und Haemodialyse. Z Urol Nephrol 71: 13
2203. Schmidt E, Schmidt PW (1981) Erysmal patterns in liver failure. In: Brunner G, Schmidt FW (eds) Artificial Liver Support. Springer, Berlin Heidelberg New York, p 8
2204. Schmidt R, Falkenhagen D, Falkenhagen U, Holtz M, Schmicker R, Schmitt E, Tessenow W (1979) Kontrollierte Diät bei chronischen Haemodialysepatienten. In: Watschinger B (Hrsg) 3. Donausymposium für Nephrologie. Bindernagel, Friedberg/Hessen, S 68
2205. Schmitt E, Ahrenholz P, Bukowski J, Judicki W, Klinkmann H, Nalecz M, Piatkiewicz W (1981) Clinical application of an automated control system (ACS) for plasmafiltration. Artif Organs 5: 62
2206. Schmitt E, Falkenhagen D, Falkenhagen U, Tessenow W, Protze J (1980) Zur unspezifischen Abwehr bei Niereninsuffizienz und Dialysepatienten. Dtsch Gesundh-Wesen 35: 1328
2207. Schmitt E, Holtz M, Klinkmann H, Esther G, Courtney JM (1983) Heparing binding and release properties of DEAE cellulose membranes. Biomaterials 4: 309
2208. Schmitt E, Klinkmann H (1983) The epidemiological evaluation on active therapy of patients with renal failure; in: Wlyer, Horisberger (eds), Economic and medical evaluation of health care technologies, part II. Springer, Berlin Heidelberg New York Tokyo, p 135
2209. Schmitt GW, Shehadeh T, Sawin CT (1968) Transient gynecomastia in chronic renal failure and during chronic intermittent hemodialysis. Ann Intern Med 67: 73

2210. Schmitt M, Cremer W (1983) Dextran 40-induziertes akutes Nierenversagen. Nieren- u. Hochdruckkrankh 12: 301
2211. Schneider H, Streicher E (1977) Clinical observations of the polyamide hollow-fiber hemofilter in hemofiltration-systems. J Dial 1: 737
2212. Schneider H, Streicher E (1978) Thyroid function in long-term haemodialysis. Proc Europ Dial Transpl Assoc 15: 187
2212a. Schneider H, Streicher E (1978) Klinische Erfahrungen mit der chronisch intermittierenden Hämofiltrationsbehandlung. Nieren- und Hochdruckkrankh 1: 21
2213. Schneider H, Streicher E (1979) Technical aspects of hemofiltration. Dial & Transpl 6: 371
2214. Schneider H, Streicher E, Hachmann H, Chmiel H, v Mylius U (1977) Clinical experience with haemofiltration. Proc Europ Dial Transpl Assoc 14: 136
2215. Schneider H, Streicher E, v Mylius U (1979) A theoretical and experimental approach towards optimal dimensions for capillary hemofilters. Proc Second Meeting Int Soc Artif Organs. Artif Organs, Suppl 3: 114
2216. Schneider K, Kulbe D, Weber W, Streicher E (1983) High-effective aluminium free phosphate binder in vitro and in vivo studies. Proc Europ Dial Transpl Assoc 20: 725
2217. Schneider PB (1978) La psychologie du maladie chronique. Folia psychopractica, Hoffmann-La Roche, p 6
2218. Schneider W, Jutzler GA (1974) Implications of cyclic adenosine 3', 5'-monophosphate in chronic renal failure. New Engl J Med 291: 155
2218a. Schnermann J, Nagel U, Thurau K (1966) Die frühdistale Natriumkonzentration in Rattennieren nach renaler Ischämie und hämorrhagischer Hypotension. Pflügers Arch ges Physiol 287: 296
2219. Schnurr E (1976) Der Einfluß der Hämodialyse auf die Plasma-Aldosteron-Konzentration. Ein Beitrag zur Frage der Aldosteron-Regulation im Stadium der terminalen Niereninsuffizienz. Habilitationsschrift, Düsseldorf
2220. Schober A (1980) Verläufe der Hepatitisinfektion bei Dauerdialyse-Patienten sowohl unter klinischen Aspekten als auch unter Berücksichtigung des Immunstatus. In: Mitt Arbeitsg Klin Nephrol 9: 27
2221. Schoeppe W (1974) Probleme und Behandlung der Kalzium-Phosphat- und Vitamin-D-Stoffwechselstörungen bei Nierenkranken. Therapiewoche 14: 1808
2222. Scholz R, Fraedrich G, Leber HW, Mulch J (1980) Kontinuierliche Peritonealdialyse als Alternative zur Hämodialyse beim akuten Nierenversagen nach kardiovaskulären Operationen. Intensivmed 17: 14
2223. Schomerus H, Frösner GG, Dölle W (1979) Muß ein Patient mit akuter Virushepatitis in jedem Fall isoliert werden? Internist Welt 11: 370
2224. Schorn D, Gessler W, Schmitt R, Jahn H (1984) Einfluß der Dialysatzusammensetzung auf die Hämodynamik. Nieren- u. Hochdruckkrankh 13: 387
2224a. Schrader J, Rieger J, Müschen H, Stibbe W, Köstering H, Kramer P, Scheler F (1985) Anwendung von niedermolekularem Heparin bei Hämodialysepatienten. Klin Wschr 63: 49
2225. Schreiner GE (1958) The role of hemodialysis (artificial kidney) in acute poisoning. Arch Intern Med 102: 896
2226. Schreiner GE, Maher JF (1961) Uremia: Biochemistry, pathogenesis and treatment. Charles C Thomas, Springfield (Ill)
2227. Schreiner GE, Marc-Aurele J (1959) The dialysance of exogenous poisons and some metabolites in the twin-coil artificial kidney. J Clin Invest 38: 1040
2228. Schreiner GE, Rakowski TA, Argy WP, Marc-Aurele J, Maher JF, Bauer H (1973) Natural history of oliguric glomerulonephritis. In: Kincaid-Smith P, Mathew TM, Becker EL (eds) Glomerulonephritis. Morphology, natural history and treatment, p 711
2228a. Schrier RW (1981) Acute renal failure: pathogenesis, diagnosis and management. Hosp Pract, p 93
2229. Schröder E, Wetzels E (1966) Das Verhalten der Natrium- und Kaliumkonzentrationen in Serum und Erythrozyten während der extrakorporalen Hämodialyse bei Patienten mit akutem Nierenversagen. In: v Dittrich P (Hrsg) Aktuelle Probleme der Hämodialyse und der chronischen Niereninsuffizienz. Urban & Schwarzenberg, München Berlin Wien
2230. Schröder H-E, Rose W, Bierig F-D, Haumann J, Hempel G, Krause G (1979) Ergebnisse akuter Dialysen an der Medizinischen Akademie Dresden. Dtsch Gesundh-Wesen 34: 49
2231. Schröder R, Linkamp A (1979) Morphologische Veränderungen nach parenteraler Ernährung mit Xylit. In: Sieberth H-G (Hrsg) Akutes Nierenversagen, Thieme, Stuttgart
2232. Schuenemann B, Schwartz P, Mergerian H, Quellhorst E, Fuchs C, Rieger I, Scheler F (1981) Fibrin coating of the peritoneal catheter as a cause of recurrent peritonitis. In: Gahl GM, Kessel M, Nolph KD (eds) Advances in peritoneal dialysis. Excerpta Medica, Amsterdam Oxford Princeton, p 296
2233. Schulten HK, Sieberth H-G, Deck KA, v Bayer H (1968) Das akute Hypercalcämiesyndrom als Dialysezwischenfall. Dtsch Med Wschr 93: 387
2234. Schultheis R, Metzen G, Schallenberg U, Maurer C (1981) Beurteilung der Blutströmung in einem Dialysator. Biomed Techn 26: Ergänzungsband Sept, S 107
2235. Schultze G, Piefke S, Molzahn M (1980) Blood pressure in terminal renal failure. Fluid spaces and the renin-angiotensin-system. Nephron 25: 15
2236. Schultze KW (1984) Berücksichtigung chemischer Aspekte bei der Zubereitung bikarbonathaltiger Dialyseflüssigkeiten. Nieren- u Hochdruckkrankh 13: 119
2237. Schultz-Grunow F, Sand P (1964) Grenzschicht-Entmischungsphänomene in nicht sedimentierenden Suspensionen. Proc 11th International Congress on Applied Mechanics, München

2238. Schultz-Grunow F, Sand P (1965) Hydrodynamische Entmischungsphänomene in nicht sedimentierenden Suspensionen. Forsch Ingenieurwes 31: 101
2239. Schulz SC, Balow JE, Flye MW, Bunney WE (1981) Dialysis in schizophrenia: A double-blind evaluation. Science 211: 1066
2240. Schulz W (1977) Medikamentöse Therapie der renalen Osteopathie und Beeinflussung durch Dialysebehandlung. In: Hesch RD, Hehrmann R (Hrsg) Renale Osteopathie. Thieme, Stuttgart, S 79
2241. Schulz W (1977) Pathophysiologie und Klinik der renalen Osteopathie. In: Gessler U (Hrsg) Urämie. Aesopus, Zug
2242. Schulz W, Delling G (1974) Pathophysiologie, Klinik und Therapie der Kalzium-Phosphatstoffwechselstörung bei chronischer Niereninsuffizienz mit und ohne Hämodialyse. Nieren- u Hochdruckkrankh 5: 214
2243. Schulz W, Gessler U, Delling G (1977) Knochenveränderungen bei Niereninsuffizienz. In: Delling G (Hrsg) Nephrologie in Klinik und Praxis, Bd 4. Dustri, München
2244. Schurig R, Becker H, Gahl GM (1981) Therapie der Peritonitis bei chronischer Peritonealdialyse. In: Scheler F, Fuchs C (Hrsg) Bibliomed, Melsungen, S 103
2245. Schurig R, Becker H, Große-Siestrup Ch, Hepp W, Affeld K (1984) Entwicklung und klinische Erprobung eines neuen Peritonealdialysekatheters mit spezieller Hautdurchleitung. Wiss Informationen Fresenius-Stiftung. Aktuelle Nephrologie, Bad Homburg 17: 477
2246. Schurig R, Gahl G, Becker H, Schiller R, Kessel M, Paeprer H (1979) Hemodynamic studies in long-term peritoneal dialysis patients. Artif Organs 3: 3
2247. Schurig R, Gahl G, Schartl M, Becker H, Kessel M (1979) Central and peripheral haemodynamics in long-term peritoneal dialysis patients. Proc Europ Dial Transpl Assoc 16: 165
2248. Schurig R, Kampf D, Spießer W, Weihermüller K, Becker H (1981) Cefotaxim pharmacokinetics in peritoneal dialysis (PD). In: Gahl GM, Kessel M, Nolph KD (eds) Advances in peritoneal dialysis. Excerpta Medica, p 96
2249. Schurig R, Paust H, Gahl GM, Becker H, Park W (1981) Continuous peritoneal dialysis (CPD) as treatment of acute renal failure in early childhood. In: Gahl GM, Kessel M, Nolph KD (eds) Advances in peritoneal dialysis. Excerpta Medica, p 256
2250. Schuster H-P, Schardt J, Reuß M, Neher M, Weilemann LS (1982) Der Einfluß von Nierenfunktion und Nierenversagen auf den Verlauf akuter abdomineller Erkrankungen. Dtsch Med Wschr 107: 620
2251. Schuster W, Vennebusch H, Doetsch N, Taube HD (1978) Vena cava superior thrombosis following placement of internal jugular vein catheter. Anaesthesist 27: 546
2252. Schwartz S, Motto S (1949) The diagnostic significance of "burr" red blood cells. Amer J Med Sci 218: 563
2253. Schwarz A, Keller F, Seyfert S, Pöll W, Molzahn M, Distler A (1984) Das Karpal-Tunnel-Syndrom, eine Spätkomplikation bei chronischer Hämodialyse. Dtsch Med Wschr 109: 285
2254. Schwarz AJ, Jebes DR, Greenhow DR, Stephensen LW, Ellison N (1979) Carotid artery puncture with internal jugular cannulation. Anesthesiology 51: 160
2255. Schwarzbeck A (1983) Möglichkeiten des temporären Gefäßzugangs. Mitt Arbeitsg Klin Nephrologie 12: 65
2256. Schwarzbeck A, Brittinger WD (1978) Erfahrungen mit großlumigen Venenkathetern zur Akuthämodialyse. Prakt Anästh 13: 102
2257. Schwarzbeck A, Brittinger WD, v Henning GE, Strauch M (1978) Cannulation of subclavian vein for hemodialysis using Seldinger's technique. Trans Amer Soc Artif Intern Organs 24: 27
2258. Schwarzbeck A, Brittinger WD, Strauch M (1978) Percutaneous cannulation of subclavian vein for acute hemodialysis. Proc Europ Dial Transpl Assoc 15: 575
2259. Scott DF, Marshall VC (1981) Insertion and complications of Tenckhoff catheters - surgical aspects. In: Atkins RC, Thomson NM, Farrell PC (eds) Peritoneal dialysis. Churchill, Livingstone Edinburgh London Melbourne New York, p 61
2260. Scribner BH (1965) Discussion. Trans Amer Soc Artif Intern Organs 11: 29
2261. Scribner BH (1976) A critical comment. Nephron 16: 100
2261a. Scribner BH (1977) Substitution of bicarbonate for acetate in the dialysate for care of a critically ill patient. Dial & Transpl 6: 26
2262. Scribner BH (1982) Circulatory access - still a major concern. Proc Europ Dial Transpl Assoc 19: 95
2263. Scribner BH, Buri R, Caner JEA, Hegstrom R, Burnell JM (1960) The treatment of chronic uremia by means of intermittent hemodialysis: a preliminary report. Trans Amer Soc Artif Intern Organs 6: 114
2264. Scribner BH, Caner JEZ, Buri R, Quinton W (1960) The technique of continuous hemodialysis. Trans Amer Soc Artif Intern Organs 6: 88
2265. Scribner BH (1974) Panel: Living or dying. In: Levy NB (ed) Living or dying. Thomas, p 13
2266. Segerer W, Gröschel G, Habermann J, Horn K (1977) Aktivkohle-Hämoperfusion in der Behandlung der thyreotoxischen Krise. In: Demling L, Bartels O (Hrsg) Entgiftung mit Hämoperfusion. Bindernagel, Friedberg, S 140
2267. Segerer W, Gröschel G, Habermann J, Horn K, Pickardt CR (1976) Aktivkohle-Hämoperfusion bei thyreotoxischer Krise. Intensivmed 13, Suppl I: 36
2268. Segré G, Silberberg A (1961) Radial particle displacement in Poiseuille-flow of suspensions. Nature 189: 209
2269. Seidel M, Ernst K, Lindenau K (1981) Zum Stand der extrakorporalen Detoxikationsverfahren als Therapiemethoden der Schizophrenie. Psychiatr Neurol Med Psychol 33: 705

2270. Selkurt EE (1955) Der Nierenkreislauf. Klin Wschr 33: 359
2271. Selroos O, Pasternack A, Virolainen M (1973) Skin test sensitivity and antigen-induced lymphocyte transformation in uremia. Clin Exp Immunol 14: 365
2272. Sen PK, Bhalerao RA, Parulkov GP, Samsi AB, Shah BK, Kinarl SG (1966) Use of isolated perfused cadaveric liver in the management of hepatic failure. Surgery 59: 774
2273. Seno S, Miyahara H, Asakura O, Ochi K, Matsuoka T, Toyama K (1964) Macrocytosis resulting from early denucleation of erythroid precursors. Blood 24: 582
2274. Servo C, Bardy A, Pasternack A, Pitkänen E (1976) Plasma, red cell and cerebrospinal fluid concentrations of myoinositol in patients with severe chronic renal failure. Ann Clin Res 8: 374
2275. Sesaki S, Akibi T, Suenaga M, Tomura S, Yoshiyama N, Nakagawa S, Shoji T, Sasaoka T, Takeuchi J (1979) Ten years' survey of dialysis-associated tuberculosis. Nephron 24: 141
2276. Sevitt L, Comity C, Rottka H, Shaldon S (1964) The single break silastic teflon shunt. Proc Europ Dial Transpl Assoc 1: 271
2277. Sevitt LH, Evans DJ, Wrong OM (1971) Acute oliguric renal failure due to accelerated (malignant) hypertension. Q J Med 40: 127
2278. Seybold D, Bauereiss K (1977) Ätiologie und Pathogenese des akuten Nierenversagens. Nieren- u Hochdruckkrankh 6: 88
2279. Seybold D, Gessler U (1981) Beeinflussung der Nierenfunktion durch Vasodilatantien und Katecholamine. In: Bolte H-D (Hrsg) Katecholamine und Vasodilatantien bei Herzinsuffizienz. Springer, Berlin Heidelberg New York
2280. Seyffart G (1975) Giftindex - Dialyse und Hämoperfusion bei Vergiftungen. 3. Ergänzung (1983) Fresenius-Stiftung (Hrsg) Bindernagel, Friedberg
2281. Shack RB, Neblett WW, Richie RE, Dean RH (1977) Expanded polytetrafluorethylene as dialysis access grafts: serial study of histology and fibrinolytic activity. Amer Surg 43: 817
2282. Shaldon S (1981) Progress from haemodialysis. Nephron 27: 2
2283. Shaldon S, Beau MC, Claret C, Deschodt G, Mion H, Oules R, Ramperez P, Mion C (1978) Sorbent regeneration of ultrafiltrate as a long-term treatment of end-stage renal failure. Artif Organs 2: 343
2284. Shaldon S, Chiandussi L, Higgs B (1961) Haemodialysis by percutaneous catheterization of the femoral artery and vein with regional heparinisation. Lancet: 857
2285. Shaldon S, Larsson L-A (1979) Heamodialysis monitors and monitoring. In: Drukker W, Parsons FM, Maher JF (eds) Replacement of renal function by dialysis. Martinus Nijhoff Medical Division, Den Haag Boston London, p 267
2286. Shaldon S, Oakley JJ (1967) An independent specialist home haemodialysis training and support unit. Proc Europ Dial Transpl Assoc 4: 24
2287. Shaldon S, Silva H, Rosen SM (1964) Technique of refrigerated coil preservation hemodialysis with femoral venous catheterization. Brit Med J II: 411
2288. Shambaugh PW, Hampers CL, Bailey GL et al (1967) Hemodialysis in the home. Emotional impact on the spouse. Trans Amer Soc Artif Intern Organs 13: 41
2289. Shambaugh PW, Kanter SS (1969) Spouses under stress: group meeting. Amer J Psychiat 125: 928
2290. Shapira J, Lang R, Jutrin I, Robson M, Ravid M (1983) Peritoneal dialysis in refractory congestive heart failure. Part I: Intermittent peritoneal dialysis (IPD). Peritoneal Dial Bull 3: 130
2291. Shapiro FL (1979) Hemodialysis and alternative treatments. Nephron 24: 2
2292. Scharp WV, Gardner OL, Andersen GJ, Wright J (1968) Electrolour: a new vascular interface. Trans Amer Soc Artif Intern Organs 14: 73
2293. Shaw AB (1967) Hemolysis in chronic renal failure. Brit Med J 2: 213
2294. Shea EJ, Bogdan GF, Freeman RB, Schreiner GE (1965) Hemodialysis for chronic renal failure. IV. Psychological considerations. Ann Intern Med 62: 558
2295. Sheehan HL, Moore HL (1952) Renal cortical necrosis and the kidney of concealed accidental haemorrhage. Oxford
2296. Shepherd AMM, Stewart WK (1973) Peptic ulceration in chronic renal failure. Lancet I: 1357
2297. Shepherd RL, Magalhaes R, Economou SG (1973) Cervical arteriovenous fistulae for maintenance hemodialysis. A new technique. Nephron 11: 1
2298. Sherlock J, Yoon Y, Ledwith J et al (1972) Respiratory gas exchange during hemodialysis. Proceedings of the chronic dialysis and transplantation forum, p 171
2299. Sherlock S (1961) Hepatic coma. Gastroenterology 41: 1
2300. Sherman J (1978) Ionsiv F-80 and ionsiv 85: Molecular sieve zeolite NH_4 ion exchangers for removal of urea nitrogen. In: Chang TMS (ed) Artificial kidney, artificial liver and artificial cells. Plenum Press, New York, p 267
2301. Sherrard DJ, Goldberg AB, Haas LB, Brunzell JD (1980) Chronic clofibrate therapy in maintenance hemodialysis patients. Nephron 25: 219
2302. Sherwin RS, Bastl C, Finkelstein FO, Fisher M, Black H, Hendler R, Felig P (1976) Influence of uremia and hemodialysis on the turnover and metabolic effects of glucagon. J Clin Invest 57: 722
2303. Shettigar UR, Mann H, Gressner A (1981) Cascade filtration plasmapheresis. Proc European Soc Artif Organs 8: 196
2304. Shimizu Y, Matsunobe M, Miyamote Y, Watanabe S, Kato H, Matsumoto M, Teramatsu T, Hino T, Okam-

ura S (1979) Study on composite of collagen and synthetic polymer. Proc 2nd Meeting of Int Soc Artif Organs, p 197
2305. Shimizu H, Yoshida S, Hosoya R, Eiraku K, Nishimura K (1981) Clinical trial of plasmapheresis in hepatic failure. In: Oda T (ed) Therapeutic plasmapheresis, Schattauer, Stuttgart New York, p 83
2306. Shimkus EM, Malygina TA, Kalenkovich NI (1970) Hemodialysis for psoriasis in patients treated conservatively without success. Vestn Dermatol Venerol 44: 69
2307. Shin J, Matsuo M, Shinko S, Fujita Y, Inoue S, Sakai R, Nishioka M (1980) A study on hemodialysis leukopenia using various dialyzers. J Dial 4: 51
2308. Shinaberger JH, Miller JH, Rubini ME, Gardner PW, Martin FE (1969) Initial clinical evaluation of "diafiltration". Trans Amer Soc Artif Intern Organs 15: 97
2309. Short MJ, Wilson WP (1969) Roles of denial in chronic hemodialysis. Arch Gen Psychiat 20: 433
2310. Shu CD, Chang TMS (1980) Tyrosinase immobilized within artificial cells for detoxification in liver failure: I. Preparation and in vitro studies. Int J Artif Organs 3: 287
2311. Siassi F, Wang M, Chan W, Swendseid ME (1974) Brain serotonin metabolism in experimental uremia. Fed Proc 33: 651
2312. Sichel JP, Baldauf A, Horber M, Wasser P, Marichal JF, Faller B (1981) La dialyse péritonéale continue ambulatoire chez les schizophrènes (Experimentation dang trois cas). Encephale 7: 129
2313. Siddiqui JY, Simpson W, Ellis HA, Kerr DNS (1970) Serum fluoride in chronic renal failure. Proc Europ Dial Transpl Assoc 7: 110
2314. Siddiqui JY, Simpson SW, Ellis HE, Kerr DNS, Appleton DR, Robinson BH, Hawkins JB, Robertson PW, Taves DR (1971) Fluorid and bone disease in patients on regular haemodialysis. Proc Europ Dial Transpl Assoc 8: 149
2315. Sideman S, Mor L, Fishler LS, Thaler I, Brandes JM (1981) Bilirubin removal by sorbent hemoperfusion from jaundiced blood. In: Brunner G, Schmidt FW (eds) Artificial liver support. Springer, Berlin Heidelberg New York, p 103
2316. Sidorowicz S, Firko M, Wasik A, Szewczyk Z, Szepietowski HD, Weyde W (1980) Hemodialysis in chronic schizophrenia. Acta Psychiatr Scand 61: 223
2317. Sieberth H-G(1979) Einleitung. In: Sieberth H-G (Hrsg) Akutes Nierenversagen. Thieme, Stuttgart
2318. Sieberth HG (1980) Hämoperfusion und Hämofiltration in der Behandlung akuter Notfälle. Intensivmed 17: 288
2319. Sieberth HG (1980) The elimination of defined substances from the blood and from separated plasma. In: Sieberth HG (Hrsg) Plasma exchange. Schattauer, Stuttgart New York, p 29
2320. Sieberth HG (1982) Plasmapheresebehandlung (Plasmapherese) bei immunologischen Erkrankungen. Med Welt 77: 453
2321. Sieberth H-G, Freiberg J, Heinze G, Kostack G, Quiring FR, Schäfer E (1975) Der Einfluß nicht renaler Organfunktionsstörungen auf die Überlebenschancen bei akutem Nierenversagen. Intensivmed 12: 195
2322. Sieberth HG, Glöckner WM, Dienst C, Kierdorf H (1981) Cascade filtration in man. 3rd Annual Meeting Int Soc Artif Organs, Paris (Abstr). Artif Organs 5: 22
2323. Sieberth HG, Glöckner WM, Dienst C, Kierdorf H, Kindler J (1982) Cascade filtration in man. Artif Organs 5: 122
2324. Sieberth HG, Glöckner WM, Kierdorf H (1983) Cascade Filtration. In: Nosé Y, Malchesky PS, Smith JW, Krakauer RS (eds) Plasmapheresis. Ravens Press, New York, p 191
2325. Sieberth HG, Kierdorf H, Glöckner WM (1980) Cascade filtration for separating plasma proteins of different molecular weights. Proc Europ Dial Transpl Assoc 17: 347
2326. Sieberth H-G, Maurin N (1983) The therapy of rapidly progressive glomerulonephritis. Klin Wschr 61: 1001
2327. Sieberth HG, Schmidt K (1964) The elimination of NPN, creatinine and uric acid in relation to the duration of extracorporeal hemodialysis. Proc Europ Dial Transpl Assoc 1: 89
2328. Siedeck M, Sieberth HG, Schmitz G, Redlich A (1966) Extrarenal indications for peritoneal dialysis. Proc Europ Dial Transpl Assoc 3: 355
2328a. Siemens AW, Dunea G, Mamdani BH, Guruprakash G (1978) Charcoal hemoperfusion for chronic renal failure. Nephron 22: 386
2329. Sigdell JE (1974) A mathematical theory for the capillary artificial kidney. Hippokrates, Stuttgart
2330. Sigdell JE (1981) Comparison of hollow fiber dialyzers. Artif Organs 5: 401
2331. Silk DBA, Williams R (1978) Experiences in the treatment of fulminant hepatic failure by conservative therapy, charcoal haemoperfusion and polyacrylnitrile haemodialysis. Int J Artif Organs 1: 29
2332. Silva H, Pomeroy J, Rae AI, Rosen SM, Shaldon S (1964) Daily haemodialysis in "hypercatablic" acute renal failure. Brit Med J II: 407
2333. Silverstein ME, Ford CA, Lysaght MJ, Henderson LW (1974) The treatment of severe fluid overload by ultrafiltration. New Engl J Med 291: 747
2334. Silverstein ME, Ford CA, Lysaght MJ, Henderson LW (1974) Reponse to rapid removal of intermediate molecular weight solutes in uremic man. Trans Amer Soc Artif Intern Organs 20: 614
2335. Simenoff ML (1975) Metabolism and toxicity of aliphatic amines. Kidney Int 7: 314
2336. Simenoff ML, Burke JF, Saukkonen JJ, Wesson LG, Schaedler RW (1976) Amine metabolism and the small bowel in uraemia. Lancet II: 818

2337. Simkin EP, Wright FK (1968) Perforating injuries of the bowel complicating peritoneal catheter insertion. Lancet I: 64
2338. Singbartl G, Eisenlohr JJ (1982) Hemisyndrome nach mißglückter Vena-jugularis-interna-Punktion. Anaesthesist 31: 95
2339. Singh S, Vaidya P, Dale A, Morgan B (1983) Massive hydrothorax complicating continuous ambulatory peritoneal dialysis. Nephron 34: 168
2339a. Sitprija V, Holmes JH (1962) Preliminary observations on the change in intracranial pressure during hemodialysis. Trans Amer Soc Artif Intern Organs 8: 300
2340. Sjöstedt L, Franzen G, Rorsman B, Lindholm T, Thysell H, Heinegard D, Terenius L, Wahlstöm A (1979) Hemodialysis in chronic schizophrenia: A negative report. Artif Organs (Suppl) 3: 155
2341. Skalsky M, Schindhelm K, Farell PC (1978) Accurate determination of in vivo dialyzer clearances. Dialysis and Transplantation vol 7 no 12: 1217
2342. Skeel J, Shapiro R (1981) Editorial: No more dialysis. The "right" decision for the "wrong" reasons. Dial & Transpl 10: 190
2343. Skeggs LT, Kahn JR, Shumway NP (1951) The isolation of hypertensin from circulating blood of normal dogs with experimental renal hypertension by dialysis in an artificial kidney. Circulation 3: 384
2344. Skeggs LT, Leonards JR (1948) Studies on an artificial kidney: I. Preliminary results with a new type of continuous dialyzer. Science 108: 212
2345. Skrabal F, Balogh D, v Dittrich P (1972) Akutes Nierenversagen bei Polymyositis. Wien Klin Wschr 84: 109
2346. Sladen A (1976) Methylprednisolone. Pharmacologic doses in shock lung syndrome. J Thorax Cardiovasc Surg 71: 800
2347. Slatapolsky E, Caglar S (1971) On the pathogenesis of hyperparathyroidism in chronic renal disease. J Clin Invest 50: 492
2348. Slatopolsky E, Caglar S, Gradowska L, Canterbury J, Reiss E, Bricker NS (1972) On the prevention of secondary hyperparathyreoidism in experimental chronic renal disease using "proporational reduction" of dietary phosphorus intake. Kidney Int 2: 147
2349. Slatopolsky E, Caglar S, Pennell JP, Tagart DB, Canterbury J, Bricker NS (1971) On the pathogenesis of hyperparathyreoidism in chronic experimental renal insufficiency in the dog. J Clin Invest 50: 492
2350. Slatopolsky E, Rutherford WE, Hruska K, Martin K, Klahr S (1978) How important is phosphate in the pathogenesis of renal osteodystrophy. Arch Intern Med 138: 848
2351. Slingeneyer A, Canaud B, Mion C (1983) Permanent loss of ultrafiltration capacity of the peritoneum in long-term peritoneal dialysis: an epidemiological study. Nephron 33: 133
2352. Slingeneyer A, Liendo-Liendo C, Mion C (1980) Continuous ambulatory peritoneal dialysis with a bacteriological filter on the dialysate infusion line. In: Legrain M (ed) Continuous ambulatory peritoneal dialysis. Excerpta Medica, Amsterdam Oxford Princeton, p 59
2353. Slingeneyer A, Mion C, Charpiat A, Balmes M (1981) Is an alternative to the Tenckhoff catheter necessary? In: Gahl GM, Kessel M, Nolph KD (eds) Advances in peritoneal dialysis. Excerpta Medica, Amsterdam Oxford Princeton, p 179
2354. Slingeneyer A, Mion C, Despaux E, Perec C, Duport I, Dansette AM (1981) Use of a bacteriologic filter in the prevention of peritonitis associated with peritoneal dialysis: long term clinical results in intermittent and continuous ambulatory peritoneal dialysis. In: Atkins RC, Thomson NM, Farrell PC (eds) Peritoneal dialysis. Churchill, Livingstone Edinburgh London Melbourne New York, p 301
2355. Slingeneyer A, Mion C, Mourad G, Canaud B, Faller B, Béraud JJ (1983) Progessive sclerosing peritonitis: A late and severe complication of maintenance peritoneal dialysis. Trans Amer Soc Artif Intern Organs 29: 633
2356. van Slyke DD (1948) The effects of shock on the kidney. Ann Intern Med 28: 701
2357. Smith AG, Schuster S, Comaish JS, Plummer NA, Alvarez-Ude F, Kerr DNS (1975) Plasma immunoreactive beta-melanocyte stimulating hormone and skin pigmentation in chronic renal failure. Brit Med J 1: 658
2358. Smith EKM, Jobbins K (1969) Observations on neutropenia associated with haemodialysis. Brit Med J 4: 70
2359. Smith FR, Goodman D (1971) The effects of disease of the liver, thyroid and kidneys on the transport of vitamin A in human plasma. J Clin Invest 50: 2426
2360. Smith JG (1979) Psoriasis and dialysis. J Amer Med Ass 241: 1376
2361. Smith JW, Asanuma Y, Malchesky PS, Kayshima K, Nosé Y (1981) Treatment of hepatic dysfunction using membrane plasmapheresis with sorptive plasma detoxification. Proc 3. meeting Int Soc Artif Organs 5 (Suppl): 828
2362. Smith MC, Danviriyasup K, Crow JW, Cato AE, Park GD, Hassid A, Dunn MJ (1982) Prostacyclin substitution for heparin in long-term hemodialysis. Amer J Med 73: 669
2363. Smith SB, Wombolt DG, Hurwitz RL, Wheeler JR, Goldberg M (1981) Experience with subclavian vein for vascular access. Clin Exper Dial Apheresis 5: 293
2364. Smith WH (1957) Salt and water volume receptors. Amer J Med 23: 623
2365. Sodeman WA (1961) Pathologic physiology-mechanism of disease. Saunders, Philadelphia London
2366. Sofer SS, Wills RA, Van Wie BJ (1979) A model enzymatic extracorporeal detoxification system. Artif Organs 3: 147
2367. Solberg LA, Harkness RD, Ingebrigtsen R (1970) Hypertrophy of the median coat of the artery in experimental arteriovenous fistula. Acta Chir Scand 136: 575

2368. Sold M, Düsel W (1981) Zerebraler Insult beim Legen eines Vena jugularis interna-Katheters. Anaesth Intensivther Notfallmed 16: 285
2369. Solomon JR, Griffin PJ (1983) Fine needle intrarenal manometry: a new test for rejection in cyclosporine treated recipients of kidney transplants. Lancet II: 709
2370. Sommerville PJ, Kaye M (1978) Resistance to parathyroid hormone in renal failure: Role of Vitamin D metabolites. Kidney int 14: 245
2371. Son BT, Baguio MS (1978) Dialysis and psoriasis. Ann Intern Med 88: 842
2372. Souhami RL (1973) Antibody production and catabolism in uremia. Brit J exp Path 54: 380
2372a. Sparks RE (1975) Gastrosorbents in the therapy of uremia? Inference from intestinal loop dialysis. Kidney Int 7: 373
2373. Spector PA, Davis PJ, Heldermann JH, Bell B, Utiger RD (1976) Thyroid function and metabolism state in chronic renal failure. Ann intern Med 85: 724
2374. Spees EK, Vaughn WK, Mendez-Picon G, Humphries A (1984) Preservation methods do not affect cadaver renal allograft outcome: The SEOPF prospective study 1977-1982. Transplant Proc 16: 177
2375. Spelsberg F, Kemkes BM, Seyffart G, v Dehn H, Gurland HJ (1974) Atypische Lokalisation externer Kunststoffshunts zur Hämodialyse. Chirurg 45: 120
2376. Sperling M, Kleinschmidt W, Wilhelm A, Heidland A, Klütsch K (1967) Die subkutane arteriovenöse Fistel zur intermittierenden Hämodialysebehandlung. Dtsch med Wschr 92: 425
2377. Sperschneider H, Stein G, Fünfstück R, Mühlau G, Both R, Kokot F, Anke M, Schneider HJ (1980) Untersuchungen zum Dialyse-Enzephalopathie-Syndrom. In: Watschinger B, Osten B, Seyffart G (Hrsg) 4. Donausymposium für Nephrologie. Bindernagel, Friedberg/Hessen, S 153
2378. Spiegel P, Pilgrim R, Geßler U (1981) Die Bedeutung großlumiger Venenkatheter für extrakorporale Eliminationsverfahren in der Intensivtherapie. Intensivmed 18: 301
2379. Spinowitz BS, Golden RA, Rascoff JH, Charytan C (1981) Eosinophilic peritonitis. In: Gahl GM, Kessel M, Nolph KD (eds) Advances in peritoneal dialysis. Excerpta Medica, Amsterdam Oxford Princeton, p 276
2380. Spitz IM, Rubenstein AN, Bersohn I, Abrahams C, Lowy C (1970) Carbohydrate metabolism in renal disease. Quart J Med 39: 201
2381. Splendiani G (1981) Hemodialysis in schizophrenia. Proc Europ Soc Artif Organs 8: 187
2382. Sprenger K (1981) Komplikationen und Monitoring beim Plasmaaustausch. Arzt und Krankenhaus 8: 298
2383. Sprenger KBG, Bundschu D, Lewis K, Spohn B, Schmitz J, Franz H-E (1983) Improvement of uremic neuropathy and hypogeusia by dialysate zinc supplementation: A double-blind study. Kidney Int 24: 315
2384. Sprenger-Klasen I, Franz HE, Rodermund OE (1980) Besserung der Psoriasis durch Hämodialyse. Dtsch Med Wschr 105: 925
2385. Spring P (1975) Calculation of drug dosage regimes in patients with renal disease: A new nomographic method. Int J Clin Pharmacol 11: 76
2386. Sprössig M, Wutzler P, Giertler R, Mücke H (1972) Desinfektion von Hämodialyseanlagen mit Peressigsäure. Dtsch Ges.wesen 27: 1085
2387. Stanbury SW, Lumb GA, Nicholson WF (1960) Elective subtotal parathyreoidectomie for renal hyperparathyreoidism. Lancet I: 793
2388. Staple TW (1973) Retrograde venography of subcutaneous arteriovenous fistulas created surgically for heamodialysis. Radiology 106: 223
2389. Starling EH, Tubby AH (1894) On absoprtion from and secretion into the serous cavities. J Physiol (Lond) 16: 140
2390. Steele TH, De Luca HF (1976) Influence of dietary phosphate on renal phosphate reabsorption in the parathyreoidectomised rat. J clin Invest 57: 867
2391. Steffens H (1968) Cuprophan als Dialysiermembran. Das Papier 22: 273
2392. Stehbens WE, Karmody AM (1975) Venous atherosclerosis associated with arteriovenous fistulas for hemodialysis. Arch Surg 110: 176
2393. Steinberg SM, Cutter SJ, Novak JW, Nolph KD (1985) Report of the national CAPD regisry of the national institutes of health. January 1985
2394. Steiner RW (1982) Clinical observations on the pathogenesis of peritoneal dialysate eosinophilia. Peritoneal Dial Bull 2: 118
2395. Steiner RW (1982) Low fractional excretion of sodium in myoglobinuric renal failure. Arch intern Med 142: 1216
2396. Stenzel KH, Rubin AL, Yamayoshi W, Miyata T, Suzuki T, Sohde T, Nishizawa U (1971) Optimization of collagen dialysis membranes. Trans Amer Soc Artif Intern Organs 17: 293
2397. Stephen RL, Kablitz C, Kitahara M, Nelson JA, Duffy DP, Kolff WJ (1979) Peritoneal dialysis: Peritonitis: Saline-todine flush. Dial & Transpl 8: 584
2398. Stephen RL, Zelman A, Scribner BH (1979) Membranes and haemodialysis. Proc Europ Dial Transpl Assoc 16: 286
2399. Sterling K, Chodos RB (1956) Radiothyroxine turnover studies in myxedema, thyrotoxicosis, and hypermetabolism without endocrine disease. J clin Invest 35: 806
2399a. Sterns RH, Feig PU, Pring M, Guzzo J, Singer I (1979) The disposition of intravenous potassium in anuric man. A kinetic analysis. Kidney Int 15: 651

2400. Sterzel RB, Gutjahr L (1976) Die periphere Neuropathie bei chronischer Niereninsuffizienz. Dtsch Med Wschr 101: 1845
2401. Steven MM, Tanner AR, Holdstock GE, Cockerell R, Smith J (1981) The effect of plasma exchange on the in vitro monocyte function of patients with immune complex disease. Clin Exp Immunol 45: 240
2401a. Stevens CE (1983) No increased incidence of AIDS in recipients of hepatitis B vaccine. N Engl J Med 308: 1163
2402. Stevens CE, Szmuness W, Doddman AI, Weseley SA, Fotino M (1980) Hepatitis B vaccine: immune responses in haemodialysis patients. Lancet II: 1211
2402a. Stewart RD, Cerny JC, Mahon HI (1964) The capillary „kidney": a preleminary report. Univ Mich Med Center J 30: 116
2403. Stewart WK, Fleming L, Manuel MA (1972) Muscle cramps during maintenance haemodialysis. Lancet I: 1049
2404. Stewart-Bentley M, Gans D, Horton R (1974) Regulation of gonadal function in uremia. Metabolism 3: 1065
2405. Stölzel R (1963) Veränderungen des Hirnstrombildes unter extrakorporaler Dialyse. Dissertation Berlin
2406. Stoffel W, Borberg H, Greve V (1981) Application of specific extracorporeal removal of low density lipoprotein in familial hypercholesterolaemia. Lancet II: 1005
2407. Stoffner D, Banthien FCA, Habersetzer R, Samtleben W, Clemm C, Unterburger P, Zähringer J, Gurland HJ (1984) Plasma exchange and concomitant therapy in TTP. Int J Artif Organs 7: 223
2408. Stokke T, Röhrborn W, Böhler J, Burchardi H (1982) Das interstitielle Lungenödem – eine Indikation für die kontinuierliche spontane arterio-venöse Hämofiltration? In: Kramer P (Hrsg) Arterio-venöse Hämofiltration. Vandenhoeck & Ruprecht, Göttingen Zürich
2409. Stone W (1977) Polycarbonate membrane for hemodialysis and hemofiltration. Dial & Transpl 6: 10
2410. van Stone JC, Max P (1979) Effect of erythropoietin on anemia of peritoneally dialyzed anephric rats. Kidney Int 15: 370
2411. Storey BG, George CRP, Stewart JH, Tiller DJ, May J, Shell AGR (1969) Embolic and ischaemic complications after anastomosis of radial artery to cephalic vein. Surgery 66: 325
2412. Storey LR, Hall RC (1980) Vorrichtung und Verfahren zur Herstellung einer Blutdialyselösung; Dtsch Dem Republik, Amt für Erfindungs- und Patentwesen. Patentschrift 144360 (Ausschließungspatent) vom 15.10. 198, S 1
2413. Storstein L (1977) Protein binding of cardiac glycosides in diasease states. Clin Pharmacokinet 2: 220
2414. Strathmann H (1978) Anwendung von Membranprozessen zur Trennung molekularer Gemische. Chemie-Technik 7: 333
2415. Strauch M, Walzer P, von Henning GE, Roettger G, Christ H (1967) Factors influencing protein loss during peritoneal dialysis. Trans Amer Soc Artif Int Organs 13: 172
2416. Strauer BE, Fateh-Moghadam A, Kment A, Samtleben W, Volger E (1981) Use of plasmapheresis and of immunosuppressive therapy in coronary microangiopathies. Bibl Haematol 47: 213
2417. Streicher E (1978) Technik der Hämofiltration. Mitt Arbeitsg Klin Nephrol 7: 55
2418. Streicher E (1981) Introduction. 2nd Tutzing Symposium. New membranes in medical treatment
2419. Streicher E, Schneider H (1977) Asymetric polyamide hollow-fiber filters in the hemofiltration system. J Dial 1: 727
2419a. Streicher E, Schneider H (1980) Clinical experience in hemofiltration. Int J Artif Organs 3: 221
2420. Streicher E, Schneider H, Knödler U, Müller H, Spohr U, Schmidt-Gayk H (1978) Chronic hemofiltration treatment. Artif Organs 4: 48
2421. Streicher E, Schneider H, v Mylius U (1978) Theoretische und technische Grundlagen der Hämofiltration. Nieren- und Hochdruckkrankh 1: 9
2422. Streicher E, Schneider H, von Mylius U, Mahler B (1976) Hämodiafiltration mit asymmetrischen Kapillarmembranen. Nieren- und Hochdruckkrankh 5: 191
2423. Streicher E, Spang K (1967) Hämo- und Peritonealdialyse bei akuter Niereninsuffizienz und schweren Vergiftungen. Dtsch med Wschr 92: 1619
2424. Strickland ID, Chaput de Saintonge DM, Boulton FE (1977) The therapeutic equivalence of oral and intravenous iron in renal dialysis patients. Clin Nephrol 7: 55
2425. Stroncek DF, Keshaviah P, Craddock PR, Hammerschmidt DE (1984) Effect of dialyzer reuse on complement activation and neutropenia in hemodialysis. J Lab Clin Med 104: 304
2426. Sturm A, Scheja HW (1968) Untersuchungen über die Wirkung des Angiotensins 2 auf den Katecholaminstoffwechsel beim Menschen. Klin Wschr 46: 658
2427. Sturm A, Schröder E, Herms W, Wetzels E (1965) Die Auswaschung von Katecholaminmetaboliten während der extrakorporalen Hämodialyse bei Patienten mit Niereninsuffizienz. In: Ullrich KJ, Hierholzer K (Hrsg) Normale und pathologische Funktionen des Nierentubulus. Huber, Stuttgart
2428. Sullivan JF, Eisenstein AB (1972) Ascorbic acid depletion during hemodialysis. J Amer Med Ass 220: 1697
2429. Sullivan JF, Eisenstein AB, Mottola OM, Mittal AK (1972) The effect of dialysis on plasma and tissue levels of vitamin C. Trans Amer Soc Artif Intern Organs 18: 277
2430. Sullivan JF, Sullivan MT, Bryant D, Burgess R, Stenzel KH, Rubin AR (1977) Two years's experience with an in-center self care program. Dial & Transpl 6: 26
2431. Sullivan SN, Tustanoff E, Slaughter DN, Linton AL, Lindsay RM, Watson WC (1976) Hypergastrinemia and gastric acid hypersecretion in uremia. Clin Nephrol 6: 25

2432. Sullivan TR, Gregory JG, Houttuin E (1980) Post-ischemic vasodilatation: An aid in preoperative assessment in vascular access. Dial & Transpl 9: 1033
2433. Sundsmo JS, Fair DS (1983) Relationships among the complement, kinin, coagulation, and fibrinolytic systems. Springer Seminars in Immunology 6: 231
2434. Sung DTW, Woods JE (1973) Modified technique for creation of an arteriovenous fistula for hemodialysis. Amer J Surg 126: 441
2435. Sutton DMC, Cardella CJ, Uldall RP DeVeber CA (1981) Complications of intensive plasma exchange. Plasma Ther 2: 19
2436. Svejgaard F, Staub Nielsen S, Svejgaard E, Kissmeyer Nielsen F, Hjortshøj, Zachariae H (1974) HLA in psoriasis vulgaris and in postular psoriasis, population and family studies. Brit J Dermatol 91: 145
2437. Svetvilas C, Tannenberg AM (1971) Pneumoperitoneum with peritoneal dialysis. Lancet I: 910
2438. Swamy AP, Cestero RVM, Campell RG, Freeman RB (1977) Dialysate glucose and hyperlipidemia. Dial & Transpl 6: 52
2439. Swan RC, Merrill JP (1953) The clinical course of acute renal failure. Medicine 32: 215
2440. Swartz C, Onesti G, Mailloux L, Neff M, Ramirez O, Germon P, Kazem I, Brady LW (1969) The acute hemodynamic and pulmonary perfusion effects of peritoneal dialysis. Trans Amer Soc Artif Intern Organs 15: 367
2441. Swartz RD (1981) Hemorrhage during high-risk hemodialysis using controlled heparinization. Nephron 28: 65
2442. Swartz RD, Maclaren C (1981) Iron contamination during bicarbonate hemodialysis. Amer Soc Artif Intern Organs J 4: 61
2443. Sweatman AJ, Baillod RA, Moorhead JF (1974) Comparison of home dialysis and other treatments for chronic renal failure. Practitioner 212: 56
2444. Swendseid M, Panaque M, Kopple JD (1980) Polyamine concentrations in red cells and urine of patients with chronic renal failure. Life Sci 26: 533
2445. Swenson RS, Sanfelippo ML, Hall DA, Walter WE (1976) Analysis of changing plasma concentrations of urea and creatinine in dialysis by means of a simple mathematical model and a programmable pocket calculator. OPUSCULA Medico-Technica Lundensia 17: 3
2446. Swenson RS, Weissinger J Reaven GM (1974) Evidence that hemodialysis does not improve the glucose tolerance of patients with chronic renal failure. Metabolism 23: 929
2447. Swenson RS, Weisinger JR, Ruggeri JL, Reaven GM (1975) Evidence that parathyroid hormone is not required for phosphate homeostasis in renal failure. Metabolism 24: 199
2448. Symposium on multiple use of artificial kidneys. Dial & Transpl 9: 21
2449. Szmuness W, Prince AM, Grady GF, Mann MK, Levine RW, Griedman EA, Jacobs MJ, Josephson A, Ribot S, Shapiro JL, Stenzel KH, Suki WN, Vyras G (1974) Hepatitis B infection – a point prevalence study in 15 US hemodialysis centers. J Amer Med Ass 227: 901
2450. Szmuness W, Stevens CE, Harley EG, Zang EA, Oleszko WR, William DC, Sadovsky R, Morrison JM, Kellner A (1980) Hepatitis B vaccine. Demonstration of efficacy in a controlled clinical trial in a high-risk population in the United States. New Engl J Med 303: 833
2451. Szmuness W, Stevens CE, Oleszko WR, Goodman A (1981) Passive-active immunisation against hepatitis B: immunogenicity studies in adult americans. Lancet I: 575
2452. Szycher M (1983) Thrombosis, haemostasis and thrombolysis of prosthetic interfaces. In: Szycher M (ed) Biocompatible polymers, metals and composits. Technomic Publishing Co Inc, Lancaster PA, p 1
2453. Taccone-Gallucci M, Mazzarella V, Morosetti M, Verardi S, Meloni C, Verardi V, Matheucci MC, Bofto V, Torregrossa G, Casciani CU (1982) Evaluation of acid base balance and pO_2 with acetate dialysis in non uremic patients. Int J Artif Organs 5: 145
2454. Takács L, Kállay K (1959) Studies on the renal, cardiac and skin fraction of cardiac output in rats in ischemic shock and hemorrhage. Acta med Acad Sci Hung 14: 457
2455. Takano K, Hull K, Kastrup KW, Kizuka N, Shizume K, Kawai K, Akimoto M, Takuma T, Sugino N (1979) Serum somatomedin A in chronic renal failure. J clin Endocrinol Metabol 48: 371
2456. Takayama M, Tomita Y, Okumura H, Katsuta Y, Satomura K, Aramaki T, Henmi H, Mukahomi M, Koseki K (1981) Case of fulminant hepatic failure treated with plasma exchange: Problems and effectiveness. In: Oda T (ed) Therapeutic plasmapheresis. Schattauer, Stuttgart New York, p 77
2457. Tang TE, Hwang S-T (1976) Mass Transfer of dissolved gases through tubular membrane. AIChE Journ 22: 1000
2457a. Tanner KN, Harris JE (1959) The effect of artificial osmotic loads on the intraocular pressure. Amer J Ophthalmol 48: 487
2458. Tarnow J, Brückner JB, Eberlein HJ, Patschke D, Reinecke A, Schmicke P (1973) Experimentelle Untersuchungen zur Beeinflussung der Hämodynamik in tiefer Halothannarkose durch Dopamin, Glucagon, Effortil, Noradrenalin und Dextran. Anaesthesist 22: 8
2459. Taylor GT, Bone JM (1983) A new silastic subclavian cannula for hemodialysis or plasma exchange. Dial & Transpl 12: 26
2460. Tellis VA, Kohlberg WI, Bhat DJ, Driscoll B, Veith FJ (1979) Expanded polytetrafluoroethylene graft fistula for chronic hemodialysis. Ann Surg 189: 101
2461. Tenckhoff H (1972) Peritoneal catheter implantation. Dial & Transplant 1: 18

2462. Tenckhoff H (1976) Home peritoneal dialysis. In: Massry SG, Sellers AL (eds) Clinical aspects of uremia and dialysis. Charles C Thomas, Springfield, Ill, p 583
2463. Tenckhoff H (1977) Home peritoneal dialysis. Dial & Transpl 6: 10
2464. Tenckhoff H, Meston B, Shilipeter G (1972) A simplified automatic peritoneal dialysis system. Trans Amer Soc Artif Int Organs 18: 436
2465. Tenckhoff H, Schechter H (1968)A bacteriologically safe peritoneal access device for repeated peritoneal dialysis. Trans Amer Soc Artif Intern Organs 14: 181
2466. Tenckhoff H, Shilipetar G, Boen ST (1965) One year's experience with home peritoneal dialysis. Trans Amer Soc artif intern Org 16: 11
2467. Terman DS, Buffaloe G, Sullivan M, Mattioli C, Tilquist R, Ayus JC (1979) Extracorporeal immunoadsorption: initial experience in human systemic lupus erythrematosus. Lancet II: 824
2468. Tersteegen B, Endert G van, Schulz H-D, Lagendijk H (1976) Die „Bi-flo"-Dialysekanüle. Nieren- und Hochdruckkrankh 5: 2
2469. Teschan PE (1981) Measurement of neurobehavioral responses to renal failure, dialysis, and transplantation. In: Levy NB (Hrsg) Psychonephrology, Wiley, p 13
2470. Teschan PE, Baxter CR, O'Brien TF, Freyhof JN, Hall WH (1960) Prophylactic hemodialysis in the treatment of acute renal failure. Ann intern Med 53: 992
2471. Teschan PE, Post RS, Smith LH, Abernathy RS, Davis JH, Gray DM, Howard JM, Johnson KE, Klopp E, Mundy RL, O'Meara MP, Rush BR (1955) Post-traumatic renal insufficiency in military casualties. I. Clinical characteristics. Amer J Med 18: 172
2472. Thaler E, Schmer G (1974) A simple 2 step isolation procedure for human antithrombin II/III and its biological activity after insolubilization to agarose. Trans Amer Soc Artif Intern Organs 20: 516
2473. Thalhimer W (1937) Experimental exchange transfusion for reducing azotemia. Use of artificial kidney for this purpose. Proc Soc exp Biol (NY) 37: 641
2474. Thaysen HJ (1964). Diskussionsbemerkung. Proc Europ Dial Transpl Assoc 1: 21
2475. Theil GB, Richter RW, Powell MR, Dooland PD (1961) Acute dilantin poisoning. Neurology (Minneap) 11: 138
2476. Thölen H (1958) Über den Blutammoniakgehalt urämischer Patienten. Klin Wschr 36: 574
2477. Thölen H (1959) Neuere Erkenntnisse in Pathophysiologie und Therapie der Urämie. Unveröffentliche Arbeit. Med Univ Klinik Basel
2478. Thölen H (1960) Wirkung von Noradrenalin auf die Nierenfunktion von Menschen im Schockzustand und auf experimentell geschädigte Glomerulardurchblutung von Kaninchen. Schweiz med Wschr 90: 491
2479. Thölen H, Bigler F, Heusler A, Stauffacher W, Staub H (1962) Zur Pathogenese des Urämiesyndroms. Brenztraubensäure, Acetoin und 2.3-Butylenglykol in Blut von Patienten mit Nieren- und Leberkrankheiten. Experientia 18: 454
2479a. Thölen H, Massini MA (1964) Unveröffentlichte Resultate. Med Univ Klinik Basel
2480. Thölen H, Stricker E, Feer H, Massine MA, Staub H (1960) Über die Anwendung der Künstlichen Niere bei Schizophrenie und Mysathenia gravis. Dtsch Med Wschr 85: 1012
2481. Thomaneck U, Klinkmann H, Schütt W, Behrend D, Falkenhagen D (1985) Cell electrophoretic investigations of lymphoid cells after contact with biomaterials. Proceedings Int Symposium - immune and metabolic aspects of therapeutic blood purification system, Trondheim, im Druck
2482. Thomas GI (1969) A large vessel appliqué arteriovenous shunt for hemodialysis. Trans Amer Soc Artif Intern Organs 15: 288
2483. Thomas GI (1970) Large vessel appliqué arteriovenous shunt for hemodialysis. Amer J Surg 120: 244
2484. Thomas GI (1980) Improvisations with the Thomas femoral shunt. Dial & Transpl 9: 1152
2485. Thompson BW, Barbour G, Bissett J (1972) Internal arteriovenous fistula for hemodialysis. Amer J Surg 124: 785
2486. Thompson GR (1981) Plasma exchange in hyperlipidemia. In: Gurland HJ, Heinze V, Lee HA (eds) Therapeutic plasma exchange. Springer, Berlin Heidelberg New York, p 89
2487. Thompson GR, Lowenthal R, Myant NB (1975) Plasma exchange in the management of homozygous familial hypercholesterolemia. Lancet I: 1208
2488. Thompson RPH (1976) Physiopathology of liver failure in hepatic support. In: Kuster GGR (ed) Acute liver failure. Charles C Thomas, Springfield (Ill), p 13
2489. Thomson NM, Stevens BJ, Humphry TJ, Atkins RC (1981) Trace elements in patients on continuous ambulatory peritoneal dialysis. In: Gahl GM, Kessel M, Nolph D (eds) Advances in peritoneal dialysis. Excerpta Medica, p 473
2490. Thomssen R, Gerlich W, Böttcher U, Stibbe W, Legler K, Weinmann E, Klinge O, Pfeifer U (1982) Herstellung und Erprobung eines Hepatitis B-Impfstoffes. Dtsch med Wschr 107: 125
2491. Thorner MO, McNeilly AS, Hagen C (1974) Long-term treatment of galaktorrhoea and hypogonadism with bromocriptine. Brit med J 2: 419
2491a. Thurau K, Schnermann J (1965) Die Natriumkonzentration an den Macula densa-Zellen als regulierender Faktor für das Glomerulusfiltrat. Klin Wschr 43: 410
2492. Tielemans C, Aubry C, Dratwa M (1981) The effects of continuous ambulatory peritoneal dialysis (CAPD) on renal osteodystrophy. In: Gahl GM, Kessel M, Nolph KD (eds) Advances in peritoneal dialysis. Excerpta Medica, p 455

2493. Tien NO, Lesarvre P, Gaillard MH, Man NK (1981) Complement activation induced by dialysis membranes. Proc 3rd Meeting Int Soc Artif Organs, p668
2494. Tijssen J, Bantjes A, van Doorn AWJ, Feijen J, van Dijk B, Vonk CR, Dijkhuis IC (1979) A hemoperfusion column based on activated carbon granules coated with an ultrathin membrane of cellulose acetate. Artif Organs 3: 11
2495. Tilz GP, Teupl I, Kopplhuber Ch, Vollman H, Lanzer G (1976) Therapeutische Plasmapherese: Eine neue Form der symptomatischen Therapie. Med Klin 71: 1952
2496. Tindall RSA, Walker JE, Ehle AL, Near L, Rolins J, Becker D (1982) Plasmapheresis in multiple sclerosis: Prospektive trial of pheresis and immunosuppression versus immunosuppression alone. Neurology 32: 739
2497. Tobias H, Isom W (1973) Total body perfusion in the treatment of hepatic coma secondary to fulminant hepatitis. Gastroenterology 64: 157
2498. Tofield JJ (1969) A safer technique of percutaneous catheterisation of the subclavian vein. Surg Gyn Obst 128: 1069
2499. Toledo-Pereyra LH, Kyriakides GK, Ma KW, Miller J (1977) Proximal radial artery-cephalic vein fistula hemodialysis. Arch Surg 112: 226
2500. Tolis G, Goltzmann D, Guyda H, Mountokalakis T (1980) Hormonal derangements in uremia. J endocrinol Invest 3: 83
2501. Ton HY, Hughes RD, Silk DBA, Williams R (1979) Albumin-coated amberlite XAD-7 resin for hemoperfusion in acute liver failure. Part I: Adsorption studies. Artif Organs 3: 20
2502. Tong MJ, Bischel MD, Scoles B, Berne ThV (1977) T and B lymphocytes in uremic patients with type B hepatitis infection. Nephron 18: 162
2503. Topial L, Cheigh JS, David DS, Sullivan FJ, Saal S, Reidenberg MM, Stenzel KH, Rubin AL (1976) Treatment of pruritus in dialysis patients with lidocain. Kidney Int 10: 527
2504. Torhorst J, Rougemont D de, Brunner FP, Thiel G (1982) Morphology of the renal medulla in ischemic acute renal failure in the rat. Nephron 31: 296
2505. Torrance JD, Milne FJ, Hurwith S, Zwi S, Rabkin R (1975) Changes in oxygen delivery during hemodialysis. Clin Nephrol 3: 53
2506. Torres VE, Strong CG, Romero C, Wilson DM (1975) Indomethacin enhancement of glycerol induced acute renal failure in rabbits. Kidney int 7: 170
2507. Tougaard L (1975) The degree of bone mineralisation in chronic renal failure estimated from phosphorus/hydroxyproline ratio in bone biopsies. In: Norman AW (ed) Vitamin D and problems related to uremic bone disease. de Gruyter, Berlin New York, p 539
2508. Townsend WB, Courtney JM, Gilchrist T (1978) Activated carbon for haemoperfusion. Int J Artif Organs 1: 148
2509. Toyka KV, Besinger UA, Heiniger K, Samtleben W, Hein D, Fateh-Moghadam A, Gurland HJ, Grabensee B (1981) Mysthenia gravis: The pathogenetic role of antibodies to acetylcholine receptors and the effect of antibody depletion. In: Borberg H, Reuther P (eds) Plasma exchange therapy. Thieme, Stuttgart New York, p172
2510. Trapp VE, Kehr A, Striebel P, Kramer P (1982) Parenterale Ernährung bei akutem Nierenversagen unter kontinuierlicher arterio-venöser Hämofiltration (CAVH). In: Kramer P (Hrsg) Arterio-venöse Hämofiltration. Vandenhoeck & Ruprecht, Göttingen Zürich
2511. Travis LB, Chesney R, McEnery P, Moel D, Pennisi A, Potter D, Talwalkar YB, Wolff E (1978) Growth and glucocorticoids in children with kidney disease. Kidney Int 14: 365
2512. Trey Ch, Burns PG, Saunders SJ (1966) Treatment of hepatic coma by exchange blood transfusion. New Engl J Med 274: 473
2513. Truniger B (1966) Künstliche Niere. In: Largiadèr F (Hrsg) Organtransplantation. Thieme, Stuttgart
2514. Truniger B, Colombi A (1976) Peritonäal-Dialyse, Ultrafiltration und Hyperosmolarität. Schweiz Med Wschr 106: 1102
2515. Tsaltas MO (1976) Children of home dialysis patients. J Amer Med Ass 236: 2764
2516. Tu WH, Watschinger B (1963) Hämorrhagie und künstliche Dialyse. Wien med Wschr 113: 521
2517. Tuller MA (1957) Amniotic fluid embolism, afibrinogenemia and disseminated fibrin thrombosis. Amer J Obstet Gynec 73: 273
2518. Tung LC (1980) Extracorporeal liver perfusion in the treatment of acute hepatic failure. Artif Organs 4: 291
2519. Turgan C, Feehally J, Bennett S, Davies TJ, Walls J (1981) Effect of continuous ambulatory peritoneal dialysis (CAPD) on lipid metabolism. In: Gahl GM, Kessel M, Nolph KD (eds) Advances in peritoneal dialysis. Excerpta Medica, p417
2520. Turkington RW (1972) Human prolactin. An Ancient molecule provides insight for clinical medicine. Amer J Med 53: 389
2521. Turney JH, Weston MJ (1981) Dialysis without Anticoagulants. Lancet II: 693
2522. Tursz T, Preud'Homme J-L, Labaume S, Matuchansky C, Selgmann M (1977) Autoantibodies to B-lymphocytes in a patient with hypoimmunoglobulinemia. Characterization and pathogenetic role. J Clin Invest 60: 405
2523. Tvedegaard E, Kamstrup O (1980) The effect of chronic renal failure in rabbits on plasma lipids and the concentration of cholesterol, calcium and phosphate in the aortic wall. Proc Europ Dial Transpl Assoc 17: 240

2524. Twardowski ZJ, Nolph KD, Rubin J, Anderson PC (1978) Peritoneal dialysis for psoriasis. An uncontrolled study. Ann Intern Med 88: 351
2525. Twardowski ZJ, Prowant BF, Nolph KD, Martinez AJ, Lampton LM (1983) High volume, low frequency continuous ambulatory peritoneal dialysis. Kidney Int 23: 64
2526. Twiss EE, Kolff WJ (1965) Treatment of uremia by perfusion of an isolated intestinal loop. J Amer med Ass 2: 344
2527. Twiss EE, Somers H (1964) One cannula haemodialysis. Proc Europ Dial Transpl Assoc 1: 47
2528. Tyler HR (1975) Neurological aspect of uremia. An overview. Kidney Int Suppl 2: 188
2529. Übelhör R, Figdor PP (1955) Das Nierenversagen und seine Bekämpfung. Z Urol, Sonderband Kongreßbericht, S 200
2530. Übelhör R, Figdor PP, Pecherstorfer M (1968) Persönliche Mitteilung
2531. Ülki U, Önen K, Erek E, Savaskan H, Katogyan A, Serdengecti K (1981) Peritoneal dialysis in psoriatic patients. Abstracts 8th Int Congr Nephrol, p 413
2532. UK Transplant Service, Southmead Rd, Bristol (1980) Annual report
2533. Uldall R (1982) Subclavian cannulation for hemodialysis: The present state of the art. Artif Organs 6: 73
2534. Uldall R, Dyck RF, Woods F, Merchant N, Martin GS, Cardella CJ, Sutton D, de Veber GA (1979) A subclavian cannula for temporary vascular access for hemodialysis or plasmapheresis. Dial & Transpl 8: 963
2535. Uldall R, Woods F (1983) Maintening patency of the subclavian cannula (letter). Dial & Transpl 12: 1192
2536. Uldall R, Woods F, Merchant N, Crichton E, Carter H (1980) A double-lumen subclavian cannula (DLSC) for temporary hemodialysis access. Trans Amer Soc Artif Intern Organs 26: 93
2537. United States Pharmacopeia, 19th Revision, 1.7. 1975, p 540ff; The United States Pharmacopeial Convention Inc, Rockwell, Maryland
2538. Updike JS (1971) United States patent office 3, 846, 236; Ser-No 191, 720; Int Cl A61n 1/03; filed 22th Oct 1971
2539. Updike JS, Shults MC (1973) Excretion of Carbon dioxide using an artificial kidney. J Appl Physiol 34: 274
2540. Urbaniak SJ (1983) Replacement fluid in plasma exchange. Apheresis Bulletin 1: 104
2541. Urthaler F, Halter J (1971) Central venous catheter used for recording intracardiac electrocardiogram. Brit Heart J 33: 275
2542. Utech C, Wulle KW, Kiefer H (1985) Cyclosporin-A-Behandlung bei schwerer endokriner Ophthalmopathie. Dtsch med Wschr 110: 155
2543. Vaamonde CA, Michael VF, Metzger RA, Carrol KE (1975) Complications of acute peritoneal dialysis. J Chron Dis 28: 637
2544. Valek A (1965) Experience with 1000 dialysis in patients with acute renal failure. Proc Europ Dial Transpl Assoc 2: 313
2545. Valk TW, Swartz RD, Hsu CH (1980) Peritoneal dialysis in acute renal failure: Analysis of outcome and complications. Dial & Transpl 9: 58
2546. Valli A, Crescimanno U, Midiri P, Arw K, Riegler P, Huber W, Cabassa N (1983) 18 months experience with a new (valli) catheter for peritoneal dialysis. Peritoneal Dial Bull 3: 22
2547. VanderWerf BA, Jumas SS, Rattazzi IC, Perez G, Katzman HE, Schild AF (1976) Long-term follow-up of bovine graft arteriovenous fistulas. Proc Dial Transpl Forum 6: 85
2548. VanderWerf BA, Rattazzi IC, Katzman HA, Schild AF (1975) Three year experience with bovine graft arteriovenous (A-V) fistulas in 100 patients. Trans Amer Soc Artif Intern Organs 21: 296
2549. Vangelista A, Fatone F, Docci D, Stefoni S, Bonomini V (1926) Correlazioni clinico, funzionali, morfologiche nella gastroduodenopa tia uremica. Zit b Bonomini
2550. Vanherweghem JL, Lindowski P, Jadot C, Mendlewicz J (1979) Hemodialysis in schizophrenia: A double blind study. Proc Europ Dial Transpl Assoc 16: 148
2551. Vas SI (1981) Microbiological aspects of peritonitis. Peritoneal Dial Bull 1: 11
2552. Vas SI (1983) Microbiologic aspect of chronic ambulatory peritoneal dialysis. Kidney Int 23: 83
2553. Vas SI, Low DE, Layne S, Khanna R, Dombros N (1981) Microbiological diagnostic approach to peritonitis in CAPD patients. In: Atkins RC, Thomson NM, Farrell PC (eds) Peritoneal dialysis. Churchill, Livingstone Edinburgh London Melbourne New York, p 264
2554. Vas SI, Low DE, Oreopoulos DG (1981) Peritonitis. In: Nolph KD (ed) Peritoneal dialysis. Martinus Nijhoff, The Hague Boston London, p 344
2555. Vas SI, Low DE, Oreopoulos DG, Manuel MA, Saiphov CS, Finer C, Dombros N (1981) Antibiotic prophylaxis in CAPD patients. In: Atkins RC, Thomson NM, Farrell PC (eds) Peritoneal dialysis. Churchill, Livingstone Edinburgh, p 320
2556. Vassalli P, Richet G (1961) Nécrose corticale et insufficiance rénale aigue des états de choc. Proc 1st Int Congr Nephrol Genève/Evian 1960: 236
2557. Vaughan RW, Weygandt GR (1973) Reliable percutaneous central venous pressure measurement. Anesth Analg 52: 709
2558. Vaziri ND (1982) Dialysis-induced hypoxemia. Int J Artif Organs 5: 8
2559. Vaziri ND, Gwinup G, Martin D, Seltzer J (1981) Thyroid function in chronic renal failure after successful renal transplantation. Clin Nephrol 15: 131
2560. Vaziri ND, Wilson A, Mukai D, Darwish R, Rutz A, Hyatt J, Moveno C (1984) Dialysis hypoxemia. Amer J Med 77: 828

2561. Le Veen HH, et al. (1976) Further experience with peritoneovenous shunt for ascitis. Ann Surg 184: 574
2562. Vellis de J, Kukes G (1973) Regulation of glial cell functions by hormones and ions. Texas Rep Biol Med 31: 271
2563. Venables GS, Cartlidge NEF (1981) Brisk reflexes in the limbs of patients with arteriovenous fistulae. Lancet I: 143
2564. Vermeer BJ, Troelstra JA, Elema JD (1972) De prognose van het hemolytisch uremisch syndrom. Ned T Geneesk 116: 731
2565. Vertes V, Cangiano JL, Berman LB, Gould A (1969) Hypertension in endstage renal disease. New Engl J Med 280: 978
2566. Vetter K, Fröhling P, Kaschube I, Klinkmann H, Schmicker R (1980) Therapie der chronischen Niereninsuffizienz mit Ketosteril im Rahmen der sogenannten „Schwedendiät". Akt Nephrol 13: 419
2567. Vetter W, Zaruba K, Armbruster H, Beckerhoff R, Nussberger J, Furrer J, Fontana A, Siegenthaler W (1977) Control of plasma aldosterone during hemodialysis patients with terminal renal failure. Nephron 18: 114
2568. Vidt DG (1973) Hazards of hyperosmolar solutions. Ann Intern Med 79: 599
2569. Vincent JL, Vanherweghem J-L, Degaute J-P, Berre J, Dufaye P, Kahn RJ (1982) Acetate induced myocardial depression during hemodialysis for acute renal failure. Kidney Int 22: 653
2570. Vinuesa de SG, Resano M, Luno J, Gonzalez C, Barril G, Junco E, Valderrabano F (1982) Leucopenia, hypoxia and complement activation in haemodialysis. Three unrelated phenomena. Proc Europ Dial Transpl Assoc 19: 159
2571. Vlaho M, Lang R, Glöckner W, Mies R, Sieberth HG (1980) Einsatz der Hämofiltration beim Nierenversagen. Med Welt 31: 1308
2572. Vlaho M,, Sieberth HG, Konrads A (1980) Akutes Nierenversagen. Dtsch med Wschr 105: 1522
2573. Voigts AL, Felsenfeld AJ, Llach F (1983) The effects of calciferol and its metabolites on patients with chronic renal failure. I. Calciferol, dihydrotachysterol, and calcifediol. Arch Intern Med 143: 960
2574. Voigts AL, Felsenfeld AJ, Llach F (1983) The effects of calciferol and its metabolites on patients with chronic renal failure. II. Calcitriol, 1α-hydroxyvitamin D_3, and 24-25-dihydroxyvitamin D_3. Arch Intern Med 143: 1205
2575. Vogel GE, Kopp KF (1977) Überwachung der Heparinisierung bei der Kohle-Hämoperfusion. In: Demling L, Bartels O (Hrsg) Entgiftung mit Hämoperfusion. Bindernagel, Friedberg, S 158
2576. Vollrath P, Ferner H, Vetter P, Ritz E, Zebe H, Bundschu HD, Mallucke HH (1976) Sexualverhalten hemodialysierter Patienten. Inn Med 3: 349
2577. Vozeh S,Wenk M, Spring P, Follath F (1979) Verzögerte Ausscheidung der Aminoglykosid-Antibiotika: Bedeutung für die klinische Anwendung. Schweiz med Wschr 109: 1835
2578. Vreman HJ, Venter C, Leegwater J, Oliver C, Weiner MW (1980) Taste, smell and zinc metabolism in patients with chronic renal failure. Nephron 26: 163
2479. Lawton RL, Gulesserian HP (1969) Venous arterialization (fistula) for vascular access (hemodialysis), using a stapler. Arch Surg 99: 410
2579. Vroman L, Adams AL, Fischer GC, Monoz PC (1980) Interactions of high molecular weight kininogen, factor XII, and fribrinogen in plasma at interfaces. Blood 55: 156
2580. Wade OL, Combes B, Childs AW, Wheeler HO, Dournand D, Bradeley SE (1956) The effect of excercise on the splanchnic blood flow and splanchnic blood volume in normal man. Clin Sci 15: 457
2581. Waeleghem JP van (1980) Gambro-Symposium zur Doppelpumpen-Single-Needle-Technik. Warschau
2582. Waeleghem JP van, Bonne L, Ringoir G (1973) New technique on the one needle system during hemodialysis. Abstr Congr Europ Dial Transpl Assoc, Vienna, p 10
2583. Wagemaker H, Cade R (1977) The use of hemodialysis in chronic schizophrenia. Amer J Psychiatry 134: 684
2584. Wagemaker H, Cade R (1979) Persönliche Mitteilung
2585. Wagner JG (1974) Loading and maintenance doses of digoxin in patients with normal renal function. J Clin Pharmacol 14: 329
2586. Wagner JG (1979) Fundamentals of clinical pharmacokinetics. Drug intelligence publication. Hamilton Press, INC, Illinois
2587. Wagner JG, Northam JI, Alway CD, Carpenter OS (1965) Blood levels of drug at the equilibrium state after multiple dosing. Nature 207: 1301
2588. Wagner L, Decker G, Zuber K, Strauch M (1984) Die Zusammensetzung der Dialyseflüssigkeit bei der Bikarbonatdialyse. Nieren- u Hochdruckkrankh 13: 124
2589. Wahle GH, Muirhead EE (1953) Bilateral renal cortical necrosis in child associated with incompatible blood transfusion. Tex St J Med 49: 770
2590. Wake CJ, Maddocks JL (1975) Vitamin D metabolism in chronic renal failure. Lancet I: 516
2591. Waldstein SS, Slodki SJ, Kagainec GJ et al. (1960) A clinical study of thyroid storm. Ann intern Med 52: 626
2592. Walker C, Wauters JP, Gueniat G et al. (1981) The advantages of a multidisciplinary approach in the care of chronic hemodialyzed patients. In abstracts. X[th] Annual Conf Europ Dial Transpl Nurses Assoc, Paris, p 132
2593. Walker JM, Denti E, van Wagenen R, Andrade JD (1976) Evaluation and selection of activated carbon for hemoperfusion. Kidney Int 10: 320

2594. Wallace DJ, Goldfinger D, Gatti R, Lowe C, Fan P, Bluestone R, Klinenberg JR (1979) Plasmapheresis and lymphoplasmapheresis in the management of rheumatoid arthritis. Arthr Rheum 22: 703
2595. Wallace DJ, Goldfinger D, Lowe C, Nichols S, Weiner J, Brachman M, Klinenberg JR (1982) A double-blind, controlled study of lymphoplasmapheresis versus sham apheresis in rheumatoid arthritis. New Engl J Med 306: 1406
2596. Wallner SF, Vautrin RM, Kurnick JE, Ward HP (1978) The effect of serum from patients with chronic renal failure on erythroid growth in vitro. J Lab Clin Med 92: 370
2597. Walser M (1967) Magnesium metabolism. Ergeb Physiol 59: 185
2598. Walser M, Mitch WE, Collier VU (1979) The effect of nutritional therapy on the course of chronic renal failure. Clin Nephrol 11: 66
2599. Ward MK, Parkinson IS (1983) Aluminium toxicity in renal failure. In: Drukker W, Parsons FM, Maher JF (eds) Replacement of renal function by dialysis. Martinus Nijhoff Publishers, Boston The Hague Dordrecht Lancaster, p811
2600. Ward MK, Pierides AM, Fawcett P, Shaw DA, Perry RH, Tomlinson BE, Kerr DNS (1976) Dialysis encephalopathy syndrome. Proc Europ Dial Transpl Assoc 13: 348
2601. Ward MK, Shadforth M, Hill AVL, Kerr DNS (1971) Air embolism during haemodialysis. Brit med J 3: 74
2602. Wardener de HE (1969) Control of sodium reabsorption. Brit med J 3: 611
2603. Wardle EN, Wilkinson K (1976) Free phenols in chronic renal failure. Clin Nephrol 6: 361
2604. Wass VJ, Wass JAH, Rees I, Edwards CRW, Ogg CS (1978) Sex hormon changes underlying menstrual disturbances on haemodialysis. Proc Europ Dial Transpl Assoc 15: 178
2605. Watanabe T, Otsubo O, Horiuchi T, Uchima T, Kusaba R, Takahashi T, Inou T, Dohi T, Atsumi K, Fukui K, Muto M, Takahashi M (1981) The implantable artificial kidney. Artif Organs 5: 322
2606. Wathen R, Smith M, Keshaviah P, Comty CM, Shapiro F (1975) Depressed in vitro aggregation of platelets of chronic hemodialysis patients (CHDP): a role for cylic AMP. Trans Amer Soc artif intern Organs 21: 320
2606a. Watschinger B (1966) Die extrakorporale Dialyse. In: von Dittrich P (Hrsg) Aktuelle Probleme der Hämodialyse und der chronischen Niereninsuffizienz. Urban u Schwarzenberg, München Berlin Wien
2607. Watzka M (1936) Über den Bau der Bindegewebsbündel des menschlichen Omentum. Z mikr anat Forsch 40: 599
2608. Wauters JP (1975) Trois ans d'expérience d'hémodialyse à domicile. Praxis 64: 1446
2609. Wauters JP (1980) La psychologie du malade en dialyse chronique. Folia psychopractica, Hoffman-La Roche, 12
2610. Wauters JP, Hunziker A, Brunner HR (in press) Regionalized self-care: a solution to the increasing cost of chronic hemodialysis
2611. Wear JB, Sisk IR, Trinkle AJ (1938) Peritoneal lavage in treatment of uremia. J Urol (Baltimore) 39: 53
2612. Webster JD, Parker TF, Alfrey AC et al. (1980) Acute nickel intoxication by dialysis. Ann Intern Med 92: 631
2613. Weddington WW (1977) Can dialysis help the chronic schizophrenic? (letter) Amer J psychiatry 134: 1310
2614. Wedler B, Osten B, Schmidt R, Klinkmann H (1977) Zum Verhalten des Serumaldosterons unter der Hämodialyse bei Patienten mit chronischer Niereninsuffizienz. Dtsch Gesundh-Wesen 32: 1912
2615. De Weese JA, Rob CG (1971) Autogenous venous bypass grafts five years later. Ann Surg 74: 346
2616. Weetman AP, McGregor AM, Ludgate M, Beck L, Mills PV, Lazarus JH, Hall R (1983) Cyclosporin improves Graves' ophthalmopathy. Lancet II: 486
2617. Weg JG, Harris RF, Miller MB, Wilsie DS, McPhaul JJ, Finkel M (1877) Treatment of hepatic coma by hemodialysis. Tex St J Med 60: 736
2618. Wegner G (1977) Chirurgische Bemerkungen über die Peritonealhöhle, mit besonderer Berücksichtigung der Ovariotomie. Langenbecks Arch klin Chir 20: 51
2619. Wehle B, Asaba H, Castenfors J, Fuerst P, Grahn A, Gunnarsson B, Shaldon S, Bergström J (1979) Hemodynamic changes during sequential ultrafiltration and dialysis. Kidney int 15: 411
2620. Weidman P (1974) Indikation zur bilateralen Nephrektomie bei renaler Hypertonie. Schweiz med Wschr 104: 951
2621. Weidmann P, Beretta-Piccoli C, Steffan F, Blumberg A, Reubi FC (1976) Hypertension in terminal renal failure. Kidney Int 9: 294
2622. Weidmann P, Maxwell MH (1975) The renin-angiotensin-aldosteron system in terminal renal failure. Kidney Int 8 (Suppl): 219
2623. Weidmann P, Maxwell MH (1976) Hypertension. In: Massry SG, Sellers AL (eds) Clinical aspects of uremia and dialysis. Charles C Thomas, Springfield, Ill
2624. Weidmann P, Maxwell MH, de Lima J, Hirsch D, Franklin SS (1975) Control of aldosterone responsiveness in terminal renal failure. Kidney int 7: 351
2625. Weidmann P, Maxwell MH, Lupu AV (1973) Plasmaaldosterone in terminal renal failure. Ann intern Med 78: 13
2626. Weinschütz W (1982) Arteria-cerebri-media-Verschluß nach vergeblicher Vena-jugularis-interna-Punktion. Anaesthesist 31: 359
2627. Weiss M (1981) Residence time and accumulation of drugs in the body. Int Clin Ther toxicol 19: 82
2628. Weizel W (1955) Lehrbuch der theoretischen Physik. Springer, Berlin Göttingen Heidelberg, Band I, S 739
2629. Welch HF, Pender JC, Welch CS (1956) Removal of blood ammonia by hemodialysis. Proc Soc exp Biol (NY) 91: 489

2630. Wellington JL (1979) Expanded polytetrafluorethylene prosthetic grafts for blood access in patients on dialysis. Can J Surg 21: 420
2631. Wells JD, Margolin EG, Gall EA (1960) Renal cortical necrosis. Amer J Med 29: 257
2632. Welt LG, Sachs JR, McManus TJ (1964) An ion transport defect in erythocytes from uremic patients. Trans Assoc Am Physicians 77: 169
2633. Wenerowicz WJ (1979) The use of behavior modification techniques for the treatment of hemodialysis patient non-compliance: a case study. J Dial 3: 41
2634. Wenk M, Spring P, Vozeh S, Follath F (1979) Multicompartment pharmacokinetics of netilmicin. Europ J Clin Pharmacol 16: 331
2635. Wenz B, Rubinstein A (1982) Partial reconstitution of a patient with acquired agammaglobulinemia: a transient phenomenon accompanying therapeutic plasmapheresis. Blood 59: 233
2636. Wertzel H, Vollrath P, Ritz E et al. (1977) Analysis of patient-nurse interaction in hemodialysis units. J Psychosom Res 21: 359
2637. Weryński A (1979) Evaluation of the impact of ultrafiltration on dialysis clearance. Artif Organs 3: 140
2638. Wesner J (1981) Intervention with the denying patient in dialysis and transplantation. Dial & Transpl 10: 45
2638a. Wesson LG (1980) Diurnal circadian rhythms of electrolyte excretion and filtration rate in end-stage renal disease. Nephron 26: 211
2639. Westley L, Haug J, Hage G (1979) Hemodialysis and schizophrenia. Artif Organs (Suppl) 3: 160
2640. Weston MJ, Langley PG, Rubin MH, Hanid MA, Mellon P, Williams R (1977) Platelet function in fulminant hepatic failure and effect of charcoal haemoperfusion. Gut 18: 897
2641. Weston RE, Roberts M (1965) Clinical use of stylet-catheter for peritoneal dialysis. Arch Intern Med 115: 659
2642. Wetzels A, Wetzels E (1965) Die alimentär bedingte Azotämie unter der Einwirkung eines anabolen Steroids. Dtsch med Wschr 90: 424
2643. Wetzels E (1964) Einzelfunktionen der Niere beim akuten Nierenversagen. Westdeutscher Verlag, Köln Opladen
2644. Wetzels E, Buchwald M, Herms W, Sturm A jr (1963) Die doppelseitige Nierenrindennekrose. Dtsch med Wschr 88: 2073
2644a. Wetzels E, Herms W (1961) Die akute Tubulusnekrose. Dtsch med Wschr 86: 514 u 657
2645. Wetzels E, Herms W (1971) Akutes Nierenversagen nach Eingriffen am Herzen und an den großen intrathorakalen Gefäßen. In: Klütsch K, Wollheim E, Holtmeier H-J (Hrsg) Die Niere im Kreislauf. Thieme, Stuttgart
2646. Wetzels E, Herms W, Schröder E (1966) Komplikationen während der extrakorporalen Hämodialyse. In: Dittrich P v (Hrsg) Aktuelle Probleme der Hämodialyse und der chronischen Niereninsuffizienz. Urban & Schwarzenberg, Wien
2647. Wetzels E, Musselmann L (1980) Dialysebehandlung des akuten Nierenversagens. Intensivmed 17: 38
2648. Wetzels E, Penz U, Bircks W (1967) Renale Hämodynamik während herzchirurgischer Eingriffe mit Hilfe der extrakorporalen Zirkulation bei Anwendung von Mannit. Zbl Chir 92: 2495
2649. Widdop B et al. (1975) Experimental drug intoxication: treatment with charcoal haemoperfusion. Arch Toxicol 34: 27
2649a. Wideröe TE, Smeby LC, Myking OL (1983) Plasma concentrations and transperitoneal transport of native insulin and C-peptide in patients on continuous ambulatory peritoneal dialysis. Kidney Int 24, Abstr: 421
2650. Wiegand CF, Davin TD, Raij L, Kjellstrand CM (1981) Severe hypokalemia induced by hemodialysis. Arch Intern Med 141: 167
2651. Wiegand G (1984) Akutdialysebehandlung eines akuten Atemnotsyndroms des Erwachsenen bei Mykoplasma-Infektion der Lunge. Dtsch med Wschr 109: 847
2652. Wielgosz A, Rutkoswki B, Mauritius A (1979) Utilization of aceticacid solution for resterilization of dialyzers. Abstracts Europ Dial Transpl Assoc, p 103
2653. Wijdeveld P, Arts J, Crul J, Haanen C, Jansen A, Kuypers P, van Liebergen F, Moonen W, Rosier J, von der Werf B (1971) Acute renal homotransplant insufficiency. In: Gessler U, Schröder K, Weidinger H (Hrsg) Pathogenese und Klinik des akuten Nierenversagens. Thieme, Stuttgart
2654. Wilkinson R, Scott DF, Uldall PR, Kerr DNS, Swinney J, Robson V (1970) Plasma renin and exchangeable sodium in the hypertension of chronic renal failure. The effect of bilateral nephrectomy. Quart J Med 39: 377
2655. William LH, Woodard TD, Meyer BD, Chappell TR, Rubin LJ (1983) High sodium bicarbonate and acetate hemodialysis: Double-blind crossover comparison of hemodynamic and ventilatory effects. Kidney Int 24: 240
2656. Williams CC (1983) CAPD in Toronto - an overview. Peritoneal Dial Bull, Suppl 3: 6
2657. Williams CC, Cattran D, Fenton S, Khanna R, Manuel A, Saiphoo C, Oreopoulos DG, Roscoe J (1981) Peritonitis on CAPD - Three years experience in Toronto. Peritoneal Dial Bull 1: 7
2658. Williams P, Khanna R, Vas S, Layne S, Pantalony D, Oreopoulos DG (1981) The treatment of peritonitis in patients on CAPD: To lavage or not? Peritoneal Dial Bull 1: 14
2659. Williams P, Pantalony D, Vas S, Khanna R, Oreopoulos DG (1981) The value of dialysat cell count in the diagnosis of peritonitis in patients on CAPD. Peritoneal Dial Bull 1: 59
2660. Willson RA et al. (1973) Rapid removal of paracetamol by haemoperfusion through coated charcoal. Lancet I: 77

2761. Wilson CB (1980) Goodpasture's syndrome. In: Stein JH (ed) Nephrology, volume 7 of the science and practice of clinical medicine. Grune & Stratton, New York London Toronto Sydney San Francisco, p 306
2662. Wilson JN, Grow JB, Demong CV, Prevedel AE, Owens JC (1962) Central venous pressure in optimal blood volume maintenance. Arch Surg 85: 563
2663. Wilson LM (1978) Dialysis and psoriasis. Ann Intern Med 88: 842
2664. Wilson WEC, Kirkpatrick CH, Talmage DW (1965) Suppression of immunologic responsiveness in uremia. Ann Intern Med 62: 1
2665. Winchester JF, Mackay JM, Forbes CD, Courtney JM, Gilchchrist T, Prentice CRM (1978) Hemostatic changes induced in vitro by hemoperfusion over activated charcoal. Artif Organs 2: 293
2666. Winchester JF, Da Silva AMT, Davis W, Weir C, Barnard W, Rakowski TA, Schreiner GE (1981) Altered pulmonary function with continuous ambulatory perioneal dialysis (CAPD). In: Gahl GM, Kessel M, Nolph KD (eds) Advances in peritoneal dialysis. Excerpta Medica, p 329
2667. Wing AJ (1968) Optimum calcium concentration of dialysis fluid for maintenance haemodialysis. Brit Med J 4: 145
2668. Wing AJ, Broyer M, Brunner FP, Brynger H, Challah S, Donckerwolcke RA, Gretz N, Jacobs C, Kramer P, Selwood NH (1983) Combined report on regular dialysis and transplantation in Europe, XIII, 1982. Proc Europ Dial Transpl Assoc 20: 5
2669. Wing AJ, Brunner FP, Brynger H, Chantler C, Donckerwolcke RA, Gurland HJ, Hathway RA, Jacobs C, Selwood NH (1978) Combined report on regular dialysis and transplantation in Europe, VIII, 1977. Proc Europ Dial Transpl Assoc 15: 2
2670. Wing AJ, Curtis JR, deWardener HE (1967) Reduction of clotting in Scribner shunts by long-term anticoagulation. Brit med J 3: 143
2671. Wing AJ, Jones NF, Thomas ML, Thompson AE (1971) Peripheral arteriography of the arms and legs as an aid to planning shunt and fistula operations. Proc Europ Dial Transpl Assoc 8: 510
2672. Winkelmann W (1977) Aminosäuren bei chronischer Niereninsuffizienz. Inaugural Dissertation, München
2673. Winney RJ, Cowie JF, Cumming AD, Short AIK, Smith GD, Robson JS (1984) Epidemiology of aluminium toxicity in a ‚low incidence' area. Contr Nephrol 38: 47
2674. Wise WJ, Bakir AA, Dunea G (1982) Recovery from acute renal failure after 11 months of hemodialysis. Arch intern Med 142: 1568
2675. Wizeman V (1975) Exocrine pancreatic function in chronic renal failure. Proc Europ Dial Transpl Assoc 13: 320
2676. Wizemann V (1985) Hemodiafiltration - an avenue to shorter dialysis? In: Lysaght MJ, Wetzels E, Gurland H-J (eds) Disputed Issues in renal failure therapy. Contr Nephrol 44: 49 Karger, Basel
2677. Wnuk, R, Kokot F, Hudziak G (in press) Endocrinic function of the pancreas in acute and chronic renal failure
2678. Wolf AV, Remp DG, Kiley JE (1951) Artificial kindey function kinetics hemodialysis. J clin Invest 30: 1062
2679. Wolf G (1983/84) Dialyse Europa. REHA GmbH, Werkstatt für Behinderte, Saarbrücken
2680. Wolgast M, Karlberg L, Källskog Ö, Norlén B-J, Nygren K, Öjteg G (1982) Hemodynamic alterations in ischaemic acute renal failure. Nephron 31: 301
2681. Wollheim E (1954) Diskussionsbemerkung. Verh dtsch Ges inn Med 60: 770
2682. Wood GJ (1977) Plasmapheresis and plasma-cholinesterase (letter). Lancet I: 1305
2683. Woods HF, Ash G, Weston MJ, Bunting S, Moncada S, Vane JR (1978) Prostacyclin can replace heparin in haemodialysis in dogs. Lancet II: 1075
2684. Woods JE, Paulumbo PJ, Johnson WJ, Frohnert PJ, Anderson CF, Donadio JV, Leary FJ, DeWeerd JH (1972) Renal transplantation in patients with diabetes mellitus. Lancet II: 795
2685. Wüstenberg P-W, Dörp E, Falkenhagen D, Klinkmann H, Böttcher M, Holtz M (1984) Welche Aussichten gibt es gegenwärtig für eine implantierbare künstliche Niere? Z Urol Nephrol 10: 671
2686. Wunderli J (1982) Psychische Probleme der Dialysepatienten in Arbeitstagung „Soziale Aspekte des Nierenkranken". Basel (in press)
2687. Wysocky H, Czarnechi R, Wiernsz-Wysocka B, Wykretowicz A, Wysocky K, Baczyk K (1981) The selective polymorphonuclear neutrophils (PMN) degranulation as the probable additional mechanisms of the haemodialysis CHDI-induced complement activation. Int J Artif Organs 4: 174
2688. Xu CX, Tang XJ, Niu Z, Li ZM (1981) Studies of adsorbents for hemoperfusion in artificial liver support. I. Preparation and in vitro studies of cross linked agarose beads entrapped activated charcoal (CAAC). Int J Artif Organs 4: 200
2689. Yamagami S, Yoshimoto S, Ota M, Tanaka H, Kishimoto T, Maekawa M, Sano M (1978) An automatic controlled hemofiltration system and the clinical evaluation. Artif Organs (Japan) 7: 279
2690. Yamanoto H, Ende A, Yamamoto Y, Matsunaga S, Noguchi H, Nagasaki Y, Nishioka S, Ytaka I, Abe T (1981) A case of severe hepatitis A with renal failure treated by plasma exchange, hemodialysis and glucagon insulin-therapy. In: Oda T (ed) Therapeutic plasmapheresis, Schattauer, Stuttgart New York, p 100
2691. Yamazaki Z et al. (1976) Clinical studies on new artificial liver support system (Plasma perfusion detoxication). Artif Organs (Japan) Suppl 5: 227
2692. Yamazata Z, Fujimori Y, Sanjo K, Kojima Y, Sugiura M, Wuda T, Inou N (1977) New artificial liver support system (plasma perfusion detoxificiation for heaptic coma). Proc 1st Meeting Int Soc Artif Organs, Tokyo, p 273

2693. Yamazaki Z, Inoue N, Wada T, Oda T, Atsumi K, Kataoka K, Fujisaka Y (1979) Use of an AR-1 resin column to reduce bilirubin level in modified ascitic fluid. Trans Amer Soc Artif Intern Organs 25: 480
2694. Yatzidis H (1964) A convenient haemoperfusion micro-apparatus over charcoal for the treatment of endogenous and exogenous intoxications. Its use as an effective artificial kidney. Proc Europ Dial Transpl Assoc 1: 83
2695. Yatzidis H (1966) Paper presented at Cleveland Clinic, Ohio, USA
2696. Yatzidis H, Digenis P, Fountas P (1975) Hypervitaminosus A accompanying advanced chronic renal failure. Brit Med J 3: 352
2697. Yawata Y, Howe R, Jacob HS (1973) Abnormal red cell metabolism causing hemolysis in uremia. Ann Intern Med 79: 362
2698. Yderstraede KB, Pedersen FB, Dragsholt C, Trostmann AA, Laier E, Larsen HF (1985) Carnitine enriched hemodialysis fluid used for treatment of uremic dyslipoproteinemia. Internat symposion on immune and metabolic aspects of therapeutic blood purification systems, Trondheim, 14.-16.5. 85
2699. Yeboah ED, Petrie A, Pead JL (1972) Acute renal failure and open heart surgery. Brit Med J I: 415
2700. Yoffa D (1965) Supraclavicular subclavian venipuncture and catheterisation. Lancet II: 614
2701. Yokoyama T, Bower R, Chinitz J, Swartz C (1974) Experience with 100 bovine arteriografts for maintenance hemodialysis. Trans Amer Soc Artif Intern Organs 20: 328
2702. Yoshiyma N, Nakagawa S, Takenchi J, Okamoto K (1981) Uremic galactorrhea: an endocrine profile. Nephron 28: 227
2703. Young DS, Wootton IDP (1964) The retention of amines as a factor in uraemic toxaemia. Clin Chim Acta 9: 503
2704. Young DS, Wootton IDP (1968) Conjugation of aromatic amines in renal failure. Clin chim Acta 22: 403
2705. Yuile CL, Gold MA, Hinds EG (1945) Hemoglobin precipitations in renal tubules; study of its causes and effects. J exp Med 82: 361
2706. Zaner RM (1981) Dialysis and ethics. In: Levy NB (ed) Psychonephrology. Plenum Medical, p 109
2707. Zarembski PM, Hodgkinson A, Parsons FM (1966) Elevation of the concentration of plasma oxalic acid in renal failure. Nature 212: 511
2708. Zazgornik J, Schmid P, Lugschneider R, Kopsa H (1973) Akutes Nierenversagen bei kombinierter Cephaloridin-Gentamycin-Therapie. Wien Klin Wschr 85: 839
2709. Zee van BE, Hoy WE, Talley TE, Jaenike JR (1978) Renal injury associated with intravenous pyelography in nondiabetic and diabetic patients. Ann Intern Med 89: 51
2710. Zerbino VR, Tice DA (1973) Successful use of preserved allograft vein for chronic hemodialysis. Nephron 10: 61
2711. Ziegler R (1977) Klinik der Hyperkalzämie. In: Zumkley H (Hrsg) Klinik des Wasser-, Elektrolyt- und Säure-Basen-Haushalts, Thieme, Stuttgart
2712. Ziegler R, Minne H, Rave F, Paar G, Delling G (1975) Beobachtungen zur Vitamin-D- und Dihydrotachysterin-Vergiftung. Dtsch med Wschr 100: 415
2713. Zieve L (1966) Pathogenesis of hepatic coma. Arch Intern Med 118: 211
2714. Zinner SH, Denny-Brown BC, Brown P, Burke JP, Toala P, Kass EH (1969) Risk of infection with intravenous indwelling catheters: effect of application of antibiotic ointment. J Infect Diseases 120: 616
2715. Zinngraff J, Deschamps A, Pelissier C, Roger M, Soldat MC, Netter A, Jungers P (1975) Hormonal study of gonadal function in chronic hemodialyzed patients (Abstr). Proc VI Int Congr Nephrol, Florence, Italy
2716. Zins GR (1975) Renal prostaglandins. Amer J Med 58: 14
2717. Zipprich B (1981) Möglichkeiten und Grenzen des temporären Leberersatzes. In: Baust G, Gündel W, Klinkmann H (Hrsg) Supplementband, Zschr Anaesthesiol Reanimation 5: 103
2718. Zollinger, HU (1952) Anurie bei Chromoproteinurie. Thieme, Stuttgart
2719. Zürcher HU et al. (1977) Akutes Nierenversagen als Komplikation von Fastenkuren. Schweiz med Wschr 107: 1025
2720. Zumkley H, Bertram HP, Lison A, Knoll O, Losse H (1979) Aluminium, zinc and copper concentrations in plasma in chronic renal insufficiency. Clin Nephrol 12: 18
2721. Zusman RM, Rubin MH, Cato AE, Cocchetto DM, Crow JM, Tolkoff-Rubin N (1981) Hemodialysis using prostacyclin instead of heparin as the sole antithrombic agent. N Engl J Med 304: 934

Sachverzeichnis

GPSR Compliance

The European Union's (EU) General Product Safety Regulation (GPSR) is a set of rules that requires consumer products to be safe and our obligations to ensure this.

If you have any concerns about our products, you can contact us on ProductSafety@springernature.com

In case Publisher is established outside the EU, the EU authorized representative is:

Springer Nature Customer Service Center GmbH
Europaplatz 3
69115 Heidelberg, Germany

Batch number: 10723359

Printed by Printforce, the Netherlands